D. Jobst (Hrsg.)
Facharztprüfung Allgemeinmedizin

Detmar Jobst (Hrsg.)

Facharztprüfung Allgemeinmedizin

in Fällen, Fragen und Antworten

4. Auflage

Mit Beiträgen von:
H.-H. Abholz, V. Braun, K.-H. Bründel, J.-F. Chenot, Th. Dirschka, B. Hemming,
M. Hermann, R. Jendyk, D. Jobst, A. Klement, M. Küster, K. La Rosée, P. Maisel,
C. Marzi, H.-M. Mühlenfeld, U. Nühlen, U. Popert, K. Rave, G. Schmiemann,
J. Schübel, B. Sonntag, J.-M. Träder, P. Velling, K. Weckbecker, E. Wenzel

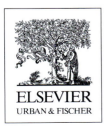
ELSEVIER
URBAN & FISCHER

URBAN & FISCHER München

Zuschriften an:
Elsevier GmbH, Urban & Fischer Verlag, Hackerbrücke 6, 80335 München; info@elsevier.com

Wichtiger Hinweis für den Benutzer

Die Erkenntnisse in der Medizin unterliegen laufendem Wandel durch Forschung und klinische Erfahrungen. Herausgeber und Autoren dieses Werkes haben große Sorgfalt darauf verwendet, dass die in diesem Werk gemachten therapeutischen Angaben (insbesondere hinsichtlich Indikation, Dosierung und unerwünschter Wirkungen) dem derzeitigen Wissensstand entsprechen. Das entbindet den Nutzer dieses Werkes aber nicht von der Verpflichtung, anhand weiterer schriftlicher Informationsquellen zu überprüfen, ob die dort gemachten Angaben von denen in diesem Werk abweichen und seine Verordnung in eigener Verantwortung zu treffen.

Für die Vollständigkeit und Auswahl der aufgeführten Medikamente übernimmt der Verlag keine Gewähr.
Geschützte Warennamen (Warenzeichen) werden in der Regel besonders kenntlich gemacht (®). Aus dem Fehlen eines solchen Hinweises kann jedoch nicht automatisch geschlossen werden, dass es sich um einen freien Warennamen handelt.

Bibliografische Information der Deutschen Nationalbibliothek
Die Deutsche Nationalbibliothek verzeichnet diese Publikation in der Deutschen Nationalbibliografie; detaillierte bibliografische Daten sind im Internet über http://www.d-nb.de/ abrufbar.

15   16   17   5   4   3   2   1

Dieses Buch enthält auch Links auf externe Webseiten Dritter. Auf die Inhalte dieser Webseiten haben wir keinen Einfluss, da es sich nicht um unsere eigenen Inhalte handelt. Für die Richtigkeit der über die Links erreichbaren Inhalte ist der jeweilige Anbieter verantwortlich. Wir übernehmen daher keine Garantie für deren Richtigkeit, Vollständigkeit und Aktualität. Eine Überprüfung der Inhalte der von uns verlinkten externen Seiten ohne tatsächliche und konkrete Anhaltspunkte für einen Rechtsverstoß leisten wir nicht. Falls uns aber entsprechende Hinweise bekannt werden, werden wir unverzüglich eine Überprüfung, soweit möglich, einleiten und die dabei erzielten Ergebnisse bei Neuauflagen berücksichtigen.

Um den Textfluss nicht zu stören, wurde bei Patienten und Berufsbezeichnungen die grammatikalisch maskuline Form gewählt. Selbstverständlich sind in diesen Fällen immer Frauen und Männer gemeint.

Planung: Uta Lux, München
Lektorat: Dr. Bernhard Gall, München
Redaktion: Sonja Hinte, Bremen
Herstellung: Dietmar Radünz, München
Satz: abavo GmbH, Buchloe/Deutschland; TnQ, Chennai/Indien
Druck und Bindung: Printer Trento, Trento/Italien
Fotos/Zeichnungen: siehe Abbildungsnachweis
Umschlaggestaltung: SpieszDesign, Neu-Ulm

Ist bereits unter der ISBN 978-3-437-23323-4 erschienen.

ISBN Print   978-3-437-23324-1
ISBN e-Book 978-3-437-17016-4

Aktuelle Informationen finden Sie im Internet unter **www.elsevier.de** und **www.elsevier.com**

Vorwort zur 4. Auflage

Liebe Kolleginnen, liebe Kollegen,

die 4. Auflage der „Facharztprüfung Allgemeinmedizin", die Sie in Händen halten, reflektiert sowohl Tradition als auch Fortschritt.

Da es in der Regel weiterhin mündliche Prüfungsgespräche zur Facharztbestätigung geben wird, bleibt das Buch beim bewährten Konzept des Frage-Antwort-Spiels, orientiert an klinischen Fällen. Es hält sich inhaltlich stark an die gültige Muster-Weiterbildungsordnung und an das Muster-Logbuch der Bundesärztekammer über die Facharztweiterbildung Allgemeinmedizin. Die Autoren, der Verlag und der Herausgeber haben sich bemüht, allen Wissensgebieten Raum zu geben, ohne den bisherigen Buchumfang auszudehnen. Dabei erhebt das Buch nicht den Anspruch auf völlige Umfassenheit; sie werden sich nach der Lektüre jedoch sehr gut vorbereitet sehen. Vertieft wird Ihr Wissen durch das Aufgreifen vieler Leitlinien.

Erfahrungsgemäß dauert es einige Jahre, bis sich gesichertes, aber ungewohntes Wissen in der ärztlichen Allgemeinpraxis etabliert. Das Aufkommen von Leitlinien in allen Sparten der Medizin ermöglicht einen deutlich schnelleren Transfer; wir ersparen Ihnen das trockene Erarbeiten von Leitlinien-Inhalten, indem wir etliche von ihnen in die Fallvignetten und Fragstellungen eingearbeitet haben. Auch den weiteren Stoff haben wir auf den aktuellen Wissensstand gebracht. So werden Sie hoffentlich zum Prüfungszeitpunkt gut gerüstet sein – und dies möge auch für Ihre zukünftige Praxistätigkeit gelten!

Mein herzlicher Dank gilt erneut den bisherigen und neu gewonnen Autoren, die ihre praktische Arbeit in realitätsbasierten Fällen dargelegt haben, dem Elsevier-Verlag und seiner kontinuierlichen Begleitung, hier besonders Uta Lux und Dr. Bernhard Gall, sowie den Kollegen vom Institut für Hausarztmedizin Bonn für die Rücksichtnahme während der Arbeiten an dieser Neuauflage.

Bonn, im Juni 2013
Detmar Jobst

Vorwort zur 1. Auflage

Liebe Arztkolleginnen und -kollegen!

Das vorliegende Buch bietet Ihnen ein Konzept fallgestützter Wissensvermittlung und effektiver Prüfungsvorbereitung. Im angloamerikanischen Sprachraum wurde diese Art der Präsentation praxisbezogener Fragen und Fakten bereits früher enthusiastisch aufgenommen.

Wir haben uns um eine leicht eingängige, aktuelle Darstellung allgemeinmedizinischer Handlungsfelder bemüht, wie sie sich praktizierenden Hausärzten täglich bietet. Die Authentizität wird durch unsere Autorenschaft garantiert, die sich zusammensetzt aus Lehrbeauftragten und Mitgliedern allgemeinmedizinischer Hochschulabteilungen sowie Fachautoren der Gebiete Dermatologie, HNO, Neurologie und Urologie. Die meisten Autoren sind gleichzeitig in ärztlicher Praxis tätig. Einige beteiligte Allgemeinmediziner haben evidenzbasierte Leitlinien für häufige Krankheitsbilder geschrieben. Für den Einsatz und die Sachkenntnis aller bedanke ich mich sehr!

Sie, verehrte Leserin und verehrter Leser, werden trotz breiter Themenstellung nicht jedes allgemeinmedizinisch denkbare Thema vorfinden. Seltene Erkrankungen werden seltener erwähnt. Besprochen werden häufige und komplexe, aber auch häufige und trivial erscheinende Beratungsanlässe. Inhaltlich haben wir uns stark am umfänglichen Zielkatalog der gültigen Weiterbildungsordnung orientiert.

In die Lösungsvorschläge für unsere Krankheitsfälle fließt neues Faktenwissen aus der weltweiten allgemeinmedizinischen Forschung ein, sodass Sie deren Erkenntnisse auch für sich neu gewinnen können. Gelegentlich führen diese zu einfacheren, auch kostensparenden Handlungskonsequenzen – nie aber weg vom ärztlichen Gespräch mit den Kranken. Sie können auch vertrautes, aber verloren gegangenes Wissen wieder auffrischen. Die Lektüre des Buches ersetzt allerdings kein systematisches Lehrbuch. Vielen Abschnitten folgen daher Literaturhinweise oder Internet-Adressen zur Vertiefung des Stoffes.

Der Verlag Urban & Fischer hat das vorliegende Buch projektiert – ein realitätsabbildendes und im deutschen Sprachraum innovatives Unterfangen. Sie als Leserinnen und Leser werden möglicherweise einige aktuelle allgemeinmedizinische Diskussionsstränge bemerken, die die Texte kreuzen und begleiten. Unsere Beiträge beziehen überwiegend Stellung für Angemessenheit und Wissenstransparenz, gegen Trendmedizin und Machbarkeitsphantasien, eher für Evidenz als gegen Intuition und Konvention, für die gute Versorgung der (alternden) Patientengesellschaft und gegen deren Medikalisierung, für eine profilierte Allgemeinmedizin weg vom Tragen fachfremder Federn.

Prüfer und zukünftige allgemeinärztliche Kollegen werden vermutlich den Dialog mit uns Autoren suchen, um unseren Fallbeispielen den letzten Schliff zu geben oder sie im Licht anderer Erfahrungen zu deuten. Wir freuen uns auf diese Kommentare, werden sie doch einer denkbaren nächsten Auflage zugutekommen. Außerdem sind wir der Ansicht, dass medizinisches Wissen – in beständiger Bewegung – am besten im Dialog überprüft, vervollständigt und geprüft werden kann.

In diesem Sinne empfehlen wir allen Kollegen, Prüfern und Prüflingen eine gründliche Vorbereitung und wünschen besten Erfolg.

Bonn/München, im Herbst 2003

Für die Autorenschaft

Detmar Jobst

Autorinnen und Autoren

Prof. Dr. med. Heinz-Harald Abholz
Institut für Allgemeinmedizin
Universitätsklinikum
Moorenstr. 5
40225 Düsseldorf

Prof. Dr. med. Vittoria Braun
Institut für Allgemeinmedizin
Charité – Universitätsmedizin Berlin
Charitéplatz 1
10117 Berlin

Dr. med. Klaus-Heinrich Bründel
Facharzt für Allgemeinmedizin
Ursulastr. 40
33335 Gütersloh

Prof. Dr. med. Jean-François Chenot, MPH
Abteilung Allgemeinmedizin
Institut für Community Medicine
Universitätsmedizin Greifswald
Ellernholzstr. 1–2
17487 Greifswald

Prof. Dr. med. Thomas Dirschka
Facharzt für Haut und Geschlechtskrankheiten,
Allergologe
Schuchardstr. 15
42275 Wuppertal

Dr. med. Bernd Hemming, MPH
Facharzt für Allgemeinmedizin
Hohestraße 8
47051 Duisburg

Prof. Dr. med. Martin Hermann
Universitätsklinik Essen
Institut für Allgemeinmedizin
Pelmanstr. 81
45131 Essen

Dr. med. Ralf Jendyk
Facharzt für Allgemeinmedizin
Arbeitsbereich Allgemeinmedizin der
Medizinischen Fakultät der
Westfälischen Wilhelms-Universität Münster
Malmedyweg 17–19
48149 Münster

Prof. Dr. med. Detmar Jobst
Institut für Hausarztmedizin
Universitätsklinikum Bonn
Sigmund-Freud-Str. 25
53105 Bonn

Prof. Dr. med. Andreas Klement
Facharzt für Allgemeinmedizin und Chirurgie
Leiter der Sektion Allgemeinmedizin
Medizinische Fakultät
Martin-Luther-Universität Halle-Wittenberg
Magdeburger Str. 8
06112 Halle/Saale

Dr. med. Michael Küster
Facharzt für Innere und Allgemeinmedizin
Facharzt für Anästhesiologie
Spez. Schmerztherapie – Palliativmedizin
Lehrbeauftragter der Universität Bonn
Regionales Schmerz- und Palliativzentrum
Weißdornweg 4–6
53177 Bonn-Bad Godesberg

Dr. med. Karl La Rosée
Kardiologische Gemeinschaftspraxis
Baumschulallee 1
53115 Bonn

Prof. Dr. med. Peter Maisel
Facharzt für Allgemeinmedizin, Palliativmedizin
Leiter des Arbeitsbereiches Allgemeinmedizin
Westfälische Wilhelms-Universität Münster
Markt 1
48488 Emsbüren

Dr. med. Christiane Marzi
Fachärztin für Allgemeinmedizin
Lehrbeauftragte für Allgemeinmedizin an der
Heinrich-Heine-Universität Düsseldorf
Mittelstr. 65
50189 Elsdorf, Rheinland

Dr. med. Hans-Michael Mühlenfeld
Gemeinschaftspraxis für Familienmedizin
Dres. Mühlenfeld – Brase – Cepek – Coutelle
Woltmershauserstr. 215a
28197 Bremen

Dr. med. Ulrich Nühlen
Facharzt für Allgemeinmedizin, Diabetologe
Diabetologische Schwerpunktpraxis
Dres. Gumprich, Nühlen und Rave
Alter Markt 10
42275 Wuppertal

Dr. med. Uwe Popert
Arzt für Allgemeinmedizin
Goethestr. 70
34119 Kassel

Dr. med. Klaus Rave
Facharzt für Innere Medizin, Nephrologe,
Diabetologe
Diabetologische Schwerpunktpraxis
Dres. Gumprich, Nühlen und Rave
Alter Markt 10
42275 Wuppertal

Dr. med. Guido Schmiemann, MPH
Institut für Public Health und Pflegeforschung
Abteilung 1: Versorgungsforschung
Universität Bremen
Grazer Str. 4
28359 Bremen

Jeannine Schübel
Carus Consilium Sachsen
Universitätsklinikum Carl Gustav Carus
an der Technischen Universität Dresden
Fetscherstraße 74
01307 Dresden

Dr. med. Bernd Sonntag
Facharzt für Psychotherapeutische Medizin
Facharzt für Psychiatrie und Psychotherapie
Universitätsklinik Köln
Klinik und Poliklinik für Psychosomatik und
Psychotherapie
Kerpener Str. 61
Gebäude 30
50937 Köln

Prof. Dr. med. Jens-Martin Träder
Arzt für Allgemeinmedizin
Institut für Allgemeinmedizin
Universität zu Lübeck
Ratzeburger Allee 160
23538 Lübeck

Dr. med. Peter Velling
Facharzt für Innere Medizin und Allgmeinmedizin
Allergologie, Akupunktur
Kaiserplatz 4
53113 Bonn

Prof. Dr. med. Klaus Weckbecker
Institut für Hausarztmedizin
Universitätsklinikum Bonn
Sigmund-Freud-Straße 25
53127 Bonn

Dr. med. Eberhard Wenzel
Facharzt für Hals-Nasen-Ohrenheilkunde
Niegras 26
25813 Husum

Mitarbeiter der Vorauflage

Dr. med. Volker Busch, Regensburg
Priv.-Doz. Dr. med. Martin Butzlaff, MPH, Witten
Dr. med. Peter Engeser, Pforzheim
Dr. med. Thorsten Kröhn, Berlin
Dr. med. Horst Christian Vollmar, MPH, Witten

Abkürzungen

↑	erhöht
↓	erniedrigt
A.	Arteria
Abb.	Abbildung
ABDA	Bundesvereinigung Deutscher Apotheker-verbände
ABDM	ambulantes Blutdruck-Monitoring
ACE	Angiotensin converting enzyme
ACTH	adrenokortikotropes Hormon
ACVB	aortokoronarer Venenbypass
ADAS	Alzheimer's Disease Assessment Scale
ADH	antidiuretisches Hormon
ADL	Activities of Daily Living
AED	automatisierter externer Defibrillator
AG	alveoläres Atemgeräusch
AGE	Advanced Glycosylation End-products
AGI	Arbeitsgemeinschaft Influenza
AHB	Anschlussheilbehandlung
AIDS	Acquired Immunodeficiency Syndrome
Ak	Antikörper
ALG	Arbeitslosengeld
AMD	altersbezogene Makuladegeneration
AMG	Arzneimittelgesetz
Amp.	Ampulle
ANP	autonome Neuropathie
AOK	Allgemeine Ortskrankenkassen
AP	alkalische Phosphatase
APN	akute Pyelonephritis
ARA	American Rheumatism Association
ARE	akute respiratorische Erkrankungen
ARF	akutes rheumatisches Fieber
ASL	Antistreptolysin
ASR	Achillessehnenreflex
ASS	Acetylsalicylsäure
AT	Angiotensin
AU	Arbeitsunfähigkeit
AV	atrioventrikulär
AZT	Azathioprin
AZV	Atemzugvolumen
BB	Blutbild
BCG	Bacillus Calmette-Guérin
BE	Broteinheit
BfA	Bundesversicherungsanstalt für Angestellte
BG	Berufsgenossenschaft
BKK	Betriebskrankenkassen
BMI	Body Mass Index
BOT	mit Basalinsulin unterstützte orale Therapie
BPH	benigne Prostatahyperplasie
BPS	benignes Prostatasyndrom
BSE	bovine spongiforme Enzephalopathie
BSG	Blutkörperchensenkungsgeschwindig-keit
BtM	Betäubungsmittel
BtMVV	Betäubungsmittel-Verschreibungsverord-nung
BUB	Bewertung ärztlicher Untersuchungs- und Behandlungsmethoden
BWS	Brustwirbelsäule
BZ	Blutzucker
CCT	kraniales Computertomogramm
CED	chronisch-entzündliche Darmerkrankung
CJK	Creutzfeldt-Jakob-Krankheit
CK	Kreatinkinase
CMV	Cytomegalievirus
CODE	Costs of Diabetes in Europe
COPD	Chronic Obstructive Pulmonary Disease, chronisch-obstruktive Lungenerkrankung
cP	chronische Polyarthritis
CPR	kardiopulmonale Reanimation
CRP	C-reaktives Protein
CSE	Cholesterin-Synthese-Enzym
CT	Computertomogramm, Computertomo-grafie
/d	pro Tag
D-Arzt	Durchgangsarzt
DCCT	Diabetes control and complications trial
DDD	definierte Tagesdosis
DDG	Deutsche Diabetes-Gesellschaft
DEGAM	Deutsche Gesellschaft für Allgemein-medizin
DGE	Deutsche Gesellschaft für Ernährung
diast.	diastolisch
DM	diabetische Makulopathie
DMD	Disease Modifying Drugs
DMP	Disease Management Program
DNA	Deoxyribonucleic Acid
DNCG	Dinatrium chromoglicicum
dpt	Dioptrien
DR	diabetische Retinopathie
DXA	Dual-X-ray-Absorptiometrie
EBM	Evidence Based Medicine, evidenzbasierte Medizin
EBV	Ebstein-Barr-Virus
EEG	Elektroenzephalogramm
EF	Ejektionsfraktion
EKG	Elektrokardiogramm
EMG	Elektromyogramm

ERV	exspiratorisches Reservevolumen
EU	extrauterine Gravidität
FEV1	forcierte 1-Sekunden-Kapazität
FT3	freies Trijodthyronin
FT4	freies Thyroxin
FTA-ABS-Test	Fluoreszenz-Treponema-Antikörper-Absorptionstest
FVC	forcierte Vitalkapazität
5-FU	5-Fluorouracil
GA	geriatrisches Assessment
GdB	Grad der Behinderung
GKV	gesetzliche Krankenversicherung
GN	Glomerulonephritis
GOÄ	Gebührenordnung für Ärzte
GOT	Glutamat-Oxalacetat-Transaminase
GPT	Glutamat-Pyruvat-Transaminase
Gy	Gray
GT	Gamma-Glutamyl-Transferase
h	Stunde(n)
HAART	Highly Aactive Antiretroviral Therapy
HADS	Hospital Anxiety and Depression Scale
HAV	Hepatitis-A-Virus
Hb	Hämoglobin
HBV	Hepatitis-B-Virus
HDL	High-Density Lipoprotein
Hib	Haemophilus influenzae Typ B
HIT	heparininduzierte Thrombopenie
HIV	Human Immunodeficiency Virus
HMG-CoA-Re	Hydroxymethylglutaryl-Coenzym-A-Reduktaseduktase
HPV	humane Papillomaviren
HWK	Halswirbelkörper
HWS	Halswirbelsäule
i. d. R.	in der Regel
i. m.	intramuskulär
i. P.	im Plasma
i. S.	im Serum
i. v.	intravenös
IBS	Irritated Bowel Syndrome
ICD	International Classification of Diseases
ICP	infantile Zerebralparese
ICS	inhalative Kortikosteroide
ICT	intensivierte konventionelle Insulintherapie
IE, I. E.	Internationale Einheit(en)
IfSG	Infektionsschutzgesetz
IGT	Impaired Glucose Tolerance, pathologische Glukosetoleranz
IKK	Innungskrankenkassen
ILCOR	International Liaison Committee on Resuscitation
INR	International Normalized Ratio

IPSS	International Prostata Symptom Score
IPV	inaktivierte Polio-Vakzine
ISH	Internationale Gesellschaft für Hypertonie
ITGV	intrathorakales Gasvolumen
IV	Integrationsvertrag
Kap.	Kapitel
KBR	Komplementbindungsreaktion
KBV	Kassenärztliche Bundesvereinigung
kcal	Kilokalorien
keV	Kilo-Elektronenvolt
kg	Kilogramm
KG	Körpergewicht, Krankengymnastik
KH	Kohlenhydrate
KHK	koronare Herzkrankheit
KV	Kassenärztliche Vereinigung
LADA	Latent Autoimmune Diabetes in Adults
LDH	Laktatdehydrogenase
LDL	Low-Density Lipoprotein
LL	Leitlinien
LuFu	Lungenfunktionstest
LVA	Landesversicherungsanstalt(en)
LWS	Lendenwirbelsäule
M.	Morbus, Musculus
MCV	mittleres zelluläres Erythrozytenvolumen
MdE	Minderung der Erwerbsfähigkeit
MDK	medizinischer Dienst der Krankenversicherung
MEF	maximaler exspiratorischer Fluss
mg	Milligramm
min	Minute(n)
Mio.	Millionen
ml	Milliliter
mmHg	Millimeter Quecksilbersäule
MMR	Mumps – Masern – Röteln
MMSE	Mini Mental State Examination
MRE	multiresistente Erreger
MRSA	Methicillin-resistente Staphylococcus-aureus-Stämme; multiresistenter Staphylococcus aureus
MRT	Magnetresonanztomogramm, tomografie
MS	Multiple Sklerose
MTX	Methotrexat
MVZ	medizinisches Versorgungszentrum
N.	Nervus
n. W.	nach Westergren
NaCl	Kochsalz, Natriumchlorid
NAW	Notarztwagen
NHV	Naturheilverfahren
NNH	Number Needed to Harm
NNT	Number Needed to Treat

NO	Stickstoffmonoxid
NSAR	nichtsteroidale Antirheumatika
NSCLC	nichtkleinzelliges Bronchialkarzinom
NVL	nationale Versorgungsleitlinie
NYHA	New York Heart Association
o. g.	oben genannt(er)
OGTT	oraler Glukosetoleranztest
O2	Sauerstoff
OP	Operation
OSG	oberes Sprunggelenk
PaO2	arterieller Sauerstoffpartialdruck
pAVK	periphere arterielle Verschlusskrankheit
PBC	primär biliäre Zirrhose
PCB	polychlorierte Biphenyle
PCO2	Kohlendioxid-Partialdruck
PCOG	primär chronisches Offenwinkelglaukom
PCR	Polymerase-Kettenreaktion
PEF	Peakflow
PEG	perkutane endoskopische Gastrostomie
PEKIP	Prager Eltern-Kind-Programm
PEP	postexpositionelle medikamentöse Prophylaxe
PKV	private Krankenversicherung
PNF	propriozeptive neuromuskuläre Faszilitation
PNP	Polyneuropathie
pQCT	periphere quantitative Computertomografie
PSA	prostataspezifisches Antigen
PSC	primär sklerosierende Cholangitis
PsychKG	Psychisch-Kranken-Gesetz
PT	Physiotherapie
PTA	perkutane transluminale Angioplastie
PTCA	perkutane transluminale Koronarangioplastie
QUS	quantitativer Ultraschall
RAW	Atemwegswiderstand
RCT	Randomized Controlled Trial
RDS	Reizdarmsyndrom
REHA	Rehabilitation
RGs	Rasselgeräusche
RKI	Robert-Koch-Institut
RLA	retroperitoneale Lymphadenektomie
RR	Blutdruck nach Riva-Rocci
RSA	Risikostrukturausg leich
RTC	Randomized Clinical Trial
RTW	Rettungswagen
s.	siehe
s. o.	siehe oben
s. u.	siehe unten

SARS	Severe Acute Respiratory Syndrome
SCLC	kleinzelliges Bronchialkarzinom
SCIT	subkutane Immuntherapie
SD	Standardabweichung, Schilddrüse
SDM	Shared Decision Making
SGB	Sozialgesetzbuch
SHT	Schädel-Hirn-Trauma
SIT	spezifische Immuntherapie
SLIT	sublinguale Immuntherapie
SSRI	Serotonin (selective) Reuptake Inhibitors
SSW	Schwangerschaftswoche
STD	Sexuell Transmitted Disease
STIKO	ständige Impfkommission
Strep A	Gruppe A-Streptokokken
Sv	Sievert
SVT	Sinusvenenthrombose
syst.	systolisch
T3	Trijodthyronin
T4	Thyroxin
TEA	Thrombendarteriektomie
TENS	transkutane Elektroneurostimulation
TEP	Totalendoprothese
THC	Tetrahydrocanabinol
TIA	transitorische ischämische Attacke
TIG	Tetanusimmunglobulin
TIN	testikuläre intraepitheliale Neoplasien
TMP	Trimethoprim
TNF	Tumornekrosefaktor
TOT	Trans Obturator Tape
TPHA	Treponema-pallidum-Hämagglutinationstest
TPO-AK	Thyreo-Peroxidase-Antikörper
TPPA	Treponema-pallidum-Partikelagglutinationstest
TRAK	TSH-Rezeptor-Antikörper
TSF	Trizepssehnenreflex
TSH	Thyreoidea-stimulierendes Hormon
TSH-	TSH-Rezeptor Antikörper
TUMT	transurethrale Mikrowellentherapie
TUNA	transurethrale Nadelablation
TVT	Tension-free Vaginal Tape
u. U.	unter Umständen
UAW	unerwünschte Arzneimittelwirkung
UKPDS	United Kingdom Prospective Diabetes Study
Ungt.	Unguentum
V.	Vena
V. a.	Verdacht auf
v. a.	vor allem
VATS	videoassistierte endoskopische transthorakale Punktion
VC	Vitalkapazität
VES	ventrikuläre Extrasystolen
vgl.	vergleiche

VHF	Vorhofflimmern		Z. n.	Zustand nach
VLDL	Very-Low-Density Lipoprotein		ZNS	zentrales Nervensystem
VZIG	Varicella-Zoster-Immunglobulin			
WHO	World Health Organization (Weltgesund-heitsorganisation)			
WHR	Waist-/Hip-Ratio			

Abbildungsnachweis

Wir danken allen, die Abbildungen zu diesem Buch beigesteuert haben. Alle hier nicht aufgeführten Abbildungen stammen von den Autoren der jeweiligen Kapitel; © Elsevier GmbH, München.

Abb. 2.1a, b, 2.2a, b   C. Wunsch, M. Düx, G. W. Kauffmann; aus: Kauffmann GW, Moser E, Sauer R. Radiologie. 3. Auflage. Elsevier Urban und Fischer, München 2006

Abb. 2.1c, d   Stefan Elsberger, Planegg; aus: Kauffmann GW, Moser E, Sauer R. Radiologie. 3. Auflage. Elsevier Urban und Fischer, München 2006

Abb. 6.2   Kassenärztliche Bundesvereinigung, Berlin

Abb. 7.1, 11.1, 11.4, 11.5, 13.6, 16.1, 16.2, 23.1   Stefan Dangl, München

Abb. 7.1 (Vorlage)   Deutsche Rentenversicherung Bund, Berlin

Abb. 8.1: Mir   Atlas of Clinical Diagnosis. 2. Auflage. Elsevier Saunders, 2003

Abb. 11.2, 11.3   Nationale VersorgungsLeitlinie Asthma, Kurzfassung, 2. Auflage, Version 1.3, Juli 2011; © ÄZQ, BÄK, KBV und AWMF 2013

Abb. 12.2a, b, 12.7   Dr. E. Wegen, Bad Honnef

Abb. 15.3, 18.2   Susanne Adler, Lübeck

Abb. 16.3, 16.4, 16.8   Henriette Rintelen, Velbert

Abb. 18.1   Martha Kosthorst, Borken

Abb. 23.1   Begutachtungs-Richtlinie Vorsorge und Rehabilitation, Oktober 2005; Medizinischer Dienst der Spitzenverbände der Krankenkassen e. V. (MDS)

Abb. 24.1   Gerda Raichle, Ulm

Abb. 24.2   Paul Hartmann AG, Heidenheim

Abb. 27.1   Institut für Notfallmedizin und Medizinmanagement (INM), Klinikum der Universität München

Abb. 27.2   G. Stuckmann, Winterthur; aus: Strunk H, Fröhlich E, Wild K: Klinikleitfaden Sonographie Common Trunk. 2. Auflage. Elsevier Urban und Fischer, München 2011

Inhaltsverzeichnis

Funktionen des Allgemeinarztes im Rahmen der vertragsärztlichen Versorgung

1 Grundlagen und Konzepte der Allgemeinmedizin

1.1 Fachdefinition
H.-H. Abholz

Allgemeinmedizin versteht sich als Grundbetreuung aller Patienten mit körperlichen und seelischen Gesundheitsstörungen in der Notfall-, Akut- und Langzeitversorgung und beinhaltet wesentliche Bereiche der Prävention und Rehabilitation. Die Arbeitsweise von Allgemeinärzten berücksichtigt somatische, psychosoziale, soziokulturelle und ökologische Aspekte. Dabei würdigt man den Patienten, sein Krankheitskonzept, seine Geschichte und sein Umfeld. Arbeitsgrundlagen sind die auf Dauer angelegten Arzt-Patient-Beziehungen und die erlebte Anamnese, die auf breiter Zuständigkeit und Kontinuität in der Versorgung beruhen. Die Allgemeinmedizin ist weiter gekennzeichnet durch den Umgang mit den epidemiologischen Besonderheiten des unausgelesenen Patientenkollektivs und den daraus folgenden speziellen Bedingungen der Entscheidungsfindung: Abwartendes Offenhalten des Falls, Berücksichtigung abwendbar gefährlicher Verläufe (Definition der Deutschen Gesellschaft für Allgemeinmedizin, DEGAM).

Welche Aspekte sind charakteristisch für die Allgemeinmedizin?
- umfassende Zuständigkeit für alle wesentlichen Krankheiten (➤ Anmerkung a)
- Bewältigung des Krankseins statt Behandlung einer Krankheit (➤ Anmerkung b)
- Zuständigkeit für den Erhalt der Gesundheit, also Prävention und Gesundheitsförderung
- Bedeutung der Arzt-Patient-Beziehung – der einzelne Patient steht im Fokus (➤ Anmerkung c, e)
- Hermeneutik des Fallverständnisses (➤ Anmerkung b)
- Wichtigkeit der Kontinuität der Versorgung (➤ Anmerkung c)
- Einbeziehung der Patienten in den Behandlungsprozess (➤ Anmerkung c)
- Vermeiden von Über- und Fehlversorgung
- Einhalten hoher Qualität der Versorgung (➤ Anmerkung d)
- Koordinationsfunktion (➤ Anmerkung f).

ANMERKUNGEN

a. Allgemeinmedizin beinhaltet als **Arbeitsbereich** die Grundversorgung aller häufigeren körperlichen und seelischen Gesundheitsstörungen in der Notfall-, Akut- und Langzeitbetreuung sowie wesentliche Bereiche der medizinischen Prävention. Die Breite der Versorgungsaufgaben belegt die hohen Ansprüche an uns Allgemeinärzte, bedeutet aber auch stets interessantes Arbeiten und lebenslanges Lernen.

b. Die allgemeinmedizinische **Arbeitsweise** interpretiert Symptome und Befunde aus der Kenntnis des Patienten, seines Krankheitskonzepts, seiner Familie und seiner Geschichte heraus (= hermeneutisches Fallverständnis), d. h., sie berücksichtigt neben den medizinischen und psychischen besonders auch soziokulturelle Aspekte des Krankseins.

c. **Arbeitsgrundlagen** sind eine kontinuierliche, entwickelte Arzt-Patient-Beziehung und die erlebte Anamnese einschließlich gemeinsamer (Therapie-)Entscheidungen und gemeinsame Festlegungen von Zielen.

d. **Arbeitsziele** allgemeinmedizinischer Versorgung sind sowohl eine qualitativ hoch stehende Versorgung als auch der Schutz des Patienten und der Gesellschaft vor Überversorgung. Letzteres wird durch die typische epidemiologische Gegebenheit des Arbeitens im Niedrig-Prävalenz-Bereich mitbestimmt.

e. Der **Arbeitsauftrag** geht in der Allgemeinmedizin immer vom individuellen Patienten aus, dessen Bedürfnisse und Krankheitskonzepte im Behandlungsprozess berücksichtigt werden müssen. Public Health und gesundheitspolitische sowie Kostenaspekte spielen eine nachgeordnete, aber wichtige Rolle.

f. Die allgemeinmedizinische hausärztliche **Koordinationsfunktion** setzt eine gute eigene Orientierung voraus, um Patienten zu einer adäquaten Lösung eines Gesundheitsproblems zu verhelfen. Sie beinhaltet eine **Arbeitskooperation** mit Spezialisten (anderen Fachärzten) und anderen Gesundheitsberufen inkl. einer Entscheidungsfindung durch Zusammenführen der Befunde, deren Bewertung und Archivierung.

1.2 Merkmale hausärztlicher Medizin

V. Braun

FALLBERICHT

Sie betreuen eine 65-jährige Patientin seit ca. 20 Jahren. Vor 15 Jahren haben Sie miterlebt, dass die Mutter der Patientin an einem metastasierenden Kolonkarzinom unter schwerwiegenden Umständen verstarb. Die Patientin leidet an einer koronaren Herzerkrankung, an Beschwerden im Rahmen eines variкösen Symptomenkomplexes und an Rückenschmerzen bei lumbalem Radikulärsyndrom. Sie sorgt und zermürbt sich wegen des langfristig arbeitslosen Sohns, hat chronische Schlafstörungen und ärgert sich über die häufige Lieblosigkeit und den Egoismus ihres behinderten Mannes, den sie über Jahre versorgt.

Versuchen Sie bitte, an diesem Patientenbeispiel einige typische Merkmale hausärztlicher Medizin zu charakterisieren.

An dem beschriebenen Patientenbeispiel sind folgende Merkmale der allgemeinmedizinischen Definition festzumachen:

- Die Patientin wird über 20 Jahre hinweg betreut. Die Langzeitversorgung ist ein typisches Charakteristikum allgemeinärztlicher Betreuung.
- Die Kenntnis der Familienanamnese bezüglich des Kolonkarzinoms der Mutter, ihre Versorgung und Sterbebegleitung ist eindringlich erlebte Anamnese für den Hausarzt, die ihn befähigt, für die evtl. krebsdisponierte Tochter eine angemessene Prävention zu betreiben.
- Auch das Erfordernis, der Multimorbidität der Patientin gerecht zu werden, ist hausarztgemäß. Bei Diagnostik, Therapie und Rehabilitation der beschriebenen Krankheitsbilder sind die familiären Möglichkeiten – wie z. B. die Betreuung des behinderten Mannes – zu berücksichtigen.
- Die Einbeziehung familiärer Begebenheiten, in diesem Fall die Sorge wegen der Arbeitslosigkeit des Sohns, ist gleichermaßen charakteristisch für das allgemeinmedizinische Fachgebiet und erfordert psychosoziale Kompetenz.

- Die nunmehr bestehenden akuten Herzschmerzen der Patientin verlangen Fähigkeiten in der Akutversorgung. Es ist abzuwägen, ob abwartendes Offenlassen der Beschwerden zulässig oder ein gefährlicher Verlauf abzuwenden ist.
- Zusätzlich kommt hier eventuell die Koordinations- und Integrationsfunktion des Allgemeinarztes zum Tragen, in diesem speziellen Fall die Überweisung zum Kardiologen, der über alle bisherigen Befunde einschließlich der individuellen Patientensituation zu informieren ist.

Welche weiteren typischen Funktionen des Facharztes für Allgemeinmedizin kennen Sie?

- die primärärztliche Lotsen- und Steuerfunktion, insbesondere die angemessene und gegenüber Patient und Gesellschaft verantwortliche Stufendiagnostik und -therapie unter Einbeziehung von Fachspezialisten,
- die haus- und familienärztliche Funktion, insbesondere die Betreuung des Patienten im Kontext seiner Familie oder sozialen Gemeinschaft, auch im häuslichen Umfeld (Hausbesuch),
- die Gesundheitsbildungsfunktion, insbesondere die Gesundheitsberatung und -förderung für den Einzelnen wie auch in der Gemeinde.

FALLBERICHT

Eine 21-jährige Patientin kommt in den letzten 3 Monaten immer wieder mit den verschiedensten Beschwerden in die Praxis (z. B. Kopfschmerzen, Schwindel, Leibschmerzen). Die junge Frau ist nach gutem Abschluss als Kindergärtnerin seit 6 Monaten arbeitslos, wohnt noch bei der Mutter, die Juraprofessorin ist und einen hohen Leistungsanspruch hat. In der Abendsprechstunde kommt die Patientin stöhnend und weinend, auf die Mutter gestützt, in die Praxis und klagt über starke Leibschmerzen.

Erklären Sie an diesem Beispiel die für das Handeln in der Allgemeinmedizin typischen Entscheidungsfindungen „abwartendes Offenlassen" und „abwendbar gefährlicher Verlauf".

Hinsichtlich des eventuellen Bestehens eines akuten Abdomens ist mit einer ausführlichen Anamnese, einer körperlichen Untersuchung einschließlich Temperaturmessung (axillar und rektal) und einer Leukozyten- und Urinstatus-Bestimmung festzustellen, ob eine akute Erkrankung (z. B. eine akute Appendizitis) vorliegt und weitere sofortige Maßnahmen wie eine stationäre Einweisung erforderlich sind (abwendbar gefährlicher Verlauf). Gegebenenfalls sind eine gynäkologische Vorstellung und eine Oberbauchsonografie zu veranlassen.

Ergeben Befragung und Untersuchung keinen Hinweis auf ein akutes Geschehen, sind bei der Patientin vorerst keine weiteren diagnostischen Maßnahmen durchzuführen (abwartendes Offenlassen). Handlungsbedarf besteht in der symptomatischen Linderung der Beschwerden und der Beruhigung der Patientin. Ihre frustrierenden Bemühungen um einen Arbeitsplatz und das Anspruchsverhalten der Mutter signalisieren, dass auch eine psychische Problematik bestehen kann. Es sollte ggf. ein problemzentriertes Gespräch geführt werden.

1.3 Ethische und rechtliche Normen
H.-H. Abholz

Wie lautet der Patientenauftrag, wenn sich ein Patient in unsere Behandlung begibt?

„Tue das Beste für mich!" Wir sind also aufgefordert, „das Beste" für den Patienten herauszufinden und danach zu handeln.

Dabei ist der Patient nicht auf die *evidenzbasierte Begründung* einer bestimmten Behandlung, sondern i. d. R. nur auf deren Erfolg orientiert.

Dies hat man sich beim Einsatz von Placebo-Medizin vor Augen zu halten: Wenn etwas hilft, dann kümmert es den Patienten meist nicht, ob es rationaler Therapie entspricht. Uns Ärzte beunruhigt allerdings eine solche Situation. Nehmen wir den Patientenauftrag ernst, müssen wir unsere Beunruhigung ertragen. Es geht um seine Gesundung, nicht um unser Wohlbefinden. Wir haben allein zu beachten, ob eine Behandlung mehr schadet als hilft.

Was sind die vier Prinzipien, die üblicherweise in der Medizin-Ethik Anwendung finden?
- Gutes für den Patienten tun (Benevolence)
- nichts Schlechtes gegen den Patienten tun (Non-Malevolence)
- Gerechtigkeit in der Versorgung walten lassen
- Autonomie des Patienten achten.

Was versteht man unter einem ethischen Dilemma?
Ein ethisches Dilemma liegt vor, wenn mindestens zwei ethische Prinzipien in unauflösbaren Widerspruch geraten. Es gibt häufig keine „richtige" ethische Antwort, sondern nur ethisch begründete Transparenz für die Entscheidung, welchem der im Konflikt stehenden Prinzipien aus welchem Grund der Vorrang gegeben wird.

In der Versorgung geraten die ethischen Prinzipien häufig in Widerspruch zueinander und zu faktischen Arbeitsvorgaben oder Ansprüchen der Patienten oder anderer Personen/Institutionen. Dies geschieht z. B. aus einer Rechtslage, einem Versicherungsvertragsverhältnis oder einem Vorsorge-Programm heraus. Hier drei Beispiele.
- **Polioimpfung**: Da weltweit fast keine Polioerkrankungen mehr auftreten, muss in der Schaden-Nutzen-Betrachtung das eigentlich niedrige Impfrisiko für den Einzelnen als sehr relevant bewertet werden. Dieser Umstand hat seit 1998 in Deutschland zu einem Stopp der oralen Polioimpfungen geführt. Dies ist in manchen Entwicklungsländern aus bestimmten epidemiologischen Gründen anders.
- **Mammografie-Screening**: Länder mit einem entwickelten Screening-Programm auf freiwilliger Teilnahmebasis betreiben dies effektiv nur, wenn eine hohe Beteiligung gewährleistet ist. Ein bevölkerungsbezogener Nutzen kann realisiert werden, wenn ca. 80 % aller Frauen in bestimmten Altersgruppen teilnehmen. Für die einzelne teilnehmende Frau im Alter zwischen 50 und 69 Jahren ist der Nutzen im Sinne des verhinderten Todesfalls durch ein Mammakarzinom sehr gering: Er beträgt 1 : 2000 in 10 Jahren. Wenn allerdings dieses Verhältnis hochgerechnet wird auf 10 Millionen Teilnehmerinnen der angesprochenen Altersgruppe zwischen 50 und 69 Jahren, werden ca. 5.000 Todesfälle auf 10 Jahre verhindert. Wir erfüllen mit dem Rat zu einem Screening-Programm also zunächst einen gesundheitspolitischen Auftrag der Gesellschaft in der Hoffnung, dass die Programmidee überzeugt. Ob die einzelne Frau dies für sich wichtig findet, muss sie nach verständlicher Aufklärung über die Zahlen selbst entscheiden. Ethisch nicht legitimiert wäre hingegen zu unterstellen, dass der Nutzen für sie selbstredend vorhanden ist.
- Ein Ehemann möchte seine Frau vor der ganzen **Wahrheit** über ihr Krebsleiden schützen. Sie als betreuender Hausarzt sind derselben Ansicht und klären nur den Ehemann vollständig auf. Durch das ausweichende Verhalten von Ehemann und Arzt beginnt die Ehefrau die Wahrheit zu spüren und fühlt sich isoliert.

Welche Rechtsnormen berührt die Tätigkeit eines niedergelassenen Arztes z. B.?
- Strafgesetzbuch: bei widerrechtlichen oder grob fehlerhaften Handlungen
- Bürgerliches Gesetzbuch: Schadensersatz bei ärztlichen Fehlern
- Standesrecht: ethische Fragen, Fragen der Werbung für die Praxis, Umgangsformen zwischen den Ärzten
- kassenärztliche Verträge, wie die Gebührenordnung (EBM) oder Verträge zu einzelnen Themen der Versorgung (z. B. DMP).

Was versteht man unter Leitlinien?
Unter Leitlinien werden Entscheidungshilfen verstanden, die den Handlungskorridor auf der Basis möglichst guter Evidenz beschreiben. Sie geben an, wie man in einer bestimmten diagnostischen oder therapeutischen

Situation im Regelfall vorzugehen hat. Leitlinien sind keine rechtsverbindlichen Richtlinien. Dennoch können sie bei der Beurteilung ärztlicher Tätigkeit als Maßstab eingesetzt werden. Dies geschieht z. B. bei Disease-Management-Programmen, bei Wirtschaftlichkeitsprüfungen, auch vor Gericht. Richtlinien hingegen besitzen einen bindenden Charakter.

Maßgebliche Richtlinien für die hausärztliche Tätigkeit erlässt der Gemeinsame Bundesausschuss Ärzte/Krankenkassen. Welche dieser Richtlinien kennen Sie?

Richtlinien des Bundesausschusses Ärzte/Krankenkassen bestehen u. a. zu folgenden ärztlichen Arbeitsbereichen: Arbeitsunfähigkeit, Arzneimittel, Bedarfsplanung, Gesundheitsuntersuchung, häusliche Krankenpflege, Heil- und Hilfsmittel, Jugendgesundheitsuntersuchung, Krankenhauspflege, Krankentransport, Krebsfrüherkennung, künstliche Befruchtung, Mutterschaft, Psychotherapie, Empfängnisregelung und Schwangerschaftsabbruch, Soziotherapie, Qualitätsbeurteilungsrichtlinien.

Nennen Sie weitere Ordnungen, Satzungen, Vereinbarungen, Verträge und andere Regularien, die Ihre hausärztliche Tätigkeit in der Praxis regeln.

* ärztliche Berufsordnung
* Weiterbildungsordnung
* Notfalldienstordnung
* Honorarverteilungsvertrag
* Satzung der Kassenärztlichen Bundesvereinigung
* Vertrag über die hausärztliche Versorgung
* Vertrag über den Datenaustausch auf Datenträgern
* Impfstoffvereinbarung
* Prüfvereinbarung zur Überwachung und Prüfung der Wirtschaftlichkeit
* Diabetes-Vereinbarung zum Disease-Management-Programm
* Psychotherapie-Vereinbarung.

Wo finden Sie diese Regelwerke niedergelegt?

Die jeweilige KV gibt dazu in regelmäßigen Abständen aktualisierte Daten heraus, früher meist als Loseblattsammlung, heute als Datenträger oder Online-Unterlagen. Jeder Vertragsarzt (Synonym: Kassenarzt) erhält sie zu Beginn seiner Tätigkeit als Erstausstattung neben anderem, z. B. einem Verzeichnis über alle niedergelassenen und ermächtigten Ärzte und Psychotherapeuten seines KV-Bezirks (s. auch www.kbv.de/rechtsquellen/85.html und www.kvwl.de/arzt/recht/kvwl/index.html).

1.4 Krankheitskonzept, hermeneutisches Fallverständnis, Medikalisierung

H.-H. Abholz

Wie könnte die Definition von Gesundheit aus Patientensicht lauten?

Gesundheit liegt dann vor, wenn man sich wohl fühlt und/oder keinen Anlass für eine ärztliche Konsultation sieht.

Wie könnte aus medizinischer Sicht Gesundheit definiert sein?

Gesundheit beschreibt einen Zustand ohne Symptome oder pathologische Befunde.

Worin besteht der Unterschied?

Die erste Definition wird durch die Einschätzung und das Gefühl der Menschen, gesund zu sein, die andere durch die Abwesenheit von Krankheitssymptomen und pathologischen Befunden charakterisiert. Letztere können aber durch Untersuchung bei subjektiv Gesunden häufig gewonnen werden (Cholesterinerhöhung, Nierenzyste, Divertikel, Befund in einer Früherkennung). Es bedarf dann einer ärztlichen Bestimmung, ob der pathologische Befund einen Krankheitswert besitzt oder nicht.

Was versteht man unter „Krankheitskonzept"?

Unter einem Krankheitskonzept versteht man alle Theorien, Vorstellungen und emotional getränkten Bilder, die ein Patient, aber auch ein Arzt mit einem Krankheitsbild oder einer Beschwerdesymptomatik verbindet. In Krankheitskonzepten verbinden sich medizinische und Laien-Theorien. Krankheitskonzepte sind kulturell und soziokulturell geprägt und reflektieren darüber hinaus individuelle Vorstellungen, die häufig schon in der Kindheit vermittelt wurden.

Warum sind Krankheitskonzepte für die Behandlung wichtig?

Krankheitskonzepte besitzen eine große „Macht" im Sinne der Handlungsleitung eines Arztes oder eines Patienten; man spricht sogar davon, dass Krankheitskonzepte veränderungsresistent sind. Letzteres soll ausdrücken, dass es eines erheblichen aufklärerischen Drucks und – häufig noch wirksamer – erfahrungsgetragenen Lernens bedarf, um von einem verwurzelten Krankheitskonzept abzurücken.

Durch Krankheitskonzepte wird jede ärztliche Behandlung beeinflusst, die Compliance der Patienten und die Glaubwürdigkeit des Arztes gestärkt oder geschwächt: Dass man sich z. B. beim LWS-Syndrom weiter bewegen soll, muss ins Krankheitskonzept eines Patienten passen – ansonsten wirkt der Rat nicht.

Krankheitskonzepte der Patienten sind bei einer guten hausärztlichen Betreuung immer zu eruieren, um darüber gemeinsam eine Therapie – auch mit Kompromisscharakter – auszuhandeln.

Was versteht man unter hermeneutischem Fallverständnis?

Hermeneutik ist die Lehre des interpretierenden Verstehens in komplexen Zusammenhängen. Beispielsweise gehört zu einer Diagnose-Schlussfolgerung die Deutung eines Beschwerdebilds und eines Krankheitsverlaufs unter Einbeziehung von Anamnese, Befunderhebung und Umfeld, angewendet auf den jeweiligen besonderen Patienten – dessen Umgang mit „Krankheit" man möglichst bereits kennt. Hermeneutisches Denken wird immer dann angewendet, wenn sich keine eindeutig determinierende Abhängigkeit zwischen Einzelbefunden als Ausgangspunkten (hierzu zählen Risikofaktoren, Befundkonstellationen, Reaktionen des Patienten etc.) und einer (gesuchten) Entscheidung herstellen lassen, sondern nur abwägend und alle Befunde integrierend entschieden werden kann.

Welchen Bezug hat die Allgemeinmedizin zur Hermeneutik?

Allgemeinärztliches Verstehen bei diagnostischen und therapeutischen Überlegungen gründet wesentlich auf der Hermeneutik, weil komplexe Zusammenhänge häufig keine einfachen Schlüsse erlauben.

Ohne ein solches Verständnis müsste der Allgemeinarzt jedem Symptom, jedem Beschwerdeanlass mit üblicher medizinischer Diagnostik aufarbeitend nachgehen. Im allgemeinmedizinischen Versorgungsbereich ist ein Großteil der Behandlungsanlässe letztendlich aber auf keine diagnostisch fassbare Krankheit zurückzuführen. Die Interpretation von Befunden und Beschwerden in einem größeren Kontext erlaubt daher einen sparsameren Umgang mit Diagnostik und Therapie. Es kommt darüber eine integrale Vorgehensweise zustande, die im günstigen Fall dem Patientenproblem gerecht wird und behutsam mit ihm umgehen lässt, zugleich aber relevante Gesundheitsstörungen keinesfalls übersehen lässt.

Welche Einschränkung zur Anwendung des hermeneutischen Fallverständnisses gibt es?

Mangelnde Exploration oder Kenntnis des Patienten durch den Arzt sowie schlechte Kenntnisse in der Medizin.

FALLBERICHT

Ein 82-jähriger Patient, dessen Ehefrau vor einem Jahr nach etwa einjährigem Krankenlager verstorben ist, kommt wiederholt zu Ihnen mit hartnäckigen Schmerzen im Bereich des unteren Rückens mit Ausstrahlung ins linke Knie. Bisher hatte der Patient Sie nur selten aufgesucht: Eine leichte Herzinsuffizienz und eine leichte Hypertonie waren mit einem Diuretikum gut eingestellt.
Bei der aktuellen körperlichen Untersuchung bestehen keine neurologischen Auffälligkeiten bei negativem Lasègue und negativer Schmerztestung im Hüftrotationsversuch. Die Behandlung mit Paracetamol, Diclofenac und einem Muskelrelaxans war erfolglos. Damit würde eine weiterführende Diagnostik anstehen, um Knochenmetastasen, einen zu engen Spinalkanal etc. abzuklären.
Sie wissen aber, da Sie den Patienten lange kennen, dass er seit etwa einem Vierteljahr eine Freundin hat, die etwa 80 km entfernt wohnt. Ihnen schienen sowohl Schuldgefühle seiner verstorbenen Frau gegenüber zu bestehen als auch eine sexuell-erotische Überforderung bei gleichzeitiger Sehnsucht nach einer Beziehung vorzuliegen. Er kann nun – so Ihre Hypothese – nicht mehr gehen und zu seiner Freundin gelangen.

Wie würde Ihr hermeneutisches Verständnis des Fallberichts lauten?

Es handelt sich hier mit hoher Wahrscheinlichkeit um einen primär psychischen Konflikt mit Ambivalenz zur Entwicklung einer Beziehung. Die Umstände erwägend wird der Patient gefragt, wie es denn mit den langen Autofahrten zu seiner neuen Bekannten sei, ob er dies mit seinem Rücken schaffe. Wenn die Antwort lautet: „Ich bin jetzt gar nicht mehr so häufig hingefahren, das geht mit meinem Rücken nicht, ich will mich erst auskurieren, dann muss man mal sehen", interpretiert man den Schmerz und seine Therapieresistenz als konflikterleichternden Krankheitsgewinn, steigert die analgetische Therapie nicht mehr und wartet mit der Diagnostik ab.

Einen Beleg, dass die gewählte diagnostische Einordnung mit sekundärem Krankheitsgewinn richtig ist, gibt es nicht. Das abwartende Offenhalten muss also bis zu einer Lösung begleitet werden. Sicherlich muss man immer wieder hinterfragen, ob diese neue Arbeitsdiagnose – eine Hypothese, genau genommen – wirklich haltbar ist, oder ob weitere Befunde und Entwicklungen doch zur weitergehenden Diagnostik führen müssten. Treten z. B. neurologische Auffälligkeiten auf, muss organisch orientiert weiter diagnostiziert werden.

Wenn sich jedoch letztendlich die Vermutung bestätigt, wurden dem Patienten aufwendige, teilweise eingreifende Diagnostik und vermutlich nebenwirkungsreichere Therapie erspart. Selbst wenn die Deutung nicht richtig wäre, bestünde nach ärztlichem Ermessen keine Gefährdung des Patienten.

FALLBERICHT

Eine 42-jährige Patientin kommt immer wieder mit funktionellen Störungen in die Praxis. Sie ist Lehrerin, hat ihre Tochter aus erster Ehe groß gezogen. Sie erlebt ihren jetzigen Partner seit einiger Zeit als „lieblos" und leidet dabei zunehmend unter Phasen von Traurigkeit, Leere und Antriebslosigkeit. Sie erkennt, dass sie etwas in ihrer Ehe oder gar mit ihrem Leben ändern muss, findet aber keinen Zugang dazu. Eine dann begonnene Therapie mit einem Antidepressivum erscheint erfolgreich zu sein: Zumindest treten die Phasen von Traurigkeit in den Hintergrund, sie zeigt auch weniger funktionelle Beschwerden und kommt nur noch alle 6 Wochen wie bestellt in die Sprechstunde.

Liegt hier eine Medikalisierung vor? Begründen Sie Ihre Aussage.

Ja, Arzt und Patient haben die Lösung eines Beziehungsproblems oder gar einer psychischen Störung ganz auf die Wirkung eines Medikaments verlegt. Beide bemühen sich nicht darum, reale Probleme zu ergründen und mit anderen Lösungsschritten anzugehen, sondern sind zufrieden durch den anscheinenden Erfolg. Offen bleibt dabei, ob dies ausreicht. Sicher bleiben Probleme unbearbeitet zurück, um dann in einiger Zeit erneut zur Depression beizutragen.

Was versteht man unter Medikalisierung?

Die Umformulierung eines an sich oder zu Teilen psychischen oder sozialen Problems in ein medizinisches mit medizinischen Handlungskonsequenzen.

Welche Alternativen kommen Ihnen in den Sinn?

Eine Alternative besteht darin, den systemischen Zusammenhang in der Beziehung oder in der Familie zu explorieren und daraus entweder ein Verhaltens- oder ein psychotherapeutisches Behandlungskonzept abzuleiten. Auf jeden Fall hätten parallel zur Medikation und der eintretenden Besserung die häufigen Gespräche weitergeführt werden sollen – auf diese Weise hätte die größere Stabilität der Patientin genutzt werden können, um psychotherapeutisch begleitend zu arbeiten.

FALLBERICHT

Ein 58-jähriger Arbeiter im Braunkohletagebau will aufgrund zahlreicher, wenn auch nicht sehr einschränkender Krankheitsepisoden eines LWS-Syndroms und einer Hypertonie berentet werden. Der Patient, den Sie lange kennen, meint, er habe nun lange genug geschuftet – und andere würden ja auch berentet. Der Betrieb will eine Übergangsrente bis zum Erreichen des 60. Lebensjahrs zahlen, wenn er sich jetzt berenten lässt. Ihm wird vom Betriebsarzt gesagt, er müsse sich allerdings zum „Durchkommen der Rente" kontinuierlich krankschreiben lassen, weil eine Arbeitsfähigkeit im Widerspruch zu der angestrebten Berentung stünde.

Liegt hier eine Medikalisierung vor? Begründen Sie Ihre Aussage.

Ja, Patient und Betrieb haben ein Interesse an der Berentung. Der Hausarzt wird zu einer medizinischen Handlung – der Entscheidung zu einer Krankschreibung – faktisch genötigt, um primär nichtmedizinisch definierte Interessenlagen zu befriedigen.

Welche Alternative kommt Ihnen in den Sinn?

Als Alternative kann der Hausarzt eine Wiedereingliederung bzw. einen Arbeitsplatz mit geringerer Rückenbelastung befürworten. Er kann damit dem Interesse des Patienten entgegenkommen, sich weniger gesundheitlich zu belasten. Er würde damit aber das betriebliche Interesse ignorieren. Das Interesse des Patienten nach „Aufhören" kann er hinterfragen, indem er dem Patienten die Einbußen einer Rentenzahlung verdeutlicht. Gleichzeitig kann er daran erinnern, dass der Patient ja immer sehr gern reiste, er stolz war, seinen drei Enkelkindern Sachen zu schenken – dies alles würde mit weniger Geld eingeschränkt werden.

FALLBERICHT

Eine 44-jährige Mode-Verkäuferin, die jede Erkrankung als Kränkung zu erleben scheint, kommt mit Husten zu Ihnen. Die Anamnese und die körperliche Untersuchung deuten mit hoher Wahrscheinlichkeit auf eine Virusbronchitis hin. Sie teilen der Patientin mit, dass 2 Tage Arbeitsunfähigkeit und damit Ruhe vernünftig seien. Als Sie ihr die Arbeitsunfähigkeit aushändigen, fragt sie nach einem Medikament. Sie bekräftigen, die Erkrankung sei zwar lästig, aber harmlos. Sie erklären ihr, sie solle ausreichend trinken, sich schonen und ruhen, ein Medikament brauche sie aber nicht. Die Patientin scheint weiterhin unzufrieden und murmelt etwas wie: „Aber irgendetwas muss ich doch tun." Sie gehen darauf ein und verordnen ihr ein Mukolytikum.

Besteht hier eine Medikalisierung? Begründen Sie Ihre Aussage.

Ein Mukolytikum wird nachweislich keine Verkürzung des Verlaufs bringen. Aber die Patientin scheint ein – medikalisierendes – Symbol ärztlicher Unterstützung gegen die Krankheit zu brauchen.

Das Problem jeglicher Medikalisierung besteht darin, dass Patienten lernen, es könne nur mit einem Medikament oder nur mit einer ärztlichen Handlung „wieder gut werden". Kranke Patienten leiden regelhaft unter Schwäche und Regression, die nach kraftvoller Unterstützung ruft – ein psychologisches Phänomen, das Ärzte und ihre Mittel zu „Riesen der Krankheitsbewältigung" macht.

Welche Alternativen sind denkbar?

Die Alternative besteht darin, der Patientin Mut zu machen und sie zur Anwendung häuslicher Mittel anzuleiten, sodass sie ihre Symptome selbstständig bekämpfen kann.

FALLBERICHT

Ein Arzt schlägt die vierteljährliche routinemäßige Einbestellung eines Patienten mit einem kardialen Vitium ohne Dekompensation vor.

Bestehen hier eine Medikalisierung? Begründen Sie Ihre Aussage.

Ja, diese Routine stellt eine Medikalisierung dar, indem der Patient vermittelt bekommt, sein Herzfehler – obwohl ohne Dekompensation – bedürfe der engen medizinischen Kontrolle, was in der Regel ohne klinische Zeichen nicht notwendig ist.

Welche Alternativen sind denkbar?

Längerfristige Kontrolltermine bei Aufklärung über Zeichen einer Endokarditis (meist subfebrile Temperaturen, Schwäche) sowie einer Herzschwäche, die dann umgehend zu einem Arzttermin führen sollten.

1.5 Selbstheilung und Salutogenese

V. Braun

FALLBERICHT

52-jährige Geschäftsfrau, verheiratet, drei große Söhne, seit der „Wende" Inhaberin einer kleinen Boutique; nach anfänglicher Expansion (über einige Jahre zwei Geschäfte) zunehmende Schwierigkeiten im Verkauf, dennoch ausgeglichene Frau, die Aufgaben als Herausforderung sieht, seit ca. 10 Jahren keine Arztkonsultation; im letzten Vierteljahr Schlafstörungen, starke Rückenschmerzen, Tätigkeit wird immer mehr als Überforderung erlebt.
Ehemann machte vor einem Jahr Rektum-Ca-OP durch, jetzt Leber- und Lungenmetastasen.

Erläutern Sie den Begriff der Salutogenese und beschreiben Sie ihre wichtigsten Inhalte.

Der Begriff der Salutogenese stammt von Aaron Antonovsky, einem israelischen Wissenschaftler des letzten Jahrhunderts, der als Medizinsoziologe herausfand, dass eine Gruppe von Frauen, die den unvorstellbaren Horror in Konzentrationslagern überlebt hatte, sich dennoch bei physischer und psychischer Gesundheit befand. Entgegen dem üblichen pathogenetischen Forschungsansatz in der Medizin versuchte er herauszufinden, warum Menschen gesund bleiben. Als Kern der Antwort auf die salutogenetische Frage formulierte er das Konzept des Kohärenzgefühls (sense of coherence = SOC).

Das Kohärenzgefühl umfasst eine relativ stabile Handlungsorientierung, die sich aus der Möglichkeit ergibt, bestimmte Lebenserfahrungen gemacht zu haben, und besteht aus folgenden drei Komponenten:

- einer konsistenten, in sich stimmigen Umwelt, in der man Regelmäßigkeiten entdecken und Spielräume ausloten kann (weder monoton noch chaotisch). Dies macht die Welt verständlicher („comprehensibility").
- einem Gleichgewicht zwischen Anstrengung und Erholung. Die Anforderungen des täglichen Lebens bleiben bewältigbar, woraus das Gefühl der Handhabbarkeit der verfügbaren Ressourcen („managebility") resultiert.
- der Beteiligung an Entscheidungsprozessen, die für die Gruppe oder Gesellschaft, in der man lebt, wichtig sind. Es ist möglich und sinnvoll, sich zu engagieren, woraus sich die Erfahrung der Sinnhaftigkeit oder Bedeutsamkeit („meaning fullness") ergibt.

Wie ist das Konzept auf die Problematik der Patientin zu übertragen? Was ist Ihre Aufgabe als Arzt?

Bekannt ist vom SOC (messbar nach dem Fragebogen zur Lebensorientierung von Antonovsky), dass er relativ stabil ist und sich auch nach schwerwiegenden Ereignissen wieder einstellt. Der Arzt sollte ausreichend Zeit für die Patientin nehmen und einfühlsam über die Bewältigung der schwerwiegenden Lebenssituation sprechen.

Im Verlauf ist zu empfehlen, die Patientin auf eigene Coping-Möglichkeiten aufmerksam zu machen, z. B. sie auffordern, ihr Hobby – das Malen – weiter in einer Gruppe zu realisieren und darüber hinaus das Zusammenrücken der Familie als eine wichtige Ressource zu erkennen, ganz bewusst mit Ehemann und Söhnen die verbleibende Zeit zu nutzen, den Wert des gemeinsamen Lebens zu reflektieren und möglichst auch in seiner Gegenwart Fröhlichkeit zuzulassen.

1.6 Grenzen und Sektoren hausärztlicher Medizin
D. Jobst

Was wird unter „sektoraler Trennung" verstanden?
Die sektorale Trennung steht im deutschen Gesundheitssystem für verschiedene Kostenträger in unterschiedlichen medizinischen Versorgungssystemen. Daraus sind im Laufe der Zeit streng begrenzte und gehütete Versorgungssektoren entstanden, u. a. Abgrenzungen des ambulanten gegen den stationären Bereich: Die niedergelassenen Ärzte übernehmen durch den sog. Sicherstellungsauftrag die gesamte Versorgung für gesetzlich Krankenversicherte im ambulanten Sektor. Eine ambulante Versorgung durch ein Krankenhaus findet prinzipiell nur im Notfall, in der Nachbetreuung oder in zugelassenen Ambulanzen und Polikliniken statt.

Nennen Sie weitere Sektoren im deutschen Gesundheitswesen.
- Rehabilitationskliniken der Rententräger
- D-Arzt-Verfahren der berufsgenossenschaftlichen Unfallversicherungen
- öffentliches Gesundheitswesen
- Arbeits- und Werksmedizin.

Wer bezahlt die D-Ärzte und wofür sind sie zuständig?
D-Ärzte kümmern sich um Arbeits- und Wegeunfälle von Mitgliedern einer gesetzlichen Unfallversicherung sowie von Schülern. Es besteht eine gesetzliche Verpflichtung für alle Arbeitgeber, ihre Angestellten bei einer Berufsgenossenschaft gegen berufsbezogene Unfälle zu versichern. D-Ärzte erheben und dokumentieren nach einem formalisierten Verfahren Befund und Diagnose und behandelt die Verunfallten bis zur Wiederherstellung, ggf. auch stationär. Ein D-Arzt steht in einem Vertragsverhältnis mit den Berufsgenossenschaften (BG). Seine Leistungen werden nach einer eigenen, der GOÄ angelehnten Gebührenordnung von den BG bezahlt. Meist handelt es sich bei D-Ärzten um (Unfall-)Chirurgen.

Nur berufliche und schulische Bagatellunfälle können von Hausärzten erst- und später weiterbehandelt werden. Eine zusätzliche Erstvorstellung beim D-Arzt ist jedoch zwingend notwendig.

Kann ein Amtsarzt im öffentlichen Gesundheitsdienst therapeutisch tätig werden?
Ja, im Rahmen einer (privat-)ärztlichen Nebentätigkeit – in der Regel wegen seines Beamtenstatus nicht als Kassenarzt (= Vertragsarzt).

Berufliche Kooperationen im medizinischen „Sektor" sind vielfältiger geworden. Warum? Nennen Sie einige Formen der Zusammenarbeit.
Durch die Neufassung der ärztlichen Berufsordnung vom 2.2.2005 und das Inkrafttreten eines geänderten Vertragsarztrechts zum 9.1.2007 können nunmehr ärztliche und nichtärztliche Berufe in einer medizinischen Berufsausübungsgemeinschaft tätig werden. Die Fachrichtungen sind frei kombinierbar. Ebenfalls sind privatrechtliche Ärztegesellschaften in Form einer juristischen Person möglich. Die Leitung einer solchen Gemeinschaft kann auch ein Nicht-Arzt innehaben.

Niedergelassene Ärzte können an zwei weiteren Orten, auch über die Kammergrenzen hinaus, tätig sein. Ärzte können im Angestelltenverhältnis und parallel als Freiberufler arbeiten. Die Anstellung kann in einer

Praxis oder durch andere Arbeitgeber erfolgen, z. B. durch die Träger der Sozialarbeit (Caritas, Diakonie, Arbeiterwohlfahrt, DRK etc.) oder in einem medizinischen Versorgungszentrum (MVZ).

Was ist ein medizinisches Versorgungszentrum (MVZ)? Welche Vorteile, welche Nachteile hat ein MVZ?

Es handelt sich um eine mögliche Form der oben dargestellten Zusammenarbeit. Die Mitarbeiter in einem MVZ sind in der Regel Angestellte der Trägerorganisation, z. B. einer Gesellschaft bürgerlichen Rechts oder einer GmbH, häufig an ein Krankenhaus angegliedert. Hier fungiert das MVZ als Poliklinik (Ambulanz) mehrerer Fachrichtungen und kann sowohl die krankenhauseigenen Ambulanzen entlasten oder ersetzen, die ambulante prä- und poststationäre Versorgung übernehmen als auch ambulante Eingriffe durchführen bzw. die Indikation für einen stationären Aufenthalt stellen.

Durch die Zentralisierung können erhebliche Betriebskosten gegenüber einer Einzelpraxis und durch die ambulante Behandlung gegenüber dem stationären Sektor eingespart werden. Die sektorale Trennung der stationären und der ambulanten Versorgung ist bei einem Sitz am Krankenhaus de facto aufgehoben, nicht jedoch die getrennte Vergütungssystematik.

Zur Bildung eines MVZ ist mindestens ein Kassenarztsitz erforderlich, der im MVZ aufgeht. Die angestellten Ärzte verlieren meist ihren freiberuflichen Status, beziehen ihr Gehalt aber noch über die kassenärztliche Vereinigung, d. h. sie tragen das betriebswirtschaftliche Risiko teilweise selbst und sind zudem – je nach Vertragsgestaltung – kündbar. Auch angestellte Krankhausärzte können parallel im MVZ (dienstverpflichtet) tätig werden. MVZ sind eine Konkurrenz für Haus- und Fachärzte, da sie Öffnungszeiten und fachliche Spektren anbieten, die niedergelassene selbstständige Ärzte in der Regel nicht erreichen.

MVZ eignen sich weniger für die Versorgung in der Fläche, d. h. auf dem Land, da sie, ähnlich Einkaufszentren, längere Anfahrtswege mit sich bringen. Sie sind ebenfalls weniger geeignet für Fächer mit starker Arztbindung, z. B. in der Psychotherapie oder in der hausärztlichen Versorgung.

Als niedergelassener Kassenarzt sind Sie Mitglied der kassenärztlichen Vereinigungen (KV) Ihres Bezirks. Was sind die Aufgaben einer KV? Was änderte sich durch die Gesetzgebung?

Kassenärztliche Vereinigungen waren bisher Anstalten des öffentlichen Rechts zur Sicherstellung der ambulanten ärztlichen Versorgung, der Einhaltung hierfür erarbeiteter Regeln und der planvollen und gerechten Verteilung der Einnahmen aus Versichertengeldern der Krankenkassen an die Kassenärzte. Außerdem hatten die KVen zusammen mit den Ärztekammern auf die Qualität kassenärztlicher Tätigkeit zu achten und schlossen für die durch sie vertretenen Kassenärzte (Einheits-)Verträge mit den Krankenkassen ab.

Die Gesetzgebung erlaubt nun Einzelverträge von Krankenkassen mit Ärzten oder Ärztegruppen zur Wahrnehmung bestimmter Aufgaben, z. B. im Bereich der Prävention, Palliativmedizin oder für Risikoeingriffe ohne Beteiligung der KVen. Weitergehend, weil sektorenübergreifend sind die gesetzlich vorgesehenen Verträge der integrierten Versorgung (IV) nach § 140 a–d SGB V.

Was wissen Sie über Integrationsverträge?

Gegenstand bisheriger Integrationsverträge, die häufig auf Initiative von und mit Krankenhausabteilungen und niedergelassenen Ärzten abgeschlossen werden, ist wiederum der sektorenübergreifende, interdisziplinäre, kostengünstige und schwellenarme Zugang zu operativen und spezialisierten Leistungen. Gemeint sind z. B. der Gelenkersatz einer arthrotischen Hüfte bis zum Abschluss der Reha-Behandlung als Gesamtpaket, die Palliativversorgung einer ganzen Region oder das Case-Management von Patienten mit bestimmten langwierigen Krebserkrankungen. Um hierfür einen Anreiz zu schaffen, wurden Integrationsverträge mit Sondermitteln der Krankenkassen ausgestattet, die der sonstigen kassenärztlichen Vergütung entzogen wurden. Nach Auslaufen der um eine Jahr verlängerten Förderung 2010 stagniert die Zahl bei etwas über 6.000 Verträgen, die ebenfalls ohne die KVen abgeschlossen werden können.

Was belegt ein Belegarzt?

Ein Belegarzt besitzt eine Zulassung zur Belegung und Führung einer Krankenhausstation, wenn er Patienten z. B. nach von ihm durchgeführten augen- oder HNO-ärztlichen Eingriffen stationär betreuen muss. Er ist i. d. R. kein angestellter Krankenhausarzt, sondern Inhaber eines Praxissitzes.

Wozu wird ein Krankenhausarzt ermächtigt?

Unter bestimmten Umständen kann ein leitender Arzt für seine und Tätigkeiten seiner Mitarbeiter teilambulante Leistungen abrechnen, z. B. bei Unterversorgung in ländlichen Gebieten, bei „ambulanten" Operationen oder in Versorgungsprojekten.

Bitte erläutern Sie, warum die gesetzliche Trennung in Hausarzt- und Facharztfunktionen in Deutschland nicht einem Primärarztprinzip wie in Holland entspricht.

- Der direkte Zugang zum fachärztlichen Spezialisten bleibt auch für gesetzlich Versicherte weiterhin möglich.
- Die Hausarztseite setzt sich aus Allgemeinärzten, hausärztlichen Internisten und Kinderärzten zusammen.
- Patienten können längerfristig von Spezialisten betreut werden. Die Regel in einem Primärarztsystem lautet hingegen: „Zugang zum Spezialisten nur über den Hausarzt, Rückgabe des Patienten an den Hausarzt nach erfülltem Auftrag".

In welchen Sektor des Gesundheitswesens gehören Ihrer Ansicht nach Heilpraktiker?

Heilpraktiker bilden keinen Teil des versicherungsrechtlich geregelten deutschen Gesundheitswesens. Sie absolvieren nach einer überwiegend theoretischen Ausbildung eine Prüfung durch den Amtsarzt und werden im Rahmen der staatlichen Heilpraktikerordnungen der Bundesländer medizinisch tätig. Heilpraktiker stellen Privatrechnungen aus, die von einigen privaten Krankenkassen (anteilig) erstattet werden.

1.7 Schnittstellen und Zusammenarbeit
H.-H. Abholz, D. Jobst

Im Gesundheitssystem gibt es eine Reihe von Schnittstellen zwischen den unterschiedlichen Versorgungsbereichen/Sektoren. An Schnittstellen treten Ärzte unterschiedlicher Versorgungsbereiche durch gemeinsame Patienten in Kontakt.

Teilweise beinhalten Schnittstellen kaum Probleme: Beispiele hierfür sind die Überweisung eines Hausarztes zu einer weiterführenden Untersuchung an einen Spezialisten oder zu einem Physiotherapeuten, zu denen ein Vertrauensverhältnis besteht, die Empfehlung für eine bestimmte Patientenselbsthilfegruppe oder die Zuweisung an eine Krankenhausabteilung für einen selektiven Eingriff.

Auf Überweisungsformularen in Hausarztpraxen muss die Art der Mitwirkung der angesprochenen Fachgruppe angegeben werden. Welche Gründe für die Überweisung sind denkbar und welche Arten der Mitwirkung von Spezialisten sind vorgesehen?

- **Zielauftrag** zur definierten Einzeluntersuchung wie z. B. Echokardiografie, Gastroskopie
- **Konsilauftrag**
    - bei Unsicherheiten in Diagnose und/oder Therapie
    - aus juristischen Gründen
    - auf Anforderung der Spezialisten z. B. zur Kontrolle eines Schrittmachers
- im Rahmen eines strategischen Umgangs mit Patienten, die z. B. die hausärztliche Position zu streng finden, eine weitere Untersuchung wünschen oder einer Beruhigung durch eine Zweitmeinung bedürfen

- **Mitbehandlungsauftrag**
  - bei komplizierten Erkrankungen oder selten eingesetzten Therapieverfahren zur (zeitweiligen) Behandlungsübernahme
  - zur Mitbeurteilung des Behandlungsverlaufs
  - aus ökonomischen Erwägungen
  - auf Wunsch von Patienten. Dies kann auf geringe Anerkennung der hausärztlichen Kompetenz oder auf ein wenig vertrauensvolles Verhältnis zum Hausarzt hinweisen.

Welche Fragen sollte man sich vor jeder Überweisung stellen?
- Was würde der Spezialist anders machen als der Hausarzt?
- Kann ich als Hausarzt diese Sache nicht alleine lösen?
- Ist es für den Patienten und/oder für meine Beziehung zum Patienten wichtig, dass ich überweise?
- Welche Überweisung verspricht den größten Effekt?

FALLBERICHT

Ein 63-jähriger Patient mit einer bisher unkompliziert verlaufenden chronisch-lymphatischen Leukämie berichtet vom letzten Besuch aus der Spezialambulanz, wo eine erneute Zytochemotherapie eingeleitet werden musste. Ab jetzt solle er wegen Blutbildkontrollen alle 2–3 Tage zum Hausarzt kommen, später wöchentlich bis zum nächsten Chemotherapiezyklus in 4 Wochen. Er beklagt sich über die „Fließband-Abfertigung" in der onkologischen Ambulanz und fragt, wie lange er Übelkeit und Schlappheit aushalten müsse, die ihm durch die zytostatischen Medikamente angetan würden. Bei der Kontrolle nach 8 Tagen weist das Blutbild von anfänglich 2.200 Leukozyten nur noch 600 auf.

Wie gehen Sie vor, was tun Sie?
- In der Hoffnung auf einen Wiederanstieg werden die Leukozyten am nächsten und evtl. übernächsten Tag kontrolliert; solange ist von einer realen Leukozytendepression auszugehen.
- Nach Ausschluss von Infektzeichen wird der Patient gebeten, sich bei Symptomen oder Fieber (tägliche häusliche Messungen!) in der hausärztlichen Praxis oder in der onkologischen Ambulanz zu melden. Der Patient soll sich von allen Infektträgern fernhalten!
- Im Gespräch sollte dem Patienten (nochmals) erläutert werden, was zur Behandlung geführt hat und bei einer unterlassen Therapie evtl. zu erwarten ist. Die onkologischen Kollegen werden ihm gegenüber wegen ihrer Aufmerksamkeit und konsequenten Therapie gelobt.
- Mit der onkologischen Ambulanz wird telefonisch abgestimmt, welcher Grad des Leukozytennadirs den eventuellen Einsatz von z. B. Filgrastim (Neupogen®, Ratiograstim®) rechtfertigt und wie das Prozedere im Falle einer Infektion aussehen soll.

Überlegen Sie, was die Schnittstellen im Versorgungsgeschehen zwischen Ärzten problematisch macht.
- Es gibt Schnittstellen, die sich für alle Beteiligten eher als Hürden darstellen: der Übergang eines neuerdings pflegebedürftigen Alleinstehenden von einer stationären in eine ambulante Behandlung, der Antritt einer Entziehungsmaßnahme bei Abhängigkeitserkrankungen, der Rücktransport nach einem Unfall im Ausland.
- Manche Ärzte sehen öfter komplizierte Patienten mit schlechten Verläufen, andere gehäuft leichte Verläufe. Daraus resultieren unterschiedliche Grade der Aufklärung, Behandlung und Begleitung derselben Erkrankungen, z. B. in onkologischen Abteilungen. Patienten tauschen sich jedoch untereinander aus und reagieren verunsichert, wenn sie diese Unterschiede spüren.
- Schnittstellen verleiten dazu, Probleme oder auch Kosten auf den jeweils anderen Bereich abzuwälzen und damit nicht immer adäquat für die Versorgung des Patienten zu handeln. Wenn mehrere Institutionen für die Versorgung zuständig sind, ist zudem die Gefahr groß, dass sich jede Institution auf die Zuständigkeit der anderen verlässt. Schlechte Kooperation und Koordination kann zu Vertrauensverlust in die beteiligten Ärzte/Institutionen oder ins Gesundheitssystem insgesamt führen.

1

- Schnittstellen sind Orte, an denen Ärzte nicht selten ein „Imponiergehabe" gegenüber den Vertretern der jeweils anderen Institution einnehmen, um deutlich zu machen, dass man mehr wisse, kompetenter sei. Dies kann sowohl zu Reibungsverlusten als auch zur Behinderung einer sachlichen Kommunikation führen und so dem Patientenwohl schaden.

Gesundheitssysteme in westlichen Ländern sind ausgesprochen komplex. Bitte benennen Sie einige Struktur- bzw. Prozessvoraussetzungen für eine gute Kooperation bei der Betreuung eines Patienten, die gemeinsam vom Hausarzt und einem oder mehreren Spezialisten erfolgen muss.

- Klare Kompetenzabgrenzung schafft eine gute Basis für die offene Kommunikation zwischen den Behandelnden.
- Erfahrungsbündelung durch unbestrittene Zuständigkeit im jeweiligen Bereich verspricht möglicherweise eine höhere Versorgungsqualität für Patienten.
- Wichtig ist das gemeinsame Auftreten oder die gegenseitige Unterstützung von Hausarzt und Spezialist bzw. mehrerer Behandler; über die Kollegen sollte keiner „herziehen" oder explizit andere Positionen einnehmen. Recht haben ist nicht das Ziel, sondern die optimale Versorgung der Patienten – einschließlich der Berücksichtigung eines patienteneigenen Krankheitskonzepts.
- Klare Absprachen, wann routinemäßig Wiedervorstellungen beim Spezialisten erfolgen sollen, und möglichst kontinuierliche Ansprechpartner entsprechen guter Prozessqualität.
- Ein Katalog der Situationen, die außerplanmäßige Vorstellungen sinnvoll erscheinen lassen, spricht ebenso wie eine umgehende telefonische Gesprächsbereitschaft für strukturelle Qualität.

Welche häufigsten Kritikpunkte von Pflegediensten an der Kooperation mit Hausärzten vermuten Sie?

- Zu wenig Interesse der Hausärzte an dem, was die Pflegenden in der Versorgung beobachten und bedenken.
- Wenige Chancen, den Hausarzt in Bezug auf einen gemeinsam versorgten Patienten zu einem Gespräch oder gar zu einem gemeinsamen Hausbesuch zu bekommen.
- Nicht ausreichende ärztliche Kenntnisse zur Beurteilung pflegerischer Vorschläge bzw. nicht ausreichende Erklärungen, warum bestimmte Dinge, die vom Pflegedienst vorgeschlagen werden, nicht übernommen werden.

FALLBERICHT

Ein 66-jähriger Patient, bei dem seit 1½ Jahren ein Plasmozytom bekannt ist, hat zwei spontane BWS-Wirbelfrakturen mit Zusammensintern der Wirbelkörper erlitten. Er war daraufhin für 2 Wochen wegen Instabilität der Wirbelsäule und starker Schmerzen im Krankenhaus, ist nach seiner Entlassung weiterhin überwiegend bettlägerig und hat noch Schmerzen, die durch nichtsteroidale Antirheumatika und Morphin als Retardpräparat in Tablettenform behandelt werden.
Die Pflegekraft eines ambulanten Pflegedienstes ist vom Krankenhaus aus bestellt worden; Sie haben mit diesem Pflegedienst bisher keine nennenswerte Erfahrung.

Was ist an dieser Schnittstelle der Zusammenarbeit von Arzt und Pflegedienst zu tun?
Vereinbarung eines Termins mit der Hauskrankenpflegerin.

Was besprechen Sie bei diesem ersten Treffen?

- Die Pflegekraft wird gefragt, ob sie bereits Auffälligkeiten oder Probleme entdeckt habe, die noch nicht zur Sprache gekommen sind.
- Der Patient muss gefragt werden, ob die Schmerzen akzeptabel bzw. unter Kontrolle sind. Alle notwendigen Medikamente müssen vorhanden sein. Der Medikamentenplan wird besprochen und die Weiterführung der Heparinisierung erläutert. Außerdem sollte sich der Patient trotz Schmerzen sowohl im Bett drehen als auch am Tag immer wieder aufstehen und sich, entlastet durch Gehhilfen, bewegen.

- Bei der seltenen Situation eines Patienten mit pathologischen Frakturen aufgrund eines Plasmozytoms sollte bewusst auch mit der Krankenpflegerin und dem Patienten über das Krankheitsbild selbst gesprochen werden.
- Der Pflegerin wird angeboten, dass sie bei allen Problemen in der Praxis anrufen und spätestens in 2 Wochen einen Terminvorschlag machen solle, damit man sich am Bett des Kranken wieder trifft.

FALLBERICHT

Der 23-jährige Karim wurde von seinen Eltern wegen einer tetraspastischen Parese schon als Kind aus Marokko nach Deutschland gebracht. Seine sprachlichen Äußerungen beschränken sich auf Krächzen und Brummen (Details zum Fallbericht ➤ Kap. 22.3).

Die Logopädin, die Sie auf Bitten von Karims Betreuern eingeschaltet haben, schreibt Ihnen nach einer Behandlungsserie einen Bericht. Sie haben den Eindruck, dass sich an der Ausdrucksfähigkeit des Patienten nichts verbessert hat. Die Betreuer im Heim können Karims Äußerungen aber besser verstehen, sagen sie. Auch sei die Benutzung eines Delta-Talkers eine Kommunikationserleichterung.

Bericht der Logopädin:
- Diagnose: schwere Dysarthrophonie/Anarthrie bei ICP mit Tetraspastik
- Therapie: Kombination aus Atem-, Stimm- und Artikulationstraining; Einbezug des Delta-Talkers; Elemente der Q. F. T. und F. O. T. T., intraorale Stimulation und Massagen
- Prozedere: Fortführung der Therapie, Bitte um Folgeverordnung.

Anhand dieses Therapieberichts erkennt der Autor, dass seine hausärztlichen Kenntnisse nicht ausreichen, um zu ermessen,
- welche Erkrankung vorliegt,
- welche Behandlung vorgenommen wird und
- ob es sich um sinnvolle und weiterzuführende Maßnahmen handelt.

Das Internet kennt die Begriffe Q. F. T. (Orofaciale Therapie nach Castiollo Morales) und F. O. T. T. (Facioorale Trakt-Therapie nach Kay Coombs) nicht. Eine **Dysarthrophonie** ist gekennzeichnet durch eine verwaschene, undeutliche Sprechweise und Störungen der Stimme sowie der Atmung, meistens verbunden mit anderen Körperbehinderungen aufgrund hirnorganischer Fehlfunktionen. Bei der schwersten Störungsform, der Anarthrie, kann eine völlige Unfähigkeit bestehen, Sprechbewegungen auszuführen (geformte Laute oder Wörter können dann nicht einmal mehr gehaucht werden). Über den **Delta-Talker** gibt es auf der Hersteller-Website folgende Informationen: „Der Delta-Talker ist die modernste und leistungsfähigste Kommunikationshilfe für nichtsprechende Menschen. Er ermöglicht allen Menschen ohne eigene Stimme eine schnelle, kreative und natürliche Kommunikation über gesprochene Sprache. Die Komplexität des Geräts erfordert jedoch eine relativ hohe Intelligenz vom Benutzer." Der Delta-Talker hat 128 Tastenfelder bei einer Größe von 19×19 mm pro Feld oder 32 Felder bei einer Größe von 38×38 mm pro Feld.

Sie entschließen sich zu einem Telefonat zur Überwindung der Schnittstelle und der hausärztlichen Unwissenheit. Dabei erhalten Sie von der versierten und freundlichen Logopädin folgende Auskünfte:
Die Einzelfördersituation des behinderten Patienten bietet die nötige Ruhe und Konzentration, sodass er sich besser äußern kann. Tonusregulierende und entspannende Maßnahmen ermöglichen die Vertiefung der Atmung und bessern die Koordination der Atemluft beim Sprechen. Die Übungen zur besseren Verständlichkeit beinhalten die Förderung der phonologischen und phonetischen Bewusstheit. Diese positiven Erfahrungen werden langsam in den Alltag übertragen, stärken das Selbstbewusstsein des Patienten und wirken sich positiv auf den seelischen Allgemeinzustand aus.
Die Logopädin bittet erneut um ein Folgerezept.

Wie kann mit dieser Bitte umgegangen und welche Erkenntnisse in Anwendung auf den beschriebenen Patientenfall können durch das Telefonat gewonnen werden?
- Gut, dass es solche Logopädinnen gibt – für Karim sehr erfreulich! Dem Vorschlag der Logopädin gemäß wird das Rezept ausgestellt.

1

- Ein seltener Fall – Sie brauchen sich Details nicht zu merken. Sie folgen dem Vorschlag der Logopädin, da Karim die Behandlung nicht schadet. Außerdem haben Sie nicht genügend Kompetenz, um eine Weiterverordnung fundiert abzulehnen.
- Um sicher zu gehen, dass die Logopädin Sie wirklich gut beraten hat, sprechen Sie bei Gelegenheit mit einem anderen Logopäden über den Fall – solange läuft die Verordnung wie empfohlen.
- Die Logopädin gibt sich wirklich Mühe. Aber ändern kann sie das Schicksal des Patienten nicht. Es wird keine weitere Verordnung ausgestellt. Es ist unökonomisch zu verordnen, was nicht überzeugend zu helfen scheint.

FALLBERICHT

Anlässlich einer Gesundheits-Vorsorgeuntersuchung fällt Ihnen, wie bei vielen anderen Patienten auch, der Senk-Knickfuß dieses Mannes auf. Da Sie wissen, dass der 42-Jährige bei 92 kg Gewicht und 1,82 m Größe Lauf- und Ballsport betreibt, sprechen Sie ihn auf Fußbeschwerden an. Er schildert morgendliche Schmerzen und Anlaufprobleme, die er häufiger nach Sportaktivitäten im Knöchelbereich und im vorderen Fuß habe.
Sie stellen daraufhin eine Verordnung für eine Einlegesohle aus Hartschaum für Sportschuhe aus und fügen die Diagnosebezeichnung hinzu.
Einige Tage später legt derselbe Patient Ihnen den Verordnungsvorschlag eines orthopädischen Schumachermeisters auf den Tisch. Darauf werden zusätzlich eine Weichbettung, Schmetterlingsrollen und eine Anhebung der Innenkanten um 1 cm empfohlen.

Welche Möglichkeiten haben Sie?

- Die Verordnung könnte nach den Vorgaben des Schuhmachers geändert werden. Dies empfiehlt sich, wenn der Fuß tatsächlich weitere Auffälligkeiten wie eine beginnende Hammerzehenbildung, einen Hallux valgus, starke Verschwielungen oder Beschwerden, wie sie von einem plantaren Fersensporn verursacht werden, aufweist. Ebenfalls kann die Änderung sinnvoll sein, wenn Sie den Schuhmacher kennen und wissen, dass er sich mit der Orthopädie der Füße besser als Sie auskennt.
- Sie kennen sich weder mit der Fußorthopädie gut aus, noch kennen Sie die Qualitäten des Orthopädie-Schuhmachers und bitten den Patienten, einen Facharzt für Orthopädie aufzusuchen, der die gewünschte Zusatzverordnung bestätigen soll. Sie ahnen allerdings, dass dieser Besuch sich hinziehen wird, da weder der Patient bald einen Termin beim Spezialisten erhält, noch der Spezialist sich unbedingt dieser Verordnung anschließen wird – z. T. herrscht die Auffassung, dass Einlegesohlen uneffektiv seien.
- Sie rufen den Schumacher Ihres Patienten an und bitten um eine Erläuterung seines Vorschlags und um einen Kostenvergleich der beiden Verordnungsalternativen. Dabei erfahren Sie, dass die geänderte Sohlenversorgung die Kasse doppelt so teuer belastet wie Ihr eigenes Rezept, aber den Fuß in den Augen des Schuhmachers auch entsprechend effektiver stützt und entlastet. Er bietet Ihnen an, ihn und seine Werkstatt zu besuchen.

LITERATUR
Antonovsky A: Salutogenese. Zur Entmystifizierung der Gesundheit. dgvt-Verlag, Tübingen 1997
DEGAM, Deutsche Gesellschaft für Allgemeinmedizin und Familienmedizin: Definition „Allgemeinmedizin", Beschluss der Jahreshauptversammlung, Koblenz 2002. www.degam.de
Qualitätssicherungsrichtlinien der KBV gemäß § 135 Abs. 3 SGB V, Deutsches Ärzteblatt 1993(90): C1045–1048
Schüffel W, Brucks U, Johnen R, Köllner V, Lamprecht F, Schnyder U (Hrsg.): Handbuch der Salutogenese. Ullstein Medical, Wiesbaden 1998

KAPITEL

2 Entscheidungsfindung in der Allgemeinmedizin

Inhalt

2.1 Anamnese und körperliche Untersuchung
H.-H. Abholz

Warum wird in der Allgemeinmedizin so viel Wert auf Anamnese und körperliche Untersuchung gelegt?
- Anamnese und körperliche Untersuchung sind wenig invasiv und kosten im Allgemeinen weniger als andere Diagnostik.
- Es gibt Studien, die nachweisen, dass körperliche Untersuchung und Anamnese – je nach Krankheitsbild und Leitsymptom – 70–90 % der später bestätigten Diagnosen treffsicher finden. In diesen Fällen wird technische und labortechnische Diagnostik allein zum Sichern der Diagnose eingesetzt.
- In zahlreichen Situationen ist eine technische oder labortechnische Diagnostik nur relativ aufwendig zu realisieren. Dennoch muss man z. B. bei Hausbesuchen, in Notfällen, bei Mobilitätsproblemen oder anderen Erschwernissen zu einer Verdachtsdiagnose gelangen.
- Die Besonderheit „unselektierter" Krankheiten in der Allgemeinmedizin kann zahlreiche falsch positive Befunde generieren: Die prädiktive Wertigkeit von positiven Befunden ist bei niedriger Prävalenz von Erkrankungen (Definition ➤ Kap. 2.5) gering bis sehr gering. Wegen dieses Zusammenhangs sollte man, wenn medizinisch nach Anamnese, körperlicher Untersuchung und Krankheitshäufigkeit ausreichende Sicherheit für den Ausschluss einer Diagnose besteht, mit weiterführender Diagnostik eher zurückhaltend sein.

Was erlauben Anamnese und körperliche Untersuchung über die rein medizinischen Aspekte hinaus?
Eine ausführliche und von Patienten erwartete Kontaktaufnahme, bei der Patienten über sich und ihre Erkrankung sprechen und den Arzt in seiner Gewissenhaftigkeit und Genauigkeit kennenlernen können. Anamnese und körperliche Untersuchung sind somit ein kommunikativer Prozess, der in einer konkreten Situation eine Arzt-Patient-Beziehung auf- bzw. ausbaut.

Wo sehen Sie Vor- und Nachteile bei der Anamneseerhebung und Untersuchung eines Patienten in Anwesenheit von Verwandten?

Vorteile

- Verwandte können ergänzen und aus dem Alltag Situationen beschreiben, an die der Patient sich nicht erinnert, die er nicht selbst bemerkt hat, nicht benennen will.
- Verwandte oder Bekannte können den Patienten stärken, wenn er dem Arzt gegenüber unsicher ist.
- Begleiter können sich häufig diagnostische oder therapeutische Vorschläge des Arztes besser merken. Ärzte können im Verhalten von Verwandten und Bekannten interaktive Momente registrieren, die für das Verständnis der Situation von Bedeutung sind.

Nachteile

- Der Patient kann sich den Begleitpersonen gegenüber schämen, wenn persönliche Dinge (Krankheiten, Medikamente, Sensibilitäten) zur Sprache kommen.
- Der Patient kann möglicherweise über Konflikte, die er gerade mit den Begleitpersonen hat, nicht reden, muss bestimmte Dinge in Anwesenheit der Begleitperson verschweigen.
- Das Gespräch kann durch die Begleitperson in eine nicht relevante Richtung gelenkt werden.

Um die Vorteile zu nutzen, die Nachteile aber zu vermeiden, empfiehlt sich eine getrennte Konsultation – zunächst mit Patient und Begleitung, dann ohne die Begleitpersonen oder auch in anderer Reihenfolge. Diese werden sich kaum je weigern, wenn der Arzt sie aus dem Sprechzimmer hinausbittet, schon gar nicht, wenn vorher ihre Botschaften zur Sprache kamen.

Was versteht man unter „erlebter Anamnese"?

Alles, was der Arzt zusammen mit seinem Patienten erlebt hat:

- Vorerkrankungen und Besonderheiten, die in der allgemeinen Betreuung vom Arzt selbst gesehen wurden und somit mehr sind als nur eine Diagnosebenennung.
- das ärztliche Wissen um dezente Veränderungen, Befindlichkeitsstörungen, die bei den Patienten vorlagen, aber bisher keiner diagnostischen Zuordnung zugeführt wurden, da sie für eine Diagnose nicht ausreichend waren. Sie können in einem neuen Kontext – bei neuen Symptomen – jedoch einen Sinn ergeben, d. h. zu einer Diagnose beitragen
- das ärztliche Erleben eines Patienten in unterschiedlichen Krankheitssituationen, sein Umgang mit Krankheit (z. B. immer „schwer leidend" oder aber „herunterspielend")
- das ärztliche Erleben eines Patienten über eine längere Zeit im Zusammenhang mit dessen psychosozialem Umfeld.

Was sollte einen Hausarzt trotz gestellter Diagnose immer wieder zu einem neuen Prozess diagnostischer Überlegungen und ggf. Einleitung weitergehender Diagnostik bringen?

- neu aufgetretene zusätzliche Symptome, die nicht die (Arbeits-)Diagnose bestätigen, gar eher nicht dazu passen
- ein ungewöhnlicher Verlauf für die angenommene Verdachtsdiagnose
- ein unzufriedener Patient
- mehr geahnte als benennbare „Unstimmigkeiten", also Symptome und Befunde, aber auch Darstellungen des Patienten zu seinen Befunden, die nicht zusammenpassen. Hierzu zählt auch, dass etwas im Arzt-Patienten-Kontakt nicht angesprochen wurde. Unterschwellig wahrgenommene Unstimmigkeiten sind möglicherweise die einzigen Indikatoren, die uns darauf aufmerksam machen, dass wir einen ärztlichen Fehler begehen. Sie sollten immer wieder – obwohl unscheinbar – Anlass sein, diagnostische und therapeutische Entscheidungen zu überdenken.

Erklären Sie den Unterschied zwischen gezielter und breiter, ungezielter Diagnostik.

Gezielte Diagnostik

In der Regel sollte nur in der Richtung Diagnostik veranlasst werden, auf die differenzialdiagnostische Über-legungen aufgrund von Anamnese, körperlicher Untersuchungen, erlebter Anamnese und Kenntnis des Um-felds des Patienten bereits hinweisen – so entstehen weniger falsch positive Befunde (s. u.).

Breite, ungezielte Diagnostik

- Breite, ungezielte Diagnostik entspricht einem „individuellen Screening", das überprüft, „ob etwas nicht in Ordnung ist". Der Vorteil ist, dass man bei pathologischen Befunden Hinweise erhält, an die primär nicht gedacht wurde.
- Der Nachteil ist, dass man umso mehr falsch positive Befunde erhält, je mehr man untersucht. Dies wird in den entsprechenden Test-Charakteristika als Sensitivität und Spezifität angegeben, aber oft am stärks-ten durch die Häufigkeit (Prävalenz) der zu suchenden Störung mitbestimmt. Ist sie gering – und bei un-selektierten Erkrankungen ist dies die Regel –, erhält man oft mehr falsch als richtig positive Befunde. Aber auch ohne Berücksichtigung der Prävalenz gilt: Selbst bei Tests mit 95 % Sensitivität und Spezifität werden eben zu 5 % falsche Befunde produziert (➤ Tab. 2.1).
- In der Allgemeinmedizin wird daher i. d. R. mit gezielter und stufig angewendeter Diagnostik vorgegangen.

Tab. 2.1 Prozentsatz der Personen mit mindestens einem falsch positiven Befund in Abhängigkeit von der Anzahl der durchgeführten Tests (bei Sensitivität u. Spezifität von 95 %).

Anzahl der Tests	% Personen mit mindestens einem falsch positiven Befund
4	19
6	23
10	40

2.2 Diagnosestellung, diagnostische Verfahren
D. Jobst

2.2.1 EKG

Welche Parameter sollte man bei der Auswertung eines EKGs berücksichtigen?
- technische Ausführung, z. B. Kalibrierung
- Frequenz, Rhythmus
- P-Breite, PQ-Intervall, QRS-Breite, QTc-Intervall
- präkordiale R-Progression bzw. R-Verlust
- Form der Erregungsausbreitung und Rückbildung: P-Wellen, Form des QRS-Komplexes, ST-Strecke, T- und U-Wellen.

Welche bezeichnet man als bipolare, welche als unipolare Ableitungen beim EKG? Warum?
Die bipolaren Ableitungen sind die Extremitätenableitungen I, II, III. Sie greifen den elektrischen Amplitu-denverlauf zwischen den Polen der Elektroden I–II, also zwischen rechtem und linkem Arm, zwischen II–III, also zwischen linkem Arm und linkem Bein und zwischen III–I ab, also zwischen linkem Bein und rechtem Arm, somit jeweils zwischen zwei differenten Polen.

Die unipolaren Extremitätenableitungen aVL, aVR und aVF zeigen den Stromkurvenverlauf im Verhältnis zum indifferenten (schwarzen) Pol am rechten Bein. (Technisch bedingt müssen sie auf die doppelte Größe verstärkt werden, um den Potenzialen der bipolaren Aufzeichnung zu entsprechen [Augmentation = a].)

Wie kann man den Lagetyp des Herzens feststellen?
Die größte R-Zacke in den Ableitungen I, II, oder III bestimmt den Lagetyp:
- größte R-Zacke in I: Linkstyp (Herzachse −30 bis + 30°)
- größte R-Zacke in II: Indifferenztyp (30 bis 60°)
- größte R-Zacke in III: Rechtstyp (90 bis 120°).

Bei gleich großen R-Ausschlägen liegt die elektrische Herzachse zwischen den beiden Ableitungen. (Der größte aufgezeichnete R-Vektor bildet mit der horizontalen Linie zwischen den Ableitungen I–II den Winkel α der elektrischen Herzachse.)

Welche anderen Lagetypen kommen in der Praxis häufiger vor? Wie erkennt man sie?
Der Steiltyp markiert die Herzachse von 60 bis 90° – die R-Zacken in II und III sind dann etwa gleich groß.

Der überdrehte Linkstyp dreht über −30° hinaus ins Negative und ist gekennzeichnet durch stärker negative als positive Ausschläge (S > R) in I, II. Ein überdrehter Linkstyp ist fast immer als pathologisch einzuschätzen; ebenso ein Rechtstyp bei Erwachsenen.

Was bedeutet eine akut aufgetretene Lagetypveränderung in Richtung auf das rechte, was eine allmähliche Lagetypveränderung in Richtung auf das linke Herz?
Im ersten Fall handelt es sich um einen pathologischen Vorgang mit Belastung des rechten Ventrikels, z. B. durch eine Lungenembolie oder eine schwere Atemwegsobstruktion.

Eine allmähliche Tendenz zum Linkslagetyp entspricht hingegen den anatomischen Veränderungen des Menschen bei fortschreitendem Alter und gilt daher als physiologisch.

Welche EKG-Veränderungen können ein akutes Koronarsyndrom vortäuschen?
ST-Strecken-Hebungen können z. B. bei akuter Perikarditis oder Myokarditis oder infolge eines Linksschenkelblocks auftreten. In V_1 und V_2 stehen sie auch für eine linksventrikuläre Hypertrophie. ST-Hebungen verlaufen nach einem Blockbild und bei Hypertrophie in der Regel nicht horizontal, sondern aszendierend.

Welche Veränderungen im Oberflächen-EKG können auf eine Hyperkaliämie hinweisen?
Überhöhte, spitze T-Wellen finden sich bei Hyperkaliämie über 6 mval/l. Solche Kalium-Werte liegen z. B. bei urämischen Patienten vor. Ähnlich veränderte T-Wellen treten bei Aorten- oder Mitralinsuffizienz mit Volumenüberlastung, bei schweren zerebraler Schäden, aber auch als Normvariante auf. Bei stärkerer Hyperkaliämie kommt es zu AV-Überleitungsstörungen und zur QRS-Verbreiterung.

Welche Einflüsse können die QT-Zeit verlängern?
Hypokalzämie, Typ-1A-Antiarrhythmika wie Chinidin und Disopyramid, Typ-III-Antiarrhythmika wie Amiodaron oder Sotalol, trizyklische Antidepressiva. Eine Hyperkalzämie hingegen verkürzt die QT-Zeit.

Ordnen Sie bitte die diagnostische Treffsicherheit eines Oberflächen-EKG nach hoher, mittlerer und niedriger Treffsicherheit bei folgenden Störungen:
- AV-Block 1. Grades
- Herzinfarkt
- Rechtslagetyp
- Koronarinsuffizienz

- Kammertachykardie
- biventrikuläre Herzinsuffizienz
- respiratorische Sinusarrhythmie
- Perikarderguss
- absolute Arrhythmie
- Linkshypertrophie
- Lungenembolie
- Herzschrittmacher-Impulse
- Vorhof-Extrasystolen.

Hohe diagnostische Treffsicherheit: AV-Block 1. Grades, Rechtslagetyp (**cave**: Verpolung der Elektroden?), Herzschrittmacher-Impulse, absolute Arrhythmie, respiratorische Sinusarrhythmie.

Mittlere diagnostische Treffsicherheit: Kammertachykardie (DD: supraventrikuläre Tachykardie mit Blockbild), Herzinfarkt, Koronarinsuffizienz, Linkshypertrophie, Vorhof-Extrasystolen (nur aus der unterschiedlichen P-Wellenform zu vermuten).

Niedrige diagnostische Treffsicherheit: Lungenembolie, kleinerer Perikarderguss, biventrikuläre Herzinsuffizienz.

In den folgenden klinischen Situationen kann Ihnen ein EKG zur Therapie-Entscheidung von Nutzen sein. Warum? Welche Veränderungen erwarten Sie zu sehen?
a. Hemithoraxschmerz links bei einem Raucher von 52 Jahren
b. akut aufgetretene Atemnot bei einer bettlägerigen 45-Jährigen nach Cholezystektomie
c. Palpitationen bei einem Studenten vor Examensprüfungen
d. bei Schwindelattacken eines 86-jährigen Mannes
e. bei Oberbauchschmerzen
f. bei arterieller Hypertonie
g. bei Pulsunregelmäßigkeiten, Aussetzern und Herzrasen.

Ad a) Verdacht auf eine akute koronare Ischämie: Gestreckte oder deszendierende ST-Stecken-Senkungen in I, II, aVR, aVL, V_3–V_6. Auch Infarktzeichen sind möglich (s. dort).

Ad b) Verdacht auf Lungenembolie: Zeichen der akuten Rechtsbelastung sowie manchmal Ischämiezeichen.

Ad c) Nur zur Beruhigung des adrenerg stimulierten Studenten und zur Absicherung des Arztes, keine schweren Rhythmusstörungen übersehen zu haben.

Ad d): Sick-Sinus-Syndrom mit Tachy- oder Bradyarrhythmie, AV-Block 2. Grades oder wechselnde AV-Blockierungen; absolute Tachyarrhythmie, ventrikuläre polytope Extrasystolie mit Salven. Bessere Diagnostik bietet hier das Langzeit-EKG (s. u.).

Ad e) Zeichen eines inferioren Infarkts.

Ad f) Linkshypertrophiezeichen.

Ad g) Extrasystolen bis hin zur paroxysmalen supraventrikulären Tachykardie oder Salven einer ventrikulären Extrasystolie, auch Veränderungen wie in d) sind denkbar.

2.2.2 Belastungs-EKG

Nennen Sie einige wesentliche Indikationen zur Durchführung eines Belastungs-EKG.
Verdacht auf Belastungshypertonie. Verdacht auf koronare Herzkrankheit. Zur Leistungsprüfung bei Sportlern. Zum Verteilungsnachweis von Radionukliden im Myokard unter Belastung (spezialistische Untersuchung). Überprüfung einer kardialen Medikation unter Belastungsbedingungen.

Welche Geräte benötigen Sie für eine Ergometrie zumindest?

Drei-Kanal-EKG, Saug- oder Klebe-Elektroden für mindestens sieben Ableitungen, Blutdruckmesser, Wirbelstrom-Ergometer mit Belastungsstufen bis ca. 350 Watt, Defibrillator, kardiopulmonales Notfallset.

Welche Arbeitsvorgänge müssen Sie für eine Ergometrie in der Hausarztpraxis berücksichtigen? Wie hoch veranschlagen Sie den Zeitaufwand der Arzthelferinnen hierfür?

Vorbereitung der Geräte (ca. 5 min), Vorbereiten („Verkabeln") der Patienten (ca. 2–7 min), Schreiben eines Ruhe-EKG, Messen des Ausgangsblutdrucks, Angaben für das Ergometrie-Protokoll (1–3 min, je nach Automatisierungsgrad). Bei 225 Watt Endbelastung 8 × 2 min Belastungszeit, 8–10 min Erholungszeit unter EKG-Mitschrift. Aufräumen des Ergometrie-Platzes 2 min.

Es ergibt sich ein Zeitaufwand von bis zu 40 Minuten je Belastungsvorgang.

Worauf ist bei einem Belastungs-EKG vorrangig zu achten?

- Tagesform und klinische Symptomatik. Bestehen beim Patienten Bedenken oder Beschwerden, gar Herzbeschwerden im Sinne einer deutlichen Angina pectoris, darf das Belastungs-EKG nicht durchgeführt werden, selbst wenn ein Ruhe-EKG ohne pathologischen Befund bleibt. Bei Ruhe-Blutdrücken um 180/100 mmHg sollte die Indikation zur Ergometrie wg. möglicher Gefährdung überdacht werden – bei noch höheren Ruhedrücken sollte keine Ergometrie erfolgen.
- Auftreten von Rhythmusstörungen – insbesondere ventrikulären Ursprungs, sowohl unter als auch nach Belastung! Beim Auftreten von ventrikulären Salven oder polytopen ventrikulären Extrasystolen ist die Belastung in der Regel abzubrechen.
- Auftreten von ST-Senkungen – sowohl unter als auch nach Belastung. Beim Auftreten eindeutiger ST-Senkungen über 0,2 mm in den Brustwandableitungen ist die Belastung abzubrechen – insbesondere, wenn eine klinische Symptomatik besteht.
- Herzfrequenz unter Belastung und in der Ruhephase. Bei einem Anstieg über die errechneten Maximalwerte ist abzubrechen.
- Blutdruckverhalten. Abhängig vom Alter ist an Abbrechen zu denken, wenn systolische Werte über 250 mmHg und/oder diastolische über 115 mmHg steigen.

2.2.3 Langzeit-EKG

Nennen Sie einige wesentliche Indikationen zur Durchführung eines Langzeit-EKG.

Anhaltende Palpitationen oder „Herzrasen" mit wahrscheinlichem Krankheitshintergrund. Kurze Bewusstseinsstörungen, Stürze ohne Anlass, Kollapse mit möglicher kardialer Ursache. Diagnostik nach kardialen Ereignissen. Verdacht auf stumme Ischämien. Therapie-Erfolgskontrollen.

Dürfen Hausärzte Langzeit-EKG durchführen?

Ja. Die Abrechnung von Langzeit-EKG ist jedoch an eine Genehmigung der zuständigen KV nach entsprechender Fortbildung gebunden. Fachärzte für Innere Medizin bedürfen keiner zusätzlichen Qualifikation.

2.2.4 ABDM (ambulante 24-Std.-Blutdruckmessung)

Wie beurteilen Sie die diagnostische Treffsicherheit der ABDM zur Feststellung eines (pathologischen) Blutdruckverhaltens?

Sie ist hoch und stellt den Goldstandard dar.

Worauf sollten Sie die Patienten besonders hinweisen, wenn Sie ein ABDM-Gerät anlegen (lassen)?

Hochdruckmedikamente sollten wie an anderen Tagen eingenommen werden. Der Messtag ist kein Ruhetag, sondern ein normaler Arbeitstag, wenn es sich einrichten lässt. Tätigkeiten und alle Medikamenteneinnahmen sollten von den Patienten dokumentiert werden.

Warum sind diese Hinweise wichtig?

Patienten neigen zu verändertem Verhalten an den Messtagen. Die Ergebnisse sind dann verfälscht. Dies ist besonders bedauerlich, wenn aufgrund des ABDM-Ergebnisses eine längerfristige Medikation verordnet wird. Eine gute Patienten-Dokumentation verhilft zur präziseren Interpretationen.

Warum kann ein nächtliches Nicht-Absinken des Blutdruckniveaus ein pathologisches Zeichen sein?

Blutdrucke sinken im Schlaf in physiologischer Weise ab, da die adrenerge Aktivierung ruht. Dies ist nicht der Fall bei Schlafstörungen (auch durch das Gerät), z. B. auch nicht bei nephrogenem Hochdruck, bei Gestosen, bei zerebrovaskulären Störungen.

2.2.5 Doppler-Sonografie

Welche physikalischen Gegebenheiten des menschlichen Körpers bestimmen die Auswahl von Ultraschall-Sonden?

Im Körper nimmt die Eindringtiefe von Ultraschallwellen schnell ab, besonders bei hohen Schallfrequenzen. Werden jedoch niedrigere Frequenzen gewählt, sinkt das Auflösungsvermögen. Die Frequenz der verwendeten Doppler-Sonografie-Sonden hängt daher von der Tiefe der darzustellenden Strukturen ab. Sie beträgt 4–5 MHz bei den supraaortalen Ästen, 7–8 MHz an den oberflächlichen Gefäßen. Bei der bildgebenden Sonografie beträgt sie 4–5 MHz für die Echokardiografie, 7–8 MHz für die Sonografie der weiblichen Brust oder der Schilddrüse und 10 MHz bei der des Auges.

Was bezeichnen die Begriffe „continous wave" und „bidirektional" bei Ultraschallsonden?

„Continous wave" bezeichnet die kontinuierliche Aussendung und Messung von Schallwellen während des Untersuchungsvorgangs, „bidirektional" die Möglichkeit, die Richtung des Blutflusses während der Messung zu erkennen.

Was misst eine Dopplersonde über einem Blutgefäß mit strömendem Blut? Wovon hängen die Messergebnisse ab? Wie beurteilen Sie den Begriff „Blutfluss" in diesem Zusammenhang?

Ermittelt wird die Geschwindigkeit des strömenden Blutes durch Erythrozyten-Echos. Gemessen wird die Frequenzveränderung des Doppler-Effekts als Maß für die Geschwindigkeit der beschallten Erythrozyten. Das Messergebnis hängt stark vom Schalleinstrahlwinkel ab und ist am besten, wenn die Sonde in einem 45°-Winkel aufgesetzt wird. Ein weiterer Einflussfaktor ist der Gefäßquerschnitt.

Welche Aussagen über die Strömungsverhältnisse erlaubt die Doppler-Sonografie?

Die Richtung, die Geschwindigkeit(sänderung), die Charakteristik und eine Störung der Strömung z. B. durch Turbulenzen können beschrieben werden. Dies geschieht mittels errechneter Hüllkurve des Frequenzverlaufs, mittels grafischer Frequenzanalyse und über die akustische Darstellung der gemessenen Frequenzdifferenzen.

Welche diagnostischen Schritte unter Einsatz der Doppler-Sonografie würden Sie in Ihrer Praxis bei folgenden Symptomen/Krankheitsbildern unternehmen?

a. wiederholte Kribbelparästhesien der Arme
b. Gefühl der eiskalten Füße

c. Schwindel

d. TIA

e. Wadenschmerzen mit Knöchelschwellungen

f. Wadenschmerzen ohne Knöchelschwellungen

g. einseitige schmerzhafte wächserne Verfärbung von Händen oder Füßen (nicht nur Finger oder Zehen sind hier gemeint!).

Ad a) Funktionsprüfung der HWS und der peripheren Nerven des Arms. Seitenvergleichende Pulsmessung, auch bei maximal angehobenem Arm (selten: Thoracic-Outlet-Syndrom, selten: Subclavian-Steel-Syndrom), RR-Messung im Seitenvergleich.

Ad b) Ein positiver Pulsnachweis bei der Palpation der Fußpulse im Seitenvergleich ist meist ausreichend zum Ausschluss einer symptomatischen höhergradigen pAVK.

Ad c) Die Dopplermessung der supraaortalen Äste ist ratsam, falls kardiovaskuläre Risikofaktoren für eine Gefäßsklerose vorliegen, besonders im fortgeschrittenen Alter. Viel häufiger sind jedoch organisch kaum fassbare Schwindelursachen oder solche harmloser Natur (Lageänderungsschwindel, orthostatischer Schwindel). Die Messergebnisse einer Dopplermessung der supraaortalen Äste sind stark vom Untersucher abhängig. Eine farbkodierte Duplex-Sonografie ist das bei Weitem bessere Verfahren.

Ad d) Eine TIA erfordert einen kompletten Gefäßstatus, am besten mit Darstellung der Karotiden und der Femoralarterien. Die großen Hirngefäße, die Nierenarterienabgänge und die Koronarien sollten ebenfalls berücksichtigt werden, falls kardiovaskuläre Risikofaktoren vorliegen und therapeutische Optionen bestehen. Die meisten der vorgeschlagenen Untersuchungen können mittels (farbkodierter) Duplex-Sonografie und damit für die Patienten gefahrlos und schmerzfrei durch Spezialisten durchgeführt werden.

Ad e) Bei V. a. tiefe Beinvenenthrombosen kann mittels Doppler-Sonografie ein verzögerter oder sistierender venöser Rückfluss und eine verringerte Atemmodulation gezeigt werden. (Diese Untersuchung hat am Unterschenkel nur einen geringen Aussagewert, geringe Spezifität und eine geringe Sensitivität. Besser ist die Doppler-Sonografie dort geeignet zum Nachweis insuffizienter Venenklappen.) Die klinische Diagnose einer tiefen Beinvenenthrombose wird gestützt durch die Bestimmung erhöhter D-Dimere im Blut.

Ad f) Bei der Claudicatio intermittens ist die periphere (Doppler-)Druckmessung die Methode der Wahl. Eine oszillometrische Blutdruckmessung (mit automatischem Blutdruckmesser und Armmanschette) ist orientierend bei einer pAVK geringerer Ausprägung allerdings oft ausreichend.

Ad g) Beim akuten arteriellen Verschluss reicht die Symptomatik meist zusammen mit fehlenden Pulsen aus, um eine notfallmäßige Einweisung zu veranlassen. Bei progredienten Verschlüssen sollten wiederholte periphere Druckmessungen das Geschehen verfolgen. Dies kann mittels sog. Taschendoppler auch bei Hausbesuchen erfolgen.

2.2.6 Lungenfunktion

Nennen Sie die zentrale Messgröße zur Beurteilung der Atemvolumina. Was misst sie?

Die zentrale Messgröße ist die **Vitalkapazität** (VC) in Litern (L). Die VC misst die Volumendifferenz zwischen maximaler Ein- und Ausatmung.

Welche davon abgeleitete Messgröße ist wesentlich zur Beurteilung der Lungenfunktion? Erläutern Sie diese Größe. Welcher Wert steht für welches Ergebnis?

Wichtigster von der VC abgeleiteter Wert ist die Ein-Sekunden-Kapazität, die normalerweise als forcierter Atemstoß gemessen wird (FEV_1). In Prozent der VC angegeben, wird die FEV_1 auch als Tiffeneau-Test bezeichnet.

Eine verminderte VC spricht für ein eingeschränktes Atemvolumen aus unterschiedlichen Ursachen. Ein verminderter FEV_1 bzw. Tiffeneau-Test zeigt eine Atemwegsobstruktion an.

Wie wird das exspiratorische Reservevolumen festgestellt?

Das **exspiratorische Reservevolumen** (ERV) erhält man, wenn am Ende einer normalen Exspiration weiter und völlig ausgeatmet und dieses Restvolumen festgestellt wird.

Wie wird der Atemstrom aufgezeichnet? Wie lauten die gemessenen Größen? Welche Erkenntnisse gewinnen Sie durch die Messung des Atemstroms?

Bei den meisten Lungenfunktionsmessgeräten wird eine sogenannte Flussvolumenkurve aufgezeichnet. Auf der y-Achse erscheint der Atemstrom in Litern je Sekunde (L/s), auf der x-Achse das Atemvolumen (L).
Die hierbei gemessenen Größen sind:
- forcierte exspiratorische **VC** (oder auch inspiratorische VC, falls der Messvorgang mit einer Inspiration beginnt)
- exspiratorischer Spitzenfluss (PEF [L/s])
- maximaler exspiratorischer **Fluss** bei 75 %, 50 %, 25 % der VC (MEF 75, MEF 50, MEF 25 [L/s]) und
- exspiratorisches Reservevolumen (ERV [L]).

Wird der Fluss (engl. flow) in einem weiteren Diagramm gegen die Zeit aufgetragen, kann auch der Tiffeneau-Test abgelesen werden. So werden mit einem Atemzyklus alle wesentlichen Volumina und Flüsse ermittelt.

Erläutern Sie bitte, von welchen biologischen Patientenparametern die Beurteilung der Messergebnisse vor allem abhängt. Wie werden diese Einflüsse bei der Messung berücksichtigt?

Die Messergebnisse sind vor allem vom Geschlecht, der Körpergröße und dem Alter abhängig. Diese Parameter werden daher meist vor der Messung in ein Lungenfunktionsmessgerät eingegeben. Jedem Lungenfunktionsmessgerät ist eine Referenz für die Sollwerte beigelegt, auf die es eingestellt wurde. Sollwerte und Sollwert-Berechnungsformeln für die Messergebnisse wurden aus der Messung großer Kollektive erhoben, z.B. durch die European Respiratory Society (1993), wobei der Raucherstatus jedoch nicht berücksichtigt wurde. Raucher können 5–10 % niedrigere Messwerte aufweisen.

Wovon sind die Lungenfunktionsmessergebnisse außerdem abhängig? Wie könnte ein optimaler Messvorgang aussehen?

Vom Zustand des Geräts, von der Schulung/Erfahrung des Messenden und der Mitarbeit des Patienten.
Das Gerät sollte intakt und gereinigt sein. Eine Kalibrierung sollte nach Vorschrift durchgeführt werden, so oft erforderlich.
Patienten sollten sich an das Mundstück, das fest mit dem Mund umschlossen werden muss, eine kleine Weile gewöhnen. Eine Nasenklammer verhindert Nebenwege der Luft. Die Patienten sollten sich anstrengen.
Nach tiefer Einatmung wird die Luft explosionsartig ausgestoßen – der Atemstrom nimmt kurz darauf stark ab, soll aber forciert weiterfließen, bis keine Luft mehr kommt. Dann saugen die Patienten durch das Mundstück kräftig ein, bis die Lunge wieder völlig gefüllt ist. Messwerte sind optimal, wenn zwei Durchführungen nur eine Differenz unter 5 % aufweisen. Ist die Differenz auch bei drei Messzyklen größer, sind die Ergebnisse zweifelhaft. Im Allgemeinen wird der beste Zyklus als Bewertungsgrundlage genommen.

Schätzen Sie, wie hoch die intraindividuelle Schwankung bei Messungen des PEF (exspiratorischer Spitzenfluss, Peakflow) ausfällt. Ist der PEF als einzelner Parameter sinnvoll?

Die intraindividuelle Schwankung bei Messungen des PEF zu verschiedenen Zeiten beträgt bereits bei Gesunden ca. 15 %. Trotzdem gilt der PEF in der fortlaufenden Bestimmung von Tag zu Tag als ein wesentlicher Bestandteil der Beurteilung von asthmatischer Obstruktion und deren dauerhafter Behandlung.

FALLBERICHT

Ein Patient ohne Atembeschwerden und ohne auskultatorische Rasselgeräusche (RG), der vor 6 Jahren aufgehört hat zu rauchen und dessen angedeutet fassförmiger Thorax Ihnen anlässlich eines „Check-up" auffällt, soll auf Ihre Indikation hin einen Lungenfunktionstest (LuFu) machen.

Welche Messwerte erwarten Sie? Warum? Ist eine therapeutische Konsequenz mit Ihrer Indikation verbunden?

Erwartungsgemäß findet sich eine um ca. 30 % verminderte VC, der Tiffeneau-Test liegt bei 70 % der VC, der PEF, der MEF 50 und 25 sind erniedrigt als Ausdruck eines gering bis mäßig ausgeprägten Lungenemphysems mit Air-Trapping-Phänomen. Eine therapeutische Konsequenz ergibt sich nicht (vgl. aber ➤ Kap. 11.5).

FALLBERICHT

Derselbe Patient klagt bei einer weiteren Konsultation über einen neu aufgetretenen Husten mit gelblich tingiertem Auswurf. Sie auskultieren ein sehr leises Atemgeräusch ohne RG. Im Lungenfunktionstest finden Sie die VC um 45 % und den Tiffeneau-Test um 50 % vermindert, ebenso deutlich den PEF und sämtliche MEF.
Die Therapie umfasst nun antiobstruktive Medikamente und bei Fieber mit erhöhtem CRP oder Leukozytose ein Antibiotikum.

Warum empfiehlt sich nach Abheilen der infektbedingten Obstruktion ein Broncholyse-Test?

Der Broncholyse-Test hilft, eine verbliebene verstärkte Obstruktion festzustellen und auf Behandlungsmöglichkeiten durch eine Broncholyse hin zu testen (Teilreversibilität, ➤ Kap. 11.5).

FALLBERICHT

Ein Patient kann nicht aufhören zu husten, nachdem vor 2 Wochen eine Erkältungskrankheit begann. Er berichtet von nächtlichen Hustenkrämpfen und Fiepgeräuschen aus dem Brustkorb. Auskultatorisch hören Sie ein vesikuläres Atemgeräusch.

Welche Mehrinformation zur Diagnosestellung einer infektbedingten Bronchialobstruktion bringt die Lungenfunktion? Welche Werte erwarten Sie? Ändert sich Ihr therapeutisches Vorgehen?

Bei geringer (nicht auskultierbarer), endexspiratorischer, infektbedingter Obstruktion kann man erwarten, dass die VC, der PEF und der Tiffeneau-Test normal, aber MEF 50 und 25 vermindert ausfallen – die Flussvolumen-Kurve weist durch das verlangsamte Exspirationsende einen konkaven Knick auf (Obstruktion). Allerdings ist die Untersuchung solcher Patienten durch deren Hustenreiz teils deutlich erschwert. Ein inhalatorisch appliziertes schnell wirksames β_2-Mimetikum kann im Sinne einer Bronchospasmolyse diese Werte verbessern und ist wirksam gegen Hustenkrämpfe. Diese Therapie wird häufig nur kurze Zeit notwendig. Bei Kontraindikationen kommt die Behandlung mit inhalativen Steroiden oder oralem Theophyllin infrage.

FALLBERICHT

Eine Patientin mit einer bekannten biventrikulären Herzinsuffizienz bekommt schlechter Luft.

Kann die Lungenfunktion klären, ob es sich um eine kardial oder pulmonal bedingte Dyspnoe handelt?

Nein. Die Diagnosestellung erfolgt vor allem klinisch, außerdem mittels Röntgenbild bzw. Echokardiografie. Auch der Anstieg des natriuretischen Peptids BNP korreliert gut mit einer Herzinsuffizienz. Allerdings verschlechtert zumindest eine linksventrikulär bedingte Dyspnoe stets die Lungenfunktion. Die VC ist bei einem Pleuraerguss und bei einer Lungenstauung erniedrigt. Auch zeigen die verminderte FEV_1, PEF und MEF an, dass eine Obstruktion bei beginnendem Lungenödem vorliegt („Asthma cardiale").

FALLBERICHT

Eine alte Patientin mit bekannter COPD fällt durch ihre zyanotischen Lippen auf. Verstärkte Atemnot habe sie nicht, sagt sie. Gelegentlich rauche sie noch eine Zigarette.

Welche Mechanismen kommen als Ursache für die blauen Lippen infrage? Kann die LuFu klären, wie die periphere Zyanose zu deuten ist? Halten Sie weitere Untersuchungen für sinnvoll?

O_2-Untersättigung durch verminderte Gasaustauschfläche. (Intrapulmonale) Shunts. Polyglobulie, Kältegefühl, Frieren. Lippenstift. Neonlicht.

Die LuFu kann zeigen, dass Flowvolumina sich gegenüber früheren Messungen verschlechtert haben. Puls- und Blutdruck-Messung, ein Röntgenbild der Lunge bzw. eine Echokardiografie geben Auskunft über die Herzleistung. Zur Klärung der Frage, ob nunmehr ein O_2-Konzentrator erforderlich ist, bedarf es der Blutgasanalyse. Zur Frage des verminderten Gasaustauschs und der Shuntvolumina wären eine Bodyplethysmografie und ein Rechtsherzkatheter erforderlich.

2.2.7 Röntgen

Welches Verfahren ist dem Nativröntgen in der Knochen-Traumatologie überlegen? Warum?

Das Nativröntgen kann Dichteunterschiede zwischen Knochenstrukturen und umgebendem Weichteil gut abbilden und besitzt nach wie vor einen hohen Wert in der Beurteilung der knöchernen Integrität. Die CT ist in der Beurteilung von Becken- und Gesichtsschädel- sowie Wirbelsäulenfrakturen dem konventionellen Röntgen überlegen, weil es Bruchfragmente nachweisen kann, die in der nativen Summationsaufnahme nicht oder nur zweifelhaft erkennbar sind.

Bitte ordnen Sie die nachfolgenden Gewebe oder Substanzen in Gruppen nach ihrer Fähigkeit, Röntgenstrahlen zu absorbieren: Darmluft, Uratsteine, Gelenkknorpel, wasserhaltiges Parenchym, kalzifizierte Schleimbeutel, Knochen, Fett, Kalkablagerungen in Gefäßwänden, Niere.

- Gruppe A: keine Absorption: Darmluft, Fett, Gelenkknorpel
- Gruppe B: geringe Absorption: wasserhaltiges Parenchym, Niere, Uratsteine
- Gruppe C: starke Absorption: kalzifizierte Schleimbeutel, Knochen, Kalkablagerungen in Gefäßwänden.

Wie unterscheiden sich Gamma- und Röntgenstrahlung?

Es handelt sich bei beiden um ionisierende Strahlung durch Beschuss atomkernnaher Elektronen. Gamma- und Röntgenstrahlung unterscheiden sich in der Art ihrer Herkunft und durch das Spektrum der entstandenen Photonen, nicht unbedingt in ihrem Energiegehalt. Ein Elektron, das mit einer angelegten Spannung von 1.000 Volt beschleunigt wurde, besitzt definitionsgemäß eine Energie von 1 keV (Kilo-Elektronenvolt). In der Röntgen*diagnostik* werden Energien von 28–128 keV verwendet. Die γ-Strahlen-Energie von Radium 226 beträgt zum Vergleich 186 keV.

Was verstehen Sie unter der zellulären Strahlenbiologie des Menschen?

Hiermit sind die Absterbe- und Reparaturvorgänge menschlicher Zellen unter Einwirkung von γ-, β- oder α-Strahlung gemeint. Alle ruhenden, i. d. R. nicht teilungsfähigen Zellen (Myozyten, Neurone) sterben ab einer Strahlendosis von 100 Gy, teilungsfähige Zellen (Mukosa, Knochenmark, Spermatozoen) hingegen bereits bei etwa 2 Gy ab. Die erforschten Reparaturmechanismen beziehen sich insbesondere auf Strahlenschäden an der DNA bei Einzel- und Doppelstrangschäden sowie auf die Zellapoptose.

Wie stark belasten diagnostische Röntgenstrahlen das menschliche Gewebe?

Diagnostisch verwendete Röntgenstrahlen belasten die Reparaturvorgänge der Zellen weniger stark als die vorgenannte Radioaktivität. So beträgt die Äquivalenzdosis für biologische Strahlenwirkungen z. B. bei 10 Gy Röntgenstrahlung 10 Sv, bei α-Strahlung hingegen 200 Sv (Sievert).

Die Strahlendosis wird unter Berücksichtigung der Strahlenempfindlichkeit einzelner Gewebe als *effektive* Äquivalenzdosis in Sv angegeben. Bei einer Thorax-Röntgenaufnahme gelangen ca. 3,5 mSv in das Lungenparenchym, 1 mSv in das Knochenmark und 0,1 mSv an die Keimdrüsen.

Ganzkörperwerte über 1 mSv/Jahr unterliegen bereits der Röntgenschutzverordnung, der Jahreshöchstwert für beruflich exponierte Personen beträgt 20 mSv.

Der Anteil der Strahlenbelastungen aus medizinischen Anwendungen an der Gesamtstrahlenbelastung der westlichen Bevölkerung beträgt ca. 38 %. Welche Schlussfolgerungen ziehen Sie daraus für Ihre ärztliche Arbeit?

Röntgen- und Radionuklid-Anwendungen sollten immer gut indiziert und gegen andere Diagnostik abgewogen werden. Es gilt das ALARA-Prinzip: As low as reasonable achievable (= so niedrig wie vernünftigerweise erreichbar)! Röntgen-Nativdiagnostik bedeutet in der Regel weniger Strahlung als Kontrastmitteluntersuchungen oder Durchleuchtungen, auch weniger als die Computer-Tomografie eines Körperabschnitts (Thorax, Abdomen, Kopf). Spiral-CT und 4-Zeilen-CT arbeiten mit geringer Strahlung.

MRT-Untersuchungen kommen wie die Sonografie ohne ionisierende Strahlung aus.

Warum ist die Röntgendarstellung der Nasennebenhöhlen bei der akuten Rhinosinusitis in der Allgemeinpraxis nicht zielführend?

- Die Sieb- und die Keilbeinhöhlen sind im Nativ-Röntgenbild kaum zu beurteilen. Sie sind jedoch in 76 bzw. 27 % der Fälle an einer Rhinosinusitis beteiligt.
- Auch bei nachgewiesenem Flüssigkeitsspiegel kann nicht immer sicher zwischen akuten und chronischen Prozessen unterschieden werden.
- In vielen Fällen handelt es sich bei den Röntgendarstellungen um Begleiterscheinungen einer viralen Entzündung. Zur Indikationsstellung für eine antibiotische Behandlung ist das Röntgen daher untauglich:
- Eine fehlende pathologische Röntgenveränderung schließt eine akute Rhinosinusitis nicht aus.

Nennen Sie vier röntgentypische Kennzeichen der arthrotischen Gelenkveränderung.

- geringe Gelenkspaltweite
- unregelmäßige Weite des Gelenkspalts
- subchondrotische Knochensklerosierung
- knöcherne Randausziehungen.

Woran erkennen Sie eine Osteoporose im Röntgenbild?

- Kalksalzminderung von mindestens 30 % mit vermehrter Röntgentransparenz (LWS seitlich)
- Abnahme der Trabekelanzahl
- Vertikalisierung der Spongiosa im Wirbelkörper
- bei Röhrenknochen: Abnahme der Kortikalisdicke unter 25 % der Gesamtdicke, z. B. eines Metakarpale-Knochens.

Welche Herzanteile sind in den folgenden Darstellungen (➤ Abb. 2.1 a, b) als verändert gekennzeichnet? Welches Krankheitsbild bedingt solche Veränderungen?

Der linke und weniger der rechte Vorhof erscheinen auf dem p. a.-Bild erweitert. Der linke Vorhof verdrängt die bariumkontrastierte Speiseröhre (seitliches Bild). Hier ist das Pulmonalissegment betont und nach kranial verlagert. Solche röntgenologischen Veränderungen entstehen bei einer (kompensierten) Mitralstenose.

Bei einer Mitralinsuffizienz ist zusätzlich der linke Ventrikel erweitert.

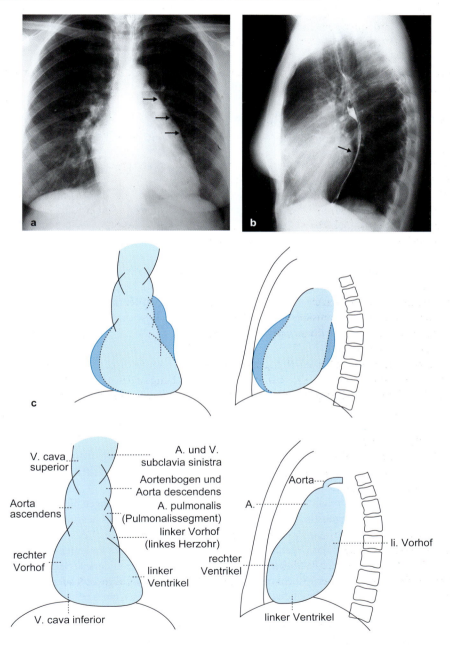

Abb. 2.1 **a** p. a. und **b** seitliche Röntgendarstellung; **c** Silhouetten-Darstellung; **d** anatomisch konturgebende Anteile der Herzsilhouette

Wie lautet Ihre Verdachtsdiagnose zum folgenden Röntgenbild (➤ Abb. 2.2 a, b)? Welche klinischen Erscheinungen haben Sie zur Röntgendiagnostik veranlasst? Was könnten die Veränderungen im Rö.-Thoraxbild außerdem noch signalisieren?

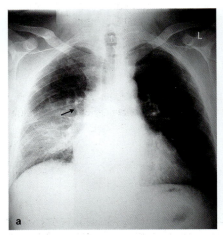 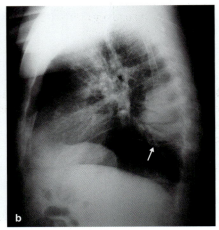

Abb. 2.2 a p. a. und **b** seitliche Röntgendarstellung.

Lobärpneumonie re., besser abgrenzbar im seitlichen Bild (weißer Pfeil). Der schwarze Pfeil im p. a.-Bild bezeichnet einen Segmentbronchus (Aerobronchogramm). Die klinischen Merkmale solcher Röntgenbefunde sind, falls akut aufgetreten, Husten und hohes Fieber. Wenn Husten, Gewichtsabnahme oder Hämoptoe vorliegen, kann auch ein Bronchialkarzinom den Befund verursachen.

2.3 Arzt-Patient-Beziehung
H.-H. Abholz

Warum wird die große Bedeutung der Arzt-Patient-Beziehung für die Allgemeinmedizin immer betont?
- Durch das teils lange gegenseitige Kennen von Arzt und Patient wächst ein Arzt-Patienten-Verhältnis, gefördert durch eine umfassende und kontinuierliche Versorgung.
- Auf der Basis eines solchen Verhältnisses spüren Ärzte über explizite Äußerungen hinaus, wie wichtig z. B. einem Patienten eine diagnostische Abklärung ist oder wie sehr ihn etwas beruhigt, das man als wenig besorgniserregend ansieht.
- Versteckte Botschaften können das Gegenteil von expliziten Äußerungen des Patienten beinhalten: Der Arzt kann aus guter Kenntnis des Patienten heraus bestimmte Symptome anders werten bzw. hat Anlass mehr nachzufragen: Die Widersprüchlichkeit wird so zum Leitgeber für Diagnostik oder Therapie.
- Ein vertrauensvolles Verhältnis erlaubt den Patienten eher das Annehmen eines unbequemen oder für beeinträchtigenden therapeutischen Ratschlags.
- Die Arzt-Patient-Beziehung bringt aber auch eine emotionale Beteiligung mit sich, die reflektiert und professionell bei der Arbeit mit dem Patienten beachtet werden muss.
- Beziehungen an sich können therapeutisch wirksam werden, ein Teil psychotherapeutischer Arbeit basiert sogar hierauf.

Ist es problematisch, wenn Sie die Eltern oder einen Elternteil eines 7-jährigen Patienten dazu anhalten, dass der Patient antwortet und nicht die Eltern?

Man verärgert evtl. die Eltern und baut ihre Autorität dem kleinen Patienten gegenüber ab. Letzteres kann zu Konflikten führen. Da es aber berechtigte, wichtige Gründe gibt, auch allein mit einem Kind zu sprechen, muss man dies geschickt begründen und organisieren. Denn es geht hier primär um die Beziehung zum kleinen Patienten, sekundär um die zum Elternteil.

Warum sind in der hausärztlichen Versorgung Kontinuität und umfassende, breite Versorgung von so großer Bedeutung?

Diese beiden Charakteristika der Versorgung führen zu einem häufigen Kontakt zum Patienten, durch den man sich besser kennenlernt – eine Voraussetzung für das Wachsen einer Beziehung und einer „erlebten Anamnese".
- Die Kenntnis über den Patienten,
- das Erleben seines Umgangs mit Krankheit und Gesundheit,
- eine Arzt-Patienten-Beziehung

führen zu intuitivem Verstehen und angemessenen ärztlichen Handlungen.

Was versteht man unter „abwartendem Offenhalten"?

Dieser Begriff von Robert Braun meint, nicht immer alles, an das gedacht wurde, sofort zu tun, sondern nur das, für das eine zeitliche Notwendigkeit besteht und ein Erfolg mit einer gewissen Wahrscheinlichkeit zu erwarten ist. Dieses Vorgehen verlangt immer eine Verlaufsbeobachtung, ob nicht doch ein diagnostisches oder therapeutisches Eingreifen notwendig wird. Dies wird benannt: Vermeidung eines abwendbaren Verlaufs.

Was erwartet ein Patient vorrangig, wenn er zum Arzt geht?

- Symptomlinderung, Heilung, Unterstützung
- Erklärungen seiner Beschwerden. Einige Patienten wollen unbedingt eine Diagnose erfahren, obwohl wir häufig bestenfalls eine Verdachtsdiagnose haben. Erfahrungsgemäß wird jedoch die Unklarheit über eine feste Diagnose von Patienten eher als bedrohlich erlebt.
- Aussagen zur Prognose
- Handlungsorientierung: Was der Patient selbst tun kann, erlebt er häufig als erheblich stärkend: Mit dem Tun kann er sich wehren.
- Sicherheit durch Beruhigung der Sorgen und Befürchtungen. (Sicherheit wird vom Patienten durch die Art des ärztlichen Auftretens und auch durch die Festlegung einer Diagnose – eines Namensetiketts – gewonnen. Man sollte sich davor hüten, dem Patienten zu viel Unsicherheit zu spiegeln. Es gibt aber Patienten, die eine vorgespielte Sicherheit sehr wohl spüren. Eine Kunst ärztlichen Handelns liegt darin, den „richtigen Ton" zu finden.)
- Trost und Gespräch über Sorgen und Verzweiflung.

Wonach werden Ärzte, insbesondere Hausärzte von Patienten beurteilt?

- ausreichend Zeit für die Patientenanliegen zu haben
- zu unterschiedlichsten Zeiten und für die unterschiedlichsten Fragen – weit über die medizinischen hinaus – erreichbar zu sein
- ausreichende Erklärungen für ärztliche Handlungen anbieten zu können
- Patienten zu Wort kommen lassen
- guten Zugang haben zum Patienten über
  - das sachliche Verstehen,
  - das Betrachten des Patienten, nicht nur der Krankheit,
  - die Empathie.

2.4 Patientenzentrierte Versorgung: Compliance, Adherence, Shared Decision Making, Informed Consent
H.-H. Abholz

Was verstehen Sie unter Compliance?

Compliance bezeichnet den Grad des Befolgens ärztlicher Anweisungen. Dies wird mit Prozentangaben der Übereinstimmung zwischen dem ärztlich gewünschten und dem realen Verhalten von Patienten ausgedrückt. Dabei ist der Begriff Compliance primär deskriptiv gemeint.

In den letzten Jahren wird auch von ärztlicher Compliance gesprochen. Im Rahmen der Versorgungsforschung etwa ist damit der Grad des ärztlichen Befolgens von Leitlinien oder anderen Vorgaben gemeint.

> Der Begriff Compliance wird auch als „moralische Kategorie" – dann in Abgrenzung zur Adherence (s. u.) – gebraucht: Beschrieben wird damit, dass Patienten ärztlichen Anordnungen nicht folgen, sie also „unvernünftig" – nach Sicht des Arztes – handeln. Dabei ist ein arztzentriertes, ein paternalistisches Arztbild unterstellt.
> Dies widerspricht dem Konzept vom patientenzentrierten Arztstil und von der gemeinsamen Entscheidungsfindung auf gleicher Augenhöhe, bei dem die Begriffe Adherence und Partizipation entscheidungsbeschreibend sind (s. u.).

Welche Faktoren haben Einfluss auf die Compliance eines Patienten?

- das Vertrauen des Patienten in den Arzt und das Behandlungsprinzip
- die Verständlichkeit eines Behandlungsplans
- die Übereinstimmung eines Behandlungsvorschlags mit dem Krankheitskonzept des Patienten
- der Grad des Eingriffs (durch eine Behandlung) in das Leben des Patienten
- die Anzahl der Medikamente
- die Nebenwirkungen der Medikamente
- das Vorliegen oder Fehlen eines sekundären Krankheitsgewinns.

Was tun Sie, wenn Sie vermuten, dass bei einem Patienten ein Compliance-Problem vorliegt?

- Gegebenenfalls erneut versuchen, mit dem Patienten ein gemeinsam getragenes Konzept auszuhandeln.
- Ernsthaft auf die Notwendigkeit aufmerksam machen, das Behandlungskonzept einzuhalten, und dabei versuchen, den Patienten an den Punkten zu packen, die nach eigener Erfahrung mit ihm am meisten Zusammenarbeit ermöglichen. Häufig sind dies salutogenetische Fähigkeiten des Patienten, die genützt werden können, oder „Eitelkeiten", die man implizierend mit dem Vorgehensvorschlag ansprechen kann („Sie sind doch sonst so ein gewissenhafter Mensch").
- Den Patienten fragen, was es ihm erschwert, einen Behandlungsweg einzuhalten (z. B. Zweifel an der Behandlung oder deren Notwendigkeit); man signalisiert damit Verständnis für mögliche Abweichungen vom Konzept.
- Mit dem Patienten erneut Termine ausmachen, bei denen „gemeinsam geprüft wird, ob sich das neue Konzept durchhalten lässt".

Beschreiben Sie kommunikative Vorgehensweisen, die mehr Informationen über den Patienten erbringen bzw. ihn besser verstehen lassen, warum ein vom Arzt vorgeschlagener Weg für ihn wichtig ist.

- Der Patienten sollte gefragt werden, was er auf dem Herzen hat, was der Anlass seines Kommens ist.
- Man sollte den Patienten ausreden und erklären lassen, ggf. interessiert nachfragen, selbst wenn dadurch das Gespräch länger dauert. Man spart dadurch häufig später Aufwand ein.
- Nach längerem Erzählen sollte man kurz zusammenfassen und fragen, ob dies richtig verstanden wurde.

- Gleiches gilt, wenn man als Arzt länger geredet hat: Man sollte ebenfalls zusammenfassen und fragen, ob alles verstanden wurde, wo noch Fragen bestehen.
- Am Schluss eines Beratungsgesprächs sollte die Formulierung stehen: „Sind Sie einverstanden mit dem Vorgehen, das wir jetzt besprochen haben? Ansonsten sagen Sie es ruhig und wir reden noch einmal darüber."

Nennen Sie unterschiedliche Arztstile im Umgang mit dem Patienten.

Arztstile können einer dichotomen Einteilung unterzogen und folgendermaßen bezeichnet werden:
- krankheitsorientierter Arztstil: Krankheiten stehen im Zentrum der Betreuung; dies ist in der Allgemeinmedizin i. d. R. keine adäquate Herangehensweise.
- patientenzentrierter Arztstil: Der Patient mit seinen Krankheiten und seinem Umgang mit ihnen steht im Zentrum (= Kranksein); dies wird vom Hausarzt erwartet.

Eine andere Einteilung nach Uexküll ermöglicht mehr Zwischentöne:
- Arzt als Zauberer, Heiler
- Arzt als Vater (paternalistisch)
- Arzt als Berater, der neutral Möglichkeiten aufzeigt
- Arzt als Techniker, der Dienste anbietet
- Arzt als Partner, der berät, aber eigene Positionen und Präferenzen empfiehlt.

Was versteht man unter dem Begriff Adherence?

Unter Adherence wird die Übereinstimmung zwischen ärztlicher Vorstellung der Behandlung und dem realen Patientenverhalten verstanden. Als Prozentangabe kann sie den Grad der Übereinstimmung angeben. Compliance und Adherence werden häufig synonym benutzt. Adherence meint jedoch nicht die „Befolgung ärztlicher Anordnung", sondern die „Befolgung eines zwischen Arzt und Patienten ausgehandelten Behandlungswegs". Damit ist dieser Begriff eher einem patientenzentrierten Umgang zuzuordnen, bei dem Patienten die Behandlungsentscheidungen mitgestaltet haben.

Was wird unter patientenzentrierter Versorgung verstanden?

Eine patientenzentrierte Versorgung steht im Gegensatz zu einer krankheitszentrierten. Bei einer krankheitszentrierten Medizin arbeitet der Arzt in Erfüllung einer medizinisch vorgegebenen Aufgabe, die aus einer gestellten Diagnose resultiert. Erst in einem zweiten Schritt erfolgt die Abstimmung mit dem Patienten, dessen weiterer Lebensorientierung.

Bei der patientenzentrierten Versorgung hingegen fokussieren alle Entscheidungen hinsichtlich Diagnostik und Therapie auf die Probleme des Patienten und beziehen ihn in den Entscheidungsprozess ein. Hierzu gehört auch, Patienten zum Mit-der-Krankheit-Umgehen und zum eigenständigen Management ihrer Erkrankung zu veranlassen.

Was wird unter Shared Decision Making (SDM) verstanden?

Hierunter wird eine zwischen Arzt und Patienten gemeinsam erarbeitete Entscheidung zur Diagnostik oder Therapie verstanden, bei der der Patient letztendlich über diagnostische Schritte oder Behandlungspläne entscheidet. Dabei hat der Arzt die Rolle des informierenden und ggf. auch beratenden Fachmanns zu übernehmen, der aber dem Patienten die endgültige Entscheidung überlassen muss und ihn zudem nicht durch Verschweigen oder die Form der Darstellung von Informationen in eine Richtung drängen darf (framing).

Entscheidungen auf Basis von SDM können auch dazu führen, dass gemeinsam getragene Entscheidungen gefällt werden, die nach Sicht des Arztes nicht optimal, aber so vom Patienten gewünscht sind. So kann sich z. B. ein Patient darauf festlegen, nicht unbedingt ein HbA_{1c} von 7,5 mg % durch Lebensführung und Medikation erreichen zu wollen, weil dies zuviel an Einschränkung für ihn bedeutet (Diät, ggf. Injektionen anstelle

Tabletten). Er könnte sich aber z. B. auf sein „individuelles Therapieziel" – zusammen mit dem Arzt – festlegen, „nur" 8,5 mg % halten zu wollen oder anzustreben.

Welches ethische Problem ergibt sich daraus?
Ein Problem beim Shared Decision Making ist, dass herkömmliche Beurteilungskriterien über die Güte einer ärztlichen Behandlung (z. B. gemessen an den durchschnittlichen HbA_{1c}-Werten) nicht der alleinige Maßstab sind, sondern die zwischen Arzt und Patient festgelegten individuellen Zielwerte. Beachtet der Arzt die Autonomie des Patienten, dann muss er eine solche Entscheidung akzeptieren. In der o. a. Situation wird damit u. U. die Beachtung des Prinzips der Benevolenz (Gutes zu tun – hier nur medizinisch gesehen) tangiert. Es kommt zu einem ethischen Konflikt, der aber mit dem Patienten thematisiert wird. Entscheidet sich dieser für einen Zielwert von 8,5 mg %, sollte der Arzt die Patientenentscheidung mittragen. Allerdings ist auch der Arzt bei sehr drastischen Abweichungen von seinem Benevolenz-Auftrag berechtigt, eine weitere Behandlung abzulehnen. Ein solcher Schritt muss aber wohlüberlegt werden, weil davon auszugehen ist, dass „arztlose" Patienten schlechter versorgt sind.

Nennen Sie drei Situationen/Konstellationen, bei denen ein Shared Decision Making nicht möglich erscheint.
- Patient ist nicht ansprechbar oder die Sprachverständigung ist grundsätzlich gestört
- Patient will die Verantwortung nicht übernehmen
- In die Entscheidung des Patienten fließen selbstschädigende und krankhafte Impulse ein – der Patient erscheint nicht zurechnungsfähig.

Was spricht dafür, Shared Decision Making in den Behandlungsumgang mit Patienten einzuführen?
Es besteht Empirie, dass bei chronischen Erkrankungen eine längerfristige Einhaltung von gesteckten Zielen des Arztes nicht funktioniert (20–60 % Non-Compliance). Ein Indikator hierfür ist die seit Jahrzehnten nicht steigerbare Rate gut eingestellter Hypertoniker etc.

Hingegen haben einige Studien gezeigt, dass Praxen mit einem Behandlungsstil, der Shared Decision Making nutzt, z. B. keine schlechter eingestellten Diabetiker aufweisen als solche, die arztzentriert handeln. Einziger Unterschied war die größere Patientenzufriedenheit in der Gruppe mit Shared Decision Making.

Was wird unter dem Begriff Informed Consent verstanden?
Die Einwilligung eines Patienten in eine Behandlung, nachdem er über ihren Nutzen und ihre Nebenwirkungen informiert wurde. Der Informed Consent (Einverständniserklärung) kommt z. B. bei der Teilnahme an klinischen Studien oder bei der Vorbereitung operativer Eingriffe zum Tragen. Hier stimmt der Patient in der Regel zu, da die Entscheidung zur Operation entweder schon früher getroffen wurde oder dringlich ist. Der Informed Consent wird als Schutz der Patientenautonimie angesehen, da prinzipiell die ärztlichen Handlungen davon abhängig sind, ob Patienten zustimmen oder ablehen.

FALLBERICHT

Ein 54-jähriger Patient hat sich aufgrund einer seit einem Monat bestehenden Angina pectoris einer Koronarangiografie unterzogen. Dabei wurde eine Ein-Gefäß-Erkrankung entdeckt, das Gefäß dilatiert und mit einem Stent versorgt. Der Patient wird nach 2 Tagen aus der Klinik entlassen. Er berichtet, man habe ihm gesagt, er sei gesund, er könne sich wieder voll belasten. Man habe die Krankheit früh genug erkannt, und er sei so am Herzinfarkt vorbeigekommen.
Sie beginnen ein Gespräch vor dem Hintergrund, dass Sie ihn bisher als sehr leistungsorientiert kennengelernt haben, dass er vieles als kleine „Wehwehchen" abtat und immer erst recht spät in die Praxis gekommen ist. In dem Gespräch stellt sich eine tiefe Verunsicherung des Patienten heraus: Er hat das Gefühl, zum alten Eisen zu gehören, erlebt die Erkrankung (die Stenose) als eigenes Versagen. Ist er nun koronar erkrankt oder ist er gesund?

Zeigen Sie an o. g. Fall patientenzentriertes Handeln auf.

Man macht dem Patienten das Angebot, in 8–10 Tagen wieder zu berichten, wie es ihm geht. Im Grunde hätten die Krankenhausärzte ihm schon die richtige Auskunft gegeben, dennoch sei man ja nach einem solchen Eingriff ziemlich mitgenommen. Daher soll er ruhig noch eine gute Woche von der Arbeit fernbleiben.

Bei den nächsten Terminen bespricht man die Thematik gesunder Lebensführung sowie die Behandlungsoptionen, wenn erneut Angina pectoris auftreten sollte. Dabei betont man immer wieder, dass dies nicht wahrscheinlich sei, sondern eine Sicherheitsmaßnahme darstelle.

Man spricht mit dem Patienten darüber, dass sich auch die Frage stellt, ob ein solches Krankheitsereignis nicht ein Grund sein sollte, über das Leben und die Leistungsorientierung im 54. Lebensjahr nachzudenken, auch über das Bagatellisieren von Krankheit.

Insgesamt muss ein Weg zwischen einer Medikalisierung (mehr Einschränkung auferlegen als notwendig) und einem Banalisieren des bisherigen Lebenstils des Patienten gefunden werden.

FALLBERICHT

Eine Patientin mit 2–3 Blasenentzündungen im letzten Jahr kommt wieder einmal mit einer solchen in die Sprechstunde. Der Hausarzt entscheidet sich für eine antibiotische Therapie über drei Tage. Die Patientin fragt, ob sie mit dem Trinken von Blasentee fortfahren kann. Auf den vorsichtigen Hinweis, dass man jetzt ja das Antibiotikum habe, schaut die Patientin etwas irritiert und sagt: „Ja, aber viel Trinken tut doch der Blase gut."

Wie könnte sich ein patientenorientierter Hausarzt verhalten?

Er entscheidet sich dazu, die Patientin beim Trinken des Blasentees zu unterstützen und zu betonen, dass das viele Trinken als Prophylaktikum gut sei.

Diese Beratung erfolgt auf dem Hintergrund, dass – medizinisch gesehen – das Trinken von Blasentee, insbesondere bei gleichzeitiger Antibiotikaeinnahme, keine Verbesserung der Abheilung erbringt. Es ist sogar anzunehmen, dass viel Trinken zum Zeitpunkt der Antibiotika-Anwendung nicht besonders günstig ist, weil auch das Antibiotikum in der Harnblase verdünnt wird. Dennoch berät der Hausarzt die Patientin in dieser Weise, weil er sieht, dass eine Umgangsform der Patientin, ihre häufigen Blasenentzündungen zu „managen", in der Selbstbehandlung besteht. Zudem stimmt die Regel, dass Trinken als Prophylaxe gut ist (DEGAM-Leitlinie „Brennen beim Wasserlassen").

FALLBERICHT

Der Ihnen bereits bekannte, inzwischen 65-jährige Patient mit der kontrolliert verlaufenden chronisch-lymphatischen Leukämie kommt ohne weitere Erkrankungen und berichtet vom letzten Besuch in der Spezialambulanz. Man habe ihm von seiner so lange ersehnten und geplanten Reise durch Ägypten abgeraten – er sei zu infektionsanfällig. Sie wissen, dass die Archäologie und die arabische Kultur ein Hobby des Patienten, eines vor Kurzem pensionierten Steuerbeamten, sind. Er hat sich in den Vorjahren nie größere Reisen leisten können, da er sich zusammen mit seiner Frau um seinen schwerbehinderten Sohn kümmern musste; dieser ist vor 2 Jahren verstorben.

Wie gehen Sie vor, was tun Sie?

Sie sagen ihm, dass die Beurteilung einerseits richtig sei, auf der anderen Seite aber er mit seiner Erkrankung sehr stabil, bisher nicht nennenswert häufiger krank gewesen sei. Dennoch müsse man zugeben, dass ein längerer Aufenthalt in Ägypten sicherlich für ihn ein höheres Risiko darstellt. Andererseits besteht sein großer Traum. Es muss also abgewogen und nachgefragt werden, wie entschlossen er sei.

Wenn er unbedingt reisen wolle – was man verstehe –, würde man ihn unterstützen und ihm anbieten, nochmals mit der Ambulanz abwägend zu sprechen. Wenn er hingegen unentschieden sei, würde man sehen, welche Haltung in ihm überwiegt. Dies kann erfolgen, indem man selbst noch einmal Für und Wider abwägt und schaut, wie der Patient damit umgeht. Am Schluss aber soll eine gefestigte Entscheidung für oder gegen die Reise stehen.

2.5 Diagnostisches Testen und Epidemiologie
H.-H. Abholz

Was charakterisiert aus epidemiologischer Sicht die allgemeinmedizinische Versorgung?
- Das unausgelesene Patientengut, also die fehlende Vorselektion bestimmter Erkrankungen und Beschwerdebilder. Der Allgemeinmediziner ist für alle Krankheiten und gesundheitlichen Beschwerden zuständig – er wird in der Regel als erster bei Beschwerden angesprochen. Damit besteht eine große Breite des Versorgungsspektrums.
- Durch Hausärzte ausgelesene Patienten sind hingegen für den Krankenhaus- oder ambulanten Spezialistenbereich typisch.
- Klassische, wohldefinierte und insbesondere gefährliche Krankheiten kommen selten vor. Die allgemeinmedizinische Praxis wird daher als Niedrig-*Prävalenz*-Bereich bezeichnet.
- Krankheitsbilder bzw. Diagnosen, die eine große Bandbreite der Ausprägung, Komplikationsfolgen und Verlaufsprogression aufweisen, sind in der Hausarztpraxis eher durch leichtere Ausprägungen charakterisiert. Diese Beobachtung bzw. dieser Befund epidemiologischer Studien wird mit dem Begriff Niedrig-*Risiko*-Bereich beschrieben.
- Multimorbidität und Vorbringen mehrerer Gründe bei einem Behandlungsanlass und viele selbstlimitierende Störungen und harmlose Erkrankungen hinter den geäußerten Beschwerden sind typisch. Dies führt zu häufig fehlender Möglichkeit oder Sinnhaftigkeit einer diagnostisch sicheren Zuordnung zu definierten Erkrankungen.

Definieren Sie Prävalenz und Inzidenz.
Prävalenz ist ein epidemiologisches Maß zur Charakterisierung des Krankheitsgeschehens in einer Population. Sie bezeichnet den Bestand oder die Häufigkeit einer bestimmten Krankheit zu einem Zeitpunkt (Punktprävalenz) oder einer Zeitperiode (z. B. pro Jahr oder pro Quartal). Die Zahl von Neuerkrankungen hingegen wird als Inzidenz bezeichnet. Auch diese bezieht sich auf einen Zeitraum.

Schätzen Sie das Vorkommen (Inzidenz) eines frischen Herzinfarkts, einer akuten Pankreatitis, einer Lungenembolie, eines Schlaganfalls pro Jahr in einer hausärztlichen Praxis mit etwa 1.000 Quartalspatienten.
Herzinfarkt 1- bis 6-mal; akute Pankreatitis: seltener als 1-mal; Lungenembolie mit klinischer Auswirkung: 1- bis 2-mal; Schlaganfall: 2- bis 4-mal.

Was wird unter Sensitivität und Spezifität verstanden?
Es handelt sich um die biostatistischen Bezeichnungen für die Fähigkeit eines Tests, Gesunde und Kranke treffsicher zu finden.
- Die **Sensitivität** ist definiert als der Prozentsatz aller Kranken, die durch eine Untersuchung (einen Test) zu identifizieren sind. Eine Sensitivität von 90 % bedeutet, dass durch den Test 90 % der wirklich Erkrankten entdeckt werden.
- Unter **Spezifität** wird der Prozentsatz der Gesunden verstanden, die durch den Test als gesund identifiziert und nicht fälschlich als krank eingestuft werden. Eine Spezifität von 95 % bedeutet, dass 95 % der wirklich Gesunden durch den Test als gesund identifiziert werden.

Machen Sie für die folgenden Tests ungefähre Angaben (in %) zu Sensitivität und Spezifität:
- Leberwerte für gestörte Leberzellfunktion: Sensitivität 95 %, Spezifität 95 %
- Ultraschall zur Diagnostik eines Gallengangsteins in der Hand eines erfahrenen Untersuchers: Sensitivität 40 %, Spezifität 90 %

- Ultraschall zur Diagnostik eines Pankreaskarzinoms in der Hand eines erfahrenen Untersuchers: Sensitivität 40 %, Spezifität 80 %
- Ruhe-EKG zur Identifizierung einer koronaren Herzerkrankung: Sensitivität 30 %, Spezifität 90 %
- Belastungs-EKG zur Diagnostik einer koronaren Herzerkrankung: Sensitivität 50 %, Spezifität 90 %
- Auskultation der Lunge zur Identifizierung einer Pneumonie: Sensitivität 40 %, Spezifität 70 %
- Urin-Stix zur Identifizierung eines Harnwegsinfekts: Sensitivität 85 %, Spezifität 90 %

(Abgerundete und auf Durchschnittswerte gebrachte Daten nach Sox et al. 1988).

Erläutern Sie bitte, wie die Treffsicherheit (positive und negative Prädiktivität) einer Untersuchung von der Häufigkeit einer Krankheit abhängt.

Kommt eine Krankheit selten oder sehr selten vor (Niedrig-Prävalenz), wird die diagnostische Aussagekraft auch eines sehr guten Tests mit hoher Sensitivität und Spezifität geringer sein als bei einer hohen Prävalenz der Erkrankung. Damit nimmt aber auch die Zahl sog. falsch positiver Befunde deutlich zu. Vergleichen Sie hierzu die Beispiele A und B.

Beispiel A: Patienten mit Angina-pectoris-verdächtiger Symptomatik werden zur weiteren Abklärung in die Kardiologie überwiesen und dort einem Stressecho unterzogen.

Annahme: 30 von 100 Untersuchten sind krank, d. h. die Krankheitshäufigkeit (Prävalenz) beträgt 30/100 oder 30 %, die Sensitivität und die Spezifität des Stressechos sollen 90 % betragen (idealisierte Werte). Wie viele richtig positive Befunde wird das Stressecho erbringen? Wie hoch ist der positive Vorhersagewert (Prädiktivität; Definition s. nächste Seite)? Diese Fragen lassen sich mithilfe der sog. Vier-Felder-Tafel folgendermaßen beantworten (> Tab. 2.2; Rechnungen in Klammern):

Tab. 2.2 Berechnung der positiven und der negativen Prädiktivität eines Tests bei hoher Krankheitshäufigkeit (hoher Prävalenz).

Koronare Herzkrankheit mit Angina pectoris	Prävalenz der KHK: 30 %	Stressecho positiv	Stressecho negativ
Untersuchte – Summe	100	34	66
wirklich krank	30 (30 von 100)	27 (90 % von 30)	3 (10 % von 30)
wirklich gesund	70 (70 von 100)	7 (10 % von 70)	63 (90 % von70)

Interpretieren Sie dieses Ergebnis.

27 von 34 positiven Befunden sind richtig positiv, das entspricht abgerundet einem 80-prozentigen positiven Vorhersagewert (positive Prädiktivität; 80 % der im Test positiven Personen sind auch krank). Der negative Vorhersagewert beträgt im Beispiel – gemäß der Definition des Prozentsatzes der Gesunden an allen negativen (Stressecho-)Befunden – abgerundet 95 %, nämlich 63 der 66 negativen Befunde; oder 63/66 = 0,95 = 95 %.

Beispiel B: Männer bis zum 40. Lebensjahr werden trotz geringer Beschwerden wie „Herzpieken", „Druck im Brustkorb" auch untersucht.

Annahme: 3 von 1.000 Untersuchten haben eine KHK, d. h., dass die Prävalenz 3/1.000 oder 0,3 % beträgt. Wie viele positive Befunde erbringt ein Test mit einer Sensitivität von wiederum 90 % (idealisierter Wert; > Tab. 2.3)?

Tab. 2.3 Berechnung der positiven und der negativen Prädiktivität eines Tests bei niedriger Krankheitshäufigkeit (niedrige Prävalenz); gleiche Testcharakteristika wie in ➤ Tab. 2.2.

	Prävalenz 0,3 %	Stressecho positiv	Test negativ
Untersuchte – Summe	1.000	103	897
wirklich krank	3 (0,3 von 100)	3 (90 % von 3 = 2,7; hier aufgerundet auf 3)	0 (10 % von 3 =0,3; hier abgerundet auf 0)
wirklich gesund	997 (99,7 von 100)	100 (10 % von 997 = 99,7; hier aufgerundet auf 100)	897 (90 % von 997 = 897)

Interpretieren Sie dieses Ergebnis.

Von 103 positiven Befunden sind drei richtig-positiv, das entspricht einem positiven Vorhersagewert von nur etwa 3 %! In diesen Beispielen verschlechtert die niedrige Prävalenz – typisch für die Hausarztpraxis – bei unveränderter Testcharakteristik den Vorhersagewert deutlich.

Der negative Vorhersagewert, als Prozentsatz der Gesunden, die über einen negativen Befund im Echo identifiziert werden, beträgt 897/897 = 1, also 100 %.

Damit lässt eine niedrige Prävalenz einer gesuchten Erkrankung ein negatives Testergebnis als sehr sicher richtig-negativ annehmen.

Was bedeutet der in den Beispielen gezeigte Unterschied für die Verwendung von Untersuchungen und Tests in der Allgemeinpraxis gegenüber Krankenhäusern und Spezialisten, d. h. anderen Fachärzten?

Durch gute Vorselektion mit (erlebter) Anamnese und gute Kenntnis der Krankheitsbilder und ihrer Symptomatik können Allgemeinärzte eine höhere Rate richtig-positiver Befunde erreichen, wenn sie weitere Diagnostik nur in einer Gruppe von Patienten mit höherer (anzunehmender) Wahrscheinlichkeit für die gesuchte Krankheit anwenden.

Eine schlechte oder keine Auswahl verschlechtert den positiven prädiktiven Wert einer Untersuchung erheblich, weil dann die Wahrscheinlichkeit oder Prävalenz für die gesuchte Erkrankung gering ist. Wegen einer hohen Rate falsch positiver Ergebnisse kann es dann zu unnötigen Nachfolgeuntersuchungen kommen, die den Patienten gefährden und Ressourcen binden.

Durch die (hausärztliche) Vorselektion, d. h. durch sachgerechte Überweisungen und Zuweisungen, können Spezialisten oder Krankenhäuser Diagnostik in ihrem Fach sehr viel weniger von diesen Problemen tangiert betreiben, da bei der Gruppe der Überwiesenen eher von einer höheren Prävalenz auszugehen ist, also auch mit höheren positiven prädiktiven Werten zu rechnen ist.

Wie würden Sie nach dem bisher Gesagten den positiven Vorhersagewert (auch Positiv-Prädiktiv-Value, PPV, positive Prädiktivität) definieren? Wovon hängt der positive Vorhersagewert ab?

Unter dem *positiven Vorhersagewert* versteht man den Prozentsatz der wirklich Kranken an allen Personen mit einem pathologischen Untersuchungsbefund. Der PPV gibt also den Grad der Sicherheit an, mit dem hinter einem positiven Untersuchungsergebnis auch das gesuchte Krankheitsbild steht.

Die positive Prädiktivität ist am stärksten von der Sensitivität und der Prävalenz, also dem Vorkommen der gesuchten Erkrankung in einer Gruppe abhängig. Ist die Prävalenz sehr niedrig, können selbst Untersuchungen/Tests mit hoher Sensitivität eine eher niedrige positive Prädiktivität haben, im Alltag also wenig tauglich sein.

Auf die *negative prädiktive Wertigkeit* nimmt die Spezifität und wiederum die Prävalenz der Erkrankung stärksten Einfluss. Unter negativer prädiktiver Wertigkeit versteht man den Prozentsatz der wirklich Gesunden an allen Untersuchten mit einem negativen Testergebnis.

2.6 Nutzen und Risiko; Qualität und Fehler
H.-H. Abholz

Was rechtfertigt die hausärztliche Arbeitsweise des abwartenden Offenlassens unter Vermeidung abwendbar gefährlicher Verläufe?

- Die Arbeit im sog. Niedrig-Prävalenz-Bereich mit den daraus abgeleiteten Aussagen, wonach ein geringeres Risiko für das Vorliegen einer schweren oder komplikativen Erkrankung besteht.
- Die mangelnde Treffsicherheit von breiter Diagnostik, wenn kein Verdacht auf das Vorliegen einer definierten und zu diagnostizierender Erkrankung besteht. Die Patienten würde eine Diagnostik, aus der sich entweder keine krankhaften oder sogar gehäuft falsch positive Befunde ergeben, zunehmend skeptischer gegenüber einem Arzt und seinen Fähigkeiten machen.
- Die geringen Kosten, da der Allgemeinarzt eine gesellschaftliche Aufgabe des wirtschaftlichen Umgangs mit den Ressourcen des Gesundheitswesens wahrnimmt.

Was sind die Voraussetzungen für abwartendes Offenhalten?

- ausführliche Anamnese
- ausführliche körperliche, ggf. auch technische Untersuchungen
- Nutzung der erlebten Anamnese zur Beurteilung der Patienten für ein Gesamtbild (hermeneutisches Fallverständnis)
- Durchdenken aller Erklärungsmöglichkeiten, d. h. aller präsenten Differenzialdiagnosen mit Abwägen, ob abwartendes Offenhalten vertretbar erscheint. Dabei wird die Sicherheit immer dann abnehmen, wenn man sich in einem Bereich wenig auskennt, z. B. mit Augenerkrankungen und deren Differenzialdiagnosen.
- Zuverlässige Wiedervorstellung der Patienten bei unerwarteten Beschwerden oder einem nicht vorhergesehenen Krankheitsverlauf.

FALLBERICHT

Bei einem 62-jährigen Patienten, Manager in einer Industriefirma und Raucher trotz seiner Hypercholesterinämie, treten seit 14 Tagen beim Tennisspiel thorakale Beklemmungsgefühle auf. Ähnliches passierte, als er bei ausgefallenem Fahrstuhl vier Etagen hoch in sein Büro lief. Er berichtet, dass die Beschwerden in Ruhe in wenigen Minuten wieder verschwinden.

Der Patient klagte bisher immer wieder über Beschwerden, die sich organisch nicht erklären ließen und von Ihnen als psychosomatisch gedeutet wurden. Sie haben daher oft ein abwartendes Offenhalten praktiziert und so allen Beteiligten Aufwand erspart.

Wegen der nunmehr greifbaren belastungsabhängigen Symptomatik veranlassen Sie jedoch bei dieser aktuellen Konsultation zusätzlich zur körperlichen Untersuchung eine Lungenfunktionsprüfung, ein Ruhe- und ein Belastungs-EKG. All diese Untersuchungen sind unauffällig.

Was tun Sie nun? Begründen Sie Ihre Aussage.

Es gibt – wie häufig in der Allgemeinmedizin – mehr als eine richtige Antwort:

Der Patient wird unmittelbar zur Koronarangiografie vorgestellt, da die Beschwerden sehr typisch für eine KHK sind. Bei einem Belastungsasthma liegt typischerweise nach der Belastung Luftnot vor, was hier nicht der Fall ist. Noch unwahrscheinlicher ist nach der Symptomatik ein funktionelles Beschwerdebild – bei dieser sehr strikten Abhängigkeit von der Belastung. Da es sich um einen weniger dringlichen Fall handelt, kann die Angiografie auch erst in einigen Tagen stattfinden. In der Zwischenzeit soll der Mann nicht rauchen und keinen Sport treiben, sich nicht aufregen (er muss arbeitsunfähig geschrieben werden). 100 mg ASS und 20 mg Pravasin tgl. werden verordnet, außerdem Nitrokapseln bei Bedarf. Eine Wiedervorstellung und ein Notfallverhalten werden besprochen.

2

Begründung: Die Sensitivität von Ruhe- und Belastungs-EKG ist zu niedrig, um eine KHK sicher genug auszuschließen – eine typische Anamnese besitzt eine höhere Sensitivität! Ex juvantibus spräche für eine KHK ein wiederholtes Wirken von Nitrokörpern bei Angina pectoris – Sport und Aufregungen sollte der Patient jedenfalls vermeiden.

Mit einer definierten Therapie erleiden 15 von 100 Patienten einen Schlaganfall, ohne Therapie 20 von 100. Die Schlaganfallwahrscheinlichkeit wird von 20 auf 15, also um ein Viertel, gesenkt. Wie hoch sind der relative und der absolute Nutzen dieser Behandlung?

- Der relative Nutzen (RRR = Relative Risikoreduktion) beträgt 25 %: ein Viertel weniger Schlaganfälle.
- Der absolute Nutzen (ARR = Absolute Risikoreduktion) errechnet sich als Differenz zwischen behandelten und nicht behandelten Patienten, also hier 5 (20 minus 15) von 100. Er beträgt somit 5 %.

Mit einer definierten Therapie erleiden 15 von 1.000 behandelten Patienten eine Hirnblutung, ohne Therapie 20 von 1.000. Wie hoch sind der relative und der absolute Nutzen dieser Behandlung?

- Der relative Nutzen liegt wiederum bei 25 %: ein Viertel weniger Hirnblutungen.
- Der absolute Nutzen beträgt jedoch nur 0,5 %, nämlich 15 gegenüber 20 (auf 1.000 Personen bezogen).

In beiden Fällen ist die relative Senkung identisch. Da das zu verhindernde Ereignis jedoch im ersten Beispiel häufiger, im zweiten Fall selten ist, ist der absolute Nutzen deutlich different.
Die absolute Risiko-Reduktion ist die wichtigere Information für Patienten: Sie wollen wissen, wie hoch ihr Nutzen ist, wenn sie das Medikament einnehmen.

Warum ist die Angabe des absoluten Nutzens bei der Information über Therapieerfolge und -möglichkeiten die zutreffendere Ausdrucksform? Warum ist die Angabe des relativen Nutzens, der gerne als Beleg aus Medikamentenstudien herangezogen wird, eher desorientierend?

- Der absolute Nutzen macht für den Patienten verständlich, was er bei angenommenen 100 Patienten in ähnlicher Situation und bei der zur Diskussion stehenden Behandlung von der Therapie zu erwarten hat.
- Der relative Nutzen gibt nur die Überlegenheit einer Behandlung im Vergleich zu einer anderen oder keiner Behandlung an. Dabei bleibt unberücksichtigt, wie häufig eine zu verhindernde Erkrankung oder Komplikation zu erwarten ist. Insbesondere bei seltenen Krankheiten oder Komplikationen wirkt die Angabe des relativen Nutzens durch eine Therapie deutlich überschätzend – und stellt nicht dar, was der Patienten an Nutzen zu erwarten hat. – Daher sollte zur Information des Patienten immer die ARR genutzt werden.
- Die Angabe zum relativen Nutzen hat nur als Aussage zu epidemiologischen Fragen eine Bedeutung oder um die „Effekt-Stärke" einer Behandlung darzustellen.

Was versteht man unter Surrogatparametern?

Surrogatparameter sind (Labor-)Größen (z.B. Cholesterin, Eisen, Leberwerte), die in der Pathophysiologie des Krankheitsgeschehens eine Rolle spielen und häufig verwendet werden, um einen Therapieerfolg darzustellen. Der Surrogatparameter HbA_{1c} steht z.B. für die Güte der Diabeteseinstellung, die Besserung von Herzrhythmusstörungen für den Erfolg einer antiarrhythmischen Therapie.

Wie problematisch Surrogatparameter sein können zeigt der „Erfolg" einer antiarrhythmischen Therapie in der CAST-Studie: Die Verminderung von Rhythmusstörungen bei Patienten nach frischem Herzinfarkt ging mit einer höheren Sterblichkeitsrate aufgrund der Nebenwirkungen der Antiarrhythmika einher.

Jüngere Studien zeigen, dass das Erreichen von normnahen HbA_{1c}-Werten günstig für die Vermeidung von Nierenkomplikationen (seltene Komplikation), aber ungünstig hinsichtlich kardiovaskulärer Schäden bei Diabetes ist (höhere Mortalität).

Was sollten Sie bei der Bewertung von Surrogatparametern immer beachten?

Surrogatparameter sind immer schlechter als klinische Endpunkte, sie sind jedoch schneller und leichter zu bestimmen, was bei der Durchführung von Studien – aber eben auch in der Behandlung – von Bedeutung ist. Daher sollte bei Behandlungsempfehlungen immer darauf geachtet werden, ob diese auch auf einer nachgewiesenen verlängerten Überlebenszeit oder einer besseren Prognose sog. klinischer Endpunkte basieren.

Nennen Sie Ansätze der Qualitätssicherung im hausärztlichen Bereich.

- Qualitätszirkel
- Ringversuche im Laborbereich
- Fortbildungsmaßnahmen
- Analysen der eigenen Praxistätigkeit, z. B. des Verschreibungsverhaltens im Vergleich zu anderen Kollegen oder zu Vorgaben aus Leitlinien
- gegenseitige Besuche von Praxisinhabern mit Rückmeldung über Abläufen, Konsultationen etc., die in der besuchten Praxis auffallen
- Anwendung von Leitlinien.

Beschreiben Sie die grundsätzliche Struktur eines Qualitätszirkels nach den Qualitätssicherungsrichtlinien der KBV gemäß § 135 Abs. 3 SGB V (Deutsches Ärzteblatt 1993).

- Mehrere Praxisinhaber bilden eine Gruppe und arbeiten an der Analyse ihres ärztlichen Handelns, etwa am Beispiel eines Behandlungsanlasses oder einer Diagnose.
- Zu einer Thematik werden systematisch alle Patienten aus der Kartei herausgesucht – also keine spontane Auswahl von Patienten, die einem primär in den Sinn kommen.
- Diese Patienten werden z. B. in Bezug auf die Versorgungsqualität analysiert und die Ergebnisse besprochen.
- Als Maßstab für die Beurteilung der Qualität dienen vorher in der Gruppe definierte Vorgaben wie z. B. Leitlinien, Zielwerte bei der Einstellung von Blutdruck etc.
- Es wird eine systematische Vermeidung der gefundenen Fehler betrieben und so eine Verbesserung der Qualität angestrebt.
- Nach einer gewissen Zeit wird analysiert, ob es zu einer Verbesserung gekommen ist, oder wo Schwierigkeiten bei der Umsetzung der Verbesserungsansätze bestanden haben.

Nennen Sie einige Arten von Fehlern bei der ärztlichen Tätigkeit.

In der Allgemeinmedizin sind Fehler vielfach durch **unzureichende Kommunikation und Kooperation** zwischen Arzt und Patient, Arzthelferin und Arzt und Ärzten untereinander zu erklären. Weitere Fehlerursachen sind:
- Organisationsfehler
- Zeitmangel.

Nennen Sie unterschiedliche Entstehungsmechanismen von ärztlichen Fehlern. Beziehen Sie sich insbesondere auf den hausärztlichen Bereich.

- In der **Praxisorganisation** gehen Befunde oder Nachrichten von Patienten durch nicht ausreichende Koordination „unter". So werden z. B. von auswärtigen Kollegen eintreffende Befunde abgeheftet, ohne dass der Arzt die Befunde gesehen hatte. Es fehlt eine Bestätigung der Kenntnisnahme.
- Unter **Zeitdruck** werden Fehlentscheidungen getroffen, z. B. zahlreiche Rezepte unterschrieben, ohne dass der Arzt ausreichend Zeit hätte, über die Berechtigung eines Wiederholungsrezeptes oder Kontraindikation nachzudenken bzw. den Patienten zu befragen.
- **Wissensmängel**: Ein Wissensdefizit kann sich z. B. auf Dosierungen bestimmter, selten eingesetzter Medikamente oder deren Kombination mit anderen Medikamenten beziehen. Es kann aber auch Un-

kenntnis über bestimmte seltene Krankheitsbilder oder seltene Verläufe bekannter Krankheitsbilder bestehen.

- **Festhalten an einmal getroffenen Konzepten**: In der Diagnostik, aber auch in der Therapie erarbeitet der Arzt häufig nach kurzer Zeit ein für ihn erklärendes Konzept bzw. ihm wichtig erscheinende Therapievorstellungen. Sollten sich im weiteren Verlauf „Unstimmigkeiten" hierzu entwickeln, so kommt es darauf an, diese wahrzunehmen. Das Konzept sollte dann überprüft, die getroffene Verdachtsdiagnose infrage gestellt und nach einer neuen besseren Erklärung, d. h. treffenderen Diagnose, gesucht werden. Das Ausbleiben solcher Reflexionen ist der Anlass für zahlreiche, teilweise schwerwiegende Fehler.
- Fehler aufgrund von **Ungeübtheit/Unerfahrenheit**: Hierunter fällt vorwiegend technische Ungeübtheit, die dann zur Fehlerentstehung beiträgt (z. B. bei Gelenkpunktionen, Wundnähten, aber auch in der Gesprächsführung).
- **Festhalten an Routinen**: Insbesondere der allgemeinmedizinische Ansatz verlangt, dass alle medizinischen, psychischen und soziokulturellen Aspekte sowie Patientenwünsche und Krankheitskonzepte berücksichtigt werden sollen. Dies ist anstrengend. In solch einer Situation sind Routinen für bestimmte Abläufe Erleichterungen. Mit diesen aber verletzt man auch den eigentlich geforderten Arbeitsansatz in der Allgemeinmedizin, immer wieder den individuellen Fall gesondert zu betrachten. Macht man sich dies nicht immer wieder klar, können erhebliche Fehler resultieren.

Wie kann man Fehler aufgrund mangelnder Reflexion, z. B. wegen des Festhaltens an einmal getroffenen diagnostischen und therapeutischen Konzepten (kognitive Abschottung) umgehen bzw. minimieren?

- Aufmerksamkeit in Bezug auf Unstimmigkeiten im diagnostischen Bereich oder bei therapeutischen Abläufen. Zum Beispiel sollte jeder nicht einordbare oder widersprüchliche Befund im Bewusstsein bleiben, ggf. notiert werden. Untypische therapeutische Verläufe sollten stets Anlass geben zu prüfen, ob die richtige Diagnose bzw. richtige Therapie gewählt wurde.
- Von Zeit zu Zeit sollten gewohnte Arbeitshypothesen, d. h. ein Großteil hausärztlicher Annahmen zu Diagnosen, hinterfragt werden. Dabei ist z. B. zu prüfen, ob in diesem Zusammenhang erhobene Befunde wirklich der vermuteten Diagnose zuzuordnen sind.

Was ist zu tun, wenn man einen Fehler im Praxisablauf entdeckt? Machen Sie einen Vorschlag, wie man hiermit umgehen soll, welche Konsequenzen man treffen soll.

Der Fehler soll durch Niederschreiben registriert und bei der nächsten Praxisbesprechung angesprochen werden. Fehlervermeidung hängt von der Fehlerart und vielen Begleitumständen ab. Nicht die Sanktion gegen den, der den Fehler gemacht hat, sondern die Analyse der Fehlerentstehung sowie Strategien zur zukünftigen Vermeidung von Fehlern ermöglichen es, das Ziel zu erreichen: zukünftige Vermeidung dieses Fehlers.

Warum könnte Ihrer Meinung nach eine hausärztliche Praxis fehleranfälliger sein als eine spezialisierte Praxis?

- Das Spektrum zu versorgender Erkrankungen, Störungen und Behandlungsanlässe ist in der Hausarztpraxis weitaus größer.
- Ein nennenswerter Teil der Behandlungsanlässe lässt sich nicht auf klar definierte Diagnosen zurückführen: Es gibt somit selten klare Vorgaben für ein weiteres Vorgehen. Ausnahmen bilden allgemeinmedizinische Leitlinien, die z. T. diese Unschärfen berücksichtigen helfen.
- Die Konzentration auf möglichst viele Aspekte des Krankseins verlangt immer wieder subjektive Entscheidungen und ist damit fehleranfälliger als der Bezug auf eine medizinische Diagnose.
- Die Nähe zu manchen Patienten kann zur Fehlerentstehung führen. Man interpretiert z. B. Patienten in immer bekannter Weise und kann dadurch unpassende Symptome und Befunde nicht wahrnehmen – man blendet sie aus.

Warum werden nach Ihrer Meinung vergleichsweise eher selten Kunstfehlerprozesse gegen Hausärzte geführt?

- Die Kausalitätsbeziehung zwischen Fehlerentstehung und Fehler ist meist weniger leicht herstellbar als z. B. in der Chirurgie.
- Die Beziehung zum Arzt lässt Patienten ihrem Arzt verzeihen.
- Die Mehrzahl eher harmloser Erkrankungen führt zu einer relativ geringen Rate schwerwiegender Fehler.
- Fehlentscheidungen, etwa eine falsche Medikamentendosierung, führen seltener zu Schäden als in einem Riskiobereich, z. B. auf einer Intensivstation.

2

2.7 Übermittlung schlechter Nachrichten
B. Sonntag

FALLBERICHT
Ein homosexueller Mann hat seit 6 Monaten verstärkt Durchfälle, Abgeschlagenheit und häufiger Infekte. Den Vorschlag einen HIV-Test zu machen, lehnt er stets strikt und ohne Begründung ab. Als er erneut wegen Durchfällen in der Praxis erscheint, wird er wieder auf den HIV-Test angesprochen. Er willigt ein.

Was besprechen Sie mit dem Patienten vor Durchführung des Tests?
Mit dem Patienten wird gemeinsam überlegt, was ein positiver HIV-Nachweis in seiner jetzigen Lebenssituation bedeuten würde. Er wird auf die psychische Belastung aufmerksam gemacht und gefragt, wie er die Nachricht einer HIV-Infektion aktuell bewältigen könne. Mögliche Zukunftsphantasien werden mit ihm durchgegangen. Die Blutabnahme sollte einige Tage später stattfinden, um dem Patienten Zeit für eine Entscheidung einzuräumen.

Der Patient erscheint zur Blutabnahme und hat sich für den Test entschieden. Er versichert, dass er ein positives Testergebnis gegenwärtig verkraften könne. Das Ergebnis des Tests lässt mehr als 2 Tage auf sich warten, was für Sie ein Hinweis auf ein positives Testergebnis ist.

Wie wird die Arzthelferin instruiert, falls der Patient anruft und nach seinem Testergebnis fragt?
Die Arzthelferin wird daran erinnert, dass sie in diesem Fall keine Laborergebnisse am Telefon mitteilen darf. Dies ist eine ärztliche Aufgabe. Dafür wurde eine Telefonsprechstunde eingerichtet.

Was ist bei der Terminvergabe zu beachten?
Der Termin sollte nicht vor dem Wochenende liegen, damit der Patient sich noch zu den regulären Sprechstunden erneut an den Arzt wenden kann. Am besten ist ein Termin vormittags.

Was ist zu beachten, wenn der Patient zu diesem Termin erscheint?
Imaginieren Sie vorher mögliche Verläufe des Gesprächs. Lassen Sie Phantasien über katastrophale Verläufe des Gesprächs zu. Die **Imagination** von Situationen, die kaum ein Allgemeinarzt in seinem Arztleben je erlebt hat, hilft, sich auf die mögliche emotionale Belastung, die Arzt und Patient empfinden mögen, vorzubereiten. Fast nie wird es so schlimm, wie Sie sich vorstellen.

Nehmen Sie sich vor, dass Sie einen klaren Einstieg wählen, dass Sie keine lange Vorrede machen. Patienten spüren aus der Art, wie Sie mit Ihnen sprechen, wie sie begrüßt werden, was sie eventuell erwarten könnte. Stellen Sie sich vor, dass der Patient ahnt, was kommt. Sie begrüßen den Patienten wie immer, geben ihm die Hand und versuchen, zu erspüren, unter welcher Anspannung und mit welchen Ahnungen er erscheint. Manche Patienten arbeiten unbewusst gegen die Übermittlung einer solchen Diagnose, wechseln das Thema und haben ein anderes Anliegen. Nehmen Sie sich vor, dies klar auf später zu verweisen.

Versuchen Sie, das Gespräch im Sitzen zu führen. Wenn der Patient sich nicht hinsetzen möchte, setzen Sie sich.

Wie wird das Gespräch eingeleitet?

Nach der Begrüßung sollte man in dieser Situation unmittelbar zum vereinbarten Gesprächsthema kommen, z. B.: „Leider muss Ihnen mitteilen, dass der HIV-Test positiv ist."

Zum klaren Einstieg gehört, dass die Diagnose für den Patienten deutlich wird. Umschreibungen, Abmilderungen nähren unnötig Hoffnungen des Patienten und ermuntern ihn „zu verhandeln": „Vielleicht sind die Blutproben verwechselt worden, vielleicht ist der Test diesmal positiv und das nächste Mal negativ."

Mögliche Antworten:
- „Ja, wir werden den Test wiederholen, aber Sie dürfen sich keine Hoffnung machen."
- „Das Labor hat zur Sicherheit schon einen Bestätigungstest gemacht, aber wenn es Ihnen wichtig ist, werden wir den Test noch einmal in einem anderen Labor durchführen lassen."

Dies ist eine schwere, anstrengende Aufgabe des Arztes am Anfang des Gesprächs. Wählt er diesen klaren Einstieg, ist das Wesentliche getan. Danach muss mit den aufkommenden Emotionen von Patient und Arzt angemessen umgegangen werden. Das Vorgehen bei der Übermittlung von Todesnachrichten ist sehr ähnlich.

Fragen des Vorgehens können zunächst kurz und in Folgeterminen länger beantwortet werden. Patienten haben selten klare Erinnerungen an das, was im Gespräch bei der Übermittlung der schlechten Nachricht gesagt oder getan wurde. Dies hängt mit dem Abwehrmechanismus der Dissoziation (Abspaltung) und der damit einhergehenden Amnesie zusammen.

Welche emotionalen Reaktionen sind zu erwarten?

Mehr als drei Viertel der Patienten zeigen „normale Reaktionen". Sie sind fassungslos, erschrocken, untröstlich, weinen oder sind entsetzt. Ein großer Teil der Patienten „hat es schon geahnt". Der Patient aus dem Fallbeispiel war sich seines wiederholt ungeschützten Verkehrs bewusst, war sich bewusst, dass die unspezifischen Symptome auf eine HIV-Infektion hinweisen könnten, und könnte aus der Verzögerung des Testergebnisses auf ein mögliches Ergebnis geschlossen haben. Auch die Terminvereinbarung und die Haltung des Arztes bei Begrüßung und Gesprächseröffnung könnten ihn etwa ahnen lassen.

Was sind die Aufgaben nach der Übermittlung der schlechten Nachricht?

Wesentliche Aufgaben sind das empathische Eingehen auf die aktuell und individuell geäußerten Gefühle und die reale emotionale Unterstützung. Vorschneller Trost sollte vermieden werden. Auch heftige emotionale Reaktionen sollten nicht begrenzt, sanktioniert oder verkürzt werden. Sie stellen eine wichtige Ausdrucks- und Verarbeitungsmöglichkeit des Patienten dar. Fragen können kurz und knapp beantwortet werden. Die meisten Antworten werden aber vergessen.

Welche konkreten Fragen müssen vor Beendigung des Gespräches geklärt sein?

Zum Beispiel:
- Wie geht es Ihnen jetzt?
- Wer kann Sie abholen? Wie kommen Sie sonst nach Hause? (Vom Autofahren sollte abgeraten werden.)
- An wen werden Sie sich zuerst wenden?

Diese Fragen eröffnen dem Patienten Möglichkeiten für die nächsten Stunden und Tage. Ein Folgetermin sollte zeitnah und konkret angeboten werden. Eine Möglichkeit für ein Notfallgespräch oder ein kurzes Telefonat sollte ausdrücklich eingeräumt werden. Eventuell können Hinweise auf nächtliche Notdienste und Notfallambulanzen hilfreich sein. Manche Ärzte entscheiden, in solchen Situationen ihre private Telefonnummer anzugeben und machen die Erfahrung, dass die Inanspruchnahme sehr gering ist, die Patienten die Geste aber außerordentlich schätzen.

Was ist zu tun, wenn ein Patient nach der Überbringung der schlechten Nachricht schweigt und keine Gefühlsregung zeigt und wie häufig ist dieser Fall?

Dieser Fall ist selten. Nur etwa 5 % der Patienten zeigen eine solche Reaktion.

Der Patient kann zunächst in Ruhe sitzen bleiben. Auch der Arzt sollte ruhig bleiben und sich nicht von falschem Aktionismus leiten lassen. Gemeinsames Schweigen kann in einer solchen Situation – gerade wenn der Patient bekannt ist – eine hilfreiche Intervention sein. Die Beschäftigung mit der möglichen aktuellen Innenwelt des Patienten hilft dem Arzt, sich auch in diese schwierige emotionale Situation einzufühlen.

Auf die Körpersprache des Patienten sollte dabei geachtet werden:
- Blickkontakt
- Hinwendung des Oberkörpers
- Nachdenklichkeit
- tranceartige Zustände.

In solchen Situationen dissoziieren viele Menschen. Sie empfinden ein Gefühl von Unwirklichkeit, als ob sie neben sich stehen. Manche beschreiben ein Gefühl, als ob sie aus dem eigenen Körper hinauswandern und sich selbst beobachten. Dieser Zustand wird nicht als gefährlich und beunruhigend angesehen und verliert sich meist nach wenigen Minuten. Fast jedem ist aus Trauersituationen ein ähnliches Gefühl, das manchmal auch körperlich wahrgenommen wird, bekannt.

Durch das Benennen der Patientengefühle kann das Schweigen zu einem angemessen Zeitpunkt gebrochen werden:
- „Das ist jetzt für Sie alles so, als ob Sie es in Trance erleben, weil Sie nicht wissen, ob es wirklich geschieht oder ob es ein böser Traum ist."
- „Sie fühlen sich jetzt innerlich leer, wissen gar nicht, was Sie sagen sollen."
- „Sie sind verwirrt und haben ganz viele Gefühle auf einmal."

Schon der Versuch, sich in die Erlebniswelt des Patienten hineinzuversetzen, selbst wenn die vermuteten Gefühle nicht ganz die Gefühle des Patienten treffen, wird als hilfreiche menschliche Geste wahrgenommen und trägt zur Entlastung bei. Oft ergibt sich ein Gespräch über diesen Zustand.

LITERATUR
Adler R et al. Uexküll – Psychosomatische Medizin. 7. Aufl. Elsevier Urban & Fischer, München 2010
Köhle K, Kaerger-Sommerfeld H, Koerfer A, Obliers R, Thomas W: Können Ärzte ihr Kommunikationsverhalten verbessern? In: Deter HD (Hrsg.): Psychosomatik am Beginn des 21. Jahrhunderts. Chancen einer biopsychosozialen Medizin. Huber, Bern 2001
Koerfes A, Köhle K, Obliers R, Sonntag B, Thomas W, Albus C: Training und Prüfung kommunikativer Kompetenz. Aus- und Fortbildungskonzepte zur ärztlichen Gesprächsführung. In: Gesprächsforschung 2008 (9): 34–78. www.gespraechsforschung-ozs.de
Sonntag B, Feeg M: Leitfaden Palliativmedizin. In: Psychotherapie. S.150–160. Palliative Care. Elsevier/Urban & Fischer, München 2012
Sox HC, Blatt MA, Higgins MC, Marton KI: Medical Decision Making. Butterworth, Boston/London 1988
Vitinius F, Sonntag B et al. KOMPASS-Konzeption, Implementierung und Erfahrungen mit einem strukturierten Kommunikationstraining für onkologisch tätige Ärzte. Psychothr Psych Med 2013. DOI: 10.1055/s-0033-1341468

KAPITEL

3

D. Jobst, G. Schmiemann

Therapieprinzipien in der Allgemeinmedizin

3.1 Pharmakotherapie

3.1.1 Entscheidungselemente einer medikamentösen Therapie

FALLBERICHT

Eine 34-jährige Kindergärtnerin kommt in ihre Sprechstunde. Sie klagt über einen erneuten Infekt mit Fieber, Husten und Gliederschmerzen: „Das ist jetzt schon der dritte Infekt in diesem Jahr, kann man da nichts Vorbeugendes machen?"

Ist eine medikamentöse Empfehlung sinnvoll? Welche Häufigkeit von Atemwegsinfektionen ist als normal zu betrachten? Welche Symptome und Befunde können auf eine chronische Infektion hinweisen?
Vor einer Medikation sollte zunächst geklärt werden, welche Maßnahmen die Patientin bereits selbst ergriffen hat, z. B. Einnahme freiverkäuflicher Medikamente, physikalische Maßnahmen wie Wasserdampfinhalationen. Jüngere Erwachsene haben im Schnitt etwa 2,5 Erkältungskrankheiten jährlich. Leben Kindergarten- und Grundschulkinder in der Familie, nimmt diese Häufigkeit auf ca. 3,5 Infekte im Jahr zu. Kontakt mit vielen Menschen in engen Räumen und feucht-kalte Witterung erhöhen die Infektinzidenz ebenfalls.

Wird bei einem bisher gesunden Menschen diese Frequenz stark überschritten oder treten schwere Verlaufsformen, lokale Rezidive oder opportunistische Infektionen auf, sollte die Möglichkeit einer chronisch konsumierenden Erkrankung oder eines Immunmangelsyndrom bedacht werden. Hinweise darauf geben Entzündungsparameter, Differenzialblutbild, Serumeiweißelektrophorese und Immunglobuline.

Was wissen Sie über die immunstimulierenden Wirkungen von Vitaminen, Mineralien, Pflanzenextrakten, Eigenblut-Behandlungen, Bakterienlysaten? Welche abwehrstimulierenden, nichtmedikamentösen Maßnahmen würden Sie empfehlen? Welche Umstände schwächen die körpereigene Abwehr?
Es gibt Hinweise, dass der Einsatz von Echinacea purpura die Beschwerdedauer bei Atemwegsinfekten verkürzen kann; für eine Vermeidung von Infekten durch prophylaktische Einnahme von Echinacea gibt es keine Evidenz (Linde 2009). Auch Vitamin C scheint die Symptomdauer positiv beeinflussen zu können, ohne die Häufigkeit von Infekten zu reduzieren (Hemilä 2010). Die prophylaktische Einnahme von Zink hat vermutlich einen positiven Einfluss auf die Infekthäufigkeit und Schwere (Singh 2012). Die Wirkung von Eigenblut-Injektionen ist schwierig nachzuweisen. Evidenz besteht jedoch für die Wirksamkeit von Bakterienlysaten (Biomunyl®, Broncho-Vaxom®, Luivac®, Ribomunyl®), wenn sie zur Vorbeugung von Atemwegsinfekten längere Zeit einge-

nommen werden. Ebenfalls vorbeugend wirksam sind Kalt-Warm-Reize (Dusche, Sauna) und regelmäßiger Ausdauersport unterhalb der aeroben Schwelle – für beide nichtmedikamentöse Verfahren besteht Evidenz.

Vermieden werden sollten: Inhalation von Zigarettenrauch, Schlafmangel, regelmäßiger Alkoholkonsum, sportliches Übertraining, verkürzte Schonung nach Atemwegsinfekten oder anderen Infektionserkrankungen.

> Also benötigt die Erzieherin weniger ein spezifisches Medikament als eine genaue Befragung, eine gezielte Untersuchung und ggf. eine Blutabnahme; sodann eine gute Beratung im Sinne des oben Gesagten.

3

Verhaltensempfehlungen helfen bei der Prävention, sie können eine Alternative oder Ergänzung zur medikamentösen Behandlung sein. Ordnen Sie zu jeder hier genannten Erkrankung die entsprechende Verhaltensempfehlung zu. (Tipp: Bringen Sie vorher Ihre eigenen Ideen zu Papier.)

a. Osteoporose
b. Struma diffusa
c. Herzinsuffizienz NYHA I–II je nach Ursache
d. COPD, mittlerer bis ausgeprägter Grad
e. Diabetes Typ 2b
f. Schlafstörungen
g. Tinnitus
h. Kopfschmerzen
i. labile Hypertonie
j. chronisch rezidivierende Rückenschmerzen ohne neurologische Symptome
k. Pollinose
l. orthostatischer Schwindel.

- Entspannungstrainings, Akupunktur, Meiden von lauter Beschallung (ad g)
- Ausdauertraining, Gewichtsreduktion, Ernährungskorrektur (ad e)
- häufige körperliche Aktivierung, ausreichender Flüssigkeitshaushalt, Vermeiden von tiefem Bücken, längerem Stehen und von schnellem Aufrichten; ausreichender Schlaf, Vermeiden von Alkoholika (ad l)
- Jod(salz)zufuhr; Verzicht auf Zigaretten, Vermeiden von starkem Verzehr von Kohl (ad b)
- leichte körperliche Betätigung, Herzsport; Verminderung von kardiovaskulären Risikofaktoren (ad c)
- Lungensport; Verzicht auf Zigarettenrauch; hochkalorische Ernährung (ad d)
- gezielte Kräftigungsübungen, Untergewicht vermeiden, regelmäßige Sonnenexposition, leichte körperliche Betätigung, Aquajoggen; ausreichende Zufuhr von Milchprodukten (ad a)
- Schlafhygiene, z. B. Alkoholreduktion, nur Kurzschlaf tagsüber, körperliches Ausarbeiten, Vermeiden von abendlichem Stress und Anspannung, Entspannungsverfahren (ad f)
- Rückenschule, -gymnastik, spezialisiertes Krafttraining, Aquajogging; Anleitung zum rückengerechten Verhalten (ad j)
- stressvermindernde Maßnahmen, Entspannungstrainings; ggf. Korrektur einer Brille, ggf. Korrektur des Gebisses, Haltungsschulung bei orthopädischen Problemen (ad h)
- Ausdauertraining, Gewichtsreduktion, Entspannungstraining; Salzreduktion (ad i)
- Vermeiden von Pollenexposition, z. B. Fenster tagsüber geschlossen halten, Kleidung nach Aufenthalt im Freien wechseln, zusätzliches Haarewaschen (ad k).

Was kann man gegen diese medikamentenfreien Maßnahmen einwenden?

- Viele gesundheitliche Störungen, auch manche Erkrankungen, sind dem Lebensstil geschuldet. Patienten wünschen in den meisten Fällen keine Verhaltensänderung mit zusätzlichen und zeitaufwendigen Anstrengungen oder sie sind trotz entsprechender Vorsätze nicht in der Lage, diese so konsequent wie erforderlich umzusetzen. Medikamente sind daher eine nahe liegende und häufig wirksame Lösung.

- Viele, besonders ältere Patienten leiden unter mehreren Krankheiten, auch mit behinderndem Charakter. Für sie kommen alternativ zu Medikamenten fast nur ernährungsbezogene oder häusliche Bewegungsmaßnahmen (z. B. Hockergymnastik), evtl. Entspannungsübungen infrage.
- Bei schwererer Ausprägung von Erkrankungen oder bei Schmerzen bieten sich nichtmedikamentöse Maßnahmen zunehmend weniger an.

Wegen der umfänglichen Verantwortung der Hausärzte für ihre Medikamentenverordnungen, aufgrund pharmakologischer Probleme bei der Multimedikation, vor allem aber wegen der Skepsis vieler Patienten gegen Tabletten empfiehlt sich stets eine Prüfung, ob Alternativen zu einer medikamentösen Therapie bestehen. Eine solche Prüfung kann in ein zurückhaltendes (konservatives) Verschreibungsverhalten münden.

Erklären Sie die Prinzipien der konservativen Verschreibung.

Ein konservatives Verschreibungsverhalten kann die Risiken einer medikamentösen Verordnung reduzieren. Dies spielt insbesondere bei Polypharmakotherapie eine große Rolle.

Zu den **Prinzipien** des konservativen Verschreibungsverhaltens nach Schiff (2011) gehören u. a. die folgenden Fragen, die vor einer medikamentösen Behandlung individuell geprüft werden sollten:
1. Gibt es nichtmedikamentöse Alternativen?
   Beispiele sind bei den Verhaltensempfehlungen (s. o.) beschrieben.
2. Gibt es ursächlich behandelbare Erklärungen für die Symptome?
   Vor einer medikamentösen Behandlung sollte überprüft werden, welche Ursachen zugrunde liegen und ob eine sinnvolle Alternative möglich ist.
3. Ist ein abwartendes Offenhalten möglich?
   Nicht jedes Symptom (z. B.: Kopfschmerzen, unklare Bauchbeschwerden, Prostatabeschwerden) bedarf einer sofortigen medikamentösen Therapie. Das abwartende Offenhalten, der aktive und begründete Verzicht auf eine (medikamentöse) Intervention ist eine der wichtigen edukativen Chancen in der Allgemeinmedizin. Dazu gehört auch das Prinzip der verzögerten Verschreibung, d. h. die Verordnung eines Medikaments mit dem Vorschlag, das Rezept nur einzulösen, wenn es in einem vereinbarten Zeitraum nicht zu einer Besserung der Beschwerden kommt (z. B. Rezepte für Antibiotika bei Otitis media oder unkomplizierten Harnwegsinfektionen).
4. Keine Behandlung von Surrogatparametern, z. B. von Laborwerten fraglicher klinischer Relevanz.
   Hilft die Behandlung tatsächlich den Patienten oder werden lediglich klinisch leicht messbare Surrogatparameter beeinflusst? Eine Behandlung erhöhter Cholesterinwerte bei niedrigem kardiovaskulärem Risiko ist nicht sinnvoll, die medikamentöse Normalisierung eines erhöhten Homozysteinspiegels bringt keine Vorteile für den Patienten, die Senkung des HbA_1 auf normnahe Werte gefährdet einzelne Gruppen von Diabetikern.

Welche Maßstäbe für eine ärztliche Therapieentscheidung kennen Sie?

Die ärztliche Einschätzung aus Erfahrung bildet eine wesentliche Grundlage. Sie wird als „Therapiefreiheit" oder auch als „interne Evidenz" bezeichnet. Entscheidender Maßstab ist jedoch der Wunsch und Wille der Patienten für die Annahme einer ärztlichen Therapieentscheidung. Auch ohne geäußerte Ablehnung sind Abweichungen auf der Patientenseite üblich. Sie werden auch als fehlende Adhärenz bezeichnet. Der Begriff Adhärenz hat dabei den früher üblichen Begriff der Compliance abgelöst. Während die Compliance eher ein Befolgen ärztlicher Anweisungen durch den Patienten beschreibt, drückt die Adhärenz aus, dass ein gemeinsam festgelegtes Ziel (Shared Decision Making) besteht (➤ Kap. 2.4).

Neben der internen Evidenz sollte die externe Evidenz für gemeinsame Entscheidungen berücksichtigt werden. Die externe Evidenz stellt das aktuelle, nach wissenschaftlichen Kriterien ermittelte Wissen dar. Basis des Wissens sind meist klinische Studien; eine Zusammenfassung dieses Wissens erfolgt z. B. in Form von systematischen Übersichtsarbeiten oder Leitlinien.

Welche Funktion besitzen Leitlinien (LL) darüber hinaus?

LL werden konzipiert, um Ärzten einen umfassenden Einblick in ein medizinisches Problem zu ermöglichen. Aktuelle LL stützen sich dabei v. a. auf valide wissenschaftliche Studien und wenden biomathematische Parameter an, z. B. den positiven Vorhersagewert (ppV) als Maß für die Aussagekraft einer diagnostischen Methode oder die Anzahl der Patienten (NNT), die für einen einzigen Therapieerfolg behandelt werden muss. Die Ergebnisse dieser Studien werden gemäß ihrer klinischen Anwendbarkeit bewertet, sodass eine Handlungsempfehlung und -anleitung auf empirischer Grundlage entsteht. Leitlinien stellen Empfehlungen dar und beschreiben Handlungskorridore, im Gegensatz dazu lassen Richtlinien nur wenig ärztlichen Gestaltungsspielraum zu. Es ist daher statthaft, sich entgegen den Empfehlungen einer Leitlinie zu verhalten. Hierfür sollten jedoch gute Gründe vorliegen.

FALLBERICHT

Am Montagnachmittag kommt eine 34-jährige schlanke Volleyballspielerin im Schongang in Ihre Praxis. Am Vortag sei sie während eines Spiels mit dem Fuß umgeknickt. Eine Röntgenuntersuchung in der Notaufnahme habe eine Fraktur ausgeschlossen, aber sie könne weiterhin nicht voll belasten.
Der Untersuchungsbefund zeigt eine weiterhin bestehende Schwellung mit Hämatom. Im vorliegenden Kurzbrief wird die Fortsetzung einer Schmerz- sowie eine Heparintherapie bis zur vollen Belastung empfohlen. Die Patientin würde lieber keine Spritzen erhalten, fragt aber nach ihrer Einschätzung.

Nennen Sie Für und Wider, um im Beispiel der verletzten Volleyballspielerin auf eine Antikoagulation mit Heparin zu verzichten.

- Ein niedriges Embolierisiko besteht bei kleineren operativen Eingriffen, rascher Mobilisation, Verletzungen ohne oder mit geringem Weichteilschaden, bei nicht vorhandenem dispositionellem Risiko (dispositionelles Risiko = Alter über 40 Jahre, hormonelle Behandlung, BMI > 30 kg/m^2, frühere Thrombosen).
- Die HIT II (maligne heparininduzierte Thrombopenie) ist eine gefährliche Komplikation der Heparinanwendung. Sie beruht auf der Bildung von Antikörpern, die in Anwesenheit von Heparin Thrombozyten aktivieren, an Endothelzellen binden und zu massiven paradoxen Thromboembolien mit einer Mortalität von 10–30 % der Betroffenen führen. Sie tritt zu Behandlungsbeginn (5.–14. Tag) in unterschiedlichen Patientenkollektiven unterschiedlich häufig auf. Bei 1–5 % der Patienten muss unter *un*fraktioniertem Heparin mit einer HIT II gerechnet werden, unter niedermolekularem Heparin nur in ca. 0,3 %.
- Das Risiko, ein thromboembolisches Ereignis zu erleiden, ist auch bei einer nur teilweisen Immobilisierung bereits erhöht. Bei Patienten mit operativen Eingriffen an Fuß- oder Sprunggelenken wird eine Inzidenz manifester Thrombosen von 0,2 % berichtet (AWMF – S3 LL Thromboembolieprophylaxe 2009).

Was bezeichnen NNT (Number Needed to Treat) und NNH (Number Needed to Harm) genau? Wie werden diese biostatistischen Parameter bestimmt?

Es handelt sich um die Anzahl von Patienten, die man mit einem Medikament behandeln muss, um bei *einem* Patienten die erwünschte Wirkung NNT (unerwünschte Nebenwirkung NNH) zu erzielen.

Zur Berechnung werden Angaben über die Häufigkeit, mit der das Medikament die erwünschte Hilfe (unerwünschte Effekte) bringt, benötigt. Sie wird idealerweise in kontrollierten Interventionsstudien ermittelt. NNT wird errechnet als der Kehrwert der absoluten Risikoreduktion zweier unterschiedlich behandelter Patientengruppen oder, allgemeiner, als Kehrwert der Differenz von Ereignishäufigkeiten in Patientengruppen. Diese Ergebnisse werden auf die Untersuchungsdauer, z. B. ein Jahr, bezogen.

Was bedeutet es, wenn die NNH bzgl. einer symptomatischen Gastritis für Diclofenac bei 4,5, für eine Behandlung mit Paracetamol bei 16 liegt?

Man kann 16 Patienten mit Paracetamol ohne gastritische Nebenwirkungen (UAW) behandeln, muss aber praktisch bei jedem fünften mit Diclofenac Behandelten mit einer gastritischen UAW rechnen. Übrigens beträgt die NNT bei mittelstarken Schmerzen 2,3 für Diclofenac 50 mg und 4,6 für Paracetamol 1.000 mg, um mindestens 50 % Schmerzlinderung zu erreichen.

Folgende Fragen dienen nicht der Überprüfung Ihres epidemiologischen Detailwissens. Sie sollen Ihr Gefühl für Behandlungsökonomie bez. Ihres therapeutischen Ziels und für die Zumutbarkeit gegenüber den Patienten schärfen, die von Ihrer Verordnung nicht profitieren werden.

Schätzen Sie die NNT und NNH für die folgenden gerinnungshemmenden Maßnahmen ein.

a. ASS zur Prävention eines erneuten Herzinfarkts bei einem Patienten mit bekannter KHK
b. Risiko einer Blutung, Transfusion oder eines Krankenhausaufenthalts durch regelmäßige Einnahme von ASS zur Protektion gegenüber einem kardiovaskulären Ereignis.
c. Antikoagulation mit Phenprocoumon bei einem 70-jährigen Patienten mit Vorhofflimmern, Diabetes und Bluthochdruck.
d. Das Risiko für eine gravierende Blutung bei einem sonst gesunden Patienten, der Phenprocoumon einnimmt.

- NNT 50 (50 Patienten müssen über 2 Jahre täglich ASS einnehmen, um bei einem Patienten ein kardiovaskuläres Ereignis zu verhindern) (ad a)
- NNH 400 (ad b)
- NNT 33 (33 Patienten müssen 1 Jahr lang Phenprocoumon einnehmen, um einen Schlaganfall zu verhindern) (ad c)
- NNH 50 (1 von 50 Patienten, die Phenprocoumon einnehmen, erleidet pro Jahr eine gravierende Blutung) (ad d).

Was bedeutet Pharmakovigilanz, wie können Sie als Hausarzt zur Pharmakovigilanz beitragen?

Unter Pharmakovigilanz wird die Überwachung eines Medikaments nach Markteinführung verstanden. Das Ziel ist es, zur Risikoverminderung eine unerwünschte Arzneimittelwirkung frühzeitig zu erkennen, da bei der Zulassung eines Arzneimittels insbesondere die langfristige Erfahrung mit dem neuen Wirkstoff gering ist. Unterschiedliche Maßnahmen sind vorgesehen:
- Regionale Pharmakovigilanz-Zentren unterstützen die Überwachung durch das Bundesinstitut für Arzneimittel und Medizinprodukte (BfArM) und helfen ggf. bei der Information der Ärzte und anderer interessierter Kreise.
- Rote-Hand-Briefe sind aktuelle, von der pharmazeutischen Industrie versandte Informationsschreiben, mit denen Fachkreise über neu aufgetretene Arzneimittelrisiken informiert werden.
- Am Spontanmeldesystem sollen alle Ärzte durch die Meldung von unerwünschten Arzneimittelreaktion teilnehmen. Die Meldung kann durch ein Online-Formular an die Arzneikommission der Ärzteschaft oder das BfARM erfolgen (http://www.akdae.de/Arzneimittelsicherheit/UAW-Meldung/UAW-Meldung-online.html).

3.1.2 Schnittstelle Krankenhaus/häusliche Versorgung

FALLBERICHT
Eine 82-jährige Witwe befindet sich derzeit in stationärer Behandlung auf der internistischen Abteilung. Die Einweisung erfolgte aufgrund einer hypertensiven Entgleisung bei bekanntem Bluthochdruck. Aufgrund ihrer zunehmenden Gebrechlichkeit möchte die Patienten jetzt zu ihren Kindern ziehen. Diese bitten Sie, künftig die Behandlung der Patientin zu übernehmen.

Was können Sie im Vorfeld der Entlassung tun? Begründen Sie.

Sie erkundigen sich nach den Vorerkrankungen und der bisherigen medikamentösen Therapie sowie dem gegenwärtigen Zustand der Patientin. Sie bitten um den (vorläufigen) Entlassungsbericht und um eine Kopie des Pflege-Übergabe-Berichts.

Der Entlassungsbericht enthält die Diagnosen, die letzten Laborbefunde und die vorgeschlagene weitere Medikation. Der Pflege-Übergabe-Bericht informiert über den Grad der Selbstständigkeit des Patienten, Behinderungen, das Kontinenzverhalten und den aktuellen Pflegebedarf. Zusätzlich fordern Sie mit dem Einverständnis der Patientin die Unterlagen des vorbehandelnden Hausarztes an.

> Im Entlassungsbericht werden neben der arteriellen Hypertonie eine biventrikuläre Herzinsuffizienz, ein neu aufgetretener Diabetes mellitus sowie eine Gonarthrose als Diagnosen mitgeteilt.
> Die Patientin erhält als Entlassungsmedikation Ramipril comp 10/25, Spironolacton 50, Amlodipin 10, Bisoprolol 5, Glibenclamid 3 mg, Novaminsulfon 500 mg, Morphin 10 mg (da ein NSAR nicht sinnvoll und Novaminsulfon nicht ausreichend wirksam ist) sowie Furosemid 20 mg.

Wie gehen sie mit den Medikamentenempfehlungen des Krankenhauses um?

Da Sie die Patientin bislang nicht kennen und sie unter der Krankenhausmedikation aktuell stabil ist, sollte die Behandlung zunächst unverändert fortgeführt werden. Im Verlauf der nächsten Woche sollte eine erstmalige Überprüfung und ggf. eine Anpassung der Medikamente erfolgen. Insbesondere Kontrollen des Gewichts, der Elektrolyte und des Blutzuckers sollten zunächst engmaschig weitergeführt werden.

Warum kann die in Akutkrankenhäusern verordnete Medikation im Alltag häufig wieder vermindert werden?

Weil die Erkrankungen gebessert, rekompensiert oder geheilt sind. Begleitmedikamente wie Schlaf- oder Verdauungsmittel, gastrale Säurehemmer oder Elektrolyt-Substitute sind häufig nicht mehr erforderlich.

Unter welchen Umständen wird man eine Therapie beibehalten?

Bei Entlassungen zum Wochenende, wenn statt des Arztbriefs nur eine Medikamentenliste vorhanden ist und keine aktuellen Laborwerte überprüft werden können; wenn keiner der vorbehandelnden Ärzte zu erreichen ist. Gerade dann, wenn auch die Patienten nicht ausreichend Auskunft geben können, ergibt sich keine Ausgangslage für eine Veränderung der Medikamente. Es empfiehlt sich die Fortführung der Medikation, bis man sich selber ein besseres Bild vom Verlauf machen kann. Es sollten vorausschauend nur für solche Medikamente große Packungen rezeptiert werden, die vermutlich weiterhin eingenommen werden.

> Die Medikation wird wie empfohlen fortgeführt, da die Entlassung an einem Freitag erfolgte und die Tabletten für 3 Tage mitgegeben wurden. Die Überprüfung der Befunde in der folgenden Woche erbringt stabile Blutdruckwerte ohne kardiale Insuffizienzzeichen bei stabilem Körpergewicht. Die Dame ist unter der bestehenden Medikation weitgehend schmerzfrei. Laborkontrollen zeigen ein grenzwertiges Kalium bei stabiler Nierenfunktion. Aufgrund einer symptomatischen Hypoglykämie halbieren Sie das Glimepirid und tolerieren im weiteren Verlauf vorübergehende Blutzuckerspitzen. Ihr therapeutisches Ziel liegt primär in der Vermeidung weiterer Hypoglykämien und symptomatischer Blutzuckerentgleisungen.

3.1.3 Interaktionen

Was sind Arzneimittelinteraktionen? Wie können Interaktionen eingeteilt werden?

Von einer Arzneimittelinteraktion wird gesprochen, wenn sich zwei oder mehr Medikamente in ihrer Wirkung beeinflussen und es dadurch zu einer Wirkungsverstärkung, einer Änderung von Nebenwirkungen oder zur Verringerung (Aufhebung) der erwünschten Effekte kommt. Interaktionen können unterteilt werden in

1. **pharmakokinetische Interaktionen**: Aufnahme (Resorption), Verteilung, Metabolisierung (Biotransfor-mation) oder Ausscheidung (Elimination) des Medikaments werden beeinflusst. Diese Veränderungen beeinflussen die Bioverfügbarkeit, z. B. bilden polyvalente Kationen (z. B. Ca^{2+} in der Trinkmilch) mit Schilddrüsenhormonen, Gyrasehemmern oder Tetrazyklinen im Magen einen schwer löslichen Komplex. Die Aufnahme wird dadurch vermindert.
   Für die Metabolisierung von Medikamenten haben die Cytochrome und hier besonders die CYP-3A-Fa-milie eine besondere Bedeutung, da fast jedes zweite Arzneimittel darüber abgebaut wird. Eine Übersicht der Cytochrome findet sich unter http://www.medicine.iupui.edu/clinpharm/ddis/.
2. **pharmakodynamische Wirkung**: wenn bei gleichzeitiger Anwendung von zwei oder mehr Wirkstoffen der gemessene Effekt der Kombinationen größer ist als der Effekt der einzelnen Wirkstoffe. Typisches Beispiel für eine solche verstärkende Interaktion ist die Hyperkaliämie unter gleichzeitiger Gabe von Spi-ronolacton und ACE-Hemmern. Eine abschwächende Interaktion entsteht bei gleichzeitiger Gabe von Phenprocoumon und Vitamin K.

Welche Probleme ergeben sich aus einer Polymedikation wie im obigen Fall der 82-jährigen Witwe?

Je größer die Anzahl der verordneten Medikamente, desto höher ist das Risiko von unerwünschten Arznei-mittelwirkungen (UAW) und Arzneimittelinteraktionen/Wechselwirkungen. Von einer Polymedikation sind besonders ältere Menschen betroffen. In dieser Gruppe bestehen häufig weitere Risikofaktoren für UAW. Dazu gehören:

- verminderte Leberleistung (reduziert den First-Pass-Effekt in der Leber z. B. von ASS, Metoprolol)
- eingeschränkte Nierenfunktion (verzögert die renale Elemination, z. B. von Digoxin, Metronidazol)
- Abnahme von Muskelmasse und Körperwasser. Hydrophile Arzneimittel (ACE-Hemmer, Digoxin) unter-liegen damit einem niedrigeren Verteilungsvolumen, während lipophile Medikamente (Oxazepam, Furo-semid) einem höheren Volumen unterliegen (➤ Kap. 23).

Wie können Sie bereits bei der Verschreibung das Risiko relevanter Interaktionen reduzieren? Welche Informationsquellen stehen ihnen zur Verfügung?

In den meisten Praxisinformationssystemen ist ein Medikamentenstamm, z. B. auf Basis des IFAP-Index ver-fügbar; für jedes Medikament sind hier potenzielle Interaktionspartner hinterlegt. Automatische Program-me, die bereits bei der Verschreibung vor möglichen Interaktionen warnen, sind kaum verfügbar bzw. wer-den im Einzelfall aufgrund häufiger Alarmierungen deaktiviert. Zur individuellen Recherche bieten sich eini-ge frei nutzbare Datenbanken wie www.compendium.ch oder www.drugs.com an. Auch die Zusammenarbeit mit der lokalen Apotheke ist eine bewährte Möglichkeit, da hier das ABDA-Programm zweiwöchentlich ak-tualisiert wird.

Bei welchen Medikamenten sind Interaktionen von besonderer Bedeutung?

Interaktionen treten insbesondere auf bei Medikamenten:

- mit niedriger therapeutischer Breite, (z. B. Theophyllin, Phenprocoumon),
- mit hohem Interaktionsrisiko (z. B. Methotrexat, Allopurinol),
- die für bestimmte Altersgruppen generell oder bei bestehenden Begleiterkrankung nicht geeignet sind. Für geriatrische Patienten sind sie z. B. in der PRISCUS-Liste zusammengefasst (➤ Kap. 23).

Welche Medikamente führen zu Wechselwirkungen mit Diclofenac?

- ACE-Hemmer
- orale Antikoagulanzien
- β-Blocker
- Lithiumsalze
- Methotrexat

- Glukokortikoide
- kaliuretische und kaliumretinierende Diuretika
- Biguanide
- Ciclosporin.

In welcher Weise beeinflusst die Ernährung die Arzneimittelwirkung?

Die Interdependenz ist vielfältig: Penicilline, Rifampicin, INH, Tetrazykline, Levodopa und Bisphosphonate haben bei leerem Magen eine bessere Bioverfügbarkeit.

Spironolacton, Phenytoin, Ketoconazol, Benzodiazepine, Metoprolol, Hydrochlorothiazid u. a. werden während einer Mahlzeit besser in die Blutbahn aufgenommen.

3.1.4 Gebräuchliche Pharmaka

Antihypertensiva

Welche Antihypertensiva würden Sie als Basismedikamente in der Praxis einsetzen? Warum?

- **Thiazide**: Entsprechend umfangreicher Outcome-Untersuchungen ist das Nutzen-Risiko-Profil bei Thiaziden lange bekannt. Thiazide sind sehr preiswert. Die häufigsten Nebenwirkungen sind Elektrolytverschiebungen, allergische Reaktionen, Anstieg der Serum-Harnsäure. Thiazide schneiden in der Behandlung von Patienten mit metabolischem Syndrom und Diabetes Typ 2 schlechter ab als ACE-Hemmer, da sie den gestörten Energiestoffwechsel ungünstig beeinflussen. Thiazide sollten bei schwerer Niereninsuffizienz nicht eingesetzt werden. Die Reduktion kardiovaskulärer Ereignisse ist für Chlortalidon besser belegt als für HCT.
- **β-Blocker**: Das Prinzip der β-Rezeptorenblockierung entspricht häufig den klinischen Bedürfnissen adrenerg übersteuerter Patienten.
  - β-Blocker sind durch ihre prinzipiell lang anhaltende Rezeptorenblockade gut zur Einmalgabe geeignet. Sie sind preisgünstig.
  - Spezielle Eigenschaften wie partielle α-Blockierung, rhythmisierende Wirkung, adrenerge intrinsische Aktivität und unterschiedlich langer Verbleib am Rezeptor erfordern die Kenntnis verschiedener Präparate.
  - Auch β-Blocker verhalten sich bzgl. des gestörten Energiestoffwechsels bei metabolischem Syndrom und Diabetes Typ 2 ungünstiger als ACE-Hemmer.
  - Der Einsatz von β-Blockern wurde auf Indikationen wie die Herzinsuffizienz ausgeweitet, ohne dass neue UAW zu berücksichtigen wären. Die Indikation umfasst derzeit Hypertonie, KHK, Z. n. Infarkt, tachykarde Rhythmusstörungen, Herzinsuffizienz, Kardiomyopathie, Migräne, M. Parkinson, Glaukom u. a.
  - Kontraindikationen sind u. a. höhergradige bradykarde Rhythmusstörungen, höhergradige periphere Durchblutungsstörungen. Relative Kontraindikationen sind obstruktive Bronchialerkrankungen und Potenzprobleme.
- **ACE-Hemmer** und **AT$_1$-Rezeptorantagonisten**: Die Zügelung des Angiotensin-Renin-Systems hat sich als außerordentlich wirksam in der Behandlung von Herzinsuffizienz und Hypertonie erwiesen. Dabei gelten drei wesentliche Prinzipien des Eingriffs in das Angiotensin-Renin-System:
  - Durch die Hemmung des Angiotensin-Converting-Enzyms (ACE) entsteht weniger Angiotensin II und weniger Bradykinin – es erfolgt unter anderem eine Minderung der Vasokonstriktion mit Absinken des arteriellen Drucks. Durch geringeres Angiotensin II im Serum werden Aldosteron und Katecholamine vermindert freigesetzt. In bis zu 12 % der Behandlungsfälle stört vermehrter trockener Hustenreiz, der die Substanzgruppe für einen Teil der betroffenen Patienten obsolet macht (Bangalore 2010).
  - Die Blutdrucksenkung der AT-Rezeptorantagonisten (AT$_1$-Blocker) erfolgt durch die Blockade des AT$_1$-Rezeptors. Das Bradykinin bleibt unverändert: Husten als Nebenwirkung tritt selten auf. In Meta-

analysen erweisen sich AT_1-Blocker den ACE-Hemmern bislang als nicht ebenbürtig, z. B. gibt es auch „Non-Responder" und die günstigen Auswirkungen auf die Mortalität konnten nicht in gleicher Weise belegt werden.
– AT_1-Rezeptorantagonisten stehen z. T. noch unter Patentschutz und sind daher teilweise deutlich teuerer als ACE-Generika.
– Direkte Reninhinhibitoren (DRI). Aufgrund der geringen klinischen Erfahrungen gibt es noch keine ausreichende Evidenz, Aussagen zur Reduktion kardialer Ereignisse können zurzeit noch nicht gemacht werden (Powers 2012).

Magensäurehemmer

Ihnen ist bewusst, dass bei vielen Beratungsanlässen wegen Oberbauchbeschwerden auch bei intensiver Diagnostik keine organischen Veränderungen nachgewiesen werden können. Was bedeutet das für Ihr Vorgehen und eine eventuelle Medikation?
Die Medikation zielt auf Symptombegrenzung durch möglichst präzises Erfassen der Patientenbeschwerden: Zuhören ist der Schlüssel zur richtigen Medikamentenauswahl. Diese Selbstverständlichkeit wiegt umso mehr, als eine weiterführende Diagnostik beim genannten Beratungsanlass nicht sinnvoll erscheint, solange keine Alarmzeichen vorliegen, z. B. Peritonitiszeichen, Symptome einer Cholezystitis, Blutabgang mit dem Stuhl.

Nennen Sie einige Medikamentengruppen, die Ihnen zur Therapie von Oberbauchbeschwerden einfallen.
Säurehemmer, Prokinetika, Spasmolytika, pflanzliche Mittel.

Wovon hängt Ihre Indikationsstellung zur Medikamentenverordnung bei Oberbauchbeschwerden ab, wenn Sie keine pathologischen Befunde bei der Fünf-Sinne-Diagnostik erheben?
Vom Leidensdruck bzw. von der Stärke der Erwartungshaltung des Patienten. Es erscheint durchaus statthaft, auf ein Medikament zu verzichten, wenn die Anamnese auf eine vorübergehende psychische Belastung, ein Fehlverhalten beim Essen oder Trinken oder eine passagere Befindlichkeitsstörung hinweist.

Welche Medikamente werden Sie wählen, wenn der Patient Sie trotzdem zu einer Verordnung drängt?
Primär Verhaltensempfehlungen, unterstützt z. B. durch H_2-Blocker oder pflanzliche Mittel. Beim Einsatz von Prokinetika (Metoclopramid oder Domperidon) ist die Gefahr extrapyramidaler Nebenwirkungen, insbesondere beim MCP, zu beachten (http://www.arznei-telegramm.de/html/2009_03/0903031_01.html). Eine Therapie sollte nicht länger als 12 Wochen erfolgen!

FALLBERICHT
Ein 58-jähriger, Ihnen bekannter Gastwirt klagt erneut über saures Aufstoßen, Säurereflux bis in den Mund und gelegentliche Schmerzen hinter dem Brustbein. Die von Ihnen verordneten Ranitidin-Tabletten haben ihm nicht dauerhaft geholfen.

Was wissen Sie über die Wirkung von H_2-Blockern?
H_2-Blocker sind wirksame Medikamente zur Dämpfung der Säureproduktion durch Hemmung der Histaminbindung am Rezeptor der Parietalzellen in Magenfundus und -korpus. H_2-Blocker wirken dosisabhängig. Ihre Einführung zu Beginn der 1980er Jahre hat die Ulkuschirurgie mit der früher üblichen Magen-Teilresektion beinahe überflüssig gemacht.

Zur Therapie welcher Erkrankungen eignen sich H_2-Blocker?
Zur Intervall- und Dauertherapie der Refluxkrankheit, der Ulkuskrankheit und der Hyperazidität sind H_2-Blocker gut geeignet und preisgünstig. Sie sind schwächer wirksam als PPI.

Welche Dosierung verwenden Sie zur Dauertherapie im Gegensatz zur Interventionstherapie?

Zur Dauertherapie wird die halbe Menge der Interventionsdosis eingesetzt, und zwar in milden oder mäßig schweren Fällen.

Wie setzen Sie H_2-Blocker ab, abrupt oder ausschleichend? Begründen Sie Ihr Vorgehen.

Langsame Dosisreduktion, sonst kommt es zum Rebound der Belegzellen mit Hypersekretion und Hyperazidität.

Welche Maßnahmen verhelfen außerdem zur Besserung der Refluxkrankheit? Begründen Sie Ihre Aussage.

Reduktion von Alkohol und Zigaretten: Alkohol verschlechtert den Kardiaverschluss durch Verminderung des Mageneingangstonus, Rauchinhalation dagegen fördert die Magensekretion. Schlafen mit erhöhtem Oberkörper (Kopfende um ca. 15 Grad anheben), Schlafen in Linksseitenlage, Nahrungskarenz 2–3 Stunden vor dem Schlafen, Gewichtsreduktion, Meiden von fetten, gebratenen und scharf gewürzten Speisen.

Was wissen Sie über Protonenpumpenhemmer?

Bei schwerer Refluxkrankheit wird neben endoskopischen oder operativen Antireflux-Eingriffen die Dauerverordnung von Protonenpumpenhemmern empfohlen, auch als „Step-Down"-Therapie mit absteigender Dosierung oder als Bedarfsmedikation.

Omeprazol als Leitsubstanz hat einen ausgeprägten First Pass und lediglich eine Halbwertszeit von 1 Stunde. Es wirkt jedoch durch die feste Bindung an die „Protonenpumpe" K^+/H^+-ATPase stärker als H_2-Blocker und bis zu 3 Tagen anhaltend.

Was wissen Sie über die häufigsten Nebenwirkungen und Interaktionen von Protonenpumpenhemmern und H_2-Blockern?

Beide Gruppen sind gut verträglich. Bei PPI besteht bei Dauergabe ein gering erhöhtes (Hüft-)Frakturrisiko, ebenso steigt das Risiko von Pneumonien und Infektionen mit Clostridien bei Dauertherapie. Bei gleichzeitiger Gabe von Clopidogrel sollte aufgrund geringerer Interaktionen im Cytochrom-System ein Wechsel auf Pantoprazol erfolgen.

Für den Gastwirt kämen nunmehr Protonenpumpenhemmer infrage. Allerdings würde man seine erneute Vorstellung in der Praxis zwingend zur Veranlassung einer Gastroskopie nutzen. Warum?

Nur ein Teil der möglichen und häufigen Diagnosen lässt sich aus der Symptomschilderung „Oberbauchbeschwerden" ableiten. Eine *Helicobacter-pylori*-Infektion, eine Ulkuskrankheit, Ösophagusvarizen, eine ösophageale Metaplasie und ein Malignom können nur mit einer Ösophagogastroduodenoskopie gesehen oder ausgeschlossen werden.

Antiobstruktive bzw. broncholytische Medikamente

FALLBERICHT

Die Mutter eines 17-jährigen Patienten kommt in ihre Praxis. Der Sohn nimmt aufgrund eines allergischen Asthma bronchiale (u. a. durch Pollen ausgelöst) seit 2 Jahren ein inhalatives Steroid. Die Mutter ist besorgt, weil sie gehört hat, dass Kortison gefährliche Nebenwirkungen hat. Sie fragt, ob nicht eine kortisonfreie Therapie möglich sei.

Wie denken Sie darüber?

Das antientzündliche Konzept des inhalativen Kortisons ist der Goldstandard in der Asthmatherapie. Durch die quasi topische Applikation können systemische Wirkungen gegenüber oraler Gabe deutlich vermindert werden, obwohl die stärksten fluorierten Glukokortikoide zum Einsatz kommen. Andere inhalative Therapien tragen weniger zu einer Reduktion des ursächlichen Entzündungsgeschehens bei. Bezüglich der Nebenwirkungen müssen die einzelnen Alternativen betrachtet werden.

Bitte treffen Sie Aussagen über die Wirkstärke der folgenden, zur inhalativen Behandlung des Asthma bronchiale üblichen Steroide. Welches Steroid gilt als nicht resorbierbar?

- Fluticason gilt in inhalierten Mengen bis zu 1 g als gering resorbierbar und nicht systemisch wirksam.
- 400 µg inhaliertes Beclomethason entspricht der Wirksamkeit von etwa 7,5 mg oral appliziertem Prednisolon.
- Bezogen auf Dexamethason mit der angenommenen Wirkstärke von 1 besitzt Beclomethason eine Wirkstärke von 0,4, Triamcinolon 1,8, Budesonid 9,4 und Fluticason von 18!

Welche Nebenwirkungen der inhalativen Steroidtherapie kennen Sie?

- oral/pharyngeal: Resistenzminderung mit Verschiebung der Mundflora und Entwicklung von Candidabefall; Heiserkeit und Husten (Prophylaxe: Mundspülung oder Spacer).
- systemische Wirkungen bei lang andauernder Anwendung: Osteoporose, verschlechterte diabetische Stoffwechsellage, Katarakt.

Welche Maßnahmen kommen für den Patienten infrage?

- subkutane Hyposensibilisierung (SIT): Sie reduziert in geeigneten Fällen den Medikamenteneinsatz. Bei unkontrolliertem oder schwerem Asthma ist die Immuntherapie jedoch kontraindiziert. Hier kommt in besonderen Fällen eine Anti-IgE-Therapie infrage (sehr kostenaufwendig!). Die sublinguale Hyposensibilisierung (Immuntherapie = SLIT) sollte aufgrund unzureichender Daten nicht regelhaft durchgeführt werden.
- Nikotinkarenz und zukünftig Nikotinverzicht
- Bleibt die Notwendigkeit eines Medikamenteneinsatzes evident, kommen alternativ kurz oder besser lang wirksame β-Sympathomimetika als Dosieraerosole oder die orale Therapie mit einem Leukotrienantagonisten infrage. Cromoglicinsäure spielt in aktuellen Therapieschemata aufgrund der geringen Wirksamkeit keine bedeutende Rolle mehr (http://www.asthma.versorgungsleitlinien.de/).

Was wissen Sie über den Einsatz von β-Sympathomimetika beim Asthma bronchiale?

- β-Sympathomimetika sind in ihrer kurzwirksamen Form (Salbutamol, Fenoterol etc.) Medikamente der ersten Wahl mit Sofortwirkung in der Intervalltherapie (engl. reliefer, etwa: „Erleichterung bringend"). In ihrer langwirksamen Form (Salmeterol, Formoterol; engl. controller) eignen sie sich, auch in Kombination mit Kortikosteroiden oder Anticholinergika, zur Kontrolle des jahreszeitlich gebundenen pollenallergischen Asthma bronchiale und des ganzjährigen (perinealen) Asthma bronchiale.
  Sie bedeuten eine echte Alternative bis in den Bereich der mittelschweren Obstruktion und kommen für den geschilderten Patienten in unserem Fallbeispiel als Ausweich- oder Ergänzungsmedikation infrage.
- Bei chronischem Einsatz von β-Mimetika besteht jedoch die Gefahr der Überdosierung! Viele Patienten sind so stark an die sofortige Erleichterung gewöhnt, dass sie die langsam einsetzende Wirkung von Kortikosteroiden erst erlernen müssen. Bei einer Monotherapie mit β-Mimetika, insbesondere bei Überdosierung, erhöht sich die kardial bedingte Sterblichkeit.

Wie denken Sie über den Einsatz der inhalativen Steroidtherapie bei der COPD?

Eine optimierte Behandlung der fortgeschrittenen COPD umfasst eine gute Diagnostik inkl. der Bestimmung der sog. Reversibilität der bronchialen Obstruktion. Inhalative Steroide sollten erst bei Patienten mit einer FEV < 50 % und mehr als zweijährlichen Exazerbationen gegeben werden, jedoch nur, wenn dadurch das FEV_1 um mindestens 15 % bzw. 200 ml zunimmt. Nur ca. 10–20 % der COPD-bedingten Obstruktionen sprechen auf eine inhalative Steroidtherapie an.

Antibiotika

Was wissen Sie über die Resistenzentwicklung gegen Antibiotika im ambulanten Medizinbereich?
Der im internationalen Vergleich sehr häufige und oft unkritische Einsatz von Antibiotika in Deutschland führte zu einem deutlichen Anstieg der Resistenzentwicklung. Antibiotika gehören nach den ACE-Hemmern zur verordnungsstärksten Medikamentengruppe. Die Resistenzbildung betrifft insbesondere Bakterien im gramnegativen Bereich. Wenngleich exakte Zahlen fehlen, so treten auch im hausärztlichen Bereich zunehmend multiresistente Stämme von *E. coli* und anderen Enterobacteriae auf. Im aktuellen Bericht der Paul-Ehrlich-Gesellschaft wird „der Anteil von MRSA an *Staphylococcus aureus* bei 10,7 % für die Isolate aus der ambulanten Versorgung" genannt. Die Prävalenz von MRSA-Isolaten bei Bewohnern von Pflegeheimen und Alteneinrichtungen wird inzwischen auf 1–3 % geschätzt. Insbesondere bei Patienten nach stationären Aufenthalten, mit antibiotischer Vorbehandlung, Bewohnern von Pflegeheimen und Patienten mit Migrationshintergrund ist die Wahrscheinlichkeit für Infektionen mit resistenten Keimen erhöht. Trotz dieser Entwicklung stellt sich die allgemeine Resistenzlage im ambulanten Bereich im Unterschied zu klinisch-stationären Verhältnissen als überwiegend günstig dar.

Was trägt zur Verschlechterung der Resistenzlage bei?
- die vielfältigen bakteriellen Mechanismen der Adaptation und Weitergabe von Resistenzfaktoren
- der landwirtschaftliche und lebensmitteltechnische Routineeinsatz von Antibiotika
- die großzügige Verordnungspraxis im Bereich der ambulanten und stationären Krankenversorgung
- die antibiotische Multimedikation in operativen und intensivmedizinischen Klinikbereichen
- die unkritische Anwendung von Antibiotika mit breitem Wirkungsspektrum sowie von Reserveantibiotika.

Welche Standardpräparate würden Sie in der Hausarztpraxis wählen?
Amoxycillin, Doxycyclin, Makrolide, Penicillin V, Cephalosporine und Trimethoprim gehören zu den Antibiotika der ersten Wahl. Gyrasehemmer und Co-trimoxazol/TMP als Second-Line-Produkte ergänzen diese Auswahl. Die Aufzählung entspricht nicht nur der aktuellen Verordnungshäufigkeit, sondern gilt auch als rational begründet.

Welche Maßnahmen werden zur Sanierung eines MRSA-Trägers und zur Verminderung der Keimweitergabe im häuslichen Bereich empfohlen?
Austausch aller Körperpflegeutensilien. Dreimal tgl. Anwendung von Mupirocin-Nasensalbe (z. B. Infektopyoderm®), dreimal tgl. Anwendung von 0,1-prozentiger Chlorhexidin-Gurgellösung; einmal tgl. Waschen der gesamten Haut und der Haare mit einer antiseptischen Waschlotion. Reinigung von Becken, Dusche oder Wanne mit einem schnell wirksamen Flächendesinfektionsmittel. Einmal tgl. Desinfektion von Brillen und Schmuck. Tägliches Wechseln der Leibwäsche, der Waschutensilien und der Bettwäsche, die bei 60 °C zu waschen sind. Nach einem 5-tägigen Sanierungszyklus folgt eine mindestens 2-tägige Pause vor der anschließenden Kontrolle des Sanierungserfolgs. Eine Sanierung gelingt nicht bei infizierten Wunden und liegenden Kathetern.

Anmerkung

Solche Maßnahmen sind in Umfang und Ausprägung nicht empfohlen beim Auftreten anderer Infektionen. Hier reichen hygienische Maßnahmen aus, insbesondere das mehrfach tägliche Händewaschen mit üblichen Seifenprodukten.

FALLBERICHT

Ein 42-jähriger Verwaltungsangestellter steht vor einem lang geplanten Kurzurlaub. Er plagt sich seit 3 Tagen mit Schnupfen, Husten, Fiebrigkeit und Gliederschmerzen und bittet um die vorbeugende Behandlung mit einem Antibiotikum: „Damit ich zum Urlaub fit bin", meint er.

Beschreiben Sie Ihre Gesprächsstrategie.

Eine Krankschreibung bis zum Urlaubsbeginn wäre eine rationale Lösung. Die körperliche Entlastung kann zu einer schnelleren Genesung führen. Da Atemwegsinfekte bei Erwachsenen in mehr als 90 % viraler Genese sind, ist eine antibiotische Behandlung nicht indiziert und führt nicht zu einer schnelleren Besserung.

Welche Maßnahmen kennen Sie, um unnötige Antibiotikaverordnungen zu reduzieren?

Eine verzögerte Verschreibung, d. h. eine Verordnung wird mitgegeben, zusammen mit einer Absprache, in welchem Fall das Rezept einzulösen ist. Zum Beispiel, wenn es in einem vorab definierten Zeitraum nicht zu einer klinischen Besserung kommt.

Die Information über mögliche Nebenwirkungen der antibiotischen Behandlung – bis hin zu einem höheren Risiko für eine Resistenzentwicklung auch beim Einzelnen – lässt manche Patienten Abstand von ihrem Wunsch nach antibiotischer Behandlung nehmen.

Antidiabetika

Ein 29-jähriger, stark übergewichtiger Tankstellenpächter wird von Ihnen als Typ-II-Diabetiker erstdiagnostiziert. Welche medikamentöse Indikation sehen Sie?

Es gibt zunächst keine medikamentöse Indikation. In der geschilderten Situation liegt definitionsgemäß kein Insulinmangel, sondern ein Hyperinsulinismus vor. Die Behandlung zielt auf eine kontrollierte Verhaltensänderung mit deutlicher Verminderung der Kalorienzufuhr und mehr körperlicher Bewegung ab.

Ein übergewichtiger 38-jähriger Fernfahrer weist ein HbA_{1c} von 8,9 %, steigendes Körpergewicht und eine beginnende Empfindungsstörung am Unterschenkel auf. Er wird mit 2 ½ Tbl. Glibenclamid und 1,5 g Metformin therapiert. Was raten Sie Ihrem Patienten?

Ich lege dem Fernfahrer eine (Verhaltens-)Schulung und eine Therapie-Ergänzung mit Insulin sowie Absetzen des Glibenclamids nahe. Das Verständnis eines Patienten für solche Maßnahmen nimmt zu, wenn man in Aussicht stellen kann, dass die Insulinbehandlung bei geändertem Verhalten möglicherweise nur vorübergehend erforderlich ist (➤ Kap. 13.2).

Erläutern Sie das BOT-Konzept.

Die mit Basalinsulin unterstützte orale Therapie (BOT) stellt für den Fernfahrer eine empfehlenswerte Therapieoption dar: Das Glibenclamid wird vollständig abgesetzt. Die Gabe von Metformin unter Beachtung des Kreatinins wird beibehalten und abends um eine Gabe Basalinsulin ergänzt. Das Ziel ist ein Nüchtern-BZ unter 100 mg% ohne nächtliche Hypoglykämien. Häufig werden die Analog-Insuline Glargin und Detemir angewendet. Ihre Überlegenheit gegenüber konventionellen Insulinen mit verzögerter Freisetzung stützt sich auf ihre pharmakologischen Eigenschaften, nicht auf klinisches Outcome.

Was sind Inkretine, was sind Glinide und welchen Stellenwert haben sie in der Behandlung des Diabetes mellitus?

Inkretine sind Peptide (z. B. Glucagon-like Peptid 1 = GLP-1), die im Gastrointestinaltrakt bei Nahrungsmittelaufnahme freigesetzt die Insulinsekretion stimulieren. Das künstliche Inkretin Exanitide (Victosa®, Bayetta®) wird subkutan verabreicht. Das oral anwendbare Sitagliptin (Januvia®, Onglyza®) hemmt dagegen den Abbau von GLP-1. Beide Mittel sind zugelassen als Ergänzung, wenn andere orale Antidiabetika nicht ausreichend sind. Die Mittel sind allerdings teuer und nebenwirkungsträchtig. Ein Langzeitnutzen kann derzeit nicht belegt werden.

Gliptine (oder DDP4-Inhibitoren) senken den Blutzuckerspiegel durch den verringerten Abbau von Glucagon-like Peptid 1 (GLP1). Wirkstoffvertreter sind z. B. Saxagliptin, Sitagliptin, Vildagliptin u. a. Die genannten Wirkstoffe sind nur in Kombination mit Metformin oder Sulfonylharnstoffen zugelassen. Eine Senkung des BZ-Spiegels und des Körpergewichts ist belegt, der HbA$_1$ wird um 0,6–0,7 Punkte gesenkt. Dass die Behandlung auch zu einer Senkung relevanter Endpunkte führt, ist bislang nicht belegt.

3.1.5 Arzneimittelverordnungen, Kosten und AMNOG

Wie groß ist der Anteil der Arzneimittel an den Gesamtausgaben der gesetzlichen Krankenversicherung?
2012 betrugen die Ausgaben der GKV insgesamt 184,5 Milliarden €, 16,9 % der Ausgaben entfielen auf Arzneimittel, 18,7 % auf die ärztliche Behandlung. Eine durchschnittliche Verordnung kostete ca. 50 €.

Wie würden Sie Patientenfragen nach dem Bezug von Online-Medikamenten beantworten?
Pro: primär: Unabhängigkeit, Bequemlichkeit, Kostengünstigkeit; sekundär: Ansporn für einen kostensenkenden Wettbewerb auf dem deutschen hochpreisigen Medikamentenmarkt.
   Kontra: Qualitätsmängel bis hin zur Gefährdung durch mangelhafte, giftige oder zwar deklarierte, aber nicht vorhandene Inhaltsstoffe. Fehlende persönliche Beratung hinsichtlich von Wechselwirkungen, Interaktionen, insbesondere bei Einnahme mehrerer Medikamente. Ausdünnung des Apothekennetzes und/oder Minderausbildung von Apothekern. Der Bezug von nicht im Inland zugelassenen Medikamenten ist möglich. Die Rezeptpflicht kann daher bisweilen umgangen werden.

Welche Konsequenzen hat das Arzneimittelneuordnungsgesetz AMNOG zukünftig für die Arzneimittelpreise?
Das Gesetz zur Neuordnung des Arzneimittelmarkts (AMNOG) ist 2011 in Kraft getreten. Das Institut für Qualität und Wirtschaftlichkeit im Gesundheitswesen IQWiG bewertet den Nutzen, der Gemeinsame Bundesausschuss (GBA) den Zusatznutzen eines neuen Medikaments. Auf Basis des Zusatznutzens für die Patienten erfolgt dann die Preisverhandlung mit dem Hersteller.

3.1.6 Auflagen bei der Arzneimittelverschreibung

Nennen Sie einige Gesetze, Verordnungen und Richtlinien, die bei der Arzneimittelverschreibung zu beachten sind.
- AMG (Deutsches Arzneimittelgesetz)
- BtMVV (Betäubungsmittel-Verschreibungsverordnung)
- Arzneimittel-Richtlinie des gemeinsamen Bundesausschusses
- SGB V (Sozialgesetzbuch V).
- In der sog. erweiterten Negativliste nach § 34 SGB V sind als unwirksam oder als problematisch angesehene Arzneimittel gelistet (www.kbv.de).

Welche der in der folgenden Tabelle genannten nicht verschreibungspflichtigen Medikamente können Sie unter welchen Indikationen zulasten der gesetzlichen Krankenkassen verordnen? Ordnen Sie die richtigen Antworten zu!

| 1. Acetylsalicylsäure und Paracetamol | Nur zur Selbstbehandlung schwerwiegender generalisierter blasenbildender Hauterkrankungen (z. B. Epidermolysis bullosa hereditaria, Pemphigus vulgaris); ad 7. |

2. Abführmittel	• nur zur Behandlung der manifesten Osteoporose • nur zeitgleich zur Steroidtherapie bei Erkrankungen, die voraussichtlich einer mindestens 6-monatigen Steroidtherapie in einer Dosis von wenigstens 7,5 mg Prednisolonäquivalent bedürfen • bei Bisphosphonat-Behandlung gemäß Angabe in der jeweiligen Fachinformation bei zwingender Notwendigkeit; ad 4.
3. Antihistaminika	Abführmittel nur zur Behandlung von Erkrankungen im Zusammenhang mit Tumorleiden, Megakolon, Divertikulose, Divertikulitis, Mukoviszidose, neurogener Darmlähmung, vor diagnostischen Eingriffen, bei phosphatbindender Medikation bei chronischer Niereninsuffizienz, Opiat- sowie Opioidtherapie und in der Terminalphase; ad 2.
4. Kalziumverbindungen (mindestens 300 mg) und Vitamin D	nur zur Behandlung von Pilzinfektionen im Mund-Rachen-Raum; ad 6.
5. Antiemetika *in Kombination* mit Antivertiginosa zur Behandlung von Übelkeit	nur zur Behandlung der Colitis ulcerosa in der Remissionsphase bei Unverträglichkeit von Mesalazin; ad 9.
6. Antimykotika	• nur in Notfallsets zur Behandlung bei Bienen-, Wespen-, Hornissengift-Allergien, • nur zur Behandlung schwerer, rezidivierender Urtikarien, • nur bei schwerwiegendem, anhaltendem Pruritus, • nur zur Behandlung bei schwerwiegender allergischer Rhinitis, bei der eine topische nasale Behandlung mit Glukokortikoiden nicht ausreichend ist; ad 3.
7. Anästhetika und/oder Antiseptika, topisch	nur zur Behandlung schwerer und schwerster Schmerzen in Co-Medikation mit Opioiden; ad 1.
8. Antihypotonika, orale	nicht verordnungsfähig: unwirtschaftlich (ausgenommen ist die Verordnung an Kinder unter 12 Jahren); ad 5.
9. E.-coli-Stamm Nissle 1917	zur unterstützenden Quellmittel-Behandlung bei M. Crohn, Kurzdarmsyndrom und HIV-assoziierter Diarrhö; ad 10.
10. Flohsamen und Flohsamenschalen	nur zur Behandlung der Demenz; ad 12.
11. Gallenwegstherapeutika und Cholagoga	nicht verordnungsfähig: unwirtschaftlich; ad 8.
12. Ginkgo-biloba-Blätter-Extrakt (Aceton-Wasser-Auszug, standardisiert)	in der palliativen Therapie von malignen Tumoren zur Verbesserung der Lebensqualität; ad 13.
13. Mistel-Präparate, parenteral, auf Mistellektin normiert	Gallensäure-Derivate zur Auflösung von Cholesterin-Gallensteinen; ad 11.

Hinweis: Eine Übersicht der zugelassenen Ausnahmen zum gesetzlichen Verordnungsausschluss nach § 34 Abs. SGB V (OTC-Übersicht) ist auf der Homepage des Gemeinsamen Bundesausschusses (www.g-ba.de) hinterlegt.

FALLBERICHT

Die akuten Rückenschmerzen Ihres 54 Jahre alten Patienten – Verwaltungsangestellter, übergewichtiger Genießer – konnten Sie mit physikalischen Maßnahmen und Verhaltenshinweisen nicht bessern. „Der Facharzt hat sich richtig ins Zeug gelegt und hat mir acht Infusionen mit roter Flüssigkeit und einem starken Mittel gegen Rheuma gegeben. Das hat vielleicht gewirkt. Meine Schmerzen sind weg!", berichtet er Ihnen bei einer späteren Konsultation.

Wie beurteilen Sie die Aussage Ihres Patienten?

Bei der roten Flüssigkeit handelt es sich mit größter Wahrscheinlichkeit um Vitamin B_{12}. Für die intravenöse Applikation von Vitamin B_{12} und Antirheumatika fehlt aber in dem Fallbeispiel jede Indikation:

- Ein Vitamin-B_{12}-Mangel wurde vom Orthopäden nicht nachgewiesen und kommt als Ursache einer Lumbago nicht infrage. Eine Lumbago benötigt nicht zwingend antiphlogistische Medikamente zur Linderung.
- Intravenös gegebene Antirheumatika bringen ein erhöhtes anaphylaktisches Risiko mit sich und fluten zu schnell wieder ab. Sie sind für eine intravenöse Applikation nicht zugelassen.

Bei dieser Behandlung sind fachliche Fehler und Übertretungen von Richtlinien und Verordnungen begangen worden. Der suggestiv-therapeutische Charakter einer mehrfachen Infusion mit signalfarbener Flüssigkeit ist als hoch einzuschätzen. Ebenfalls hoch ist die Spontanheilungsrate von akut aufgetretenen Rückenschmerzen.

Wie nennt man eine plausible, aber nicht zugelassene Verwendung eines Arzneimittels?

Diese Verwendung (auch wenn sie in bester ärztlicher Absicht geschieht) wird als Off Lable Use bezeichnet.

Welche Folgen haben Arzneimittelschäden beim Patienten im Fall eines sog. Off Lable Use?

Im Fall von Arzneimittelschäden beim Patienten besteht hierbei kein Haftungsschutz durch den Arzneimittelproduzenten!

Welchen Weg können Sie zu einer Legalisierung eines Off Label Use nehmen?

Ein Weg zu einer anderen als bestimmungsgemäßen Verwendung ist der sogenannte Heilversuch gemäß Arzneimittelgesetz. Er kann z. B. zur Therapieergänzung bei bekannter Therapieresistenz einer Erkrankung bei einer Ethikkommission angemeldet werden – dies meist in wissenschaftlichen oder pharmazeutischen Forschungszusammenhängen.

LITERATUR

Bangalore S, Kumar S, Messerli FH. Angiotensin-converting enzyme inhibitor associated cough: deceptive information from the Physicians' Desk Reference. Am J Med. 2010;123(11):1016–30

Ganzini L, Casey DE, Hoffman WF, McCall AL. The prevalence of metoclopramide-induced tardive dyskinesia and acute extrapyramidal movement disorders. Arch Intern Med. 1993;153(12):1469–75

Hemilä H. Randomised trials on vitamin C. Br J Nutr. 2011;105(3):485–7

Linde K, Barrett B, Wölkart K, Bauer R, Melchart D. Echinacea for preventing and treating the common cold. Cochrane Database Syst Rev. 2006; 25;(1)

Powers BJ, et al. Updated report on comparative effectiveness of ACE inhibitors, ARBs, and direct renin inhibitors for patients with essential hypertension: much more data, little new information. J Gen Intern Med. 2012;27(6):716–29

Singh M, Das RR. Clinical potential of zinc in prophylaxis of the common cold. Expert Rev Respir Med. 2011; 5(3):301–3

3.2 Naturheilverfahren (NHV), komplementäre Medizin

Bitte zählen Sie einige Ihnen bekannte Naturheilverfahren (NHV) auf. Welche davon gelten als klassische NHV?

NHV im klassischen Sinn sind Hydro- und Balneotherapie inkl. Thermotherapie, Atem- und Bewegungstherapie, Diätetik, Phytotherapie sowie Ordnungstherapie. Diese Einordnung im deutschsprachigen Raum wird Sebastian Kneipp (1821–1897) zugeschrieben. Sie berücksichtigt die traditionelle therapeutische Nutzung von **Naturressourcen**.

Nach internationaler Auffassung werden Akupunktur, Neuraltherapie, Homöopathie, Eigenblutbehandlung inkl. Ozontherapie, die sog. orthomolekulare Therapie, die manuelle Therapie und die chinesische sowie die ayurvedische Medizin, die ausleitenden Verfahren ebenso wie die klassischen NHV und weitere Therapieverfahren zur Complementary Alternative Medicine (CAM) zusammengefasst. Ausleitende Verfahren (Aderlass, Einsatz von Blutegeln, Schröpfköpfe) haben an Bedeutung verloren, erleben aber eine gewisse Renaissance.

Was würden Sie als das Wesen von NHV herausstellen, wenn Sie an deren Anwendung in der Hausarztpraxis denken?

NHV bedeuten für viele Patienten und für Ärzte mit dem Zusatztitel „Naturheilverfahren" eine wünschenswerte Alternative zu Standardtherapien. Es wird von beiden Seiten angenommen, dass Risiken und Nebenwirkungen bei der Anwendung von NHV gering sind. Ein Teil des Wesens von NHV scheint demnach in einer Heilserwartung *ohne* Risiken zu bestehen.

Konzeptionell gründet sich diese Heilserwartung u. a. auf
- den Erfahrungen von historischen Langzeitanwendungen ohne (erfasste) Schäden – *Erfahrungsheilkunde* steht daher synonym für NHV,
- dem Wissen um selbstregulierende Körpermechanismen, wie es z. B. in der Salutogenese-Lehre oder im sog. Reiz-Reaktions-Modell zum Ausdruck kommt. Die naturheilkundlichen Anwendungen werden als Stimuli hierfür aufgefasst,
- der Auffassung, dass in jedem chemischen oder künstlichen Therapieverfahren erkannte oder verborgene Nebenwirkungen stecken,
- dem Wunsch, mit NHV risikolos mehr Gesundheit für sich zu erwerben.

Schildern Sie die lange Zeit bestehende Verbindung zwischen der hausärztlichen Medizin und den Naturheilverfahren anhand von gebräuchlichen Therapieverfahren!

Man kann die – historisch gewachsene Verbindung – heutzutage noch in der hausärztlichen Neigung zur Verordnung von Physiotherapie und von pflanzlichen/homöopathischen Medikamenten nachempfinden.
- Die Physiotherapie, in die auch Elemente der Hydro- und Balneotherapie sowie der Atem- und Bewegungstherapie eingebunden sind, gehört in Deutschland, anders als z. B. in Großbritannien, zu den anerkannten, erstatteten und vielfach verwendeten Therapieverfahren.
- Die Phytotherapie (Pflanzenheilkunde) ist ein Vorläufer chemisch-synthetischer Pharmakotherapie. Die Grenze zum synthetischen Pharmakon verläuft zwischen dem (patentierten) standardisierten pflanzlichen Extrakt z. B. aus der Mariendistel und der Synthese oder Semi-Synthese einzelner pflanzlicher Inhaltsstoffe, z. B. dem Silybinin aus der Mariendistel zur Behandlung der Knollenblätterpilz-Vergiftung.
- Die Homöopathie verwendet ebenfalls Pflanzenextrakte. Diese kommen aber in hoher und höchster Verdünnung („Potenzierung") zur Anwendung, was für einen anhaltenden wissenschaftlichen Streit sorgt. Eine Reihe von Krankenkassen vergüten neuerdings wieder Ärzten für Homöopathie – trotz des unge-

klärten Ausgangs dieses Streits – ihre ärztlichen Leistungen ebenso wie den Patienten homöopathische Arzneimittel.

Was haben Hausmittel und Naturheilverfahren miteinander zu tun?

Da in vielen Familien kein traditionelles Wissen über den häuslichen Umgang mit Erkrankungen mehr vorhanden ist, kann und soll ein Hausarzt auch über den Sinn von Hausmitteln Auskunft geben, etwa über Schmerzlinderung von Mittelohr-Entzündungen bei Kindern durch Zwiebelauflagen hinter das Ohr, über fiebersenkende Maßnahmen durch Kühlung, über den Einsatz von Tees bei Infekten und den Sinn von Bewegung und Ruhe bei unterschiedlichen Erkrankungen. Hierfür sind auf ärztlicher Seite Detail-Kenntnisse und die Beachtung von Grenzen der häuslichen Anwendung von NHV notwendig.

Was sind „besondere Therapierichtungen"?

Es handelt sich um eine Definition des deutschen Gesetzgebers aus dem Jahr 1976, die 1978 im Arzneimittelgesetz niedergelegt wurde. Hiernach genießen homöopathische, anthroposophische und pflanzliche Therapieformen einen besonderen Schutz, indem sie z. B. durch eigene Kommissionen beim Bundesamt für Pharmazie und Arzneimittel beurteilt und vertreten werden. Die Beurteilung erfolgt z. T. durch Sachverständige, die von den jeweiligen Fachgesellschaften berufen werden.

Die weitaus meisten Medikamente der besonderen Therapierichtungen sind seit der Gesundheitsreform 2004 nur noch für Kinder bis 12 Jahren, bei Behinderung bis zu 18 Jahren, auf Kosten der gesetzlichen Krankenkassen verordnungsfähig. Infolge des Wettbewerbs-Stärkungs-Gesetzes von 2007 dürfen gesetzliche Krankenkassen Zusatzverträge mit ihren Versicherten abschließen, die dann die Verordnungsfähigkeit wieder erweitern.

Für welche NHV liegen Wirksamkeitsbelege vor?

Für Phytotherapie, Akupunktur, (Komplex-)Homöopathie, manuelle Therapie sowie Hydro- und Balneotherapie liegen, zahlenmäßig abnehmend, Studienergebnisse vor, die die Wirkungen und Wirksamkeiten belegen.

Allerdings sind diese Ergebnisse von sehr unterschiedlicher Relevanz und Güte, sodass es sinnvoll erscheint, für eine Übernahme in die Praxisroutine eine eigene Bewertung anhand von Studien und Metaanalysen vorzunehmen.

Keine Belege für Wirkungen und Wirksamkeit liegen für Vitamine und Mineralstoffe als Medikamente außerhalb einer Mangelsituation vor. Einige Erkenntnisse, z. B. über Vitamin E, belegen sogar schädliche Wirkungen bei ausgeprägter Zufuhr und bei Rauchern.

Nicht belegt ist bisher die Wirkung von intrakutaner Quaddeltherapie bei Rückenschmerzen oder die Gabe von Eigenblut bei chronischer Infektneigung.

Kennen Sie die Unterschiede zwischen diätetischen Lebensmitteln, Nahrungsergänzungsmitteln und Arzneimitteln zur traditionellen Anwendung? Und was bedeutet in diesem Zusammenhang der Begriff „orthomolekulare Medizin"?

Die orthomolekulare Medizin, auch bekannt als „Anti-Aging-Medizin", wirbt mit Vitaminen, Spurenelementen (Mineralien), Hormonen und Probiotika zum Ausgleich einer Mangelsituation oder als eine Art Medikament. Die genannten Stoffe sind Bestandteile in Nahrungsergänzungsmitteln. Über die Unterschiede zwischen Nahrungsergänzungsmitteln, diätetischen Lebensmitteln und Arzneimitteln zur traditionellen Anwendung informiert Sie die ➤ Tabelle 3.1. Nur diätetische Lebensmittel sind unter bestimmten Umständen (z. B. genetische Stoffwechselstörungen, Kachexie) verordnungsfähig!

Tab. 3.1 Unterschiede zwischen Arzneimitteln, Medizinprodukten, diätetischen Lebensmitteln und Nahrungs-ergänzungsmitteln zur traditionellen Anwendung

	Rechtsverordnung	Indikation/Definition	Einschränkungen/Bemerkungen	wichtig für Ärzte
Arzneimittel	2004/27/EG Arznei-mittel-Gesetz (AMG)	klare Indikation, nachgewiesene Wirksamkeit in klinischen Studien	meist keine Verordnungsfähigkeit für Jugendliche > 12 Jahren und Erwachsene zulasten der gesetzl. KK	Arzneimittel ohne Einschränkungen außerhalb der GKV
Arzneimittel, traditionell registriert	2004/24/EG § 39a ff AMG	„Traditionell angewendet zur Unterstützung bei . . .“	Wirksamkeit und Sicherheit durch langjährige Erfahrung plausibel; frei verkäuflich oder apothekenpflichtig	nicht verordnungsfähig; kein direkter Krankheitsbezug, häufig unterdosiert
Medizin-produkte	93/42/EG MedizinPro-dukteGesetz	physikalisch wirksam	keine Zulassung nötig	keine Apotheken-pflicht; unproblematisch bzgl. UAW
Nahrungs-ergänzungs-mittel	Lebensmittelgesetz 2002/46 EG	Lebensmittel zur allgemeinen Ergänzung der Ernährung mit Inhaltsangaben!	keine Zulassung nötig. Keine krankheitsbezogene Werbung erlaubt!	enthalten Vitamine, Mineralstoffe, Ω-3-Fettsäuren etc.; **cave:** Überversorgung!
diätetische Lebensmittel	Diätverordnung 1999/21/EG	zur Behandlung einer Krankheit, die damit nachweislich zu behandeln ist	Indikation muss wissenschaftlich belegt sein. Keine gesundheitlichen Risiken durch diätetische Lebensmittel	Krankheit muss durch Ernährung besserbar, Behandlung optimierbar sein

Was wissen Sie über das Reiz-Reaktions-Modell?

„Schwache Reize begünstigen, mittelstarke Reize fördern und trainieren, starke Reize hemmen biologische Prozesse", sagt das Reiz-Reaktions-Modell, auch als Arndt-Schulz-Regel bezeichnet. Sie beschreibt die physiologischen Anpassungsreaktionen auf dosierte Reize. Die verwendeten physikalischen Reize dienen vor allem der Aktivierung von Autoregulations-, Trainings- und Heilungsprozessen.

Welche folgenden naturheilkundlichen Maßnahmen passen in die Gruppe A (niedriger Reiz), in B (mittlere Reizstärke), in C (starker Reiz)?

- Klimaveränderung
- Akupunktur
- Cantharidenpflaster
- Training
- intrakutane Reizbehandlung
- Balneotherapie mit Teilbädern
- Blitzguss.

Gruppe A: Balneotherapie mit Teilbädern, Klimaveränderung.
Gruppe B: Akupunktur, Training.
Gruppe C: Cantharidenpflaster, Blitzguss, intrakutane Reizbehandlung.

Welche typischen Fehler in der Anwendung von NHV sind unbedingt zu vermeiden?

Durch die a priori gewünschte oder ärztlich beabsichtigte Behandlung mit NHV sollten *notwendige* diagnostische Schritte nicht verzögert oder unterlassen werden.

Alarmierende Krankheitszeichen unter einer naturheilkundlichen Behandlung dürfen nicht per se als „Erstverschlimmerung" gedeutet werden und eine Überweisung oder Einweisung verzögern. „Nil nocere" ist als ein

3

integraler Wesensteil der NHV aufzufassen! Bei manualtherapeutischen Verfahren wie der Manipulation der HWS und bei Nadelakupunktur im Thoraxbereich muss mit einer, wenn auch kleinen, Komplikationsrate gerechnet werden.

Welche Krankheiten bieten sich für eine Behandlung mit NHV an?

Indikationen für Komplementärmedizin finden sich im gesamten allgemeinmedizinischen Fachgebiet. Die häufigsten Beratungsanlässe sind grippale Infekte, Schmerzerkrankungen, psychische Beschwerden und Allergien.

Komplementärmedizinische Verfahren werden auch bei Bagatellerkrankungen, Befindlichkeitsstörungen mit und ohne Krankheitshintergrund, psychischen und leichten bis mittelschweren somatoformen Störungen sowie vielen akuten und chronischen Krankheiten eingesetzt, ebenso im Bereich der Prävention, der Rehabilitationsmedizin und der Palliativmedizin.

Die genannten Gruppen machen einen großen bzw. typischen Teil der Beratungsanlässe in der allgemeinmedizinischen Praxis aus.

Bitte überlegen Sie, ob und wie Sie die folgenden Kritikpunkte von Ärzten und Wissenschaftlern an den NHV und ihrer Anwendung entkräften können!

- Es handelt sich um (Pseudo-)Placebos. Wenig erscheint wissenschaftlich gesichert. Die Studienergebnisse sind interessengeleitet oder mit schlechter Methodik gewonnen.
- Aufklärung, empathischer Umgang und psychotherapeutische Methoden sind ebenso leistungsfähig und weniger gefährlich.
- Eine Behandlung mit NHV erscheint überflüssig, falsch oder sogar schädlich.
- Die Indikationen werden vom Arzt aus Verdienstgründen gestellt.

Was ist Ihnen bekannt über die universitäre Präsenz von NHV?

Es gibt Lehrstühle für NHV in Berlin, Essen, Frankfurt/Oder, München, Rostock und Zürich. NHV sind prüfungspflichtige Fächer der ärztlichen Approbationsordnung, die im Oktober 2003 in Kraft trat. Sie werden inzwischen an allen deutschen medizinischen Fakultäten gelehrt.

3.3 Placebotherapie

Woher stammt unser Wissen über Scheinmedikationen bzw. ihre Wirkungen?

Das Wissen über Scheinmedikationen und ihre Wirkungen ist eng verknüpft mit der wissenschaftlichen Prüfung von Medikamenten- und Behandlungsmethoden an Patienten gegen eine unbehandelte Kontrollgruppe: Patienten oder Probanden erhalten ohne ihr Wissen, aber mit ihrer Einwilligung, ein dem Verum identisches Scheinmedikament oder eine identisch erscheinende Behandlung. Diese Art von Erkenntnisgewinn wurde erst um 1955 eingeführt. Später kamen als wesentliche Objektivierungsmethoden die sog. Verblindung und die Zufallszuteilung (Randomisierung) dazu.

Heutige Studiendesigns verzichten nicht auf eine Kontrolle des zu prüfenden Verfahrens oder Medikaments. Allerdings wird zunehmend weniger gegen eine Placebokontrolle, sondern gegen ein bewährtes Standard-Verfahren oder -Medikament geprüft.

Die bewusste Verordnung als nichtwirksam bekannter, sog. Placebomedikamente erscheint in allen medizinischen Zusammenhängen problematisch. Beschreiben Sie die Problematik solcher Verordnungen.

Die Nutzung des Placeboprinzips setzt die Unkenntnis des Patienten voraus und belastet für den Fall einer Detektion das Vertrauen des Patienten in den Arzt. Dieser muss sich der Indikation für ein Placebomedikament in hohem Maße sicher sein und zudem überzeugt, dass eine andere Behandlung weniger Nutzen oder mehr Schaden verursacht.

Trotzdem kommt die Placebomedizin als fester Bestandteil in der hausärztlichen Praxis vor. Bitte nennen Sie einige Gründe hierfür.
- Der wichtigste Grund liegt in der weitergehenden Definition einer Placebowirkung: *Jede* ärztlich-therapeutische Handlung beinhaltet unspezifische positive und sogar negative Wirkungen, die dem bekannten und erwarteten Wirkprinzip eigentlich nicht entsprechen.
- In der Hausarztpraxis kommen häufiger als im Klinikbereich selbstbegrenzende Erkrankungen vor. Wird ein Medikament verabreicht, schreiben Patienten und etliche Ärzte die spontane Symptombesserung dem verordneten Medikament zu. Es handelt sich um einen nicht ohne weiteres erkennbaren Placeboeffekt.
- Einige Patienten in der Allgemeinpraxis möchten Standardbehandlungen vermeiden, z.B. Medikamente gegen hohen Blutdruck oder kortisonhaltige Dosieraerosole gegen Asthma. Die von Hausärzten verordneten Alternativen sind meist in ihrer Wirksamkeit kaum oder gar nicht geprüft. Es ist zu vermuten, dass die eingetretene Besserung z.T. den natürlichen Schwankungen der Krankheiten entspricht und nicht den verordneten Maßnahmen.

Wovon hängt im Fall dieser Alternativbehandlungen die Wirkstärke ab?
Im Fall dieser Alternativbehandlungen hängt – so die Ergebnisse der Placeboforschung – die Wirkstärke ab vom Glauben und vom Vertrauen von Patient und Arzt in die gewählte Methode.

3.4 Nichtpharmakologische Therapiemöglichkeiten

3.4.1 Physiotherapie und physikalische Therapie

FALLBERICHT
Ein 55-jähriger Sachbearbeiter stellt sich nach einer ungewohnten körperlichen Arbeit mit Schmerzen in der rechten Schulter bei Ihnen vor. Er sagt, dass diese Schmerzen „von der Haltung des Kopfs" abhängen, z.B. würden sie beim Fahrradfahren und bei bestimmten Körperlagen im Bett deutlich schlimmer. Dann kribble es zusätzlich in der Schulter bis zum Arm.

Wie lautet Ihre Diagnose? Welche Therapie schlagen Sie vor?
HWS-Syndrom mit radikulärer Irritation.

Solange keine dauerhafte Sensibilitätsstörung und keine muskuläre Schwäche, also keine manifesten Zeichen eines zervikalen Bandscheibenvorfalls vorliegen, besteht die Behandlung in Schonung und Physiotherapie mit manueller Extension und Wärmeapplikation sowie Massagen.

Ist ein Physiotherapeut auch ein Masseur?
Nein.

Warum nicht?
Nach Bestrebungen, die Berufs- und Tätigkeitsfelder von Masseuren (Bademeistern) und Physiotherapeuten zusammenzulegen, hat sich der Gesetzgeber entschlossen, beides getrennt zu halten.

3

Gibt es einen Unterschied zwischen Physiotherapie (PT) und Krankengymnastik (KG)?

Eigentlich nicht. Physiotherapie ist die gesetzlich vorgeschriebene und geschützte Bezeichnung für vormals Krankengymnastik. Physiotherapie (Physiotherapeut) und Krankengymnastik (Krankengymnast) werden im Folgenden synonym gebraucht.

Wo liegen die Ausbildungsschwerpunkte von Physiotherapeuten?

Physiotherapeuten lernen überwiegend Maßnahmen zur
- aktiven Funktionsverbesserung,
- neurophysiologischen Stimulationstechnik,
- manuellen Therapie.

Ein Schwerpunkt der Therapieausbildung ist die Diagnostik des Bewegungsapparats.

Lymphdrainage, Bindegewebsmassage, Reflexzonen- und Elektrotherapie werden von Physiotherapeuten *und* Masseuren gelernt.

Welche Voraussetzungen bzgl. des Arzt-Patienten-Kontakts gelten für die Verordnung von Physiotherapie?

Die Verordnung kann nur erfolgen, wenn sich der Arzt vom Zustand des Kranken überzeugt, diesen Zustand dokumentiert und sich erforderlichenfalls über die persönlichen Lebensumstände des Patienten informiert hat bzw. wenn ihm diese aus der laufenden Behandlung bekannt sind.

Wie ist die Zusammenarbeit zwischen Ärzten und Physiotherapeuten geregelt?

Eine enge Kooperation wird lt. Heilmittel-Richtlinien angenommen, sodass besonders bei Beginn, aber auch während der Durchführung, zumindest formale Kriterien beachtet werden sollen. Diese sollen sicherstellen, dass die notwendige Anzahl der Behandlungen nicht überschritten, andererseits dem Physiotherapeuten die sachgerechte und qualifizierte Durchführung der Behandlung ermöglicht wird.

Es ist nicht unbedingt üblich, aber hilfreich, als verordnender Arzt mit dem ins Auge gefassten Physiotherapeuten oder Masseur Kontakt aufzunehmen, ganz ähnlich wie mit einem Arztkollegen, der konsiliarisch tätig werden soll. Durch die ärztliche Schilderung können Art und Umfang der Krankengymnastik vereinbart und in der Verordnung fixiert werden. Ohne Absprache kommt es vielleicht zur ärztlich weniger sinnvoll verordneten Therapieauswahl, die dann freihändig durch die Physiotherapeuten oder Masseure umgangen wird. In diesen Fällen sehen allerdings die Heilmittel-Richtlinien die Informationspflicht gegenüber dem Arzt vor.

Welche Einzelheiten müssen im Verordnungsvordruck vom Arzt angegeben werden?

- Diagnose
- Art und Umfang der Heilmittel-Behandlung bei dieser Diagnose
- Zugehörigkeit zu einem Diagnose- bzw. Indikationsschlüssel nach Heilmittelkatalog
- ggf. Angabe von Therapiezielen
- Besonderheiten bei Folgeverordnungen.

Die aktuellen Heilmittel-Richtlinien (2011) unterscheiden im Bereich Physiotherapie/physikalische Therapie zwischen vorrangigen, optionalen und ergänzenden Heilmitteln (A, B, C) und der sog. standardisierten Heilmittelkombination (D). Inwiefern lenkt diese Einteilung die Verordnungen des Arztes?

Heilmittel der Gruppe A sollen vorrangig verordnet werden.

Die Gruppe B dient als Alternative, falls Heilmittel der Gruppe A aus patientenbezogenen Gründen nicht möglich sind. Es können entweder Heilmittel der Gruppe A *oder* Gruppe B verordnet werden.

Zur Gruppe A oder B kann nur *eine* therapeutische Maßnahme aus der Gruppe C treten. Allerdings dürfen Elektrotherapie sowie Ultraschall- und Wärmetherapie isoliert verordnet werden, Traktions- und Wärmetherapie jedoch nicht gemeinsam

Heilmittel der Gruppe D (standardisierte Heilmittelkombination) sollten komplexen Schädigungen vorbehalten bleiben, wenn es einer intensiven Behandlung bedarf und drei oder mehr Therapiemaßnahmen synergistisch sinnvoll sind (> Tab. 3.2).

Weitergehende Informationen sind in der Heilmittelrichtlinie 2011 zu finden (http://www.kbv.de/vl/39610.html).

Tab. 3.2 Vorrangige, optionale und ergänzende Heilmittel.

Gruppe A: vorrangige Heilmittel	• MT (manuelle Therapie) • KG (allgemeine Krankengymnastik) • KGG (gerätegestützte Krankengymnastik) • KMT (klassische Massagetherapie)
Gruppe B: optionale Heilmittel	• ÜB (Übungsbehandlung) • BGM (Bindegewebsmassage) • CHG (Chirogymnastik) • PM (Periostmassage) • SM (Segmentmassage) • UWM (Unterwasserdruckstrahlmassage)
Gruppe C: ergänzende Heilmittel	• ET (Elektrotherapie) • HEB (hydroelektrische Bäder) • KT (Kältetherapie) • TR (Traktionsbehandlung) • WT (Wärmetherapie)

Wie definieren die aktuellen Heilmittel-Richtlinien den Regelfall?

Der Regelfall geht von der Vorstellung aus, dass das Therapieziel durch die vorgegebene Gesamtverordnungsmenge erreicht wird. Ein *behandlungsfreies Intervall* nach Überschreiten des Regelfalls ist gemäß den Heilmittel-Richtlinien von 2011 nicht mehr vorgesehen.

Was gilt für Verordnungen außerhalb des Regelfalls?

Folgeverordnungen des Regelfalls, die die Gesamtverordnungsmenge lt. Heilmittel-Richtlinien überschreiten, bedürfen einer besonderen Begründung. Bei solchen Verordnungen „außerhalb des Regelfalls" (sog. Langfristverordnungen) hat der Arzt eine weiterführende Diagnostik zum Therapieziel, zum Therapiebedarf, zur Therapiefähigkeit und zur Prognose der Maßnahmen durchzuführen oder eine andere Maßnahme, z. B. Reha-Maßnahme, einzuleiten. Die Begründungen, gestützt auf diese weiterführende Diagnostik, sind lt. Heilmittel-Richtlinien den Krankenkassen zur Genehmigung vorzulegen. Diese kann auf Antrag auch einer Dauerbehandlung für einen längeren Abschnitt, z. B. für 12 Monate, zustimmen.

Welchen Patienten sollte Physiotherapie verordnet werden?

- Patienten mit Schmerzen und/oder Funktionsstörungen des Bewegungsapparats oder der inneren Organe, von denen man erwartet, dass sie nicht spontan oder durch geringere Mittel als eine Physiotherapie besserungsfähig sind,
- Patienten mit Schmerzen und/oder Funktionsstörungen, die bereits chronisch auftreten oder zur Chronifizierung neigen.

Erfolgt die Physiotherapie als Einzel- oder als Gruppenbehandlung?

Die Verordnung kann in Einzeltherapie oder in Gruppen bis maximal fünf Patienten erfolgen.

Wie sinnvoll erscheint Ihnen eine krankengymnastische Verordnung, obwohl der Patient Sie um Massagen bittet?

Eine Physiotherapie-Verordnung sollte nicht nur dem verordnenden Arzt therapeutisch sinnvoll erscheinen. Wichtig ist es, mit dem Patienten über das Therapieziel und den Weg Einverständnis zu erzielen.

Nach welchen Kriterien entscheiden Sie über die Weiterverordnung oder Beendigung einer krankengymnastischen oder physikalischen Therapie?

Man achte auf erzielte und beurteile noch erzielbare Fortschritte, untersuche dafür die Patienten und vergleiche den aktuellen Befund mit früheren Aufzeichnungen.

Patienten sollten gefragt werde, worin die Anwendung bestand und diese Auskunft mit dem Inhalt der Verordnung verglichen werden.

Man vereinbare *erreichbare* Behandlungsziele. Eine unrealistische oder unterbliebene Zielsetzung kann zu unbegrenzbaren Fortführungswünschen der Patienten führen.

Welche vier Hauptwirkungen will krankengymnastisches Üben erreichen?

- Mobilisation
- Stabilisierung
- Tonisierung und Detonisierung
- Koordination.

Erläutern Sie bitte diese Wirkungen.

- Bei der **Mobilisation** steht der Beweglichkeitsgewinn durch sog. weiche, harte und/oder schwerkraftaufhebende Techniken unterhalb der Schmerzgrenze im Vordergrund. Bei manchen Indikationen muss vor der Übung ein Schmerzmittel verabreicht werden.
- **Tonisierung und Detonisierung** beeinflussen den Muskeltonus nach Erfordernis.
- **Stabilisierung** meint einerseits Muskelkräftigung, v. a. der Haltungs-, Gang- und Greiffunktionen, andererseits Maßnahmen zum Erhalt der erreichten oder vorhandenen (Rest-)Funktionen.
- **Koordination** bedeutet z. B. die Verbesserung von Kompensationsbewegungen und deren Einbindung in normale Bewegungsabläufe, etwa nach Lähmungen oder Funktionsverlust durch Unfall.

Nennen Sie Beispiele für Krankengymnastikverfahren.

- manuelle Therapie
- funktionelle Therapie
- Krankengymnastik nach Vojta
- Krankengymnastik nach Bobath
- PNF (propriozeptive neuromuskuläre Fazilitation).

Wie heißt der Oberbegriff für die drei letzten genannten Methoden?

Krankengymnastik auf neurophysiologischer Grundlage. Eine Vertiefung durch Lehrbücher der Physiotherapie und durch Hospitationen ermöglicht Ärzten eine fundiertere Verordnung.

Wie ist der Zeitbedarf einer physiotherapeutischen Behandlung einzuschätzen?

Bürokratie, Terminvereinbarung, An- und Auskleiden reduzieren die vorgesehenen krankengymnastischen Standardverordnungen von ca. 25–30 Minuten Übungszeit auf ca. 15–20 Minuten. Die Zusatzverordnung Wärme- oder Kälteanwendung ermöglicht weitere 10 Minuten Behandlungsdauer.

Nennen Sie einige Gerätschaften, die eine Krankengymnastik-Praxis bereithält.

- Therapiebälle und -rollen verschiedener Größe
- Therapiekreisel, Schaukelbrett, Theraband® (= elastische Therapiebänder verschiedener Stärke)
- kleine Geräte zum Üben der Grob- und Feinmotorik
- Schlingentisch, Sprossenwand
- Sequenztrainingsgeräte bei Muskelinsuffizienz
- Inhalatoren und Totraumvergrößerer
- Geräte zur Elektro- und Ultraschalltherapie
- Apparate zur Vorbereitung von Kälte-Peloiden, heißer Rolle, Fango u. a.
- Bewegungs-, Wannen- und Elektrobäder (meist nur im klinischen Reha-Betrieb).

Wann verordnen Sie eine Physiotherapie, wann eine gerätegestützte Krankengymnastik, wann schlagen Sie Gerätetraining vor?

Die Erstverordnung sollte nach Möglichkeit Einzel-KG ohne Geräte umfassen. Es wird neben dem therapeutischen ein diagnostischer Zugang zu den Patienten gesucht. Wichtigster Faktor bei der Anwendung physiotherapeutischer Techniken ist die zwischenmenschliche Interaktion. Jeder Patient muss anders motiviert und geführt werden. Erst im Verlauf kann der Physiotherapeut eine Empfehlung über ein Beüben in Gruppen, am Gerät oder zum eigenständigen Gerätetraining abgeben.

Nennen Sie Charakteristika von Krankengymnastik, gerätegestützter Krankengymnastik und Gerätetraining.

- Krankengymnastik und gerätegestützte Krankengymnastik:
  - gute Kontrollierbarkeit für und Beurteilung durch den Krankengymnasten
  - unmittelbare Anleitung, Aufsicht und Kontrolle
  - Verordnungsfähigkeit, auch in Gruppen bis zu fünf Personen
  - Motivation und Schulung durch den Therapeuten
- Gerätetraining, z. B. in Sportstudios:
  - Kontrollierbarkeit und Hilfen durch Sport-Übungsleiter
  - zeitliche Unabhängigkeit
  - Selbstverantwortung
  - Bezahlung aus eigener Tasche.

Wo liegen die Ausbildungsschwerpunkte von Masseuren?

Ausbildungsschwerpunkte bei Masseuren liegen in den passiv-rezeptiven Maßnahmen der physikalischen Therapie, wie Massagen, Bädern, Wärme-/Kälte-Anwendungen, Elektrotherapie. Aktive Bewegungstherapie lernen Masseure nur begleitend und eventuell in Zusatzkursen und können sie auch nur bedingt abrechnen.

Hydrotherapie, die Anwendung von Wärme- und Kältereizen und Massagen sind Schwerpunkte der Masseur- und Bademeister-Tätigkeit. Die Verfahren gehören sowohl der physikalischen Medizin als auch den Naturheilweisen an. In vollem Umfang kommen sie überwiegend in Reha-, Sport- und Kurkliniken zur Anwendung. Es ist empfehlenswert, sich vor Ort vom Therapierepertoire des Masseurs zu überzeugen, dem man seine Patienten anvertraut.

Welche physiologischen Wirkungen erwarten Sie von der medizinischen Anwendung von Wasser in verschiedenen Temperaturen?

Wärmezufuhr, Wärmeentzug, Wärmeproduktion durch reaktive Hyperämie, Entlastung durch Gewichtsauftrieb, Bewegungswiderstand, Flüssigkeitsumverteilung durch hydrostatischen Druck.

Sortieren Sie die folgenden Anwendungsarten der Hydrotherapie nach ihrer Reizstärke.

Teilgüsse (c), kleinere Peloide (e), feuchte Dreiviertel- oder Ganzpackungen (o), kräftige Saunagänge (l), Vollsitzguss (n), ansteigende Bein-, Sitz- oder Halbbäder (g), Wassertreten (d), feuchte Halbpackungen (j), Abwaschungen und Abreibungen (a), Saunagänge mit Temperaturen < 85 °C Einwirkdauer bis 12 Minuten, keine Aufgüsse (k), Überwärmungsbad (m), Teilbäder (b), russisch-römisches Dampfbad (m), Teilwickel mit feuchter Wärme (f), Sitzdampfbäder (h).

Richtige Antworten:
- milde Reize: a–f
- mittelstarke Reize: g–k
- stark wirksame Reize: l–o.

Nennen Sie erwünschte und unerwünschte Wirkungen von Wärme- und Kälteanwendungen.

- erwünschte Wirkungen von Wärme: Durchblutungs- und Stoffwechselsteigerung, Verbesserung der Abwehrkräfte, Anheben der Schmerzschwelle, verminderter Muskeltonus
- erwünschte Wirkungen von Kälte: Schmerzlinderung, antiphlogistische Wirkung, verminderte Ödemneigung, Gefäßkonstriktion, verminderte Blutungsneigung
- unerwünschte Wirkungen von Wärme: Gesteigerte Ödemneigung, Entzündungsreaktionen, nachteilige Kreislaufeffekte, gesteigerte Blutungsneigung
- unerwünschte Wirkungen von Kälte: Zirkulationsstörung, Muskelsteifigkeit, Viskositätserhöhung der Synovialflüssigkeit.

Schätzen Sie die Temperaturbereiche verschiedener Wasseranwendungen.

- Kaltreize für kurzzeitige Anwendung 12–16 °C (Abreibungen, Waschungen, Teilgüsse), sonst 20–23 °C
- Warmreize 37–39 °C (Aufwärmen vor Kaltanwendungen)
- Heißreize 35–45 °C, meist ansteigend verwendet
- Im Indifferenzbereich zwischen 32 und 35 °C werden keine temperaturvermittelten Wirkungen erwartet. Patienten empfinden jedoch Bewegungs- und Thermalbäder bei diesen Temperaturen bereits als anstrengend.

Auf wie lang wird die unmittelbare Wirkungsdauer von mittelstarken und starken Temperaturreizen geschätzt?

Die unmittelbare Wirkung hält etwa 3–4 Stunden an.

Bitte beurteilen Sie folgende Aussagen. (Decken Sie dazu die rechte Spalte ab.) Falsche Aussagen stellen Sie bitte richtig.

• Das Wohlbefinden der Patienten ist der wichtigste Parameter für eine korrekte Hydrotherapie.	richtig
• Chronische Krankheitsprozesse erfordern eher Kalt-, akute eher Warmreize.	falsch, chronische Krankheitsprozesse erfordern eher Wärmereize
• Niemals Kälte auf kalte Haut.	richtig
• Kälteanwendungen sollten möglichst in gut vorgekühlten Räumen stattfinden.	falsch, die Räume müssen gut gewärmt sein
• Vor der Menstruation sind Frauen weniger kälteempfindlich als danach.	falsch, Frauen sind dann kälteempfindlicher
• Zur Beurteilung der Ausgangslage vor einer Hydrotherapie kann der Puls-Atem-Quotient benutzt werden.	richtig: Liegt er über 4, liegt eine erhöhte Ansprechbarkeit für Reize vor

Welche Wirkungen erwarten Sie von einer Massage?

Durchblutungssteigerung, beschleunigten Abtransport von Stoffwechselprodukten. Tonussenkung der Muskulatur, der inneren Hohlorgane und der präkapillären Sphinkter. Venöse Entstauung, Steigerung des Lymphabflusses, Verbesserung des Gewebeturgors von Haut, Unterhaut, Binde- und Narbengewebe. Entspannung und Beruhigung. Schmerzlinderung.

Welche Massagetechniken kennen Sie?

Streichen, Kneten (Walken), Friktion, Klopfen (Hacken), Vibration, Pump- und Schöpfgriff bei Lymphödem.

Nennen Sie einige Körperstrukturen, an denen diese Techniken eingesetzt werden.

Gesamte Muskulatur, alle Hautsegmente, Bindegewebe, Periost, Fußsohle, Abdomen, Unterschenkel.

Welche Kontraindikationen bestehen für die Verordnung von Massagen?

- akute fieberhafte Erkrankungen und Entzündungen
- infektiöse Hautleiden
- höhergradige arterielle Verschlusserkrankungen
- Thrombose und Thrombophlebitis
- frische Verletzungen
- Blutungsneigung
- Störungen des Kleinhirns und der Pyramidenbahn.

FALLBERICHT

Ein 16-jähriges äthiopisches Mädchen erkrankte in ihrer Heimat an Poliomyelitis. Nach vielen Wochen wird sie mit schweren Restlähmungen an Rumpf und Beinen zur Behandlung nach Deutschland gebracht. Sie kann sehr langsam einige Meter am Arm des Betreuers eines humanitären Hilfsdienstes gehen.
Sie verordnen, dass sie zunächst intensiv mit KG nach Vojta, dann mit PNF beübt werden soll. Für den Anfang oder für dauerhaft schwere Fälle, wie etwa bei dieser Patientin, kann es sinnvoll sein, die Zeit für „echte" Therapie durch die Verordnung einer „Doppelbehandlung" zu verlängern.
Eine parallele oder spätere Ergotherapie unterstützt ihren Weg zur körperlichen Selbstständigkeit. In diesem Fallbeispiel wird vorausgesetzt, dass die Grundversorgung der jungen Frau in Deutschland inkl. der Kostenübernahme geklärt ist.

Welche therapeutischen Alternativen gibt es, wenn die oben genannten Techniken nicht zur Verfügung stehen?

Die Lähmungen können mittels Elektrostimulation behandelt werden, wobei jeder betroffene Muskel einzeln (am besten EMG-getriggert) stimuliert werden müsste. Hierfür gibt es Faraday-Schwellstrom, geschwellte Serienimpulsströme, Hochvolt-Ströme und mittelfrequente Ströme mit modulierten Amplituden.

Welche Einsatzmöglichkeiten von elektrischen Hilfsmitteln in Patientenhand gibt es, z. B. bei einer verbleibenden Fußheberschwäche?

Ein TENS-Gerät als Peroneusstimulator.

Was versteht man unter TENS?

Transkutane elektrische Nerven-Stimulation.

Bei welchen Beschwerden, außer den beschriebenen, findet diese Stimulationsform noch Anwendung?

Bei chronischen Schmerzen zur häuslichen Anwendung.

Welche Stromapplikation empfiehlt sich bei chronifizierten Schmerzen?

Stochastische Ströme, um einer Akkommodation vorzubeugen.

FALLBERICHT

Eine 36-jährige Frau erleidet 2 Monate nach der Teilentfernung der rechten Brust mit axillärer Lymphknotenexstirpation zunehmende Schmerzen mit einer Bewegungseinschränkung der Schulter. Eine Verkürzung des M. pectoralis im Ansatzbereich führt zu einem veränderten Muskelspiel und zu einer Veränderung der Schultergelenkkontur. Auch Halswirbelsäule und Kopfgelenke sind bereits in Mitleidenschaft gezogen.

Welche Diagnosegruppe für eine physiotherapeutische Verordnung ist hier angezeigt?

Eine Verordnung gemäß Diagnosegruppe EX2 – dies umfasst „Verletzungen/Operationen und Erkrankungen der Extremitäten und des Beckens mit prognostisch mittelfristigem Behandlungsbedarf". Die Leitsymptome der Patientin entsprechen etwa einer Einordnung in den Indikationsschlüssel EX2c „Schmerzen/Funktionsstörungen durch Muskelverspannungen, Verkürzung elastischer und kontraktiler Strukturen, Gewebequellungen, -verhärtungen, -verklebungen". Die Gesamtverordnung des Regelfalls umfasst 3×6 Behandlungen.

Welche therapeutischen Maßnahmen werden in EX2c vorgeschlagen?

Heilmittel A (vorrangig) lautet klassische Massagetherapie. Alternativ kommen die Heilmittel B (optional) infrage, nämlich Unterwassermassage, Segmentmassage, Periostmassage, Bindegewebsmassage.

Als ergänzendes Heilmittel C sind Elektrotherapie, Wärmetherapie, Kältetherapie, hydroelektrische Bäder aufgeführt.

FALLBERICHT

Eine 40-jährige Verwaltungsangestellte wurde von einem Pferdehuf getroffen und erlitt eine Fraktur der rechten Mittelhand. Sie stellt sich nach einer komplikativ verlaufenden Osteosynthesebehandlung bei Ihnen vor. Sie habe einen „Sudeck", habe ihr Chirurg gesagt.

Nachdem die Frau ihren Kompressionshandschuh abgestreift hat, erwarten Sie welchen Befund?

Die Hand ist geschwollen, die Haut glänzt, die Muskulatur erscheint beim Händedruck vermindert, die Haut ist blass mit Ausnahme der noch geröteten Operationsnarbe und kühl, beim Handdruck verzieht die Patientin schmerzbedingt das Gesicht, der Faustschluss ist nur inkomplett möglich. Es handelt sich um eine (Sudeck'sche-) symphatische Reflexdystrophie, derzeit als komplexes regionales Schmerzsyndrom bezeichnet, mit Lymphödem, trophischen Störungen und Regulationsstörungen der Durchblutung nach längerer Ruhigstellung – in diesem Fall, weil das Osteosynthesematerial wegen Unverträglichkeit frühzeitig wieder entfernt werden musste.

Welche Heilmittel würden Sie verordnen?

Manuelle Lymphdrainage (ohne Kompressionsbandage) und krankengymnastische Übungsbehandlung. Die Verordnung sieht aus wie auf ➤ Abbildung 3.1 gezeigt.

Was verstehen Sie unter einer „komplexen physikalischen Entstauungstherapie"?

Manuelle Lymphdrainage, Hautpflege, Kompression, Bewegungsübungen in der Kompression.

Wie wird die Kompression beim Lymphödem durchgeführt?

Nach manueller Lymphdrainage Anlage eines dreischichtigen Unterschenkel- bzw. Arm-Wickels aus Schlauchverband, Polsterwatte oder Schaumstoff und Kurzzugbinden – Verordnung als „Lymphset" möglich. Später Kompressionsstrumpf oder -strumpfhose nach Maß unter Angabe der Kompressionsklasse (Zugstärke). Auch die Verordnung maschineller Entstauung ist initial oder dauerhaft möglich (Hydroven-, Jobst-Apparat).

3.4.2 Ergotherapie

Welches sind die Aufgaben eines Ergotherapeuten?

* Anwendung handlungsorientierter Verfahren mit handwerklichen oder gestalterischen Techniken. Verbesserung und Kompensation eingeschränkter Funktionen durch Einsatz komplexer aktivierender, handlungsorientierter und/oder lebenspraktischer Übungen. Anleitung zur Selbsthilfe im täglichen Leben. Wiedereingliederung in die Arbeitswelt durch Belastungserprobung.
* Empfehlungen für angepasste Arbeitsbedingungen
* Betreuung von psychisch Kranken – meist in Gruppen.

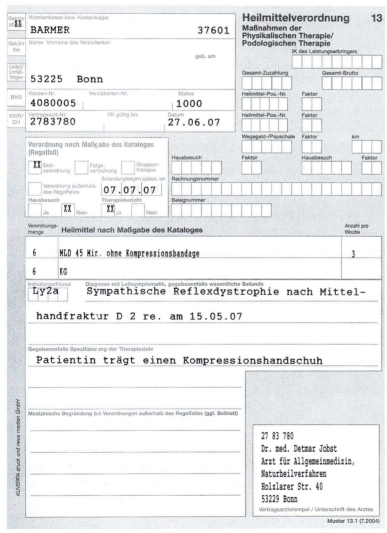

Abb. 3.1 Verordnungsmuster 13 für Heilmittelverordnungen. MLD = manuelle Lymphdrainage, MLD 45: 45 Minuten Therapiedauer zzgl. Kompressionsbandagierung.
KG = Krankengymnastische Übungsbehandlung
LY2a = Lymphabflussstörung mit prognostisch länger andauerndem Behandlungsbedarf

Welche Verordnungsmöglichkeiten sieht die Ergotherapie vor?
- motorisch-funktionelle Behandlung
- sensomotorisch-perzeptive Behandlung
- Hirnleistungstraining bzw. neuropsychologisch orientierte Behandlung
- psychisch-funktionelle Behandlung.

Welche Ziele verfolgen Sie z. B. durch Ihre Ergotherapie-Verordnung über eine motorisch-funktionelle Behandlung? Wie viel Therapie-Zeit steht durch Ihre Verordnung zur Verfügung?
Die Verordnung verfolgt vor allem vier Ziele:
- Korrektur falscher Haltungs- und Bewegungsmuster und Ersetzen durch physiologischere Funktionsmuster,
- Verbesserung von Koordination, Grob- und Feinmotorik,
- Schmerzlinderung durch verschiedene Maßnahmen,
- Verbesserung der eigenständigen Lebensführung.

Mit „motorisch-funktioneller Ergotherapie" bei Beeinträchtigung der selbstständigen Lebensführung würden 30 Minuten Übungszeit verordnet werden.

Liegt zusätzlich eine Störung der Verknüpfung „Hören/Sehen/Fühlen/Denken/Tun" vor, ist die Verordnung „sensorisch-perzeptive Ergotherapie" als integrative Ergotherapie mit ca. 45 Minuten je verordneter Einheit erforderlich.

3.4.3 Logopädie

Welche Wirkungsvorstellungen bestehen über die Stimm-, Sprech- oder Sprachtherapie? Wozu dient sie?
Die Stimm-, Sprech- oder Sprachtherapie „entfaltet Wirkung auf phoniatrischen und neurophysiologischen Grundlagen und dient dazu, die Kommunikationsfähigkeit, die Stimmgebung, das Sprechen, die Sprache und den Schluckakt bei krankheitsbedingten Störungen wiederherzustellen."

Wer führt die ärztlichen Verordnungen über Stimm-, Sprech- oder Sprachtherapie aus?
Von den Krankenkassen anerkannte Logopäden, Phoniater und Sprachtherapeuten. Sprachheilpädagogen können nur in Sonderfällen mit Krankenkassen abrechnen.

Was passiert zu Beginn einer Sprachtherapie?
Je nach Stadium der sprachlichen Einbußen ergänzen ein oder mehrere Standard-Testverfahren die medizinische Diagnose. Sie dienen als Grundlage eines Therapieplans und zur Dokumentation des Therapiefortschritts. Weiterführende Diagnostik obliegt schwerpunktmäßig dem HNO-Arzt oder spezialisierten Neurologen.

Sind Stimm-, Sprech- oder Sprachtherapie auch für angeborene bzw. entwicklungsbedingte Sprachstörungen, wie Lispeln, Näseln, falsche Aussprache, verspäteten Sprachbeginn, Elisionen (Auslassungen) oder Stottern angezeigt?
Nein, bei Kindern mit diesen Störungen werden sonderpädagogische und heilpädagogische Maßnahmen erforderlich. Die Verordnung von Stimm-, Sprech- oder Sprachtherapie darf nur aus *medizinischen* Gründen erfolgen.

Nach welchen Kriterien entscheiden Sie über die Weiterverordnung oder Beendigung einer Stimm-, Sprech- oder Sprachtherapie?
Logopäden sind gehalten, spätestens alle 6 Monate Tests vorzunehmen – am häufigsten wird hier der Aachener Aphasie-Test durchgeführt. Wenn man Zweifel über den therapeutischen Erfolg weiterer Verordnungen

hegt, lässt man sich vom Therapeuten über die Fortschritte des Patienten anhand der Test-Auswertung Bericht erstatten.

3.4.4 Rehabilitationssport (Reha-Sport)

Was versteht man unter Rehabilitationssport?

Rehabilitationssport wirkt mit den Mitteln des Sports und sportlich ausgerichteter Spiele ganzheitlich auf die Behinderten ein.

Reha-Sport orientiert sich an der ICF (International Classification of Functioning, Disability and Health) und deren Ziel, nicht das Defizit der Behinderung, sondern die Förderung der verbliebenen Fertigkeiten und Fähigkeiten in den Mittelpunkt zu stellen. Reha-Sport umfasst bewegungstherapeutische Übungen, die als Gruppenbehandlung im Rahmen regelmäßig abgehaltener Übungsveranstaltungen durchgeführt werden, sowie Maßnahmen, die einem behindertengerechten Verhalten und der Bewältigung psychosozialer Krankheitsfolgen dienen.

Reha-Sport verfolgt das Ziel, Ausdauer und Kraft zu stärken, Koordinierung und Flexibilität zu verbessern, aber auch das Selbstbewusstsein der Rehabilitanden zu stärken. Zur besseren Teilhabe am Leben dienen etwa spezielle Übungen für behinderte Frauen und Mädchen.

Reha-Sport bezeichnet den Teil des Behindertensports, für den Kostenträger existieren.

Welche Rehabilitationssportarten kennen Sie?

Rehabilitationssportarten sind Gymnastik, Leichtathletik, Schwimmen, Bewegungsspiele in Gruppen sowie zusätzlich Bogenschießen für Rollstuhlfahrer und Kegeln für Blinde, soweit es sich bei den genannten Sportarten um auf die Behinderung abgestimmte Übungen handelt. Wassergymnastik muss auf dem Antrag für Reha-Sport deutlich angegeben werden.

Wie wird Reha-Sport verordnet?

Der Reha-Sport wird im Allgemeinen von dem (behandelnden) Arzt verordnet, der das zugrunde liegende Leiden oder dessen Folgen beurteilen kann.

Man verordnet eine bis höchstens drei Übungsveranstaltungen je Woche. Sie gilt je Erkrankung inkl. Begleiterkrankung für maximal 50 Übungseinheiten in 18 Monaten (à 45 min), bei Herzsport (à 60 min) 90 Übungseinheiten innerhalb 24 Monaten, bei herzkranken Kindern und Jugendlichen 120 Übungseinheiten in 24 Monaten. Eine Folgeverordnung kann ausgestellt werden, wenn zuvor eine Rehabilitationsbehandlung durchgeführt worden ist, weil die Erkrankung/Behinderung sich verschlechtert hatte.

Die Erstverordnung ist bei geistiger Behinderung und psychischer Erkrankung oder Behinderung, etwa bei Zerebralparese zunächst auf 120 Stunden in 36 Monaten beschränkt. Der Reha-Sport kann jedoch bei den genannten Behinderungen ohne Begrenzung erneut und immer wieder verordnet werden. Diese Folgeverordnungen benötigen, anders als zuvor, keine psychiatrische Bestätigung mehr.

Was müssen Sie auf dem Formular „Reha-Sport-Verordnung" angeben?

* die Diagnosen mit einem ICF-Schlüssel
* die Gründe, weshalb Rehabilitationssport erforderlich ist
* die zeitliche Dauer des Rehabilitationssports und die Anzahl der wöchentlich notwendigen Übungsstunden (ein- bis dreimal)
* eine Empfehlung für die Auswahl der für die Behinderung geeigneten Sportarten oder bei Herzgruppen die Empfehlung für die Übungs- oder Trainingsgruppe (bis bzw. ab 75 Watt Belastbarkeit).

Reha-Sport bedarf vor Beginn der Bewilligung durch die Krankenkasse, die sie i. d. R. dem Betroffenen (auch postalisch) erteilt.

Welches sind die Träger des Rehabilitationssports?
Der Verband der Ersatzkassen VdAK (Kostenträger), Deutscher Behindertensportverband und Deutscher Sportbund (DSB), Deutsche Gesellschaft für Prävention und Rehabilitation von Herz-Kreislauf-Erkrankungen e. V. (DGPR) (Durchführung) im Rahmen einer Gesamtvereinbarung.

Welche Budgets gelten für Hausärzte? Welche Kosten entstehen?
Der Reha-Sport ist nicht budgetiert, kann also ohne Regressgefahr unbeschränkt verordnet werden. Hierfür wird ärztlicherseits die EBM-Gebührenziffer 01620 (kurzes Zeugnis, Bescheinigung) in Ansatz gebracht. Je Person und Zeiteinheit vergüten die Kassen den Reha-Sport-Trägern 5,00 bis 7,50 Euro. Eine Zeiteinheit beträgt 45 oder 60 Minuten.

3.4.5 Psychotherapie

In der gültigen Fassung der Psychotherapie-Richtlinien wird die Indikation zur Psychotherapie (PT) folgendermaßen festgelegt:

„Psychotherapie kann im Rahmen dieser Richtlinien erbracht werden, soweit und solange eine seelische Krankheit vorliegt. […] Psychotherapie ist keine Leistung der gesetzlichen Krankenversicherung und gehört nicht zur vertragsärztlichen Versorgung, wenn sie nicht dazu dient, eine Krankheit zu erkennen, zu heilen, ihre Verschlimmerung zu verhüten oder Krankheitsbeschwerden zu lindern. […] In diesen Richtlinien wird seelische Krankheit verstanden als krankhafte Störung der Wahrnehmung, des Verhaltens, der Erlebnisverarbeitung, der sozialen Beziehungen und der Körperfunktionen. Es gehört zum Wesen dieser Störung, dass sie der willentlichen Steuerung durch den Patienten nicht mehr oder nur z. T. zugänglich ist" (Psychotherapie-Richtlinien vom 14.4.2011). Neu eingeführt wurde die Möglichkeit einer ambulanten Psychotherapie für (substituierte) Drogenabhängige.

Wer führt eine Psychotherapie im Rahmen der GKV durch?
Psychologische Psychotherapeuten, psychologische Kinder- und Jugendtherapeuten, Ärzte mit dem Zusatztitel „Psychotherapie", Kinder- und Jugendpsychotherapeuten, Ärzte für psychotherapeutische Medizin, für Kinder- und Jugendpsychiatrie und Psychiatrie, im Folgenden summarisch als „Psychotherapeuten" bezeichnet.

Wie gelangen die Patienten an einen Psychotherapeuten?
Über den Hausarzt, über den Spezialisten, im direkten Zugang, über den Psychiater.

Welche formalen Voraussetzungen sind zur Durchführung einer Psychotherapie erforderlich?
Psychotherapeuten erstellen nach bis zu fünf Patientenkontakten (Probesitzungen) einen Antrag an die Krankenkasse und ein Gutachten über den Krankheitsfall des Patienten. Nach Prüfung und Beurteilung durch den Gutachter gemäß Psychotherapeuten-Richtlinien wird die Psychotherapie mit einer Stundenzahl zwischen 25 und 160 (max. 240) Stunden genehmigt. Kurzzeit-Therapien bedürfen nicht immer einer gutachterlichen Zustimmung. Für Patienten *psychologischer* Psychotherapeuten gilt, dass nur nach Vorlage eines sogenannten Konsiliarberichts die Psychotherapie genehmigt und gegenüber der GKV abgerechnet werden kann.

Wer stellt den Konsiliarbericht aus? Was beinhaltet er?

Überweisende Ärzte, sog. Konsiliarärzte, häufig Hausärzte. Er beinhaltet eine Unbedenklichkeitsbescheinigung aus Hausarztsicht, etwa, dass keine körperliche Erkrankung oder ein dringender Eingriff der geplanten Psychotherapie im Wege steht.

Welche Möglichkeiten ergeben sich für Patienten in akuten Notlagen?

In akuten Notlagen geben die psychiatrischen stationären Krankenhausabteilungen, die ärztlichen Notdienste, in weniger dringlichen Fällen das vorgezogene Erstgespräch bei Beratungsstellen oder beim Hausarzt Hilfen durch Krisenintervention.

FALLBERICHT

Eine 28-jährige arbeitslose Krankenschwester ängstigt sich vor ihrer neuen Arbeitsstelle. Sie fühle sich schuldig gegenüber ihrem Kind, das bei ihrem geschiedenen Mann lebt. Sie sei innerlich wie gelähmt und könne kaum noch schlafen.
Unter der Annahme einer Angststörung in einer Belastungssituation haben Sie der Patientin einen anxiolytisch wirksamen Reuptake-Hemmer rezeptiert und sie für die nächsten Tage wieder einbestellt.
Eine Woche später kommt sie mit einer Freundin in desolatem psychischen und vernachlässigtem äußeren Zustand zu Ihnen. Das Medikament hat sie aus Angst nur selten eingenommen. Sie sieht keine Zukunft mehr und kann nicht mehr für sich sorgen. Alle Beteiligten sind erleichtert, dass es ad hoc gelingt, die Patientin in einer psychiatrischen Abteilung des örtlichen Landeskrankenhauses unterzubringen.

Schätzen Sie bitte, welche Wartezeiten für eine Psychotherapie üblich sind.

Auf das diagnostische Erstgespräch müssen Patienten zwischen 20 Tagen und 2,4 Monaten, auf die Aufnahme in eine Psychotherapie sogar 4–5 Monate warten. Am schnellsten passiert dies bei Ärzten für psychosomatische Medizin und Psychotherapie, am langsamsten bei psychologischen Psychotherapeuten (Kruse, Herzog 2011).

Schätzen Sie bitte den Bedarf für psychotherapeutische Leistungen in Deutschland!

„Etwa 13.000 psychologische Psychotherapeuten behandelten 1.050.000 Patienten. Ärztlich psychotherapeutisch wurden 190.000 Patienten von ca. 2.500 Fachärzten für Psychosomatische Medizin und Psychotherapie und 170.000 von 2.200 Fachärzten mit Zusatzbezeichnung Psychotherapie/Psychoanalyse behandelt …" (Kruse, Herzog 2011).

Wen suchen die psychisch und/oder körperlichen leidenden Patienten bevorzugt auf?

Nach mehreren Quellen werden Hausärzte bevorzugt von Patienten mit psychischen Beschwerden aufgesucht (Kruse, Herzog 2011). Etwa 70 % der Befragten suchen aus eigener Initiative einen ärztlichen oder psychologischen Psychotherapeuten. Allerdings braucht ein Viertel der Befragten zur Kontaktaufnahme 2 Jahre oder mehr. 7 % sind durch den Hausarzt motiviert worden (DAK Gesundheitsreport 2005).

Aus welchen Gründen begeben sich Patienten in eine psychotherapeutische Behandlung?

85 % der Befragten gaben lt. einer Studie von Albani et al. 2010/11 depressive Beschwerden als Anlass für die ambulante Psychotherapie an, 24 % Suizidalität. 63 % der Befragten nannten Ängste, 54 % psychosomatische Beschwerden, 26 % Essstörungen, 14 % süchtiges Verhalten, 16 % Zwangsstörungen, 12 % sexuelle Funktionsstörungen und 14 % Persönlichkeitsstörungen als Behandlungsanlass. Überraschend hoch war mit 30 % der Anteil der Patienten, die psychotherapeutische Hilfe in Anspruch nehmen, um mit einer körperlichen Erkrankung umzugehen.

Wie viele Klienten kann ein Psychotherapeut während einer Woche etwa behandeln?

Kaum mehr als 30, wenn man für eine psychotherapeutische Sitzung ca. 1 Zeitstunde zugrunde legt. Die Gesamtzahl betreuter Patienten je Psychotherapeut kann durch Psychotherapie in Gruppen oder Kurzzeitsitzungen gesteigert werden.

Die Patientin musste einige Wochen lang in eine geschlossene Abteilung überführt werden. Sie verblieb danach ein weiteres Vierteljahr in teilstationärer Behandlung, wo sie in einer psychiatrischen Patientengruppe zunächst auf tiefenpsychologischer, später auf verhaltensmodifizierender Basis Ängste und Depressivität langsam bewältigte. Die Behandlung wurde flankiert durch Kunsttherapie und Antidepressiva.
Nach ihrer Entlassung sucht die Patientin Sie wieder auf. Der Arztbrief empfiehlt eine fortgeführte Psychotherapie.

Was können Sie tun?

Bekannte und geeignet erscheinende Psychotherapeuten empfehlen. Die zentrale Zugangshilfe ist der **Psychotherapie-Informationsdienst** PID (Am Köllnischen Park 2, 10179 Berlin): Patienten schildern telefonisch (0 30–2 09 16 63 30) oder per Mail (pid@dpa-bdp.de) via Internet (www.psychotherapiesuche.de) ihre Beschwerden oder Therapieerwartungen und erhalten die Adressen geeigneter und in der Nähe praktizierender Psychotherapeuten. Auch die KVen führen (Internet-)Nachweise und Listen niedergelassener Psychotherapeuten, z. B. die KV Nordrhein unter www.kvno.de.

Zwischenzeitlich bestellt man Hilfe suchende Patienten wöchentlich zu Gesprächen ein und unterstützt sie bei entsprechender Indikation medikamentös mit Anxiolytika, Antidepressiva oder Neuroleptika (➤ Kap. 19).

Welche Formen der Psychotherapie werden im Rahmen der GKV angewendet?

- übende und suggestive Interventionen (Autogenes Training, Muskelrelaxation nach Jacobson, Hypnose in Einzelbehandlung)
- Verhaltenstherapie
- psychoanalytisch begründete Verfahren in Einzelbehandlung und in Gruppen, als Kurz- oder Langzeittherapie
- diagnostisch kommen psychometrische Testverfahren zur Anwendung.

Gibt es Evidenz für die genannten Verfahren?

Die beste Evidenz liegt für die Verhaltenstherapie vor. Ebenfalls belegt sind die Wirkungen von tiefenpsychologisch fundierten Kurzzeit-Gesprächsinterventionen.

Welche Erkrankungen eignen sich zur Psychotherapie?

Alle seelischen Störungen nicht vorübergehender Art, die als krankhaft empfunden werden oder krankhafte Auswirkungen mit sich bringen. Insbesondere führen die Richtlinien krankhafte Störungen der Wahrnehmung, des Verhaltens, der Erlebnisverarbeitung, der sozialen Beziehungen und der Körperfunktionen auf.

Auch bei körperlichen und bei psychiatrischen Ursachen ergeben sich Indikationen zur Psychotherapie. Die PT-Richtlinien nennen hier:

- Abhängigkeitserkrankungen
- seelische Behinderungen als Folge schwerer chronischer Erkrankungen
- Folgen psychotischer Erkrankungen, die einer spezifischen Psychotherapie-Intervention zugänglich sind.

In welchen Fällen ist die Psychotherapie im Rahmen der GKV ausgeschlossen?

- wenn die Indikation, nicht aber die Mitarbeit oder Therapiefähigkeit des Patienten gegeben ist
- wenn die Psychotherapie allein der beruflichen oder sozialen Anpassung oder beruflichen oder schulischen Förderung dient
- wenn sie allein aus Erziehungs-, Ehe-, Lebens- oder Sexualberatung besteht.

Gibt es eine formalisierte Berichterstattung zwischen Hausarzt und Psychotherapeuten?

Ja, seit 2007 erhalten Psychotherapeuten einen kleinen Betrag für das Schreiben eines Berichts an den überweisenden Arzt und sind dazu einmal während der Behandlung verpflichtet, wenn der Patient zustimmt.

Die Psychotherapie im Sinne der PT-Richtlinien wird in der vertragsärztlichen Versorgung ergänzt durch Maßnahmen der psychosomatischen Grundversorgung.

Was versteht man unter der psychosomatischen Grundversorgung?

Die psychosomatische Grundversorgung umfasst die seelische Krankenbehandlung durch verbale Interventionen und durch übende Psychotherapie-Verfahren bei akuten seelischen Krisen, auch im Verlauf chronischer Krankheiten und Behinderungen. Gewünscht ist eine möglichst frühzeitige differenzialdiagnostische Klärung psychischer und psychosomatischer Krankheitszustände in ihrer ätiologischen Verknüpfung und in der Gewichtung psychischer und somatischer Krankheitsfaktoren als „differenzialdiagnostische Klärung psychosomatischer Krankheitszustände, Dauer mindestens 15 Minuten mit schriftlichem Vermerk über ätiologische Zusammenhänge".

Die „verbale Intervention bei psychosomatischen Krankheitszuständen unter systematischer Nutzung der Arzt-Patienten-Interaktion, Dauer mindestens 15 Minuten" verfolgt das Ziel,
- die Introspektion der Patienten zu fördern,
- Einsichten in psychosomatische Zusammenhänge zu vermitteln,
- krankmachende persönliche Konflikte erkennbar zu machen,
- Bewältigungsfähigkeiten aufzubauen.

Voraussetzung für die (Abrechenbarkeit der erbrachten) Leistungen ist die erworbene Fachkunde „psychosomatische Grundversorgung" (80-Stunden-Kurs). Hausärzte werden in Balintgruppen und Kursen in Krankheitstheorie und in Gesprächsführung geschult. Sie lernen, die seelischen Störungen von Patienten zu erfassen (Exploration) und zu beurteilen. Als Therapieverfahren stehen außer den verbalen Interventionen autogenes Training und Relaxationstherapie nach Jacobson (einzeln oder in Gruppen) sowie Hypnose in Einzelbehandlung zur Verfügung.

FALLBERICHT

Eine 63-jährige ehemalige Kassiererin wurde berentet. Sie klagt über Kopfschmerzen, Verdauungs- und Schlafstörungen. Ihr Mann rege sie mit seiner ruhigen Art auf. Sie sei verspannt und zappelig bis hin zu nächtlichen Muskelkrämpfen. Sie bittet um ein Beruhigungsmittel.

Wie sieht Ihr Lösungsansatz aus?

Die Patientin wird in die Gruppe „Autogenes Training" eingeladen und bekommt überbrückend ein Magnesium-Präparat, sechsmal Teilmassagen und viermal Lymphdrainage des Kopfs verordnet.

Es handelt sich hier um eine multimodale Handlungsweise, wie sie für die Hausarztpraxis prototypisch gefunden wird. Warum? Begründen Sie.

- Eine unbekannte Patientin klagt über einen zunächst nicht bedrohlichen (Spannungs-)Zustand, dessen ausschnittartige Schilderung einer Verlaufsbeobachtung bedarf.
- Die Maßnahmen erfolgen aufgrund eines akuten Beratungsanlasses mit starkem Hilfeappell, ohne dass eine spezifische Diagnosestellung erforderlich wäre (sie könnte allerdings mit einem Mehraufwand als Arbeitsdiagnose erhoben werden, ggf. unter Hinzuziehen von Spezialisten).
- Der Arzt setzt ihm gut bekannte Methoden aus verschiedenen Fachgebieten ein. Er selber bleibt Teil des therapeutischen Geschehens.
- Die Behandlungsmethoden besitzen einen deutlich suggestiven Charakter.
- Die Methoden sind nebenwirkungsarm. Ein potenziell abhängigkeitsförderndes Beruhigungsmittel wird vermieden.
- Spezifischere Maßnahmen und Medikamente stehen im Hintergrund bereit, z.B. Exploration und Gespräch zu dritt mit dem Ehemann, somatische Untersuchung inkl. Laborwerte-Bestimmung, Tranquilizer bzw. Myotonolytika, Psychotherapie.

3

FALLBERICHT

Ein 60-jähriger ziviler Bundeswehrbeamter kann nach einem gut verlaufenen orthopädischen Eingriff nicht mehr durchschlafen. Er hat keinen Appetit und ängstigt sich vor einer bösartigen Erkrankung. Sie fühlen die depressive Wesensveränderung und eine tief reichende ängstliche Verunsicherung Ihres Patienten, den Sie seit 12 Jahren kennen. Sie erinnern sich an seine schwere Depression mit stationärem Aufenthalt vor einigen Jahren.

Welche Maßnahmen erscheinen Ihnen angebracht?

- Sie befragen den Patienten zu Veränderungen seiner persönlichen, familiären und beruflichen Situation.
- Die Verordnung eines Antidepressivums zusammen mit einem kurz wirksamen Tranquilizer könnte dem Patienten Linderung verschaffen.
- Vor Behandlungsbeginn überprüfen Sie Blutbild, Leberchemie und EKG.
- Sie führen eine Krebsvorsorgeuntersuchung durch.
- Sie stellen eine Arbeitsunfähigkeitsbescheinigung zunächst für 1 Woche aus

Wie denken Sie über Testverfahren als psychiatrisches Diagnostikum in der Hausarztpraxis?

Psychologische Testverfahren sind in der Hausarztpraxis üblich geworden. Mit der Veränderung des Krankheitsspektrums haben sie Eingang in die Gebührenordnung EBM gefunden. Im Falle des 60-jährigen Beamten erhebt sich die Frage, ob es sich um eine (reaktive) Anpassungsstörung, um eine Angststörung oder um eine depressive Erkrankung handelt.

Gibt es wenig aufwendige Testverfahren zur Diagnosestellung einer psychischen Erkrankung?

Für die Diagnose einer schwereren Depression (Major Depression) wird eine 95-prozentige Sensitivität (!) mitgeteilt, falls Patienten die Fragen nach chronischer Niedergeschlagenheit und sexuellem Desinteresse bejahen. Für weniger ausgeprägte Depressionen (Dysthymia) sollten für eine hohe Sensitivität auch die Fragen nach Interessen- und Abtriebslosigkeit und der Verlust von Sozialkontakten bejaht werden.

Im unserem Beispiel-Fall empfiehlt sich der „Gesundheitsfragebogen" PHQ-D, der in einer Kurzform Phobien (4 Fragen) von Depressionen (9 Fragen) abgrenzen hilft. In der Langform (76 Fragen) hilft er darüber hinaus, somatoforme Störungen, Alkoholproblem und Ess-Störungen zu identifizieren. Dieses Frage-Instrument ist kostenfrei unter www.klinikum.uni-heidelberg.de/index.php?id=6274 verfügbar. Er wird von Patienten selbstständig ausgefüllt und mit Schablonen von der Praxisseite ausgewertet.

Wie beurteilen Sie die Indikation von Benzodiazepinen und Antidepressiva im geschilderten Fall?

Wie ein Psychiater und anders als ein (psychologischer) Psychotherapeut darf und sollte ein Hausarzt bei psychischen Erkrankungen indizierte Medikamente, wie schon geschildert, einsetzen. Bei Angst- und Spannungszuständen besteht eine zuverlässige Indikation für Benzodiazepine. Bei einem depressiven Hintergrund werden längerfristig SSRI oder Trizyklika oder Johanniskraut-Extrakte verabreicht.

Parallel müssen möglichst situative Veränderungen, Verhaltensmodifikationen, Entspannungsverfahren und ggf. psychotherapeutische Verfahren in die Wege geleitet werden. Patienten hierzu zu motivieren und ihnen Hilfen zu vermitteln ist ein Anteil hausärztlicher Aufgaben. Ein anderer Teil besteht in der beharrlichen Betreuung des Patienten und einer Erfolgskontrolle der empfohlenen Maßnahmen.

LITERATUR

Adler R (Hrsg.) Psychosomatische Medizin. Theoretische Modelle und klinische Praxis. Elsevier Urban & Fischer, München 2011

Albani C, Blaser G, Geyer M, Schmutzer G, Brähler E (2010/11). Ambulante Psychotherapie in Deutschland aus Sicht der Patienten. Teil 1: Versorgungssituation. Psychotherapeut, 55(6), 503–514; Teil 2: Wirksamkeit. Psychotherapeut, 56(1), 51–60

Arzneimittel-Richtlinien: z. B. KV Nordrhein (www.kvno.de) bzw. Gemeinsamer Bundesausschuss (www.g-ba.de).

Bounameaux H, Blättler W, Chimchila-Chevili S, Eichlisberger R, Hayoz D, Jäger K, Koppensteiner R, Mahler F, Stricker H, Vogel J, Wuillemin WA: Anwendung von niedermolekularen Heparinen in vier umstrittenen klinischen Situationen. Schweizerische Ärztezeitung 2001 (82): 866–9

Burton S and BMJ-Publishing Group: Clinical Evidence 5/2001. BMJ-Verlag, London 2001

Deutsche Hauptstelle gegen die Suchtgefahren (Hrsg.): Jahrbuch Sucht 2011 und 2012, Pabst Sciene Publishers, Lengerich

Dts. Behindertensportverband, Dts. Olympischer Sportbund, Verband der Ersatzkassen: Vereinbarung zur Durchführung und Finanzierung des Rehabilitationssportes (2012), http://www.lts melle.de/gespo/download/reha_af/Vereinbarungen/2012_REHA_Durchfuehrungsvereinbarung_vdek_CI.pdf

Heilmittelrichtlinien des Bundesausschusses für Ärzte und Krankenkassen: Heilmittelkatalog der physikalischen Medizin 2011, Intellimed-Verlag, Ludwigsburg: www.heilmittelkatalog.de

Kruse, J. Herzog, W: Zur ambulanten psychosomatischen/psychotherapeutischen Versorgung in der kassenärztlichen Versorgung in Deutschland – Zwischenbericht 16.12.2012, KBV Berlin. http://daris.kbv.de

Löwe B, Spitzer RL, Zipfel S, Herzog W: PHQ-D, Gesundheitsfragebogen für Patienten. 2. Aufl., Universität Heidelberg 2002: www.klinikum.uni-heidelberg.de/index.php?id=6274

Melchart D, Brenke R, Dobos G: Naturheilverfahren. Leitfaden für die ärztliche Aus-, Fort- und Weiterbildung. Schattauer, Stuttgart 2002

Monto AS: Epidemiology of viral respiratory infections. Am J Med 2002 (6): 112

Richtlinien des Bundesausschusses der Ärzte und Krankenkassen über die Durchführung der Psychotherapie (Psychotherapie-Richtlinien) zuletzt geändert am 14.4.2012, veröffentlicht im Bundesanzeiger Nr. 100 (S. 2424) vom 7. Juli 2011, http://www.g-ba.de/downloads/62-492-544/PT-RL_2011-04-14.pdf?

Rote Liste, Fachinfo-Service (Arzneimittelinformationen für Ärzte und Apotheker): www.fachinfo.de, mit kostenfreiem Passwort

S3-Leitlinie Prophylaxe der Venösen Thromboembolie (VTE), AWMF-Register Nr. 003–001, 2010; http://www.awmf.org

Sackett D: Evidence based medicine, 2nd edition. Churchill Livingstone, Edinburgh 2000

Schwabe U, Paffrath D: Arzneiverordnungsreport 2012. Springer, Heidelberg 2012

3

4 Prävention

4.1 Definition und Einteilung

J.-M. Träder

Nennen Sie bitte einige Ziele der Prävention!

Prävention hat den Zweck:

- Gesundheit zu erhalten
- Krankheit und Unfälle zu verhüten
- entstehende Krankheiten früh zu erkennen
- bei manifesten Erkrankungen ein Fortschreiten der Krankheitsentwicklung zu verhindern.

Welche unterschiedlichen Formen der Präventionen kennen Sie?

- primäre Prävention
- sekundäre Prävention
- tertiäre Prävention.

In welchem zeitlichen Zusammenhang stehen diese Präventionsformen?

➤ Abbildung 4.1 zeigt den Zusammenhang zwischen Präventionsformen und Krankheitsverlauf.

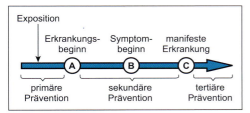

Abb. 4.1 Zusammenhang zwischen Präventionsformen und Krankheitsverlauf

4.1.1 Primäre Prävention

Welche Intention und welchen Ansatzpunkt hat die primäre Prävention?

Die primäre Prävention versucht, das Verhalten der Menschen oder ihre Lebensbedingungen dergestalt zu beeinflussen, dass Krankheiten, die zu verhindern sind, nicht entstehen. Die primäre Prävention kann individualpräventiv gestaltet werden (Umstellung der Lebens- und Ernährungsgewohnheiten = Verhaltensprävention). Aber auch übergeordnete Faktoren (wie Lärmexposition, Luftverschmutzung, Hygiene hinsichtlich der Wohn- und Arbeitsbedingungen) spielen eine wesentliche Rolle; deren Beeinflussung ist in ihrem Effekt weitaus erfolgversprechender (➤ Kap. 4.3).

Welche Inhalte verbinden sich für den Einzelnen mit der primären Prävention?

Die medizinische primäre Prävention beinhaltet:
- Gesundheitsaufklärung
- Gesundheitserziehung
- Gesundheitsberatung
- Impfungen.

In welcher Form hat der Hausarzt Möglichkeiten, an der Gesundheitsaufklärung mitzuwirken?

Die Gesundheitsaufklärung soll und kann in Hausarztpraxen durchgeführt werden. Es gibt weitere Angebote in den gedruckten Medien, im Fernsehen, im Internet und an anderen Orten, die Patienten zu Überlegungen über das eigene gesundheitliche Verhalten anregen können. Diese Gedanken aufzunehmen sowie Rat und Hilfe anzubieten, Veränderungen in der Lebensweise der Patienten zu erreichen und ein Beibehalten der Veränderungen zu bewirken, soll in der Hausarztpraxis geschehen.

Nennen Sie mögliche Inhalte der Gesundheitsaufklärung.

Inhalte der Gesundheitsaufklärung sind z. B. Ratschläge zum Körpergewicht, zur Ernährung, zur Trinkmenge, zur körperlichen Bewegung, zur Schlafmenge und zur Verarbeitung von Stress.

Wer führt die Gesundheitserziehung durch? Nennen Sie beispielhaft Inhalte.

Die Gesundheitserziehung findet zunächst in der Familie durch die aktive Vorbildfunktion der Eltern (oder des verbliebenen Elternteils in Trennungsfamilien) statt. Verstärkt übernehmen auch „Ersatzeltern" diese Aufgabe. Diese Erziehung geschieht teilweise in sozialen Einrichtungen, wie Kindergärten, Schulen, Lehrbetrieben oder Universitäten.

Inhalte der Gesundheitserziehung in der Schule sind z. B. Unterrichtsblöcke über Aufbau und Zusammensetzung der Nahrung, eine Einführung in die Physiologie der Nahrungsverwertung sowie Unterrichtseinheiten zur Suchtprävention.

Welche Chancen hat der Hausarzt, bei der Gesundheitserziehung außerhalb der Praxis mitzuwirken?

Der Rat und das Wissen des Allgemeinarztes können z. B. durch Vorträge in Schulen, Vereinen und Selbsthilfegruppen den Mitbürgern näher gebracht werden.

Welche Möglichkeiten hat der Patient, sich gesundheitlich beraten zu lassen?

Gesundheitsberatung findet in Arztpraxen, aber auch in Apotheken, Gesundheitsämtern und in den Medien (Bücher, Zeitungen, Zeitschriften, Fernsehen, Internet) statt.

Nennen Sie bitte einige Inhalte und Themen der Gesundheitsberatung.

- Frage nach Reiseimpfungen
- Wahl des geeigneten Berufs

- Wahl adäquater Sportarten
- Beratung zu Diätformen bis hin zum Fasten
- Fragen der Kontrazeption.

Worin sehen Sie die Vorteile der primären Prävention?
- Sie ist kostengünstig.
- Sie setzt den Patienten keinem erkennbaren Risiko aus.
- Sie stellt den frühzeitigsten Eingriff vor der Einwirkung krankmachender Umstände dar.

Welche Nachteile hat die primäre Prävention?
- Sie ist personalintensiv.
- Der Patient muss aktiv mitarbeiten.
- Sie sollte, um den maximalen Nutzen zu haben, frühzeitig beginnen.

4

Folgende Einwände gegenüber einer breiten, institutionalisierten primären Prävention, gerade auch außerhalb von Arztpraxen, sollten bedacht werden: Da primäre Prävention personalintensiv ist und das Personal sowohl gut geschult als auch in ausreichender Zahl zur Verfügung stehen muss, ist diese Form der Prävention während der Anlaufphase teuer. Ferner ist man dabei auf die Mitarbeit der Menschen angewiesen, die von dieser Prävention nutznießen sollen. Hier ist eine erhebliche Investition in Richtung der Motivation zum Mitmachen, aber auch in Richtung auf ein langfristiges Durchhalten erforderlich. Die primäre Prävention zeigt in höherem Alter nur noch geringe Effekte, der Beginn muss also sehr früh liegen. In die Gesundheitserziehung in Kindergärten, Schulen und weiterer Ausbildungsstätten (Lehre, Studium) sollte weiterhin investiert werden.
Ein weiterer potenzieller Nachteil sollte bedacht werden: Übertriebene primäre Präventionsanstrengungen – v.a. von Institutionen, die sich einen finanziellen Vorteil aus diesem „Geschäftszweig" erhoffen – können die Patienten beunruhigen und/oder zu Handlungen führen, die Nebenwirkungen haben können: Einnahme von Vitaminen und Mineralstoffen in unphysiologischen Dosen, Übertraining, einseitige Diäten und anderes mehr. Ferner kann durch diese Maßnahmen von dem eigentlichen gesundheitlichen Fehlverhalten abgelenkt werden („Ablassregel"), das somit parallel fortbestehen kann.

4.1.2 Sekundäre Prävention

Nennen Sie bitte einige Ziele der sekundären Prävention.
Aufgabe der sekundären Prävention ist die Krankheitsfrüherkennung zu einem Zeitpunkt, zu dem noch keine Krankheitssymptome wahrgenommen werden. Es geht also um die rechtzeitige Detektion (= Früherkennung bei schon bestehenden gesundheitlichen Veränderungen) von Erkrankungen.

Wer führt diese Untersuchungen durch?
In der sekundären Prävention werden medizinische Untersuchungen durchgeführt, die weitgehend an Arztpraxen gebunden stattfinden. Für diese Maßnahmen in der Hausarztpraxis eignen sich Aktionstage, Poster und andere Medien in der Praxis sowie ein computergestütztes Recall-System (> Kap. 4.5). Einige Screening-Untersuchungen werden jedoch auch von Apotheken, „Gesundheitszentren", Leistungserbringern auf Gesundheitstagen u.a.m. angeboten. Zur Klärung dort erhobener auffälliger Befunde werden dann meistens die Arztpraxen aufgesucht.

Welche Vorteile erkennen Sie für die sekundäre Prävention?
Die Vorteile der sekundären Prävention liegen in der Erkennung von schwerwiegenden Erkrankungen im frühestmöglichen Stadium. So sollen schwere oder infauste Verläufe verhindert werden. Hintergedanke ist – neben der Minderung von menschlichem Leid – der volkswirtschaftliche Gewinn, der durch eine längere Lebensarbeitszeit erreicht werden kann.

Worin liegen Nachteile der sekundären Prävention?

Nachteile der sekundären Prävention liegen einerseits in den Kosten, andererseits in der Tatsache, dass sinnvolle Maßnahmen bisher nur für einige Krankheiten existieren.

Welche Haupteinsatzgebiete für Maßnahmen der sekundären Prävention kennen Sie?

Die Domäne der sekundären Prävention ist zurzeit die Krebsfrüherkennung. Hierbei ist es medizinisch und volkswirtschaftlich sinnvoll, sich auf die häufigsten Krebsarten zu beschränken, bei denen eine Früherkennung möglich ist. Das häufigste Karzinom bei Frauen das Mammakarzinom, gefolgt vom Kolonkarzinom. Das häufigste Karzinom beim Mann ist das Prostatakarzinom, gefolgt vom Bronchialkarzinom. Hinsichtlich der Mortalität liegt bei Männern das Bronchialkarzinom seit langer Zeit auf Platz 1, bei den Frauen auf Platz 3.

Für die Früherkennung des Mammakarzinoms existieren regional unterschiedliche Programme, so das Mammografie-Screening (bundesweit) und das Programm „QuaMaDi" (Qualitätsgesicherte Mamma-Diagnostik) in Schleswig-Holstein, ein Projekt, das aus einem Modellversuch hervorgegangen ist. Ebenfalls aus einem Modellversuch (in den Jahren 2003–2006 in Schleswig-Holstein getestet) hervorgegangen ist das Hautkrebs-Screening, das mittlerweile bundesweit in die Prävention durch Vertragsärzte eingeführt (s. u.) wurde.

Was können Sie zur Sekundärprävention des Bronchialkarzinoms sagen?

Für das Bronchialkarzinom, das auch bei den Frauen mittlerweile auf Platz 3 der Krebshäufigkeit vorgerückt ist, gibt es noch keinen sensitiven und wirtschaftlichen Marker, ein Präventionsprogramm ist daher noch nicht sinnvoll. Hier kann also nur die primäre Prävention durch Aufklärung über das Risiko des Rauchens wirksam sein.

Welche Programme im Rahmen der Krebsfrüherkennung sind Ihnen bekannt?

Für das Mamma-, das Prostata- und das Kolonkarzinom gibt es Präventionsprogramme, die in der Erkennung und der frühzeitigen Behandlung dieser Erkrankungen Fortschritte gebracht haben. Seit 2008 ist auch das Hautkrebs-Screening bundesweit für alle gesetzlich krankenversicherten Bürger ab dem 35. Lebensjahr eingeführt.

Zusatzinformation

Zurzeit scheint die Bereitschaft, an den Früherkennungsuntersuchungen teilzunehmen, zu stagnieren oder sogar leicht rückläufig zu sein (s. u.). Die Gründe für die geringere Inanspruchnahme der Krebsfrüherkennungsprogramme müssen analysiert werden, damit ggf. durch Kampagnen (Presse, Informationsmaterialien für Praxen, Apotheken u. a.) gegengesteuert werden kann.

Früherkennungsprogramme müssen regelmäßig überprüft, verbessert und weniger sinnvolle Anteile gegen nachweislich effektivere Untersuchungen ausgetauscht werden.

Zu diskutieren ist die Untersuchung auf das prostataspezifische Antigen (PSA) bei der Früherkennungsuntersuchung des Manns. Diese Tests wären – bei routinemäßiger Anwendung – wahrscheinlich sehr viel preisgünstiger durchzuführen als heute (zum Prostata-CA-Screening s. kritische Anmerkungen in ➤ Kap. 4.2).

Eine Gesprächsmotivation zu den Früherkennungsuntersuchungen wird seit 2002 beim Kolonkarzinom-Screening vergütet. Jeder GKV-Versicherte kann sich im Alter zwischen dem 55. und dem 65. Lebensjahr erstmalig präventiv koloskopieren lassen. Eine Zweituntersuchung kann 10 Jahre nach der ersten Koloskopie erfolgen. Diese präventive Koloskopie wird dem Arzt extra vergütet. Ebenfalls vergütet wird die Motivation durch eine Gesprächsleistung mit dem Ziel, den Patienten zu bewegen, an dieser Untersuchung teilzunehmen.

4.1.3 Tertiäre Prävention

Was versteht man unter tertiärer Prävention?

Die tertiäre Prävention beinhaltet die Bemühungen, eine gesundheitliche Verschlechterung bereits Erkrankter zu verzögern oder zu verhindern.

Nennen Sie bitte Beispiele für diese Bemühungen.

- Koronarsportgruppen für Patienten nach Herzinfarkt oder Herzoperation
- Rückenschule für Patienten mit chronischen Rückenleiden oder Berufen mit starker Hebebelastung
- Asthmaschulung für Asthmatiker oder Diabetiker-Schulungskurse. Psychoedukation und verhaltensmodifizierende Gruppenarbeit bei manifesten Suchterkrankungen
- Anleitung zum Stressabbau bei Hypertonikern.

Welche Hauptintention haben diese Maßnahmen?

Die Intention der tertiären Prävention ist es, durch Training, Schulung und Wissen ein Fortschreiten der Krankheit zu verzögern oder zu stoppen, die Arbeitsfähigkeit zu erhalten oder zu verbessern, den Renteneintritt zu verzögern, Arbeitsausfallzeiten zu vermindern und Medikamente einzusparen. In vielen Fällen nehmen an den Kursen jedoch Patienten teil, die nicht mehr im Erwerbsleben stehen. Hier stehen besonders die Minderung des Medikamentenverbrauchs und die Reduktion von Krankenhausaufenthalten im Vordergrund.

Wie kann ein Allgemeinarzt sich an solchen Maßnahmen der tertiären Prävention beteiligen?

Zum Beispiel als ärztlicher Betreuer einer Koronarsportgruppe, als Organisator und/oder als Therapeut bzw. Referent in Gruppen.

Nennen Sie bitte weitere Ziele der tertiären Prävention.

- Verstärkung der Compliance für therapeutische Maßnahmen
- Steigerung des Selbstbewusstseins der Patienten
- psychosozialer Austausch von Patienten mit ähnlich Betroffenen.

Kritische Anmerkung

In den Disease Management Programmen (DMP) für die chronischen Krankheiten Diabetes mellitus, koronare Herzkrankheit, Mamma-Karzinom, Asthma bronchiale und chronisch obstruktive Lungenerkrankung (COPD) spielen Schulungsmaßnahmen eine große Rolle. Diese Schulungen kann der Praxisinhaber in seiner Praxis eigenständig durchführen. In Städten empfiehlt es sich hingegen, Schulungsvereine zu gründen, um einerseits eine ausreichende Zahl an Patienten für eine zeitnahe Schulungsmöglichkeit zusammen zu bekommen und andererseits die Schulungsabläufe zu optimieren.
In vielen Orten existieren Schulungsvereine, die von Ärztinnen und Ärzten gegründet, ärztlich betreut und geleitet werden. Die Rückmeldungen der Patienten auf die Schulungsgruppen sind weit überwiegend sehr positiv – neben den fachlichen Informationen sind vor allem die gruppendynamischen Prozesse für viele Patienten hilfreich, um ihre Krankheit besser akzeptieren zu lernen und zu erkennen, dass sie durch ihr eigenes Bemühen (Lifestyle-Änderung) den Verlauf der Krankheit günstig beeinflussen können.

4.2 Präventionsprogramme in Deutschland

J.-M. Träder

Welche Präventionsprogramme gibt es zurzeit im Rahmen der gesetzlichen Krankenversicherung (GKV)?

Gegenwärtig gibt es in Deutschland folgende Präventionsprogramme:

- Schwangerschaftsbetreuung
- Früherkennungsuntersuchungen bei Kindern (U1–U9)
- Jugendlichenuntersuchungen („U10" bzw. J 01)
- Jugendarbeitsschutz-Untersuchungen
- Krebsfrüherkennungsuntersuchungen bei Frau und Mann

- Kolonkarzinom-Screening
- Hautkrebs-Screening
- Gesundheitsuntersuchung („Check-up 35").

Wissen Sie, wie groß ungefähr die Bereitschaft bisher in Deutschland war, an den Angeboten Krebsfrüherkennung und Gesundheitsuntersuchung teilzunehmen?

In den Jahren 1990 bis 2000 nahmen bei den Frauen ca. 35–37 % an den Krebsfrüherkennungsuntersuchungen teil. Die höchste Rate wird zwischen dem 30. und dem 50. Lebensjahr erreicht (Kontrazeption mit den erforderlichen Kontrolluntersuchungen, Geburten) und fällt jenseits des 55. Lebensjahres steil ab. Die Männer haben in den 10 Jahren von 1990 bis 2000 die Untersuchungsrate von 14 auf knapp 23 % steigern können, der Häufigkeitsgipfel liegt hier im 70. Lebensjahr, also zu spät für eine Früherkennung des Prostatakarzinoms, das oft schon in der 5. und 6. Lebensdekade beginnt.

Diese Zahlen haben sich seither nicht geändert – daran haben auch die Bonusprogramme der Krankenkassen nichts ändern können.

Die Gesundheitsuntersuchung „Check-up 35" wird von beiden Geschlechtern lediglich in 20 % wahrgenommen. Beim Kolon-Karzinom-Screening betragen die Teilnahmequoten konstant unter 20 % (http://edoc.rki.de/documents/rki_fv/relXEvoVYRBk/PDF/29CTdE8YupMbw75.pdf).

Hier liegt ein Potenzial der Hausarztpraxis, Menschen mit einem erhöhten Risikoprofil (Genetik, Übergewicht, Rauchen, Bewegungsmangel) frühzeitig zu screenen und Verhaltensänderungen zu initiieren (http://www.gbe-bund.de/gbe10/abrechnung.prc_abr_test_logon?p_uid=gasts&p_aid=&p_knoten=FID&p_sprache=D&p_suchstring=10651:Herz).

Nennen Sie bitte die Inhalte und die altersmäßige Begrenzung der einzelnen Präventionsprogramme.

- Krebsfrüherkennung bei der Frau:
  - Berechtigung ab dem 20. Lebensjahr jährlich
  - Inhalte: Anamnese, Untersuchung von Haut, Vagina, Portio
  - zusätzlich ab dem 30. Lebensjahr: Tast-Untersuchung der Brüste
  - zusätzlich ab dem 40. Lebensjahr: rektale Untersuchung
  - zusätzlich ab dem 50. Lebensjahr: Mammografie-Screening
  - zusätzlich vom 50.–55. Lebensjahr: jährlicher Stuhltest auf okkultes Blut
- Krebsfrüherkennungsuntersuchung des Mannes:
  - Berechtigung ab dem 45. Lebensjahr jährlich
  - Inhalte: Anamnese, Untersuchung von Haut, Genitale einschließlich Hoden, Urintest, rektale Untersuchung
  - zusätzlich vom 50.–55. Lebensjahr: Jährlicher Stuhltest auf okkultes Blut
- Gesundheitsuntersuchung:
  - Berechtigung für alle Patienten ab dem 35. Lebensjahr zweijährlich
  - Inhalte: Anamnese, Bestimmung von Blutdruck, Puls, Größe, Gewicht, Ganzkörperstatus, Serumcholesterin, Blutzucker, Urinstatus
- Hautkrebs-Screening:
  - Berechtigung für alle Patienten ab dem 35. Lebensjahr zweijährlich
  - Inhalte: Inspektion der Haut und der sichtbaren Schleimhäute, ggf. Dermatoskopie, ggf. Auflicht-Mikroskopie
- Kolonkarzinom-Screening:
  - Berechtigung für alle Patienten ab dem 55. Lebensjahr 2-mal in 10 Jahren
  - Inhalte: Anamnese, Koloskopie
  - Anmerkung: Wenn ab dem 55. Lebensjahr am Kolonkarzinom-Screening teilgenommen wird, entfallen die jährlichen Testungen auf okkultes Blut im Stuhl.

Kritische Anmerkung

Mamma-Karzinom

Für viele Präventionsuntersuchungen wird der Nachweis der Nützlichkeit kontrovers diskutiert. So ist die Röntgenreihenuntersuchung auf Lungentuberkulose in den 1970er Jahren abgeschafft worden. Nach teilweise heftiger und kontroverser Diskussion gilt das Röntgen-Screening der Brust bei Frauen unter 50 Jahren als obsolet. Für postmenopausale Frauen besteht derzeit die Empfehlung, trotz folgender Problematik eine Röntgenreihenuntersuchung (= Screening) durchführen zu lassen: In Kauf genommen wird, dass bei der routinemäßigen Mammografie durch die Strahlenbelastung eine kleine Anzahl von Mammakarzinomen verursacht wird. Außerdem übertrifft die Anzahl der falsch positiven die der richtig positiven Befunde methodenbedingt bei Weitem.

Die gezielte Untersuchung eines suspekten Knotens, der bei der Palpation durch den Arzt oder bei der Selbstuntersuchung der Frau aufgefallen ist, mittels Sonografie und dann auch mittels der Mammografie erscheint hingegen sinnvoll, weil es sich in diesem Fall um einen klinischen Verdacht handelt, der nach einer baldigen Klärung verlangt.

Prostata-Karzinom

Die routinemäßige Bestimmung des prostataspezifische Antigens (PSA) bei allen Männern über 45 Jahren, die sich in der Praxis zur Krebsfrüherkennungsuntersuchung einfinden, wäre zur Detektion von kleinen Karzinomen hilfreich, die dann noch kurativ zu operieren wären. Anders als beim Mammografie-Screening ist die Blutuntersuchung auf PSA für den Patienten nicht mit einer Strahlenbelastung verbunden. Allerdings wird man auch hier viele Untersuchungen durchführen müssen, um wenige Fälle herauszufiltern. Ebenfalls würde hier eine Anzahl von falsch positiven Ergebnissen entstehen, die weitere – für die Patienten teilweise nicht unbedenkliche – Untersuchungen (CT, Prostata-Stanzbiopsie u. a.) zur Folge hätten. Diese Folgeerscheinungen würden den tatsächlichen Nutzen des Screening-Tests einschränken.

Die routinemäßige Screening-Untersuchung der Männer mit der Bestimmung des PSA wird kontrovers gesehen – manchmal sogar in derselben Fachgesellschaft. Einen guten Überblick über diese Diskussion konnte man im Frühjahr 2006 durch eine Artikelserie aus den Vereinigten Staaten erhalten. Die Befürworter fordern eine Absenkung des Eintrittsalters in das Screening-Programm auf das 40. Lebensjahr. Ferner befürworten sie eine Reduktion des oberen Grenzwerts auf 2,5 ng/ml (von bisher 4.0 ng/ml). Dieser Grenzwert soll auch für die älteren Männer (> 70 Jahre) gelten. Ein rascher PSA-Anstieg kann dann leichter zu einer frühzeitigen Detektion eines Prostata-CA führen und eine weniger aggressive und erfolgreichere Therapie ermöglichen (Catalona et al. 2006).

Die Gegner wenden ein, dass die Absenkung des Eintrittsalters in das Screening-Programm wie auch die Reduktion des oberen Grenzwerts auf unter 4,0 ng/ml eine deutliche Zunahme der diagnostischen und therapeutischen Maßnahmen beim Prostata-Karzinom zur Folge hätte. Dies wäre bei den Karzinomen, die für die Lebenserwartung der Patienten evtl. ohne Relevanz wären („Haustierkrebs" nach Hackethal), mit einer Verschlechterung der Lebensqualität in psychischer wie in somatischer Hinsicht verbunden. Die weiteren diagnostischen Maßnahmen (CT, Skelett-Szintigrafie, Stanze) gefährdeten viele der Patienten, die an einem „harmlosen" Prostata-Karzinom litten, durch Komplikationen bei den Untersuchungen und deren Nebenwirkungen. Im Weiteren sind die Werte der Spezifität bei der PSA-Untersuchung nicht hoch genug, um falsch positive Ergebnisse in einem akzeptablen Verhältnis zu halten.

Gegner des PSA-Screenings fordern, die routinemäßige Bestimmung des PSA-Werts bei Patienten oberhalb des 70. Lebensjahres einzustellen, es sei denn, diese Patienten ließen eine erheblich längere Lebenserwartung vermuten. Ab dem 75. Lebensjahr sollte dieser Test nicht mehr durchgeführt werden (Hoffmann 2006).

Neue – noch „radikalere" – Gegner des PSA-Screenings erheben die Forderung, das PSA-Screening vollständig zu unterlassen, da es quoad vitam keine Verminderung der Mortalität bewirkt, aber zu eine Reihe von Komplikationen führt (Chou et al. 2011)

Kolon-Karzinom

Bundesweit wurde das Darmkrebs-Screening im Jahr 2002 in Deutschland eingeführt. Dieses Screening ist eine Reaktion auf die Erkenntnis, dass mittels des Stuhltests auf Blut eine Sensitivität für die Aufdeckung eines Kolonkarzinoms von weniger als 60 %, mit der Koloskopie jedoch eine Sensitivität von deutlich über 90 % erreicht wird. Da die Zeitdauer des Wachstums eines Polypen bis zur malignen Entartung mit mehr als 10 Jahren angenommen wird, der Altersgipfel bei den Patienten mit einem kolorektalen Karzinom bei 60–70 Jahren liegt, wird davon ausgegangen, mit 2 Koloskopien in einem Zeitabstand von 10 Jahren ab dem 55. Lebensjahr fast alle potenziellen Präkanzerosen entdecken zu können. Der Bedarf wird zurzeit mit 2–3 Mio. Koloskopien pro Jahr geschätzt. Diese Leistung sollen 1.500 Gastroenterologen in Deutschland erbringen (Riemann 2003).

Die Bereitschaft zur Teilnahme am Präventionsprogramm hält sich trotz erheblicher Anstrengungen von verschiedenen Seiten (Burda-Stiftung, Einsatz von Prominenten, Printmedien, Fernseh-Werbespots u. a. m.) noch sehr in Grenzen. Zurzeit nehmen ca. 15–20 % der potenziell dafür infrage kommenden Patienten am Screening teil (s. o.; KBV 2012). Das ist eine zu geringe Zahl, um nennenswerte Effekte zu zeitigen. Andererseits ist diese niedrige Zahl hilfreich, um die Diagnostik und Versorgung anderer Erkrankungen zu gewährleisten. Da die präventive Koloskopie durch einen höheren Präventionspunktwert in vielen Bundesländern besser honoriert wird als die kurative Koloskopieleistung, ergibt sich die ungünstige Situation, dass für dringend erforderliche Gastro- und Koloskopien häufig erhebliche Wartezeiten in Kauf genommen werden müssen, da viele der früher gelegenen Termine durch präventive Koloskopien vergeben sind.

Maligne Hauterkrankungen

Der Modellversuch „Hautkrebs-Screening" wurde von 2003 in Schleswig-Holstein durchgeführt, im Jahr 2009 wurde das Hautkrebs-Screening bundesweit eingeführt. Nach der Analyse der Ergebnisse des Modellversuchs und der Patienten in Schleswig-Holstein in den darauffolgenden Jahren durch den Leiter des Krebsregisters Schleswig-Holstein (Prof. Dr. Katalinic) konnten viele Malignome in einem günstigeren, d. h. früheren Stadium entdeckt werden. Ein Kriterium der Sinnhaftigkeit eines Screening-Programms kann sein, diese Malignome vermehrt in früheren Stadien zu detektieren, in denen eine kurative Therapie in einem höheren Prozentsatz zu erreichen sein wird. Nach bisher unveröffentlichten persönlichen Mitteilungen (Katalinic) ist dieses beim Hautkrebs-Screening der Fall.

Hinsichtlich der Evidenz der Vorsorgemaßnahmen haben Steurer und Zürcher 2006 eine Tabelle zusammengetragen, die über das Evidenzlevel der unterschiedlichen Maßnahmen eine Übersicht gibt (➤ Tab. 4.1). Die Arbeit, der diese Tabelle entstammt, bleibt allerdings den Beweis der Evidenzen schuldig. In vielen Fällen sind lediglich Surrogatparameter statt einer klaren Endpunkt-Analyse gewählt worden. Hier wird die Zukunft mit weiteren Studien und Metaanalysen neue Ergebnisse bringen, die dann zu einer neuen, kritischen Bewertung der Sinnhaftigkeit von Präventivmaßnahmen führen können.

Tab. 4.1 Vorsorgemaßnahmen und ihre Evidenz

Vorsorgemaßnahme	Altersgruppe	Frequenz	Evidenz
Beratungen			
Interventionen bei Tabak- oder Alkoholmissbrauch, häuslicher Gewalt, mangelnder Bewegung, Beratungen zu Ernährung, Zahnhygiene	alle Altersgruppen	jährlich	gute Evidenz
Unfallprävention: Sicherheitsgurte, Helm, Safer Sex	alle und besonders jüngere Altersgruppen	jährlich	gute Evidenz
Sturzrisiko, Gehör, Visus	besonders ältere Menschen	jährlich	gute Evidenz
Untersuchungen			
Zervix-Abstrich			
	bis 64	alle 1–3 Jahre	gute Evidenz
	ab 65	alle 1–3 Jahre	unklare Evidenz
Mammografie	50–70 Jahre	alle 1–2 Jahre	gute Evidenz
Cholesterin (Serum)	35–75 Jahre	alle 5 Jahre	gute Evidenz
okkultes Blut im Stuhl	50–75 Jahre	jährlich	gute Evidenz
Koloskopie	> 55 Jahre	einmal	unklare Evidenz
PSA (Serum)	50–75 Jahre	jährlich	unklare Evidenz
Nüchtern-Blutzucker			
	bei Risiken	alle 3 Jahre	unklare Evidenz
	45–75 Jahre	alle 3 Jahre	gute Evidenz

Tab. 4.1 Vorsorgemaßnahmen und ihre Evidenz (Forts.)

Vorsorgemaßnahme	Altersgruppe	Frequenz	Evidenz
Impfungen			
Basisimpfungen auffrischen	alle Altersgruppen	alle 10 Jahre	gute Evidenz
Grippeimpfung	ab 65 Jahre	jährlich	gute Evidenz
Pneumokokkenimpfung	65 Jahre	einmal	gute Evidenz
Steurer, J; K. Zürcher: Grundsätze zur Check-up-Untersuchung. Praxis 95: 55–59 (2006)			

Sinnhaftigkeit von Früherkennungsmaßnahmen

Die Evidence Based Medicine (EBM) stellt den Nutzen gerade dieser Früherkennungsmaßnahmen oft infrage. Epidemiologen bemängeln, dass einerseits viele „Gesunde" untersucht werden müssen, um wenige pathologische Befunde zu erheben (NNT = Number Needed to Test). Ferner wird unter diesen pathologischen Befunden eine Anzahl falsch positiver Ergebnisse zu finden sein, wodurch diese Patienten beunruhigt und unnötigerweise weiterer Untersuchungen unterzogen werden, die manchmal mehr schaden können als nutzen (NNH = Number Needed to Harm).

In der Praxis fordern, fördern und forcieren Politik, Krankenkassen und Berufsverbände diese Screening-Maßnahmen. Zudem werden Präventionsleistungen, wie Krebsfrüherkennung, Check-up und Impfleistungen, durch die Gebührenordnungen absichtsvoll besser honoriert. Wahrscheinlich braucht es einige Zeit, bis die Erkenntnisse von Epidemiologie, Sozialmedizin und EBM in die Entscheidungsprozesse der Politiker und Krankenkassen, aber auch der Ärzte in der Kassenärztlichen Bundesvereinigung eingeflossen sind. Die Arbeitshaltung bezüglich Präventionsleistungen in den Hausarztpraxen erfordert dann eine neue, konsistente Orientierung.

LITERATUR

Catalona WJ, Loeb S, Han M: Viewpoint: expanding prostate cancer screening. Ann Intern Med. 2006 Mar 21;144(6): 441–3

Chou et al.: Screening for Prostate Cancer: A Review of the Evidence for the U.S. Preventive Services Task Force. Annals of Internal Medicine, 2011; October 7

Hoffman RM: Viewpoint: Limiting Prostate Cancer Screening. Ann Intern Med. 2006;144(6): 438–440

Riemann JF: Colorectales Karzinom: Vermeiden statt leiden. Dtsch med Wochenschr 2003; 128: 2581–2582

4.3 Auswirkungen von Früherkennungsuntersuchungen und Präventionsmaßnahmen auf den Einzelnen und die Gesellschaft

H.-H. Abholz

Was verstehen Sie unter einem Bias?

Eine systematische Verzerrung.

Bei der Nutzen-Bewertung von Früherkennungsuntersuchungen sind verschiedene Verzerrungen zu berücksichtigen. Welche? Erklären Sie die beiden Begriffe.

- Der sogenannte Lead-Time-Bias (➤ Abb. 4.2) bezeichnet die scheinbare Verlängerung der Überlebenszeit im Rahmen eines Screenings, wobei hierbei die Vorverlegung der Diagnosestellung zu einem scheinbar längeren Überleben (Zeit von Diagnosestellung bis Tod) führt.
- Der Length-Time-Bias (➤ Abb. 4.3) bezeichnet das beim Screening gehäufte Auffinden von (Krebs-)Erkrankungen mit eher langsamem Wachstum; dies im Vergleich zu den Karzinomen, die in der Routine-Versorgung gefunden werden.
- Selection-Bias: Zu Früherkennungsuntersuchungen gehen die Gesundheitsbewussten, also die, die auch ansonsten bei den leisesten Symptomen den Arzt aufsuchen. Daher ist zu erwarten – und wird in Studien

auch so gefunden –, dass in der Gruppe der Teilnehmer an Früherkennungsuntersuchungen besonders viele frühe Phasen von Karzinomen entdeckt werden. Denn diejenigen, die nicht an Früherkennungsmaßnahmen teilnehmen, weisen überrepräsentativ viele weiter entwickelte Stadien auf (➤ Tab. 4.2).

- Alle Aussagen, die sich nur auf Überlebensraten beziehen, diese drei Selektionen aber nicht berücksichtigen, kommen zu einer Überschätzung des Nutzens einer Früherkennungsmaßnahme.

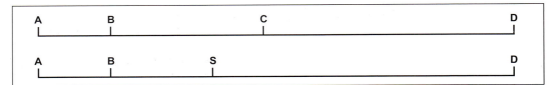

Abb. 4.2 Verlauf einer Krebserkrankung und Effekt eines erfolgreichen Screenings: Lead-Time-Bias. Im oberen Teil abgebildet ist: A = Krebsentstehung, B = Zeitpunkt frühster Erkennbarkeit mittels Früherkennung, C = klinische Symptome, D = Tod. Im unteren Teil ist der im Modell als identisch angenommene Verlauf dargestellt, aber zum Zeitpunkt S (= Screening) wird das Karzinom früh erkannt. Der angenommene Patient lebt objektiv identisch lang wie oben, die Zeitspanne zwischen erkanntem Krebs und Tod ist aber länger, was einer verlängerten Überlebenszeit zwischen Diagnose und Tod entspricht. Diese scheinbare – bezogen auf den Zeitpunkt des realen Todes – Lebensverlängerung wird Lead-Time-Bias genannt.

Tab. 4.2 Personen-Selektion bei der Teilnahme am Mamma-Karzinom-Screening (Pederson 1966)

Zeitraum	Personengruppe	Späte Stadien (III und IV)
vor dem Screening	**alle Frauen**	10,8 %
in den Screening-Jahren (1957–1959)	Teilnehmerinnen Nicht-Teilnehmerinnen **alle Frauen**	6,3 % 22,5 % 11,5 %
in den Jahren nach dem Screening (1960–1964)	ehemalige Teilnehmerinnen ehemalige Nicht-Teilnehmerinnen **alle Frauen**	14,5 % 23,1 % 15,9 %

Welche Verzerrung ergibt sich aus einer Überdiagnostik aufgrund falsch positiver Befunde oder aufgrund von Befunden, die sich nicht alle zur manifesten Erkrankung entwickeln? Erläutern Sie dies bitte am Beispiel eines Prostata-Karzinom-Screenings durch die Bestimmung des PSA (prostataspezifisches Antigen). Würde bevölkerungsweit in Deutschland bei Männern ab 45 Jahren ein PSA-Screening durchgeführt, nähme die Anzahl der Diagnosestellungen eines Prostata-Karzinoms um das Zwei- bis Vierfache zu. Die seit Jahren konstante Zahl *klinisch kranker* Prostata-Karzinom-Patienten und die konstante Prostata-Karzinom-Sterblichkeit lassen jedoch davon ausgehen, dass die Fall-Zunahme einer Überdiagnostik entsprechen würde: Denn durch das PSA-Screening werden zahlreiche Prostata-Karzinom-Fälle diagnostiziert, die keine klinische Relevanz erlangt hätten.

In der ➤ Abbildung 4.3 sind unterschiedliche Möglichkeiten des weiteren Verlaufs von Krankheiten zu erkennen, die bei Früherkennungsmaßnahmen festgestellt wurden. Wo sehen Sie wichtige ethische Probleme bei der Früherkennung?

- Man entdeckt Personen, die dennoch keine besseren Therapiechancen aufweisen. Diese Personen werden früher (Lead-Time-Bias) von ihrer Diagnose informiert, sie werden therapiert, ohne dass es bei der Mehrzahl von ihnen einen Erfolg gibt. Die Zahl dieser Personen ist bei fast allen Früherkennungsprogrammen deutlich höher als die Zahl frühzeitig und besser therapierbarer Personen.
- Es kommt zu einer Überdiagnose von Fällen, die nie zu einer Erkrankung oder gar Tod geführt hätten. Auch diese Zahl ist häufig höher als die Zahl der früh entdeckten und besser therapierbaren.

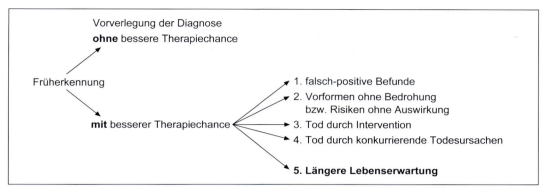

Abb. 4.3 Verlauf von Krankheiten, die bei Früherkennungsmaßnahmen festgestellt wurden; nur Punkt 5 entspricht einem Nutzen

4

Welcher negative Effekt ist bei falsch positiven Ergebnissen von Früherkennungsuntersuchungen zu befürchten?

Die Untersuchten werden bis zum Beweis des Gegenteils in Angst versetzt, dass etwas „bei mir nicht stimmt". Eine relativ große Zahl der Personen wird Abklärungsuntersuchungen unterzogen, die wiederum Angst verursachen, selbst wenn sich am Schluss mehrheitlich das Fehlen von Krankheit herausstellte.

Nennen Sie die vier wichtigsten Bedingungen, die erfüllt sein müssen, bevor man eine Früherkennungsuntersuchung bei einem Patienten durchführt oder in einer Bevölkerung ein Früherkennungsprogramm einführt.

- Die gesuchte Erkrankung muss in einer frühen Phase sicher festzustellen sein.
- Die gesuchte Erkrankung muss in dieser frühen Erkrankungsphase nachgewiesenermaßen auch besser therapierbar sein.
- Die in der Früherkennung eingesetzte und für die Abklärung notwendige Diagnostik muss für die Patienten zumutbar sein (halbjährliche Biopsien wären dies z. B. nicht).
- Der Nutzen der Früherkennung muss in der Abwägung von Wirkungen und Nebenwirkungen des Screenings bewiesen sein.

Was unterscheidet Verhaltens- und Verhältnisprävention?

- Unter **Verhaltensprävention** versteht man eine Primär- oder Sekundärprävention, die sich auf *das Individuum* als wesentlichen Träger der präventiven Maßnahme bezieht. Dabei steht eine Änderung des Verhaltens mit dem Gewinn von mehr Gesundheit und der Verhinderung von Krankheit im Zentrum. Verhaltensprävention kann dabei individuell und über den Arzt oder eine therapeutische Institution angeboten werden, z. B. in Form von Raucherentwöhnung, gesunder Ernährung, Gewichtsreduzierung etc.
- Sie kann aber auch gesellschaftlich institutionalisiert getragen werden. Dies ist am Beispiel des Rauchverhaltens oder des Alkoholkonsums dadurch möglich, dass der Preis oder die Erschwerung der Zugänglichkeit bestimmter gesundheitsschädigender Stoffe den Konsum steuert. Weltweit ist belegt, dass höhere Preise für Tabak oder Alkohol die Zahl der Abhängigen und Substanzgeschädigten vermindern. Ähnliches gilt für Sperrstunden zum Verkauf oder für die Lizensierung nur bestimmter Läden für den Verkauf derartiger Substanzen. Für Deutschland gibt es Rechnungen, dass die Verteuerung von 20 Zigaretten um 1 Euro ca. 400.000 Raucher zum Verzicht auf das Rauchen bringen wird.
- Unter **Verhältnisprävention** versteht man die Veränderung bzw. Gestaltung von Verhältnissen dergestalt, dass sie zu mehr Gesundheit führen. Mit diesem gesellschaftlich-politischen Ansatz wird v. a. im Public-Health-Bereich gearbeitet.

Beispiele für erfolgreiche Verhältnisprävention sind: Die Reduktion der Arbeitszeit von 14 oder 12 auf 8 Stunden täglich oder Schutzmaßnahmen am Arbeitsplatz und im Wohnumfeld.

Hierzu zählen auch – und wahrscheinlich sogar am wirksamsten – Vollbeschäftigung, ausreichende Einkommen, eine in sich zusammenhaltende gesellschaftliche Struktur, ausreichende Räume für soziale Kontakte etc.

Welche Rolle spielt das Salutogenese-Konzept bei der Prävention in der Praxis?

Unter Salutogenese wird die Wirksamkeit gesundheitserhaltender Faktoren im Leben eines Menschen verstanden. Diese können biologisch, psychisch und soziokulturell definiert sein. Diese Faktoren schaffen Identität, stärken das Selbstbewusstsein, lassen die Zugehörigkeit zu einer sozialen Einheit und dadurch eine Stärkung der eigenen Person erleben. Dies können z. B. körperliche Stärken, Hobbys, besondere Fähigkeiten im Umgang mit Kindern oder das Musizieren in einer Band sein.

Ärztlich präventives Handeln – insbesondere bei Gesundheitsförderung – sollte darauf abzielen, diese Stärken zu fördern und auszubauen. In schwierigen Lebenssituationen sollten die salutogenetischen Ressourcen eines Patienten angesprochen und gestärkt werden.

Wie erfährt man als Arzt von den solutogenen Potenzen seines Patienten?

- Durch die Erlebte Anamnese, in der über Lebensstil, Umgang mit Krisen, Hobbys Wissen gesammelt wird.
- Durch das Stellen gezielter Fragen wie: Wie machen Sie das, dass es Ihnen trotz all dieser Belastungen/Beschwerden aufgrund Ihrer Erkrankung noch so fröhlich/so stabil geblieben sind? – Was macht eigentlich Ihre Stärken im Leben aus? – Was macht Ihnen am meisten Spaß? – Erzählen Sie mal, wie Sie eine wirklich belastende Situation in ihrem Leben bewältigt haben?

LITERATUR
Abholz HH, Lerch C: Früherkennung, Screening – Zielsetzung und Gesetzmäßigkeiten. Z Allg Med 2010; 86: 39–47 und 53–56
Abholz HH: Hausärztliche Prävention – Ein Vorschlag für eine Systematik. Zeitschr. Allg Med 2006, 82: 50–55

4.4 Impfungen
J.-M. Träder

Impfungen gehören zu den wirksamsten und wichtigsten präventiven Maßnahmen der Medizin. Die Verträglichkeit der Impfstoffe wurde deutlich verbessert. Impfungen gemäß der Impfempfehlung der Ständigen Impfkommission am Robert-Koch-Institut (STIKO) werden in den meisten Fällen von den Krankenkassen bezahlt. Schwerwiegende Nebenwirkungen sind selten, bleibende Schäden die Ausnahme. Ein Ziel der Schutzimpfungen ist es, den Geimpften vor der Erkrankung zu schützen, gegen die er geimpft wird (Individualprophylaxe). Ein weiteres Ziel ist die Unterbrechung epidemischer Erregerausbreitung mithilfe von Durchimpfungsstrategien (bevölkerungsmedizinische Prävention). Auf diese Weise konnten die Pocken (Variola) von der WHO als „ausgerottet" erklärt werden.

Impfungen sind in Deutschland freiwillig. Werbende Aufklärung für den Impfschutz kann somit als eine wesentliche Aufgabe der Hausärzte, der Ärzte für Impfmedizin und des öffentlichen Gesundheitswesens aufgefasst werden. Es ist die Aufgabe hausärztlich tätiger Mediziner, Patienten und Risikopatienten über sinnvolle Impfungen zu beraten und sie über Nebenwirkungen und Komplikationen aufzuklären. Dazu gehören auch die Erinnerung der Patienten an notwendige Impfungen und deren regelmäßige Auffrischung. Weiterhin obliegen ihnen die Durchführung sowie die Dokumentation der Impfungen im Impfausweis und in der Krankenakte (bzw. in der elektronischen Dokumentation im Praxiscomputersystem).

4.4.1 Impfschutz in Deutschland

Was wissen Sie über die Durchimpfung der Bevölkerung gegen Tetanus, Diphtherie und Polio in Deutschland?

Der Impfschutz gegenüber Diphtherie, Tetanus und Poliomyelitis ist bei Kindern durch die Untersuchungen im Präventionsprogramm U1–U9 sowie durch die nachfolgende Überprüfung durch den schulärztlichen Dienst der meisten Bundesländer sehr gut (➤ Tab. 4.3). Er liegt bei der Altersgruppe der bis zu 20-Jährigen bei 90–100 %. Im weiteren Verlauf des Lebens nimmt die Impfdisziplin deutlich ab. In der Gruppe der 60-Jährigen liegt die Durchimpfungsrate für Diphtherie, Tetanus und Polio bei ca. 60 %.

Neuere Studien belegen eine Quote bei der Durchimpfung an über 13.000 Teilnehmern, die ebenfalls einen relativ hohen Grad an Durchimpfung hinsichtlich der STIKO-Empfehlungen in der Jugend nachweist (80–93 % Durchimpfungsrate), die im höheren Alter aber einen drastischen Abfall dieser Rate zeigt (37–70 %).

Tab. 4.3 Durchimpfungsrate bei Schulanfängern 2008

Impfungen gegen		Deutschland gesamt	alte BL	neue BL
Diphtherie		96,4 %	96,3 %	97,1 %
Tetanus (Wundstarrkrampf)		96,8 %	96,7 %	97,2 %
Pertussis (Keuchhusten)		94,0 %	93,6 %	96,7 %
Hib		94,1 %	93,9 %	95,1 %
Kinderlähmung (Poliomyelitis)		95,7 %	95,6 %	96,0 %
Hepatitis B		90,5 %	89,9 %	93,7 %
Masern	1. Dosis	95,9 %	95,6 %	97,8 %
	2. Dosis	89,0 %	88,6 %	92,1 %
Mumps	1. Dosis	95,6 %	95,3 %	97,6 %
	2. Dosis	88,8 %	88,4 %	92,0 %
Röteln	1. Dosis	95,5 %	95,2 %	97,6 %
	2. Dosis	88,7 %	88,2 %	91,9 %
Varizellen (Windpocken)		23,5 %	22,4 %	29,3 %
Meningokokken C		53,1 %	49,5 %	53,4 %
Pneumokokken		9,1 %	8,8 %	9,2 %
Impfschutz gegenüber Diphtherie, Tetanus, Poliomyelitis und andere (Quelle: RKI, Epidemiologisches Bulletin Nr. 16/2010)				

Welche Möglichkeiten fallen Ihnen ein, Patienten an die termingerechte Auffrischung ihres Impfschutzes zu erinnern?

Es besteht die Möglichkeit, bei turnusmäßigen Kontakten (z. B. Krebsfrüherkennung, Gesundheitsuntersuchung u. Ä.) die Patienten zu bitten, ihren Impfausweis mitzubringen und bei dieser Gelegenheit die Fälligkeit der gängigen Impfungen zu kontrollieren oder mit dem Patienten Termine für die nächsten Impfungen festzulegen.

Kann die Praxis-EDV genutzt werden, um an Impftermine zu erinnern?

Bei fast allen modernen Praxiscomputersystemen gibt es „Recall-Module", mit denen man Patienten erinnern kann. Für die Anwendung von Erinnerungsmitteilungen ist eine schriftliche Einverständniserklärung des Patienten notwendig.

Der Autor hat gute Impfzuwächse verzeichnet, seitdem er für eine verstärkte Ansprache seiner Patienten u. a. Recall-Maßnahmen, Poster und Flyer einsetzt.

4.4.2 Impfempfehlungen

FALLBERICHT

Ein Patient mit einer größeren, verschmutzten Schürfwunde, die er sich bei der Gartenarbeit zugezogen hat, kommt in Ihre Sprechstunde zur Wundversorgung. Auf Nachfragen stellt sich heraus, dass die Grundimmunisierung gegen Tetanus abgeschlossen wurde. Vor 4 Jahren ist in einer chirurgischen Ambulanz eine zusätzliche Gabe von Tetanol und Tetagam erfolgt. Es fehlen allerdings Impfungen gegen Diphtherie und Polio – die letzten Impfungen fanden vor 15 (Diphtherie) bzw. 20 Jahren (Polio) statt.

Wie verfahren Sie hinsichtlich des Tetanusschutzes?

Dieser Patient muss keine Auffrischungsimpfung gegen Tetanus erhalten. Gegen Diphtherie und Polio sollte geimpft werden, desgleichen gegen Pertussis. Sinnvoll ist es, die Impfzeitpunkte im Laufe der Zeit aneinander anzugleichen, um einerseits dem Patienten möglichst viele Impfungen zu einem Zeitpunkt zu applizieren, um Angst vor Schmerz und Impfreaktion zu minimieren, und um andererseits die Compliance (Vergessen der Termine) zu erhöhen.

Wodurch unterscheiden sich Td- und DT-Impfstoff?

Bei Erwachsenen soll der Impfstoff Tetanus-Diphtherie (Td als Kennzeichnung für die reduzierte Menge Diphtherie-Toxoid), bei Kindern unter 6 Jahren der Impfstoff DT (für die Initialdosis die volle Dosis Diphtherie-Toxoid) verabreicht werden.

Sie stellen bei dieser Gelegenheit fest, dass die letzte Polio-Schluckimpfung zur kompletten Grundimmunisierung vor mehr als 20 Jahren versäumt wurde.

Was empfehlen Sie dem Patienten?

Ich rate ihm, die Polio-Impfung mit einer Dosis IPV (inaktivierte Polio-Vakzine) zu komplettieren.

Müssen bei der parenteralen Polio-Impfung (IPV) besondere Vorsichtsmaßnahmen ergriffen werden?

Nein. Anders als bei der Polio-Schluckimpfung (OPV) braucht der Impfling keine besonderen Vorsichtsmaßnahmen walten zu lassen. Kontakt mit Ungeimpften bedeutet für diese kein erhöhtes Risiko, Immunsupprimierte brauchen keinen besonderen Sicherheitsabstand zu halten.

Welche Impfungen zählen zum Standardimpfschutz?

Tetanus, Diphtherie, Polio, Masern, Mumps, Röteln.

In welchen Abständen müssen die Impfungen gegen Tetanus und Diphtherie aufgefrischt werden?

Bei diesen Impfungen genügt im Allgemeinen eine Auffrischungsimpfung nach 10 Jahren.

Anders als früher gilt jedoch: „Jede Impfung zählt".

Was bedeutet es, dass jede Impfung zählt?

Bei einer dokumentierten kompletten Grundimmunisierung wird mit einer Injektion auch nach beliebig vielen Jahren ein ausreichender Booster (Auffrischung) erreicht. Eine vollständig neue Grundimmunisierung ist unnötig oder schädlich. Sie kann zur „Überimpfung" mit Unverträglichkeitsreaktionen führen.

Außerdem bedeutet es, dass eine begonnene Grundimmunisierung auch nach vielen Jahren fortgeführt werden kann. Bei Impfabständen über 40 Jahren ist jedoch eine zweite Dosis nach 6 Monaten zu diskutieren.

Muss auch die Polio-Impfung alle 10 Jahre aufgefrischt werden?

Die Polio-Impfung ist von der Ständigen Impfkommission (STIKO) für alle Säuglinge, Kinder, Jugendliche und zur Auffrischung für Erwachsene mit besonderen Risiken empfohlen. Erwachsene, die im Kinder- und Jugendalter vier dokumentierte Impfungen erhalten haben oder als Erwachsene nach Angaben des Herstellers grundimmunisiert wurden, gelten als vollständig immunisiert. Die STIKO empfiehlt, bei Personen mit fehlender oder unvollständiger Impfung gegen Poliomyelitis diese zu vervollständigen bzw. nachzuholen. Eine IPV-Impfung erfolgt als Indikationsimpfung bei Reisenden in Gebiete mit Polio-Risiko (Mittel- und Ostasien, aber auch Teile der Mittelmeeranrainerländer).

Welche Kinder, Jugendlichen und Erwachsenen sollten gegen Pneumokokken mit dem Polysaccharidimpfstoff geimpft werden?

Alle Personen über 60 Jahren und Kinder unter 2 Jahren. Zusätzlich sollten alle Personen geimpft werden, bei denen eine erhöhte gesundheitliche Gefährdung aus einem der folgenden Gründe besteht:
- angeborener Immundefekt mit erhaltener T- und/oder B-zellulären Restfunktion
- funktionelle oder anatomische Asplenie
- Sichelzellanämie
- Krankheiten der blutbildenden Organe
- neoplastische Krankheiten
- HIV-Infektion
- nach Knochenmarktransplantation
- chronische Krankheiten, z. B. Herz-Kreislauf-Erkrankungen, Krankheiten der Atemorgane, Diabetes mellitus oder andere Stoffwechselerkrankungen, Niereninsuffizienz/nephrotischem Syndrom
- Liquorfistel
- vor Organtransplantation und vor Beginn einer immunsuppressiven Therapie.

Wird die Immunisierung gegen Hepatitis B von den Krankenkassen übernommen?

Bei Kindern und Jugendlichen bis zum vollendeten 18. Lebensjahr übernehmen die Krankenkassen die Impfkosten. Bei Erwachsenen kann die Kostenübernahme durch den Arbeitgeber (bei Angehörigen medizinischer Berufe sowie bei Polizisten und Arbeitern in Abwasseranlagen) erfolgen. Andernfalls muss der Patient die Kosten für die Impfung selbst tragen.

Ist die Immunisierung gegen Varizellen eine Regelimpfung gemäß der Empfehlung der STIKO?

Als Regelimpfung wird sie seit 2004 bei Säuglingen vom 11.–14. Lebensmonat, frühestens jedoch 4 Wochen nach der MMR-Impfung empfohlen. 2009 wurde die Empfehlung auf eine zweite Impfung zwischen dem 15. und 23. Lebensmonat erweitert.

Kinder und Jugendliche ohne Varizellen-Anamnese sollten vom 9. bis zum vollendeten 18. Lebensjahr geimpft werden (einmalige Impfung). Auch eine postexpositionelle Impfung bei Erwachsenen mit negativer Anamnese kann bis zum 5. Tag nach der Exposition oder 3 Tage nach Exanthembeginn durchgeführt werden. Die Impfungen sollen neben den akuten Komplikationen v. a. die Spätfolge Zoster vermindern.

Ist die Impfung gegen das humane Papilloma-Virus (HPV) eine Regelimpfung gemäß der Empfehlung der STIKO?

Die Impfung von Mädchen und jungen Frauen gegen HPV kann eine weitgehend sichere Verhinderung des Zervixkarzinoms in späteren Lebensstadien bedeuten. Sie ist eine Regelimpfung gemäß der Empfehlung der STIKO.

Ein Patient, der eine Reise nach Thailand gebucht hat, kommt in Ihre Praxis und fragt nach der Notwendigkeit einer Reiseimpfung. Was raten Sie ihm?

Die Reiseimpfberatung umfasst die Kontrolle des bisherigen Impfstatus. Die Impfungen gegen Tetanus, Diphtherie und Polio sollten komplett durchgeführt sein. Bei einem Aufenthalt an der Küste in einem internationalen Hotel ist kein weiterer Impfschutz erforderlich.

Wenn dieser Patient eine Rucksack-Reise durch Thailand unternehmen wollte, bei der die Unterbringung teilweise in Zelten oder kleineren Lodges erfolgen soll, was würden Sie ihm raten?

Bei dieser Reiseform ist eine differenzierte Reiseimpfberatung erforderlich. Eine Malariaprophylaxe sollte den Erfordernissen entsprechend empfohlen und verordnet werden. Ferner sind Impfungen gegen Typhus und gegen Hepatitis A und B sinnvoll.

Übernimmt die Krankenkasse die Kosten für Beratung, Impfung und Impfstoffe bei diesen Anlässen?

Die Standardimpfungen, die von der Ständigen Impfkommission der deutschen Ärzteschaft (STIKO) empfohlen werden, wie z. B. Tetanus-Diphtherie-Polio-Pertussis, werden von den Kassen getragen, alle anderen Impfungen und die Beratung in dieser Hinsicht muss der Patient bei vielen Krankenkassen selbst tragen (Reiseimpfberatung). Etwa die Hälfte der 25 größten gesetzlichen Krankenkassen übernimmt die Kosten für notwendige Reiseimpfungen. Sie orientieren sich dabei an den Empfehlungen der Ständigen Impfkommission. Einige übernehmen eine Malariaprophylaxe.

Weitere Informationsquellen zum Thema Impfen
Für die aktuell gültigen epidemiologischen Infektionsmeldungen sollte man sich die entsprechenden Bulletins vom Robert-Koch-Institut (RKI) schicken lassen oder im Internet aufsuchen unter
http://www.rki.de/DE/Content/Infekt/EpidBull/epid_bull_node.html (zuletzt aufgerufen am 1.7.2013).
Die Impfempfehlungen der STIKO können unter der Internetadresse: http://www.rki.de/DE/Content/Kommissionen/STIKO/Empfehlungen/Impfempfehlungen_node.html (zuletzt aufgerufen am 1.7.2013) nachgelesen oder unter der Faxnummer 01888-754-2601 abgerufen werden.
Bei der Klärung der Reiseimpfungen empfiehlt es sich, die aktuellen Impfempfehlungen zeitnah im Internet nachzulesen, z. B. unter www.fit-for-travel.de, im Auftrag des Tropeninstituts der Universität München. Es gibt auch Internetseiten, die von Firmen aus der pharmazeutischen Industrie betrieben werden (z. B. von der Firma Glaxo die Seite http://www.reise-medizin.de/startseite.thtml). Diese Seiten sind nicht frei von wirtschaftlichen Interessen der sie betreibenden Firmen.

4.4.3 Kontraindikationen

FALLBERICHT
Ein 36-jähriger Patient kommt mit Oberbauchschmerzen in Ihre Praxis. Nach der körperlichen und sonografischen Untersuchung stellen Sie die Verdachtsdiagnose einer akuten Cholezystitis. Der Patient zeigt Ihnen zusätzlich eine Nagelstichverletzung, die er sich bei der Gartenarbeit zugezogen hat. Sein Tetanusschutz ist nicht ausreichend (die letzte Impfung liegt mehr als 10 Jahre zurück).

Würden Sie diesen Patienten trotz der akuten Cholezystitis gegen Tetanus impfen? Begründen Sie Ihre Aussage.

Ja. Postexpositionelle Impfungen müssen auch bei akuten, behandlungsbedürftigen Erkrankungen durchgeführt werden (z. B. Tetanus bei Verletzung, Tollwut, Hepatitis bei potenzieller Ansteckung oder Kontakt mit infektiösem Material).

Wie gehen Sie bei weiteren fehlenden Impfungen in diesem Fall vor?

Alle anderen Impfungen sollte man elektiv auf einen Zeitpunkt ca. 2–3 Wochen nach der Genesung verschieben.

FALLBERICHT

In Ihre Sprechstunde kommt eine junge Frau, die Sie vor einer Woche gegen Hepatitis geimpft haben. Nun kommt sie von ihrer Gynäkologin und berichtet Ihnen, dass sie schwanger sei. Die Impfung hat also während der Schwangerschaft stattgefunden. Sie fragt nun, ob sie die Schwangerschaft abbrechen solle.

Was raten Sie ihr?

Eine versehentlich während einer Schwangerschaft durchgeführte Impfung mit inaktivierten Impfstoffen ist keine Indikation für einen Schwangerschaftsabbruch. Erhöhte Komplikationsraten bei der Hepatitisimpfung in der Frühschwangerschaft wurden nicht beschrieben.

Wie ist bei einer Schwangerschaft bzw. bei einer geplanten Schwangerschaft bezüglich Impfungen zu verfahren?

Generell sollten während einer Schwangerschaft nur streng indizierte Impfungen durchgeführt werden, jedoch keine Impfungen mit Lebendimpfstoffen gegen Gelbfieber, Masern, Mumps, Röteln, Varizellen. Bei Frauen, die eine Schwangerschaft planen, sollte *vor* Beginn der Schwangerschaft der Impfstatus komplettiert werden.

Wie würden Sie Patienten beraten, die einen Immundefekt haben (angeboren oder erworben)?

- Angeborene oder erworbene Immundefekte sind bei Impfung mit inaktivierten Impfstoffen kein Grund, die Impfung zu unterlassen.
- Vor der Impfung mit einem Lebendimpfstoff sollte der Arzt konsultiert werden, der den Immundefekt behandelt. Nach der Impfung ist eine serologische Kontrolle des Impferfolgs bei Impflingen mit Immundefizienz angezeigt. Es sollten grundsätzlich keine Impfungen mit Lebendimpfstoffen gegen Gelbfieber, Masern, Mumps, Röteln und Varizellen durchgeführt werden.

Wie gehen Sie bei einem Patienten vor, bei dem eine HIV-Infektion bekannt ist und der antiretroviral behandelt wird?

Genauso wie bei einem Patienten mit einem Immundefekt (s. o.). Der Impferfolg ist abhängig vom Immunstatus. So ist bei CD4-Zahlen unter 100/µl meist kein Impferfolg zu erzielen. Es kann aufgrund der Auseinandersetzung des Immunsystems mit dem Impfstoff zu Erhöhungen der Viruslast kommen. Diese Effekte sind jedoch nur von kurzer Dauer und haben klinisch keine Relevanz. Außerdem ist die Rate der Nebenwirkungen bei Impfungen in diesem Fall häufig erhöht. Weitere Informationen zu den einzelnen Impfungen und Indikationen bzw. Kontraindikationen liefert Weitzel (http://www.hivandmore.de/archiv/2010-4/HIV4_10_FoBiWeitzel.pdf).

Wie gehen Sie bei Patienten mit bekannter Hühnereiweiß-Allergie bezüglich der Impfung mit Lebendimpfstoffen vor, die auf Hühnerfibroblasten bzw. auf Eidottern hergestellt worden sind (z. B. Influenza-Impfung)?

Personen mit anamnestisch bekannten anaphylaktischen Reaktionen nach oraler Hühnereiweiß-Aufnahme sollten auf Hühnerfibroblasten hergestellte Lebendimpfstoffe erhalten. Für diese Patientengruppe gibt es auch spezielle Gelbfieber- oder Influenza-Impfstoffe, die nicht auf Eidottern hergestellt werden und von diesen Patienten im Allgemeinen gut vertragen werden.

Was tun Sie, wenn ein Patient gegen Konservierungsstoffe (Antibiotika), die in den Impfstoffen enthalten sein können, allergisch reagiert?

Bei bekannten Allergien z. B. gegen Neomycin oder Streptomycin sollten keine Impfstoffe, die diese Antibiotika enthalten, verabreicht werden.

Bei einer Patientin trat nach einer Dreifachimpfung (Tetanus-Diphtherie-Polio), die sie vor 4 Wochen in Ihrer Praxis erhalten hat, eine heftige Nebenwirkung mit starker Impfreaktion am Injektionsort, Fieber und Kreislaufproblemen auf. Wie verfahren Sie bei der nun fälligen 2. Impfung?

Es sollte keine erneute Impfung mit dem gleichen Impfstoff durchgeführt werden. Eine Impfung darf erst erfolgen, wenn die Ursache der Nebenwirkung geklärt ist.

4.4.4 Fragen zu Kontraindikationen

Würden Sie Impfungen verschieben, wenn ein Patient einen banalen Infekt hat?

Nein. Weder banale Infekte, auch wenn sie mit subfebrilen Temperaturen (< 38,5 °C) einhergehen, noch der Kontakt des Impflings zu potenziell infektiösen Patienten stellen eine Kontraindikation gegen eine Impfung dar.

Ein Patient erscheint zu einem Impftermin (Tetanus-Diphtherie) und gibt an, dass seine Frau und eine Tochter an Bronchitis erkrankt seien. Er wolle die Impfung lieber verschieben, bis alle Mitglieder seiner Familie wieder gesund seien. Ist diese Verschiebung rational zu begründen?

Nein, eine Verschiebung der geplanten Impfung ist aus medizinischen Gründen nicht erforderlich.

Häufig wird von Patienten mit Krampfanfällen oder Fieberkrämpfen in der Anamnese die Frage gestellt, ob die Impfung bei ihnen nicht zu riskant sei. Was können Sie diesen Patienten antworten?

- Weder Krampfanfälle im Sinne von Grand-Mal-Epilepsie noch Krampfanfälle in der Familie stellen eine Kontraindikation gegen Impfungen dar.
- Auch bei Kindern mit Fieberkrämpfen in der Anamnese besteht grundsätzlich keine Kontraindikation gegen Impfungen.

Wann ist mit diesen Impfreaktionen zu rechnen? Wie gehen Sie bei Kindern mit Fieberkrämpfen in der Anamnese vor?

- Bei Totimpfstoffen kann eine Reaktion bis zu ca. 72 Stunden nach der Impfung auftreten. Daher sollte bis zu diesem Zeitpunkt eine Temperaturerhöhung medikamentös verhindert oder zumindest vermindert werden.
- Bei der Masern-Mumps-Röteln-Impfung (MMR = Lebendimpfstoff) tritt diese Impfreaktion zwischen dem 7. und 12. Tag auf. Im Fall einer Temperaturerhöhung sollte auch hier antipyretisch vorgesorgt werden.

Stellen Ekzeme, andere Dermatosen oder lokalisierte Hautinfektionen eine Kontraindikation dar?

Nein, allerdings empfiehlt es sich, bei der Auswahl der Injektionsstelle ein gesundes und nicht betroffenes Hautareal zu wählen.

Würden Sie einen Patienten impfen, der mit Antibiotika oder – niedrig dosiert – mit Kortikoiden behandelt wird?

Ja. Die Behandlung mit Antibiotika oder mit niedrig dosierten Kortikosteroiden stellt – wie auch die Therapie mit lokal angewandten steroidhaltigen Externa – keine Kontraindikation dar.

Außerhalb onkologischer Indikationen sollten, so es der Gesundheitszustand des Patienten zulässt, ausstehende Impfungen vor Beginn einer langfristigen Immunsuppression komplettiert bzw. aufgefrischt werden.

- Totimpfstoffe
  Sind unbedenklich, evtl. folgt eine nur suboptimale Immunantwort, daher sollte eine erneute Impfung nach Beendigung der Therapie erwogen werden.
- Lebendimpfstoffe
  Bei funktionell relevanter Immunsuppression kontraindiziert. Bei der Planung von Routineimpfungen sollten mindestens 3 Monate nach einer immunsuppressiven Therapie abgewartet werden.

Detaillierte Empfehlungen liegen bisher lediglich für die **Steroidtherapie** vor (Empirische Guideline der American Academy of Pediatrics, AAP):
Keine Kontraindikation für Lebendimpfstoffe stellen dar:
- topische Steroidtherapie/lokale Steroidinjektionen (z. B. intraartikular)
- physiologische Kortisonerhaltungsdosis
- niedrige systemische Kortisondosen (< 2 mg/kg/Tag Prednison).

Bei hohen systemischen Kortisondosen (> 2 mg/kg/Tag Prednison oder 20 mg/Tag Prednison) gelten folgende Hinweise:
- Behandlungsdauer < 14 Tage Impfung mit Lebendimpfstoffen unmittelbar nach Beendigung der Therapie möglich
- Behandlungsdauer > 14 Tage Impfung mit Lebendimpfstoffen 1 Monat (Mindestabstand) nach Beendigung der Therapie möglich.

Spezielle Ratschläge:
- Konjugat-Impfstoffe (Zulassungsbeschränkungen beachten)
- Hib: keine Daten, in Analogie zu Pneumokokken indiziert
- Pneumokokken: frühzeitig indiziert, da deutlich erhöhtes Erkrankungsrisiko, keine Daten zu Konjugat-Impfstoff.
- Meningokokken: Keine Daten, in Analogie zu Pneumokokken indiziert.
- MMR: kontraindiziert (Ausnahmen s. o.). **Cave**: Replikation des Vakzin-Virus eventuell verstärkt. Umgebungsprophylaxe; Übertragung nach Applikation der MMR-Vakzine nicht beschrieben
- VZV: Keine Daten, jedoch in Analogie zu MMR kontraindiziert. Die Umgebungsprophylaxe ist sinnvoll.
- Influenza: Jährliche Impfung ist indiziert.

Für moderne immunsuppressive Therapiekonzepte, z. B. mit Azathioprin, Low-Dose-Methotrexat oder TNF-α-Antagonisten u. a., liegen weder Empfehlungen noch publizierte Untersuchungen/Studienergebnisse vor. Grundsätzlich gelten die vorangehend dargelegten Überlegungen. Bei der Planung von Impfungen muss das Ausmaß der Immunsuppression berücksichtigt und ggf. mit einer Spezialabteilung/Klinik besprochen werden. Bisher sind in der Literatur keine schwerwiegenden Nebenwirkungen oder Komplikationen im Zusammenhang mit Impfungen und pharmakologischer Immunsuppression berichtet worden. („Impf-Dialog" 4/05, RKI Epidemiolog. Bulletin 2005; bislang keine neuere Äußerung der STIKO zu diesem Thema erhältlich).

Was sagen Sie Eltern von Kindern mit Neugeborenenikterus bezüglich anstehender Impfungen? Wie verhalten Sie sich bei Frühgeborenen?
- Der Neugeborenenikterus ist keine Kontraindikation.
- Bei Frühgeburtlichkeit sollten Kinder unabhängig von ihrem Geburtsgewicht entsprechend dem empfohlenen Impfalter geimpft werden.

Wie gehen Sie bei chronischen Erkrankungen und bei nichtprogredienten Erkrankungen des ZNS (hier v. a. bei Multipler Sklerose) vor?
Chronische Erkrankungen sowie nichtprogrediente Erkrankungen des ZNS sind keine Kontraindikationen für Impfungen. Indizierte Impfungen sollen auch bei diesen Personen durchgeführt werden, weil sie durch schwere Verläufe und Komplikationen impfpräventabler Krankheiten besonders gefährdet sind. Personen mit chronischen Erkrankungen sollten über den Nutzen der Impfung im Vergleich zum Risiko der Krankheit aufgeklärt werden. Es liegen keine gesicherten Erkenntnisse darüber vor, dass eventuell zeitgleich mit der

Impfung auftretende Krankheitsschübe ursächlich durch eine Impfung bedingt sind. Im Zweifelsfall empfiehlt es sich, einen Impfarzt zu Rate zu ziehen.

LITERATUR
Robert-Koch-Institut: www.rki.de/DE/Content/Infekt/Impfen/impfen_node.html

4.5 Ernährungsmedizin
D. Jobst

4.5.1 Katabolismus

Der Katabolismus von Schwerkranken kann die Ernährung ausgesprochen problematisch gestalten. Das Ausmaß des Muskelschwunds geht empirisch mit den Ernährungsproblemen und dem Outcome einher. Wie kann das Ausmaß des muskulären Katabolismus von Schwerkranken abgeschätzt werden?
Die Muskelstärke des Händedrucks, gemessen z. B. mit einem Handdynamometer, korreliert mit der Proteinversorgung, dem Gesamteiweiß und dem klinischen Outcome Schwerkranker.

Kennen Sie ein Maß für den Körperfettgehalt?
Die Trizeps-Fettfalte: Mehr als die Hälfte des gesamten Körperfetts liegt im subkutanen Gewebe.

Wie dick ist sie im Mittel bei Männer und Frauen? Wie und wo wird sie gemessen?
Die normalen Maße betragen 11 mm bei Männern und 22 mm bei Frauen (18–74 Jahre). Gemessen wird sie mit einer Schieblehre (Kaliper) am mittleren dorsalen Unterarm.

Welche der genannten Faktoren begünstigen den Katabolismus?
 1. Verwirrtheit, demenzielles Syndrom
 2. chronische Schmerzzustände
 3. Gelegenheitsrauchen
 4. Trauer, Depressivität
 5. Glitazone
 6. unbehandelter Diabetes mellitus Typ 1
 7. Heroinabhängigkeit unter Methadongabe
 8. chronische Infektionen, Malignome
 9. latente Hyperthyreose
10. Leistungssport
11. Heimbetreuung
12. Antipsychotika
13. Krankenhausaufenthalt
14. insulinbehandelter Diabetes mellitus Typ 1
15. Adoleszenz, Senium.
Richtig: 1, 2, 4, 6, 8, 11, 13, 15.

Welchem Prinzip folgt eine Reduktionsdiät?
Langfristige Verminderung der Kalorienaufnahme um 250–500 kcal unter den täglichen Bedarf. Eine Faustformel für den täglichen Energiebedarf lautet: Körpergröße minus 100 multipliziert mit 30 [kcal].

1 kg Gewichtsabnahme bedeutet 7.700 kcal eingesparter Nahrungsenergie, bezogen auf 4 Wochen also ca. 250 kcal je Tag. Dies entspricht etwa dem kalorischen Wert von 2,5 Scheiben Graubrot oder 625 ml Bier pro Tag.

Warum sollte eine Reduktionsdiät mindestens 25 % Proteinanteil enthalten und durch körperliches Training flankiert werden?

Bei kalorienreduzierter Kost nehmen Fettdepots und Muskelmasse ab. Letzteres führt zur Abnahme des Grundumsatzes. Ohne ein entsprechendes Training nehmen Grundumsatz und Muskelmasse bei 10 kg Gewichtsabnahme um bis zu 15 % ab!

Auf welche chronischen Erkrankungen übt körperliche Aktivität starke präventive Wirkungen aus?

Auf Stoffwechselkrankheiten, Herz-Kreislauf-Erkrankungen, Osteoporose, Depressionen und Dickdarmkrebs.

4.5.2 Wachstum

Wie groß ist der Proteinbedarf im Wachstum in etwa (Angaben auf ein Kilogramm Körpergewicht bezogen)? Welche Proteine sind wertvoll?

Er beträgt 1,5–2 g Protein je kg Körpergewicht. Milch, Eier, Fisch und Fleisch gelten als hochwertige Proteinlieferanten. Man vergleiche mit der optimierten Mischkost!

Wie wirkt sich mangelnde körperliche Aktivität, z. B. täglich stundenlanger Fernseh-/Bildschirmkonsum auf Kinder und Jugendliche aus?

Es kommt zu Gewichtszunahme, geringem Zuwachs an psychomotorischen Fähigkeiten und Mangel an kommunikativen Fertigkeiten. Inzwischen haben diese Probleme epidemische Ausmaße angenommen.

Welche Lösungsstrategien gegen diese Entwicklung betonen nationale und lokale Kampagnen?

Es werden vor allem soziale, weniger medizinische Lösungen gefordert bzw. angeboten: Platz, Gelegenheit und Anleitung zum kindlichen und sportlichen Spiel; familiäre Sprechkommunikation und Sprachunterricht für ausländische Mütter; kontingentierter Bildschirmkonsum; Sprach- und Entwicklungsstand-Untersuchungen bei Kindergartenkindern.

Reha- und ergotherapeutische Fördermaßnahmen, Verhaltenstherapie und Entspannungstechniken können in geeigneten Fällen ärztlich verordnet werden.

Nennen Sie das Grundkonzept der optimierten Mischkost für Kinder.

- sparsamer Verzehr von Fett und Süßem
- mäßiger Verzehr von tierischen Lebensmitteln
- reichlicher Verzehr von pflanzlichen Lebensmitteln und kalorienarmen Getränken.

4.5.3 Übergewicht

Bitte definieren Sie „Adipositas".

Einlagerung überschüssiger Nahrungsenergie als Fett mit der Folge gesundheitlicher Risiken. Definitionsgemäß beginnt eine Adipositas bei einem BMI von 30 kg/m^2.

Was bezeichnet man als periphere Insulinresistenz? Wie wird sie erklärt?

Das gleichzeitige Vorliegen normaler oder erhöhter Blutzuckerwerte und Hyperinsulinämie, wie es für Typ-II-Diabetiker typisch ist. Sie wird durch die Verminderung von Insulinrezeptoren auf der Fettzell-Oberfläche übergewichtiger Menschen und durch die verminderte Freisetzung sogenannter Adipokine erklärt.

Nennen Sie zwei Adipokine. Welche Funktion haben sie?

Adiponektin ist ein Insulin-Sensitizer. Es wird bei Zunahme der Adipositas kontinuierlich weniger sezerniert. Leptin drosselt die Gewichtszunahme durch hypothalamische Unterdrückung von Hungergefühlen.

Wo werden die Adipokine gebildet? Welche hormonellen Aktivitäten des (Bauch-)Fetts sind Ihnen bekannt?

Das Fettgewebe produziert Östrogene, setzt Aldosteron, Angiotensinogen, Fettsäuren, Zytokine (z. B. Tumor-Nekrosefaktor und Interleukin 6) und Adipokine (Leptin, Adiponektin) frei. Das Fettgewebe wandelt Cortison in Kortisol und Testosteron in Östrogen um. Zytokine und Kortisol begünstigen die Insulinresistenz. Zytokine sind beteiligt an der epithelialen Dysfunktion (s. u.). Adiponektine wirken dabei in einem widersinnigen Regelkreis – sie entfalten geringere Wirkungen bzw. werden weniger ausgeschüttet bei Zunahme der Fettzellpopulation.

Das (viszerale) Fettgewebe wird entsprechend auch als endokrines Organ bezeichnet. Seine Ausprägung korreliert mit welchem Risiko? Welche Körpermaße bilden dieses Risiko ab?

Der Bauchumfang (gemessen auf Taillenhöhe) und das Verhältnis von Bauch- zu Hüftumfang (WHR = Waist/Hip-Ratio) sind ein Maß für das koronare bzw. kardiovaskuläre Risiko. Für Frauen sollte der Bauchumfang nicht mehr als 88 cm (WHR 0,85), für Männer nicht mehr als 102 cm (WHR 1,0) betragen.

Erläutern Sie den BMI (Body-Mass-Index). Wann zeigt er Übergewicht, wann Adipositas an?

Der BMI bildet das Gesamtkörperfett besser ab als die Broca-Formel zur Berechnung eines Übergewichts. Ein BMI > 25 kg/m^2 bedeutet Übergewichtigkeit, ein BMI > 30 kg/m^2 Adipositas.

Wie häufig kommt in Deutschland ein BMI > 25 kg/m^2 vor?

Im Rahmen des Mikrozensus 1999 wiesen knapp die Hälfte (47,7 %) der deutschen Erwachsenen einen BMI > 25 kg/m^2, 11,5 % einen BMI > 30 kg/m^2 auf.

2007 hatten bereits ⅔ der Männer und mehr als die Hälfte der deutschen Frauen einen BMI > 25 kg/m^2, ein Drittel der Erwachsenen mehr als 30 kg/m^2.

Schätzen Sie, ab welchem BMI eine deutliche Zunahme der Sterblichkeit vorkommt: BMI > 25 kg/m^2, BMI > 35 kg/m^2 oder BMI > 42 kg/m^2?

Ab einem BMI > 35 kg/m^2; Ausnahme: Bei Frauen ab 50 Jahren erst ab einem BMI > 40 kg/m^2. (Das Risiko für die Entwicklung eines Diabetes mellitus allerdings *verdoppelt* sich bei Männern bereits bei einer Gewichtszunahme von 23 auf 25 kg/m^2.) Geringes Übergewicht > 25 < 30 kg/m^2 scheint jedoch die Mortalität zu verringern (Flegal et al. 2013).

Durch intensive strukturierte Beratung und gesteigerte körperliche Bewegung gelingt eine dauerhafte Gewichtsreduktion um etwa 5–9 %. Warum hat bereits dieser geringe Gewichtsverlust positive gesundheitliche Auswirkungen?

Bei einem 100 kg schweren Mann mit einem BMI von 32 kg/m^2 bedeuten 5 kg Gewichtsabnahme bereits eine Reduktion des viszeralen Fettgewebes um 30 %. Eine Gewichtsabnahme von 4 kg senkte in der UKPD-Studie den HbA$_1$ im Schnitt um 1,8 bzw. 2,0 %. Die Wahrscheinlichkeit für das Auftreten eines Diabetes mellitus Typ 2 sinkt also bereits bei geringer Gewichtsabnahme ebenso wie der HbA$_1$ bei manifestem Diabetes.

Welche Akzente zur Gewichtsabnahme können Sie als Arzt setzen?

Die Behandlung stärker auf das Gewichtsproblem ausrichten, z. B.
- Patienten für kleine Fortschritte (z. B. auch für Gewichtskonstanz) loben
- Vorschlag zu vermehrter körperlicher Aktivität, z. B. die Zahl der täglich zu Fuß gegangenen Strecke verdoppeln (Schrittzähler)
- Tage mit eingeschränkter Nahrungszufuhr (Hafer-, Reis-, Obst- oder Formuladiät-Tage) einschieben
- eine medikamentöse Gewichtsreduktion ansprechen
- ein Programm zur Gewichtsreduktion empfehlen.

Im Jahr 2007 wurden mehr als 4.500 Weight-Watchers®-Gruppen registriert. Welche Punkte umfasst das Konzept der Weight-Watchers®?

- ernährungsbezogene Verhaltensanalyse inkl. schriftlichem Material
- detaillierte Nährwerttabellen, die den „Point"-Wert nach Kalorien, Ballaststoff- und Fettgehalt aufschlüsseln
- Essen und Trinken entsprechend einer vereinbarten Anzahl von „Points" je Woche
- verpflichtend: zwei Milchprodukte, fünf Portionen Obst oder Gemüse und sechs Gläser Wasser täglich
- Wochen-Ernährungs-Protokoll
- Betreuung in Gruppen
- schriftlich angeleitetes steigerndes Sportprogramm.

Was wissen Sie über die Wirksamkeit und Kosten des Weight-Watchers®-Programms?

In einer Metaanalyse stellten Tsai et al. 2005 für die kommerzielle Therapie der Weight Watchers eine mittlere Reduktion des Ausgangsgewichts um 3,2 % nach einem Zeitraum von 2 Jahren fest, Dansinger und Heshka 2003 eine mittlere Gewichtsreduktion von 3,0 kg±4,9 kg nach 1 Jahr bzw. 4,3±6,1 kg nach 2 Jahren (aus Leitlinie Chirurgie der Adipositas, 2010, S. 13). Das Programm ist preisgünstig im Vergleich mit proteinsubstituierten Fastenkuren und Quellstoffen.

Was ist Ihnen über die Gewichtsreduktion durch Formuladiäten (proteinreiche Ersatznahrung) bekannt?

Gute Ergebnisse für die Formuladiäten führten zur Entwicklung von interdisziplinären Therapieprogrammen wie dem Optifast®-Programm. So erzielten die Probanden mit erfolgreichem Durchlauf des Optifast®-Programms 21,8 % Gewichtsverlust gegenüber 11,9 % von Therapieabbrechern (aus Leitlinie Chirurgie der Adipositas, 2010, S. 15).

Wie beurteilen Sie den Einsatz von Orlistat zur Gewichtsreduktion?

Es besteht Evidenz für die Wirksamkeit von Orlistat (Xenical®) zusammen mit einer kalorienreduzierten Kost in der Behandlung adipöser Erwachsener. In einer veröffentlichten Metaanalyse (2007) aus 16 doppelblinden, randomisierten und placebokontrollierten Studien mit einer Beobachtungsdauer von einem Jahr oder länger zeigten mit Orlistat Behandelte eine Gewichtsabnahme von 2,9 kg (eine über Placebo hinausgehende 5-prozentige Gewichtsreduktion bei 21 %, eine 10-prozentige bei 12 % der Patienten) (Rucker et al. 2007). Der Gewichtsverlust nach einem Jahr Behandlung wird nach Absetzen jedoch innerhalb eines Jahres wieder aufgeholt (Davidson et al. 1999). Nebenwirkungen treten wegen der intendierten Hemmung der pankreatischen Lipasen regelhaft auf. Hauptsächlich und sehr häufig werden beobachtet: Steatorrhö, ein unangenehmes Stuhlschmieren, vermehrte Darmperistaltik, Stuhldrang und Flatulenz. Die Serumspiegel fettlöslicher Vitamine sinken unter Orlistat infolge einer Beeinträchtigung der Resorption durch das Medikament. Erniedrigte Werte sind für Vitamin D, E und β-Carotin dokumentiert, Resorptionsstörungen für andere Medikamente wurden berichtet. Knochenbrüche bei adipösen, mit Orlistat behandelten Jugendlichen sind bekannt. Das Medikament ist in niedriger Dosierung rezeptfrei erhältlich.

Wie beurteilen Sie die längerfristige Gewichtsreduktion durch bariatrische Operationen im Vergleich zu konservativen Maßnahmen?

Operative Methoden sind offenbar länger und stärker wirksam als eine konservative Gewichtsreduktion. Allerdings bergen sie erheblich größere Risiken.

In der Swedish Obesity Subjects (SOS) Studie (Sjöström et al. 2007) wurden Männer (BMI > 43) und Frauen (BMI > 34) 2, 10 und 15 Jahre nach konservativer unterschiedlicher Standardbehandlung (n=627) und nach unterschiedlichen bariatrischen Operationen (n = 641) (vertikale Gastroplastik [n=451], Magenband [n=156] und Magen-Bypass [n = 34]) beobachtet (EL 2b; Sjöström 2004). Nach zwei Jahren lag das Gewicht in der konservativ behandelten Gruppe 0,1 % unter dem Ausgangsgewicht und nach zehn Jahren 1,6 % über dem Ausgangsgewicht. Hingegen betrug der mittlere Körpergewichtsverlust bei operierten Patienten nach zwei Jahren 23,4 % (mittlerer Gewichtsverlust) (Magenband 20 %, vertikale Gastroplastik 25 %, Magen-Bypass 32 %), nach 10 Jahren 16,1 % (Magenband 14 %, vertikale Gastroplastik 16 %, Magen-Bypass 25 %) und nach 15-Jahren Magenband 13 %, vertikale Gastroplastik 18 %, Magen-Bypass 27 % (Leitlinie Chirurgie der Adipisitas 2010, S. 13).

4.5.4 Präventives Verhalten

Die Rolle der Ernährung bei der Entstehung chronischer Krankheiten ist gut belegt. Unter den beeinflussbaren Risikofaktoren nimmt die Ernährung neben dem Rauchen eine herausragende Stellung ein. Wie gut ist das Wissen um diese Zusammenhänge bei den Verbrauchern ausgeprägt? Wie schätzen Sie die Rolle Ihrer hausärztlichen Tätigkeit in diesem Zusammenhang ein?

Frauen haben ein signifikant besseres Ernährungswissen als Männer, höhere soziale Schichten ein besseres als niedrige. Insgesamt ist das Ernährungswissen mit einem physiologisch günstigeren Ernährungsverhalten verbunden. Dies spricht für die Zweckmäßigkeit von ärztlichen Informations-, Aufklärungs- und Beratungsmaßnahmen zur Beeinflussung des Ernährungsverhaltens der Bevölkerung (Ernährungsbericht 2004 der DGE, Deutsche Gesellschaft für Ernährung).

Welche Ernährungsbestandteile entfalten eine günstige gesundheitliche Bedeutung? Für wen besonders? Warum?

Vollkornprodukte, Gemüse, Obst und Ω-3-Fettsäuren entfalten die stärksten präventiven Wirkungen.

Insbesondere bei älteren Menschen könnte die Ernährungssituation durch einen erhöhten Anteil an Vollkornprodukten, Gemüse, Obst und Milchprodukten und einen geringeren Anteil an Lebensmitteln tierischer Herkunft verbessert werden.

Außer den bekannten Vorteilen wie Kalorienarmut, Reichtum an Vitaminen und Mineralstoffen bieten Nahrungsmittel pflanzlicher Herkunft gesundheitliche Vorteile durch die Wirkung sekundärer Pflanzenstoffe.

Nennen Sie einige Wirkungen sekundärer Pflanzenstoffe.

- antikanzerogene Wirkung (Lykopin, Glucosinolate, Phytoöstrogene)
- antioxidative Wirkung (Flavonoide)
- immunmodulatorische Wirkungen (β-Carotin, Lykopin)
- antibiotische und antithrombotische Wirkungen (Flavonoide)
- plasmacholesterolsenkende Wirkung (Phytosterine).

Skizzieren Sie weitere Ernährungsempfehlungen mit präventivem Charakter.

- vielseitiges Essen, aber nur so viel, dass starkes Übergewicht vermieden wird
- maximal 30 % der Gesamtenergie als Fettverzehr. Fettarme Milch und fettarme Milchprodukte sowie kalt verarbeitete, hochwertige Pflanzenöle bevorzugen

- mehr Vollkornprodukte zur Aufnahme von komplexen Kohlenhydraten und Ballaststoffen
- Alkohol meiden bzw. nur in geringen Mengen genießen
- Konsum von Kochsalz und geräucherten Lebensmitteln senken
- Konsum von rotem Fleisch vermeiden und Gegrilltes nur gelegentlich verzehren.

Von der Industrie werden Nahrungsergänzungsmittel und mit Vitaminen und Mineralstoffen angereicherte Lebensmittel angeboten. Sind sie erforderlich? Wie sind sie zu beurteilen?

Der Werbedruck zur Supplementierung von Vitaminen, Mineralstoffen und sekundären Pflanzenstoffen ist immens. Bei einer Ernährung nach vorgenannten Empfehlungen und bei unbeeinträchtigtem Gastrointestinum ist eine Ergänzung oder Anreicherung der Nahrungsmittel jedoch nicht erforderlich. Ausnahmen sind Jod und Folsäure bei Schwangeren, Kalzium bei Heranwachsenden sowie Kalzium und Folsäure bei Älteren. Folsäure ist übrigens besonders in Brotgetreidekörnern sowie Edelkohlsorten enthalten.

Es gilt bis zum Beleg des Gegenteils, dass Vitamine, Mineralien und Spurenelemente ohne nachgewiesenen Mangel nicht präventiv oder als Medikamente eingesetzt werden sollen. Leider fehlen Regelungen über eine Obergrenze aufgenommener Vitamine, Mineralien und Spurenstoffe. Jede denkbare Nährstoffkombination ist in den Produkten zu beobachten, was gegen klare ernährungsphysiologische Konzepte spricht. Zuverlässige Kenntnisse über die Anreicherungspraxis in Deutschland und über die tatsächliche Nährstoffaufnahme der Bevölkerung wären notwendig und sinnvoll (vgl. ➤ Tab. 3.1).

4.5.5 Beratung

Nennen Sie einige günstige Voraussetzungen für eine Ernährungsberatung.

Praxisnahe Kenntnisse über Essen und Trinken, ausreichende diagnostische Sicherheit, evtl. strukturierte Hilfe durch eine Diätassistentin.

Wie sollte die Sprache eines Ernährungsberaters sein?

Konkret, einfach, anschaulich, persönlich. Kritische Bewertungen werden als ebenso ungünstig angesehen wie Verallgemeinerungen, psychologisierende Deutungen und kontrollierende Fragen.

Wie erfassen Sie ein Essverhalten, das es zu ändern gilt?

Dadurch, dass der Patient über einen Zeitraum von z. B. einer Woche ein Ernährungstagebuch führt. So erhält man häufig einen realistischen Einblick. Gleichzeitig mit der Versorgungssituation erfasst man anhand des Tagebuchs die bevorzugten Speisen.

Wie gehen Sie mit der Angst eines Patienten um, der glaubt, er dürfe seine Lieblingsspeisen nicht mehr essen?

Man versucht, die angstbedingte Abwehr des Patienten hin zu einer Art Neugier auf andere Speisen bzw. ein vielfältigeres Essverhalten zu verändern.

Wie verbinden Sie ärztliche und Patientenwünsche anlässlich einer Ernährungsberatung?

Man versucht eine *Zielplanung*, die beide Intentionen integriert. Falls ein Feststellen gemeinsamer Ziele nicht möglich ist, versucht der Arzt, ärztliches Wissen und Patientenwünsche nebeneinander zu stellen.

Welchen Nutzen erbringt ein alleiniges Nebeneinanderstellen der Wünsche und Intentionen?

Man vermeidet Frustration und Schuldgefühle, indem man auf starke Forderungen verzichtet.

Es ergeben sich häufiger auch ohne unmittelbare Veränderungen des Essverhaltens Fernwirkungen. Zum Beispiel vergleicht der Patient die hausärztlichen Aussagen mit denen von Freunden und Bekannten, forscht je nach Vorliebe in Verbraucherzeitungen, in der Yellow-Press oder im Internet, webt neues Wissen in sein Weltbild über Essen und Trinken ein und macht sich (Arzt-)Ziele zu eigen, indem er sie später als „selbsterdacht" empfindet.

Außerdem legt ein Nebeneinanderstellen der Auffassungen eine Ausgangsposition fest, an der Fortschritte gemessen werden können.

Eine Maßnahmenplanung gilt als der kreative Anteil der Ernährungsberatung. Hier zwei Beispiele.

Man überwindet vergleichsweise akademische Forderungen an den Patienten durch konkrete Anregungen. Statt: „Reduzieren Sie Ihre Fettaufnahme auf höchstens 30 % Ihrer Gesamtkalorien nach der Tabelle, die ich Ihnen jetzt gebe" heißt es etwa: „Bitte verrühren Sie ab heute die Mayonnaise für Ihren (Kartoffel-)Salat zur Hälfte mit magerem Naturjoghurt. Probieren Sie zuvor das Mischungsverhältnis an einer kleinen Portion – Sie werden sich wundern, wie intensiv die Mayonnaise trotz hohem Joghurt-Anteil noch schmeckt!" Statt: „Sie müssen mehr komplexe Kohlenhydrate oder mehr Schlackestoffe essen!" heißt es jetzt: „Schneiden Sie Ihre Brotscheiben ein wenig dicker." Oder: „Versuchen Sie auch mal Brot mit einem erhöhten Anteil an Getreidekleie" (typisch: „Bio"-Brot).

4

Wie in der Hausarztpraxis üblich, gehen die nun folgenden Beratungssituationen z. T. über reine Ernährungsfragen hinaus. Sie demonstrieren unterschiedliche Intentionen von Patienten und Ärzten – wie ebenfalls in praxi üblich.

Bitte entwickeln Sie Zielbestimmungen, planen Sie konkrete Maßnahmen und fragen Sie nach erreichten Teilzielen.

Teilziele sind leichter zu realisieren. Sie dienen als Eingangspforte für Veränderungen. Die initialen Erfolgserlebnisse ermutigen zu weiteren Anstrengungen.

Die Antwortvorschläge finden Sie in den folgenden Absätzen (Zahlen in Klammern).

Untergewichtigkeit
* Eine untergewichtige ältere Patientin mit M. Parkinson möchte beweglicher werden und durch neue Medikamente mehr vom Leben haben. Sie isst wenig und unregelmäßig, weil sie gelesen hat, dass Nahrungsmittel die Medikamentenaufnahme in den Körper behindern. Der Arzt glaubt, die Krankheit sei durch neue Medikamente nicht zu lindern (End-of-Dose).
  → Zielbestimmung (4), konkrete Maßnahmenplanung (17), Teilziele (25).
* Ein untergewichtiger 26-jähriger Hobby-Boxsportler möchte die nächste Gewichtsklasse erreichen, weil er zu langsam für die jetzige Gewichtsklasse ist. Der Arzt will verhindern, dass der Patient Anabolika und Proteinpulver nimmt.
  → Zielbestimmung (6), konkrete Maßnahmenplanung (11), Teilziele (21).
* Eine untergewichtige 17-jährige Schülerin möchte abnehmen, weil sie sich zu dick fühlt. Der Arzt möchte ihr ihre anorektischen Neigungen bewusst machen und bearbeiten.
  → Zielbestimmung (1), konkrete Maßnahmenplanung (13), Teilziele (22).

Übergewichtigkeit
* Ein übergewichtiger Büroangestellter, Raucher und Genießer mit einer Dyslipoproteinämie, möchte mehr Erfolg bei den Frauen haben und weniger schwitzen. Der Arzt möchte gesundheitliche Risiken des Patienten insgesamt bearbeiten und mindern.
  → Zielbestimmung (7), konkrete Maßnahmenplanung (15), Teilziele (24).
* Ein übergewichtiger diabetischer Rentner mit Kniegelenkarthrose möchte die Kniebeschwerden ohne Operation gelindert haben. Der Arzt möchte NSAR einsparen und das Gewicht des Patienten senken.
  → Zielbestimmung (9), konkrete Maßnahmenplanung (18), Teilziele (26).

- Eine übergewichtige Hausfrau, die berichtet, dass ihr Mann sie nicht mehr mag, möchte ihren Kummer nicht länger in sich hineinfressen. Der Arzt möchte die Frau zu einer Psychologin schicken.
  → Zielbestimmung (3), konkrete Maßnahmenplanung (14), Teilziele (19).

Fehlernährung

- Ein Drogenabhängiger mit Karies und Zahnverlust möchte keine Entzüge und keine Schmerzen mehr ertragen und eine Versorgung mit Heroin oder Ersatzstoffen. Der Arzt möchte keine Drogenabhängigen in der Praxis, da er Angst vor und keine Erfahrung im Umgang mit Drogenabhängigen hat.
  → Zielbestimmung (5), konkrete Maßnahmenplanung (12).
- Ein untergewichtiger alleinstehender alter Patient mit Alkoholproblemen möchte in Ruhe gelassen werden. Der Arzt möchte den Alkoholkonsum und soziale sowie Ernährungsdefizite mindern.
  → Zielbestimmung (8), konkrete Maßnahmenplanung (16), Teilziele (20).
- Eine 29-jährige Patientin mit Bulimie möchte ihre Fresssucht loswerden. Der Arzt möchte die Patientin an eine Psychologin überweisen.
  → Zielbestimmung (2), konkrete Maßnahmenplanung (10), Teilziele (23).

Mögliche Antworten zur Zielbestimmung

(1) Zufriedenheit der jungen Frau mit sich und ihrer Außenwirkung ohne weiteren Gewichtsverlust. Gefahr abwenden!
(2) Patient wendet sich an eine spezialisierte Psychologin, um die Binge-Anfälle zu bewältigen. Allgemeine hausärztliche Betreuung wird vereinbart.
(3) Essen als ungeeignete Ersatzzuwendung begreifen. Eheberatung aufsuchen.
(4) Regelmäßiges Essen bis zum Sattwerden, „neue" Medikamente zur rechten Zeit in Abstimmung zum Essen einnehmen, fremde Hilfen im Haus annehmen lernen.
(5) Beginn einer Substitutionstherapie und psychosoziale Betreuung, dann Suche nach einem spezialisierten Zahnarzt.
(6) Gewichts- und Schnellkraftzunahme, Umgehen von Medikamenten, da (dauer-)schädlich.
(7) Um vieles zu erreichen, muss man anfangen, einiges zu verändern. Wirkungen stellen sich erst später ein.
(8) Regelmäßige Hausbesuche werden vereinbart.
(9) Die Schmerzen sollen besser werden – die Arthrose bleibt ohne OP unverändert. Die Blutzuckereinstellung wird besser bei Gewichtsabnahme, evtl. auch die Kniebeschwerden.

Mögliche Antworten zur konkreten Maßnahmenplanung

(10) Statuserhebung, Impfungen, Sozialanamnese, Biografie; Überweisung zur Psychotherapie.
(11) Erhöhte Trainingsfrequenz mit Geräten zum Muskelaufbau. Ernährungsplan mit Zulagen an Milchprodukten, Fisch und Fleisch.
(12) Überweisungen zu einem Drogenarzt oder einer Drogenambulanz.
(13) Alle vier Wochen Vorstellung in der Praxis – Zufriedenheit und Gewicht überprüfen. Spätestens bei gefährlicher Gewichtsabnahme Kontakt zu den Eltern.
(14) Milde Reduktionsdiät (1.500 kcal). Eingeschränkte Erlaubnis für Süßigkeiten. Bewegungsprogramm, Buchführung (Ernährungstagebuch), Kontaktadresse zur Eheberatung, Überweisung zur Psychotherapie.
(15) Bewegungsprogramm, Sauna, Schwimmen. Milde Reduktionsdiät (1.500 kcal), ggf. passagere medikamentöse Unterstützung (Orlistat u. a.). Broschüre: „Frauen lieben Feuer ohne Rauch…" o. Ä.
(16) Kontakte knüpfen. Örtliche Altenhilfe benachrichtigen. Essen auf Rädern. Trinkregeln für Alkoholika.
(17) Essen auf Rädern, Krankenpflege, auch zur Hilfe beim Essen. Vorstellung beim Neurologen zur Medikamenteneinstellung, häusliche Krankengymnastik.
(18) Verordnung Bewegungsbad; Aqua-Jogging. Erneute Diabetikerschulung zusammen mit Ehefrau und ggf. Kochkurs, Reduktionskost mit 12–14 BE, ggf. Schuhzurichtung mit Außenranderhöhung.

Mögliche Teilziele

(19) Mit einer Aktivität begonnen? Einschränkungen toleriert?

(20) Werden die Hausbesuche angenommen? Nimmt die Depressivität ab?

(21) Trainingsfrequenz erhöht? Erfolgreich geboxt? Oder: Umfangzunahme einzelner Muskeln? Oder: Gewichtszunahme?

(22) Gewicht gehalten? Gewicht nicht mehr wichtig? Schwierigkeiten bewältigt?

(23) Gibt es ein Mehr an gegenseitigem Verstehen? Wurde die Psychologin aufgesucht?

(24) Mit einer Aktivität begonnen? Durchgehalten?

(25) Gewichtszunahme? Oder: Beim Neurologen gewesen? Oder: Krankengymnastik hilfreich?

(26) Mit einer Aktivität begonnen? Schmerzmittel nach Plan genommen?

4.5.6 Nahrungsmittelsicherheit

FALLBERICHT

Eine Ihnen als ängstlich bekannte Patientin legt Ihnen die folgende Skandal-Liste aus einem Verbrauchermagazin vor: Sie fühle sich dadurch so verunsichert, dass sie sich zum Essen zwingen müsse und schon zwei Kilogramm abgenommen habe.

„Skandal-Liste":

• Schimmelpilze in Nüssen
• Dioxin in Lebensmitteln
• Hygienemängel in Produktion und Lagerung („Gammelfleisch")
• gentechnisch modifizierte Produkte
• BSE/pCJK-Risiken
• Antibiotika, Hormone und andere Masthilfen in der Fleischproduktion
• Pestizide in Lebensmitteln
• Zusatzstoffe in Lebensmitteln
• inadäquate/verunreinigte Futtermittel
• pathogene Mikroorganismen („Vogelgrippe", „Schweinepest").

Beratend versuchen Sie, die Patientin zu beruhigen. Nach der Konsultation fragen Sie sich, wie begründet die Angst der Patientin wohl ist.

Die Ernährungsberichte 2004 und 2008 der DGE nehmen zu einigen der aufgeführten Punkte Stellung.

• Nach den Angaben der amtlichen Lebensmittelüberwachung enthielten bei Gemüse ⅔ der einheimischen Produkte keine bestimmbaren Rückstände, bei ausländischer Ware war der Anteil der Proben mit Rückständen erheblich höher (52 %). Insgesamt waren nur etwas mehr als die Hälfte (57 %) aller untersuchten Gemüseproben ohne bestimmbare Rückstände. In 9 % der Proben (1.091 von 13.039) wurden die Höchstmengen überschritten.

• Bei Obst waren sogar nur ein Drittel aller Proben ohne bestimmbare Rückstände, wobei die gefährlichen persistenten Organochlor-Insektizide und die Kontamination mit chlorhaltigen Industriechemikalien an Bedeutung verloren haben. Bei Ruccola, Paprika, Tomaten und Johannisbeeren wurden die Höchstmengen häufiger überschritten.

• In biologisch angebautem Obst und Gemüse fallen alle Rückstandsnachweise deutlich geringer aus, sind aber vorhanden. Der Wassergehalt ist bei ökologisch angebauten Produkten geringer und der Anteil an sekundären Pflanzenstoffen höher, wie auch tendenziell der von Vitamin C und Eisen.

• Die Organochlor-Verbindungen einschl. PCB in Lebensmitteln tierischer Herkunft haben in den meisten Fällen sehr geringe Konzentrationen erreicht, die weit unterhalb der Höchstmengen liegen. Proben ohne diese Rückstände nehmen zahlenmäßig zu. Verglichen mit den Ergebnissen der Jahre 1979–1981 liegen die aktuell gemessenen Gehalte der Organochlor-Pestizide mehr als 90 % und die der polychlorierten Biphenyle um 80 % niedriger. Der zulässige Rückstand an Lindan wurde 2003 von 0,2 auf 0,001 mg/kg gesenkt.

- Daher hat auch die Kontamination von Frauenmilch weiter abgenommen. Während sich zu Beginn der 1990er Jahre ein relativ starker Rückgang der Dioxinbelastung von Frauenmilch zeigte, stagnierten die mittleren Gehalte in der Folgezeit. Aktuell werden zunehmend perfluorierte Tenside (PFT) und polybromierte Biphenyläther in der Muttermilch nachgewiesen. Sie stammen aus kontaminiertem Trinkwasser und Flammschutzmitteln.
- Polyzyklische Moschusverbindungen, die in den letzten Jahren zunehmend Verwendung fanden, akkumulieren nach gegenwärtigen Kenntnissen in Fischen, im menschlichen Fettgewebe sowie in Frauenmilch.
- Acrylamid wird nach EU-Recht als für den Menschen Krebs erzeugend und als Erbgut verändernd angesehen. Es entsteht durch Rösten, Toasten oder Frittieren zucker- bzw. stärkehaltiger Nahrungsmittel (z. B. Chips, Toast).
- Die Salmonellose stellt in Deutschland die bedeutendste bakterielle Infektionskrankheit des Menschen dar. Problemkeime unter den Salmonella-Arten sind *Salmonella enteritidis*, *Salmonella typhimurium* und *Salmonella paratyphi B*. Dabei ist *Salmonella typhimurium DT 104* wegen seiner vielfachen Antibiotikaresistenz ein besonderes Problem.
- Campylobacter-Infektionen sind die zweithäufigste bakterielle Ursache von Lebensmittelinfektionen in Deutschland. Als beteiligte Lebensmittel kommen Geflügelfleisch und rohe Milch infrage. Für den Bereich der Gemeinschaftsverpflegung sind insbesondere *Bacillus cereus*, *Clostridium perfringens* und *Staphylococcus aureus* ernst zu nehmende Problemkeime.
- BSE unterliegt der ständigen Überwachung und spielt derzeit keine Rolle, da das Vorkommen in Schlachtvieh eine Ausnahme ist.
- Aflatoxin B1 ist mit 6 % Höchstmengen-Überschreitungen und einer Kontaminationsrate von 22 % in Pistazien, Paranüssen, Mandeln, Haselnüssen, Erdnüssen und Gewürzen (10 % Höchstmengen-Überschreitungen, 42 % positiven Proben) am stärksten belastend.

Wie erkennbar, verläuft hier eine weitere Grenze der hausärztlichen Ernährungsberatung. Obwohl die aufgeworfenen Fragen insbesondere bei akut auftretenden Sicherheitsproblemen von Nahrungsmitteln medizinisch relevant sind, muss der Hausarzt spezialistischen und wissenschaftlichen Rat einholen.

LITERATUR

Chirurgie der Adipositas, Chirurgische Arbeitsgemeinschaft für Adipositastherapie (CA-ADIP), S3-Leitlinie, Juni 2010, (http://www.adipositasgesellschaft.de/fileadmin/PDF/Leitlinien/ADIP-6-2010.pdf)

Davidson MH, Hauptman J, DiGirolamo M et al.: Weight control and risk factor reduction in obese subjects treated for 2 years with orlistat: a randomized controlled trial. JAMA 1999; 281(3): 235–42

Flegal KM, Kit BK, Orpana H, Graubard BI: Association of All-Cause Mortality With Overweight and Obesity Using Standard Body Mass Index CategoriesA Systematic Review and Meta-analysis. JAMA 2013; 309(1):71–82. doi:10.1001/jama.2012113905

Rucker D, Padwal R, Li SK, Curioni C, Lau DCW: Long term pharmacotherapy for obesity and overweight: updated meta-analysis. BMJ 2007; 335: 1194–9

Sjöström et al. Effects of bariatric surgery in Swedish obese Subjects. N Engl J Med 2007; 357: 741–52

5

H.-M. Mühlenfeld

Sozialgesetzliche Bestimmungen

5.1 Grundzüge des Sozialrechts

5.1.1 Gesetzliche Sozialversicherungen

Neben der gesetzlichen Krankenversicherung gibt es in Deutschland weitere Sozialversicherungen. Nennen Sie Beispiele und deren jeweilige Hauptaufgaben.

- **gesetzliche Pflegeversicherung**: Die gesetzliche Pflegeversicherung erbringt Leistungen bei häuslicher Pflege, gewährt Pflegegeld, übernimmt die Kosten für Pflegehilfsmittel und Kurzzeitpflege sowie die vollstationäre Pflege in der hierfür vorgesehenen Leistungshöhe (➤ Kap. 6).
- **gesetzliche Unfallversicherung**: Die gesetzliche Unfallversicherung erbringt Leistungen zur Heilbehandlung von Wege- und Arbeitsunfällen sowie Berufskrankheiten, Leistungen zur Erleichterung von Verletzungsfolgen und zur Wiederherstellung der Erwerbsfähigkeit, zur Berufsförderung und Verhütung von Arbeitsunfällen. Darüber hinaus werden auch Renten wegen Minderung der Erwerbsfähigkeit gezahlt.

Alle Arbeitgeber sind gesetzlich zum Abschluss einer berufsgenossenschaftlichen Unfallversicherung für ihre Arbeiter und Angestellten verpflichtet. Zuständig hierfür sind die gewerblichen und landwirtschaftlichen Berufsgenossenschaften, die Gemeindeunfallversicherungsverbände, die Feuerwehr-Unfallkassen, die Eisenbahn-Unfallkasse, die Unfallkasse Post und Telekom, die Unfallkassen der Länder und Gemeinden, die gemeinsamen Unfallkassen für den Landes- und kommunalen Bereich und der Ausführungsbehörden des Bundes.

- **gesetzliche Rentenversicherung**: Die gesetzliche Rentenversicherung ist in erster Linie für die Zahlung der Altersrenten und Hinterbliebenenrenten zuständig, weitere Leistungen (nicht abschließend) sind die
  – Durchführung von ambulanten und stationären Reha-Maßnahmen zur Erhaltung, Besserung und Wiederherstellung der Erwerbsfähigkeit (➤ Kap. 7)
  – Auszahlung von Erwerbsminderungsrenten
  – Berufsförderung.

Damit die gesetzliche Rentenversicherung Leistungen auszahlt, muss der Arbeitnehmer zunächst sogenannte Leistungsansprüche erwerben. Diese richten sich nach Dauer und Höhe der Rentenbeiträge.

Die gesetzlichen Rentenversicherungsträger auf Grundlage des Sozialgesetzbuchs VI firmieren unter dem gemeinsamen Namen Deutsche Rentenversicherung.
Von den (gesetzlichen) Rentenversicherungsträgern sind die privaten Rentenversicherer zu unterscheiden, die Leistungen aufgrund privater Versicherungsverträge erbringen, sowie die Versorgungswerke im Rahmen der berufsständischen Versorgung, die für Angehörige kammerfähiger freier Berufe aufgrund einer gesetzlichen Pflichtmitgliedschaft Altersversorgung gewähren (Ärztliche Versorgungswerke).

- **gesetzliche Arbeitslosenversicherung**: Wer arbeitslos wird, hat im Allgemeinen Anspruch auf Leistungen aus der gesetzliche Arbeitslosenversicherung, wenn die Voraussetzungen erfüllt sind. Hierzu meldet sich der Arbeitslose bei der Agentur für Arbeit (bisher Arbeitsamt) arbeitslos und stellt einen Antrag auf Arbeitslosengeld (ALG I; weitere Informationen unter www.arbeitsagentur.de). Die Leistungsdauer ist nach Lebensalter und Dauer der versicherungspflichtigen Beschäftigung gestaffelt (12–32 Monate). Das Arbeitslosengeld beträgt für Arbeitslose mit mindestens einem Kind 67 % des zuletzt bezogenen pauschaliert ermittelten Nettoarbeitsentgelts, für die übrigen Arbeitslosen 60 % (Stand IV/2012).
  Im Rahmen der Zusammenlegung von Arbeitslosenhilfe und Sozialhilfe seit dem 1.1.2005 erhalten bedürftige Arbeitslose, deren Anspruch auf Arbeitslosengeld (ALG I) ausgelaufen oder zur Deckung des Lebensunterhalts nicht ausreichend ist, oder die von vornherein keinen Anspruch auf ALG I haben (z. B. weil die Anwartschaftszeit nicht erfüllt ist), ein sog. Arbeitslosengeld II (ALG II), früher Arbeitslosenhilfe umgangssprachlich Hartz IV genannt.
- Die Leistungshöhe (Regelbedarf) ist unabhängig vom früheren Einkommen pauschaliert (➤ Tab. 5.1).

Tab. 5.1 Regelbedarfe seit dem 1. Januar 2012.

Leistungsberechtigte Personen in einer Bedarfsgemeinschaft	Regelbedarf ab 1. Januar 2012
erwachsene alleinstehende Person	374 €
erwachsene alleinerziehende Person	374 €
erwachsene Person mit minderjährigem Partner	374 €
alleinstehende Personen bis zum Alter von 24 oder erwachsene Personen bis zum Alter von 24 mit minderjährigem Partner, die ohne Zusicherung des kommunalen Trägers umgezogen sind	299 €
erwachsene Partner einer Ehe, Lebenspartnerschaft, eheähnlichen oder lebenspartnerschaftsähnlichen Gemeinschaft, jeweils	337 €
Kind, das jünger als 6 Jahre alt ist	219 €
Kind im Alter zwischen 6 und 13	251 €
Kind bzw. Jugendlicher im Alter zwischen 14 und 17	287 €

- Hinzu kommen Leistungen für eine angemessene Wohnung inkl. Heizung und Mehrbedarfs- und Einmalzahlungen, u. a. bei Schwangerschaft und Geburt, Wohnungseinrichtung und Behinderung.
- Um Arbeitslosengeld II zu erhalten, muss man erwerbsfähig sein und im regelmäßigen Vermittlungskontakt mit der Arbeitsagentur stehen (Mottowerbung der Arbeitsagentur: „Fordern und Fördern"). Nichterwerbsfähige erhalten Sozialgeld (bisher Sozialhilfe) in gleicher Höhe wie das ALG II. Nichterwerbsfähig ist jemand, der wegen Krankheit oder Behinderung auf absehbare Zeit keine 3 Stunden am Tag arbeiten kann. ALG II wird auch im Krankheitsfall (unter Vorlage eine AU-Bescheinigung) gezahlt, solange man erwerbsfähig ist. Dauerhafte Erwerbsunfähigkeit begründet eine Erwerbsunfähigkeitsrente, wenn die Voraussetzungen dafür vorliegen (weitere Informationen: www.stmas.bayern.de/fibel).

Die genannten Sozialversicherungen gelten verpflichtend für alle Arbeitnehmer. Welcher Personenkreis ist versicherungsfrei? Definieren Sie „versicherungsfrei".

Die Versicherungspflicht im Sinne der deutschen Sozialversicherung bezeichnet den im Sozialgesetzbuch (SGB) normierten grundsätzlichen Versicherungszwang und das Zustandekommen der Versicherung kraft Gesetz. Entsprechende Regelungen gibt es für alle Zweige der Sozialversicherung: Unfall-, Kranken-, Renten- und Pflegeversicherung. Ein Antrag, ein Versicherungsvertrag oder eine besondere Entscheidung des zuständigen Versicherungsträgers ist für das Entstehen der Versicherungspflicht in der gesetzlichen – abweichend von einer privaten Versicherung – Sozialversicherung nicht erforderlich. Sie entsteht unabhängig von einer Anmeldung (z. B. durch den Arbeitgeber) oder von der Beitragszahlung kraft Gesetz um 0:00 Uhr des Tages, an dem die Voraussetzungen erfüllt werden.

Zu den **versicherungspflichtigen Personen** zählen grundsätzlich: alle Beschäftigten (Arbeitnehmer, Befreiung möglich), Auszubildenden, Praktikanten, Rentner, Studenten (Befreiung möglich), selbstständigen Landwirte, Handwerker (Befreiung möglich) sowie bestimmte behinderte Menschen und Bezieher von Arbeitslosengeld I oder II, Übergangsgeld oder bestimmter anderer Entgeltersatzleistungen und Personen, die zuletzt (irgendwann) gesetzlich krankenversichert waren und nicht privat versichert sind (z. B. Rückkehrer aus dem Ausland).

Der Kreis der pflichtversicherten Personen in der **gesetzlichen Unfallversicherung** ist wesentlich weiter gefasst: Kinder während des Besuchs von Kindergärten, Schüler während des Besuchs von allgemeinbildenden Schulen, Studierende während des Besuchs von Hochschulen, Pflegepersonen, Gefangene, Rehabilitanden, Ehrenbeamte und ehrenamtliche Richter, Blutspender, Organ- und Gewebespender, Zeugen, Personen, die von einer Körperschaft, Anstalt oder Stiftung des öffentlichen Rechts zur Unterstützung einer Diensthandlung herangezogen werden (ausgenommen im Wehr- oder Zivildienst), einige Selbstständige (z. B. im Hausgewerbe, in der Pflege, Küstenfischer), Personen, die eine Person, die einer Straftat verdächtig ist, verfolgen oder festnehmen oder Nothilfe leisten, Deutsche, die im Ausland bei einer amtlichen Vertretung des Bundes oder der Länder oder bei deren Leitern, deutschen Mitgliedern oder Bediensteten beschäftigt sind, Entwicklungshelfer oder Personen, die sich hierauf vorbereiten oder im entwicklungspolitischen Dienst „weltwärts" mitwirken, Personen, die Tätigkeiten bei zwischen- oder überstaatlichen Organisationen ausüben und deren Beschäftigungsverhältnis im öffentlichen Dienst während dieser Zeit ruht, Lehrer im Auslandsschuldienst.

Wer fällt nicht unter die Versicherungspflicht?

Die Ausnahmen von der Versicherungspflicht sind im jeweiligen Sozialgesetzbuch im Anschluss an die Regelungen zur Versicherungspflicht ausdrücklich geregelt (darüber hinaus gibt es keine Möglichkeiten, aus der Versicherungspflicht herauszufallen, wenn man dem Grund nach zum versicherungspflichtigen Personenkreis zählt).

* Versicherungsfreiheit besteht für: hauptberuflich selbstständig Erwerbstätige (Unternehmer, Freiberufler, z. B. Ärzte, Rechtsanwälte [Ausnahmen in der gesetzlichen Rentenversicherung]), ausgenommen Landwirte, und Künstler sowie Beamte, Richter; Soldaten (freie Heilfürsorge), Lehrer an Privatschulen, geringfügig Beschäftigte („Minijob").
* In der **Pflegeversicherung** ist eine Befreiung nicht möglich und eine Versicherungsfreiheit nicht vorgesehen. Es gilt die Regel „Pflegeversicherung folgt Krankenversicherung": Jeder Krankenversicherte (egal, ob privat oder gesetzlich) ist auch pflichtversichert in der Pflegeversicherung.
* Seit 2009 besteht auch für Selbstständige und Freiberufler eine Krankenversicherungspflicht (nicht jedoch in der gesetzlichen Krankenversicherung!).
* Die **Beitragsbemessungsgrenze** ist der Betrag, bis zu dem in Deutschland Beiträge zur gesetzlichen Sozialversicherung höchstens erhoben werden. Der Teil des Bruttoeinkommens, der die Beitragsbemessungsgrenze übersteigt, bleibt für die Beitragsbemessung außer Betracht.

- Die Beitragsbemessungsgrenze ist nicht zu verwechseln mit der Versicherungspflichtgrenze, ab der seit 2003 die Versicherungspflicht zur gesetzlichen Krankenversicherung entfällt. Bis 2002 waren die Werte von Beitragsbemessungsgrenze und Versicherungspflichtgrenze gleich.
- Die Beitragsbemessungsgrenze in der gesetzlichen Rentenversicherung beträgt West: 5.800 Euro/Monat, Ost: 4.900 Euro/Monat (Stand 2013). Die Versicherungspflichtgrenze in der gesetzlichen Krankenkasse beträgt 3.937,50 Euro (Stand 2013).

5.1.2 Mutterschutzgesetz

FALLBERICHT

Eine 22-jährige Bäckereiverkäuferin kommt wegen Rückenschmerzen in Ihre Praxis. Sie berichtet, sie sei im 2. Monat schwanger. Aufgrund wiederholten Fehlens wegen Übelkeit und Erbrechen habe ihr Chef bereits mit Kündigung gedroht. Aus Angst habe sie ihm noch nicht von der Schwangerschaft berichtet.

Was raten Sie Ihrer Patientin?

Sie sollte umgehend den Bäcker von der Schwangerschaft in Kenntnis setzen, hierdurch erhält sie u. a. einen besonderen Kündigungsschutz.

Nennen Sie wesentliche Inhalte des Mutterschutzgesetzes.

- Das Mutterschutzgesetz schützt die werdende Mutter vor und nach der Entbindung grundsätzlich vor Kündigung und in den meisten Fällen auch vor Minderung des Einkommens während der Mutterschutzfrist.
- Die Krankenkasse zahlt Mutterschaftsgeld.
- Das Gesetz schützt darüber hinaus die Gesundheit der werdenden Mutter und des Kindes vor Gefahren am Arbeitsplatz.
- Die sogenannte Elternzeit erhält die Arbeitsplatzansprüche der Mutter oder des Vaters bis zu 3 Jahren.

Wann beginnt die Mutterschutzfrist, wie lange dauert sie an?

Die Mutterschutzfrist, üblicherweise als „Mutterschutz" bezeichnet, beginnt grundsätzlich 6 Wochen vor dem errechneten Geburtstermin und endet regulär 8 Wochen nach der Geburt. Bei vorzeitiger Entbindung verlängert sich der Mutterschutz um die Zeit bis zum errechneten Termin.

5.1.3 Jugendarbeitsschutz

Nennen Sie wesentliche Inhalte des Jugendarbeitsschutzgesetzes.

Jugendliche (15–18 Jahre alt) dürfen nicht mehr als 8 Stunden täglich und nicht mehr als 40 Stunden wöchentlich beschäftigt werden. Sie haben gesicherte Ansprüche auf Pausen und Urlaub. Jugendliche dürfen prinzipiell nur in der Zeit von 6–20 Uhr beschäftigt werden. Ausnahmen sind möglich (z. B. in Bäckereibetrieben).

Wer hat wann Anspruch auf eine Jugendarbeitsschutzuntersuchung?

Bei Abschluss eines Ausbildungsvertrags haben Jugendliche unter 18 Jahren Anspruch auf eine ärztliche Untersuchung, die unter besonderer Berücksichtigung des gewählten Berufsziels durchgeführt wird. Der Arbeitgeber hat die Pflicht, eine solche Untersuchung zu veranlassen. Vor Ablauf des ersten Beschäftigungsjahrs muss sich der Arbeitgeber darum kümmern, dass der Jugendliche erneut untersucht wird, falls dieser dann noch keine 18 Jahre alt ist (erste Nachuntersuchung). Außerordentliche Nachuntersuchungen können nötig werden, wenn der Erstuntersucher diese wegen des Gesundheitszustands des Jugendlichen für nötig erachtet.

Was ist Ihre Aufgabe als Hausarzt?

Erheben einer ausführlichen Anamnese und eines Ganzkörperstatus. Außerdem führt man bei dem Jugendlichen einen Sehtest und einen Urinstreifentest durch. Bei den ärztlichen Untersuchungen werden Gesundheits- und Entwicklungsstand des Jugendlichen beurteilt. Bei der Nachuntersuchung muss außerdem die Auswirkung der Beschäftigung auf die Gesundheit des Jugendlichen beurteilt werden. Nach der Untersuchung erhält der untersuchte Jugendliche zwei Beurteilungen über seine berufliche Eignung – eine kurze für den zukünftigen Arbeitgeber und eine etwas ausführlichere für seine Erziehungsberechtigten, in der auch weitere gesundheitliche Hinweise vermerkt sein können.

Wer trägt die Kosten?

Die Kosten für die Jugendarbeitsschutzuntersuchung trägt die jeweilige Kommune.

Welches Formular muss der Jugendliche bei der Untersuchung vorlegen? Wo ist dieses erhältlich?

Die Berufsanfänger müssen zur Untersuchung einen Untersuchungsberechtigungsschein mitbringen. Dieser ist beim örtlichen Gesundheits- oder Gemeindeamt erhältlich.

5.2 Formen und Aufgaben gesetzlicher Krankenkassen

5

Neben den privaten Krankenkassen gibt es verschiedene gesetzliche Krankenkassenarten. Nennen Sie Beispiele. Wen versichern diese typischerweise?

In der gesetzlichen Krankenversicherung gibt es sechs Kassenarten und noch über 146 Krankenkassen (Stand II/2012), die bundesweit oder regional organisiert sind:

- AOK (Allgemeine Ortskrankenkassen; regional)
- BKK (Betriebskrankenkassen; regional und bundesweit)
- IKK (Innungskrankenkassen)
- Ersatzkassen
- LKK (Landwirtschaftliche Krankenkasse)
- Knappschaft.

In Deutschland sind insgesamt 85 % (Stand II/2012) der Bevölkerung in den gesetzlichen Krankenkassen versichert, typischerweise Arbeitnehmer und ihre Familien. Früher war der Zugang zu den verschiedenen gesetzlichen Krankenkassen streng geregelt (z. B. konnten nur Betriebsmitglieder in den Betriebskrankenkassen oder nur Angestellte in den Ersatzkassen versichert sein). Heute kann sich jeder die gesetzliche Krankenkasse frei wählen, sofern die Krankenkasse „geöffnet" ist.

> Alle gesetzlichen Krankenkassen sind Körperschaften des öffentlichen Rechts und verwalten ihre Geschäfte selbst nach Maßgabe des Sozialgesetzbuches (SGB V). Die Selbstverwaltung wird ausgeübt durch gewählte Vertreter der Versicherten und der Arbeitgeber, bei den Ersatzkassen nur durch Vertreter der Versicherten.

Wie hoch schätzen Sie die jährlichen Ausgaben der gesetzlichen Krankenversicherungen (GKV)? Wie hoch ist der Anteil am Bruttosozialprodukt?

Die gesamten GKV-Ausgaben betrugen 2010 ca. 175,99 Mrd. Euro. Dies entspricht einem Anteil von ca. 7,1 % am Bruttoinlandsprodukt (Gesundheitsberichterstattung des Bundes; http://www.gbe-bund.de/).

F A L L B E R I C H T

Ein 17-jähriger Patient, der bis dato über seinen Vater familienversichert war, fragt Sie, welche Krankenkasse er bei Beginn seiner Ausbildung wählen soll. Er möchte gerne erfahren, ob es Unterschiede zwischen den verschiedenen gesetzlichen Krankenkassen gibt.

Welche Auskunft können Sie ihm geben? Was raten Sie ihm?

Die gesetzlichen Krankenkassen unterscheiden sich im Leistungsangebot meist nicht erheblich voneinander, da der Umfang der Leistungen größtenteils gesetzlich vorgeschrieben ist. Einzelne Krankenkassen bieten jedoch zusätzliche Leistungen an, wie z. B. Kurse, Schulungen, Gesundheitssport, Reiseimpfungen, naturheilkundliche Leistungen wie Akupunktur etc. Der Beitragssatz wird gesetzlich festgelegt. Seit 1.1.2011 liegt dieser überall bei 15,5 %.

Neben den Leistungen und den Kosten ist auch die Präsenz der Krankenkasse am Wohnort, der Service (Berater, Kurse etc.) ein Entscheidungskriterium.

Welches sind die wichtigsten Aufgaben bzw. Leistungen der gesetzlichen Krankenkassen?

Die Krankenkassen übernehmen folgende Leistungen (Stand April 2012):
- Leistungen bei Krankheit:
  - ärztliche und zahnärztliche Behandlung
  - Versorgung mit verschreibungspflichtigen Arznei-, Verbands-, Heil- und Hilfsmitteln
  - häusliche Krankenpflege und Haushaltshilfe
  - Krankenhausbehandlung
  - medizinische und ergänzende Leistungen zur Rehabilitation
  - Betriebshilfe für Landwirte
  - Krankengeld
- bei Schwangerschaft und Mutterschaft:
  - ärztliche Betreuung
  - Hebammenhilfe (Geburtsvorbereitung, Geburt und Nachsorge für Mutter und Kind)
  - stationäre Entbindung
  - häusliche Pflege, Haushaltshilfe
  - Mutterschaftsgeld, Entbindungsgeld
- Hilfe zur Familienplanung
- Leistungen zur Förderung der Gesundheit, zur Verhütung und zur Früherkennung von Krankheiten.

5.3 Grundzüge der gesetzlichen Krankenversicherung

Wie wird die Beitragshöhe in der gesetzlichen Krankenkasse ermittelt?

Bei Arbeitnehmern ist das Einkommen die Grundlage für die Beitragszahlung. Seit dem 1. Januar 2011 tragen die Arbeitgeber 7,3 % und die Arbeitnehmer 8,2 %. Bei Selbstständigen, freiwillig Versicherten oder freiwillig versicherten Rentnern werden alle Arten von Einkünften berücksichtigt – also auch Kapitalerträge, jedoch ebenfalls nur bis zu einer Beitragsbemessungsgrenze. Von einer Krankenversicherungspflicht ist freigestellt, wer Einkünfte hat, die über dieser Grenze liegen.

Welcher Personenkreis stellt die Pflichtmitglieder in der gesetzlichen Krankenkasse? Wer ist von der Krankenversicherungspflicht befreit?

Ca. 51,4 der 70 Mio. gesetzlich Krankenversicherten sind Pflichtmitglieder. Zu ihnen gehören vorwiegend Arbeitnehmer mit einem Bruttoeinkommen von weniger als 50.850 € jährlich (Versicherungspflichtgrenze ab 1. Januar 2012). Wird dieses Einkommen überschritten, ist der Arbeitnehmer von der Versicherungspflicht in einer gesetzlichen Krankenkasse befreit. Versicherte, die bisher *versicherungsfrei* waren und nun versicherungspflichtig werden, können jedoch die *Befreiung von der Versicherungspflicht beantragen.* Typische Beispiele sind Studenten oder Arbeitnehmer, die kurzzeitig geringere Einkünfte haben. Während des Bezugs von Kranken-, Übergangs- (z. B. während einer Reha) oder von Mutterschafts- und Erziehungsgeld besteht eine gesetzliche Befreiung von der Versicherungspflicht. Andererseits können auch bisher versicherungspflichtige Mitglieder bei Überschreiten der Beitragsbemessungsgrenze in der Krankenkasse verbleiben. Als sogenannte „freiwillige Mitglieder" zahlen sie stets den höchsten Beitrag.

Was versteht man unter der Beitragsbemessungsgrenze?

Beiträge zur **gesetzlichen Krankenversicherung** werden nur bis zu bestimmten Einkommensgrenzen erhoben, z. B. im Jahr 2013 bis zu einem Bruttogehalt von monatlich 3.937,50 €. Das darüber liegende Einkommen ist beitragsfrei.

Für die **Renten**- und die **Arbeitslosenversicherung** beträgt die Beitragsbemessungsgrenze im Jahr 2013 5.800 Euro/Monat (West) und 4.900 Euro/Monat (Ost), s. o. Sie wird jährlich an die allgemeine Entwicklung der Löhne und Gehälter angepasst.

Die Höhe der Beitragssätze der Renten-, Arbeitslosen- und Pflegeversicherung zeigt ➤ Tabelle 5.2.

Tab. 5.2 Höhe der Beitragssätze der Renten-, Arbeitslosen- und Pflegeversicherung im Jahr 2012.

Versicherung	Beitragssatz
Rentenversicherung	19,6 %
Arbeitslosenversicherung	3,0 %
Pflegeversicherung	1,95 % für kinderlose Arbeitnehmer (23–65 J.)
Krankenversicherung	15,5 %

Wer bestimmt die Höhe der Beitragssätze? Wer leistet die Beiträge?

Die Beitragssätze zur Renten-, Arbeitslosen- und Pflegeversicherung werden jeweils einheitlich für das gesamte Bundesgebiet durch den Gesetzgeber festgesetzt.

Die gesetzliche Krankenversicherung basiert auf dem sog. Solidarprinzip. Was ist damit gemeint?

Alle Arbeitnehmer sind Zwangsmitglieder in einer GKV, soweit ihr Einkommen die Beitragsbemessungsgrenze nicht übersteigt. Unabhängig von der Summe der eingezahlten Beträge werden in Anspruch genommene Leistungen von den GKV erstattet. Somit leisten z. B. Gesunde Beiträge für Kranke, Junge für Alte, Nichtsportler für Sportverletzte, Männer für schwangere Frauen, Berufstätige für Arbeitsunfähige. Auch in der beitragsfreien Familienversicherung für nicht erwerbstätige Ehegatten und Kinder kommt das Solidarprinzip der gesetzlichen Krankenversicherung zum Ausdruck. Die Beiträge werden durch Steuerzuschüsse aufgefüllt. Die Kassen erhalten Mittel aus dem Gesundheitsfond, um Leistungen zu bezahlen.

Was bedeutet der Risikostrukturausgleich (RSA) in der gesetzlichen Krankenversicherung?

Der RSA ist ein Finanzausgleich für ungleiche Wettbewerbsbedingungen zwischen den gesetzlichen Krankenkassen. Durch den RSA werden die Krankenkassen hinsichtlich des Alters, Geschlechts, der Zahl der Versicherten und der Morbidität annähernd gleichgestellt, d. h. Krankenkassen mit hoher Morbidität erhalten mehr Geld aus dem Gesundheitsfond.

F A L L B E R I C H T

Ihre 26-jährige Patientin ist eine bereits erfolgreiche Architektin. Mittlerweile verdient sie über 6.000 € im Monat und fragt nach den Vorteilen der privaten Krankenversicherung. Sie interessiert sich insbesondere für die Leistungsunterschiede.

Welche Auskunft können Sie ihr geben? Was raten Sie ihr?

Die private Krankenversicherung versichert in erster Linie Selbstständige und Beamte sowie Arbeitnehmer, deren Einkommen regelhaft oberhalb der Beitragsbemessungsgrenze liegt. Die privaten Krankenversicherungsunternehmen sind entweder Aktiengesellschaften oder sogenannte Versicherungsvereine auf Gegenseitigkeit. Ihren Versicherungsschutz erbringen sie auf der Grundlage von vertraglichen Leistungen, die mit den einzelnen Versicherten vereinbart werden. Somit muss die junge Frau sich entscheiden, ob sie das solidarisch finanzierte Versicherungssystem verlassen will und sich ihren Versicherungsschutz individuell (z. B. mit einem Selbstbehalt) zusammenstellen möchte. Als mögliche Entscheidungshilfe werden in ➤ Tabelle 5.3 einige Leistungsinhalte gegenübergestellt. Aktuell wird in der Politik kontrovers über die Weiterentwicklung des Krankenversicherungssystems diskutiert (Auflösung des dualen Systems PKV-GKV, Bürgerversicherung). Einer neuen Untersuchung zufolge sind privat Krankenversicherte bzgl. einer Reihe von Leistungen schlechter gestellt als gesetzlich Versicherte (Untersuchung der Ersatzkassen 2012).

Tab. 5.3 Leistungsinhalte der privaten Krankenversicherung (PKV) im Vergleich zur gesetzlichen (GKV) (Quelle: veränderte Darstellung aus www.g-k-v.com).

GKV	PKV
gesetzlich festgeschriebener, für alle Mitglieder einheitlicher und umfassender Versicherungsschutz	Versicherungsumfang ergibt sich aus dem gewählten Tarif, z. B. Unterbringung im Ein- oder Zweibettzimmer im Krankenhaus
Sachleistungsprinzip: keine Vorfinanzierung von Arzt- und Krankenhausrechnungen, direkte Abrechnung zwischen Leistungserbringern und Krankenkasse	Kostenerstattungsprinzip: Die Versicherten sind zahlungspflichtige Vertragspartner der Leistungserbringer, z. B. der Ärzte, die Versicherung erstattet die vertraglich vereinbarten Aufwendungen (aus mündlichem Behandlungsvertrag herrührend, auch wenn nicht expressis verbis geschlossen)
bei Versicherungsbeginn keine Überprüfung der Krankengeschichte, auch bestehende Vorerkrankungen sind ausnahmslos ohne Beitragszuschläge versichert	vor Versicherungsbeginn Überprüfung des Gesundheitszustands; bei festgestellten Vorerkrankungen sind Leistungsausschlüsse, Risikozuschläge oder Ablehnung des Versicherten möglich
einkommensabhängige Beiträge: Nach dem Solidarprinzip zahlen alle Mitglieder unterschiedlich hohe Beiträge entsprechend ihrem Einkommen an die Krankenkasse. Freiwillig Versicherte zahlen den Höchstbeitrag	risikoabhängige Beiträge: Versicherte zahlen Beiträge entsprechend ihres Alters, ihres Geschlechts, ihres Gesundheitszustands bei Versicherungsbeginn und in Abhängigkeit vom gewählten Tarif
Es besteht eine kostenfreie Mitversicherung der nicht erwerbstätigen Ehepartner und Kinder bis zu gewissen Einkommensgrenzen	Für jedes Familienmitglied muss eine eigene Versicherung mit eigener Prämie abgeschlossen werden. Auch bei Familienangehörigen werden risikoabhängige Prämien verlangt
Kassenwechsel sind innerhalb der gesetzlichen Krankenversicherung in jedem Alter ohne Nachteile unter gewissen Bedingungen möglich	Ein Wechsel in die gesetzliche Krankenkasse ist nur unter veränderten Einkommensverhältnissen möglich

F A L L B E R I C H T

Sie verordnen einer 27-jährigen, von ihrem Ehemann getrennt lebenden Mutter von zwei Kindern eine N1-Packung eines Antibiotikum zur Behandlung der bei ihr diagnostizierten Sinusitis. Die Patientin ist noch als Familienmitglied über ihren Gatten versichert.

Welchen Betrag muss die Patientin zuzahlen? Wie viel muss sie bezahlen, falls der Medikamentenpreis unterhalb der Zuzahlung liegt?
5 € (10 % des Abgabepreises, mindestens 5 €, maximal 10 €). Falls der Preis unterhalb der Zuzahlung liegt, muss sie das Medikament selbst zahlen (Stand Januar 2012). Ferner existieren sog. Rabattvertragsregelungen, d.h. Kassen haben mit einigen Arzneimittelherstellern für eine Vielzahl gebräuchlicher Medikamente Rabatte verhandelt. Einige Medikamente können deshalb zuzahlungsfrei von der Apotheke abgegeben werden. Manchmal entfallen Zuzahlungen auch im Rahmen von Hausarztverträgen. Für Ärzte (und Patienten) ist die Preisgestaltung oftmals nicht nachvollziehbar (http://www.pkv-private-krankenversicherung.com/zusatz-gkv-infos/abgrenzung-zuzahlung-eigenanteil-wirtschaftliche-aufzahlung-gkv/).

Gibt es außerdem Medikamente, die von der Zuzahlungspflicht gänzlich befreit sind?
Ja, derzeit stehen ca. 9.600 Präparate zur Verfügung, für die keine gesetzliche Zuzahlung geleistet werden muss. Möglich wurde das durch das seit Mai 2006 geltende Arzneimittelversorgung-Wirtschaftlichkeitsgesetz (AVWG). Es sieht vor, dass preisgünstige Arzneimittel unter bestimmten Voraussetzungen ab dem 1. Juli 2006 von der gesetzlichen Zuzahlung befreit sind (vgl. auch Rabattverträge).

Wer ist von diesen Zahlungen befreit?
Kinder sind bis zum vollendeten 12. Lebensjahr komplett, Kinder mit Behinderungen bis zum 18. Lebensjahr teilweise von den Zuzahlungen befreit. Ferner sind Befreiungen nach dem Erreichen der Belastungsgrenze (2 % des jährlichen Bruttoeinkommens für Krankheitskosten) möglich. Für chronisch Kranke, die wegen derselben schwerwiegenden Krankheit in Dauerbehandlung sind, gilt die Befreiung, wenn sie mehr als 1 % der jährlichen Bruttoeinnahmen für Arzneimittel ausgeben müssen (Stand 2012; http://www.betanet.de/betanet/soziales_recht/Zuzahlungsbefreiung-Krankenversicherung-675.html).

Wer gilt als „schwerwiegend chronisch krank"?
Als „schwerwiegend chronisch krank" gilt, wer sich wenigstens ein Jahr lang wegen derselben Krankheit mindestens einmal pro Quartal in ärztlicher Behandlung befindet oder pflegebedürftig mit Pflegestufe 2 oder 3 ist oder eine Minderung der Erwerbstätigkeit (MdE) von mindestens 60 % (Schwerbehinderung) hat. Außerdem ist eine kontinuierliche medizinische Versorgung (ärztliche oder psychotherapeutische Behandlung, Arzneimitteltherapie, Versorgung mit Hilfs- und Heilmitteln) erforderlich, ohne die aufgrund der chronischen Krankheit nach ärztlicher Einschätzung eine lebensbedrohliche Verschlimmerung der Erkrankung, eine Verminderung der Lebenserwartung oder eine dauerhafte Beeinträchtigung der Lebensqualität zu erwarten ist.

Zu welchen Leistungen der GKV müssen Patienten Zuzahlungen leisten?
Die Praxisgebühr in Höhe von 10 € pro Quartal wurde nach 10 Jahren zum 1.1.2013 wieder abgeschafft. Zuzahlungen für Arzneimittel, Verbandmittel, Fahrkosten, Hilfsmittel, Heilmittel, Kuren und Krankenhausbehandlungen gibt es weiterhin (Stand April 2013).
Einen Überblick über Leistungen, für die Zuzahlungen erhoben werden, gibt ➤ Tabelle 5.4.

Wie berechnet sich die Zuzahlungsgrenze für ALG-II-/Sozialhilfeempfänger? Welchen Betrag zahlt ein ALG-II-/Sozialhilfeempfänger etwa zu?
Berechnungsgrundlage für die Zuzahlungsgrenze bei ALG II-/Sozialhilfeempfängern ist der Regelsatz des Haushaltsvorstands (Regelsätze nach ALG II/Sozialhilfe), d.h. er zahlt – je nach Bundesland – im Jahr ca. 89,76 €, zu, ein chronisch kranker Sozialhilfeempfänger ca. 44,88 € (Stand 2012; http://www.betanet.de/betanet/soziales_recht/Zuzahlungsbefreiung-Krankenversicherung-675.html).

Tab. 5.4 Zuzahlungen 2012 in der gesetzlichen Krankenversicherung

Krankenkassenleistung	Zuzahlung ab 1. Januar 2004	Kinder bis 18 Jahre frei?	Befreiung nach Erreichen der Belastungsgrenze?
Arzneimittel[1]	10 % pro Medikament, mindestens 5 €, maximal 10 €	ja	ja
Verbandsmittel	10 % der Kosten, mindestens 5 €, maximal 10 €, nicht mehr als die Kosten des Verbandsmittels	ja	ja
Fahrkosten	10 % der Fahrkosten, mindestens 5 €, maximal 10 €, nicht mehr als die Kosten der Fahrt	nein	ja
häusliche Krankenpflege	10 % der Kosten pro Tag, maximal 28 Tage/Jahr, plus 10 € pro Verordnung	ja	ja
Heilmittel (Massagen, Krankengymnastik, Bäder)	10 % der Kosten plus 10 € pro Verordnung	ja	ja
Hilfsmittel (Einlagen, Bandagen, Strümpfe)	10 % der Kosten, mindestens 5 €, maximal 10 €	ja	ja
Krankenhausbehandlung	10 € je Tag, maximal 28 Tage pro Jahr	ja	ja
stationäre und ambulante Reha-Maßnahmen	10 € pro Tag	ja	ja
Anschlussheilbehandlung	10 € pro Tag, maximal 28 Tage pro Jahr	ja	ja
Soziotherapie	10 % der Kosten, mindestens 5 €, maximal 10 €	ja	ja
künstliche Befruchtung	50 % der mit dem Behandlungsplan genehmigten Kosten (Eigenbeteiligung, gilt nicht als Zuzahlung)	ja	ja
kieferorthopädische Behandlung	20 % der Kosten	20 % der Kosten, für jedes weitere Kind bei gleichzeitiger Behandlung 10 %. Die Zuzahlung wird am Ende der erfolgreichen Behandlung erstattet.	ja

[1] Nicht erstattet werden generell alle nicht verschreibungspflichtigen Medikamente, ferner sog. Bagatellarzneimittel (§ 34 Abs. 1 SGB V), z. B. Mittel gegen Erkältungskrankheiten, grippale Infekte, Schnupfen und Schmerzen, Husten lösende Mittel, Mund- und Rachentherapeutika (ausgenommen bei Pilzinfektionen), Abführmittel (mit Ausnahmen), Mittel gegen Reisekrankheit, Arzneimittel, bei deren Anwendung eine Erhöhung der Lebensqualität im Vordergrund steht (§ 34 Abs. 1 SGB V): zur Behandlung der erektilen Dysfunktion, zur Anreizung und Steigerung der sexuellen Potenz, zur Raucherentwöhnung, zur Abmagerung oder zur Zügelung des Appetits, zur Regulierung des Körpergewichts, zur Verbesserung des Haarwuchses. Außerdem unwirtschaftliche Arzneimittel (§ 34 Abs. 3 SGB V) mit geringem oder umstrittenem therapeutischen Nutzen.

Zuzahlungsbefreiung bei Erreichen der Belastungsgrenze (62 SGB V):
Die Belastungsgrenze soll verhindern, dass insbesondere chronisch Kranke, Behinderte, Versicherte mit geringem Einkommen und Sozialhilfeempfänger durch die Zuzahlungen zu medizinischen Leistungen unzumutbar belastet werden. Die Belastungsgrenze liegt bei 2 % des jährlichen Bruttoeinkommens (weitere Informationen: www.betacare-infoservice.de).

FALLBERICHT

Eine 72-jährige allein lebende Rentnerin bezieht eine Witwenrente von 1.050 €. Aufgrund ihrer chronischen Erkrankungen (Hypertonie, Diabetes mellitus, Coxarthrose) erhält sie von Ihnen bei den 4- bis 6-wöchigen regelmäßigen Konsultationen drei verschiedene Medikamente (Metformin 2 × 1, Atenolol 2 × 50 mg, Paracetamol 500 ein- bis dreimal eine Tbl tgl.). In der Apotheke muss sie bei jedem Rezept 15 € für die Medikamente bezahlen. Außerdem war sie Anfang dieses Jahres schon für 14 Tage im Krankenhaus und musste dort 140 € bezahlen.

Wann erhält die Rentnerin eine vollständige Befreiung von der Zuzahlung?

Sie wird auf Antrag mithilfe der sog. ärztlichen Bescheinigung zur Feststellung der Belastungsgrenze (Muster 55) als schwerwiegend chronisch Erkrankte bei ihrer Krankenkasse vollständig für den Rest des Jahres von der Zuzahlung befreit, sobald sie 162,59 Euro an Zuzahlungen erreicht hat (Stand 2012).

Bitte schätzen Sie, in welcher Höhe Medikamentenkosten durch Verordnungen niedergelassener Ärzte insgesamt jährlich in Deutschland veranlasst werden.

Im Jahr 2010 wurden 43,40 Mrd. Euro für Medikamente und Heilmittel ausgegeben, ca. 11,5 Mrd. Euro mehr als im Jahr 2007, bei 175,99 Mrd. Euro (Stand 2010) GKV-Gesamtausgaben, davon 27,1 Mrd. Euro für ambulante ärztliche Behandlungen.

Die gesetzlichen Krankenkassen haben im Jahr 2010 rund. 28,6 Mrd. Euro für Arzneimittel ausgegeben. Regional ist die Entwicklung dieser Ausgaben sehr unterschiedlich verlaufen. Die höchsten prozentualen Zuwächse gab es 2006 in Sachsen-Anhalt (+ 4,10 %), in Berlin (+ 3,98 %) und in Sachsen (+ 3,68 %). In Nordrhein (−2 %) und in Bremen (−1,63 % lagen die Ausgaben dagegen unter denen des Jahres 2005). Aus Sicht der Bundesregierung hat das Arzneimittelversorgungs-Wirtschaftlichkeitsgesetz (AVWG) den sprunghaften Ausgabenanstieg der letzten Jahre deutlich gebremst. Nach Berechnungen der Bundesvereinigung Deutscher Apothekenverbände hat das AVWG die gesetzliche Krankenversicherung 2006 um rund 256 Mio. € entlastet.

Tab. 5.5 Gesundheitsausgaben in Deutschland als Anteil am BIP und in Mio. € (absolut und je Einwohner).

Sachverhalt	Jahr								
	1992	1995	2000	2005	2006	2007	2008	2009	2010
Gesundheitsausgaben in Mio. €	158.651	186.947	212.838	240.360	245.997	254.230	264.391	278.405	287.293
Anteil am BIP in %	9,6	10,1	10,4	10,8	10,6	10,5	10,7	11,7	11,6
Gesundheitsausgaben je Einwohner in €	1.970	2.290	2.590	2.910	2.990	3.090	3.220	3.400	3.510

http://www.gbe-bund.de
http://daris.kbv.de/daris.asp

Neben Medikamenten werden durch die Vertragsärzte auch Heilmittel verordnet. Schätzen Sie bitte, in welcher Höhe hier Ausgaben veranlasst werden.

Die Ausgaben der gesetzlichen und privaten Krankenversicherungen sowie die Zuzahlungen der gesetzlich Versicherten für Heilmittel sind in den vergangenen Jahren deutlich gestiegen. Im Jahr 2010 betrugen die Ausgaben der gesetzlichen Krankenkassen für Physiotherapie, Ergotherapie, Logopädie und Podologie bundesweit 4,6 Mrd. €. Medizinisch nicht begründete und überflüssige Heilmittelverordnungen sollen zukünftig vermieden werden. Hierzu wurde ein Heilmittel-Informations-System der gesetzlichen Krankenversicherung aufgebaut (www.gkv-his.de).

5

5.4 Leistungen der Sozialämter und Gesundheitsämter

Wer hat Anspruch auf Sozialhilfe?
Anspruch auf Sozialhilfe hat, wer nicht in der Lage ist, aus eigenen Kräften seinen Lebensunterhalt zu bestreiten oder in besonderen Lebenslagen sich selbst zu helfen und auch von anderer Seite keine ausreichende Hilfe erhält. Er hat ein Recht auf persönliche und wirtschaftliche Hilfe, die ihm die Teilnahme am Leben in der Gemeinschaft und die Führung eines menschenwürdigen Lebens ermöglicht.

Was ist mit dem Ausdruck „Hilfe in besonderen Lebenslagen" gemeint?
- Hilfe zum Aufbau oder zur Sicherung der Lebensgrundlage
- vorbeugende Gesundheitshilfe, Krankenhilfe, Hilfe zur Familienplanung und Hilfe für werdende Mütter und Wöchnerinnen
- Eingliederungshilfe für Behinderte, insbesondere auch Hilfe zur Teilnahme am Leben in der Gemeinschaft
- Blindenhilfe
- Hilfe zur Pflege und Hilfe zur Weiterführung des Haushalts
- Hilfe zur Überwindung besonderer sozialer Schwierigkeiten
- Beratung Behinderter oder ihrer Personensorgeberechtigten
- Hilfe bei der Beschaffung und Erhaltung einer Wohnung.

Weitere Informationen: www.bmg.bund.de.

Welche Institutionen sind zuständig für die Gewährung der Sozialhilfe?
Zuständig sind die Sozialämter der Kreise und kreisfreien Städte, die überörtlichen Träger der Sozialhilfe und für besondere Aufgaben die Gesundheitsämter; sie arbeiten mit den Trägern der freien Wohlfahrtspflege zusammen.

Nennen Sie einige Träger der freien Wohlfahrtspflege.
Arbeiterwohlfahrt, Deutsches Rotes Kreuz, Diakonische Werke, Caritasverbände. Die genannten Träger sind im Dachverband Deutscher Paritätischer Wohlfahrtsverband organisiert.

Nennen Sie Beispiele für die Aufgaben des öffentlichen Gesundheitswesens, d. h. der kommunalen Gesundheitsämter.
Das öffentliche Gesundheitswesen unterliegt der Gesetzgebung der Bundesländer und hat daher unterschiedliche Aufgaben, z. B.
- psychiatrischer Kriseninterventionsdienst
- schul- und schulzahnärztlicher Dienst
- gesundheitsbezogene Betreuung von Migranten
- Selbsthilfe zur Gesundheitsförderung
- Beratung zu sexuell übertragbaren Erkrankungen
- Drogenberatung
- Infektionsüberwachung
- Gesundheitsberichterstattung
- Durchführung der kommunalen Gesundheitskonferenzen.

LITERATUR

AOK Bundesverband: www.aok.de

Arzneimittelversorgungs-Wirtschaftlichkeitsgesetz (AVWG): www.aok-bv.de/politik/gesetze/index_06555.html

Bayerisches Staatsministerium für Arbeit und Sozialordnung, Familie und Frauen. Sozialfibel: www.stmas.bayern.de/fibel

Beta-Care (Wissenssystem für Krankheit und Soziales): www.betacare-infoservice.de

Bundesagentur für Arbeit: www.arbeitsagentur.de

Bundesministerium für Gesundheit und Soziale Sicherung: www.bmgs.bund.de

Gesetzliche Krankenversicherung (GKV): www.g-k-v.com

Heilmittel-Informations-System der Gesetzlichen Krankenversicherung: www.gkv-his.de

Heilmittelkatalog (IntelliMed GmbH Verlag + Medien, Ludwigsburg 2004): www.heilmittelkatalog.de

REHADAT – Informationssystem zur beruflichen Rehabilitation: www.rehadat.de

KBV Informationen : http://daris.kbv.de/daris.asp

Deutsche Rentenversicherung: www.deutsche-rentenversicherung.de/

Mutterschutzgesetz: http://www.bmfsfj.de/RedaktionBMFSFJ/Broschuerenstelle/Pdf-Anlagen/Mutterschutzgesetz,property=pdf,bereich=bmfsfj,sprache=de,rwb=true.pdf

5

H.-M. Mühlenfeld

6 Arbeitsfähigkeit, Erwerbsminderung und Pflegebedürftigkeit

Inhalt

6.1 Auswirkungen und Dauer einer Arbeitsunfähigkeit

FALLBERICHT

Ein Ihnen bekannter 28-jähriger Maurergeselle kommt am Montag in die Sprechstunde und berichtet von einem fieberhaften Brechdurchfall seit Freitag. In der Hoffnung auf Besserung übers Wochenende habe er sich in seiner Firma für den Freitag arbeitsunfähig gemeldet, heute jedoch fühle er sich immer noch krank. Bei der körperlichen Untersuchung finden sich Zeichen einer leichten Exsikkose. Sie halten dementsprechend den Patienten für (weiterhin) arbeitsunfähig und attestieren dies.

Ab wann darf die Arbeitsunfähigkeit (AU) in diesem Fall bescheinigt werden?

Ab Montag („heute"), da nur ausnahmsweise nach gewissenhafter Prüfung und i. d. R. dann nur für 2 Tage eine rückwirkende Bescheinigung erlaubt ist.

Was bewirkt die ärztliche Feststellung der Arbeitsunfähigkeit für den Maurergesellen?

Die Arbeitsunfähigkeitsbescheinigung garantiert dem Patienten seinen Lohn (sog. Entgeltfortzahlung). Er braucht nicht auf der Arbeitsstelle zu erscheinen und ist von der Arbeit freigestellt, muss jedoch den Arbeitgeber unverzüglich hiervon in Kenntnis setzen.

Im deutschen Sozialversicherungssystem ist die Entgeltfortzahlung im Krankheitsfall vorgesehen. Der erkrankte Arbeitnehmer erhält trotz Arbeitsunfähigkeit für weitere 6 Wochen seinen Lohn vom Arbeitgeber.

Der Maurergeselle wird von Ihnen bis zum folgenden Freitag arbeitsunfähig geschrieben. Am Mittwoch meldet er sich telefonisch und fragt, ob er nicht die Arbeit am Donnerstag wieder aufnehmen könne.

Steht die bescheinigte Dauer der Arbeitsunfähigkeit einer vorzeitigen Arbeitsaufnahme im Weg?

Nein, auf dem AU-Formular (Krankschreibung) wird lediglich die voraussichtliche Dauer der AU festgestellt. Sollte der Arbeitnehmer sich früher arbeitsfähig fühlen, kann er die Arbeit wieder aufnehmen. Diese Überlegung ist weitgehend hypothetisch, da die „Krankschreibung" wegen der laufenden Lohnfortzahlung fast immer vollständig genutzt wird.

FALLBERICHT
Eine 23-jährige alleinerziehende Mutter eines 3-jährigen Jungen erleidet eine akute Lumbalgie, sodass sie ihr Kind nicht mehr versorgen kann. In ihrem Haushalt lebt niemand, der sich um das Kind kümmern kann.

Wie können Sie der jungen Frau bei dem Betreuungsproblem helfen?
Viele Krankenkassen übernehmen für einen in der Satzung festgelegten Zeitraum die Kosten einer Haushaltshilfe bei Familien mit Kindern unter 12 Jahren für längstens 4 Wochen bis zu 8 Stunden täglich, wenn keine familiäre Hilfe vorhanden ist. Sie sind darüber hinaus neben den Wohlfahrtsverbänden bei der Vermittlung einer Haushaltshilfe behilflich.

FALLBERICHT
Eine 29-jährige alleinerziehende Frau muss ihr Kind wegen eines hochfieberhaften gastrointestinalen Infekts versorgen und ihrer Arbeit fernbleiben.

Wer kommt für den Verdienstausfall auf?
Die Krankenkasse zahlt Krankengeld bei Erkrankung eines Kindes zum Ausgleich des Verdienstausfalls an Versicherte, die nach ärztlicher Anordnung zur Betreuung oder Pflege ihres erkrankten und versicherten Kindes der Arbeit fernbleiben, wenn keine andere im Haushalt lebende Person dies übernehmen kann. Für die Betreuung erkrankter Kinder bis zum vollendeten 12. Lebensjahr können sowohl Mutter als auch Vater je Kind und Jahr 10 Arbeitstage zu Hause bleiben, Alleinerziehende bis zu 20 Tage. Bei mehreren Kindern ist das Krankengeld durch diese Art des Verdienstausfalls auf längstens 25 Tage, bei Alleinerziehenden auf längstens 50 Tage im Jahr begrenzt.

FALLBERICHT
Eine arbeitslose Friseurin stellt sich mit einer bereits chirurgisch versorgten Durchtrennung von zwei Fingerbeugesehnen vor. Laut Klinikbericht muss sie für ca. 4 Wochen eine Handgelenk-Orthese tragen. Nach dem Verbandswechsel berichtet sie von einem geplanten Vorstellungsgespräch am nächsten Tag.

Müssen auch Arbeitslose eine Arbeitsunfähigkeit attestiert bekommen? Welche Konsequenzen hat eine AU-Bescheinigung für Arbeitslose?
Ja, Arbeitslose müssen die AU-Bescheinigung der Agentur für Arbeit vorlegen und erhalten bis zu 6 Wochen weiterhin Arbeitslosengeld I (ALG I) analog der Entgeltfortzahlung durch den Arbeitgeber. Danach erhalten sie – wie alle Versicherten – Krankengeld von der Krankenkasse für die Dauer der Arbeitsunfähigkeit. Die AU-Bescheinigung befreit außerdem die Empfänger von ALG II von der Einteilung zu sog. 1-€-Jobs bzw. der Pflicht, Beschäftigungsangebote zu akzeptieren.

Bei arbeitslosen Versicherten ist der Maßstab für die Arbeitsunfähigkeit nicht die zuvor ausgeübte Erwerbstätigkeit, sondern der Tätigkeitsbereich, der für eine Vermittlung des Arbeitslosen in Betracht kommt.

Gibt es eine Notwendigkeit für eine Attestierung einer AU vom ersten Tag an? Wann?
Ja, wenn Arbeitgeber und Arbeitnehmer dies vereinbart haben. Sofern im Arbeitsvertrag keine solche Regelung getroffen wurde, gilt die gesetzliche Regelung (s. u.).

Ab welchem Tag ist nach den gesetzlichen Bestimmungen eine ärztliche AU-Bescheinigung vorzulegen?
Gemäß den gesetzlichen Bestimmungen ist die Vorlage einer ärztlichen AU-Bescheinigung erforderlich, wenn die Arbeitsunfähigkeit länger als 3 Kalendertage dauert, d. h. ab dem 4. Tag einer Erkrankung, falls keine abweichenden Vereinbarungen zwischen dem Arbeitgeber und dem Arbeitnehmer gelten.

Wer entscheidet über die Dauer der AU?

Der behandelnde Vertrags- bzw. der Krankenhausarzt. Die Krankenkasse und der Arbeitgeber können die Arbeitsunfähigkeit durch den Medizinischen Dienst der Krankenkassen (MDK) überprüfen lassen. Die Entscheidung des MDK ist für Arzt und Patient bindend, wobei dem Arzt die Möglichkeit eines „begründeten Einspruchs" eingeräumt wird. In einem solchen Fall erfolgt eine erneute Überprüfung im Rahmen einer Zweitbegutachtung durch den MDK.

Wie ist die Dauer der AU zu bestimmen?

Der Arzt entscheidet nach allgemeiner und eigener Erfahrung unter Berücksichtigung der beruflichen Belastung des Patienten über die Dauer der AU.

Gibt es eine „Gesundschreibung"? Wenn ja, wann?

Ja, im Rahmen der Krankengeldbescheinigungen (Auszahlungsschein). Überdies ist eine (kostenpflichtige) Attestierung der „Arbeitsfähigkeit" außerhalb der Vorschriften der Krankenversicherung möglich.

QUELLEN:
http://www.schwbv.de/pdf/arbeitsunfaehigkeit-2006-09-19.pdf
http://www.g-ba.de/informationen/richtlinien/2/
http://www.g-ba.de/downloads/62-492-56/RL_Arbeitsunfaehigkeit-2006-09-19.pdf

6.2 Ursachen der Arbeitsunfähigkeit und Krankenstand

Nennen Sie die häufigsten Ursachen für eine Arbeitsunfähigkeit in Deutschland.

Häufigste Ursache für eine Arbeitsunfähigkeit bei gesetzlich Krankenversicherten (Stand 2009) sind Erkrankungen der Atemwege (24,7 % der Fälle), gefolgt von Erkrankungen der Muskeln bzw. des Skeletts (16,4 %), der Verdauungsorgane (11,1 %), Arbeitsunfähigkeit aufgrund von Verletzungen (8,7 %) und psychischen Erkrankungen (4,4 %). Die meisten Arbeitsunfähigkeitstage gehen auf die Muskel-/Skelett-Erkrankungen zurück (23 % der Arbeitsunfähigkeitstage), psychische Erkrankungen verursachen 8,6 % der Arbeitsunfähigkeitstage, obwohl sie nur halb so viel der Arbeitsunfähigkeitsfälle ausmachen. Seit 1991 stieg die Zahl der Krankheitstage durch psychische Störungen um etwa 33 %. Dieser Trend zu mehr psychischen Erkrankungen ist in der Arbeitsunfähigkeitsstatistik bereits seit deren Einführung im Jahr 1976 zu beobachten (Stand: 2006).

Wie hoch schätzen Sie den Krankenstand der Pflichtmitglieder in der GKV in Deutschland?

Im Jahresdurchschnitt 2005 betrug der Krankenstand 12,5 Tage entsprechend 3,5 % der Arbeitstage. Im Jahr 2009 fehlten Arbeitnehmer im Durchschnitt 10,9 Tage aufgrund von Krankheit (DAK 2009). Die Krankmeldungen der Beschäftigten in Deutschland haben 2011 den höchsten Stand seit 15 Jahren erreicht. Im Schnitt lag der Krankenstand bei 3,6 %, das entspricht 13,2 Fehltagen pro Versichertem. 2010 lag der Krankenstand demnach noch bei 3,4 % und 12,5 Fehltagen.

6.3 Das Entgeltfortzahlungsverfahren (Auszahlungsschein)

FALLBERICHT

Einer 51-jährigen Raumpflegerin, die aufgrund ihres chronisch rezidivierenden Lumbalsyndroms im laufenden Jahr bisher 2 Wochen im Januar und 3 Wochen im April arbeitsunfähig war, attestieren Sie erneut eine AU wegen eines Lumbalsyndroms. Nach Ablauf einer weiteren Woche erhält sie von ihrer Krankenkasse eine Krankengeldbescheinigung (Auszahlungsschein, AZS, ➤ Abb. 6.1). Krankengeldbescheinigungen sind immer rückwirkende Bescheinigungen, aufgrund derer die Krankenkasse dem Patienten ebenfalls rückwirkend Krankengeld auszahlt. Nach Beendigung der Erkrankung muss die Arbeitsfähigkeit (= Gesundschreibung) bescheinigt werden.

Ärztliche Bescheinigung zur Erlangung von Krankengeld

Name: _____

Vorname: _____

Krankenversicherungsnummer: _____

Beginn der Arbeitsunfähigkeit: _____ (vom Arzt auszufüllen)

Vorgestellt am	Weiter arbeitsunfähig		Wenn ja, voraussichtlich bis	Diagnosen ICD 10	Datum, Unterschrift, Stempel des Arztes oder Krankenhauses
	☐ nein	☐ ja			
	☐ nein	☐ ja			
	☐ nein	☐ ja			
	☐ nein	☐ ja			

Endbescheinigung des Arztes

Letzter Tag des Arbeitsunfähigkeit: _____   Besteht noch Behandlungsbedürftigkeit? ☐ ja ☐ nein

Datum, Unterschrift, Arztstempel:

Erklärung des Kunden (bitte jedesmal ausfüllen und unterschreiben):
Ich habe eine Rente beantragt
☐ ja, am_____ bei der _____   ☐ nein

Ich habe eine Rehabilitationsmaßnahme beantragt
☐ ja, am _____ bei der _____   ☐ nein

Hat sich die Bankverbindung geändert?
Kontonummer: Bankleitzahl: Kontoinhaber:

Ich habe in der Zeit, für die ich Krankengeld beantragt oder erhalten habe, keine Beschäftigung ausgeübt. Arbeitsentgelt, Arbeitseinkommen, Arbeitslosengeld oder sonstige Bezüge habe ich für diesen Zeitraum nicht erhalten.

_____   _____
Ort, Datum   Unterschrift

Abb. 6.1 Beispielformular Muster 17 lt. Ärzte-/Ersatzkassenvertrag

Wie lange erhält die Raumpflegerin Krankengeld von der Krankenkasse?

Höchstens 78 Wochen (18 Monate) für ein und dieselbe Krankheit innerhalb von 3 Jahren, wobei die AU nicht durchgängig bestehen muss.

Die Höhe des Krankengelds beträgt 70 % des regelmäßigen Arbeitsentgelts. Vom Krankengeld gehen Beiträge zur Renten- (19,6 %), Arbeitslosen- (3,0 %) und Pflegeversicherung (1,95 %) ab. Die Krankenkasse zahlt, damit das Rentenniveau erhalten bleibt, als „Arbeitgeberanteil" den halben Rentenbeitragsanteil dazu. Derzeit besteht keine Möglichkeit, die Krankengeldlücke von ca. 30 % durch eine Höherversicherung in der gesetzlichen Krankenversicherung auszugleichen. Zum Ausgleich kann der Versicherte eine private Krankentagegeldversicherung über einen pauschalen Tagessatz abschließen. Zukünftige private Krankengeldabsicherungen sind vom Gesetzgeber geplant (Stand Januar 2013).

Was passiert, wenn die Raumpflegerin länger als 78 Wochen wegen derselben Erkrankung arbeitsunfähig ist?

Wenn die Behandlung einer Erkrankung länger als 78 Wochen dauert, wird die Krankengeldzahlung eingestellt. Die Patientin sollte also rechtzeitig einen Erwerbsminderungs- bzw. Erwerbsunfähigkeitsrentenantrag stellen. Bis zur Entscheidung über einen Antrag auf eine (Erwerbsunfähigkeits-)Rente zahlt das Arbeitsamt ein sog. Übergangsgeld in Höhe von 68 % des letzten Nettoentgelts (Stand IV/2013).

Gewährleistet die Diagnoseangabe nach ICD-10 auf der AU, dass den Krankenkassen immer gleiche Diagnosen bei gleichen Krankheiten vorliegen? Wie verfahren die Krankenkassen im Zweifel?

Nein. Oft kommt es zur „Anfrage zum Zusammenhang von Arbeitsunfähigkeitszeiten" (Muster 53) durch die Kassen. Auch bei Hinweisen bzw. Nachfragen des Arbeitgebers, der ggf. eine Entgeltfortzahlung vermeiden möchte, kommt es zu Rückfragen durch die Krankenkasse. (Die ärztliche Leistung hierfür kann gem. EBM mit den Zifn. 01621 und 40.122 den Krankenkassen in Rechnung gestellt werden.)

6

6.4 Stufenweise Wiedereingliederung

FALLBERICHT

Eine 46-jährige Schuhverkäuferin hat sich im Skiurlaub am linken Knie verletzt. Nach Operation und Rehabilitation mit insgesamt 9-wöchiger Arbeitsunfähigkeit ist sie nun ca. 4 Stunden täglich schmerzfrei. Bei stärkerer Belastung schwillt das Knie an und schmerzt, sodass Antiphlogistika und Eisauflagen erforderlich sind. Erfahrungsgemäß wird die beschwerdefreie Belastbarkeit kontinuierlich zunehmen.

Welche Möglichkeiten der weiteren Rehabilitation gibt es im Sozialversicherungssystem für die Schuhverkäuferin?

Die Wiedereingliederung nach dem sogenannten Hamburger Modell (➤ Abb. 6.2). Hierbei bleibt die Patientin weiterhin arbeitsrechtlich arbeitsunfähig mit Krankengeldbezug, nimmt jedoch zunehmend ihre Arbeit wieder auf (z. B. 3 Wochen lang nur 4 Stunden täglich). Auch kann der Arzt gewisse Einschränkungen der Tätigkeiten empfehlen, z. B. das Vermeiden von Zwangshaltungen wie Arbeiten in der Hocke. Der stufenweisen Wiedereingliederung müssen Patient, Arbeitgeber und Arzt zustimmen. Nachrangig ist auch eine Kostenübernahme durch den Rentenversicherungsträger möglich (Muster 20).

Nennen Sie die Vorteile eines solchen Vorgehens.

Die Schuhverkäuferin ist in angepasster Weise schneller wieder in den Arbeitsprozess integriert (Vorteil für Arbeitgeber und Arbeitnehmer). Vorhandene Bedenken der Versicherten über ihre Belastbarkeit können abgebaut werden. Die Krankengeldzahlung kann evtl. verkürzt werden (Vorteil für die Krankenkasse).

Krankenkasse bzw. Kostenträger

Name, Vorname des Versicherten

geb. am

Kassen-Nr. | Versicherten-Nr.

Betriebsstätten-Nr. | Arzt-Nr. | Datum

Maßnahmen zur stufenweisen Wiedereingliederung in das Erwerbsleben (Wiedereingliederungsplan)

20

Zuletzt ausgeübte Tätigkeit: ______

Wieviel Stunden täglich: ______

Durch eine stufenweise Wiederaufnahme seiner Tätigkeit kann der o. g. Versicherte schonend wieder in das Erwerbsleben eingegliedert werden. Nach meiner ärztlichen Beurteilung empfehle ich mit Einverständnis des Versicherten und nach dessen Rücksprache mit dem Arbeitgeber folgenden Ablauf für die stufenweise Wiederaufnahme der beruflichen Tätigkeit:

vom	bis	Stunden täglich	Art der Tätigkeit (ggf. Einschränkungen)
TTMMJJ	TTMMJJ		
TTMMJJ	TTMMJJ		
TTMMJJ	TTMMJJ		
TTMMJJ	TTMMJJ		

Zeitpunkt der Wiederherstellung der vollen Arbeitsfähigkeit absehbar?

☐ ja, ggf. wann ______ ☐ z. Z. nicht absehbar

Für die Erstellung des ärztlichen Wiedereingliederungsplanes ist die Nr. 01622 EBM berechnungsfähig

Vertragsarztstempel / Unterschrift des Arztes

Erklärung des Versicherten

Mit dem vorgeschlagenen Wiedereingliederungsplan bin ich einverstanden. Falls nachteilige gesundheitliche Folgen erwachsen, kann nach Absprache mit dem behandelnden Arzt eine Anpassung der Belastungseinschränkungen vorgenommen oder die Wiedereingliederung abgebrochen werden.

Datum TTMMJJ

Unterschrift des Versicherten

Erklärung des Arbeitgebers

Mit dem vorgesehenen Wiedereingliederungsplan bin ich einverstanden ☐ ja ☐ nein

☐ nur unter folgenden Voraussetzungen:

Wird für die geleisteten Stunden ein (Teil-)Arbeitsentgelt gezahlt

☐ ja ☐ nein

Datum TTMMJJ

Verbindliches Muster

Stempel und Unterschrift des Arbeitgebers

Ausfertigung für den Arbeitgeber

Muster 20a (4.2009)

Abb. 6.2 Fomular: Maßnahmen zur stufenweisen Wiedereingliederung in das Erwerbsleben

6.5 Minderung der Erwerbsfähigkeit, vollständige und teilweise Erwerbsminderung

FALLBERICHT

Ein 37-jähriger Straßenbauarbeiter erleidet einen ausgedehnten Vorderwandinfarkt. Trotz einer ACVB-Operation (aorto-koronarer Venenbypass) und einer Anschlussheilbehandlung kommt es weiterhin zu pektanginösen Beschwerden.

Wann wird jemand als voll erwerbsgemindert (= erwerbsunfähig) bezeichnet?

Ein Versicherter ist erwerbsunfähig, wenn er dauerhaft nicht in der Lage ist, mindestens *3 Stunden täglich* erwerbstätig zu sein. Erwerbsunfähigkeit ist danach zu beurteilen, ob der Versicherte überhaupt noch Tätigkeiten verrichten bzw. Arbeitseinkommen erzielen kann. Diese Beurteilung geschieht ohne Berücksichtigung von (mangelnden) Stellenangebot oder (der persönlichen) Zumutbarkeit eines Arbeitsplatzes. Selbstständig Tätige sind auch bei einem Restleistungsvermögen von weniger als 3 Stunden täglich nicht vollständig erwerbsgemindert, solange sie ihre selbstständige Tätigkeit weiterhin ausüben bzw. ihren Betrieb nicht abmelden oder übergeben.

Bis zum 31.12.2000 wurde zwischen Berufs- und Erwerbsunfähigkeit unterschieden. Seitdem ist die Berufsunfähigkeitsrente durch die Erwerbsminderungsrente ersetzt. Was versteht man unter Erwerbsminderungsrente?

Ein Versicherter ist erwerbsgemindert (früher berufsunfähig), wenn seine Erwerbsfähigkeit wegen Krankheit oder Behinderung im Vergleich zu einem gesunden Versicherten mit ähnlicher Ausbildung und gleichwertigen Kenntnissen und Fähigkeiten auf weniger als die Hälfte bzw. auf weniger als *6 Stunden täglich* gesunken ist und er in keinem anderen zumutbaren Beruf in größerem Maße erwerbstätig sein kann. Welcher andere Beruf dem Versicherten dabei noch zugemutet werden kann, hängt von seiner Ausbildung, von seinem bisherigen beruflichen Werdegang und seiner tariflichen Einstufung ab. Die Rente kann als Zeitrente befristet oder auf Dauer gewährt werden.

Sofern der Straßenbauarbeiter eine zeitlich begrenzte Erwerbsunfähigkeitsrente bekommen würde, in welchem Maße wäre ein Hinzuverdienst möglich?

Zur Erwerbsunfähigkeitsrente und Erwerbsminderungsrente dürfen ohne Auswirkung auf den Rentenanspruch bis zu 400 Euro im Monat hinzuverdient werden. Erzielt ein Versicherter neben dem Bezug einer dieser Renten durch Arbeit als Arbeitnehmer oder Selbstständiger Einkünfte in Höhe von monatlich mehr als 400 €, wird ihm die Rente unter Umständen entzogen, weil anzunehmen ist, dass er wieder arbeiten kann und deshalb nicht mehr in seiner Erwerbsfähigkeit gemindert ist (Stand 4/2013).

Führt längere Arbeitsunfähigkeit in jedem Fall zur Erwerbsunfähigkeit?

Nein, Erwerbsunfähigkeit ist nicht gleichzusetzen mit Arbeitsunfähigkeit. Die beiden Begriffe gehören unterschiedlichen Rechtskreisen im Sozialgesetzbuch an. Sie werden von unterschiedlichen Kostenträgern getragen. Auch längere Arbeitsunfähigkeitszeiten beweisen noch nicht das Vorliegen von Erwerbsunfähigkeit. Auch der sogenannte Grad der Behinderung nach dem Schwerbehindertengesetz (> Kap. 6.6) ist keine Feststellung für das Vorliegen einer Erwerbsunfähigkeit, allenfalls ein Indiz.

Wie lange erhält man höchstens eine Erwerbsminderungsrente bzw. Erwerbsunfähigkeitsrente?

Längstens bis zum Erreichen der Altersrente oder bis zur Wiederherstellung der Erwerbsfähigkeit.

FALLBERICHT

Ein 45-jähriger Kraftfahrer erblindet durch einen Sportunfall auf einem Auge.

Wird der Kraftfahrer eine Erwerbsunfähigkeitsrente bekommen?

Nein, da er noch andere, seiner Ausbildung entsprechende, Tätigkeiten vollschichtig verrichten kann (z. B. Pförtner, Bürotätigkeiten etc.).

Wer entscheidet über Erwerbsminderung oder Erwerbsunfähigkeit?

Auf Antrag des Versicherten entscheidet der Rentenversicherungsträger aufgrund eines sozialmedizinischen Gutachtens. Anlass für den Antrag auf Berentung ist häufig ein Rehabilitationsverfahren.

Mit welchen Möglichkeiten unterstützen die Rentenversicherungsträger die Versicherten außer durch Rehabilitationsmaßnahmen und der Gewährung einer Rente?

Weitere Beispiele sind berufliche Anpassung und Weiterbildung, Hilfen zum Erhalt des Arbeitsplatzes, Überbrückungsgeld, Eingliederungszuschuss, Arbeitsassistenz.

6.6 Behinderung

Was versteht man unter dem Grad der Behinderung (GdB)?

Der GdB ist ein Maß der gesundheitlichen Beeinträchtigung bzw. ein Maß für die Auswirkungen aller krankheitsbedingten Funktionseinschränkungen. Gemessen wird der Grad der Einschränkung in Prozentangaben.

Wer bestimmt den Grad der Behinderung? Nach welchen Unterlagen wird entschieden?

Die Versorgungsämter bzw. Nachfolgebehörden bestimmen auf Antrag und aufgrund schriftlicher Aussagen der behandelnden Ärzte (d. h. nach Aktenlage) den Grad der Behinderung. Für das Ausmaß der Behinderung gibt es Tabellen und Berechnungsvorschriften.

Welche Bedeutung hat der Grad der Behinderung für einen Patienten?

Je nach Ausmaß und Art der Behinderung gibt es steuerliche Vorteile, erweiterten Kündigungsschutz, Gewährung von Hilfen (z. B. freie Fahrt in öffentlichen Verkehrsmitteln, Parkerlaubnis auf Behindertenparkplätzen) sowie vorgezogene Berentungen.

6.7 Sozialmedizinische Begutachtung der Pflegebedürftigkeit

Welches sind die wichtigsten Aufgaben des Medizinischen Dienstes der Krankenversicherung (MDK)?

Der MDK berät die gesetzlichen Kranken- und Pflegekassen und ihre Versicherten bei allen medizinischen Fragen der gesundheitlichen Versorgung, z. B. über die

- Sicherung der Qualität der ärztlichen Versorgung,
- Wirtschaftlichkeit von Leistungen,
- Anspruchsvoraussetzungen für Pflegeleistungen,
- Qualitätssicherung von Pflegeleistungen.

Für welche Kranken- und Pflegekassen ist der MDK tätig?

Der Medizinische Dienst der Krankenversicherung berät und begutachtet für alle *gesetzlichen* Kranken- und Pflegekassen und ihre Versicherten. Die Pflegekassen sind den Krankenkassen stets angegliedert.

Wer übernimmt die Begutachtung für andere Kassen?

Gesonderte Medizinische Dienste existieren für die Bundesknappschaft. Die privaten Krankenversicherer unterhalten einen eigenen Begutachtungsdienst (Medicproof GmbH).

FALLBERICHT

Die Tochter einer 78-jährigen Patientin hat bisher ihre Mutter gepflegt. Nach einem erneuten Schlaganfall wird die betagte Patientin aus dem Krankenhaus entlassen. Ein Pflegedienst unterstützt nun die Tochter bei der Pflege. Da der Pflegebedarf vermutlich zunehmen wird, werden Sie als Hausarzt gefragt, wie eine finanzielle Pflegehilfe zu beantragen sei.

Wo und durch wen wird die Feststellung einer Pflegebedürftigkeit beantragt?

Der Versicherte selbst (bzw. die Angehörigen) beantragt formlos bei der jeweiligen Pflegekasse die Pflegebedürftigkeit. Die Kasse veranlasst eine Begutachtung durch den Medizinischen Dienst der Krankenversicherung.

Wann ist ein Versicherter pflegebedürftig?

Versicherte sind dann pflegebedürftig, wenn sie auf Dauer – jedoch voraussichtlich für mindestens 6 Monate – aufgrund einer Krankheit oder Behinderung in erheblichem oder höherem Maße der Hilfe bedürfen, und zwar in den Bereichen:

- Körperpflege, z. B. Waschen, Baden oder Zahnpflege
- Ernährung, z. B. mundgerechte Zubereitung der Nahrung
- Mobilität, z. B. An- und Auskleiden, Gehen oder Verlassen der Wohnung
- hauswirtschaftliche Versorgung, z. B. Kochen oder Reinigen der Wohnung.

Besteht der Hilfebedarf ausschließlich in der hauswirtschaftlichen Versorgung, werden die Voraussetzungen für den Leistungsbezug nicht erfüllt.

Nennen Sie den zeitlichen Mindestpflegebedarf pro Tag für die drei Pflegeeinstufungen und die jeweiligen Leistungen der Pflegeversicherung.

➤ Tabelle 6.1 zeigt die Einstufungen der Pflegebedürftigkeit und die gewährten Leistungen, wobei auch sogenannte Kombileistungen möglich sind, wenn Angehörige an der Pflege beteiligt sind.

Nennen Sie weitere Leistungen der Pflegeversicherung.

Die Pflegekasse übernimmt zur Erleichterung der Pflege oder zur Linderung der Beschwerden die Kosten für Pflegehilfsmittel, z. B. Pflegebetten, Badewannenlift, Sicherungsgriffe im Badezimmer sowie Umbauten in der Wohnung (z. B. Verbreiterung von Türen, Entfernen von Türschwellen) bis zu 2.557 € pro Maßnahme. Ferner geben die Gutachter, meist sozialmedizinisch geschulte Ärzte oder Pflegefachkräfte, den Krankenkassen Empfehlungen über Pflegehilfsmittel, die evtl. durch den Vertragsarzt verordnet werden sollten.

Auch für die vollstationäre Pflege in einem Pflegeheim erbringt die Pflegeversicherung Leistungen. Nennen Sie die Höhe der jeweiligen gestaffelten Leistungen.

Die monatlichen Leistungen für die vollstationäre Pflege betragen 1.100 Euro für die Pflegestufe 1, 1.550 Euro für die Pflegestufe 2, 1.918 Euro für die Pflegestufe 3 (➤ Tab. 6.1).

Tab. 6.1 Einstufungen der Schwerpflegebedürftigkeit (Stand 2013)

täglicher Pflege-bedarf	Pflegestufe	monatliche Geld-leistung (€)	monatliche Sach-leistung (€)	monatliche Leistungen bei vollstationäre Pflege (€)
< 1,5 Stunden	0 (keine)	keine	keine	keine
≥ 1,5 bis < 3 Stunden	1	235	bis 450	1.100
≥ 3 bis ≤ 5 Stunden	2	440	bis 1.100	1.550
> 5 Stunden	3	700	bis 1.550	1.918

Die Geldleistung der Pflegeversicherung deckt i. d. R. nicht die Unterbringungskosten des Pflegeheims. Wer zahlt die Differenz?

Die Differenz muss der Versicherte aus seinem Einkommen oder Vermögen bzw. von seiner Rente bezahlen. Sollte dies nicht ausreichen, kommen subsidiäre Träger auf, z. B. Verwandte ersten Grades oder das örtliche Sozialamt.

Was ist unter der Härtefallregelung zu verstehen?

Sind die Voraussetzungen der Pflegestufe 3 erfüllt und liegt ein außergewöhnlich hoher bzw. intensiver Pflegeaufwand vor, kann die Härtefallregelung für höhere Leistungen in Anspruch genommen werden. Als Voraussetzung gilt, dass:

- die Hilfe bei der Grundpflege (Körperpflege, der Ernährung oder der Mobilität) mindestens 6 Stunden täglich, davon mindestens dreimal in der Nacht, erforderlich ist. Bei Pflegebedürftigen in vollstationären Pflegeeinrichtungen ist auch eine dauerhaft bestehende medizinische Behandlungspflege zu berücksichtigen.
- die Grundpflege für den Pflegebedürftigen auch nachts nur von mehreren Pflegekräften gemeinsam (zeitgleich) erbracht werden kann, davon verpflichtend eine professionelle Pflegekraft, ggf. auch Angehörige. Durch diese Festlegung soll erreicht werden, dass nicht mehrere Pflegekräfte eines Pflegedienstes tätig werden müssen.

Die Härtefallregelung hat nur Auswirkungen auf die Höhe der Sachleistung und nicht auf das Pflegegeld. Somit kann bei einer Anerkennung des Härtefalls ein höherer Gesamtwert der Pflegesachleistung in Höhe von zurzeit 1.918 € im Monat über einen Pflegedienst abgerufen werden.

FALLBERICHT

Die Tochter einer 82-jährigen, pflegebedürftigen Patientin kommt aufgeregt zu Ihnen und beschwert sich über die Ablehnung des Antrags auf Pflegebedürftigkeit.

Wie können Sie in einer solchen Situation helfen?

Es hat sich bewährt, den Angehörigen in einer solchen Situation zu raten, zunächst Widerspruch unter Wahrung der Frist einzulegen und um Vorlage des Pflegegutachtens zu bitten. Nach Erhalt kann man zusammen mit der Tochter anhand des Pflegegutachtens prüfen, ob der Gutachter Fehleinschätzungen getroffen hat, um den Widerspruch zu konkretisieren. Der Widerspruch wird zu einer Zweitbegutachtung führen. Darüber hinaus kann jederzeit ein Verschlimmerungsantrag gestellt werden.

Besteht Anspruch auf Leistungen der Pflegeversicherung erst mit dem Datum der Entscheidung des MDK? Ab wann gilt der Anspruch?

Nein. Wenn ein Leistungsanspruch festgestellt wird, gilt er rückwirkend vom Datum der Antragstellung an. Nachdem der MDK das Gutachten an die Pflegekasse übergeben hat, ergeht von dort der Bescheid an den Versicherten.

LITERATUR

Beratung zur Pflegeversicherung: www.pflegestufe.info
Bundesministerium für Gesundheit – Broschüre zur Pflegeversicherung:
www.bmg.bund.de/cln_041/nn_603 392/SharedDocs/Publikationen/Pflege/g-500,templateId=raw,property=publicationFile.
    pdf/g-500.pdf
Bundesministerium für Gesundheit – Ratgeber für die häusliche Pflege: www.bmg.bund.de/nn_599 768/DE/Publikationen/
    Pflege/pflege-node,param=.html_nnn=true
Bundesministerium für Gesundheit: www.bmg.bund.de
Forum und Chat zum Thema „Schwerbehinderung": www.schwerbehinderung-aktuell.de
Gemeinsamer Bundesausschuss (G-BA): www.g-ba.de
Hilfs- und Pflegehilfsmittelverzeichnis (IKK): www.internet.ikk.de/himi
Medizinische Dienst der Spitzenverbände der Krankenkassen e. V. (MDS) – Pflegehilfsmittel:
www.mds-ev.org/kv/himi/pfluebersicht.html
Mustervordruckvereinbarung : https://www.gkv-spitzenverband.de/upload/2009-07-01_Vordruckvereinbarung_4982.pdf
Pflegestufenrechner (DKV): www.dkv.com/pflegestufenrechner/pflegestufe_pflegeversicherung_1.php
REHADAT – Informationssystem zur beruflichen Rehabilitation (Projekt des Institut der deutschen Wirtschaft Köln):
www.rehadat.de
Richtlinien der Spitzenverbände der Pflegekassen zur Begutachtung von Pflegebedürftigkeit nach dem XI. Buch des Sozial-
    gesetzbuches: www.mds-ev.de/download/Begutachtungsrichtlinien_screen.pdf
Zuzahlungsbefreiung: www.bkk.de/

6

7

H.-M. Mühlenfeld

Einleitung und Durchführung rehabilitativer Maßnahmen

7.1 Definition der Rehabilitation (Reha)

Im deutschen Sozialversicherungssystem ist die Rehabilitation, auch von Menschen mit Behinderungen und Pflegebedürftigen, ein vorrangiges Therapieziel („Rehabilitation vor Rente, Reha vor Pflege"), um eine Berentung und/oder Pflegebedürftigkeit zu vermeiden.

Was bedeutet Rehabilitation? Beschreiben Sie kurz die unterschiedlichen Reha-Arten.

Eine Rehabilitation zielt darauf ab, die Folgen einer Erkrankung zu mindern. Dies wird z. B. erreicht durch eine medizinische Behandlung (medizinische Rehabilitation) sowie durch die Wiedereingliederung in den Beruf (berufliche Rehabilitation) und in das soziale Umfeld (soziale Rehabilitation).

Bei der Rehabilitation erfolgt auch eine Diagnostik der beeinträchtigten Funktionen, um die körperliche, geistige und psychische Beeinträchtigung festzustellen und die entsprechenden therapeutischen Maßnahmen durchzuführen.

Die Patienten lernen, ihre Einschränkungen zu überwinden oder zumindest zu kompensieren. Sie verändern im Erfolgsfall ihr Ernährungs-, Bewegungs- und Freizeitverhalten. Zum Abschluss der Rehabilitation wird eine sozialmedizinische Beurteilung der Leistungsfähigkeit im Erwerbsleben erstellt, die auch prognostische Bewertungen einschließt.

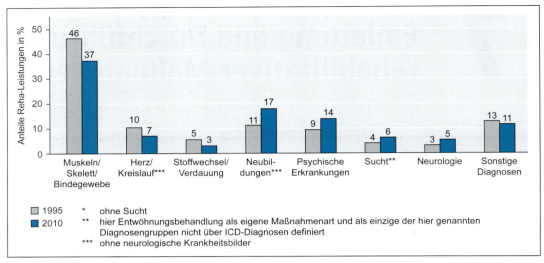

Abb. 7.1 Krankheitsspektrum in der medizinischen Rehabilitation Erwachsener (ambulant und stationär; ohne Fälle, bei denen die 1. Diagnose noch nicht erfasst ist): 1995 und 2010 (Quelle: Verband Deutscher Rentenversicherungsträger, http://www.deutsche-rentenversicherung.de; Abdruck mit freundlicher Genehmigung)

7.2 Häufigkeit und Ursachen von Rehabilitationsmaßnahmen in Deutschland

Schätzen Sie, wie viele stationäre Rehabilitationsmaßnahmen im Jahr 2010 in Deutschland durchgeführt wurden.

2010 gingen bei der Rentenversicherung mehr als 1,6 Mio. Anträge auf medizinische Rehabilitation ein. Rund 64 % der erledigten Anträge wurden bewilligt, etwa 20 % abgelehnt – überwiegend aus medizinischen, selten aus meist versicherungsrechtlichen Gründen. Die restlichen 16 % der Anträge gehörten nicht in die Zuständigkeit der Rentenversicherung. Die Kosten hierfür betrugen ca. 5,6 Mrd. Euro.

Was waren die häufigsten Ursachen für stationäre Rehabilitationsmaßnahmen im Jahr 2004?

Die häufigsten Ursachen waren Erkrankungen von Skelett, Muskulatur und Bindegewebe, gefolgt von Erkrankungen des Herz-Kreislauf-Systems und der Psyche (➤ Abb. 7.1).

7.3 Anspruchsvoraussetzungen

FALLBERICHT

Ein Ihnen bekannter 43-jähriger Gerüstbauer stellt sich in diesem Jahr zum dritten Mal mit Rückenschmerzen in der Sprechstunde vor. Die letzte Krankheitsepisode dauerte 4½ Wochen. Eine orthopädische Abklärung/Intervention erbrachte keine neuen Erkenntnisse. Bei der aktuellen Vorstellung ist „alles noch schlimmer als beim letzten Mal".
Hier kommt eine medizinische Rehabilitation infrage, um die Arbeitsfähigkeit des Patienten zu erhalten bzw. wiederherzustellen, da die Krankheit die berufliche Leistungsfähigkeit des Versicherten erheblich gefährdet.

Unter welchen Bedingungen können Reha-Maßnahmen in die Wege geleitet werden?
Der Patient muss renten- oder krankenversicherungspflichtig sein bzw. Mitglied einer Renten- oder Krankenversicherung.

Außerdem muss mindestens einer der folgenden Punkte zutreffen:
* Er muss längerfristig oder häufiger wegen einer chronischen Erkrankung arbeitsunfähig sein.
* Nach einer schweren Akuterkrankung oder einer chronischen Krankheit ist eine Wiedereingliederung in Beruf und Alltag erforderlich.
* Ein Patient ist im ambulanten oder stationären kurativen Bereich nur unzureichend therapierbar.

> Der Gerüstbauer lehnt jedoch Ihren Vorschlag ab, mit dem Hinweis, er habe großes Heimweh und könne seine Familie nicht alleine lassen.

Welche Alternative können Sie ihm anbieten?
Leistungen zur medizinischen Rehabilitation können stationär und auch ambulant durchgeführt werden.

Die ambulante Rehabilitation sollte inhaltlich und konzeptionell eine gleichwertige Alternative zur stationären Rehabilitation sein. Voraussetzung für die Teilnahme am ambulanten Rehabilitationsverfahren ist eine ausreichende Mobilität des Patienten. Die ambulante Rehabilitation befindet sich im Aufbau und macht derzeit noch (weniger) als 12 % der Gesamtkapazität aus. Eine stationäre Rehabilitation bei körperlichen Erkrankungen kostete 2010 im Durchschnitt 2.469 Euro, eine ambulante Rehabilitation 1.456 Euro.

7.4 Kostenträger

Welches sind die Kostenträger der Rehabilitationsverfahren?
Es sind die Rentenversicherungsträger, z.B. die Deutsche Rentenversicherung (DRV), in manchen Fällen auch die Krankenversicherungen.

7

Wer trägt die Rehabilitationskosten nach einem Arbeitsunfall?
Nach Arbeits- oder Wegeunfällen tragen die Berufsgenossenschaften die Rehabilitationskosten.

7.5 Einleitung einer Rehabilitation

Wie und durch wen wird eine Rehabilitationsmaßnahme eingeleitet?
Rehabilitationsmaßnahmen werden durch die Patienten mit ärztlicher Unterstützung bei dem entsprechenden Kostenträger beantragt. Im ambulanten Versorgungsbereich verwendet der Vertragsarzt das Muster 60 (Einleitung von Leistungen zur Rehabilitation). Diesen Antrag legt der Versicherte seiner Krankenversicherung vor, dort wird entschieden, ob sie selbst oder die Rentenversicherung das Verfahren durchführt (und bezahlt). Der behandelnde Arzt bzw. die behandelnden Ärzte erstellen auf Anforderung Befundberichte für den Kostenträger. Sofern die DRV der Kostenträger ist, erhält der Versicherte das vierblättrige Muster 61, welches vom Vertragsarzt auszufüllen ist. Der Kostenträger prüft den Antrag und entscheidet dann entweder nach Aktenlage oder nach Anfertigung eines Gutachtens über den Antrag.

Welchen Grundgedanken legt der Kostenträger der Entscheidung hierbei zugrunde?

Die Rentenversicherungsträger haben ein natürliches Interesse daran, die Arbeitsfähigkeit der Patienten durch geeignete Maßnahmen wiederherzustellen bzw. diese zu erhalten. Dies gelingt natürlich nur, wenn eine gewisse Prognose für die Rehabilitationsfähigkeit besteht. Rehabilitationsfähig sein bedeutet, dass der Patient

- mobilisiert sein muss (d. h. ohne fremde Hilfe essen, sich waschen und sich auf Stationsebene bewegen),
- für effektive rehabilitative Maßnahmen ausreichend belastbar sein sollte,
- motiviert und aufgrund seiner geistigen Aufnahmefähigkeit und psychischen Verfassung in der Lage sein sollte, aktiv bei der Rehabilitation mitzuarbeiten.

Eine Kontraindikation für die Einleitung und Durchführung einer Reha/AHB kann z. B. eine schwerwiegende Begleiterkrankung sein.

7.6 Leistungen, Ziele und Dauer medizinischer Rehabilitation

FALLBERICHT

Ein 44-jähriger Müllwerker raucht trotz seiner chronisch-obstruktiven Bronchitis ca. 20 Zigaretten am Tag. In den letzten 3 Jahren ist es besonders im Winter wiederholt zu Infektexazerbationen gekommen. Sie versuchen, ihn für eine Rehabilitationsmaßnahme zu gewinnen. Er winkt jedoch ab mit dem Hinweis, dass dies viel zu teuer sei. „Ein Kollege musste sehr viel dafür bezahlen."

Welche Leistungen werden vom Rentenversicherungsträger bei einer Rehabilitation übernommen?

Die Kosten für:

- Reise, Unterbringung und Verpflegung
- ärztliche Leistungen
- Anwendungen und Behandlungen im Rahmen der Maßnahme
- Aufwendungen für Hilfsmittel.

Der Patient wird aber an den Kosten einer stationären Leistung mit bis zu 10 € pro Tag für längstens 28 Tage im Kalenderjahr beteiligt (wobei die Zuzahlung während einer Krankenhausbehandlung angerechnet wird).

FALLBERICHT

Sie haben einem 49-jährigen Lagerarbeiter geholfen, eine stationäre Rehabilitation zu beantragen. Der Patient leidet unter einer Beinverkürzung und Peroneuslähmung bei Z. n. Kinderlähmung und war in den letzten Jahren wegen Lumbalgien über längere Zeiträume arbeitsunfähig. Er selbst vermutete schon, dass „… er es nicht bis zur Rente schaffen würde."

Was erwarten Sie von dieser Reha-Maßnahme für ihn? Nennen Sie die Therapieschwerpunkte bei Erkrankungen des Bewegungsapparats.

Die Schwerpunkte der orthopädischen Rehabilitation liegen in der arbeitsbezogenen Behandlung mittels physikalischer Therapie, medikamentöser Behandlung und der Versorgung mit Hilfsmitteln. Im Rahmen des Gesundheitstrainings wird Wissen über die orthopädischen Krankheitsbilder und deren Risikofaktoren (wie z. B. Übergewicht) vermittelt. Die Patienten erlernen Verhaltensweisen und Übungen (im Fallbericht z. B. Rückenschule), die in den Alltag übertragbar sind und damit eine praktische Hilfe auch nach Abschluss der Rehabilitation darstellen.

Welche Maßnahmen könnten in der Reha-Klinik in Bezug auf die Beinverkürzung und die Paresen ergriffen werden?

Neben der Optimierung der Hilfsmittelversorgung werden eine Optimierung des Gangs gelehrt und gelenkschonende Maßnahmen durchgeführt.

FALLBERICHT

Eine alleinerziehende 37-jährige Lehrerin (Tochter 16 Jahre), die Sie seit Jahren wegen somatoformer Störungen und rezidivierender depressiver Episoden betreuen, stellt sich nun weinend bei Ihnen vor. Eine 2-jährige verhaltenstherapeutische Psychotherapie habe sie vor 3 Monaten beendet, da sie „nicht mehr die Zeit gefunden" habe. Sie klagt nun über zunehmende Schlafstörungen und Erschöpfungsgefühle. Nach der Akutintervention empfehlen Sie ihr ein psychosomatisches Reha-Verfahren.

Nennen Sie einige Ziele und Methoden der Rehabilitationsmaßnahmen bei psychischen und psychosomatischen Erkrankungen.

Während der Rehabilitationsmaßnahme sollen Patienten den Zusammenhang zwischen ihrer Lebensgeschichte und ihren körperlichen und seelischen Erkrankungen/Symptomen verstehen lernen. Im Rahmen einer Psychotherapie können sie das eigene Verhalten analysieren. Ziel ist es, schädliche Sicht- und Verhaltensweisen, die sich oft über Jahre verfestigt haben, zu ändern, ein adäquates Verhalten einzuüben und in den Alltag zu integrieren. Häufig wird Gruppentherapie angewandt, die durch Einzelgespräche ergänzt wird. Unterstützt wird die Psychotherapie durch aktive Bewegungstherapie, Entspannungstraining und Musik-, Gestaltungs- oder Tanztherapie.

FALLBERICHT

Ein 57-jähriger übergewichtiger Möbelpacker ist seit Jahren wegen Hypertonie und Diabetes mellitus Typ 2 in Ihrer Behandlung. Die Inhalte der durchgeführten Einzel- und Gruppenschulungen hat er nicht ausreichend beherzigt. Jetzt ist es zu erhöhten Blutzucker-Werten gekommen (HbA$_{1c}$ 9,6 %). Sie können ihn überzeugen, eine stationäre „Kur" zu beantragen.

Welches Ziel wird bei der Einleitung einer Reha-Maßnahme bei Stoffwechselerkrankungen, z. B. Diabetes mellitus, in erster Linie verfolgt?

Ziel ist die langfristige Umstellung der Lebensweise, insbesondere der Ernährung. Therapieschwerpunkte sind das Gesundheitstraining sowie die Ernährungsberatung. Die meisten Rehabilitationseinrichtungen verfügen über eigene Lehrküchen, in denen die Rehabilitanden unter Anleitung das theoretisch Gelernte aktiv umsetzen können. Weitere Schwerpunkte sind Gewichtsreduktion, körperliches Training und Information sowie Schulung zur Stoffwechselkontrolle in Eigenregie.

FALLBERICHT

Bei einem Ihnen seit Langem bekannten, alkoholkranken 53-jährigen Maurergesellen reichen Ihre therapeutische Intervention sowie mehrfache Versuche eines Psychiaters nicht aus, seinen Alkoholkonsum auf ein gesundheitsverträgliches Maß zu reduzieren. Auch Entwöhnungsversuche über die örtliche Suchtberatungsstelle waren erfolglos.

Welche Möglichkeiten stehen über den Rentenversicherungsträger zur Verfügung?

Entwöhnungsbehandlungen. Diese werden von der DRV in Arbeitsgemeinschaft mit den GKV-Kassen bei stoffgebundenen Suchterkrankungen wie Alkohol-, Medikamenten- und Drogenabhängigkeit durchgeführt.

Wie lange dauern Entwöhnungsbehandlungen bei Suchterkrankungen normalerweise? Wo werden Sie durchgeführt?

Die Entwöhnungsbehandlungen erfolgen stationär, teilstationär oder ambulant. Stationäre Entwöhnung erfolgt in spezialisierten Fachkliniken i. d. R. für eine Dauer von 10–16 Wochen bei Alkohol- und Medikamentenabhängigen und bis zu 26 Wochen bei Drogenabhängigen. Die ambulante Entwöhnungsbehandlung dauert i. d. R. ca. 6–18 Monate. Bei nicht stoffgebundenen Abhängigkeitserkrankungen, wie z. B. Magersucht, Esssucht oder Spielsucht, werden die notwendigen Leistungen stationär in psychosomatischen Facheinrichtungen durchgeführt. Nach einer stationären Entwöhnungsbehandlung ist eine ambulante Nachsorge mit 20 Einzel- und Gruppengesprächen innerhalb eines halben Jahres möglich.

Wer trägt die Kosten für die evtl. notwendige Entgiftungsbehandlung vor der Entwöhnungsbehandlung?

Die Kosten für diese Behandlung werden i. d. R. von der Krankenversicherung übernommen.

Ein Patient kann aus medizinischen Gründen nicht mit der Bahn zur Reha-Klinik anreisen. Werden die Kosten für ein Taxi übernommen?

Die Reisekosten zur Rehabilitationseinrichtung anlässlich einer stationären Rehabilitation werden in Höhe der Kosten für öffentliche Verkehrsmittel übernommen. Sofern eine Fahrt mit dem Taxi zur Rehabilitationseinrichtung aus medizinischen Gründen unabdingbar ist (entsprechende Bestätigung durch den Arzt), werden auch hierfür die Kosten übernommen. Die durch die Taxifahrt entstehenden Kosten können direkt mit der Rehabilitationseinrichtung oder dem Kostenträger abgerechnet werden.

Wer trägt die Kosten für den Arbeitsausfall während einer Rehabilitationsmaßnahme?

Eine medizinische Rehabilitation wird arbeitsrechtlich einer Arbeitsunfähigkeit gleichgestellt. Einem Arbeitnehmer wird das Arbeitsentgelt daher grundsätzlich bis zu 6 Wochen weitergezahlt.

Wie lange dauert eine Rehabilitationsmaßnahme in der Regel?

3 Wochen.

Kann eine Rehabilitationsmaßnahme verlängert oder verkürzt werden? Wenn ja, wann?

Ja. Die Reha-Klinik kann bei medizinischer Notwendigkeit beim Kostenträger eine Verlängerung beantragen. Ebenso ist eine Verkürzung, z. B. bei einer nicht vorhandenen Rehabilitationsfähigkeit durch eine akute Erkrankung oder Verschlechterung, möglich.

Welches Ziel wird bei der Einleitung einer Reha-Maßnahme bei onkologischen Erkrankungen verfolgt?

Ziel der onkologischen Nachsorge ist es,
- Folgestörungen der Erkrankung und/oder Therapie zu bessern oder zu beseitigen,
- Hilfen zur psychischen Krankheitsbewältigung zu geben,
- Informationen über die Krankheit und deren Folgen zu vermitteln,
- die allgemeine körperliche Leistungsfähigkeit zu steigern.

Nennen Sie weitere Indikationsgebiete für Rehabilitationsmaßnahmen.

Rheumatische Erkrankungen, neurologische Erkrankungen sowie die Anschlussheilbehandlung (AHB).

Was versteht man unter einer Anschlussheilbehandlung?

Die Anschlussheilbehandlung ist eine Rehabilitationsleistung, die sich unmittelbar an einen Krankenhausaufenthalt anschließt. Sie wird nur Versicherten gewährt, die unmittelbar (innerhalb von 14 Tagen) nach ihrer Krankenhausbehandlung in eine AHB-Rehabilitationseinrichtung verlegt werden.

Wer leitet eine AHB ein?

Der betreuende Krankenhausarzt.

Welche Voraussetzungen müssen für eine AHB-Maßnahme erfüllt sein?

Ein AHB-Verfahren zulasten der Rentenversicherungsträger kann erfolgen, wenn die Hauptdiagnose des Patienten im AHB-Katalog aufgeführt ist (z. B. Z. n. akutem Herzinfarkt, Z. n. Gefäß-OP, Z. n. Tumor-OP, Z. n. Entgiftung) und der Patient rehabilitationsfähig ist.

FALLBERICHT

Ein adipöser, 56-jähriger Versicherungskaufmann mit bekanntem Nikotinabusus stellt sich mit linksthorakalen Brustschmerzen in der Sprechstunde vor. Ihr Verdacht auf einen akuten Myokardinfarkt bestätigt sich. Unmittelbar nach dem Klinikaufenthalt geht er zur Anschlussheilbehandlung in eine Herz-Kreislauf-Klinik mit Reha-Abteilung.

Mit welchen Therapiezielen und -elementen sollte in der Reha-Klinik gearbeitet werden?

Ziel der Rehabilitation bei Herz-Kreislauf-Erkrankungen ist es, den Patienten unter Berücksichtigung seines individuellen Leistungsvermögens und seiner Risikofaktoren-Konstellation schrittweise an die Belastung von Beruf und Alltag heranzuführen. Wichtige Therapieelemente sind daher die dosierte Trainingstherapie, das gezielte Gesundheitstraining zur Beeinflussung der Risikofaktoren und der Erwerb von Angst- und Stressbewältigungsmechanismen. Die AHB unterscheidet sich also inhaltlich nicht von den genannten Reha-Charakteristika.

7.7 Badekur

FALLBERICHT

Einem 67-jährigen ehemaligen Schweißer wurden während seines Arbeitslebens zweimal Rehabilitationsmaßnahmen wegen chronischer Lumbalgien durch die Deutsche Rentenversicherung genehmigt. Bei der Vorstellung in der Praxis klagt er, er habe in letzter Zeit erneut wiederholt Rückenschmerzen, und bittet Sie um eine weitere „Kurmaßnahme".

Kann der Patient, der seit 2 Jahren Rentner ist, eine Rehabilitation vom Rentenversicherungsträger beanspruchen?

Nein, Bezieher einer Altersrente haben keinen Anspruch auf Rehabilitationsmaßnahmen durch den Rentenversicherungsträger, die Kosten werden allerdings bei einer akzeptierten Indikationsstellung bisweilen von den Krankenkassen übernommen. Bezieher von Erwerbsminderungs- und Erwerbsunfähigkeitsrenten hingegen behalten ihren Anspruch auf Rehabilitationsmaßnahmen durch den Rentenversicherungsträger bis zum Erreichen der Altersrente.

Welche andere Möglichkeit einer „Kurmaßnahme" können Sie dem Patienten anbieten?

Ich kann ihm raten, eine sogenannte „Badekur" bei seiner Krankenkasse zu beantragen. Hierzu fülle ich mit ihm den „Antrag auf Gewährung einer ambulanten Kur in einem Heilbad" aus. Sofern die Krankenkasse den Antrag positiv entscheidet, kann sich der Patient den Kurort und die Unterkunft selbst aussuchen. Hilfreich hierbei sind oft die Wohlfahrtsorganisationen und der Deutsche Bäder-Kalender (www.baeder-fuehrer.de). In einem solchen Fall übernimmt die Krankenkasse die Kosten der ärztlichen Behandlung sowie 85–100 % der Kurmittelkosten (Bäder, Massagen, Physiotherapie). Zu den übrigen Kosten (Unterkunft, Verpflegung, Kurtaxe, Fahrtkosten) kann die Krankenkasse einen Zuschuss von bis zu 13 € pro Tag gewähren (bei Kleinkindern und chronisch Kranken 21 €). Voraussetzung ist allerdings, dass die Behandlungsmaßnahmen am Wohnort nicht mehr ausreichend sind.

Gibt es für Rentner nur ambulante Kurmaßnahmen?

Nein. Reicht eine ambulante Kur nicht aus, kann die Krankenkasse nach Maßgabe des MDK eine stationäre Behandlung mit Unterkunft und Verpflegung in einer stationären Vorsorge- und Rehabilitationseinrichtung

7

bewilligen (meist handelt es sich um kasseneigene Kliniken). Hierbei werden von der Krankenkasse die Kosten übernommen. Die Selbstbeteiligung beträgt im Allgemeinen 10 € pro Tag.

7.8 Berufliche Rehabilitation

Was versteht man unter beruflicher Rehabilitation?

Die berufliche Rehabilitation umfasst alle Maßnahmen und Hilfen, die erforderlich sind, die dauerhafte Eingliederung oder Wiedereingliederung behinderter Menschen in Arbeit, Beruf und Gesellschaft zu erreichen.

FALLBERICHT

Ein 47-jähriger Patient wird nach einem zerebralen Insult mit rechtsseitiger Hemiparese aus stationärer Rehabilitation zunächst arbeitsunfähig entlassen. Um an seinem Arbeitsplatz als Ingenieur wieder tätig werden zu können, benötigt er eine Änderung der PC-Ausstattung sowie einen Spezialbürostuhl. Sein Arbeitgeber verweigert die Anschaffung aufgrund der hohen Kosten.

Wer könnte diese Kosten tragen?

Der Rentenversicherungsträger hat hier gemäß SGB IX die Pflicht, im Rahmen der beruflichen Rehabilitation den vorhandenen Arbeitsplatz zu sichern oder einen neuen gesundheitsgerechten Arbeitsplatz herzustellen (z. B. Arbeitsausrüstung, Hilfsmittel am Arbeitsplatz, technische Arbeitshilfen, Umsetzung im Betrieb, Vermittlung eines neuen Arbeitsplatzes, Trainingsmaßnahmen, Kraftfahrzeughilfe). Ferner kann die Übernahme der Kosten für berufsvorbereitende sowie für Qualifizierungsmaßnahmen in Form von beruflicher Anpassung, Weiterbildung und Ausbildung erfolgen. Nachrangig ist die Bundesanstalt für Arbeit leistungspflichtig (z. B. weniger, wenn ein Patient weniger als 15 Jahre rentenversichert war).

7.9 Rehabilitation für Kinder

Gibt es auch Rehabilitationsverfahren für Kinder? Voraussetzung?

Ja, auch für Kinder können Rehabilitationsleistungen durch den Rentenversicherungsträger der Eltern erbracht werden, wenn hierdurch voraussichtlich eine erhebliche Gefährdung der Gesundheit beseitigt oder eine beeinträchtigte Gesundheit wesentlich gebessert oder wiederhergestellt werden und dies Einfluss auf die spätere Erwerbsfähigkeit haben kann (34.223 Maßnahmen im Jahr 2010 im Bundesgebiet).

Nennen Sie häufige Indikationen für Rehabilitationsmaßnahme bei Kindern und Jugendlichen.

- Erkrankungen der Atemwege (Asthma),
- Hauterkrankungen (Neurodermitis),
- Adipositas mit Folgeschäden,
- psychische Erkrankungen.

7.10 Nachsorge

Wie geht es nach einer Reha-Maßnahme weiter?

Im Anschluss an eine Reha-Maßnahme wird der Patient durch die Reha-Klinik bei Bedarf in ein Nachsorgeprogramm des Rentenversicherungsträgers übergeleitet. Die Patienten sollen durch die Nachsorge die Kompensationsstrategien und Verhaltensänderungen, die sie in der Rehabilitation erlernt haben, im Alltag anwenden und fortentwickeln. Hausärzte könnten ihre Patienten motivieren, an den Programmen insbesondere für folgende Erkrankungen teilzunehmen:

- Herz-Kreislauf-Erkrankungen
- Erkrankungen des Bewegungsapparats
- neurologische Erkrankungen
- Stoffwechselerkrankungen
- psychische Erkrankungen.

Die indikationsspezifischen Therapien werden auf Gruppenbasis ein- bis zweimal pro Woche in einem Zeitraum von insgesamt 8 Wochen in wohnortnahen Nachsorgeeinrichtungen angeboten.

Bitte nennen Sie einige solcher Einrichtungen.

Koronarsportgruppen, Wirbelsäulengymnastikgruppen, Reha-Sportgruppen für (jugendliche) Asthmatiker, Sport für Frauen nach Brustkrebserkrankungen, Bewegungstraining für Diabetiker, Behindertenschwimmkurse u. v. a. werden von den Landes-Behinderten-Sportverbänden, den Reha-Sportvereinen und einigen Trägern der Sozialarbeit in den Gemeinden angeboten.

LITERATUR

Arbeitsgemeinschaft Rehabilitation von Kindern und Jugendlichen – Bundesrepublik Deutschland e. V.: www.arbeitsgemein-schaft-kinderrehabilitation.de

Bäder-Führer (Rehakliniken, Kurorte, Wellness-Hotels): www.baeder-fuehrer.de

Der Bundesverbandes Kath. Vorsorge- und Rehabilitationseinrichtungen für Kinder und Jugendliche e. V.: www.kinderkuren.caritas.de

Deutsche Rentenversicherung (Formulare, Info-Broschüren, Beratung): www.deutsche-rentenversicherung.de

Gesundheitsberichterstattung des Bundes: www.gbe-bund.de

7

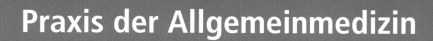

II

Praxis der Allgemeinmedizin

K.-H. Bründel

8 Störungen und Erkrankungen der Augen

8.1 Strukturen am Auge, Untersuchungsmethoden

Welche Bedeutung hat die Linse?

Sie fokussiert Lichtstrahlen auf die Netzhaut und kann die Brennweite durch Akkommodation anpassen. Die bikonvexe Linse liegt unmittelbar hinter der Iris, besteht aus Proteinen und ist von dem sogenannten Kapselsack umgeben, der mit den Zonulafasern am Ziliarkörper befestigt ist. Die Gesamtbrechkraft des Auges beträgt etwa 59 Dioptrien (dpt), die der Linse 19 dpt.

Wie wird die Linse ernährt? Warum altert eine menschliche Linse?

Sie wird durch Diffusion aus dem Kammerwasser ernährt. Das Linsenepithel bildet während des ganzen Lebens Linsenzellen aus. Trotzdem nimmt der Wassergehalt ab, unlösliche Linsenproteine nehmen zu, die Linse wird härter, sie erleidet einen Akkommodationsverlust.

Welche Bedeutung hat der Glaskörper (Corpus vitreum) für das Auge?

Er füllt den Bulbus aus und verhindert eine Netzhautablösung. Er definiert den Abstand zwischen Linse und Netzhaut, sodass eine Fokussierung möglich wird. Der Glaskörper besteht zu 98 % aus Wasser, zu 2 % aus Kollagen und Hyaluronsäure. Er besitzt weder Gefäße noch Nerven. Die sog. Lederhaut (Sklera) hält den Glaskörper in Form. An der Lederhaut setzen die Augenmuskeln an. Der Glaskörper ist an drei Stellen mit einer Membran mit den Umgebungsstrukturen verbunden – die bekannteste ist die Ora serrata.

Welche Hilfsmittel zur Augenuntersuchung sollten in einer allgemeinärztlichen Praxis mindestens vorhanden sein?

• fokussierbares, in der Helligkeit regulierbares Untersuchungslicht, ggf. Ophthalmoskop

- Sehprobentafel, z. B. nach Snellen
- Tafeln zur Prüfung des Farbsinns nach Ishihara oder nach Velhagen.

Welche Untersuchungen können Sie mit einer einfachen Lichtquelle (Visitenlampe) am Auge durchführen?

Die Prüfung der Perimetrie und der direkten und konsensuellen Pupillenreaktion. Auch die Beurteilung der Linse ist mit einer Visitenlampe möglich: Bei gedimmter Lampe und klaren brechenden Medien erkennt man einen roten Fundusreflex, bei Linsentrübungen und stärkerem Licht graue Ablagerungen oder Schleier (Katarakt).

Beschreiben Sie den sog. Swinging-Flashlight-Test und seine Interpretation.

Der Patient wird aufgefordert, geradeaus zu blicken. Mit einer kräftigen Taschenlampe beleuchtet man drei Sekunden lang von unten zunächst das rechte Auge und beobachtet dabei die Pupillenreaktion. Dann schwingt man die Taschenlampe rasch zum linken Auge und beobachtet, ob sich die linke Pupille verengt, gleich bleibt oder erweitert. Eine Erweiterung der linken Pupille deutet auf ein Afferenzdefizit am linken Auge hin. Dieser Test erlaubt es, auch feine Unterschiede in der Reizleitung der beiden Nn. optici festzustellen.

Welche Funktionen hat die Bindehaut (Konjunktiva?)

Die Bindehaut ermöglicht durch ihre Glätte, die Umschlagsfalten-Reserve und die lockere Verbindung mit der Sklera eine freie Bulbusbewegung. Sie schützt das Auge mechanisch und durch humorale Faktoren, die der Tränenflüssigkeit beigemischt sind, u. a. Immunglobuline, Interferon, Defensine und Lysozym, und z. T. aus Lymphfollikeln in den konjunktivalen Umschlagsfalten stammen. Eine ungereizte Bindehaut ist durchsichtig-klar.

8.2 Rötung der Bindehaut

FALLBERICHT

Eine 64-jährige Rentnerin stellt sich am Montag wegen ihrer roten, schmerzenden Augen vor. Sie sehen die Konjunktiven gerötet, die Lidspalte verengt. Die Lider sind verklebt und geschwollen, die Augen tränen.

8

In der allgemeinärztlichen Praxis ist es wichtig, beim „akut roten Auge" aufgrund einer Verdachtsdiagnose rasch zu einer sinnvollen Maßnahme zu gelangen. Nach welchen weiteren Symptomen fragen Sie?

Nach dem Zeitablauf der Beschwerden, äußeren Einflüssen, früheren Beschwerden, Augenjucken und Sehminderung.

Worauf achten Sie bei einem „akut roten Auge"?

- Lokalisation und Qualität der Rötung
- Konsistenz und Farbe des Sekrets
- Hornhautveränderungen
- Pupillenweite
- Bulbushärte
- Sehminderung.

Die Patientin hat eine bekannte Allergie gegen Pollen. Zum Zeitpunkt der Untersuchung bestehen Juckreiz, „Augenbrennen" und ein Fremdkörpergefühl im rechten Auge. Eine Visusminderung habe sie nicht bemerkt.

Welche therapeutischen Maßnahmen treffen Sie bei einer allergischen Rhinokonjunktivitis?

Kühlende Umschläge, antihistaminerge oder abschwellende Augentropfen, orale Antihistaminika.

Wie häufig tritt eine allergische Rhinokonjunktivitis in der Bevölkerung West- und Nordeuropas auf?

20–40 % der west- und nordeuropäischen Bevölkerung sind betroffen, 15–20 % behandlungsbedürftig schwer. Die Prävalenzrate liegt in den südlichen Ländern und in den Mittelmeeranrainer-Ländern deutlich niedriger (Zureik et al. 2008).

Welche Faktoren liegen ursächlich zugrunde?

Atopische Hypersensibilität. Die Erkrankung wird durch Umweltfaktoren ausgelöst. Es handelt sich um eine Störung der IgE-Antwort.

Welche Ursachen können einer Konjunktivitis außerdem zugrunde liegen?

Sie kann infektiös (bakteriell, viral, selten parasitär) oder nichtinfektiös durch äußere Reize wie Staub, Hitze, Wind, Bildschirmarbeit, durch Erkrankungen des Auges (Tränenmangel, Brechungsfehler) bedingt sein oder als Begleitphänomen anderer Erkrankungen (Stevens-Johnson-Syndrom, M. Reiter) auftreten.

FALLBERICHT

Ein Patient kommt zu Ihnen, weil seine Augen nach einem Schwimmbadbesuch diskret gerötet und durch zähen Schleim verklebt sind.

Welche Erkrankung vermuten Sie?

Eine Reizkonjunktivitis durch Chloreinwirkung. Seltener findet sich eine Chlamydien- oder Schwimmbad-konjunktivitis, die wegen entsprechender mikroskopischer Befunde in den Konjunktivalzellen auch als Einschlusskörperchen-Konjunktivits bezeichnet wird.

Zu welcher Gruppe der Bakterien gehören die Chlamydien?

Es handelt sich um gramnegative Bakterien einer eigenen Ordnung mit obligat intrazellulärem Wachstum. Die Schwimmbadkonjunktivitis (Paratrachom) wird durch *Chlamydia trachomatis*, Serotypen D–K ausgelöst.

Beschreiben Sie den Infektionsweg.

Die okulogenitale Infektion mit *Chlamydia trachomatis* entsteht immer durch eine Kontaktinfektion, z.B. als Neugeboreneninfektion, durch Geschlechtsverkehr, seltener in schlecht gechlorten Schwimmbädern.

Wie würden Sie eine Chlamydien-Konjunktivitis therapieren?

Die Therapie erfolgt bei Erwachsenen mit Tetrazyklin- oder Erythromycin-Augentropfen oder -Augensalbe. Außerdem sollten die Patienten und deren (Sexual-)Partner oral mit Azithromycin 1.000 mg als Einzeldosis oder 2 × 100 mg Doxycyclin für 7 Tage behandelt werden. Bis zu 10–20 % aller sexuell aktiven Erwachsenen sind mit Chlamydien infiziert.

Bei Kindern unter 8 Jahren ist zu beachten, dass sie oral nur mit Erythromycin behandelt werden dürfen!

Die Dauer der Behandlung sollte 2 Wochen betragen. Bei Kindern über 8 Jahren oder über 45 kg KG kommt auch eine Einzeldosis Azithromycin infrage (Stary et al. 2009).

Alternativ kann mit Doxycyclin, weiteren Makroliden (Azithromycin, Roxithromycin, Erythromycin) und Chinolonen (Levofloxacin, Ciprofloxacin) systemisch und/oder lokal behandelt werden. Die Therapiedauer beträgt dann 7 Tage.

8

Wie behandeln Sie eine Blepharitis squamosa der Lidränder?

Durch Aufweichen der Schuppen und Krusten mit Olivenöl, Ausdrücken der Lidranddrüsen und Einstreichen mit einer Antibiotikasalbe. Auch die Reinigung mit reizarmen Seifen und feucht-warme Kompressen sind hilfreich. Die Bildschirmtätigkeit sollte optimiert und reduziert werden.

An welche ansteckende Bindehautentzündung denken Sie?

An die Keratoconjunctivitis epidemica. Sie wird von Adenoviren, meist Typ 8 oder 19, verursacht und ist bei Weitem die häufigste virale Bindehautentzündung in unseren Breiten.

Die Erkrankung ist stark kontagiös. Die Ansteckung erfolgt durch direkten Kontakt oder durch kontaminierte Gegenstände.

Wie lang ist die Inkubationszeit?

8–10 Tage.

Beschreiben Sie die Symptomatik.

Die Erkrankung beginnt meist einseitig, das betroffene Auge tränt und juckt stark, es sondert ein wässrig-schleimiges Sekret ab. Die Bindehäute sind gerötet. Es kann ein leichter Allgemeininfekt bestehen.

Was wissen Sie über die Therapie der Erkrankung?

Eine spezifische Therapie gibt es nicht.

Was raten Sie der Mutter, die nun wissen möchte, wie sie sich verhalten soll?

Wegen der Inkubationszeit und dem nicht genau bekannten Zeitpunkt des Ausbruchs könnte das Mädchen infiziert sein. Daher sollte das Kind eine eigene Seife und ein eigenes Handtuch bekommen. Körperkontakt sollte zunächst unterbleiben.

Wodurch unterscheiden sich Hordeolum (Gerstenkorn) internum und externum und ein Chalazion?

Das Hordeolum externum betrifft die Lidrand-Drüsen (Zeis- oder Moll-Drüsen). Das Hordeolum internum geht von der Talgdrüse (Meibom-Drüse) im inneren Oberlid aus, oft mit einer erheblichen Bindehautentzündung. Gerstenkörner werden durch *Staphylococcus aureus* verursacht – klinische Beobachtungen lassen eine Gesichtsakne als einen auslösenden Faktor vermuten. Das meist granulomatös-entzündliche Hagelkorn (Chalazion) entspricht eher einem Atherom der Meibom-Drüse im Oberlid.

Wie wird ein Hordeolum therapiert, wie ein Chalazion?

- Hordeolum externum: Antibiotikasalben
- Hordeolum internum: ggf. Ektropionieren mit Eröffnen der Pustel durch Augenarzt, Einträufeln antibiotischer Augensalben/-tropfen, trockene Wärme
- Auch das Chalazion wird nach Ektropionierung augenchirurgisch „ausgelöffelt".

Wann kommt es zu einem Blepharospasmus?

Bei Reizzuständen und Entzündungen der vorderen Augenabschnitte.

Welcher Muskel krampft sich beim Blepharospasmus (Lidkrampf) zusammen? Durch welchen Nerv wird er innerviert?

Der M. orbicularis oculi, der vom N. facialis innerviert wird.

Welche Erkrankungen führen zum Blepharospasmus?

- Erosio corneae
- Hornhautverletzungen
- Fremdkörper
- Verätzung
- Konjunktivitis.

8.3 Exophthalmus

F A L L B E R I C H T

Eine 48-jährige Patientin klagt über Wärmempfindlichkeit, Nervosität, Herzklopfen, Atemnot bei körperlicher Belastung und Schwitzen. Sie berichtet, dass ihre Oberlider und Augenbrauen angeschwollen seien. Ihr Mann sage, ihre Augen träten hervor (➤ Abb. 8.1).

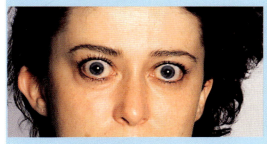

Abb. 8.1 Exophthalmus

Die klinische Untersuchung und die Laborwerte (TSH, FT3, FT4, TSH-R-AK und TPO-AK) bestätigen die Diagnose einer Immunhyperthyreose Basedow.

Welches sind die Leitsymptome der endokrinen Orbitopathie?

Exophthalmus und Lidveränderungen.

Wie oft findet sich beim M. Basedow eine endokrine Orbitopathie?

In ca. 40 % der Fälle.

8

Welche gestuften Therapiemöglichkeiten stehen bei der endokrinen Orbitopathie zur Verfügung?

- Normalisierung der hyperthyreoten Funktion durch Thyreostatika, später Radiojodtherapie, obwohl kein sicherer pathologischer Zusammenhang besteht
- Augentropfen, getönte Brille, Kopfhochlagerung während des Schlafs, Uhrglasverband mit feuchten Kompressen, der die nachts nicht vollständig geschlossenen Augen feucht hält
- Kortikosteroide, Immunsuppressiva
- Strahlentherapie der Orbita
- Orbita-Dekompressions-Operation.

Was wissen Sie über die Pathogenese des Exophthalmus durch eine endokrine Orbitopathie?

Die Orbita wird lymphozytär infiltriert. Glucosaminoglykane werden eingelagert, besonders in den Augenmuskeln. Auch das periorbitale Fettgewebe nimmt an Volumen zu.

Wie dick ist die knöcherne Orbitawand?

Orbita zur Kieferhöhle 0,5 mm; Orbita zu den Siebbeinzellen: 0,3 mm. Die Orbita hat ebenfalls enge anatomische Beziehungen zum Sinus cavernosus, zur Hypophyse, zum Chiasma opticum, zur vorderen Schädelgrube und zur Keilbeinhöhle.

Nennen Sie weitere gravierende Erkrankungen der Orbita.

Nasennebenhöhlenentzündungen führen selten zur Orbitaphlegmone. Mukozele, arteriovenöse Fistel oder ein Orbitahämatom sind weitere gravierende, aber seltene Erkrankungen.

8.4 Farbsinnstörungen

Wie werden Farbsinnstörungen vererbt?

Farbsinnstörungen sind angeboren. Da sie X-chromosomal-rezessiv vererbt werden, werden sie im Wesentlichen bei Männern phänotypisch. Rotgrünblindheit kann dementsprechend nur von der (klinisch gesunden) Mutter an den Sohn vererbt werden, nicht vom Vater.

Nennen Sie die molekulargenetischen Ursachen der Rotgrünblindheit.

Grünblindheit entsteht durch Verlust des Gens für den Grün-Rezeptor, der auf den M-Typ-Zapfen der Netzhaut vorliegt, Rotblindheit durch defekten oder fehlenden Rot-Rezeptor (L-Typ-Zapfen). Bei Rotgrünblindheit ist weder ein normaler Rot- noch ein normaler Grün-Rezeptor vorhanden.

Wie häufig sind Farbsinnstörungen in der Bevölkerung?

Etwa 1 % aller Männer sind rotgrünblind und 2 % grünblind. 8 % haben eine Schwäche in der Rotgrünunterscheidung. Bei den sehr selten an Rotgrünblindheit erkrankten Frauen (0,4 %) liegen zusätzliche genetische und phänotypische Störungen vor. Eine Blaugelb-Schwäche kommt bei beiden Geschlechtern nur zu je 0,005 % vor.

Wie erfolgt die Farbsinnprüfung?

Störungen des Rotgrünsehens werden mit pseudoisochromatischen Tafeln nach Ishihara oder Velhagen geprüft. Sie enthalten Zahlen aus Farbpunkten, die Patienten mit einer Farbsinnstörung nicht lesen können.

Was sind trichromate Personen?

Trichromate Personen sind Personen mit normaler Farbsichtigkeit (92 % der Bevölkerung). Sie haben drei unterschiedliche Rezeptoren (= Zapfen) mit einer normalen Konzentration der Zapfenpigmente und eine normale retinale Vernetzung.

8.5 Schielen

Wie diagnostizieren Sie „Schielen" (Strabismus) ohne weitere Hilfsmittel?

- Prüfung der Hauptblickrichtungen
- Symmetrie eines zentralen Lampenreflexes auf den Augäpfeln: Liegt er nicht beidseits an identischer Stelle, stehen die Augen nicht parallel.
- Eine Einstellbewegung des freien Auges nach Verdecken des anderen Auges bedeutet, dass ein Schielwinkel ausgeglichen wurde.

Was bedeutet Begleitschielen?

Das schielende Auge folgt dem führenden Auge immer im gleichen Winkel. Der Schielwinkel ist in allen Blickrichtungen gleich. Hingegen weicht beim einwärts schielenden Auge die Sehachse nach innen, beim Auswärtsschielen nach außen ab.

Wie diagnostizieren Sie latentes Schielen?

Mit dem Aufdecktest. Beurteilt wird die Reaktion des eben noch abgedeckten Auges beim Wiederaufdecken. Das aufgedeckte Auge macht eine Fusionsaufnahmebewegung, um den beidäugigen Sehakt wieder aufzunehmen.

Gibt es eine Therapie? Wenn ja, welche?

Ja. Die Konvergenzschwäche (Außenschielen) kann durch orthoptische Übungen günstig beeinflusst werden: Man fixiert ein kleines Objekt auf Augenhöhe und führt es so dicht wie möglich vor die Augen. Das Objekt darf dabei nicht doppelt gesehen werden.

Ein nicht angeborenes Einwärtsschielen, das erst im Kleinkindalter auftritt, ist in der Hälfte der Fälle Folge einer Fehlsichtigkeit (Übersichtigkeit). Durch Unterdrückung von Doppelbildern ist das betroffene Auge jedoch von einer dauerhaften neuralen „Abschaltung" bedroht – es resultiert eine Schiel-Amblyopie (Schiel-Sehschwäche). Häufig bessert es sich durch Tragen einer korrigierenden Brille. Durch Abdecken (Abkleben) des gesunden wie auch des betroffenen Auges im Wechsel wird das abweichende Auge wieder an korrektes Sehen gewöhnt. Auch eine Verkürzung der Augenmuskeln (Schiel-OP) ist häufig erforderlich, bisweilen mehrfach. Orthoptische Übungen und medikamentöse Beeinflussung der Pupillenweite ergänzen die Therapiemaßnahmen, die sich über Monate hinziehen. Kooperation und Führung sind Schlüssel für den Erfolg.

8.6 Schmerzen am/im Auge

FALLBERICHT

Ein 72-jähriger Patient mit arterieller Hypertonie kommt in die Praxis, um ein Rezept für sein Antihypertonikum zu holen. Bei dieser Gelegenheit klagt er über Augenschmerzen, Lichtscheu, Augentränen. Sie entdecken eine charakteristische Hautrötung mit Bläschenbildung links temporal.

Welche Diagnose ist möglich?

Ein beginnender Zoster ophthalmicus als (späte) Manifestation einer Windpockeninfektion durch Varizellen-Viren.

Beschreiben Sie den Verlauf einer Zoster-ophthalmicus-Erkrankung.

(Schmerzhafte) Bläschen-Effloreszenzen entwickeln sich über 7–18 Tage. Sie breiten sich einseitig über Schläfe, Stirn, Augenlid, Kornea, Konjunktiven aus. Sie folgt dem 1. Trigeminusast: Nn. ophthalmicus, frontalis, lacrimalis und nasociliaris. Symptome sind häufig starke Schmerzen, Hautrötung, Schwellung, Lichtscheu und Augentränen.

Wie können Sie die gefürchtete intraokulare Beteiligung am Zoster diagnostizieren?

Durch Prüfung der Hautsensibilität im Bereich der Nasenspitze im Seitenvergleich. Ist die Berührungsempfindlichkeit herabgesetzt, ist der N. nasociliaris beteiligt und es können schwerwiegende intraokuläre Entzündungen auftreten.

Wie würden Sie den Patienten therapieren?

- 5 × 1 Tablette Aciclovir 800 mg in 24 Stunden über mindestens 5 Tage systemisch und mit Aciclovir-Augensalbe lokal zur Vorbeugung von Korneanarben. Bei Superinfektionen mit Antibiotikasalbe, Schmerzmittel, eventuell kombiniert mit Amitriptylin, zwei- bis dreimal 25 mg oral, oder Carbamazepin, zunächst 2 × 200 mg. Neuere antivirale Substanzen müssen seltener pro Tag eingenommen werden, z. B. Famciclovir oral, 500 mg alle 8 h über 7 Tage (Anwendung innerhalb von ≤ 72 h nach Hautausschlag).
- Eine postexpositionelle Varizellenprophylaxe mit Varicella-Zoster-Immunglobulin (VZIG) wird innerhalb von 96 Stunden nach Exposition (Aufenthalt eine Stunde oder länger mit infektiöser Person in einem Raum oder Face-to-Face-Kontakt oder Haushaltskontakt) für Personen mit erhöhtem Risiko für Varizellenkomplikationen empfohlen. Sie kann den Ausbruch einer Erkrankung verhindern oder deutlich abschwächen. Zu diesem Personenkreis zählen:
  - ungeimpfte Schwangere ohne Varizellenanamnese
  - immundefiziente Patienten mit unbekannter oder fehlender Varizellenimmunität
  - Neugeborene, deren Mutter 5 Tage vor bis 2 Tage nach der Entbindung an Varizellen erkrankte.

Für Applikation und Dosierung von VZIG sind die Herstellerangaben zu beachten. Die Empfehlungen der STIKO zu Impfungen und zur Postexpositionsprophylaxe bei Varizellen finden sich in den aktuellen Impfempfehlungen (STIKO 2012) sowie im RKI-Ratgeber für Ärzte (RKI 2010).

Welche Beschwerden/Symptome hat ein Patient mit Iridozyklitis?

Für eine akute Iridozyklitis sprechen typische Symptome wie konjunktivale Röte, Lichtscheu, verschwommener Visus, Schmerzen im Auge und Tränenfluss. Gewöhnlich ist nur ein Auge betroffen.

Wie kann eine Iridozyklitis diagnostiziert werden?

Neben einer vermehrten konjunktivalen und ziliaren Injektion finden sich eine träge Pupillenreaktion, manchmal Farbänderungen der Pupille, auch sichtbare Absonderungen (Abstrich). Eine Spaltlampenuntersuchung (Augenarzt) kann Eiweißablagerungen in der Hornhaut und Verklebungen (Synechien) der Hornhaut mit der Pupille sichtbar machen.

Ausgelöst durch Infektionserreger oder immunologische Vorgänge kann es zur Extravasation von mononukleären Zellen und Proteinen in die Uvea, die Vorderkammer und den Glaskörper kommen. Diese intraokulare Entzündung wird **Uveitis** genannt. Sie ist in Deutschland mit einer Inzidenz von 8.000 bis 15.000 Neuerkrankungen pro Jahr und einer Prävalenz von ca. 400.000 Personen nach altersbedingter Makuladegeneration, Glaukom und diabetischer Retinopathie die vierthäufigste Ursache für Blindheit (Fiehn 2003).

Wie sieht die Therapie aus?
Lokale Gabe von Mydriatika, Antibiotika und Steroiden. Diagnostik und Behandlung des primären Leidens.

Welche Ursachen für eine Iridozyklitis kennen Sie?
Häufig liegt eine immunologische Ursache zugrunde:
- allergisch als hyperergische Reaktion auf Bakterientoxine
- gehäuft assoziiert mit spezifischen Antigenen des HLA-Systems (HLA-B27)
- als Leitsymptom entzündlicher Erkrankungen: M. Bechterew, M. Reiter (Iridozyklitis, Urethritis, Polyarthritis), M. Crohn, Psoriasis
- seltener durch lokale Infektionen, Verletzungen oder bakterielle Sepsis.

Welche Komplikationen können auftreten?
Durch vordere oder hintere Synechien kann sich ein sekundäres Glaukom ausbilden.

FALLBERICHT

Ein 62-jähriger Patient kommt zu Ihnen und klagt über Kopfschmerzen, Augenbrennen, Augenrötung. Manchmal sei das Sehen verschwommen oder verschleiert, in der Dunkelheit sehe er Farbringe um Lichtquellen. Besonders verunsichere ihn die Beobachtung, dass er beim Autofahren seinen Beifahrer nicht mehr sehen könne. Auch das Erkennen von Texten und kleinen Gegenständen vor den Augen sei schlechter geworden.

An welche Diagnose denken Sie?
Es könnte ein Glaukom (grüner Star) sein.

Welche Untersuchung könnte Ihren Verdacht erhärten?
Vorsichtiges Palpieren der Augäpfel bei geschlossenen Lidern im Seitenvergleich.

Wie interpretieren Sie Ihren Tastbefund?
Ist der Augapfel elastisch eindrückbar, kann von normalen Druckverhältnissen ausgegangen werden.

In diesem Fall ist der Augapfel nicht eindrückbar, sondern prall-hart, der Augeninnendruck ist erhöht (Glaukom). Dieser Befund wird beim akuten Glaukom begleitet durch heftige Schmerzen und eine starke konjunktivale Gefäßerweiterung.

Wie entsteht der erhöhte Augeninnendruck in den meisten Fällen?
Die Augeninnendrucksteigerung entsteht durch einen erhöhten Abflusswiderstand im Trabekelwerk. Am häufigsten ist das primäre Offenwinkelglaukom (PCOG).

Wie hoch ist der normale Augeninnendruck bei Erwachsenen?
Er beträgt zwischen 10 und 21 mmHg.

8

Wie würden Sie Glaukom definieren?

„Glaukom" ist der Oberbergriff für ätiologisch unterschiedliche Krankheiten, deren gemeinsames Kennzeichen eine Schädigung des Sehnervs mit nachfolgendem Gesichtsfelddefekt ist. Schädigungsfaktor ist der erhöhte Augeninnendruck. Ursächlich hierfür ist ein mangelnder Abfluss des Kammerwassers, das mit ca. 2,5 µl/min produziert wird.

- primäres Glaukom: Tritt spontan fast immer bilateral auf.
- sekundäres Glaukom: Folge einer anderweitigen Augenerkrankung oder von Allgemeinerkrankungen.

Wie hoch ist die Prävalenz des manifesten Glaukoms?

0,7–1 % der Bevölkerung in Industrienationen haben ein manifestes Glaukom mit Schädigung der Papille, 10 % davon sind erheblich sehbehindert oder erblindet, d. h. 8 Mio. Menschen in Deutschland leben mit dem Risiko, ein Glaukom zu entwickeln, 800.000 sind erkrankt, 80.000 müssen mit Erblindung rechnen. Das Glaukom ist die zweithäufigste Erblindungsursache in entwickelten Ländern. 15–20 % aller Blinden haben ihr Augenlicht durch ein Glaukom verloren.

Ein Patient mit drohendem oder manifestem Glaukom muss langfristig in ophthalmologischer Behandlung bleiben.

Welche Untersuchungen gehören zur Untersuchung des Glaukoms?

- Augeninnendruckmessung (Tonometrie)
- Funduskopie, Beurteilung der Papille
- Gesichtsfelduntersuchung (Perimetrie)
- Beurteilung der vorderen Augenkammer mit der Spaltlampe
- Kammerwinkeluntersuchung (Gonioskopie).

Wie viele Axone des Sehnervs müssen geschädigt sein, ehe ein Gesichtsfeldausfall auftritt?

Der Schaden entsteht primär im neuroretinalen Gewebe des Sehnervs: Die meisten Optikusfasern laufen in einem Bogen auf die Papille zu. Beim Glaukom werden diese bogenförmig verlaufenden Fasern zuerst geschädigt. Sind 200.000–300.000 der 1,1 Mio. Axone geschädigt, kommt es zu einem merklichen Gesichtsfeldausfall (Neuropathie des Sehnerven durch Druck).

Warum sollten Sie das PCOG als Allgemeinarzt kennen?

Das PCOG ist mit 90 % aller Erwachsenenglaukome die häufigste Glaukomform. Es beginnt im mittleren und späteren Lebensalter, der Verlauf ist schleichend, die Verschlechterung progressiv. Charakteristisch ist der stets offene Kammerwinkel.

Prävalenz: 40 Jahre 0,9 %, > 50 Jahre 4,7 %. Da beim Glaukom die Frühdiagnose wichtig ist, sollte nach dem 40. Lebensjahr ein Glaukomscreening erfolgen (Augendruckmessung, ggf. Fundusskopie). Auch die erste Lesebrille sollte aus diesem Grund vom Augenarzt verschrieben werden!

Welches Medikament kann zu einem sekundären Offenwinkelglaukom führen?

Kortison, insbesondere kortisonhaltige Augentropfen: 35–40 % der Bevölkerung reagieren bereits auf eine 3-wöchige lokale oder systemische Steroidgabe mit einer Augeninnendruckerhöhung.

Wie wird ein Glaukom behandelt?

- medikamentös:
  - Prostaglandinderivate
  - Parasympathomimetika
  - Sympathomimetika
  - β-Blocker

- Carboanhydrasehemmer

  Mit den erstgenannten Substanzen soll der Kammerwasserabfluss verbessert werden, die letztgenannten vermindern die Kammerwasserproduktion.
- Lasertherapie: Lasertrabekuloplastik, Lasertrabekulektomie
- operativ: Filtrationsoperation
- Beim akuten Glaukomanfall werden die Laseriridotomie oder gleich die Laseriridektomie (Irisentfernung durch einen Nd:YAG-Laser) eingesetzt.

8.7 Sehstörungen/Erblindung

Welches ist die häufigste Ursache für Erblindung weltweit?

Der graue Star (Katarakt) ist die häufigste ophthalmologische Erkrankung und Erblindungsursache weltweit. 1998 verloren 20 Mio. Menschen in der dritten Welt ihr Augenlicht durch den grauen Star.

Eine Katarakt (Cataracta, Linsentrübung) liegt vor, wenn die Durchsichtigkeit der Linse so stark vermindert ist, dass die Sicht der Patienten beeinträchtigt ist.

Wie entsteht die Linsentrübung? Welche Folgen haben die Altersveränderungen der Linse?

- Transparenz und Elastizität der Linse nehmen physiologischerweise im Alter durch Wasserverlust und Albuminoid-Ablagerungen ab.
- Zunahme der Lichtstreuung
- Verschlechterung der Sehschärfe
- Veränderung der Farbwahrnehmung durch veränderte Lichttransmission.

Es wird vermehrt kurzwelliges Licht (450–470 nm) absorbiert, sodass Patienten ihre Umgebung in Brauntönen wahrnehmen.

Können Sie eine Katarakt bei der klinischen Untersuchung erkennen?

Ja, bei der Betrachtung der Pupillen im mäßig hellen Schräglicht fällt eine milchige oder kalkige Trübung der Pupille von unregelmäßiger Form und Begrenzung auf.

Mit welchen Fragen kommen Sie dem Ausmaß einer Visusverschlechterung näher?

- Hat sich Ihre Sehschärfe in der Ferne trotz Fernbrille verschlechtert?
- Wird ihre Sicht im Sonnenlicht schlechter?
- Haben Sie Probleme im Gegenlicht?
- Hat sich Ihre Sicht langsam oder rasch verändert?
- Behindert Sie Ihre Sehstörung in Ihrem täglichen Leben?

Wie wird eine Katarakt in der Regel behandelt?

Moderne Verfahren in Lokalanästhesie mit kleinen Inzisionen erlauben die Operation als Behandlung der Wahl auch im hohen Lebensalter. Die alte Linse wird zerkleinert, abgesaugt und durch Einbringen einer künstlichen Linse aus Polymethylmethacryl ersetzt.

Es gibt drei Positionen für die Intraokularlinsen:

- irisgestützte Linsen
- Vorderkammerlinsen (Linse liegt vor der Regenbogenhaut)
- Hinterkammerlinsen (Linse liegt hinter der Regenbogenhaut).

8

Die modernen Linsendesigns sind ständigen Modifikationen unterworfen. Die optimale Versorgung muss mit dem Augenarzt besprochen werden.

Eine nachhaltige Sehstörung tritt auch durch einen diabetisch ausgelösten Netzhautschaden ein. Was wissen Sie über die Epidemiologie (Häufigkeit) der diabetischen Retinopathie?

Man rechnet mit 3.000 Neuerkrankungen pro Jahr und etwa 580 Erblindungen in Deutschland. Die diabetische Retinopathie ist kein Spätsyndrom – 5 Jahre nach Diagnosestellung haben 67 % der Typ-I-Diabetiker Zeichen einer diabetischen Retinopathie (Lang 2004).

Was versteht man unter einer diabetischen Retinopathie?

Die diabetische Retinopathie ist eine Mikroangiopathie, die durch mikrovaskuläre Verschlüsse und Leckagen gekennzeichnet ist. Erste sichtbare Veränderungen sind die Mikroaneurysmen, es folgen Exsudate und subretinale Blutungen, bei schweren Retinopathien Infarkte und Netzhautödem. Bei der proliferativen Retinopathie kommt es zu krankhaften Blutgefäß-Neubildungen. Heute lässt sich die Netzhaut mit der optischen Kohärenz-Tomografie darstellen und die Behandlungsergebnisse kontrollieren.

Faktoren, welche die Entwicklung einer diabetischen Retinopathie begünstigen:
- Diabetesart und -dauer
- Hyperglykämie
- Blutdruck (Hypertonie)
- Proteinurie
- weitere Erkrankungen des Auges.

Wie kann man der diabetischen Retinopathie vorbeugen?
- dauerhaft gute Blutzuckereinstellung ($HbA_{1C} < 7\%$)
- gute Blutdruckeinstellung (< 130/80 mmHg)
- Nikotinverzicht
- Therapie anderer Augenerkrankungen (z. B. Glaukom).

In den letzten Jahren tritt bei Hochaltrigen gehäuft die Degeneration des Nervus opticus auf. Mit welchen einfachen Methoden können Sie ein Makulaödem ausschließen?

Mit dem Netz nach Amsler (➤ Abb. 8.2). Jedes Netzquadrat entspricht einem Sehwinkel von 1° bei einem Augabstand von 30 cm bei Fixierung des Mittelpunkts. Alle Linien müssen dem Patienten gerade vorkommen. Erscheinen die Linien wellig oder verzogen, liegt ein Makulaödem vor.

Welche typische Erkrankung führt zum Makulaödem?

Die altersbezogene Makuladegeneration (AMD), bei der es sich um eine fortschreitende Degeneration der Makula im höheren Lebensalter handelt. Sie führt jenseits des 65. Lebensjahrs häufig zur Erblindung. Die AMD entwickelt sich durch Alterungsprozesse des retinalen Pigmentepithels.

Worüber klagen die Patienten?
- langsame fortschreitende Sehverschlechterung
- Verzerrungen
- Mikropsie, Makropsie
- Störungen im Kontrast- und Farbsehen.

Welche Formen der altersbezogenen Makuladegeneration gibt es?

Unterschieden werden eine frühe und eine späte Form der AMD mithilfe der Fluoreszeinangiografie. Erst die späte Form wird symptomatisch! Hierbei sind zu unterscheiden:

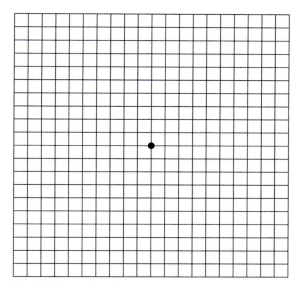

Abb. 8.2 Netz nach Amsler

- nichtexsudative altersbezogene, trockene Makuladegeneration mit Drusen und zentraler Atrophie
- exsudative altersbezogene Makuladegeneration mit Ansammlung seröser Flüssigkeit in der Netzhaut. Sie tritt aus der choroidalen Neovaskularisation aus. Später sammelt sich Blut unter und in der Netzhaut.

Gibt es eine Therapie?

Die chorioidale Gefäßneubildung kann mit thermischem Laser verödet werden, solange die Fovea nicht von Gefäßneubildungen betroffen ist.

Ferner gibt es die fotodynamische Therapie, bei der ein fotosensibilisierender Farbstoff innerhalb von 10 Minuten infundiert wird, der sich in der Gefäßneubildung anreichert und 5 Minuten nach der Infusion mit einem nicht thermischen Laser (889 nm) aktiviert wird, was zur Fotothrombose der Gefäßneubildung führt. Neuerdings kann bei der feuchten AMD der vaskuläre endotheliale Wachstumsfaktor, der die Neubildung von Gefäßen induziert, durch Ranibizumab (Lucentis®) und Bevacizumab (Avastin®) gehemmt werden.

8.8 Augenverletzungen

FALLBERICHT

Während der Geburtstagsfeier eines 6-jährigen Mädchens nähert sich ein Gastkind dem Familienhund. Es überhört das Knurren, überschreitet die kritische Distanz und der Hund beißt in die rechte Gesichtshälfte. Es kommt zu einer starken Blutung, Hämatom und Schwellung, die rechte Lidspalte ist zugeschwollen.

Wie gehen Sie bei der Untersuchung vor?

Handschuhe anziehen, sterile Tupfer nehmen und das Gesicht des Mädchens schonend untersuchen, v. a. Inspektion der Lider.

Welche Struktur wird häufiger beim Hundebiss mit verletzt?

Die Tränenwege.

Ihr weiteres Vorgehen?

Abdecken und sterile Augenbinde. Transport ins Krankenhaus/Augenabteilung.

Welche Einteilung der Augenverletzungen ist möglich?

- Verletzung durch mechanische Einwirkungen:
  - Lidverletzung
  - Verletzung der Bindehaut
  - Tränenorganverletzung
  - Fremdkörper auf Horn- und Bindehaut
  - Erosio corneae
  - nichtperforierende Verletzung des Bulbus (stumpfes Trauma)
  - Verletzung des Orbitabodens
  - Bulbusverletzung
  - Pfählungsverletzung der Orbita
- durch Chemie bedingte Verletzung: Verätzungen
- Einwirkung physikalischer Kräfte:
  - Verbrennungen
  - Strahlungsverletzung
  - Verblitzung.

FALLBERICHT

Bei einem Tennisspiel trifft ein Tennisball den Augapfel des Gegenspielers.

Welche Strukturen des Augapfels sind von dieser Prellung betroffen?

Durch den Aufprall entsteht eine erhebliche Druck- und Zugwirkung, durch die Gewebestrukturen kontusioniert und zerrissen werden können, z. B.:

- Iris
- Linse
- vordere Augenkammer
- Netzhaut
- Aderhaut
- Glaskörper
- Sehnerv.

Sie kommen vom Nachbarplatz herbei. Durch Einblutungen in die Vorderkammer können Sie die tieferen Augenabschnitte nicht beurteilen.

Welche Therapie nehmen Sie vor, falls Sie Ihre Notfalltasche zur Hand haben?

Stabilisierung des Kreislaufs, Schmerzbekämpfung, sterile Abdeckung beider Augen, aufrechte Körperhaltung. Notarzt benachrichtigen bzw. einen schonenden Transport in ein Krankenhaus mit Augenabteilung veranlassen und den Patienten begleiten.

Nennen Sie mögliche Traumafolgen.
- Sphinkterriss
- Retrobulbärhämatom
- Cataracta traumatica
- Contusio retinae
- Optikusausriss
- Subluxatio lentis
- Aderhaut-Netzhaut-Atrophie durch Abriss der hinteren Ziliararterien.

Sind (schwere) Augenverletzungen im Sport häufig? Welche Augenabschnitte werden geschädigt?
3 % aller Augenverletzungen entstehen beim Sport, die Hälfte in Form von Prellungen. In 99 % ist nur ein Auge betroffen. Auf 100.000 Sportstunden muss mit etwa 15 Augenverletzungen gerechnet werden, ein Drittel davon ist schwerwiegend. Squash- und Tennisbälle erreichen beim Abschlag ca. 250 km/h, Golfbälle fliegen noch schneller! Während Squash- und Golfbälle v. a. die vorderen Augenabschnitte schädigen, gilt dies bei Fuß-, Basket- und Volleybällen auch für die Netzhaut. 10 % der Augenverletzungen beim Sport führen zur Erblindung.

Wie können sich Ihre Sport treibenden Patienten effektiv gegen Augenverletzungen schützen, die besonders häufig beim Squash, seltener beim Tennis auftreten?
Durch das verpflichtende Tragen von Schutzbrillen beim Squash bzw. Gesichtsvollmasken beim Eishockey kam es in Nordamerika zu einer drastischen Reduktion von Augenverletzungen, die in diesen beiden Sportarten häufig schwerwiegend sind (Schnell, 2000).

8.9 Verfahren zur Korrektur von Sehfehlern/Lasertherapie

Welche Korrekturmöglichkeiten bei Fehlsichtigkeit gibt es?
60 % aller Deutschen tragen eine Brille bzw. Kontaktlinsen.

Die Notwendigkeit einer Sehkorrektur nimmt mit dem Alter zu. Bereits jeder Dritte zwischen 20 und 30 Jahren ist fehlsichtig. Je nachdem werden folgende Brillengläser verordnet:
- sphärische Gläser: korrigieren in allen Achsen gleich
- torische Gläser, Zylindergläser: korrigieren nur in einer Achse
- Bifokalgläser: Im oberen bis mittleren Teil des Glases ist die Fernkorrektur, darunter die Nahkorrektur platziert.
- Trifokalgläser: Zwischen Fernteil und Nahteil befindet sich ein anderer Glasschliff, um den Bereich zwischen Fern- und Leseabstand, z. B. den Computer-Bildschirm, scharf sehen zu können.
- Progressivgläser, Gleitsichtgläser: Sie verhindern den Bildsprung beim Blick durch die verschiedenen Zonen des Glases.

Welche Arten von Kontaktlinsen kennen Sie?
- harte Kontaktlinsen: formstabile, sauerstoffdurchlässige Silicon-Copolymere. Fertigungen für den Dauergebrauch bei höheren Dioptrienzahlen (> 4–6 dpt), die auf dem präkornealen Tränenfilm schwimmen. Sie werden bei jedem Lidschlag hochgezogen und kehren dann wieder in ihre zentrale Lage zurück. Es kommt so zum Austausch des Tränenfilms.
- weiche Kontaktlinsen: bestehen aus Hydrogelen, die leicht Feuchtigkeit aufnehmen. Die O_2-Durchlässigkeit ist geringer als bei harten Kontaktlinsen. Sie verlieren nach 4 Wochen ihre Eigenschaften und müssen ausgetauscht werden.

8

Können Sie Nachteile von Kontaktlinsen begründen?

- Es kann zur mechanischen Irritation der Hornhaut kommen, passagere ungewollte Refraktionsänderungen sind häufig. Kontaktlinsen müssen täglich gereinigt und desinfiziert werden.
- Das makromolekulare Netz des Hydrogels absorbiert Eiweiß, Eiweißabbauprodukte und niedermolekulare Substanzen, dies kann zur metabolischen Beeinträchtigung der Hornhaut mit gelegentlichen schweren Komplikationen (Keratitis, Hornhautvaskularisation, chronische Konjunktivitis) führen.

Kennen Sie neuere Verfahren zum Ausgleich von Fehlsichtigkeiten?

- LASIK-Methode (Laser-In-situ-Keratomileusis): Mit einem Präzisionsmesser wird eine Hornhautlamelle abgeschnitten und zurückgeklappt. Dann wird mit einem Excimer-Laser soviel Gewebe entfernt, wie es zur Korrektur der Kurzsichtigkeit erforderlich ist. Die Hornhautlamelle wird wieder zurückgeklappt und fixiert. Es handelt sich um eine kombinierte chirurgische und Lasertherapie, die relativ neu ist, für die also noch keine Langzeit-Follow-up-Daten vorliegen.
  Sie wird angewendet werden zur Korrektur von Myopien (bis −10 dptr), Hyperopien (bis + 3 dptr) und Astigmatismus (bis 6 dptr). Es handelt sich in der Regel nicht um Kassenleistungen.

Kennen Sie weitere Laser-Anwendungen am Auge? Was wird behandelt?

- Argonlasertrabekuloplastik (ALT) bei Glaukom:
  Prinzip: 80–100 Laserpunkte werden mit einer Energie von 0,2–1,0 W, 50 μm Durchmesser und 0,1 s Dauer über eine Gonioskopielinse auf die gesamte Zirkumferenz des Trabekelwerks verteilt. Die resultierende narbige Schrumpfung öffnet Maschen im Tabelkelwerk des Kammerwinkels und senkt so den Augendruck in der Vorderkammer. Die Behandlung kann einige Male wiederholt werden.
- panretinale Laserkoagulation: dient der Behandlung der retinalen Ischämie beim Neovaskularisations-Glaukom. Im Grünbereich emittierende Laser (Argon, Nd:YAG) werden genutzt, um 1.000–2.000 Impulse in die mittlere Netzhautperipherie außerhalb der Gefäßbögen zu verteilen.

Würden Sie Ihren alterssichtigen Patienten mit noch intakter Linse raten, sich (multifokale) Intraokularlinsen einsetzen zu lassen, um sich eine Lesebrille zu ersparen?

Nein, da bei alleiniger Weitsichtigkeit ohne Katarakt keine Empfehlung für diese Kunstlinse ausgesprochen werden kann. Dagegen sprechen auch Einschränkungen des Kontrastsehens und Blendungsphänomene. Außerdem werden auf der Netzhaut Objekte aus der Nähe und der Ferne abgebildet, sodass ein „neues Sehen" eingeübt werden muss.

8

LITERATUR

Diabetic Control and Complication Trial Research Group: The effect of intensive diabetes treatment on the progression of diabetic retinopathy in insulin dependent diabetes mellitus. Arch Ophthalmol 1995 (113): 36–51

Fiehn C: Differenzialdiagnose der Uveitis. Dtsch Arztebl 2003; 100 (39) A 2514–2522

Gloor BP, Landau K, Korach-Demant E: Visusverlust und Sehstörung. Schweiz Med Forum 2001 (42): 1057–1063

Karandish A, Wirbelauer C, Häberle H, Pham DT: OCT-Goniometrie vor und nach Iridotomie beim Engwinkelglaukom. Der Ophthalmologe 2006; 103 (1)

Lang GK: Augenheilkunde, 3. Auflage. Thieme, Stuttgart 2004

RKI 2010: RKI-Ratgeber für Ärzte Varizellen (Windpocken), Herpes zoster (Gürtelrose) Stand 2010: http://www.rki.de/DE/Content/Infekt/EpidBull/Merkblaetter/Ratgeber_Varizellen.html

Schnell D: Sport und Auge: Augenverletzungen durch Sport. Dtsch Arztebl 2000; 97(41): A-2712/B-2308/C-2172

Simon Ch, Everitt H, Kendrick T: Oxford Handbook of General Practice. 2nd Edition. Oxford University Press. Ophthalmology 2005 (25): 931–955

Stary A et al.: Therapie der klassischen Geschlechtskrankheiten und Sexually Transmitted Infections. Arbeitsgruppe für STD und dermatologische Mikrobiologie der ÖGDV, November 2009, http://www.oegdv.at/cms/images/stories/dokumente/diverses/std3_gl.pdf

Vancer JF, Gault JA: Ophthalmology Secrets. 2nd ed. Henley and Belfus, Philadelphia 2002

Zureik M. et al.: Rhinitis and onset of asthma: a longitudinal population-based study. The Lancet 2008; 372:1049–1057

9 Beschwerden im Bereich von Hals, Nase, Ohr und Mund

9.1 Nasenbluten

E. Wenzel

FALLBERICHT

Ein 67-jähriger ehemaliger Bäckermeister kommt an einem Novembernachmittag mit einem blutverschmierten Handtuch sehr ängstlich in Ihre Praxis.

Vor drei Tagen habe er wiederholt in kleinen Mengen aus dem rechten Nasenloch geblutet, aber es hörte immer nach wenigen Minuten „von selbst auf". Seit heute Nachmittag blute er nun aus beiden Nasenlöchern heftig. Er habe bestimmt mehrere Liter Blut verloren und auch verschluckt. Nun sei ihm übel.

Nennen Sie einige Ursachen für eine Epistaxis.

- ausgetrocknete, spröde Nasenschleimhäute. Insbesondere während der Heizperioden trocknen die Schleimhäute aus und werden bisweilen verletzlich dünn. Sie können beim Niesen, Nasebohren oder Schnäuzen einreißen.
- Auch chronischer Schnupfen, chronischer Gebrauch von Nasensprays, arterielle Hypertonie und Traumata führen zu Nasenbluten. Meistens blutet es aus dem Locus Kieselbachii im Bereich des vorderen Nasenseptums.
- Eine Thrombozytenaggregationshemmung oder -fehlfunktion, auch eine Antikoagulanzientherapie oder Gerinnungsfaktormangel können Ursache für profuse, spontan nicht sistierende Blutungen sein.

Wie gehen Sie therapeutisch vor?

- Patienten und begleitende Angehörige beruhigen.
  Fragen nach Auslösern der Blutung, nach begleitenden Erkrankungen und eingenommenen Medikamente, dabei Patienten aufrecht sitzen lassen und einen in Papier/Stoff gehüllten Eisbeutel in den Patientennacken legen.
  Eine Kühlung des Nackens bewirkt die reflektorische Konstriktion der zuführenden Arterien der Nasenschleimhaut. Eine lokale Kühlung der Nase bewirkt hingegen nicht viel. Dies sollte auch dem Patienten erklärt werden.
- Patienten hingegen bitten, die Nasenflügel von außen zusammenzudrücken.
- Puls- und Blutdruckkontrollen, ggf. Kontrolle von Hämoglobin und Thrombozyten bzw. Gerinnungswerten, ggf. Maßnahmen zur Kreislaufstabilisierung.
- lokale Vasokonstriktion mit Nasensprays (z. B. Xylometazolin):
  - bei sichtbarer Sickerblutung aus Gefäßen ggf. Versuch der Koagulation der Gefäße mit Silbernitrat oder Koagulationspinzette. **Cave**: Diese Maßnahmen dürfen wegen der Gefahr der Septumperforation nur einseitig erfolgen, am besten durch einen HNO-Arzt.
  - bei weiterhin persistierender Blutung ggf. Einbringen einer Tamponade (wenn Erfahrung damit, sonst dringliche Vorstellung bei einem HNO-Arzt).

Es sollte vermieden werden, bereits vorhandene Koagel zu entfernen – es blutet und verschmiert wieder und bringt unnötige Unruhe. Man sollte den Patienten einfach ruhig mit einem Tuch und einer Nierenschale auf den Behandlungsstuhl setzen und ihn dabei zuschauen lassen, wie man zusammen mit der Arzthelferin die Behandlung vorbereitet.

Welche Materialien benötigen Sie für eine vordere Nasentamponade?

- Oberflächen- oder Injektionsanästhetika, z. B. Mepivacain mit oder ohne Adrenalinanteil
- Clauden®-Tamponade oder Fibrinschwämmchen
- Salbentamponaden – entweder fertig konfektioniert, z. B. Marbadal®, oder selbst eingefettet mit Dexpanthenol (Bepanthen®) oder Vaseline
- mit einer Winkelpinzette erleichtert man sich die Arbeit, da die eigenen Hände nicht die Sicht behindern.
- ein mittelgroßes Nasenspekulum verschafft einen ausreichenden Überblick über die Anatomie des Naseninneren
- Licht kann man sich mit einer hellen Taschenlampe von der Arzthelferin geben lassen.

Wie gehen Sie weiter vor?

Inspektion und Säuberung der Nase. Rhinoskopie zur Feststellung der Blutungsquelle. Einbringen einer Schleimhautanästhesie. Falls erforderlich, Einbringen eines blutstillenden Mittels.

Zur Tamponade soll der Patient den Kopf zur Brust neigen. Falls er reflektorisch das Kinn nach oben zieht, müssen Sie dies korrigieren. Die gedachte Horizontale, in der Sie tamponieren, zielt eher in Richtung unterer Nasengang (etwa Höhe des Gehörgangs). Dieses Vorgehen vermeidet eine via falsa in Richtung Schädelbasis. Die Tamponade sollte in den mittleren, notfalls unteren Nasengang bis max. 8 cm tief eingebracht werden. Die Tamponade wird eine Blutung meist stillen, auch wenn sie nur teilweise im unteren Nasengang liegt. Sie wird nach 2–3 Tagen wieder entfernt.

Sie haben die Blutung aus der Nase des Bäckermeisters durch Eis und ein lokales Hämostyptikum gestoppt. Die Übelkeit verging spontan. Die Konjunktiven zeigten keine Anämie. Der Kreislauf war unauffällig. Ein kleines Blutbild und ein INR/Quick-Wert wurden abgenommen.

Wann sollte eine spezialärztliche Behandlung (HNO-Arzt, Chirurg, intensivmedizinische Abteilung) veranlasst werden?

- bei offenen Wunden im Gesicht, bei Verletzungen der Nase oder des Mittelgesichts mit Fraktur
- bei komplizierten und nicht stillbaren Blutungen mit Gerinnungsstörungen, Hämoglobin-Abfall, Schock
- bei Patienten, die mit Marcumar® behandelt werden – diese bluten häufig weiter und sollten interdisziplinär angesehen werden
- bei spezifischer oder maligner Grundkrankheit im HNO-Bereich.

Welche Hinweise geben Sie dem ehemaligen Bäckermeister mit?

Eine konsequente Nasenpflege verhindert Nasenbluten. Eine gefettete Nasenschleimhaut ist elastischer, dicker und widerstandsfähiger – sie reißt seltener ein. Blutstillende Nasensalben bieten einen zusätzlichen Schutz; sie enthalten gefäßkonstriktierende Stoffe (z. B. Rp. Suprarenin 0,1, Ol. Mentholi pip. gt., Parafinum subliquidum 10,0, Vas. alb. 10,0).

Man bittet den Patienten, sich am nächsten Tag zur Befundkontrolle und Besprechung der Laborwerte wieder vorzustellen.

9.2 Nasennebenhöhlenentzündungen
U. Popert, D. Jobst

FALLBERICHT
Ein Patient stellt sich Ihnen mit Schmerzen im Bereich der Nasennebenhöhle und einer seit sieben Tagen „verstopften" Nase vor. Die bereits bei einem HNO-Kollegen durchgeführte und mitgebrachte Röntgenaufnahme zeigt eine Spiegelbildung im linken Sinus maxillaris.
Bei dem Patienten ist eine Penicillinallergie bekannt; kürzlich wurde er wegen einer Prostatitis mit einem Chinolon (Ciprofloxacin) behandelt. Der Patient fragt, ob er nicht dieses Antibiotikum erneut einnehmen könne.

Welche Diagnose ist bei der Vorgeschichte wahrscheinlich? Welche zusätzlichen Informationen liefert das Röntgenbild?

Bei der Anamnese ist die Diagnose einer akuten (oder rezidivierend akuten) Rhinosinusitis wahrscheinlich. Das Röntgenbild zeigt eine deutliche Spiegelbildung im Bereich des linken Maxillarsinus. Per definitionem ist damit eine Sinusitis maxillaris nachgewiesen; allerdings sagt das noch nichts darüber aus, ob diese durch einen bakteriellen oder einen viralen Infekt verursacht ist.

Würden Sie dem Patienten zur Einnahme eines Antibiotikums raten? Begründen Sie Ihre Aussage.

Eine unkomplizierte Rhinosinusitis heilt mit oder ohne Antibiotikum innerhalb von 2–3 Wochen ab.

Ein Antibiotikum ist wahrscheinlich sinnvoll bei Hinweisen auf einen komplizierten Verlauf (Nachweis von Nasenpolypen, starke Hautschwellungen über den Nebenhöhlen, hohes Fieber, Benommenheit oder starke Schmerzen). Studiendaten dazu gibt es leider nicht – diese Patienten werden ja üblicherweise aus Therapiestudien ausgeschlossen. Alle Leitlinien sehen hier jedoch eine Antibiotika-Indikation.

Nur für den Fall, dass der Patient über starke Schmerzen klagt und ein CRP-Test oder eine BSG deutlich erhöhte Werte ergibt, kann aus Studien auf eine heilungsbeschleunigende Wirkung von Antibiotika geschlossen werden (Popert 2008).

9

Welche Antibiotika würden in diesem Fall als 1. bzw. 2. Wahl infrage kommen? Was ist von Ciprofloxacin zu halten?

Bei einer Penicillinallergie könnte prinzipiell ein Chinolon verordnet werden. Allerdings hat diese Medikamentengruppe teilweise deutliche Schwächen bei grampositiven Keimen wie Pneumokokken, dem häufigsten bakteriellen Erreger von Sinusitiden, und gehört deswegen nicht zu den Mitteln 1. und 2. Wahl.

Die meisten internationalen Leitlinien empfehlen hier Amoxicillin ($3 \times 500\,mg/d$) als Mittel der 1. Wahl. Die DEGAM-Leitlinie „Rhinosinusitis" gibt außerdem Azithromycin ($500\,mg/d$) und Cefuroxim ($2 \times 250\,mg/d$) als Mittel der 1. Wahl an. An zweiter Stelle stehen andere Makrolide, Cotrimoxazol ($2 \times 160/800\,mg/d$), Doxycyclin ($100\,mg/d$) oder Amoxicillin + Clavulansäure ($3 \times 500\,mg + 125\,mg/d$, bei Personen über 70 kg mit höherer Dosierung).

Im hausärztlichen Bereich wurden bisher wenige Studien durchgeführt, die erfolgreich den Nutzen von Antibiotika gegenüber Placebo belegen konnten. In der einen Studie wurden Patienten mit starken oder sehr starken Schmerzen und zusätzlich erhöhten Entzündungsparametern (BSG und/oder CRP) erfolgreich behandelt. In einer weiteren Studie erfolgte eine Indikationsstellung nach einer Computertomografie mit Nachweis von Sekretspiegeln oder totaler Verschattung in den NNH. Auch in einer dritten Studie konnten die Patienten mit behandelbarer Rhinosinusitis erfolgreich herausgefiltert werden – allerdings nur retrospektiv bei Nachweis pathogener Keime in Nasenabstrichen. Mit Antibiotika erfolgte in den drei Studien jeweils eine leichte Verkürzung der Zeit (etwa 2–3 Tage) bis zur Heilung bzw. Schmerzfreiheit.
In Metaanalysen zeigte sich kein Antibiotikum den anderen signifikant überlegen, sodass die Auswahl im Wesentlichen auf Kosten-Nutzen-Erwägungen beruht. Es ist sicher sinnvoll, wegen der Antibiotika-Resistenzen die regionalen Resistenzmuster zu berücksichtigen.

Nennen Sie die häufigsten Differenzialdiagnosen der Sinusitis.

- viraler Infekt der oberen Luftwege
- Rhinitis bei Allergie/Schleimhaut-Hyperreaktivität
- Spannungskopfschmerzen, Migräne
- oberes HWS-Syndrom.

Was sind die möglichen Komplikationen bzw. Warnzeichen von Sinusitiden?

Sehr selten (1 : 10.000 akute Rhinosinusitiden bei Erwachsenen in der Allgemeinpraxis) treten intrazerebrale Abszesse, Meningitis, Orbitalphlegmone, Osteomyelitis oder Sinusvenenthrombosen auf. Die Warnzeichen dafür waren in retrospektiven Untersuchungen leider meist nur unspezifisch: starke Schmerzen, Gesichtsschwellungen, anhaltendes Fieber und neurologische Symptome.

FALLBERICHT

Eine Mutter kommt mit ihrem 4 Jahre alten Kind in die Praxis und fragt, ob das Kind eine Stirnhöhlenvereiterung habe, weil es seit etwa 2–3 Wochen blutig-schleimiges Sekret aus dem linken Nasenloch entleert und Schmerzen im Stirnbereich angibt.

Was sagen Sie der Mutter?

Ein vierjähriges Kind kann i. d. R. keine Stirnhöhlenvereiterung ausbilden, da die Stirnhöhlen erst rudimentär angelegt sind. Vierjährige Kinder können jedoch Schmerzen oft nicht genau lokalisieren und die – bereits bei der Geburt vorhandenen – Ethmoidalsinus können bei Entzündungen die Schmerzen in den Stirnbereich projizieren.

Der einseitige blutig-eitrige Schnupfen ist bei einem Kind dieser Altersgruppe hoch verdächtig auf eine fremdkörperinduzierte Sinusitis (z. B. durch Murmeln oder Erdnüsse). Ein solcher Fremdkörper sollte möglichst umgehend entfernt werden. Bei unklaren Fällen ist eine weitere Abklärung mittels Endoskopie bzw. bildgebenden Verfahren und ggf. eine Extraktion des Fremdkörpers in Kurznarkose erforderlich.

Wie beurteilen Sie abschwellende Nasentropfen als Element Ihrer Behandlungsstrategie?

Bei einem akuten Nasennebenhöhlen-Geschehen bringen abschwellende Nasentropfen, auch in geringer Konzentration von 0,05 % Xylometazolin, eine symptomatische Linderung. Auch die Extraktion von Fremdkörpern kann durch die Abschwellung erleichtert werden.

Nasensprays, die das Konservierungsmittel Benzalkoniumchlorid enthalten, sollten wegen schleimhautschädigender Wirkung vermieden werden.

Wie beurteilen Sie Schmerzmittel als Teil Ihrer Behandlungsstrategie?

Schmerzmittel, für Kinder Paracetamol, besser Ibuprofen, für Erwachsene auch ASS, lindern die akuten Beschwerden. Bei Kindern sollte ASS wegen der Gefahr eines Reye-Syndroms vermieden werden.

Was halten Sie von Mukolytika?

Die Zilienaktivität, das Eindicken von Schleim im Nasennebenhöhlen-Bereich und das Eindämmen des Entzündungsprozesses lassen sich bei guter Flüssigkeitsversorgung des Patienten positiv mit Mukolytika beeinflussen. Allerdings wurde nur für Phytotherapeutika, wie z. B. ein Pflanzenextrakt-Präparat (Sinupret®), oder cineolhaltige ätherische Öle aus dem Eukalyptusbaum (z. B. Soledum® oder Gelomyrtol®) eine Symptomlinderung bzw. Verkürzung der Erkrankungsdauer gezeigt.

Welche therapieunterstützenden Elemente kommen für Patienten mit Sinusitiden in der hausärztlichen Praxis noch infrage?

Für folgende Maßnahmen gab es im Rahmen kleinerer Studien Hinweise auf Symptomlinderung:
- Warmdampfinhalationen (42–47 °C)
- Akupunktur
- Nikotinverzicht
- Verordnung von Bakterienlysaten, z. B. Ribomunyl®, Bronchovaxom® zur Prophylaxe von Atemwegsinfekten.

Wann sollte bei Rhinosinustis eine Überweisung zum HNO-Arzt erfolgen?

- bei Hinweisen auf Komplikationen sofort (ggf. mit telefonischer Voranmeldung bzw. Einweisung)
- bei fehlender Besserung nach spätestens 8 Wochen Krankheitsdauer (definitionsgemäß keine akute Rhinosinusitis mehr)
- bei chronischer oder mehr als viermal pro Jahr rezidivierender Sinusitis.

An welche Ursachen denken Sie bei einer chronischen Sinusitis?

Zu chronischen Sinusitiden kommt es gehäuft bei Allergien, Abflussbehinderungen (wie Septumdeviation, Polypen, Muschelhyperplasie, Mukoviszidose), bei Vorhandensein bestimmter Bakterien (*Staphylococcus aureus* oder gramnegative Keime) und ASS-Überempfindlichkeit.

Welche Vorgehensweise ist bei Verdacht auf eine chronische oder rezidivierende Rhinosinusitis zu empfehlen?

In der Regel sind eine diagnostische Abklärung und die Einleitung von Therapiemaßnahmen durch den HNO-Arzt empfehlenswert. Die Abklärung sollte mit nasaler Endoskopie und ggf. Biopsie, Allergietests bzw. bildgebenden Verfahren erfolgen. Gelegentlich sind außerdem Immundiagnostik, Mukoviszidose-(Schweiß-)Test und weitere Spezialtests (Zilienmotilität) sinnvoll.

Weitere therapeutische Optionen sind die mehrwöchige Gabe penicillinasefester Antibiotika (z. B. Roxithromycin 150 mg/d) bzw. Immunstimulanzien, die lokale Anwendung von kortikoidhaltigen Nasensprays, Spülungen mit Salzlösungen (z. B. Emser Salz) und funktionelle endoskopische Operationen zur Verbesserung der Ostienfunktion (Belüftung der Nasennebenhöhlen). Antimykotika haben sich nicht bewährt.

9

9.3 Schnupfen und allergische Rhinopathie
E. Wenzel, P. Velling

Nennen Sie die Symptome einer Erkältungskrankheit in der Reihenfolge ihres Auftretens.

Erkältungskeime wie Rhino-, Adeno- und respiratorische Synzytialviren dringen häufig über die Rachen-schleimhaut ein – der Patient bekommt Halsschmerzen. Oft begleiten Allgemeinsymptome wie Abgeschla-genheit, Frösteln und Gliederschmerzen diese Phase. Nach einem Tag folgt eine wässrig-klare Sekretion – dies lässt auf eine primär virale Genese schließen. Nach wenigen Tagen kann diese in einen gelblich-grünlichen schleimigen Nasenausfluss übergehen. Die Halsschmerzen sind dann verschwunden, die Erkältungssympto-me bewegen sich häufig zentrifugal in Richtung NNH oder Kehlkopf, Trachea und Bronchien.

Welche Arten von Rhinitiden sind häufig und können hausärztlich behandelt werden? Welche gehören in die HNO-ärztliche Behandlung?

Hausärztlich behandelt werden können:
- virale Rhinitis
- allergische Rhinitis
- virale und bakterielle Rhinosinusitis.

Insbesondere gehören in den HNO-ärztlichen Bereich:
- Rhinitiden bei Septumdeviation, Muschelhyperplasie, Adenoide bei Kindern unter 14 Jahren
- chronisch-hyperplastische Rhinitis (Polyposis nasi).

Wie behandeln Sie einen banalen Schnupfen im Rahmen einer Erkältungskrankheit?

Eine Behandlung erübrigt sich häufig, da der Schnupfen bald von anderen Symptomen überlagert wird und nach der Initialphase oft nicht mehr im Vordergrund steht. Konstringierende Nasentropfen und -sprays sind frei verkäuflich und können initial als Basistherapie verwendet werden. Nur freie Nebenhöhlenverhältnisse gewährleisten einen Abfluss des Sekrets. Eine „Abhängigkeit" von Nasensprays (sog. Privinismus – wegen des ehemals gebräuchlichsten Nasensprays „Privin") ist durch wenige Tage Gebrauch nicht zu befürchten.

Zusätzliche Nasenpflege beruhigt die Nasenschleimhäute. Hierfür gibt es konfektionierte Salben und Öle wie z. B. Bepanthen Nasensalbe® oder Coldastop Nasenöl®. Auch solehaltige Nasensprays, Salzspülungen (z. B. Emser®-Nasenduschen), Nasensalben auf Solebasis (z. B. Nisita®) und feucht-warme Inhalationen zur Linderung und Krankheitsverkürzung können empfohlen werden.

Bewerten Sie den Einsatz von konstringierenden Nasentropfen.

Konstringierende Nasentropfen bewirken eine Verbesserung der Nasenatmung und Durchgängigkeit der Si-nus-Ostien. Da sie in Deutschland im Apothekenhandel frei verkäuflich und in der ärztlichen Kassenverord-nung eingeschränkt sind, entscheiden Patientenwünsche im Wesentlichen über ihren Einsatz. Konstringie-rende Nasentropfen sollten frei von Benzalkoniumchlorid sein, möglichst gering dosiert und nur für wenige Tage angewendet werden. Da diese Medikamente nur 3–4 Stunden wirken, sollten sie oft genug angewendet werden, um eine sicher Abflussmöglichkeit zu gewährleisten. Bei Kindern unter 1 Jahr ist wegen der noch sehr feinen Nasenschleimhaut mit Bedacht zu therapieren. Geeignet sind Baby-Nasensprays, Salzwasser oder auch Muttermilch zur endonasalen Anwendung.

Was ist Ihnen über sogenannte Grippemittel bekannt?

In Deutschland frei verkäufliche Mischpräparate gegen grippale Infekte unterliegen der kritischen Betrach-tung. Die in ihnen enthaltenen systemisch wirksamen Sympathomimetika (z. B. Pseudoephedrin, Phenyl-ephrin und Phenylpropanolaminhydrochlorid) sind als Monosubstanzen in Deutschland nur als Augentropfen, Appetitzügler oder Nasentropfen im Handel. Sie verursachen häufig Hyperaktivität, Schlafstörungen, Blutdruckanstieg und Kopfschmerzen.

Eine Nutzung wird nicht empfohlen bzw. es wird besondere Vorsicht angeraten bei älteren Patienten, Kindern sowie Patienten mit Glaukom, benigner Prostatahyperplasie, Diabetes mellitus, KHK, Hypertonie oder bei Gefahr neurologischer Komplikationen.

Woran erkennen Sie einen Heuschnupfen (Pollinose)? Benennen Sie die Symptome und den Unterschied zu viralen Infekten.

Nach einer Exposition gegenüber einem aerogenen Allergen treten plötzlich Konjunktivitis und Rhinitis auf, manchmal Kratzen im Hals und auch Juckreiz der Gehörgänge (Allergie vom Soforttyp). Die üblichen Prodromi eines viralen Infektes fehlen, jedoch kann ein Krankheitsgefühl bestehen. Die Sekrete sind klar und reichlich. Nach einigen Stunden der Allergenkarenz bessern sich die Beschwerden, können aber unter erneuter Einwirkung des Allergens wieder auftreten.

Was sichert die Diagnose Pollinose/allergische Rhinokonjunktivitis?

Der Erkrankungsbeginn liegt häufig im Pubertätsalter. In der Anamnese lässt sich eine jahreszeitliche, substanzbedingte oder örtliche Korrelation zum Auftreten der Beschwerden eruieren. Haben schon früher andere allergische Erkrankungen bestanden (atopisches Ekzem) oder liegen allergische Erkrankungen in der Familienanamnese vor, stützen sie den Verdacht einer Rhinitis allergica oder allergisches Asthma. Bei Pollenallergien sollte die Frage nach kreuzreagierenden Nahrungsmitteln (Kern- und Steinobst, Nüsse) die Anamnese ergänzen.

Der Nachweis von spezifischen Antikörpern auf ein Allergen im Blut passend zur Anamnese und Klinik beweist die Diagnose. Häufig vorkommende Allergengruppen sind Pollen, Hausstaubmilben, Tierhaare, Schimmelpilze. Allergien gegen staubförmige Lebensmittel wie Mehle oder Gewürze treten selten, meist bei beruflicher Exposition auf.

Wie behandeln Sie eine Pollinose/allergische Rhinokonjunktivitis symptomatisch?

- Die symptomatische Behandlung eines Heuschnupfens besteht im Wesentlichen aus der Verordnung lokaler oder systemisch wirkender Antihistaminika, sogenannter H_1-Blocker, z. B. Loratadin oder Ceterizin. Sie verhindern – frühzeitig eingenommen – ein Anschwellen der Schleimhäute bei Allergenkontakt, wirken aber nicht abschwellend.
- Mastzellstabilisatoren, z. B. DNCG-Nasenspray (Dinatriumchromoglycinsäure)
- Topische Kortikoide wie z. B. Budesonid oder Momethason wirken abschwellend und führen zum Rückgang der Entzündungsmediatoren und reduzieren die Zellproliferation.
- Die Gabe von systemischen Kortikoiden als Tabletten oder i. v. Präparate ist die stärkste Stufe der symptomatischen Therapie. Sie können zu Beginn bei ausgeprägten allergischen Symptomen eingesetzt werden, nach Besserung sollte die Therapie durch topische Kortikoide fortgesetzt werden. Kortikoid-Depotpräparate haben ein breites Nebenwirkungsspektrum, erzielen aber keine bessere Wirkung als die o. g. Therapeutika.
- Die Wirkung naturheilkundlicher Verfahren (Eigenbluttherapie, Akupunktur auch in Kombination mit Nosoden, Homöopathie) wird eher in der Prophylaxe als in der Akuttherapie gesehen.

Wie behandeln Sie eine Pollinose prophylaktisch?

Wichtig ist die Allergenkarenz, z. B. durch:

- Beachtung des Pollenflugkalenders
- milbenkotdichte Matratzenüberzüge (Encasing, z. B. Allergonature®) bei Hausstaubmilbenallergie
- keine Schimmelpilzbelastung in der Wohnung oder der Arbeitsstelle
- keine Pollenbelastung des Betts, kein Auskleiden im Schlafzimmer, ggf. abends Haare waschen, Lüften nur, wenn kein Pollenflug besteht (Stadt – morgens ggf. bis 7:00 Uhr/Land – abends ggf. ab 22:00 Uhr)
- Bettzeug nicht draußen lüften.

9

Wie behandeln Sie eine Pollinose ursächlich?

Eine spezifische Immuntherapie (SIT, auch als Hyposensibilisierung bezeichnet) kann als subkutane (SCIT) oder sublinguale Therapie (SLIT) durchgeführt werden. Die Hyposensibilisierung entspricht dem Grundsatz, durch eine systematische Dosissteigerung eine Pollentoleranz des Immunsystems zu erzielen.

Spezifische Immuntherapien können umfassend gegen aerogene Pollenallergien eingesetzt werden. **Subkutane Therapien** werden sowohl ganzjährig (perennial) als auch in präsaisonaler Form angeboten. **Sublinguale Therapien** werden ganzjährig durchgeführt. Bevorzugt wird unter Allergenkarenz begonnen, es gibt aber auch Ansätze, trotz allergischer Symptome zu beginnen (Rush-, Ultrarush-Therapien). Je nach Präparat wird im Verlauf unter Allergenexposition die Dosis reduziert oder weiterhin gegeben. **Depotpräparate** intakter Allergene wie auch Allergoidpräparate, in denen das Allergen verändert ist, werden subkutan angewendet. **Allergoide** verursachen an der Einstichstelle deutlich weniger lokale Reaktionen, da sie durch ihre Konformitätsänderungen kaum mit IgE binden, und können daher höher dosiert werden.

Studien zeigen, dass eine hochdosierte SIT erfolgreicher ist als andere Regime. Die SCIT setzt die Bereitschaft zur Anaphylaxie-Behandlung und das schriftliche Einverständnis des Patienten voraus. Die Behandlung und die Präparate sind kassenüblich. Die SCIT wird zunächst wöchentlich bis zur Höchstdosis aufdosiert, dann in monatlichen Abständen für 3 Jahre fortgeführt, die SLIT täglich für 3 Jahre.

9.4 Ohrenschmerzen

H.-M. Mühlenfeld, U. Popert

FALLBERICHT

Ein 4-jähriges Kind wird Ihnen in der Sprechstunde von der Mutter vorgestellt. Sie berichtet über seit dem Vortag bestehende, rechtsseitige Ohrenschmerzen ohne Fieber. Seit ca. 2 Tagen bestehe etwas Schnupfen und Husten. Vorerkrankungen sind nicht bekannt.

Welches sind die wahrscheinlichsten Ursachen einer Otalgie in diesem Alter?

Je jünger die Patienten sind, desto größer ist die Wahrscheinlichkeit einer primären Otalgie mit folgenden Diagnosen (in abnehmender Häufigkeit): Otitis media, Otitis externa, Fremdkörper im Gehörgang, Seromukotympanon, Gehörgangsfurunkel, Erysipel, Verletzungen, oberes HWS-Syndrom und Kiefergelenksreizungen (z. B. durch Zähneknirschen oder nach Veränderung der Zahnstellung).

Was sind gefährliche Verläufe einer Otalgie bei Kindern?

Seltene, aber schwere Komplikationen sind: Mastoiditis bzw. Mastoidabszess, Labyrinthitis, Meningitis und chronische Otitis media (mit Zerstörung z. B. der Gehörknöchelchen), Thrombose, Fazialisparese. Allerdings sind diese Komplikationen so selten, dass selbst in bevölkerungsweiten Statistiken der Nutzen einer Antibiotikabehandlung kaum darstellbar ist (z. B. NNT von 2.300 bis 13.500 zur Verhinderung einer Mastoiditis bei Otitis media).

Wann ist eine Überweisung zu einem HNO-Spezialisten sinnvoll?

Bei Verdacht auf eine Komplikation, bei Säuglingen, bei sehr kranken Patienten sowie bei Verdacht auf eine Fraktur. Außerdem bei Verdacht auf eine fachübergreifende Ursache wie z. B. Zahn- oder Kieferfehlstellungen (Überweisung zum Zahnarzt oder Kieferorthopäden).

Wie gehen Sie diagnostisch bei Otalgie vor?

Bei Säuglingen und Kleinkindern ist immer eine orientierende ganzkörperliche Untersuchung erforderlich. Ab dem Schulkindalter reicht eine symptomorientierte Untersuchung aus. Bei allen Patienten ist die Inspek-

9

tion des Rachens, die Palpation des Halses und eine Otoskopie *notwendig*, Laboruntersuchungen sind hingegen meist überflüssig.

Wie und wann behandeln Sie eine akute Otitis media mit Antibiotika?

Meist steht zunächst die Schmerzlinderung im Vordergrund, z. B. mit Paracetamol oder Ibuprofen bei Kindern bzw. ASS, Ibuprofen oder Diclofenac bei Erwachsenen.

Abschwellende Nasentropfen gelten als sinnvoll zur Behebung der begleitenden Tubenventilationsstörung.

Antibiotika zeigten in Studien fast nur Effekte bei gleichzeitig bestehendem Fieber oder Erbrechen oder bei eitriger Trommelfellperforation. An Wochenenden oder im Notdienst empfiehlt sich ggf. eine verzögerte Therapie durch die Mitgabe eines Rezepts für den Fall einer Verschlechterung (85 % der Kinder sind am Folgetag wieder schmerzfrei). Bei weiterhin bestehenden Ohrenschmerzen nach 48 Stunden empfehlen die Autoren der DEGAM-Leitlinie „Ohrenschmerzen" eine Antibiotikagabe (Mittel der 1. Wahl: Amoxicillin über 5 Tage, Mittel der 2. Wahl: z. B. Erythromycin über 5 Tage). Bei persistierenden Beschwerden nach Beendigung der Antibiotikatherapie ist eine Wiedervorstellung in der Praxis notwendig.

Bei Hinweisen auf eine Ausdehnung der Entzündung (Mastoid-Druckschmerz) bzw. bei krank wirkenden Patienten oder Neigung zu Rezidiven sind ebenfalls Antibiotika indiziert.

Wie ist der Verlauf einer entzündlichen Trommelfellperforation? Welche Maßnahmen sind hilfreich?

Durch das eitrige Sekret und die dadurch geringere Reaktion des Trommelfells auf den Schalldruck kommt es zu einer vorübergehenden Hörminderung. Der ungeschützte Mittelohrbereich sollte gegen eindringendes Wasser und Fremdkörper geschützt werden, bis das Trommelfell wieder spontan verklebt ist (otoskopische Befundkontrolle nach einigen Tagen). Insbesondere das Eintauchen des Kopfes unter Wasser (Badewanne) sollte unterlassen werden. Die Hörminderung dauert im Regelfall bis zu 3 Wochen.

Was ist bei einem Seromukotympanon (Mittelohrerguss) zu beachten?

Durch Nasentropfen, Valsalva-Manöver und Politzern (nicht bei akuter Rhinitis!) sollte versucht werden, die Tubenbelüftung zu verbessern. Die Gabe eines Antibiotikums wie Amoxicillin über 2(–5) Wochen unter Berücksichtigung von möglichen Nebenwirkungen kann bei chronischem Erguss die Resorption unterstützen. Bei Hörminderung über 3–4 Monate (Hörtest) sollte aufgrund möglicher (Sprach-)Entwicklungsstörungen bei Kindern über die Entfernung der Adenoide und/oder der Rachenmandeln (mit oder ohne Einlage von Paukenröhrchen) entschieden werden – eine Überweisung zum HNO-Arzt ist hierfür erforderlich. Hörtests zur Überwachung des Therapieerfolgs können sinnvoll sein.

Worauf deuten die Symptome Tragusschmerz, geschwollener und geröteter Gehörgang bei unauffälligem Mastoid und reizloser Ohrmuschel hin?

Es besteht wahrscheinlich eine akute Otitis externa. Die Autoren der DEGAM-Leitlinie empfehlen, bei Patienten mit einer Otitis externa die Reinigung des Gehörgangs und eine Lokaltherapie mit Kombinationspräparaten (Kortikosteroide/Lokalanästhetika) durchzuführen. Bei Auftreten von Allgemeinsymptomen oder Nachweis von Problemkeimen (z. B. Pseudomonas) sollte eine systemische Antibiotikatherapie im Einzelfall überlegt werden.

Wie behandeln Sie einen Patienten mit einem Gehörgangsfurunkel?

Bei beginnender Einschmelzung des Befundes ist zunächst eine Stichinzision durchzuführen und ggf. eine Lasche/Drainage einzulegen. Lokale Feuchtverbände mit z. B. 0,9-prozentiger Kochsalzlösung wirken antientzündlich. Unterstützend kann mit lokalen Antiseptika behandelt werden. Bei Allgemeinsymptomen wie Fieber und Schüttelfrost ist die Einleitung einer systemischen Antibiotikatherapie zu empfehlen. Eine antiphlogistische/analgetische Therapie sollte im Einzelfall erwogen werden.

9

9.5 Hörminderung

U. Popert, E. Wenzel

Welche Ursachen für eine Hörminderung kennen Sie?

Hier nach Häufigkeit aufgeführt:

- mechanisch (Fremdkörper, Zerumenpfropf im Gehörgang)
- akute oder chronische Otitis externa
- Mukotympanon im Mittelohr
- degenerativ (Otosklerose, Altersschwerhörigkeit)
- entzündlich (chronische Otitis)
- idiopathisch (Hörsturz, M. Menière)
- UAW bei Chemotherapie
- traumatisch (Schädeltrauma, Schalltrauma)
- Akustikusneurinom
- ferner: angeboren (Fehlbildungssyndrome, intrauterine Infekte, hypoxisches Geburtstrauma)
- entzündlich (Meningitis, Enzephalitis, chronische Otitis)
- medikamentös-toxisch (Aminoglykoside, Diuretika, Chloroquin)
- autoimmun.

Welche häufigen Ursachen einer akuten Hörminderung sind rasch zu beheben?

- Entfernung eines Fremdkörpers oder Zerumen im Gehörgang
- Belüftung der Tuba Eustachii durch ein Valsalva-Manöver (s. u)
- Erneuerung von Batterien bzw. Reparatur eines nicht funktionierenden Hörgeräts
- Abschwellen der Gehörgänge bei Gehörgangsentzündung (z. B. „Bade-Otitis").

Wie wird der Zerumenpfropf therapiert?

Ohrschmalz-Pfropfen (wie auch Gehörschutzwachs, Wattereste oder tote Insekten) führen, vom Betroffenen oft längere Zeit unbemerkt, zu einer Hörminderung. Erst eine Gehörgangsentzündung mit einem Fremdkörpergefühl oder eine dumpfe Hörminderung nach dem Baden oder Schwimmen oder ein Zufallsbefund bei einer Vorsorgeuntersuchung lassen einen Behandlungsfall entstehen.

Bei starker Verstopfung mit hartem Ohrenschmalz lässt man den Patienten das Ohr mit zerumenauflösenden Tropfen einige Male vorbehandeln (z. B. Cerumen ex®, bei empfindlicher Gehörgangshaut unter Zusatz von schmerzlindernden Tropfen wie z. B. Otalgan® etc.).

Bei weichem Zerumen kann man mit (bis zu 37 °C) warmem Wasser den Gehörgang spülen. Hierzu eignen sich eine regulierbare Spülpistole, eine Munddusche oder eine Ohrenspritze mit aufgesetzter Ohrolive. Der Spülstrahl zielt dabei auf die hintere Gehörgangswand.

Man darf nicht vergessen, den Patienten vorher nach einer möglichen chronischen Trommelfellperforation zu fragen – manche der älteren Patienten haben jahrzehntelang einen Trommelfelldefekt mit rezidivierender Otorrhö. Bei der Gehörgangsspülung würde man in einem solchen Fall auch das Mittelohr spülen, was bei den Patienten stärksten Schwindel, Schmerzen und akustische Sensationen hervorrufen kann. Eine Gehörgangsspülung führt aber selbst in diesem Fall nicht zu einer gravierenden Schädigung des Mittelohrs. Eine Verwendung von speziellen Zerumen-Absauggeräten, z. B. beim HNO-Arzt, ist für diese Patienten empfehlenswert.

Welche Maßnahmen sollte man nach der Entfernung des Zerumens ergreifen?

Generell empfiehlt es sich nach einer Gehörgangsspülung, etwas antiseptische Salbe in den Gehörgang zu geben (Polymycin-/Neomycin-haltige Salben, z. B. Diprogenta® etc.). So begegnet man einer Gehörgangsreizung, die häufig bereits unter dem Zerumenpfropf besteht und durch eine Spülung leicht verstärkt werden kann.

Da Cerumen obturans und ein Hörsturz gelegentlich zusammentreffen, empfiehlt sich bei anamnestischen Hinweisen nach erfolgreicher Zerumenentfernung ein orientierender Stimmgabeltest nach Rinne und Weber.

Was erklären Sie dem Patienten zum Thema Zerumen?

Eine Reinigung des Gehörgangs sollte schonend stattfinden und nicht in die Tiefe führen. Auch Patienten, die zur starken Zerumenbildung neigen, sollten die Reinigungsbemühungen nicht forcieren.

Das Zerumen ist eine „reinigende" Substanz für den äußeren Gehörgang, kein „Dreck in den Ohren". Es besteht aus abgeschilferten Gehörgangs-/Trommelfellzellen, eingedicktem Talg aus den Talgdrüsen der Gehörgangshaut sowie der transienten Bakterienflora. Diese werden physiologischerweise zusammen mit Staub und eingedrungenen Fremdstoffen auf den Haaren des Gehörgangs nach außen transportiert.

Was ist Ihnen über die Heilungstendenz der Gehörgangshaut bekannt?

Die dünne Gehörgangshaut liegt ohne Unterhautfettgewebe direkt auf dem Knochen/Knorpel und ist schlecht durchblutet. Beim Reinigen des Gehörgangs mit zu starker Manipulation durch z. B. Wattestäbchen oder gar mit Autoschlüsseln oder Haarnadeln treten Verletzungen auf. Die langwierige Ausheilung der verletzten Gehörgangshaut in bis zu acht Wochen führt zu einem oft quälenden Juckreiz, der die Manipulationsbereitschaft steigert. Dies kann zu einer nicht mehr ausheilenden chronischen Otitis externa mit einer nachfolgend verstärkten Zerumenpfropfneigung führen.

Erläutern Sie eine Hörminderung durch einen Tubenkatarrh/Tubenventilationsstörung.

Nach vorausgegangener Erkältung, Schwimmen und/oder Tauchen, seltener durch einen akuten Allergieschub kommt es durch eine Schwellung der Tuba Eustachii zu einem „watteähnlichen" Druckgefühl und rezidivierendem Knacken, manchmal Hall- und Echocharakter im betroffenen Ohr oder beidseits. Es bestehen meist keine Schmerzen. Bei Kindern sind häufig vergrößerte Adenoide zu finden.

Welche Behandlung würden Sie vorschlagen?

Die Patienten können versuchen, die Tubenbelüftung durch die Applikation von abschwellenden Nasentropfen und Valsalva-Manöver zu verbessern (stoßhafter Druckaufbau durch Ausatemversuch gegen die zugehaltene Nase). Das Symptom klingt meist zusammen mit der Ursache ab. Bei Chronifizierung legt bei Kindern der HNO-Arzt operativ ein Paukenröhrchen zur Drainage des Mittelohrs mittels Trommelfellparazentese an (s. Seromukotympanon). Bei längerem Verlauf liegt die Vermutung einer allergischen Genese nahe.

Welche Ursachen können einer Tubenventilationsstörung zugrunde liegen?

- Jedes fünfte Kind in Deutschland hat eine rezidivierende Tubendysfunktion aufgrund von Adenoiden.
- selten: klaffende Tube: Der passive Tubenverschluss ist insuffizient, z. B. anlässlich einer Gewichtsreduktion (schrumpfender Ostmann-Fettkörper) oder angelegt bei Kiefer-Lippen-Gaumen-Spalte
- selten: Tumorverschluss: Ein Tumor führt zu einer Obstruktion des Tubenlumens (z. B. Nasenrachenfibrome bei Jugendlichen).

Erläutern Sie eine Hörminderung durch einen Hörsturz. Grenzen Sie den Hörsturz gegen den Morbus Menière ab.

Eine plötzliche deutliche Hörminderung ohne erkennbaren Anlass für viele Stunden bis Tage deutet auf einen sog. Hörsturz hin. Er tritt nahezu immer einseitig auf. Ein Pfeifton in hohen Frequenzen von 6–8 kHz oder andere Ohrgeräusche können den Hörsturz begleiten.

Die Symptomentrias aus einer nahezu immer einseitigen Hörminderung, Drehschwindelattacken mit Übelkeit und einem Tinnitus, die ausschließlich für Sekunden bis Minuten anhält, wird als Morbus Menière bezeichnet. Im Gegensatz zu einem Hörsturz handelt es sich immer um die Dreierkombination der Beschwerden.

Was ist bei Hinweisen auf einen akuten Hörsturz nicht zu tun?

In manchen Lehrbüchern wird noch eine dringliche HNO-ärztliche Diagnostik und bei idiopathischem Hörsturz meist eine (stationäre) Behandlung mit Rheologika oder sog. Plasmaexpandern empfohlen. In Anbetracht von fehlenden Wirksamkeitsbelegen, hohen Kosten und teilweise erheblichen Nebenwirkungen (Nierenfunktionsstörungen, Volumenüberlastung, allergische Reaktion, Juckreiz) ist dies kritisch zu beurteilen.

Erläutern Sie eine Hörminderung durch eine traumatische Trommelfellperforation. Welche Konsequenzen ergeben sich daraus?

Durch eine Ohrfeige oder ein anderes Trauma wird gelegentlich eine Trommelfellperforation verursacht. Eine schnelle und ambulante Trommelfelldeckung in Lokalanästhesie durch den HNO-Arzt gelingt während der ersten 24 Stunden. Allerdings verschließen sich unkomplizierte Trommelfellperforationen häufig spontan und vollständig. Bei verpasster Diagnose und ausbleibendem Spontanverschluss wird eine mikrochirurgische Operation notwendig. Daher sollte der Hausarzt das Trommelfell bei entsprechender Anamnese immer, ggf. auch mehrfach inspizieren!

Nennen und beschreiben Sie weitere Ursachen für Hörminderungen, die primär dem Facharzt für HNO-Krankheiten zugewiesen werden müssen.

Die **Otosklerose** ist eine schleichende, meist einseitige Hörminderung aufgrund der Versteifung des Gelenks am Stapesknöchelchen am ovalen Fenster im Innenohr. Der erste und größte Erkrankungsgipfel liegt häufig bei Frauen um die 30 Jahre mit einer familiären Häufung, der zweite bei Patienten um die 50 Jahre.

Akustikusneurinome führen zu einer nahezu immer einseitigen schleichenden Hörminderung mit einem zunehmenden Tinnitus. In etwa 1 % aller einseitigen Tinnitusfälle sind sie ursächlich für das chronische Ohrgeräusch.

Das Hauptproblem älterer Patienten mit beidseitig langsam zunehmender Hörminderung (**Presbyakusis**, Altersschwerhörigkeit) ist der Diskriminationsverlust von Sprache in einer lauten Umgebung.

9.6 Tinnitus
U. Popert

Welche Ursachen eines Tinnitus sind häufig?

Unter Ohrgeräuschen leiden 5–7 % der Erwachsenen. Neben Lärmschäden sind Otitis media, Innenohrschwerhörigkeit, Otosklerose, M. Menière, Akustikusneurinom, Zerumenpfröpfe, Schädeltraumata oder Störungen des Kiefergelenks bzw. der Kaumuskulatur mögliche Ursachen. Auch toxische Effekte von Medikamenten, z. B. Aminoglykosiden, Acetylsalicylsäure und anderen NSAR, Chinin, Chinidin, Chloroquin, Erythromycin, Cisplatin und Schleifendiuretika, können ursächlich für subjektiv empfundene Ohrgeräusche sein.

Ein tatsächliches Leiden resultiert meist aus einer Fokussierung auf die Ohrgeräusche mit Konzentrations- und Schlafstörungen, Ängsten und Depressionen.

Wie kann die Stärke des Hörgeräusches objektiviert werden?

Durch Übertönen mit „weißem" Rauschen und Sinustönen, aber auch mit standardisierten und validierten Fragebögen.

Für welche Therapien des Tinnitus ist ein Nutzen erwiesen?

Nur bei einer (allerdings häufig) begleitenden Depression sind Antidepressiva sinnvoll. Ein relevanter Nutzen zahlreicher anderer Medikamente war in Studien nicht nachweisbar. Die Therapie des anhaltenden Tinnitus erfordert ein Gesamtkonzept (Tinnitus-Counseling), das Tinnitus-Masker oder Hörgeräte und Biofeedback-Verfahren bzw. andere lerntheoretische Verfahren (z. B. Re-Training) mit dem Ziel der Habitation umfasst. Schon die Aufklärung über die Gutartigkeit der Beschwerden verschafft oft Erleichterung (http://www.tinnitus-liga.de).

9.7 Schwindel

U. Popert

Nennen Sie bitte einige Ursachen für Schwindelsymptome und berücksichtigen Sie die Häufigkeit.

- häufig:
  - psychogen verursachtes Schwindelgefühl
  - benigner Lagerungsschwindel
  - niedriger Blutdruck
- seltener:
  - Sehstörungen/neue Brille
  - Herzrhythmusstörungen
  - Intoxikation/Medikamentennebenwirkung
  - sehr hohe oder plötzlich ansteigende Blutdruckwerte
  - Neuronitis vestibularis
  - M. Menière
  - Migräne
  - M. Parkinson
  - Polyneuropathie
- selten bis sehr selten:
  - basiläre Durchblutungsstörung
  - Adams-Stokes-Anfälle
  - Multiple Sklerose
  - Kleinhirnbrückenwinkeltumor
  - Subclavian-Steal-Syndrom
  - Z. n. Schädeltrauma.

Welche Begleitsymptome des Schwindels sind wegweisend für die zugrunde liegende Ursache?

- Kopfschmerzen, Lichtempfindlichkeit, Aura → vestibuläre Migräne
- Hirnstammsymptome → TIA/PRIND
- Hörminderung, Tinnitus, Ohrdruck → M. Menière
- Atemnot, Herzrasen, Hyperventilation, Tremor, (Angstgefühl) → Angststörung, Panikattacke
- Schwarzwerden vor Augen → orthostatische Hypotension
- Kopfdrehung als Auslöser → sensibler Karotissinus, paroxysmaler Schwindel
- Erbrechen → vestibuläre Störung
- Schwindel bei Drehung im Liegen → paroxysmaler Schwindel

9

Nennen Sie wichtige Untersuchungstechniken bei Schwindel.

- allgemein: Bewegungen und vegetative Zeichen beobachten, Sprache beachten
- kardiovaskulär: Blutdruck und Puls, Auskultation von Herz und Karotiden, ggf. Karotisdruckversuch mit EKG (**cave**: Mobilisierung von Plaques!)
- neurologisch: Prüfung des Spontannystagmus, der peripheren Sensibilität, Reflexstatus, Vestibulo-okulärer Reflex, Vorhalteversuch, Romberg und Unterberger, Diadochokinese-Prüfung, Finger-Nase- und Knie-Hacken-Versuch
- HNO: kalorisch-vestibuläre Tests, Kopfschütteltest, Lagerungsversuch, Hörprüfung, z. B. Weber- und Rinne-Test, Dix-Hallpike-Test (s. u.).

Nennen Sie einige Therapieoptionen bei Schwindel.

- allgemeine Beruhigung
- kurzfristige Gabe von Antivertiginosa (z. B. Diphenhydramin)
- Betahistin bei M. Menière
- ggf. Kreislaufstabilisierung
- ggf. Epley- bzw. Sermont-Manöver (Umlagerungstechniken zur Symptomlinderung bei „vagabundierenden" Kristallen in einem – meist posterioren – Bogengang; Mayer 2007).

Wie wird ein paroxysmaler Lagerungsschwindel diagnostiziert?

Losgelöste Otolithen führen durch Reizung der vestibulären Haarzellen je nach betroffenem Bogengang zu unterschiedlichem Schwindel und Nystagmus. Am häufigsten ist der hintere Bogengang betroffen, hier kommt es in Rückenlage bei 45° zurückgebeugtem Kopf und schneller 45°-Drehung des Kopfes zur betroffenen Seite nach einigen Sekunden Verzögerung zu einem Nystagmus. Dabei zeigt die schnelle Nystagmus-Phase zur betroffenen Seite und verschwindet nach einigen Minuten wieder (Dix-Hallpike-Manöver).

Wie wird ein paroxysmaler Lagerungsschwindel behandelt?

Verschiedene Manöver (z. B. nach Sermont, Epley) verlagern durch geeignete Drehungen ggf. mit unterstützenden Vibrationen oder Schüttelbewegungen des Kopfes die losgelösten Kristalle aus einem engen Bogengangsabschnitt in den Utriculus, wo sie die Haarzellen nicht mehr irritieren können (Anleitungsfilme im Internet).

Therapieprinzipien:

- Befreiungsmanöver (ggf. wiederholen)
- häusliche Lagerungsübungen
- möglichst viel Bewegung und wenig Ruhe (auch wenn der Schwindel Angst macht)
- Medikamente nur kurzfristig.

Auch bei Auftreten eines Rezidivs bleiben die Heilungsaussichten gut (90–100 %).

Welche Bedeutung hat der paroxysmale Lagerungsschwindel?

Die Erkrankung ist sehr häufig (bei jedem Dritten im Laufe des Lebens), tritt besonders zwischen 51. und 57. Lebensjahr auf und verschwindet meist spontan nach Wochen bis Monaten (Mayer 2007).

Problematisch sind angesichts dieser einfachen und effektiven Diagnostik und Therapie die unnötig langen Krankheitsverläufe und die Verunsicherung der Betroffenen. Hier könnte durch Schulungen bereits auf der Hausarztebene viel unnötige und teure Spezialisten-Diagnostik vermieden werden.

9.8 Auffällige Tonsillen
U. Popert

Welche Erreger können eine akute Tonsillitis/Pharyngitis hervorrufen?
Etwa 1–2 % der Konsultationen in einer Hausarztpraxis erfolgen wegen einer Pharyngitis. Bei zusätzlicher Rötung und/oder Schwellung bzw. Ausbildung von „Eiterstippchen" oder nekrotischen Belägen der Tonsillen sprechen wir von einer Tonsillopharyngitis oder Tonsillitis. Auslöser sind zu 50–80 % Viren, 5–36 % Streptokokken, 1–10 % Epstein-Barr-Viren, je 2–5 % Chlamydia bzw. *Mycoplasma pneumoniae* und zu je 1–2 % Gonokokken und *Haemophilus influenzae*. Die Wahrscheinlichkeit für eine Candidiasis (Soor) oder eine Diphtherie liegt unter 1 %. Art und Häufigkeit der gefundenen Organismen variieren erheblich von Studie zu Studie. Es bleibt unklar, ob das an den verwendeten Nachweismethoden oder an den unterschiedlichen Populationen liegt. Alle Angaben zur Häufigkeit können daher nur als grobe Orientierungshilfe dienen (Wächtler 2004, 2009). Bei etwa 30 % bleibt die Ätiologie trotz aufwändiger Diagnostik unklar (Wächtler 2004).

Welche abwendbar gefährlichen Verläufe der akuten Tonsillitis kennen Sie?
Unterschieden werden eitrige und nichteitrige Komplikationen. Die häufigste eitrige Komplikation, der Peritonsillarabszess, wurde in den Studien zwischen 1945 bis 1990 bei etwa 2,5 % der unbehandelten Patienten beobachtet, danach nur noch etwa bei 1 %. Das Auftreten von Peritonsillarabszessen wurde in den älteren placebokontrollierten RCT durch Antibiotika von etwa 2,3 % auf 0,14 % reduziert (NNT ca. 50; bei den genannten Zahlen ist zu berücksichtigen, dass „schwer erkrankte" Patienten mit Pharyngitis/Tonsillitis nicht in die Studien einbezogen wurden).

Wie beurteilen Sie die Gefahr eines rheumatischen Fiebers oder einer Glomerulonephritis als Komplikation einer akuten Tonsillitis?
Die nichteitrigen Komplikationen akutes rheumatisches Fieber (ARF) und Glomerulonephritis (GN) durch Streptokokken der Gruppe A werden in fast allen Lehrbüchern als klassische Indikationen für die Verwendung von Antibiotika benannt.
- Allerdings ist die Häufigkeit eines ARF sehr zurückgegangen: In Industrieländern trat es in Studien bis 1975 in bis zu 3 % der Patienten der Studien- und Kontrollgruppen auf, in neueren Studien mit über 600 Patienten wurde kein einziger Fall mehr berichtet. Die jährliche Spontaninzidenz wird in den USA derzeit auf 1 pro 1 Mio. Einwohner veranschlagt, davon etwa ein Drittel ohne vorangegangene Pharyngitis.
- Die Glomerulonephritis tritt eher nach Pyodermien auf. Bei Pharyngitis-Studien wird sie derzeit in einem Promille der Kontrollfälle beobachtet.

Die Ursache des drastischen Rückgangs von ARF und GN wird eher in besseren Lebensverhältnissen und einer Änderung der Pathogenität der Erreger als in häufigerem Antibiotikagebrauch gesehen (Wächtler 2004).

Wann sind Antibiotika bei akuter bakterieller Tonsillitis/Pharyngitis sinnvoll?
Die wichtigsten Ziele einer Therapie sind die Verringerung von Komplikationen, die Verkürzung der Krankheitsdauer sowie die Verminderung der Ansteckungsfähigkeit. Angesichts der guten Spontanheilungsrate einer Pharyngitis mit oder ohne Tonsillitis (40–50 % sind nach 3–5 Tagen beschwerdefrei, 85 % nach 7–9 Tagen) ist insbesondere bei leichterer Erkrankung eine Antibiotikabehandlung nicht zwingend und sollte für jeden einzelnen Fall abgewogen werden. Eine mögliche Option ist auch ein späterer Behandlungsbeginn bei Verschlechterung (Wächtler 2004).

In Studien (Del Mar et al. 2004) ließ sich durch Antibiotikagabe nach geeigneter Vordiagnostik (Symptom-Score s. u.) die durchschnittliche Erkrankungsdauer von etwa einer Woche um ein bis zwei Tage verkürzen. Andererseits ist bei einer Therapie mit Penicillin in etwa 1–10 % mit allergischen Reaktionen zu rechnen;

9

nach Amoxicillin treten dosisabhängig in bis zu 20 % der Behandelten typische paraallergische juckende masernähnliche Exantheme auf. Durchfälle und andere Nebenwirkungen sind noch häufiger.

Die Empfehlungen des Robert-Koch-Instituts zur Hygiene sind:

1. Nach § 34 Infektionsschutzgesetz dürfen an Scharlach bzw. *Streptococcus pyogenes* Erkrankte weder als Beschäftigte noch als Betreute Gemeinschaftseinrichtungen betreten. Das gilt auch bereits bei Erkrankungsverdacht.
2. Eine **Wiederzulassung** zu Schulen und Gemeinschaftseinrichtungen kann bei einer Antibiotikatherapie und ohne Krankheitszeichen ab dem zweiten Tag erfolgen, ansonsten nach Abklingen der Krankheitssymptome. Ein schriftliches ärztliches Attest ist nicht erforderlich (RKI 2009).

Die Abwendung des ARF lässt sich nur schätzen: Bei einer Inzidenz von etwa 1 auf 100.000 Pharyngitispatienten dürfte die NNT größer als 25.000 sein. Die Verringerung von akuten Glomerulonephritiden von 2 auf 0 von 2.000 Patienten entspräche einer NNT von 1.000.

Damit bleiben als wichtigste Behandlungsindikation für Antibiotika eine schwere Ausprägung der Erkrankung, ein drohender Peritonsillarabszess und Risikopatienten (z. B. mit ARF bzw. GN in der Eigen- oder Familienanamnese).

Welche Diagnostik ist bei einer akuten Tonsillitis/Pharyngitis sinnvoll, um eine Racheninfektion mit A-Streptokokken zu erkennen?

Als Zeichen einer typischen Pharyngotonsillitis mit β-hämolysierenden Streptokokken der Gruppe A (Strep A) gelten der akute Beginn, Halsschmerzen mit Schluckbeschwerden, Fieber, Rötung von Rachenschleimhaut, Uvula und Tonsillen, sowie geschwollene und „belegte" Tonsillen, vergrößerte und druckdolente Lymphknoten im Kieferwinkel und das Fehlen von Husten und Schnupfen. Eine eindeutige Diagnosestellung ist klinisch nicht möglich, allerdings lässt sich die Wahrscheinlichkeit durch einen Score abschätzen. Für den altersgewichteten McIsaac-Score (Wächtler 2004 und 2009) werden 6 Kriterien (über die unspezifische Rötung des Rachens hinaus) bewertet:

Fieber in der aktuellen Anamnese oder eine bestehende Temperatur > 38 °C, das Fehlen von Husten, schmerzhafte vordere Halslymphknoten, Tonsillenschwellung oder -exsudate, Alter < 15 Jahre werden mit je einem Punkt gewertet, während bei einem Lebensalter über 45 Jahren ein Punkt Abzug erfolgt (➤ Tab. 9.1).

Tab. 9.1 Anwendung des McIsaac-Scores

Punkte (Zahl der Kriterien)	Wahrscheinlichkeit von Strep A im Rachenabstrich	Likelihood Ratio
4 oder 5	~ 50 %	4,9
3	~ 35 %	2,5
2	~ 17 %	0,95
1	~ 10 %	0,52
−1 oder 0	~ 1 %	0,05

Je höher die Wahrscheinlichkeit für Strep A, desto höher der zu erwartende Nutzen einer Antibiotikabehandlung. In den meisten Fällen (z. B. bei einem Score von mindestens 4 oder ≤ 2) ist die klinische Untersuchung zur Therapieentscheidung ausreichend. Mit Kulturen oder Schnelltests von Rachenabstrichen lässt sich eine zusätzliche Sicherheit bei Zweifelsfällen erreichen. (Bei der Bewertung sind die Herstellerangaben zu beachten: Eine hohe Sensitivität von über 90 % schließt falsch negative Tests relativ sicher aus, bei einer hohen Spezifität von über 90 % sind falsch positive Ergebnisse selten.)

CRP und/oder BSG können ebenfalls Hilfestellung geben – ASL-Titer weisen hingegen Antikörper nach und eignen sich deswegen nicht für die Akutdiagnostik (Wächtler 2004).

Welche Antibiotika und welche Behandlungsdauer sind sinnvoll?

Penicillin V ist weiterhin das Mittel der 1. Wahl, bei Unverträglichkeit sind Makrolide die beste Alternative. Eine 7- bis 10-tägige Behandlung ist empfehlenswert (Ausnahme: Azithromycin für 3 Tage).

Amoxicillin bietet gegenüber Penicillin keine Vorteile bei Strep A, führt aber bei einer nicht erkannten Mononukleose fast regelhaft zu einem lästigen juckenden Exanthem und sollte deswegen gemieden werden.

Bei asymptomatischen Strep-A-Trägern (immerhin 5–20 % der Kinder und 2–4 % der Erwachsenen) ist keine antibiotische Behandlung indiziert (Wächtler 2004, 2009).

Wann ist eine Tonsillektomie sinnvoll?

Eine absolute Indikation zur Tonsillektomie besteht bei rezidivierenden Peritonsillarabszessen sowie bei Verdacht auf Bösartigkeit.

Eine relativ neue Indikation ist die Operation hyperplastischer Tonsillen bei Schluckstörungen bzw. Schlafapnoe (Franzen 2001).

In einer kontrollierten Studie über Tonsillitis-Rezidive fanden sich bei den tonsillektomierten Kindern fünf Infekte, bei den Nichtoperierten acht Infekte in 3 Jahren. Somit war die Infektionshäufigkeit bei den Operierten etwas geringer (Ollenschläger 2006).

9.9 Globussyndrom
E. Wenzel

Was wird unter einem Globussyndrom verstanden?

Unter einem Globussyndrom (Synonym: Globus pharyngeus) versteht man ein Kloß- oder Fremdkörpergefühl im Hals. Das Globussyndrom muss primär als somatoformes (psychosomatisches) Symptom aufgefasst werden, das häufig auftritt.

> In einer Reihenuntersuchung zur Früherkennung von HNO-Karzinomen an 3.176 HNO-Patienten wurde festgestellt, dass über 50 % der Patientinnen und mehr als 40 % der Patienten schon einmal Globusbeschwerden hatten. Es wurde hingegen kein einziges Karzinom gefunden.

Wie beurteilen Sie eine weiterführende Diagnostik bei somatoformen Störungen?

Eine weiterführende Diagnostik sollte bei somatoformen Störungen zunächst *vermieden* werden. Die möglichen differenzialdiagnostischen Sorgen des überweisenden Arztes und des durchführenden Spezialisten (HNO-Arzt, Nuklearmediziner, Gastroenterologe) können von den ängstlich gespannten Patienten erfühlt und als schlimme Botschaft interpretiert werden: „Mein Hausarzt fürchtet wie ich, dass eine bedrohliche, ernste Erkrankung vorliegt. Zwar versucht er, mich zu beruhigen – aber nur, weil er das Gegenteil glaubt.“

Welche Faktoren in der Anamneseerhebung sind wichtig?

- Dauer und die Umstände der Beschwerden
- Ursächliche Faktoren, wie Rauchen, stimmliche Belastung, Stress, Sorgen und Auseinandersetzungen sowie Tumorerkrankungen im sozialen Umfeld sollten geklärt werden.
- Vorerkrankungen wie Halsentzündungen, Bestrahlungen, Verletzungen, Operationen, Traumata oder Unfälle.

9

Was untersuchen Sie als Hausarzt?

Die Inspektion, soweit die Möglichkeiten es erlauben, und die Palpation minimieren häufig den Verdacht auf eine organische Ursache. Wenn „man nichts sieht und nichts tastet" ist die wichtigste Diagnostik bereits durchgeführt. Übrigens wirkt beim psychogenen Globusgefühl bereits eine sorgfältige hausärztliche Untersuchung therapeutisch (➤ Kap. 13.1).

Wann halten Sie weiterführende Diagnostik für angebracht?

Wenn sich deutliche Hinweise auf eine organische Störung ergeben, z. B. lokale Schwellungen mit und ohne Druckempfindlichkeit, Schilddrüsenvergrößerung, Schluckstörungen.

Was schlagen Sie hausärztlich bei weiter bestehenden Beschwerden vor?

Eine vertiefte Anamnese (Exploration) kann Anhaltspunkte für eine psychische Störung erhärten und Anlass zu einer Behandlung, einer Empfehlung zu einer Psychotherapie oder zu einer Stimmtherapie geben.

Nicht selten helfen einfache Dinge: Minderung des Zigarettenkonsums, Kauen von Kaugummi bei Trockenheitsgefühl und Schluckzwang, Entspannungsübungen bei einer HWS-bedingten Ursache, Einnahme eines Antazidums bei Sodbrennen, von Johanniskrautpräparaten bei depressiver Verstimmung, von Jodid bei blander Struma.

9.10 Heiserkeit
E. Wenzel

Was unternehmen Sie bei einem heiseren Patienten?

Vorübergehende Heiserkeit im Rahmen von Erkältungskrankheiten wird durch Inhalation von Panthenol oder Kamillenextrakt gemildert und vergeht durch Stimmschonung i. d. R. auch spontan.

Wann besteht vermehrter Handlungsbedarf?

Chronische Heiserkeit gibt es bei Rauchern, Sprechberufen, nach subtotaler Schilddrüsenentfernung mit persistierender Rekurrenslähmung, nach Neck-Dissektion, nach Stimmbandeingriffen oder konstitutionell.

Diese Patienten sollten für eine Zunahme der Heiserkeit sensibilisiert werden. Feste individuelle Termine zu Kontrolluntersuchungen durch den Hausarzt und/oder den Spezialisten sind zu vereinbaren. Durch eine Kehlkopf-Spiegelung sind veränderte Stimmbänder bei Phonation gut zu erkennen. Dies gilt z. B. für benige wie maligne Stimmbandknötchen, akute und chronische Stimmbandschwellungen wie auch für unsymmetrische Stimmbandbewegungen. Länger bestehende unklare Heiserkeit kann auf ein Stimmbandkarzinom hinweisen, das jedoch deutlich seltener auftritt als Glottis- oder Hypopharymkarzinome. Alle neu aufgetretenen Dysphonien von mehr als 3–4 Wochen Dauer sollten zur HNO-ärztlichen Laryngoskopie und Stimmband-Stroboskopie überwiesen werden.

Bei allen Sprechberufen ist hingegen bereits nach ca. 1 Woche Heiserkeit eine Laryngoskopie anzustreben. Ein chronifiziertes Ödem der Stimmlippen (Reinke-Ödem) kann eine wochenlange Behandlung notwendig machen, im Einzelfall sogar die Berufunfähigkeit eines Sängers oder Lehrers zur Folge haben!

9.11 Lymphknotenschwellungen (inkl. Malignomen) und Halszysten

E. Wenzel

Zeitlicher Verlauf, Tastbefund und Anamnese bestimmen das Prozedere bei Schwellungen im Halsbereich. Ordnen Sie zu: Was unternehmen Sie bei folgenden Befunden?

1. derb-höckrige, nichtverschiebliche, schmerzlose Schwellungen mit konstanter Größe oder geringer Größenzunahme an einer typischen Lymphknotenstation des Halses?
2. druckschmerzhafte Schwellung am Hals?
3. generalisierte Lymphknotenschwellungen (zervikal, axillär, inguinal)?
4. binnen Tagen auftretende, bleibende Verdickung der Schilddrüse mit Druckgefühl?
5. binnen Tagen auftretende, weiche Schwellung am Hals, die spontan abklingt?

- Sonografie, ggf. Punktion einer Blutungszyste der Schilddrüse (ad 4)
- Bestimmung des Blutbildes zur Abklärung einer Mononukleose; Röntgen-Thorax; Sonografie des Abdomens zur Abklärung eines M. Hodgkin; Probeexzision, falls die Erkrankung durch die genannten Untersuchungen nicht zu klären ist (ad 3)
- Überweisung zur Biopsieentnahme; Bildgebung (Sonografie Hals, CT/MRT Hals) (ad 1)
- Sonografie, um eine Halszyste zu diagnostizieren (ad 5)
- Abklärung einer Infektion oder eines Infektionsherds (ad 2).
  Beachte: Die Anamneseerhebung und der Befund sind entscheidend für einen Malignomverdacht:
  – Raucher, C2-Abusus, schlechte Zahnpflege, familiäre Tumore
  – seit Monaten zunehmende lokale derbe, nicht druckschmerzhafte Schwellung.

Woran erkennt man eine Halszyste?

Laterale und mediane Halszysten lassen sich bereits durch die Anamnese vermuten. Die Patienten geben eine akute, meist nicht schmerzhafte, rasch anwachsende, für ein paar Tage bestehende Raumforderung im Halsbereich an. Oft verschwindet sie durch Selbstdrainage.

Welches ist die Ursache von medianen und lateralen Halszysten?

- mediane Halszyste: Ein nur unzureichend obliterierter Ductus thyreoglossus produziert Sekret. (Auf dem Weg des Ductus thyreoglossus wanderte in der Embryonalzeit die Schilddrüse von der Zungengrundregion in Richtung Larynx.)
- Die Ursache einer lateralen Halszyste ist die fehlende Rückbildung des 3. und 4. Kiemenbogens.

Worin besteht die Behandlung einer lateralen oder medialen Halszyste?

Bei einem einmaligen Ereignis ohne Entzündung kann abgewartet werden. Bei Rezidiven mit Entzündung sollte die Halszyste jedoch entfernt werden. Die Diagnostik erfolgt mittels Ultraschall. Nach Indikationsstellung sollte die operative Therapie rasch erfolgen, da man sonst bisweilen am OP-Tag wegen einer spontanen Drainage keine Zyste mehr findet!

9

9.12 Aphthosis
U. Popert

Wie sieht die Symptomatik bei einer Aphthosis aus?
Chronisch-rezidivierende Aphthen sind kleine Schleimhautulzera im Mund, die schubweise im Abstand von Tagen bis Monaten auftreten und innerhalb von ein bis zwei Wochen abheilen. Die Ursache ist unklar (Ollenschläger 2006).

Gibt es eine wirksame Therapie?
Für Chlorhexidinglukonat als Lösung oder als 0,2-prozentiges Gel liegen positive Studienergebnisse bezüglich Linderung der Schmerzen und beschleunigter Abheilung vor. Amlexanox (Aphthasol®) als 5-prozentige Lösung soll nicht nur die Abheilung beschleunigen, sondern auch Rezidive verhindern.

Ein positiver Effekt topischer Glukokortikoide war in Studien kaum nachweisbar (Ollenschläger 2006).

Zur Linderung sind etliche topische Präparate ohne gute Wirksamkeitsbelege im Gebrauch, z. B. mit Lokalanästhetika (z. B. Kamistad Gel®), lokale Desinfektionsmittel (Betaisodona®-Mundspüllösung, Triclosan oder 2-prozentige Propolis-Tinkturen) oder Adstringenzien (Myrrhen- oder Rhabarber-Tinktur).

Saure Säfte und scharfe Speisen reizen die Ulzera und sollten vermieden werden.

Welche Erkrankung ist differenzialdiagnostisch zu bedenken?
Beim Behçet-Syndrom treten Ulzera nicht nur im Mundraum, sondern auch an Konjunktiven oder im Urogenitalbereich auf. Bei dieser Autoimmunerkrankung kann eine topische oder systemische immunsuppressive Behandlung angezeigt sein, die auch die Symptome lindern hilft.

Nach neueren Studien besteht möglicherweise ein Zusammenhang mit Mangel an Eisen, Vitamin B12 oder Folsäure, sodass bei gehäuftem Auftreten von Aphten an eine entsprechende Labordiagnostik gedacht werden sollte.

9.13 Mundsoor
E. Wenzel

Wie sieht der typische Befund einer Soorstomatitis aus?
Der Patient hat weiße Beläge auf der Zunge und/oder z. T. flächige Schleimhautulzerationen auf den Gaumenbögen. Auffällig sind die roten Randsäume und die weißlich-pelzigen Beläge, die sich abwischen lassen.

Welche Umstände tragen zu einer Soorstomatitis bei?
Häufig sind abwehrgeschwächte Patienten betroffen, z. B. die ältere diabetisch-exsikkierte Dame mit reduziertem Allgemeinzustand nach einer stattgehabten Antibiotikatherapie. Eine lokale Abwehrschwäche entsteht durch regelmäßigen Gebrauch von Kortikosteroid-Dosieraerosolen. Auch Zigarettenkonsum, Alkoholismus und Zahnprothesen bieten Candida-Hefen gute Lebensbedingungen (Jobst, Kraft 2006).

Wie sieht eine typische Behandlung aus?
Nystatin (z. B. Ampho-Moronal®) dreimal täglich nach den Mahlzeiten als Suspension im Mund einwirken lassen. Wenn möglich, sollten die Ursachen beseitigt werden.

Im Fall eines symptomatischen Mehrfachbefalls oder einer ausgeprägten Immunschwäche kann auch eine systemische antimykotische Therapie notwendig werden.

9.14 Glossitis
E. Wenzel

Welches sind die häufigsten Symptome und Befunde einer Glossitis?
Der Patient klagt meist über Zungenbrennen, insbesondere an der Zungenspitze und den vorderen Seitenrändern. Ebenso besteht ein beeinträchtigter Geschmackssinn. An der Zunge sind meist nur minimale Schleimhautveränderungen (umschriebene Reizungen, Abflachung der Papillen) nachweisbar.

Welche Ursachen kommen für eine Glossitis infrage?
- Unverträglichkeit von zahnärztlichen Materialien (Prothesenmaterial, Verwendung elektrisch nicht-inerter Materialien) oder Mundpflegemitteln
- Medikamentenüberempfindlichkeit, insbesondere gegen ACE-Hemmer, dann häufig mit Quincke-Ödem und einer z. T. erheblichen Zungenschwellung oder generalisierter Hautreaktion, aber auch gegen Sulfonamide, Phenothiazin, Aspirin
- mechanische Irritation durch Zahnkanten, Zahnstein, Gebissdruckstellen
- Vitamin-B-Mangel und Alkoholabusus mit chronischer Gastritis verursachen die sog. Hunter-Glossitis mit glatter und atrophischer Zunge, anfangs blass, dann mangelnde Verhornung des Zungen-Plattenepithels mit zunehmende Rötung bis zur „Lackzunge"
- Diabetes mellitus
- gastrointestinale Störungen einschließlich Hepatopathien
- progressive Sklerodermie oder Sjögren-Syndrom mit Untergang insbesondere der kleinen Speicheldrüsen, nachfolgender starker Xerostomie und daraus resultierender therapieresistenter „trockener" Glossitis
- Mykosen der Zunge, s. o.

Welche Diagnostik sollte erfolgen?
Nach Ausschluss bzw. Nachweis von mechanischen Irritationen sollte in erster Linie an interne Erkrankungen gedacht werden (Diabetes, Sjögren-Syndrom, Vitamin-B_3-, B_6-, B_{12}-Mangel, Folsäuremangel etc.). Beim Sjögren-Syndrom sichert nur eine Probeentnahme im Vestibulum oris mit dem histologischen Nachweis einer chronischen Entzündung der Speicheldrüsen die Diagnose. Bei entsprechendem Verdacht erfolgt ein Abstrich, um eine Mykose zu diagnostizieren. Meistens ist hierbei die Klinik klar, sodass man auf das Laborergebnis nicht warten muss, sondern sofort mit einer antimykotischen Therapie beginnen kann.

9.15 Mundwinkelrhagaden
E. Wenzel

Wie sieht die Symptomatik bei Mundwinkelrhagaden aus?
In einem oder beiden Mundwinkeln treten rissige, entzündliche, manchmal granulierende Hautveränderungen mit Schmerzen und leichten Blutungen auf.

Was wissen Sie über die Ursachen von Mundwinkelrhagaden?
Als Ursachen finden sich oft eine unzureichende Mundhygiene, schlecht sitzende Zahnprothesen, Diabetes mellitus, Eisenmangelanämie, allgemeine Abwehrschwäche und Pilzinfektionen.

9

Wie sieht die Therapie aus?

Therapeutisch hilft eine Lokaltherapie mit Betaisodona®-Pinselungen, ebenso Fettstifte mit Kamillenextrakten. Wichtig ist die Behandlung der Grunderkrankung (Einstellung des Diabetes, Steigerung der Immunabwehr, Beseitigung der Pilzinfektion etc.).

Wie nennt man eine Ausweitung der Rhagaden auf den gesamten Lippenbereich? Welche therapeutischen Maßnahmen sind in solchen Fällen zu ergreifen?

Eine Ausweitung der Infektion auf den gesamten Lippenbereich wird als Cheilitis bezeichnet. Sie ist therapeutisch dem HNO-Arzt vorbehalten.

LITERATUR

Arnold W, Ganzer U: Checkliste Hals-Nasen-Ohren-Heilkunde. 4. Auflage, Thieme, Stuttgart 2005
Del Mar CB, Glasziou PP, Spinks AB: Antibiotics for sore throat. Cochrane Database of Systematic Reviews 2004, Issue 2
Franzen A: Kurzlehrbuch Hals-Nasen-Ohren-Heilkunde. 3. Aufl. Urban & Fischer, München 2007
Jobst D, Kraft K: Candida species in stool, symptoms and complaints in general practice. Mycoses 2006; 49(5): 415–20
Kochen MM et al.: Allgemeinmedizin und Familienmedizin. 3. Aufl. Thieme, Stuttgart 2006
Lamm K: Akuter Hörsturz und chronischer Tinnitus: Was ist gesichert? a-t 1997 (8): 83–5
Mayer KC: Schwindel. www.neuro24.de/s3.htm
Ollenschläger G et al.: Kompendium evidenzbasierte Medizin. Hans Huber, Bern 2006
Popert U, Jobst D: „Rhinosinusitis", DEGAM-Leitlinie Nr. 10. Omikron publishing, Düsseldorf 2008
Reh M, Mühlenfeld HM: „Ohrenschmerz", DEGAM-Leitlinie Nr. 7. Omikron publishing, Düsseldorf 2006
RKI 2009: Empfehlungen zur Wiederzulassung an Schulen und Gemeinschaftseinrichtungen, http://www.rki.de/
Uexküll T: Psychosomatische Medizin. 7. Aufl. Urban & Fischer, München 2010
Wächtler H: Bei Halsschmerzen immer Antibiotika? Der Hausarzt 2004 (3): 46–9
Wächtler 2009, DEGAM Leitlinie Nr. 14 – Halsschmerzen, http://leitlinien.degam.de/index.php?id=280

9

10 Atemwegsinfekte

10.1 Epidemiologie, Symptome und exogene Einflüsse

D. Jobst

Wann treten akute Atemwegsinfekte in gemäßigten Breiten verstärkt auf?

Akute respiratorische Erkrankungen (ARE) treten in der kalten Jahreszeit regelhaft in Wellen von wenigen Wochen Dauer auf, besonders im Herbst und im Frühjahr.

Wodurch werden akute Atemwegsinfekte verursacht?

Überwiegend werden grippale Infekte von Rhinoviren (ca. 40 % der Fälle), Synzytialviren (10–15 %) und Coronaviren (10–20 %), seltener von Parainfluenza- und Adenoviren ausgelöst; bei Kindern häufig durch den Metapneumovirus und – häufiger als bei Erwachsenen – auch durch Bakterien.

Wie reagieren Nasenschleimhäute bei Unterkühlung der Akren?

Reflektorisch wird die Durchblutung der Nasenschleimhäute für ca. eine Viertelstunde vermindert, danach normalisiert sie sich wieder.

Bei welchen Temperaturen lassen sich Rhinoviren, die häufigsten Verursacher von ARE mit ca. 100 Subtypen, am besten kultivieren?

Bei 33–35 °C.

> Andererseits zeigten mehrere Studien, dass experimentelle Unterkühlung allein keineswegs zu einem häufigeren Auftreten von ARE führt!

Welcher Hauptübertragungsweg von akuten Atemwegsinfekten ist belegt?

Als Hauptübertragungsweg von ARE ist die Transmission überwiegend mit den Händen belegt. Ebenfalls als Übertragungsweg gesichert ist die Inhalation von Speicheltröpfchen und Aerosolen, die Viren beinhalten.

Welches sind die häufigsten Symptome? Wie lange halten sie an?

Schnupfen, Halsschmerzen und Krankheitsgefühl treten regelhaft auf, häufiger begleitet von erhöhter Temperatur oder Fieber, Kopf- und Gliederschmerzen, später auch Husten. Die Symptome verschwinden im Mittel nach acht Tagen. Husten kann bis zu 3 Wochen anhalten!

Was wissen Sie über die Häufigkeit von akuten Atemwegsinfekten in Deutschland?

Übers Jahr besteht ein Niveau von ca. 100 akuten Atemwegsinfekten je 100.000 Patientenvorstellungen in Beobachtungspraxen – entsprechend einer durchschnittlichen Inzidenz von 1‰, die als normale „Hintergrundaktivität" bezeichnet wird. Dieser Wert steigt bei „Grippewellen" auf das 15- bis 50-Fache.

Zwischen Mitte Dezember 2008 und Anfang Februar 2009 erkrankten während einer ungewöhnlich lang andauernden, heftigen Grippeaktivität 4,25 Mio. Menschen in Deutschland mit geschätzten 1,7 Mio. Arbeitsunfähigkeiten und ca. 18.700 Krankenhauseinweisungen wegen influenzaähnlicher Symptome. In 67 % der entnommenen Abstriche fanden sich Influenza-Viren (http://influenza.rki.de/Saisonberichte/2008.pdf). Ein ähnlich starker Ausbruch von Atemwegsinfekten erreichte seinen Höhepunkt im Februar 2013. In 45 % der Proben fanden sich Influenzaviren A oder B (http://influenza.rki.de/Wochenberichte/2012_2013/2013-08.pdf).

Welche Personengruppen erkranken am häufigsten, welche selten?

Kinder im Vorschulalter erkranken häufig, ARE bis zu achtmal jährlich werden noch als normal angesehen, (➤ Kap. 10.4). Erwachsene erleiden im Jahresschnitt zwei bis drei akute Atemwegsinfekte. Die Erkrankungshäufigkeit nimmt mit dem Lebensalter ab.

Woher stammen unsere Kenntnisse über das Auftreten von akuten Atemwegsinfekten in Deutschland?

Durch die Tätigkeit der Arbeitsgemeinschaft Influenza (AGI) werden seit 1992 mithilfe von über 700 ehrenamtlich tätigen hausärztlichen und pädiatrischen Überwachungspraxen (sog. Sentinelpraxen) die Erkältungsperioden zwischen Oktober und April repräsentativ überwacht. Über 100 Praxen entnehmen Virusabstriche. Ergänzt wird die Überwachung durch eine elektronische Erfassung (SEED [ARE]) und das GrippeWeb, eine nicht praxis-, sondern bevölkerungsgestützte wöchentliche Online-Befragung. Unter Federführung des Robert-Koch-Instituts werden die Ergebnisse statistisch aufbereitet und als wöchentliche, später als zusammenfassende (Saison-)Berichte herausgegeben (http://influenza.rki.de/Saisonbericht.aspx).

Wie lösen Sie die semantische Schwierigkeit, dass im Deutschen eine Erkältung synonym mit einer Grippe gebraucht wird?

Man kann versuchen, eine Influenza durch ihre Symptome von einem Atemwegsinfekt abzugrenzen. Häufig entspricht aber der definitorischen eine diagnostische Schwäche, weil mit hausärztlichen Mitteln die genannten Erkrankungen nicht sicher voneinander getrennt werden können, sondern eher beschreibend diagnostiziert werden, z. B. als virale, bakterielle, bronchiale, fieberhafte oder obere ARE.

Der ICD-10 für Hausärzte zeigt sich hier äußerst flexibel und ebenfalls nicht sehr trennscharf: Eine Grippe, also eine Influenza im medizinischen Sinne, erhält den Code J10 oder J11, ein grippaler Infekt den Code J06.9, eine Vogelgrippe J09. Eine Atemwegsinfektion führt den Code J98.8, eine Erkältung J00, eine Erkältung mit Grippe wiederum J11.

Wie äußern sich die Symptome einer Influenza?

Influenza A und B verlaufen ähnlich wie eine ARE, jedoch mit intensiveren Beschwerden und bedrohlichem Verlauf bei chronisch Kranken und älteren Menschen. Eine Influenza kann man bei folgender Symptomatik annehmen: plötzlicher Krankheitsbeginn und Fieber > 38,5 °C (oder Schüttelfrost) *und* trockener Husten *und* Glieder- oder Kopfschmerzen.

Auf welchen epidemiologischen Grundlagen werden Influenza-Impfstoffe hergestellt?

Ähnliche Überwachungssysteme wie durch die AGI bestehen für ganz Europa und durch die WHO weltweit, wenn auch weniger dicht, sodass die Ausbreitung von Erregern akuter Atemwegsinfekte beobachtet und jährlich ein aktueller Influenza-Impfstoff hergestellt werden kann.

Warum gibt es keine Impfstoffe für Nicht-Influenza-ARE?

Die Anzahl der Erreger und ihrer Serotypen sowie deren lokales Auftreten lassen eine Impfprophylaxe nur selten zu. Ausnahmen sind länger anhaltende Epidemien durch bekannte Erreger bei großen Personengruppen in Lagern oder Militärcamps. Der bakterielle Erreger *Haemophilus influenzae* wird seit Langem durch eine für Kleinkinder empfohlene Impfung abgeschwächt.

Für welche der folgenden Luft-Schadstoffe ist ein Zusammenhang zu rezidivierenden ARE wissenschaftlich gesichert, für welche gibt es einen möglichen Zusammenhang?

a. Tabakrauch
b. Schimmelpilze
c. VOC (aerogene organische Kohlenstoffe)
d. Formaldehyd
e. Toluendiisozyanat
f. NO_2
g. Endotoxin
h. Allergene
i. Verkehrsbelastung
j. Partikelbelastung
k. Ozon.

Gesichert ist der Zusammenhang für alle Faktoren außer e) Toluendiisozyanat und h) Allergene – beide sind gesicherte Auslöser von Asthma bronchiale. Für d) Formaldehyd und j) Partikelbelastung gilt eine Kausalität zu ARE als möglich, während wiederum beide Asthma bronchiale begünstigen. Partikel, z. B. Feinstäube, können auch eine Bronchitis auslösen.

Welche offiziellen Empfehlungen gibt es bei begründetem Verdacht auf Innenraum-Luftschadstoffe?

- kurzfristig: Meidung des betroffenen Raums durch die Patienten, gerade auch zum Schlafen
- evtl. Kontaktaufnahme mit dem örtlichen Gesundheitsamt, Abteilung Hygiene
- evtl. Ortsbegehung durch einen Sachverständigen (Gesundheitsamt, Umweltmediziner etc.)
- Messung auf Schadstoffbelastungen bei Anhalt für gesundheitsrelevante Konzentrationen
- bei relevanter Belastung Sanierung oder Umzug.

10

Was wissen Sie über die Wirkungen von Ozon auf die Schleimhäute der Atemwege?

Ozon führt in Konzentrationen von mehr als 100 ppb (0,2 mg/m^3) zu Reizungen der Schleimhäute der oberen Atemwege, zur Beeinträchtigung der Lungenfunktion, zu Entzündungen in den Atemwegen und der Lunge. Ca. 10–20 % der Bevölkerung reagieren besonders empfindlich auf Ozon. Nach wiederholten hohen Ozonexpositionen, z. B. während anhaltender sommerlicher Schönwetterperioden, können Ozonwirkungen noch einige Tage nach Beendigung der Belastung nachgewiesen werden.

Wie lauten Ihre ärztlichen Verhaltens-Empfehlungen für Tage mit hohen Ozonwerten?

Kinder, Menschen mit erhöhter Empfindlichkeit und Ausdauersportler sollten körperliche Anstrengungen vermeiden. Das Autofahren sollte eingeschränkt werden, um die Ursache der Emissionen nicht zu verstärken.

Welche gesundheitlichen Auswirkungen sind Ihnen von einer hohen Partikelbelastung aus Dieselfahrzeugen bekannt?

Im Unterschied zur Ozon-Exposition wird die Belastung mit Feinstäuben als Auslöser *anhaltender* gesundheitlicher Beeinträchtigungen eingeschätzt. Dies bezieht sich sowohl auf akute und chronische Bronchialerkrankungen als auch auf kardiovaskuläre Schäden. Verordnungen der EU (z. B. kommunale „Umweltzonen") zur Verminderung von Feinstaub beginnen inzwischen auch in Deutschland die Atemluft in Ballungsräumen zu verbessern.

Was verstehen Sie unter dem Akronym SARS?

SARS bezeichnet ein sehr seltenes schweres akutes Atemnotsyndrom (Severe Acute Respiratory Syndrome). Es handelt sich um eine neue Infektionskrankheit der Atemwege, die 2002 erstmals in China auftrat. Als Erreger wird ein bis dahin unbekanntes Coronavirus bezeichnet. Durch die weltweite Reisetätigkeit konnte SARS von infizierten Menschen aus China exportiert und disseminiert werden.

Da eine kausale Behandlung bisher nicht bekannt ist, beträgt die Sterblichkeit im Mittel 20 %, wobei insbesondere Menschen über 60 Jahren die Infektion nicht überlebten. In Deutschland sind bisher nur neun Krankheitsfälle dokumentiert. Alle neun Patienten haben überlebt (WHO 2003).

Wie äußert sich die von Tieren auf den Menschen übertragene sogenannte Vogelgrippe?

Sie beginnt wie eine Influenza mit sehr hohem Fieber und Husten, mit Atemnot und Halsschmerzen. Bisweilen treten Durchfälle auf, im Verlauf kommen häufig Bauchschmerzen und Erbrechen hinzu. Alle Infizierten entwickeln eine schwere Pneumonie. Blutchemisch typisch sind Anämie, Leuko- und Thrombopenie sowie erhöhte Leberwerte. Auslöser ist das Influenza-A/H5N1-Virus. Im Frühstadium dieser seltenen, aber häufig tödlich verlaufenden und meldepflichtigen Zoonose helfen Neuraminidase-Hemmer, d. h. orale Gaben von Oseltamivir und inhalativ Zanamivir, solange der Erreger nicht resistent dagegen ist. In Verdachtsfällen sollte nach einem Kontakt des Patienten mit (Wild-)Geflügel oder anderen möglichen Überträgern gefragt werden. In Deutschland wurden im Jahr 2006 344 infizierte Wildvögel registriert, bisher hat keine Übertragung auf Menschen stattgefunden. Wichtig ist es, kranke oder tote Vögel nicht anzufassen und das zuständige Veterinäramt, die Gemeinde oder den Landkreis zu benachrichtigen (Robert-Koch-Institut 2007).

Welche Gefahren verbinden Sie mit der neuen Grippe (sog. Schweinegrippe)?

Die neue Grippe hat sich 2009 weltweit i. S. einer Pandemie verbreitet. Es handelte sich um eine neue Variante des Influenza A-Typs (H1N1), deren Vorläuferviren zuerst bei Hausschweinen gefunden wurden. Die betroffenen Erwachsenen waren im Schnitt jünger als in Influenzazeiten sonst üblich; die Mortalität für geschwächte und chronisch Kranke war jedoch geringer als von der saisonalen Influenza bekannt. Unter anderem deshalb blieben 28,3 Mio. von 35 Mio. georderten Impfdosen ohne Empfänger und verfielen.

Wie erklärt man diese Umkehrsituation im Vergleich zur saisonalen Influenza?

Das Hybrid aus vogel-, schweine- und menschenpathogenem Virus enthält immunogene Anteile, gegen die die ältere Bevölkerung bereits in früheren Jahren Antikörper bilden konnte.

Was können wir unseren Patienten als Schutz vor der neuen Grippe empfehlen?

Der Impfstoff gegen die saisonale Grippe wird zukünftig auch Antigene der neuen Grippe enthalten. Eine Ausweitung der Impfpopulation/-indikation ist bislang nicht geplant.

10

10.2 Verhalten zur Vorbeugung und bei Erkrankungen mit akuten Atemwegsinfekten
D. Jobst

Welches Verhalten begünstigt einen Atemwegsinfekt?
- (Passiv-)Rauchen
- enger Kontakt mit bereits erkrankten Personen
- Übermüdung
- sportliches Übertraining
- gesundheitsgefährdendes Verhalten (chronischer Alkoholkonsum, eigenindizierte Antibiotikaeinnahme, Überforderung, Unterkühlung).

Welche aktiven Maßnahmen können für eine Atemwegsinfekt-Prophylaxe angeraten werden?
- angemessene Kleidung, um Unterkühlungen zu vermeiden, auch im Sommer
- Raumklima: nicht zu warm, ausreichende Luftfeuchte, Schlafraum kühl und gelüftet
- gezielte Kalt-Warm-Reize wie Wechselduschen, regelmäßige Saunagänge in der kalten Jahreszeit
- allgemeine Gesunderhaltung durch angemessene Ernährung und Bewegung
- häufigeres Händewaschen, besonders aber nach Kontakt mit erkrankten Personen
- Ausdauertraining unterhalb der aeroben Schwelle
- Influenza- und Pneumokokkenvakzine bei chronischen Erkrankungen oder Alter über 65 Jahren
- für Kinder orale Vakzine mit Bakterienextrakten bzw. ribosomalen Antigenen aus inaktivierten Erregern (z. B. Broncho-Vaxom®, Biomunyl®).

Welche Maßnahmen werden bei bereits erfolgter Ansteckung mit einem Atemwegsinfekt empfohlen?
- körperliche Schonung, z. B. mittels Arbeitsunfähigkeitsbescheinigung
- kein Sport!
- Vermeiden von Kontakten mit Menschengruppen
- erhöhte Flüssigkeitszufuhr bei Fieber und Schleimproduktion.

Welche medikamentösen rezeptfreien Maßnahmen erleichtern die Symptome bzw. verkürzen die Erkrankungsdauer?
- Verwendung von abschwellenden Nasentropfen ohne Konservierungsmittel mehrfach täglich für wenige Tage
- Ibuprofen 2- bis 4-mal tgl. 200–400 mg bei Halsschmerzen, Fieber, Gliederschmerzen und Sinusitis
- Heißdampfinhalationen
- Vitamin C in Dosen bis 1.000 mg tägl. (Wirksamkeit umstritten)
- intranasale Applikation von Zinklösungen (umstritten; UAW: Geschmacksstörungen, Schwindel)
- Einnahme von Echinacea-Zubereitungen (umstritten; UAW: allergische Reaktionen bei Blütenextrakten und gleichzeitig vorliegender Korbblütler-Atopie)
- Einnahme eines Extrakts aus Pelargonium sidoides (Umckaloabo ®). Ein Cochrane-Review kommt zu dem Ergebnis, dass es bei Erkältungskrankheiten, Nebenhöhlenentzündung und Bronchitis zur Erleichterung der meisten Symptome führt (Timmer A et al. 2008).

Welche Hausmittel scheinen harmlos bzw. unschädlich zu sein?
- Benutzen einer Nasendusche
- Mundspülungen bzw. Gurgeln mit Tees
- Hauteinreibungen mit ätherischen Ölen bei Erwachsenen.

10

10.3 Raucher
D. Jobst, P. Velling

Wie hat sich in den letzten Jahrzehnten der Zigarettenkonsum entwickelt?
Die statistischen Erhebungen (Mikrozensus 2009, Statistisches Bundesamt) zeigen folgende Raucherquoten in Deutschland: 30,5 % der Männer (8,5 Mio.) und 21,2 % (6,3 Mio.) aller Frauen rauchen. Im Durchschnitt werden 23 Zigaretten tgl. konsumiert. Der Anteil rauchender junger Frauen stieg von 15 % auf 42,5 % der Raucher, während die Zahl der rauchenden jungen Männer seit 1995 um 5 % rückläufig war.

Wie hoch ist der Anteil von Jugendlichen an den Rauchern in Deutschland?
In den letzten Jahren sank die Zahl der jugendlichen Raucher deutlich. Lag die Raucherquote der 12- bis 17-Jährigen 2001 noch bei 27,5 Prozent, betrug sie 2011 nur noch 11,7 Prozent. Rauchen liegt bei den meisten Jugendlichen heute nicht mehr im Trend. Kampagnen und Regelungen zum Jugend- und Nichtraucherschutz, höhere Steuern und eine gesellschaftliche Abkehr vom Tabakkonsum haben in ihrer Gesamtheit deutliche Erfolge gezeigt. So gelten an allen deutschen Schulen Einschränkungen bis hin zum kompletten Rauchverbot auf dem Schulgelände. Korrelierend hierzu äußern 40–60 % der rauchenden Jugendlichen aus den verschiedensten Gründen den Wunsch, mit dem Rauchen aufzuhören.

Wie gesundheitsschädlich ist das Rauchen und welche Folgen für die Gesellschaft hat dies?
Die epidemiologischen Daten sprechen eine deutliche Sprache: Raucher leben durchschnittlich acht Jahre kürzer als Nichtraucher; in Deutschland sterben rund 110.000 Menschen jährlich an den Folgen des Rauchens.

Berechnungen der Weltgesundheitsorganisation belegen, dass an durch Tabak bedingten Krankheiten im Jahr 2002 weltweit 4 Mio. Menschen starben.

Was ist Ihnen über das passive Mitrauchen von Tabakkondensaten bekannt?
Folgen des Tabakabusus sind sowohl für das aktive wie für das passive Rauchen nachgewiesen. Etwa 75 % des Qualms seiner Zigarette werden nicht vom Raucher inhaliert. Die im Nebenstrom des Glutkegels entstehenden Nieder-Temperatur-Kondensate zeichnen sich durch besondere Aggressivität aus. In Deutschland sterben jährlich ca. 400 Menschen an den Folgen des Passivrauchens durch Lungenkrebs. Einer Untersuchung des Deutschen Krebsforschungszentrums zufolge ist das Lungenkrebsrisiko bei Nichtrauchern aus der Umgebung von Rauchern um 30–40 % erhöht. Kinder leiden durch den Nikotinkonsum ihrer Eltern und ihrer Umgebung insbesondere an Atemwegserkrankungen.

Im Tabakrauch sind neben Nikotin fast 4.000 Inhaltsstoffe registriert worden, z. B. Benzole, Kohlenmonoxid und Schwermetalle, davon über 40 karzinogene Substanzen.

Welche Häufigkeit und Mortalität hat das Bronchialkarzinom in Deutschland?
Das Bronchialkarzinom war im Jahr 2010 bei Männern mit einem Anteil von 32,9 % an allen Karzinomerkrankungen vor dem Kolon- und dem Prostatakrebs die häufigste Krebs-Todesursache. Bei den Frauen betrug der Anteil 16 % nach dem Brust- und vor dem Kolonkarzinom. In Deutschland starben 2010 29.381 Männer und 13.627 Frauen an einem Lungenkarzinom (http://www.dkfz.de/de/krebsatlas/organe/162_tab.html). Rauchen ist mit großem Abstand die Hauptursache für Lungenkarzinome: Über 90 % aller Lungenkrebspatienten sind oder waren Raucher. Weniger als 10 % aller Lungenkrebserkrankten werden geheilt, alle übrigen versterben innerhalb weniger Monate bis Jahre. Fast jeder sechste Bundesbürger stirbt an den Folgen des Tabakkonsums.

10

Welche anderen Tumoren können durch das Rauchen entstehen, welche anderen Erkrankungen werden verursacht?

Mundhöhlen-, Zungen-, Rachen-, Speiseröhren-, Pankreas-, Magen-, Blasen- und Gebärmutterhalskrebs sowie Leukämie.

Außer Tumorerkrankungen treten bei Rauchern gehäuft Herzinfarkte, Schlaganfälle, pAVK und die COPD auf.

Welche Effekte zeigt die eingeschränkte Raucherlaubnis?

Das rauchende Publikum hat sich mit gemäßigtem Protest auf die Verbotszonen und auf rauchfreie Bars und Restaurants eingestellt. Untersuchungen belegen, dass es bereits nach einem halben Jahr zur verbesserten bronchialen und allgemeinen Gesundheit von Angestellten jetzt rauchfreier Diskotheken und Bars gekommen ist.

Abschreckende Mahnungen auf Zigarettenpackungen, die Erweiterung von rauchfreien Zonen, Grundstücken, Gebäuden, Restaurationsbetrieben und Fahrzeugen belegen den umfassenden Feldzug gegen das Rauchen von Zigaretten in der westlichen Welt. Deutschland unterlag vor dem Europäischen Gerichtshof mit dem unzeitgemäßen Ansinnen, Tabakwerbung in Kinofilmen und auf Plakatwänden fortzusetzen. Mit dieser Gerichtsentscheidung wird auch der Haltung der Ärzte und der Gesundheitsberufe Rechnung getragen.

Welchen Zusammenhang sehen Sie zwischen den europaweiten Einschränkungen und der hausärztlichen Tätigkeit?

Präventionsprogramme zielen auf eine Senkung der Raucherquoten durch eine verbesserte Aufklärung nicht nur der Raucher, sondern insbesondere auch der Nichtraucher. In Schulgebäuden ist die „Rauchfreiheit" seit 2006 gesetzlich durchgesetzt. Zusätzlich laufen Aufklärungsprogramme oder Selbstverpflichtungen ganzer Klassen. In NRW existiert eine Arbeitsgemeinschaft von Ärzten und Schulbehörden für die gesundheitliche Aufklärung. Für diesen Zweck unterrichten Ärzte in den Schulklassen.

Macht Nikotin süchtig? Wie hoch ist der Anteil in der deutschen Bevölkerung an nikotinsüchtigen Menschen?

Die Tabakabhängigkeit umfasst sowohl psychische als auch körperliche Anteile. Im medizinischen Sinne gilt als tabakabhängig, wer sich seinem starken Wunsch oder Zwang zu rauchen nicht widersetzen kann; wer nicht abstinent leben kann und Entzugserscheinungen entwickelt, wenn das Rauchen eingeschränkt oder aufgegeben wird, und wer schon erfolglos versucht hat das Rauchen aufzugeben oder weiterraucht, obwohl bereits schädliche Folgen aufgetreten sind.

Neben der Gewohnheit wird Nikotin als Ursache für diese hochgradige Abhängigkeit gesehen. Die Beimengung weiterer suchterzeugender Substanzen ist von der Zigarettenindustrie stets verneint worden. Der Anteil der nikotinabhängigen Raucher beträgt in Deutschland unter Zugrundelegung des Fagerström-Tests 70–80 %. In absoluten Zahlen muss von 17,5–20 Mio. abhängigen Rauchern im Bundesgebiet ausgegangen werden.

Der **Fagerström-Test** für Nikotinabhängigkeit (FTNA, ➤ Tab. 10.1) dient der Bestimmung der körperlichen Nikotinabhängigkeit von Rauchern. Er präzisiert nikotinrelevante Suchtkriterien in Frage- und Antwortform. Er besteht aus sechs Fragen, deren unterschiedliche Antworten eine Kategorisierung der Nikotinabhängigkeit zulassen. Demzufolge werden folgende Abhängigkeitsstufen unterschieden:

- geringe Abhängigkeit (0–2 Punkte)
- mittlere Abhängigkeit (3–5 Punkte)
- starke Abhängigkeit (6–7 Punkte)
- sehr starke Abhängigkeit (8–10 Punkte).

Warum fällt der Abschied vom Rauchen so schwer?

Das Rauchen wird als fester Bestandteil des individuellen Verhaltensrepertoires gelernt. Die psychische Abhängigkeit äußert sich in heftigem Rauchverlangen und dem Unvermögen, auf das Rauchen in bestimmten Situationen zu verzichten.

10

Körperliche Entzugssymptome umfassen Schlafstörungen, Müdigkeit, Konzentrationsmängel, Nervosität, Unruhe, aber auch Obstipation oder Hungergefühl.

Welche Komponenten führen zu einer erfolgreichen Rauchentwöhnung?

Da die Tabakabhängigkeit sowohl durch eine psychische als auch eine physische Komponente bestimmt ist, müssen in einer Raucherentwöhnung beide angegangen werden.

Versuchungssituationen sollten gemieden und Gewohnheiten, die mit Rauchen verbunden sind, geändert werden. Dabei kann ein Patient unterstützt werden z.B. durch Kurzinterventionen, Motivational Interviewing (= spezielle Technik des motivationsfördernden Gesprächs), Verhaltenstraining in Gruppen, Druckmaterialien („Ja, ich werde rauchfrei" – Bundeszentrale für gesundheitliche Aufklärung) etc.

Eine wichtige Unterstützung für die Raucherentwöhnung ist die Dämpfung von Entzugserscheinungen durch Nikotinpflaster, Akupunktur und Medikamente.

Wann ist der Einsatz von Medikamenten bei der Rauchentwöhnung sinnvoll?

Vor allem Raucher mit einem Rauchkonsum von mehr als 10 Zigaretten pro Tag bauen einen kontinuierlichen Nikotinspiegel auf und profitieren von einer vorübergehenden Nikotinsubstitution oder einer Behandlung mit den Antidepressiva Bupropion oder Vareniclin. Die „Nikotinersatztherapie" ist in Deutschland mittels Nikotinpflaster oder -kaugummi möglich. Nikotinnasenspray, welches am besten wirkt, ist über internationale Apotheken zu beziehen. Es reizt bei der Anwendung die Nasenschleimhäute. Alle genannten Mittel sind nicht zulasten der GKV verordnungsfähig.

Entscheidend für die Beurteilung der Effektivität einer Behandlungsmethode sind die langfristigen Abstinenzquoten ab zwölf Monaten. Der Spontanentschluss, das Rauchen aufzugeben, führt bei 1–5% der Raucher zur Abstinenz, der ärztliche Ratschlag kann immerhin für 5% der Raucher erfolgreich sein. Während die alleinige Gabe von Nikotinersatz zur Raucherentwöhnung Erfolgsraten zwischen 10 und 15% vermittelt, der Einsatz verhaltenstherapeutischer Selbsthilfemanuale zwischen 15 und 20% abstinente Raucher erzielt und die verhaltenstherapeutische Gruppenbehandlung bei bis zu 25% der Raucher wirksam ist, kann die Kombi-

Tab. 10.1 Fagerström-Test für Nikotinabhängigkeit (FTNA)

Frage	Antwort	Punkte
Wann nach dem Aufwachen rauchst Du Deine erste Zigarette?	innerhalb von 5 Minuten	3 Punkte
	6 bis 30 Minuten	2 Punkte
	31 bis 60 Minuten	1 Punkt
	nach 60 Minuten	0 Punkte
Fällt es Dir schwer, an Orten, an denen das Rauchen verboten ist, nicht zu rauchen?	ja	1 Punkt
	nein	0 Punkte
Auf welche Zigarette würdest Du nicht verzichten wollen?	die erste am Morgen	1 Punkt
	andere	0 Punkte
Wie viele Zigaretten rauchst du etwa pro Tag?	1 bis 10	0 Punkte
	11 bis 20	1 Punkt
	21 bis 30	2 Punkte
	31 und mehr	3 Punkte
Rauchst Du am Morgen mehr als am Rest des Tages?	ja	1 Punkt
	nein	0 Punkte
Kommt es vor, dass du rauchst, wenn Du krank bist und tagsüber im Bett bleiben musst?	ja	1 Punkt

nationsbehandlungen aus Verhaltenstherapie und Nikotinsubstitution, Bupropion oder Vareniclin bis zu 35 % Abstinenz nach einem Jahr erreichen (Batra 2002, Douglas 2006).

10.4 Beratung von Eltern infektanfälliger Kinder
E. Wenzel

FALLBERICHT

Die kleine Josefine, 6 Jahre alt, und ihre kleine Schwester Anna, 4, sind mehr als sechsmal im Jahr erkältet, bis hin zu schweren Infekten der oberen Atemwege mit wiederholter Antibiotikagabe. Die Mutter weiß sich nicht mehr zu helfen und sucht die Hausärztin mit der Frage nach einer Immunschwäche auf.

Die beiden „Mäuse" sehen zwar blass aus, wirken aber munter und kooperativ. Die Tonsillen und Adenoide bei Anna sind hyperplastisch ohne akute Entzündungszeichen. Josefine ist tonsillektomiert, hat aber ebenfalls große Adenoide. Der Intertonsillarabstand bei Anna beträgt über einen Zentimeter. Die Nasenmuscheln sind so geschwollen, dass bds. in den Nasenostien gelblich-klares Nasensekret steht. Die Halslymphknoten sind bds. diskret vergrößert, otoskopisch findet sich ein eingezogenes Trommelfell bds. ohne einen klinischen Anhalt auf ein Sero-/Mukotympanon. Beide haben die klassische Facies adenoidea (geöffneter Mund, geröteter Naseneingang mit borkigen Schleimresten, rote Wangen auf blassem Grund, trockene, wulstige Lippen).

Was ist die wahrscheinlichste Ursache für die häufigen Infekte?

Trotz Stillzeit über ein halbes Jahr haben beide eine allergische Komponente. Dadurch kommt es zur „Dauerreizung" der Schleimhäute, zu adenoiden Polstern und zu nicht ausheilenden Infekten der oberen Atemwege. Die kontinuierliche Ansteckung durch andere Kinder im Kindergarten hält den Prozess aufrecht. Das häusliche Umfeld ist zwar vorbildlich und kindgerecht, die Ernährung und viel körperliche Bewegung an der Luft bringen eine Stabilisierung – vollständige Gesundheit lässt sich aber leider auch so nicht erreichen.

Anhand welcher Kriterien können Sie abschätzen, ob Josefine eine physiologische oder pathologische Infektanfälligkeit hat?

Bei Kleinkindern bis zum Grundschulalter können bis zu acht minderschwere, vornehmlich virale Infekte der oberen Atemwege pro Jahr auftreten, ohne dass von einer pathologischen Infektanfälligkeit auszugehen ist. Schwerere rezidivierende Infektionen – möglicherweise mit opportunistischen Erregern – sprechen hingegen für eine pathologische Infektanfälligkeit. ➤ Tabelle 10.2 gibt eine orientierende Übersicht.

Gibt es (umweltmedizinische) Faktoren, die die Infektanfälligkeit von (Klein-)Kindern erhöhen? Wenn ja, welche?

Ja. Als Risikofaktoren für erhöhte Infektanfälligkeit gelten:

- Stillzeit unter zwei Monaten
- zumindest ein rauchender Elternteil
- ungünstige Wohnsituation (feuchte Räume, Schimmelbildung, unzureichende *oder übertriebene* häusliche Hygiene, mangelndes Lüften, nicht kindgerechtes Wohnen)
- unausgewogene einseitige Ernährung (fettreich, z. T. zu viel Fleisch, wenig frisches Obst und Gemüse, Fast food, Fertigessen oder Dosenkost)
- zu viel zuckerhaltige Getränke
- Bewegungsmangel („Computer- oder Fernsehkinder")
- Übergewicht
- mangelnde psychosoziale Hygiene, s. Folgefragen
- familiäre Allergieneigung, Atopie.

10

Tab. 10.2 Unterscheidung zwischen physiologischer und pathologischer Infektanfälligkeit

Infektionen	physiologische Infektanfälligkeit	pathologische Infektanfälligkeit
Häufigkeit	≤ 8 Infektionen/Jahr bis zum Schul-kindalter, danach seltener	> 8 Infektionen/Jahr bis zum Schul-kindalter und darüber hinaus
Schweregrad	leicht, Minorinfektionen	teilweise schwer (z. B. Otitis media, ggf. Bronchopneumonie, Anwendung z. T. starker Antibiotika etc.)
Verlauf	akut	chronisch-rezidivierend
opportunistische Infektion	nein	gelegentlich
Residuen	nein	ja
Rezidiv mit demselben Erreger	nein	ja

Wie kann sich eine chronische Behinderung der Nasenatmung auswirken?

Vergrößerte Adenoide und Tonsillen sowie eine Nasenmuschelhyperplasie können zu einer Ventilations-störung der Tuben führen. Es folgt ein Serotympanon – durch wochenlanges Eindicken des retrotympa-nalen Sekrets entsteht ein Mukotympanon – bei Nichtbeachtung sucht sich das Sekret seinen Abfluss bei „verstopfter Tube" über eine allmähliche Vorwölbung und dann eine spontane Perforation des Trommel-fells nach außen. Es resultiert eine chronische Otitis media mesotympanalis mit einer teils klaren, teils putriden Sekretion. Wartet man nun weitere Jahre ab, was heute nur noch selten der Fall ist, gehen immer mehr Mittelohrstrukturen zugrunde – im schlimmsten Fall stellt sich ein Innenohrschaden ein.

Welche Rolle spielen Kindergärten und Horte für die Infekthäufigkeit?

Am infektanfälligsten sind Kinder im Alter zwischen neun Monaten und 1,5 Jahren (PEKIP-Gruppe/U3-Kin-dertagesstätten/Kinderkrippe). Die Häufigkeit ist verursacht durch die Exposition mit den vielen Erregern (über 200 bekannte Respirationsviren), mit denen das Kleinkind während der ersten Lebensjahre in Berüh-rung kommt. In den ersten 6 Lebensmonaten besteht noch der „Nestschutz" durch mütterliche Antikörper, wenn das Kind gestillt wird. Da der Begriff Nestschutz wörtlich zu nehmen ist, sollte man einen Säugling in den ersten Lebensmonaten von erkälteten Mitmenschen eher fernhalten.

Natürlich bringt der Besuch eines Kindergartens gerade in der Anfangszeit eine Infektsituation mit sich, die einen schier verzweifeln lassen könnte. Doch nach einigen Monaten beruhigt sich das Gesamtbild spon-tan. Mit Schulbeginn ist das Thema „Infektanfälligkeit" häufig verschwunden.

Nebenbei bemerkt bringt der Besuch eines Kindergartens einen nachgewiesenen Benefit für die geistige und psychosoziale Entwicklung eines Kindes und ist darum immer zu empfehlen.

Welche Ratschläge geben Sie der Mutter?

Die Mutter von Josefine und Anna ist anhand von Eltern-Ratgebern gut informiert. Risikofaktoren (soziales Umfeld, Ernährung und Wohnen) sollten jedoch anlässlich der Konsultation besprochen werden.

Eltern infektanfälliger Kinder neigen manchmal dazu, ihre Kinder besonders warm anzuziehen. Besser ist es, die Kinder dem Wetter entsprechend zu kleiden und darauf zu achten, dass sie nicht zu leicht ins Schwitzen kommen. Erfahrungsgemäß hilft es, die Kinder in angemessenen Grenzen mit entscheiden zu lassen, was sie anziehen wollen. Es gilt aber generell der Grundsatz – immer und besonders in der kalten Jahreszeit – auf gewärmten Hals und warme Füße zu achten. Sind sie nicht ausreichend geschützt, kommt es zu einer reflektorischen Minderdurchblutung der Schleimhaut des Respirationstrakts und damit zur Infektanfälligkeit („Erkältung").

Bei häufigen Infekten kann sich die entzündete Schleimhaut des Respirationstrakts zwischen den Infektio-nen nicht ausreichend erholen. Daher kommt es leicht zu wiederholten Infektionen.

In manchen Fällen empfiehlt es sich, das Kind aus der ansteckenden Umgebung im Kindergarten zu nehmen, um für 2–3 Wochen die Infektkette zu unterbrechen. Oft bessert sich der Zustand auch in den Kindergartenferien und im Sommer.

Darüber hinaus sollten die Kinder auch im Winter regelmäßig im Freien spielen. Die Naturheilkunde empfiehlt Wechselduschen, Abreibungen, ansteigende oder wechselwarme Fußbäder und Trockenbürsten sowie Ausdauersport zur Steigerung der Abwehrkräfte.

Wie bewerten Sie sogenannte Immunstimulanzien und Nahrungsergänzungsmittel?

Auf dem Markt befindet sich eine Reihe von Produkten, die das Immunsystem stimulieren sollen. Es werden i. d. R. meist mikrobielle (z. B. Ribomunyl/Biomunyl oder Mutaflor®/Paidoflor®) und pflanzliche/homöopathisch wirkende Substanzen (Meditonsin®, Lymphozil®, Imupret®, Echinacin®) verwendet, um die Abwehrfunktionen zu steigern und damit einen Einfluss auf Häufigkeit, Dauer und Schweregrad von Infektionen zu nehmen. Größere methodisch gute Untersuchungen liegen nur für wenige Produkte vor (z. B. für Echinacea-Extrakte): Je besser die Untersuchungsmethode, desto geringer fallen die Belege für eine günstige Wirkung von Immunstimulanzien aus. Infekte lassen sich z. T. mit Schüssler-Salzen (Nr. 3, Nr. 4; Heepen 2008) vorbeugen bzw. in der Initialphase therapieren. Erfahrungsgemäß ebenfalls effektiv wirkt kolloidales Silber in sehr kleinen Dosen von 10 ppm (Pies 2010).

Für orale einzunehmende inaktivierte Bakterienantigene und ribosomale Antigene besteht Evidenz (Bronchovaxom, Ribomunyl/Biomunyl). Sie sind kassenüblich.

Es besteht ein umgekehrter Zusammenhang zwischen sozialer Schicht und Infekthäufigkeit. Bei Kindern aus sozial schwachen und schwierigen Familienverhältnissen ist eine Änderung der Verhältnisse und des Verhaltens wahrscheinlich wirksam. Eine längere Antibiotikatherapie oder ein zunehmender und schleichender Abbau des Allgemeinzustands mit einer „Gedeihstörung" lässt eher eine spezifische Mangelsituation (Fehlernährung, Schlafmangel, Mangel an Zuwendung) vermuten; es ist dann wenig zielführend, auf Immunstimulanzien oder Multivitaminpräparate zu setzen. Die Betreuung solcher Fälle ist jedoch keine allein ärztliche Aufgabe.

Was ist Ihnen über angeborene Immundefekte bekannt?

Etwa 100 mutationsbedingte Immundefekte sind heute bekannt. Obwohl einzelne Defekte nur mit einer Häufigkeit von ca. < 1 : 100.000 oder seltener auftreten, z. B. Komplementdefekte, eine verminderte Bildungsfähigkeit von Defensinen oder ein Antikörpermangelsyndrom, ergibt sich eine kumulierte Häufigkeit von 1–2 pro 1.000 Kindern. Patienten mit ausgeprägten Antikörpermangelsyndromen benötigen lebenslang intravenöse Immunglobulingaben.

10

10.5 Infektbedingte Halsschmerzen
E. Wenzel

FALLBERICHT
Eine 33-jährige Patientin berichtet über seit 2 Tagen bestehende starke Halsschmerzen mit Schluckbeschwerden. Sie habe Fieber von 38,8 °C und fühle sich schlecht. Die Lymphknoten seien dick und schmerzhaft, sagt sie.

Auf welche möglichen klinischen Befunde achten Sie bei der Inspektion des Mund-Rachen-Raums?
Auf Gaumensegelverziehung, Eiteransammlung aus dem Rezessus, Himbeerzunge, Farbe und Abstreifbarkeit der Beläge, einseitige Tonsillenschwellung.

Beschreiben Sie den Lokalbefund in ➤ Abb. 10.1!

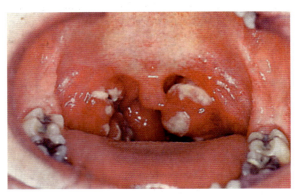

Abb. 10.1 Tonsillitis

Der Racheneingang wird auf der linken Seite von einer bis zur Uvula reichenden vergrößerten Rachentonsille verlegt. Rechts findet sich eine in die Tiefe zur Rachenhinterwand zunehmende polyzyklische Rötung und Schwellung. Auf beiden Seiten sieht man weiße, scharf begrenzte Beläge. Die Uvula ist nicht, der weiche Gaumen nur im Bereich des ersten Schlundbogens gerötet. Die Molaren sind mit Amalgam gefüllt.

Welche Diagnosen kommen in erster Linie infrage?
Als Diagnosen kommen bei diesem Lokalbefund v. a. eine akute Tonsillitis (Synonym: Angina tonsillaris) oder eine Mononukleose infrage.

Wie gehen Sie im Rahmen der Primärdiagnostik vor?
Neben den genannten sind weitere Differenzialdiagnosen zum Erkennen eines gefährlichen Verlaufs zu erwägen, hier also der Ausschluss eines Peritonsillarabszesses, einer Scharlach-Angina, einer tonsillogenen Sepsis, Agranulozytose und Diphtherie.

Wichtig sind daher Fragen nach Dauer und Entwicklung der Beschwerden, Medikamenteneinnahmen, Vorerkrankungen und Auslandsaufenthalten.

Der Untersuchungsbefund ergibt außer dem beschriebenen Lokalbefund mit zervikaler Lymphadenitis keine Lymphknotenschwellung in Axillen und Leisten. Die Monozytenzahl ist normal. Die Halsschmerzen und die Lokalbefunde verschwinden unter Penicillin V 3 × 1 Mio. IE binnen 3 Tagen – es handelte sich um eine eitrige Tonsillitis.

Nach einem halben Jahr sucht Ihre Patientin Sie erneut auf. Vor Kurzem habe sie wieder akute Halsschmerzen gehabt. Eine Freundin habe ihr empfohlen, sich die Mandeln herausnehmen zu lassen. In den letzten 5 Jahren habe sie ca. 4-mal eine heftige Mandelentzündung gehabt.

Wie beraten Sie Ihre Patientin?

Die Indikationen zur Tonsillektomie für Erwachsene lauten derzeit:

- wiederholte, nachweislich bakteriell bedingte Tonsilliten (> 4×/Jahr) mit Einschränkung der Arbeitsfähigkeit bzw. der normalen Aktivitäten
- Komplikationen einer akuten Tonsillitis wie Peritonsillarabszess oder Septikämie
- Malignomverdacht
- Behinderung der Atmung durch vergrößerte Tonsillen, z. B. bei Schlafapnoe
- Laborauffälligkeiten wie persistierender erhöhter ASL-Titer oder eine deutliche persistierende Leukozytose
- selten bei rheumatischem Fieber und Glomerulonephritis als Rezidivprophylaxe: Die Entfernung der vereiterten Tonsillen scheint keinen Einfluss auf den akuten Verlauf dieser Erkrankungen zu haben.

Versuchen Sie eine Abgrenzung zwischen Pharyngitis und akuter Tonsillitis zu treffen.

Eine einfache Abgrenzung zwischen akuter Tonsillitis und akuter Pharyngitis ist nur bei zutreffendem Lokalbefund möglich. Bei akuter Pharyngitis finden sich typischerweise leicht vergrößerte, nicht gerötete (blande) Tonsillen und sogenannte Granulationen (Schwellung der lymphatischen Solitärfollikel) der Rachenhinterwand, nicht selten begleitet von einer glasig-rötlichen Schwellung weiter lateral.

Worum handelt es sich bei dieser Struktur?

Dies sind die sogenannten Seitenstränge des submukösen Lymphorgans im Pharynx (Waldeyer-Rachenring). Sie ziehen in kranio-kaudaler Richtung an der lateralen Rachenhinterwand in die Tiefe (s. u.). Es finden sich dort Schwellung, Rötung und gelegentlich auch Stippchen ("Seitenstrangangina").

Wie sieht der Lokalbefund bei einer Herpangina aus?

Bei Kindern (vorwiegend bis zum 15. Lebensjahr) liegt bei akuten Halsschmerzen nicht selten eine Herpangina vor. Es finden sich als Lokalbefund typischerweise Vesikel (milchig-weißliche Bläschen) an Rachenhinterwand und Seitensträngen, manchmal auch an Gaumen und Wangenschleimhaut.

Welchen Stellenwert messen Sie lokalen Maßnahmen bei Halsschmerzen zu, z. B. Gurgeln mit antiseptischen Lösungen?

Beim Gurgeln kommen die Wirkstoffe in direkten Kontakt nur mit der vorderen Mundhöhle, weniger mit den Gaumenbögen, Tonsillen und der Rachenhinterwand. Durch den Einsatz keimmindernder Lösungen kann es zu einer Keimselektion in Mund und Rachen kommen, die das komplizierte Gleichgewicht von physiologischen und fakultativ pathogenen bakteriellen Keimen stören kann. Letzteres gilt auch für Sprays oder Lutschtabletten mit antibiotischen Wirkstoffen.

Eine Patientin mit Halsschmerzen fragt Sie nach Ihrer Meinung zu heißer Milch mit Honig. Was können Sie ihr über die Anwendung von Hausmitteln bei Halsschmerzen sagen?

Von der Anwendung heißer Milch mit Honig sollte eher abgeraten werden. Die applizierte Wärme führt leicht zu einer Durchblutungssteigerung der betroffenen Schleimhäute, was die Entzündung anfacht und schmerzverstärkend wirken kann.

Am besten haben sich als Hausmittel kühle Tees und der Genuss von Speiseeis bewährt. Da jedoch viele Patienten weitere lindernde Mittel als sinnvoll und angenehm empfinden, können diese mit meist kurzzeitiger Erleichterung angewendet werden. Hierzu zählt auch die Anwendung von lokal adstringierenden, antiphlogistisch und analgetisch wirkenden Substanzen. Diese können auch unter Sicht auf die schmerzhaften Stellen aufgebracht werden („Pinseln" durch den Arzt).

Gurgeln mit Solelösung schafft gelegentlich trotz des scheußlichen Geschmacks etwas Schmerzerleichterung. Ähnliches erreicht man schmackhafter mit Honig(bonbons) oder Blockmalz.

Naturheilkundlich empfohlen werden Salbei- und Propolisspülungen (Propolis ist Bienen-Kittharz). Einer wässrig-alkoholischen Lösung daraus wird eine viruzide Wirkung nachgesagt. Kontaktallergien sind nach längerer Anwendung von Propolis häufig!

Welche Befunde sprechen für das Vorliegen einer infektiösen Mononukleose?

Für eine Mononukleose spricht neben einem ausgeprägten Krankheitsgefühl v. a. eine Lymphknotenschwellung an vielen Körperregionen (z. B. nuchal, axillär, inguinal), die in der überwiegenden Anzahl der Fälle auftritt. In der Hälfte aller Fälle findet sich auch eine Splenomegalie, in jeweils etwa 10 % ein Exanthem, ein periorbitales Ödem und eine Hepatomegalie. Relativ selten tritt ein Ikterus auf.

Welche laborchemischen Untersuchungen können Sie bei Verdacht auf Mononukleose durchführen?

Massenhaft lymphozytäre Reizformen im mikroskopierten Differenzialblutbild stützen die Verdachtsdiagnose, wenn der klinische Befund nicht eindeutig ausfällt. Immunsystemstörungen, Agranulozytose, Leukämie oder andere schwerwiegende Erkrankungen zeigen andere Blutausstrich-Ergebnisse.

Ergibt sich im Differenzialblutbild der Verdacht auf eine infektiöse Mononukleose, kann im weiteren Verlauf die Diagnose serologisch gesichert werden. Differenzialdiagnostisch kommt eine Zytomegalo-Virus-(CMV-)Infektion oder auch eine Toxoplasmose in Frage. Bei einem Ikterus ist die Bestimmung von Leberwerten angebracht, da die teilweise auf über 1.000 U/l erhöhten Werte z. T. Bettruhe oder sogar stationäre Behandlung erfordern. Fälle von Leberversagen kommen selten vor.

Welche Therapie ist bei besonders schweren und protrahierten Verläufen einer Mononukleose in Erwägung zu ziehen?

Eine Tonsillektomie.

Eine deutliche verbesserte Heilung bringt eine Tonsillektomie innerhalb der ersten 12 Stunden bei einer laborchemisch gesicherten Mononukleose. Diese Vorgehensweise empfiehlt sich bei Megatonsillen mit Verlegung des Racheneingangs und ausgeprägten Krankheitszeichen.

10.6 Husten mit Fieber
P. Velling

Welche akuten Erkrankungen führen zu Husten mit Fieber?
Infekte der oberen Luftwege (Pharyngitis, Laryngitis, Tracheitis, „Sinubronchitis"), Bronchitis, Pneumonie, Autoimmunerkrankungen, Bronchiolitis, inflammatorisches Bronchial-Ca, Reizgasinhalation.

Welche Informationen sollte die Anamnese liefern?
- Fieber, Husten, Dyspnoe, Auswurf, Schwitzen, Kopfschmerzen, abdominale Beschwerden, Hinweise auf kardiale Insuffizienz, Dauer der Symptome
- komplizierende Begleitsymptome wie Hämoptyse, Gewichtverlust, Heiserkeit
- Häufigkeit von Atemwegsinfekten, Vorerkrankungen der Atemwege, Infektanfälligkeit
- Medikamentenanamnese, Raucherstatus, Infektionsquellen in der Umgebung wie Kontakt zu Vorschulkindern.

Aufgrund welcher Symptome und Befunde führen Sie fieberhafte Infekte mit Husten zu welchen Diagnosen? (Lernhinweis: Decken Sie zunächst die rechte Spalte zu!)

Tab. 10.3 Differenzialdiagnosen bei Husten mit Fieber

Symptomatik	Befund	Diagnose
Halsschmerzen, Schnupfen, nasale Sprache, Husten, Abgeschlagenheit	Rachen gerötet, ggf. Schleimstraßen, Pulmo auskultatorisch o. B.	ARE (engl. URTI: Upper respiratory infection)
Husten erst trocken und schmerzhaft, später produktiv. Retrosternales schmerzhaftes Brennen (Tracheitis)	grob-/mittelblasige RG im Fall einer Schleimretention oder einer Bronchopneumonie	akute Bronchitis
rascher Beginn, Krankheitsgefühl, Muskelschmerzen, Husten, Halsschmerzen	hohes Fieber über 38,5 °C, Arrhythmie, evtl. Zeichen der Herzschwäche bei Peri-/Myokarditis	Influenza
(kindliche) Hautausschläge, Husten, Fieber, Abgeschlagenheit, Inappetenz, bisweilen Foetor ex ore	Rachenrötung, Pulmo frei, typische exanthematische Hautbefunde	Kinderkrankheiten z. B. Masern
kleinkindlicher, bellender Husten, Atemnot, Foetor ex ore	inspiratorischer Stridor, Aphonie bei Atemnot, Tachykardie, thorakale Einziehungen	(Pseudo-)Krupp, stenosierende subglottische Laryngotracheobronchitis
Rhinitis, Konjunktivitis, Heiserkeit; uncharakteristischer Husten, leichtes Fieber, anfallsartiger, bellender Husten bis zum Erbrechen, vor allem nachts	rote Schleimhäute, Pulmo frei	Pertussis Stadium catarrhale (1–2 Wo.)
inspiratorischer Stridor, subfebrile Temperaturen	glasiger Schleim, petechiale Blutungen der Rachenschleimhaut	Pertussis Stadium convulsivum (bis 6 Wo.)
Rhinitis, Konjunktivitis, Nießattacken, anfallsartiger, trockener Husten, Atemnot, subfebrile Temperaturen oder geringes Fieber	Giemen über allen Lungenfeldern, wenig glasiger Schleim	Asthma bronchiale im Rahmen eines Heuschnupfens

10

FALLBERICHT

Eine 37-jährige Damenschneiderin, Nichtraucherin, mit zwei älteren und einem jüngeren Schulkind, berichtet über seit mehreren Wochen bestehenden Husten mit wenig schleimigem Auswurf. Sie fühle sich krank, schlafe schlecht, müsse nachts immer husten und schwitze vermehrt, könne aber noch arbeiten. Gegen Abend betrage die axillär gemessene Temperatur 38 bis 38,5 °C.

Welche Fragen zur Anamnese sind aufschlussreich?

- Fieber: Hinweis auf infektiöses Geschehen
- Auswurf: Farbe und Beschaffenheit
- Allergieanamnese: Hinweis auf Asthma bronchiale
- Nikotinanamnese: Hinweis auf COPD; Hämoptysen und Gewichtsverlust: Tuberkulose, Karzinom, Letzteres weniger wahrscheinlich mit 37 Jahren
- aerogene Noxen, z. B. Asbest, Staub, Tierepithelien, Schimmel, Taubenkot
- schmerzhafte Hautveränderung an den Beinen (Erythema nodosum).

Was denken Sie? Spricht der längere Verlauf gegen einen banalen Infekt?

Ja, der Verlauf mit fehlender Besserung ist nicht typisch für einen unkomplizierten Atemwegsinfekt!

Welche Erkrankungen passen differenzialdiagnostisch zu dieser Anamnese?

- atypische Pneumonie
- Exazerbation einer COPD/chronischen Bronchitis
- obstruktive Bronchitis (obstruktive Bronchialreaktion bei Durchwanderung der Schleimhautentzündung auf die Muscularis der Bronchioli, häufiger bei Kindern ohne Asthma-Vorgeschichte); Infektexazerbation bei Asthma bronchiale
- Pertussis
- Tuberkulose
- M. Boeck
- bronchialer Tumor mit Superinfektion.

Ihre Untersuchungen in der Praxis führen zu folgenden Resultaten:
- körperliche Untersuchung: Pharyngitis mit gerötetem Rachenring, Auskultation der Lunge o. B.
- Blutuntersuchung: BSG 30 mm 1. Std., Leukozyten 9.600/μl, CRP 7,8 mg/l (Norm 5 mg/l).

Was ist die wahrscheinliche Diagnose nach den vorliegenden Befunden?

Chronische Bronchitis, (atypische) Pneumonie.

Welche Untersuchung nutzen Sie zur Diagnosesicherung?

Röntgen-Thorax.

Welchen Röntgen-Befund erwarten Sie bei dieser Verdachtsdiagnose?

- Bronchopneumonie: peribronchitische Veränderungen
- atypische Pneumonie (Mykoplasmen, Legionellen und Chlamydien): diverse kleinfleckige, interstitielle Infiltrate, vergrößerte Hili.

Wie sieht der Röntgenbefund hingegen bei einer Streptokokken-Pneumonie aus?

Segmentales/lobäres Infiltrat/Verschattung.

Was ist bei einer Streptokokken-Pneumonie anders als in der o. g. Anamnese zu erwarten?

- keine Prodomi und keine Erkältungserkrankung
- Fieber deutlich über 38 °C
- purulentes, reichliches Sputum
- Pleuraschmerzen
- Auskultation mit fein-mittelblasigen RGs, Klopfschalldämpfung
- BSG über 50 mm, Leukozytose über 10.000/µl.

Welche Antibiotika kommen zur Therapie einer ambulant erworbenen Pneumonie als erste Wahl infrage?

First-line-Antibiotika bei ambulant erworbener typischer Pneumonie sind Betalactam-Antibiotika wie Amoxicillin ggf. mit Clavulansäure, die auch gegen *Haemophilus influenzae* wirksam ist. In einer S3-Leitlinie (Diagnostik, antimikrobielle Therapie, Höffken et al. 2005) wird es als Mittel der ersten Wahl empfohlen. Bei Doxycyclin bestehen keine vermehrten Resistenzen; auch Pneumokokken sind sensibel. Doxycyclin wirkt sehr gut bei Erregern der atypischen Pneumonien, ebenfalls gegen Hämophilus und Moraxella. Erreger der atypischen Pneumonien sind Chlamydien, Mykoplasmen und Legionellen. Erste Wahl ist hier wiederum Doxycyclin – daneben Erythromycin oder Clarithromycin, die auch gegen *Haemophilus influenzae* wirksam sind. Allerdings nehmen Makrolidresistenzen von Pneumokokken und A-Streptokokken lokal stark zu (2001: 16 %; Malhotra-Kumar et al. 2007).

Bei welcher Autoimmunerkrankung stehen Husten und Fieber als Symptome im Vordergrund?

Bei der akuten Sarkoidose (M. Boeck, Löffgren-Syndrom), häufig in Verbindung mit (Sprunggelenks-)Arthritis, Erythema nodosum. Diagnosesicherung einer bihilären Adenopathie (Hilus-Lymphknoten) durch Röntgen-Thorax.

Wann spricht man von einer sekundären Pneumonie?

Bei Vorliegen einer begünstigenden Grunderkrankung wie Herzinsuffizienz oder Bronchial-Ca.

Sekundäre Pneumonien mit ihren zusätzlichen Erkrankungen bedürfen wegen ihrer Resistenzlagen meist anderer Antibiotika-Therapien, am besten nach Antibiogramm.

Wann weisen Sie einen Patienten mit Pneumonie zur stationären Behandlung ein?

Mit zunehmendem Lebensalter und anderen systemischen Erkrankungen, insbesondere chronisch-pulmonalen Erkrankungen, sollte rechtzeitig eine stationäre Behandlung eingeleitet werden. Der reduzierte Allgemeinzustand, hohes Fieber, Kreislaufkomplikationen, Exsikkose und der Verdacht auf eine beginnende respiratorische Insuffizienz sind Einweisungsgründe.

Bei Kindern wird es „ernst, wenn es ruhig wird": Sprechunvermögen, Apathie, hohes Fieber, Exsikkosezeichen geben deutliche Hinweise zur stationären Aufnahme (vgl. Fieberabklärung nach v. Aswege).

10

10.7 Fieber
D. Jobst

FALLBERICHT

Die Mutter eines 2-jährigen Mädchens ruft in Ihrer Hausarztpraxis an und teilt mit, dass ihre Tochter „hohes Fieber" habe. Die Arzthelferin möchte die Schwere der möglichen Erkrankung herausfinden und stellt der Mutter einige Fragen.

Mit welchen Fragen kann die Arzthelferin mehr über das Fieber des Mädchens herausfinden und die Schwere der Symptomatik einordnen?
- Wie hoch ist das Fieber genau?
- Wie lange besteht das Fieber schon?
- Besteht eine (schon festgestellte oder behandelte) Infektion?
- Wirkt das Kind sehr krank oder apathisch?
- Zeigt es Verhaltensänderungen (z. B. Schreien, Wimmern, Abwehrbewegungen)?
- Trinkt und isst das Mädchen weiterhin ausreichend?
- Ist das Kind verschleimt oder hat es Erstickungsanfälle?
- Wurden schon irgendwelche (hausmedizinische) Maßnahmen ergriffen?
- Welche Wirkungen hatten die Maßnahmen?

Woran erkennt die Arzthelferin eine Notfallsituation, in der baldige ärztliche Hilfe notwendig ist?
Neu aufgetretenes hohes Fieber, das mit schwerem Krankheitsgefühl und/oder Apathie einhergeht, die Verweigerung der Getränke- (und Nahrungs-)Aufnahme, Krampf- oder Luftnotanfälle oder sonstige Komplikationen sind als Notfallsituation einzustufen.

Fieber unklarer Höhe, das seit 2 Tagen besteht, ist hingegen auch dann nicht als *akuter* Notfall einzustufen, wenn hausmedizinische Maßnahmen zur Fiebersenkung nicht greifen. Eine ärztliche Untersuchung soll jedoch erfolgen, damit behandelbare Ursachen oder eventuelle Komplikationen des Fiebers erkannt bzw. ausgeschlossen werden können.

Die Mutter kann die Höhe der Temperatur nicht angeben, da sie das Fieberthermometer verlegt hat. Sie habe lediglich durch Fühlen an der Stirn des Kindes das Fieber bemerkt. Sie schätzt die Temperatur auf 39 °C. Zu Beginn hatte das Kind auch Schüttelfrost.

Wie kann man die Entstehung von Schüttelfrost erklären?
Schüttelfrost entsteht in der Phase des Fieberanstiegs, in der durch verstärktes Muskelzittern Wärme produziert wird. Gleichzeitig schließen sich die peripheren Blutgefäße. Der Kreislauf zentralisiert. Dadurch können die Extremitäten kalt sein.

Wo liegt der untere Grenzwert für das Vorhandensein von Fieber?
Bei 38 °C.

Was ist bei der axillären Messung zu berücksichtigen? Wofür eignet sich diese Methode am besten?
Bei der axillären Messung können insbesondere nach Anwendung von „fiebersenkenden physikalischen Maßnahmen" falsch niedrige Werte auftreten, da die Körpertemperatur in der Peripherie schon gesunken, aber im Körperstamm sogar noch angestiegen sein kann (Wärmestau!). Diese Messung eignet sich also am ehesten *nach Abklingen* eines Kältegefühls bzw. eines Schüttelfrosts.

Was können Sie über die Fiebermessung im Ohr mittels Infrarotthermometern sagen?

Hier ist der genaue Einführwinkel des Thermometers in den Gehörgang zu beachten. Auch dann sind Abweichungen von durchschnittlich 0,3 °C von den rektal gemessenen Werten nach oben und nach unten möglich. Der Gehörgang darf kein obturierendes Zerumen enthalten, da der Messwert vom Trommelfell abgenommen wird.

Das Mädchen hat also seit 2 Tagen Fieber. Die Mutter berichtet, es wirke dabei nicht sehr krank, es liege im Bett, esse wenig, trinke aber gut. Die Mutter habe schon Wadenwickel gemacht und zur Nacht 125 mg Paracetamol als Zäpfchen gegeben. Das Fieber sei bisher nicht gesunken.
Die Arzthelferin kündigt nach Rücksprache mit Ihnen für die Mittagszeit einen Hausbesuch an.

Was untersuchen Sie bei dem Kind und worauf achten Sie besonders?

Zunächst ist es wichtig, den Allgemeinzustand und die Haut des Kindes zu beurteilen, um die Genese des Fiebers abschätzen zu können (um z. B. sog. „Kinderkrankheiten" zu erkennen). Erscheint das Kind allgemein wenig beeinträchtigt, ist eine bakterielle Infektion als Ursache des Fiebers wenig wahrscheinlich. Wirkt das Kind aber schwer krank und dabei apathisch, ist auch eine bakterielle Genese oder Infektion möglich. Man untersucht das Kind dann besonders auf Entzündungsherde in Rachen, Ohren, Lunge, Bauch, Harnwegen, zentralem Nervensystem (einschließlich Hirndruckzeichen wie Somnolenz, Erbrechen und Kopfschmerzen und Prüfung auf Meningismus).

In welchen Fällen muss eine stationäre Behandlung erfolgen?

Eine schwere bakterielle Infektion ist durch eine körperliche Untersuchung nicht immer zu erkennen. Wenn das Kind schwer krank wirkt, muss man – insbesondere dann, wenn die Bezugspersonen unsicher sind oder kein Risikobewusstsein erkennen lassen – eine stationäre Behandlung empfehlen (➤ Kap. 27.13).

Sie können bei dem 2-jährigen Mädchen keinen auf ein Herdgeschehen deutenden pathologischen Befund erheben. Die Mutter ist beruhigt. Sie weiß, dass das Kind viel trinken muss. Sie fragt Sie, ob sie weiter fiebersenkende Maßnahmen ergreifen soll.

Sind fiebersenkende Maßnahmen sinnvoll?

Diese Frage kann nicht abschließend beantwortet werden. Sieht man die Funktion des Fiebers bei Infektionen als positive Reaktion des Organismus zur Unterstützung der physiologischen Abwehrreaktion gegen eingedrungene Krankheitserreger an, ist eine Fiebersenkung nicht plausibel. Der Wunsch nach fiebersenkenden Maßnahmen geht oft von Eltern oder Bezugspersonen fiebernder Kinder aus, die fürchten, ihr Kind könnte einen Schaden nehmen. Viele können sich auch schlecht damit abfinden, abwarten zu müssen.

Welche physikalischen Maßnahmen zur Fiebersenkung sind möglich?

Infrage kommen verschiedene Formen der äußeren Kühlung, z. B. durch Wickel, Ventilation, Eis(-bäder).

Welche Medikamente zur Fiebersenkung werden verwendet?

Paracetamol, Ibuprofen, Acetylsalicylsäure, Metamizol.

Gibt es Einschränkungen für einzelne dieser Substanzen? Wenn ja, welche?

- Bei **Paracetamol** kann es bei erhöhter Dosierung oder Interaktionen mit anderen Medikamenten zu Leberschäden kommen.
- **Acetylsalicylsäure** kann – neben den allgemeinen Einschränkungen, wie Allergie oder gastrointestinale Blutungen – zur Azidose führen und damit die Krankheitssymptomatik einschließlich einer Tachypnoe

10

verstärken. Bei Kindern und Jugendlichen (sehr selten auch bei älteren Menschen) kann es bei bestimmten Virusinfekten und anderen Reizen (vermutlich Aflatoxinaufnahme) und gleichzeitiger Einnahme von Acetylsalicylsäure zum Reye-Syndrom kommen, einer akuten Enzephalopathie zusammen mit fettiger Degeneration von inneren Organen. Die durchschnittliche Mortalitätsrate beim Reye-Syndrom beträgt 20 %.
- Über **Ibuprofen** sind bisher keine – über die allgemein hinausgehenden – speziellen Einschränkungen bekannt geworden.
- **Metamizol** (Novaminsulfon) kann selten irreversible Leukopenien verursachen (> Kap. 21).

Haben fiebersenkende Maßnahmen, ob physikalisch oder medikamentös, überhaupt einen Einfluss auf den Krankheitsverlauf?

Für einige Personengruppen gibt es Studienergebnisse, die eine Bedeutung für den Krankheitsverlauf anzweifeln lassen. So wurde bei Intensivpatienten mit Fieber in einer randomisierten kontrollierten Studie kein Unterschied im Verlauf bei denen gesehen, die mit externer Kühlung behandelt wurden gegenüber denen, die nicht fiebersenkend behandelt worden waren.

Bei der Überprüfung von verschiedenen fiebersenkenden Maßnahmen bei Kindern (z. B. Paracetamol und physikalische externe Maßnahmen) gegen Placebo kam in mehreren Studien heraus, dass die Krankheitsverläufe mit und ohne Fiebersenkung gleich waren.

In randomisierten Studien hat sich gezeigt, dass „physikalische Maßnahmen" in Form von äußerer Kühlung gegenüber „keinen Maßnahmen" bei Kindern nur in den ersten beiden Stunden nach Anwendung eine Fiebersenkung bewirkten, den anschließenden Verlauf aber nicht beeinflussten. Während der Anwendung zeigten die so behandelten Kinder sogar mehr Unwillen und schrien mehr als die nicht behandelten, was als „adverse effect" eingestuft wurde. Auch im Vergleich mit dem antipyretischen (und analgetischen) Paracetamol zeigten physikalische Maßnahmen (kalte Wickel) keine Überlegenheit.

Die Entscheidungen für oder gegen bestimmte fiebersenkende Maßnahmen sind also nicht mit der Effektivität begründbar. Allerdings können andere Aspekte, wie z. B. das gleichzeitige Auftreten von Glieder- oder Kopfschmerzen oder die Fürsorge und Zuwendung solche Maßnahmen unter Umständen begründen.

Ist es nötig, zur Verhinderung von Fieberkrämpfen frühzeitig antipyretische Maßnahmen zu ergreifen?

Fieberkrämpfe sind zwar das häufigste Anfallsleiden in der Kindheit; ca. 2–5 % aller Kinder sind davon einmal in ihrem Leben betroffen. Ca. 30 % davon erleiden allerdings noch einen bis mehrere weitere Fieberkrämpfe. Nur bei diesen ist eine Prophylaxe bei einem Fieberanstieg über 38,5 °C mit einem Antipyretikum und Diazepam angezeigt. Eine prophylaktische Gabe mit 0,5 mg/kg KG rektal oder 0,33 mg/kg KG oral alle 12 Stunden für 2 Tage kommt infrage für Kinder unter einem Jahr, für Kinder nach dem zweiten Fieberkrampf, bei einer positiven Familienanamnese und bei komplizierten Fieberkrämpfen (Feucht et al. 2005).

> Die Mutter des Mädchens hat inzwischen das elektronische Fieberthermometer wiedergefunden. Unglücklicherweise ist jedoch die Batterie leer. Sie ruft in Ihrer Praxis an und fragt, wie sie die Temperatur nun bestimmen soll.

10

Wie genau ist das „Fühlen" des Fiebers und welche Fieber-Messmethode ist die beste?

Das Abschätzen der Körpertemperatur mit der Hand (auf Stirn oder Arm) hat sich als aussagekräftig erwiesen (Sensitivität von 84 %, Spezifität von 76 %). In der Regel möchte man aber auf einer genauen Messung der Temperatur bestehen. Dann gelten die rektalen und oralen Messungen als die genauesten.

Es empfiehlt sich der Kauf von Fieberthermometern mit giftfreier Ausdehnungsflüssigkeit, z. B. Alkohol, als Temperaturmedium.

Worin besteht die größere Gefahr einer Quecksilbervergiftung, wenn ein quecksilberhaltiges Fieberthermometer zu Bruch geht – in der Einatmung oder in der oralen Aufnahme des Quecksilbers? Wie werden Quecksilberkügelchen eines zerbrochenen Fieberthermometers beseitigt?

In der Einatmung. Quecksilberdämpfe liegen in der Raumluft in Bodennähe – daher sollten keine Kleinkinder dort spielen, wo die Dämpfe aufgetreten sind. Auf keinen Fall sollten verstreute Quecksilberkügelchen mit einem Staubsauger, den man weiter verwenden möchte, aufgesaugt werden. Die sicherste Sanierung erfolgt durch trockenes Aufnehmen (Auffegen) aller Kügelchen und Aufbewahren in einem verschlossen Glas unter Wasser bis zur Entsorgung der Kugeln und des Fegers als Sondermüll. Quecksilberhaltige Fieberthermometer sind seit 2009 nicht mehr verkäuflich.

Welche zusätzlichen Laboruntersuchungen sind bei der Abklärung von *unklarem* Fieber in jeder Altersgruppe vorzunehmen?

- Als erstes sollte durch eine Urinuntersuchung ein Harnwegsinfekt ausgeschlossen werden. Dieser liegt vor, wenn bei einer Untersuchung mittels Urin-Streifentest Nitrit positiv ist und Leukozyten im Urin nachgewiesen werden.
- Zur Identifizierung einer bakteriellen Infektion (gegenüber einer viralen) ist die Zählung und Differenzierung der Leukozyten im Blut und evtl. die Bestimmung des C-reaktiven Proteins (CRP) angezeigt.
- Bei schwerer Symptomatik und besonders bei Kindern mit unklarem Fieber kann, insbesondere zur Entscheidungsfindung für eine antibiotische Behandlung, die Analyse einer Blutkultur sinnvoll sein.
- Die klinischen Symptome einer Meningitis sind meistens so eindeutig, dass der Verdacht eher durch den Untersuchungsbefund gestützt wird als mit einer Lumbalpunktion, die dem Spezialisten vorbehalten bleibt.

Welche Begleitsymptom oder Befunde deuten (in allen Altersgruppen) auf welche fieberhaften infektiösen Krankheitsursachen hin?

➤ Tabelle 10.4 kann für eine Differenzialdiagnostik im mitteleuropäischen Raum herangezogen werden. Erkrankungen, die durch Expositionen auf Reisen oder Auslandseinsätzen möglich sind, sind zusätzlich aufgeführt.

Tab. 10.4 Übersicht zu Fieberursachen aller Altersgruppen

Ausgewählte Begleitsymptome/-befunde bei Fieber	Mögliche dazugehörige Krankheiten oder spezielle Erklärungen in Mitteleuropa (außer unspezifische Virusinfekte)
Hauterscheinungen (Exanthem, Pusteln, Papeln, Petechien)	„Kinderkrankheiten" (Masern, Röteln, Windpocken), Meningokokken-Meningitis, Scharlach, Erysipel, sonstige bakterielle Hautinfektionen, Zoster, Pocken, HIV-Infektion (Sekundärinfektion)
Meningismus	Meningitis, Enzephalitis, Hirnabszess
Kopfschmerzen	Meningitis, Enzephalitis, Influenza, SARS
Halsschmerzen	Tonsillitis, infektiöse Mononukleose, Herpesinfektion, Scharlach
Ohrenschmerzen	Otitis media, Sinusitis, Pneumonie, Tubenkatarrh
Lymphknotenvergrößerungen	je nach Lokalisation: • Röteln (z. B. okzipital) • infektiöse Mononukleose und Tonsillitis (z. B. nuchal) • Otitis media (retroaurikulär) • Mastitis (z. B. axillär) • Orchitis (z. B. inguinal)
Parotisschwellung	Mumps, infektiöse Mononukleose, unspezifische Parotitis
Husten	Bronchitis, Pertussis, Pneumonie, Otitis media, SARS, Influenza, HIV-Infektion

10

Tab. 10.4 Übersicht zu Fieberursachen aller Altersgruppen (Forts.)

Ausgewählte Begleitsymptome/-befunde bei Fieber	Mögliche dazugehörige Krankheiten oder spezielle Erklärungen in Mitteleuropa (außer unspezifische Virusinfekte)
Bauchschmerzen, Unwohlsein	Malaria, akute Pankreatitis, Myokardinfarkt, Lungeninfarkt, Hepatitis, Adnexitis, HIV-Infektion, Appendizitis
Durchfall	Rotavirusenteritis, Salmonellose, Yersinienenteritis, Campylobacterenteritis, Staphylokokkentoxin-Enteritis, HIV-Infektion, Ruhr, Typhus, Cholera
Gelenkschmerzen	(Post-)Streptokokkeninfektion (z. B. rheumatisches Fieber), Malaria, Borreliose, Yersinieninfektion, Lupus erythematodes, unspezifische Begleitarthritis
Rücken-/Flankenschmerzen	Pyelonephritis, Nierenabszess, Adnexitis, Extrauteringravidität
Extrem hohes Fieber	Malaria, Poliomyelitis, Enzephalitis
Rezidivierende Fieberschübe	Malaria, M. Bang, Borreliose, Kollagenosen, HIV-Infektion
Lang andauernde subfebrile Temperaturen (u. U. in Kombination mit B-Symptomatik)	Tuberkulose, chronische Pyelonephritis, Endokarditis lenta, Cholangitis, HIV-Infektion, Tumoren

Wofür werden Temperaturbeobachtungen (Fieberkurven) noch eingesetzt?

Zur Identifizierung und Verlaufsbeobachtung von Infektionskrankheiten. Für manche Erkrankungen wie Typhus abdominalis oder Poliomyelitis gibt es typische Fieberverlaufskurven, die aber wegen der Seltenheit der Erkrankungen oder der üblichen frühzeitigen fiebersenkenden Maßnahmen kaum noch zu beobachten sind. Zur Empfängniskontrolle.

FALLBERICHT

Eine 23-jährige Sachbearbeiterin misst zur Beobachtung ihres Zyklus seit 2 Monaten jeden Morgen vor dem Aufstehen ihre Körpertemperatur (Basaltemperatur) und trägt den Wert in eine Kurve ein. Bei bestehendem Kinderwunsch möchte sie so ihre fruchtbaren Tage ermitteln. Seit mehreren Wochen beträgt ihre Basaltemperatur 37,3 °C. Außerdem ist ihre Periode ausgeblieben.

Wofür sprechen diese Befunde?

Für eine Schwangerschaft.

Wie verhält sich die Temperatur, wenn eine Frühschwangerschaft vorliegt?

Die Temperatur sinkt nicht wie üblich und physiologisch am 24.–27. Zyklustag ab, sondern bleibt über mehrere Wochen erhöht.

LITERATUR

10.1 Epidemiologie, Symptome und exogene Einflüsse
Arbeitsgemeinschaft Influenza: www.influenza.rki.de/agi
Baur X: Umwelt und Lunge. Dt Ärztebl 1996(93):A-244–248
Diez U: Leitlinie Atemwegserkrankungen unter dem Einfluss von Schadstoffbelastungen: www.netzwerk-kindergesundheit.de
Epidemologisches Bulletin: www.rki.de
Hüttemann U: Feinstaub und die gesundheitlichen Folgen. Gesundheitswesen 2006(68)
Robert-Koch-Institut: Krankheitsbeschreibung von SARS (2003): www.rki.de (Aktualisierung vom 9.7.2007)
World health organisation (WHO): Severe Acute Respiratory Syndrome (SARS), 2003: www.who.int/csr/sars/en/

10

10.2 Verhalten zur Vorbeugung und bei Erkrankungen mit akuten Atemwegsinfekten

Arbeitsgemeinschaft Influenza (Robert Koch-Institut, Berlin; Deutsches Grünes Kreuz, Marburg; Nationales Referenzzentrum für Influenza, Berlin): Saisonberichte: www.influenza.rki.de/agi

Del Mar C, Glasziou P: Upper respiratory tract infection. In: Clinical Evidence 7: 1391–1399, BMJ-Book, London 2002

Lange W, Vogel GE, Uphoff H: Influenza. Virologie, Epidemiologie, Klinik, Therapie und Prophylaxe. Blackwell, Berlin 1999

Lorber B: The common cold. J Gen Intern Med 1996(11):229–36

Timmer A et al.: Pelargonium sidoides (Umckaloabo) for treating acute respiratory tract infections. Chochrane summeries beta, 8. July 2008

10.3 Raucher

Batra A: Tabakabhängigkeit – evidenzbasierte Strategien der Behandlung. Zeitschrift für ärztliche Fortbildung und Qualitätssicherung. 2002(96): 281–286

Bundeszentrale für gesundheitliche Aufklärung: Ja, ich werde rauchfrei! Patientenbroschüre. www.bzga.de/bot-med_31350000.html

Bundeszentrale für gesundheitliche Aufklärung: Rauchfrei-Ausstiegsprogramm: www.rauchfrei-info.de

Douglas E et al.: Wirksamkeit von Vareniclin, JAMA 2006(269): 56–64 (Nachdruck in Deutsch)

Raw M, Anderson P, Batra A, Dubois G, Harrington P, Hirsch A, Le Houezec J, McNeill A, Milner D, Poetschke-Langer M, Zatonski W: WHO Europe evidence based recommendations on the treatment of tobacco dependence. Tobacco Control 2002 (11): 44–46

10.5 Infektbedingte Halsschmerzen

Burton MJ, Towler B, Glasziou P: Tonsillectomy versus non-surgical treatment for chronic/recurrent acute tonsillitis (Cochrane Review). In: The Cochrane Library, Issue 2, Oxford 2003

Centor RM, Witherspoon JM, Dalton HP, Brody CE, Link K: The diagnosis of strep throat in adults in the emergency room. Med Decis Making 1981 (1): 239–246

Del Mar CB, Glasziou PP, Spinks AB: Antibiotics for sore throat (Cochrane Review). In: The Cochrane Library, Issue 2, Oxford 2003

Strutz J, Mann W: Praxis der HNO-Heilkunde, Kopf und Halschirurgie. Thieme, Stuttgart 2001

10.6 Husten und Fieber

Aswege von JE: Fieber – Kalkuliertes Vorgehen offenbart die Feuerquelle. Der Hausarzt 2005(14):43

Gesenhues S, Ziesché R: Praxisleitfaden Allgemeinmedizin. 5. Aufl. Elsevier/Urban & Fischer, München 2006

Höffken G, Lorenz L, Kern W, Welte T, Bauer T, Dalhoff K et al.: S3-Leitlinie zu ambulant erworbener Pneumonie und tiefen Atemwegsinfektionen. Pneumologie 2005 (59): 612–66

Schwabe U, Paffrath D: Arzneiverordnungsreport 2006, Springer, Heidelberg 2007

Malhotra-Kumar S et al. Effect of azithromycin and clarithromycin therapy on pharyngeal carriage of macrolide-resistant streptococci in healthy volunteers: a randomised, double-blind, placebo-controlled study. Lancet 2007, 369: 482

10.7 Fieber

Cincinnati Children's Hospital Medical Center: Evidence based clinical practice guideline for fever of uncertain source in infants 60 days of age or less. Cincinnati 2003: www.guidline.gov

Feucht M et al., Leitlinie der österreichischen Sektion der Internationalen Liga gegen Epilepsie 2005; 5 (1), 12–15, http://www.kup.at/kup/pdf/5057.pdf

Kallestrup P, Bro F: Parents' beliefs and expectations when presenting with a febrile child at an out-of-hours general practice clinic. Br J Gen Pract 2003 (53): 43–44

Meremikow M, Oyo-Ita A: Paracetamol for treating fever in children (Cochrane Review). In: The Cochrane Library, Issue 2, Oxford 2003

Meremikow M, Oyo-Ita A: Physical methods for treating fever in children (Cochrane Review). In: The Cochrane Library, Issue 2, Oxford 2003

Selbsthilfe bei Kinderlosigkeit: www.med4you.at

10

11 Atembeschwerden und Störungen der Lungenfunktion

11.1 Allgemeine Vorgehensweise bei Patienten mit Atemwegserkrankungen

Welche Basisdaten erheben Sie von einem Ihnen unbekannten Patienten, bei dem Sie den Verdacht haben, er könnte an einer akuten oder chronischen Bronchial- bzw. Lungenerkrankung leiden?

- Alter, Geschlecht, Größe und Gewicht – aus diesen Daten errechnen sich die Normalwerte einer patientenbezogenen Lungenfunktion
- Beruf; relevant ist hier z. B. die Inhalation von Stäuben oder Gasen
- aktueller und früherer, aktiver wie passiver Raucherstatus. Berechnung der Packungsjahre (pack years)
- Vorerkrankungen, insbesondere solche, die Luftnot oder Husten verursachen
- Medikamente
- Hobbys, die mit Allergenen, Irritanzien, Staubbelastung, Temperaturschwankungen oder starker körperlicher Belastung verbunden sind.

Welche Symptome erfragen Sie immer?

- Husten (Vorkommen, Auslöser, Qualität, Nebengeräusche der Atmung)
- Reizhusten mit oder ohne Auswurf (Beschaffenheit, Farbe)
- Kurzatmigkeit, Belastungsdyspnoe
- Brustenge
- Belastungs- und Bewegungsabhängigkeit der genannten Beschwerden. Abgrenzung von WS-Beschwerden.

Welche physiologischen Daten erfassen Sie?

- Atemfrequenz, Atemnebengeräusche, ggf. Atemtyp
- Blutdruck, Puls
- Temperatur
- Herzgeräusche.

Welche Schritte gehören zur klinischen Untersuchung eines Patienten mit V. a. Bronchialerkrankung?

- Inspektion: Erscheinungsbild, Hautfarbe, Lippen- und Schleimhautdurchblutung, Brustkorb (normaler anterior-posteriorer Durchmesser?), Beobachtung von Ein- und Ausatmung, Jugularvenenerweiterung, Trommelschlägelfinger (bei zystischer Fibrose, Bronchiektasen, Lungenfibrose, Bronchialkarzinom); (schmerzhafte) thorakale Bewegungseinschränkungen, Thoraxverformung, Skoliose, Trichter oder Kielbrust
- Perkussion: Dämpfung bei Ergussbildung, vermehrter Luftgehalt des Lungengewebes bei Emphysem
- Auskultation mit Beurteilung der Atemgeräusche: vesikuläre oder bronchiale Atmung, abgeschwächtes Atemgeräusch, feuchte Rasselgeräusche, trockene Rasselgeräusche (= Giemen, Brummen)
- Palpation: Suche nach vergrößerten Lymphknoten der Halskompartimente und Achselhöhlen, Beurteilung der Atemgeräusche (Stimmfremitus); periphere Ödembildung.

Welche technischen Untersuchungen nehmen Sie anschließend vor?

Spirometrie mit Messung der forcierten Vitalkapazität (FVC), der forcierten 1-Sekunden-Kapazität (FEV_1) und das prozentuale Verhältnis dieser Werte zueinander (FEV_1/FCV) – wichtig zur evtl. Differenzierung zwischen restriktiver und obstruktiver Ventilationsstörung.

Reversibilitätstest: Spirometrie vor und 10 Minuten nach Inhalation eines rasch wirkenden β-Mimetikums. Hohe Reversibilität als Hinweis auf Asthma, niedrige auf COPD.

Die **Bodyplethysmografie** beantwortet spezielle Fragen, z. B. nach Atemwegswiderstand (RAW) und dem intrathorakalen Gasvolumen (ITGV).

Welche Laborparameter interessieren Sie besonders?

- Blutsenkungsgeschwindigkeit (BKS) als Hinweis auf eine Entzündung
- Blutbild zum Nachweis einer möglichen Tumoranämie und einer Leukozytose bei bakteriellem Infekt oder bei Raucheranamnese. Eosinophilie als Hinweis auf Allergien.

FALLBERICHT

Ein 1943 geborener Tischler kommt in Ihre Praxis zur Check-up-Untersuchung und Krebsvorsorge, wie er dies seit 1996 alle 2 Jahre tut. Er klagt nicht über Husten, Auswurf oder Luftnot. An Vorerkrankungen sind eine behandelte Hypertonie und eine Stammvarikosis des rechten Beins bekannt. Er berichtet, er rauche 20 Zigaretten pro Tag.
Körperlicher Befund: Größe: 174 cm, Gewicht: 70 kg, Herzfrequenz: 72/min, Atemfrequenz: 12/min, Blutdruck: 120/80 mmHg. Bei der klinischen Untersuchung sind Hals und Nacken unauffällig, keine tastbaren Lymphknoten. Atemgeräusche verschärft, hypersonorer Klopfschall. Keine Uhrglasnägel, keine Nagelbettzyanose. Cor und Abdomen unauffällig.

Welche weiteren Untersuchungen veranlassen Sie im Rahmen des Check-ups? Welche präventiven Kassenleistungen sind vorgesehen?

- Laboruntersuchungen: großes Blutbild, Blutzucker, Leberwerte (γ-GT, GOT, GPT), Nierenwerte (Kreatinin, Harnstoff), Triglyzeride und Cholesterin, TSH basal, Urinsticks und Haemoccult®-Test
- Lungenfunktionstests
- Präventive Kassenleistungen im Rahmen von Krebsvorsorge und Check-up sind neben der Anamnese und der körperlichen Untersuchung lediglich BZ, Cholesterin gesamt, Urinsticks und der Test auf okkultes Blut im Stuhl (z. B. Haemoccult®, Hämofec®).

Die Lungenfunktionstests erbringen folgende Ergebnisse: FVC: 2,68 l (Soll: 3,98 l), FEV_1: 1,86 l (Soll: 3,11 l), FEV_1/FVC: 69,4 % (Soll: 78,1 %).

Wie lautet Ihre Interpretation?

Es handelt sich um eine kombinierte obstruktive und restriktive Ventilationsstörung. Die Messkriterien der COPD werden zu einem wesentlichen Teil erfüllt.

Welche Lungenerkrankungen können sich hinter diesem Befund noch verbergen?

Neben Emphysem und obstruktiver Atemwegserkrankung auch Atelektasen, entzündliche Obstruktion oder allergisches Asthma, auch in Kombination (Fortsetzung des Fallberichts in ➤ Kap. 11.6).

11.2 Akute Atemnot, Hyperventilation

Atemnot (oder Dyspnoe) in Ruhe oder unter Belastung ist ein Leitsymptom, das Patienten veranlasst, einen Arzt aufzusuchen. Da Atemnot viele Ursachen haben kann, werden Hausärzte, Kinderärzte, Kardiologen, Lungenfachärzte, HNO-Ärzte, Neurologen und Psychiater und Rettungsärzte konsultiert.

Wie kann Atemnot definiert werden?

Atemnot ist eine subjektive, teils gravierende Empfindung und manchmal nur schwer objektiv zu erfassen. Die American Thoracic Society (Lareau et al. 1999) hat Atemnot wie folgt umrissen: „Es handelt sich um eine subjektive Erfahrung von wechselnder Qualität und Stärke. Die Empfindung von Atemnot entsteht durch das Zusammenspiel von physiologischen, psychologischen, sozialen und äußeren Faktoren und führt zu sekundären Körper- und Verhaltensreaktionen.“

Welche Ursachen für eine Dyspnoe fallen Ihnen ein?

Ursachen der Dyspnoe sind vielfältig, beginnend bei Trainingsmangel, über Erkrankungen der Atemwege, der Pleura und des Lungenparenchyms, kardiogene und muskuloskeletale Störungen bis hin zu neurologischen, metabolischen und toxischen Ursachen wie auch Angstgefühlen mit Hyperventilation.

> Je schwerer die Atemnot, desto weniger können die Patienten sprechen. Die **Sprechunfähigkeit** ist das Kriterium für den akuten Notfall. Im ärztlichen Alltag ist es gelegentlich notwendig, eine psychogene Luftnot von einer anderen Atemstörung zu unterscheiden: Bringen Sie die Patienten trotz Atemnot zum Reden. Achten Sie auf die Beschreibungen und auf den klinischen Eindruck!

Nennen Sie beispielhaft Umstände, die zur Ursachenklärung beitragen können.

Atemnot bereits in Ruhe? Brustschmerzen? (Todes-)Angst? Übelkeit? Parästhesien? Diabetes? Bekannte Allergien? Asthma bronchiale? Herzschwäche? Raucher? Berufsumfeld? Stresssituation? Medikamente?

FALLBERICHT
Ihre 32-jährige Patientin wurde innerhalb von 2 Jahren von zwei Kindern entbunden. Sie kennen die Patientin schon seit 7 Jahren und wissen, dass sie stark belastet ist. Am Abend ruft sie gegen 20:00 Uhr bei Ihnen an, klagt über Atemnot, Herzschmerzen, Kribbeln um den Mund und in den Fingern sowie über Angst und Unruhe. Sie beruhigen die Patientin und fahren sofort zu ihr.

11

Ihre Verdachtsdiagnose?

Hyperventilationssyndrom.

Nennen Sie die häufigsten Ursachen eines Hyperventilationssyndroms.

Psychogen: Angst, Schmerz, Aufregung.

Wie stellt man sich die Pathophysiologie des Hyperventilationssyndroms vor?

Durch die alveoläre Hyperventilation entsteht eine ausgeprägte Hypokapnie mit einer respiratorischen Alkalose (Blut-pH erhöht). Es entsteht bei der psychogenen Form eine normokalziämische Tetanie mit Pfötchenstellung und Parästhesien.

Welche Befunde führen Sie zur Diagnosestellung einer Hyperventilation mit Tetanie?

- Tachykardie
- Tachypnoe und/oder vertiefte Atmung
- Schweißausbrüche
- Benommenheit
- Karpopedalspasmen.

Nennen Sie einige somatogene Erkrankungen, die Sie als Ursache einer Hyperventilation im Hinterkopf haben.

Hohes Fieber, Lungenerkrankungen mit Gasaustauschstörungen oder Obstruktion, fortgeschrittene Herzinsuffizienz, metabolische Azidose, Schädel-Hirn-Trauma, Enzephalitis, Salizylat-Intoxikation u. a.

Was ist bei psychogener Hyperventilation zu tun?

Allgemeine Untersuchung, Frage nach Auslösern, Aufklärung und Beruhigung des Patienten, Erklärung der Rückatmung in ein Beutelreservoir zur CO_2-Anreicherung der Atemluft. Die Gefühlsstörungen, Muskelsteife und Benommenheit als Folge der Hyperventilation erklären. Klarmachen, dass Herzrasen durch die Panik auftritt. Vor-Zählen verringert die Atemfrequenz der Betroffenen auf ca. 12–15/min. Zur Rezidivprophylaxe werden Atemschulung, Entspannungstraining und ggf. Verhaltenstherapie empfohlen.

FALLBERICHT

Ein 15-jähriger Jungendlicher wird in die Hockey-Leistungsmannschaft aufgenommen. Bei einem der ersten Spiele im Frühjahr bekommt er beim Einspielen keine Luft mehr. 15 Minuten nach der Auswechslung geht es ihm wieder besser.

Woran denken Sie?

- infektbedingte Obstruktion
- Anstrengungsasthma
- allergisches Asthma bronchiale bei Frühblüherallergie.

Welche Anamnese-Parameter sind wichtig?

- Infektzeichen
- frühere ähnliche Ereignisse
- Hinweise auf Allergien, auch in der Familie.

Infektzeichen lagen nicht vor; Luftnotbeschwerden bestanden früher schon mal bei einer Kellerfete und bei einer Bronchitis. Reizhusten tritt öfter beim Training im Winter auf.

Die körperliche Untersuchung ist unauffällig. Welche technischen Untersuchungen veranlassen Sie?

Lungenfunktionsprüfung.

Die Lungenfunktionsprüfung ergibt einen Normalbefund mit über der Norm liegendem FEV_1 und VK, Quotient FEV_1/VK = 85 %.

Schließt dies ein Asthma bronchiale aus?

Nein, Asthma bronchiale ist spontan reversibel, die guten Werte resultieren auch aus dem Training.

Welche Untersuchungen können in diesen Fall ein Asthma bronchiale beweisen oder ausschließen?

- Peak-Flow-Protokoll des Patienten (2–3 Messungen täglich zu gleichen Tageszeiten über mehrere Tage)
- unspezifische bronchiale Provokation (nur bei normaler Lungenfunktion).

Das Peak-Flow-Protokoll zeigt eine erhöhte Variabilität > 20 % und ist damit pathologisch.
In der unspezifischen Provokation mit Metacholin zeigt sich ein hyperreagibles Bronchialsystem. Kriterien eines positiven Tests sind ein FEV_1-Abfall ≥ 20 % bzw. eine Verdopplung des Atemwegswiderstands auf mindestens 0,5 kPa/l/s bzw. 2,0 kPa^*s/l (in der Regel spezialärztliche Untersuchung).

Wie beurteilen Sie die vorliegenden Befunde?

Nach der vorliegenden Anamnese und den Befunden besteht ein intermittierendes Asthma bronchiale Schweregrad I.

Welche Untersuchungen sollten noch erfolgen?

Allergietestung (Prick-Test auf aerogene Allergene).

Es zeigt sich positiver Befund auf Frühblüher sowie auf Hausstaubmilbe I und II.

Welche Therapie des Asthmas ist indiziert?

Es sollte zumindest ein Encasing des Betts (Sekundärprävention) durchgeführt werden. Als Tertiärprävention sollte eine allergenspezifische subkutane Immuntherapie (SCIT) gegen Birken-, Hasel-, Erlenpollen erfolgen, ggf. auch gegen Hausstaubmilben. In Stufe I der Stufentherapie ist eine Bedarfstherapie mit einem inhalativen rasch wirksamen β_2-Sympathikomimetikum zum frühen Einsatz bei Beschwerden und vor dem Sport indiziert. Es sollten nicht mehr als zwei Bedarfsmedikationen wegen Beschwerden pro Woche erforderlich sein. Ein Aufwärmtraining vor Sportbelastungen wird empfohlen.

11

11.3 Akute Schmerzen im Brustbereich

11.3.1 Akute Schmerzen beim Einatmen

FALLBERICHT
Eine 28-jährige Angestellte erzählt Ihnen Folgendes: Sie rollte ihren Schreibtischstuhl zurück und bückte sich im Sitzen, um die rechte untere Schreibtischschublade zu öffnen, dabei verspürte sie einen plötzlichen, heftigen Schmerz im Brustkorb. Sie kann nun nur bis zu einer gewissen Tiefe einatmen, weil es dann wieder schmerzt. Ebenso schmerzen Drehbewegungen beim Sitzen. Bei einer Rechtsdrehung strahlen die Schmerzen in den Brustkorb aus.

Woran denken Sie?
An ein kostovertebrales Geschehen, evtl. ein embolisches Geschehen.

Wie gehen Sie diese Erkrankungen differenzialdiagnostisch an?
- Anamnese: Raucherin? Orale Kontrazeption? Infarkte in der Familie? Schmerzcharakter? Schmerzauslöser? Schmerz atem- oder belastungsabhängig? Beinschmerzen?
- gründliche Untersuchung: Prüfen der Beweglichkeit der Wirbelsäule, Untersuchung der Beine
- technische Untersuchungen: EKG.

Welche Therapie schlagen Sie vor für den Fall, dass es sich um eine Interkostalneuralgie handelt?
- Analgesie (z. B. durch orale nichtsteroidale Antirheumatika, z. B. Diclofenac 50 mg)
- Infiltration mit einem Lokalanästhetikum, z. B. 2–5 ml Lidocain 2 % paravertebral.

Nennen Sie Differenzialdiagnosen.
Myokardinfarkt, Lungenembolie, Pneumothorax, Herpes zoster.

FALLBERICHT
Nach einem Reifenwechsel 2 Stunden zuvor verspürt ein schlanker, 24-jähriger Automechaniker plötzlich Brustschmerzen und Atemnot. Sie untersuchen den jungen Mann im Büro und hören über der linken Lunge kein Atemgeräusch. Der Puls ist schnell, der Klopfschall hypersonor.

Ihre Verdachtsdiagnose?
Spontanpneumothorax.

Wie sichern Sie die Diagnose?
Durch eine Thoraxaufnahme p. a. in Exspiration.

Was erwarten Sie, auf dem Röntgenbild zu sehen?
Eine Lunge ist kollabiert, die Lungenzeichnung fehlt oder liegt mit welliger Begrenzung mitten im betrofffenen Hemithorax.

Wie kommt es zum Spontanpneumothorax?
Die häufigste Ursache bei jungen asthenischen Männern ist das Platzen einer subpleuralen Emphysemblase.

11

Wie gehen Sie weiter vor?

Einweisung ins Krankenhaus zur Anlage einer Unterdruck-Saug-Drainage (z. B. nach Bülau). Bei traumatischem Pneu Versorgung durch Notarzt mit Drainage/Spannungsentlastung und O_2-Gabe vor Ort.

Was raten Sie Ihrem Patienten nach der Krankenhausentlassung?

Ein CT des Thorax mit der Frage auf weitere Emphysembullae ggf. Operationsindikation wird empfohlen, ebenso eine Nikotinkarenz.

Wie beurteilen Sie die nach Bülau-Drainage entstehende narbige Pleuraadhäsion?

Kann in den ersten Wochen Schmerzen beim tiefen Atmen verursachen. Adhäsionen sind jedoch ein Schutz vor erneutem Kollabieren der Lunge. Die Pleurodese stellt bei Rezidiv-Pneumothoraces eine therapeutische Maßnahme dar.

Welche Sportarten dürfen nach einem Spontanpneumothorax gar nicht mehr betrieben werden?

Gerätetauchen, Sportfliegen ohne Druckkabine, alle Sportarten mit raschem Wechsel des Umgebungsluftdrucks.

Was wissen Sie über einen eventuellen Zusammenhang mit dem Rauchen?

Abhängig von der Menge konsumierter Zigaretten steigt die Pneumothorax-Häufigkeit bei Männern bis um den Faktor 22, bei Frauen bis auf das Achtfache.

11.3.2 Akute Schmerzen und Dyspnoe

FALLBERICHT

Ein 45-jähriger Drahtzieher, Nichtraucher, der gelegentlich Alkohol trinkt, verspürt nach einer achtstündigen Busfahrt einen linksseitigen starken Brustschmerz. Ihre Untersuchungen ergeben folgende Befunde: Dyspnoe, Tachypnoe, Tachykardie. Auskultationsbefund normal, Blutdruck normal.

Wie lautet Ihre Verdachtsdiagnose?

Es handelt sich evtl. um eine Lungenarterienembolie.

Welche Laborparameter können bei einer Lungenarterienembolie erhöht bzw. beschleunigt sein?

BKS beschleunigt, Leukozyten, Bilirubin, LDH, D-Dimere erhöht.

Welche Maßnahmen veranlassen Sie?

Eine Krankenhauseinweisung zur Diagnosesicherung mit Lungenszintigrafie oder CT und zur (intensivmedizinischen) Therapie.

11.3.3 Brustschmerzen nach Trauma

FALLBERICHT

Ein 40-jähriger Surfer prallt mit dem Surfbrett auf einen harten Widerstand unter Wasser, stürzt in Fahrtrichtung und schlägt mit dem linken Brustkorb auf einen Felsen. Der Mann klagt über Schmerzen beim Husten und Atmen.
Die klinische Untersuchung ergibt folgende Befunde: Schonatmung und -haltung, lokaler Druckschmerz der 7. Rippe links, Thoraxkompressionsschmerz. Atemgeräusch, Blutdruck und Puls normal.

11

Was schreiben Sie auf den Röntgen-Überweisungsschein und warum?

Röntgenthorax und ggf. Rippenzielaufnahme links. Häufig ist ein Rippenbruch im Übersichtsbild nur schlecht erkennbar. Das Röntgen erfolgt, um Serienbrüche (Thoraxinstabilität) und Dislokationen ohne oder mit Pneumothorax zu erkennen.

Nach 24 Stunden schreiben Sie auf einen weiteren Auftrags-Überweisungsschein zum Röntgen: Verlaufskontrolle, Ausschluss eines Pneumothorax, Ausbildung eines Hämatothorax?

Welche Therapie leiten Sie ein?

Analgetika und Atemgymnastik zur Vorbeugung einer Pneumonie.

Welche Intervalle sind bez. Kontrolluntersuchungen einzuhalten?

Klinische Kontrolluntersuchungen initial dreimal pro Woche, Röntgenbild nach Erfordernis.

Wie sieht die Therapie eines Hämatothorax aus?

Ein Hämatothorax wird thoraxchirurgisch versorgt (Drainage).

11.4 Asthma bronchiale

Nennen Sie die Definition des Asthma bronchiale.

Asthma ist eine chronisch-entzündliche Erkrankung der Atemwege, die durch eine bronchiale Hyperreagibilität und eine variable Atemwegsobstruktion charakterisiert ist.

Welche Asthmaformen werden unterschieden?

Grundsätzlich wird zwischen allergischem Asthma und nichtallergischem Asthma unterschieden. Synonym werden die Begriffe extrinsisch und intrinsisch verwendet.

- **allergisches Asthma:** Typ-I-Allergie oft auf aerogene Allergene mit spezifischen IGE-Antikörpern. Im Kindes- und jungen Erwachsenalter besteht ein allergisches Asthma meist in Verbindung mit einer Pollinose. Häufige Allergene sind Pollen, Hausstaubmilben, Tierproteine und Schimmelpilzsporen. Im Erwachsenenalter können auch die berufliche Exposition mit Allergenen (z. B. Mehlstaub bei Bäckern) ein Asthma hervorrufen.
- **nichtallergisches Asthma:** Es wird kein spezifisches IGE gefunden, dies trifft bei 30–50 % der Patienten zu, bei denen sich das Asthma erst im mittleren bis späten Erwachsenalter manifestiert. Häufigste Patientengruppe sind postmenopausale Frauen. Die Erstmanifestation beginnt häufig mit einem Atemwegsinfekt und wird auch in der Folge von Infekten getriggert. Es kann eine Intoleranz gegenüber Acetylsalicylsäure oder verwandten nichtsteroidalen Antiphlogistika bestehen.
- **Mischformen:** Besonders bei einem initial allergischen Asthma kann im Verlauf die intrinsische Komponente hinzukommen und auch in den Vordergrund treten. Dies ist besonders bei rauchenden Asthmatikern bekannt und kann dann zur Entwicklung einer zusätzlichen COPD führen.

Wie häufig ist Asthma in Deutschland?

4–5 % der Erwachsenen und 10 % der Jugendlichen entwickeln ein Asthma bronchiale, das sind 7 % (ca. 6 Mio.) der Bevölkerung. Im Kindesalter sind Neurodermitis und Asthma die häufigsten chronischen Erkrankungen.

Gibt es einen Goldstandard für die Diagnose Asthma bronchiale?

Die Diagnose wird durch Anamnese und klinische Befunde gestellt, die durch die Funktionsprüfung unterstützt werden. Nicht in allen Fällen zeigen alle drei genannten Kriterien positive Ergebnisse. Diagnosesicherheit besteht durch den Nachweis einer reversiblen Atemwegsobstruktion im unspezifischen bronchialen Provokationstest (Metacholintest, s. o.).

Welche diagnostischen Tests stehen Ihnen zur Verfügung?

- Funktionsmessungen: Spirometrie
- Peak-Flow-Messung (PEF = Peak Expiratory Flow, deutsch exspiratorischer Spitzenfluss) nur für die Verlaufsprüfung, auch in Patientenhand (s. o.)
- Reversibilitätsprüfung: Broncholyse-Test
- durch Pulmologen oder spezialisierte Praxen Bodyplethymografie mit Provokationstestung: unspezifische und (allergene) spezifische Provokation, Belastung- und Kälteprovokation
- allergologische Stufendiagnostik:
  - Anamnese (häusliche und berufliche Allergene)
  - Standard-Allergie-Hauttest (Prick)
  - spezifisches IgE im Serum (RAST, CAP)
  - ggf. Provokationstestung bevorzugt nasal.

Welche drei Pathomechanismen liegen der asthmatischen Bronchialobstruktion zugrunde?

- entzündliches Ödem der Bronchialwand ggf. mit visköser Sekretproduktion
- bronchiale Hyperreagibilität mit konzentrischer Muskelkontraktion der Bronchioli
- allmähliche bindegewebige Umbauprozesse der Atemwege (airway remodeling).

Bei der Spirometrie eines kurzatmigen Patienten finden Sie die folgenden Kurven (➤ Abb. 11.1). Sprechen das Bild und die Ergebnisse in der ➤ Tabelle 11.1 für eine Obstruktion, für eine Restriktion oder für einen Normalbefund?

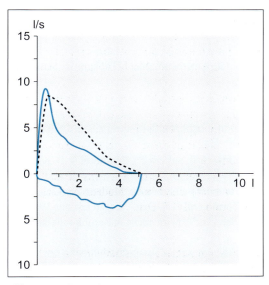

Abb. 11.1 Spirometrie

11

Tab. 11.1 Spirometrie und Fluss/Volumen

Parameter	Einheit	Soll	Wert	%Soll
IVC	l	4,73	5,15	109
ERV	l	1,27	1,45	114
IC	l	3,62	3,70	102
FVCex	l	4,54	4,67	103
FEV_1	l	3,61	3,18	88
FEV0,5	l	3,10	2,19	71
FEV_1/IVC	%	77	62	80
FEV_1/FVCex	%	77	68	88
PEF	l/s	8,78	9,21	105
MEF75	l/s	7,71	4,12	53
MEF50	l/s	4,73	2,52	53
MEF25	l/s	1,90	0,92	48
MEF25–75	l/s	3,81	2,06	54

Die Ergebnisse sprechen für eine Obstruktion.

Welche Messwerte sind bei der Spirometrie wichtig?
- Vitalkapazität (VK), Einsekundenkapazität (FEV_1)
- Obstruktion: FEV_1/VK < 70 %, bei Kindern < 75 %
- Reversibilität: $\Delta\ FEV_1$ > 15 %. Δ = Zunahme.

Nennen Sie einige Auslöser von Asthmaanfällen.
- Allergene: Umweltallergene, Hausstaubmilben, Pollen, Tierhaare, Schimmelpilze, Berufsallergene am Arbeitsplatz
- gasförmige Noxen: Reizgase wie z. B. Nikotin, Chlorgas
- Anstrengung
- Kälte ($\leq$ 8° C), heiße trockene Luft, Feinstäube
- Medikamente: β-Blocker, Acetylsalicylsäure und nichtsteroidale Antirheumatika bei bekannter Sensibilisierung
- Infekte der Atemwege.

In der Therapie wird zwischen Bedarfstherapeutika (Reliever) und Langzeittherapeutika (Controller) unterschieden. Welche Therapeutika aus den Gruppen kennen Sie?
- **Reliever** (= kurz wirksame β2-Sympathomimetika): Salbutamol (z. B. Sultanol®), Fenoterol (z. B. Berotec®) und Terbutalin (z. B. Bricanyl®)
- **Controller:** inhalative Kortikosteroide, z. B. Budesonid, Beclomethason, Fluticason, Mometason, Ciclesonid und inhalative β2-Sympathikomimetika (lang wirksam) wie Formoterol (z. B. Oxis®, wegen raschen Wirkeintritts auch zur Bedarfstherapie zugelassen), Salmeterol (z. B. Serevent®), beide meist in Kombipräparaten.

Wie schnell erfolgt der Wirkungseintritt, wie lang ist die Wirkdauer von β2-Sympathomimetika bei Asthma bronchiale?
- Salbutamol, Fenoterol, Terbutalin: Wirkeintritt rasch 2–5 Minuten, Wirkdauer 4–6 Stunden,
- Formoterol: Wirkeintritt 2–5 Minuten, Wirkdauer 12 Stunden,
- Salmeterol: Wirkeintritt 30 Minuten, Wirkdauer 12 Stunden.

Welche Schweregradeinteilung des Asthma bronchiale kennen Sie?

Die bisherige Einteilung des Asthmas nach Schweregraden nicht behandelter Patienten ist verlassen worden. Nunmehr beruht sie auf klinisch leicht zu erfassenden Parametern unter der Behandlung. Es werden drei Grade der Asthmakontrolle definiert (➤ Tab. 11.2):

- kontrolliertes Asthma
- teilweise kontrolliertes Asthma
- unkontrolliertes Asthma.

Tab. 11.2 Grade der Asthmakontrolle (aus Nationale Versorgungsleitlinie Asthma; mod. nach Global Initiative for Asthma 2007). Die Angaben beziehen sich auf eine beliebige Woche innerhalb der letzten 4 Wochen. Hellgrau: gilt nur für Erwachsene; Dunkelgrau: gilt nur für Kinder/Jugendliche; Hellblau: Allgemeine Empfehlungen.

Kriterium	kontrolliertes Asthma (alle Kriterien erfüllt)	teilweise kontrolliertes Asthma (ein bis zwei Kriterien innerhalb einer Woche erfüllt)	unkontrolliertes Asthma
Symptome tagsüber	< 2 × pro Woche	> 2 × pro Woche	3 oder mehr Kriterien des „teilweise kontrollierten Asthmas" innerhalb 1 Woche erfüllt
	nein	ja	
Einschränkung von Aktivitäten im Alltag	nein	ja	
nächtliche/s Symptome/Erwachen	nein	ja	
Einsatz einer Bedarfsmedikation/Notfallbehandlung	≤ 2 × pro Woche	> 2 × pro Woche	
	nein	ja	
Lungenfunktion (PEF oder FEV_1)	normal	< 80 % des Sollwerts (FEV_1) oder des persönlichen Bestwerts (PEF)	
Exazerbation[1]	nein	eine oder mehrere pro Jahr	eine pro Woche

[1] Jegliche Exazerbation in einer Woche bedeutet definitionsgemäß ein „unkontrolliertes Asthma". Definition Exazerbation: Episode mit Zunahme von Atemnot, Husten, pfeifenden Atemgeräuschen und/oder Brustenge, die mit einem Abfall von PEF oder FEV_1 einhergeht.

Zu den Langzeittherapeutika (Controller) zählen die inhalativen Glukokortikoide (ICS). Beschreiben Sie ihre Wirkung. An welche unerwünschten Arzneimittelwirkungen (UAW) denken Sie?

- Suppression der Entzündung, darüber hinaus Reduktion der Atemwegsobstruktion und Verminderung der bronchialen Hyperreagibilität. Sie beugen dem Remodeling vor.
- Geeignet sind insbesondere die Therapeutika mit komplettem First-Pass-Effekt (Budesonid und Momethason). Gegenüber den anderen inhalativen Kortikoiden und allen systemisch eingesetzten haben sie den geringsten Einfluss auf den systemischen Cortisolspiegel.
- Zu den UAW gehören Husten, paradoxer Bronchospasmus, Mundsoor. Das Risiko einer sekundären Osteoporose, die Suppression der Nebennierenrinde, Glaukom, Katarakt, Wachstumsverzögerung im Kindesalter sind UAW der Medikamente ohne First-Pass-Effekt.

11

Welche Therapieziele bestehen nach den Asthma-Leitlinien?

- Symptomfreiheit auch nachts und bei Belastung
- normale (bestmögliche) Lungenfunktion
- keine Exazerbationen
- kein Bedarf an rasch wirksamen β$_2$-Sympathikomimetika
- keine Einschränkung der Leistungsfähigkeit
- keine Nebenwirkung der Medikamente
- normale Entwicklung bei Kindern.

Durch Anwenden und Beachten der Medikation gemäß der nationalen Asthma-Leitlinie können die genannten Ziele angestrebt werden (➤ Abb. 11.2; ➤ Tab. 11.3).

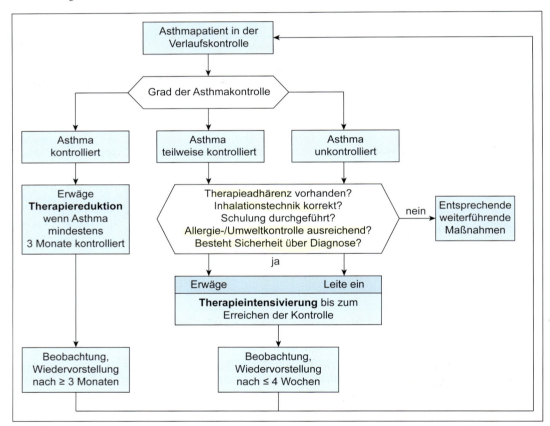

Abb. 11.2 Algorithmus zur an der Asthmakontrolle orientierten Therapieanpassung (aus: Nationale Versorgungsleitlinie Asthma; www.versorgungsleitlinien.de/themen/asthma/pdf/nvl_asthma_kurz.pdf)

Tab. 11.3 Tagesdosen verschiedener ICS

Wirkstoff	niedrige Dosis*	mittlere Dosis*	hohe Dosis*
Beclomethason (generikafähig)	≤ 500	≤ 1.000	≤ 2.000
Budenosid (generikafähig)	≤ 400	≤ 800	≤ 1.600
Ciclesonid (nicht generikafähig)	80	160	**

11

Tab. 11.3 Tagesdosen verschiedener ICS (Forts.)

Wirkstoff	niedrige Dosis*	mittlere Dosis*	hohe Dosis*
Fluticason (nicht generikafähig)	≤ 250	≤ 500	≤ 1.000
Mometason (nicht generikafähig)	200	400	800
*: in µg;**: bei unzureichender Asthmakontrolle Dosiserhöhung um 160 µg möglich.			

Nennen Sie typische Folgeerkrankungen des Asthma bronchiale.

Partielle oder globale respiratorische Insuffizienz, fixierte Atemwegsobstruktion, Cor pulmonale.

Bei adäquater Therapie unterscheidet sich die Lebenserwartung der Asthmatiker nicht von der gesunder Menschen.

FALLBERICHT

Ein 32-jähriger, sportlicher Betriebswirt (Nichtraucher) hat im Sommer eine neue Stelle an einem großen Rechenzentrum in einem ländlichen Gebiet angetreten. Bisher hatte er in einer Großstadt studiert und gearbeitet. Er ist bisher immer gesund gewesen – trotz bekannter Pollenallergie bestanden bisher keine Luftnotbeschwerden. Nach einer Radtour mit seiner Ehefrau und den Kindern ruft nachmittags die Frau an: Ihr Mann leide unter starker Atemnot. Sie haben Notdienst und suchen den Patienten umgehend auf.

Wie gehen Sie vor?

Frage an den Patienten, ob er außer der starken Atemnot weitere Symptome bemerkt habe.

Er gibt an, dass seine Augen jucken und tränen, dass wässriges Sekret aus der Nase laufe und er mehrmals habe niesen müssen.
Sie erheben folgende Befunde:
- blasser, schwitzender Patient
- ausgeprägte Atemnot und pfeifende Atemgeräusche, Exspiration verlängert
- Atemfrequenz 25/min, Blutdruck 190/80 mmHg, Pulsfrequenz 110/min, Temperatur 38 °C
- Sprechdyspnoe.

Welche Diagnose stellen Sie?

Erstmanifestation eines allergischen Asthma bronchiale bei Pollinose, schwerer Anfall.

Welche Maßnahmen leiten Sie unverzüglich ein?

- 2 Hübe eines β-Sympathomimetikums (z. B. Berotec), Wiederholung alle 10–15 min, Patienten beruhigen
- 2–4 l O_2 über Nasensonde
- Selbsthilfetechniken zur Atemerleichterung anweisen (➤ Abb. 11.3).

30 Minuten nach o. g. Maßnahmen ist die Atemnot gebessert, der Patient kann wieder kurze Sätze sprechen. AF und HF sind aber immer noch erhöht, RR normal.

Dieser Verlauf veranlasst Sie zu welchen weiteren Maßnahmen?

- 1 Amp. Bricanyl s. c. 100–250 mg Prednisolon oder Äaquivalent i. v.
- stationäre Einweisung mit NAW.

Was würden Sie später bei diesem Patienten veranlassen?

- Allergietestung
- spezifische Immuntherapie

- Asthmaschulung, Patienten im DMP Asthma
- Kontrolle der Therapieeinstellung mit ICS und LABA auch in Kombination.

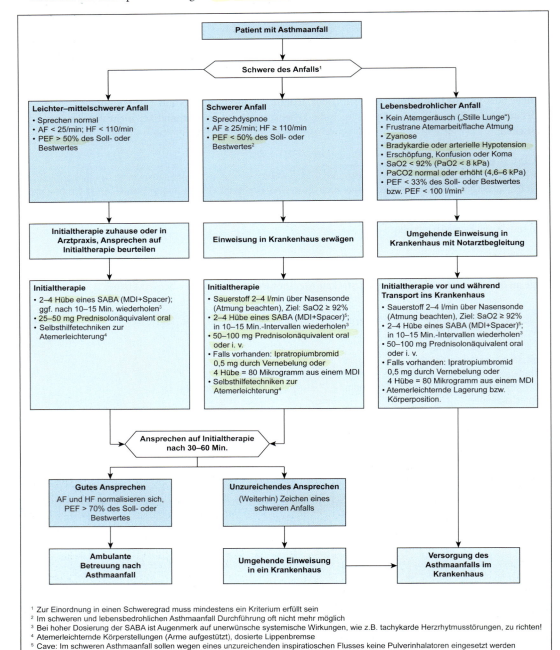

Abb. 11.3 Präklinische Versorgung des Asthmaanfalls beim Erwachsenen (nach Nationale Versorgungsleitlinie Asthma 2010)

FALLBERICHT

Eine 34-jährige Asthmatikerin stellt sich nach mehrmaligen Luftnotanfällen und deutlich höherem Bedarf ihrer Asthma-Medikation erstmalig in der Praxis vor. Sie ist vor Kurzem zugezogen und lebt jetzt mit ihrem Lebenspartner in einer gemeinsamen Wohnung. Ein Asthma bronchiale mit Schweregrad II ist sei dem 17. Lj. bekannt; ebenso eine Baumpollen- und eine Hausstaubmilbenallergie.

Die Patientin nimmt regelmäßig 2 Dosen Budesonid Dosieraerosol morgens und abends sowie ein rasch wirksames β_2-Sympathikomimetikum bei Bedarf. Zurzeit hat sie gerade nachts und in der Wohnung Beschwerden. In der Anamnese stellt sich heraus, dass in der Wohnung erstmalig auch eine Katze lebt.

Welche technische Untersuchung ist indiziert?

Eine Lungenfunktionsprüfung (➤ Abb. 11.4; ➤ Tab. 11.4) ggf. mit Broncholyse.

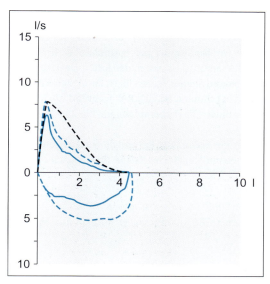

Abb. 11.4 Ergebnis der Lungenfunktionsprüfung

Tab. 11.4 Spirometrie und Fluss/Volumen

Zeit			12:32		12:50		
Medikament	2 Hub Salbutamol						
Parameter	Einheit	Soll	prä	%Soll	post	%Soll	post %prä
IVC	l	3,97	4,41	111	4,73	119	7
ERV	l	1,04	0,86	83	0,47	45	−46
IC	l	3,12	3,54	114	4,26	137	20
FVCex	l	3,83	4,03	105	4,11	107	2
FEV$_1$	l	2,96	2,33	79	2,75	93	18
FEV0,5	l	2,69	1,64	61	1,98	73	20
FEV$_1$/IVC	%	75	53	70	58	77	10
FEV$_1$/FVCex	%	75	58	77	67	89	16
PEF	l/s	7,83	6,44	82	7,91	101	23
MEF75	l/s	6,98	2,84	41	3,78	54	33

11

Tab. 11.4 Spirometrie und Fluss/Volumen (Forts.)

Zeit			12:32		12:50		
Medikament	2 Hub Salbutamol						
Parameter	Einheit	Soll	prä	%Soll	post	%Soll	post %prä
MEF50	1/s	4,09	1,33	33	2,06	50	54
MEF25	1/s	1,41	0,44	32	0,78	55	76
MEF25–75	1/s	3,16	1,14	36	1,72	54	51

Was würden Sie der Patientin vorschlagen? Wie lautet das Ziel der Therapie?

Entsprechend den Symptomen ist bei der Patientin ein Wechsel von einem kontrollierten Asthma zu einem unkontrollierten Asthma eingetreten. Damit ist eine Zugabe lang wirksamer β_2-Sympathomimetika als Einzel- oder als Kombitherapie indiziert. Kombipräparate werden in ihrer Kortikoid-Dosis so angepasst, dass die Therapiekriterien der Asthma-Leitlinie erreicht werden. Ziel ist es, die normale oder zumindest aber die bestmögliche Lungenfunktion zu erreichen. Bei der Kombination von Budesonid und Formeterol (z. B. Symbicort®) seit 2007 und für Hydrokortison/Formotweol (Foster R) seit 2012 ist neben der festen Dosierung ein variables Konzept zugelassen. Hier wird mit je 1 Dosis morgens und abends fix inhaliert, zusätzlich sind täglich bis zu 8 Dosierungen bei Bedarf möglich. Dies reflektiert den erhöhten Bedarf, z. B. während Infektionen oder Pollenflug, aber auch den geringen Bedarf bei Symptomfreiheit. Diese Therapiemöglichkeit ist bisher ab dem 18. Lebensjahr zugelassen.

Das Ziel ist eine möglichst rasche Beschwerdefreiheit bis zur normalen oder bestmöglichen Lungenfunktion. In den Stufenschemata der Asthma-Leitlinien 2010 ist auch ein Überspringen von Stufen nach oben zu diesem Ziel empfohlen.

Sollte ein neuer Allergietest erfolgen und mit welchem Verfahren?

Ein Prick-Hauttest sollte erfolgen, zumindest auf Katzenepithelien. Die Anamnese, der Kontakt und ein positiver Prick-Test reichen als Diagnostik aus.

Der Test ergibt eine Sensibilisierung auf Katzenepithelien. Welchen Rat müssen Sie der Patientin geben?

Eine Katzenallergen-Karenz muss erreicht werden. Dabei reicht es nicht, die Katze aus der Wohnung zu entfernen, es sollte auch eine Heißdampfreinigung aller nicht waschbaren Stoffe und Polstergegenstände erfolgen.

Wie soll die Asthmatherapie weitergeführt werden?

Nach Verbessern der Lungenfunktion und Erreichen der Allergenkarenz soll die Therapie wieder auf die niedrigste Dosierung zurückgesetzt werden, die ausreicht, um die normale Lungenfunktion zu erhalten. Nach Stufenplan sind Einstellungsintervalle von 3 Monaten vorgesehen (Step-Down-Therapie).

11

11.5 Chronische obstruktive Atembeschwerden

FALLBERICHT

Ihr Patient C.P., Größe 176 cm, war 60 Jahre lang starker Raucher (40 Zigaretten/Tag). Seit 2 Jahren leidet er unter Husten mit Auswurf, seit einem Jahr auch unter Kurzatmigkeit. Bei der Auskultation hören Sie über beiden basalen Lungenabschnitten Rasselgeräusche. Die Spirometrie ergibt folgende Werte: $FCV = 4,01$ l; $FEV_1 = 2,69$ l. $FEV./FCV = 67\%$.

An welche Erkrankungen denken Sie?

COPD, Linksherzinsuffizienz, Pneumonokoniose (z.B. Silikose).

An welchen klinischen Zeichen erkennen Sie eine COPD?

Bei der COPD klagen die Patienten spät über Husten, Auswurf und Atemnot. Die Atemnot bemerken sie zunächst bei körperlicher Belastung, verstärkt noch während einer Infektion der Atemwege, dann auch in Ruhe. 20–30 % aller Raucher entwickeln eine chronisch-obstruktive Bronchitis (COPD). Ca. 80 % aller COPD entwickeln sich bei Rauchern.

Welche Vorstellungen über die Entwicklung einer COPD auf pathoanatomischer Basis kennen Sie?

Die chronische Bronchitis ist die Antwort auf eine chronische Belastung und Entzündung der Bronchialschleimhaut durch Kondensate und Partikel. Es kommt zur Degeneration des Flimmerepithels, vermehrter Sekretion der Becherzellen und Durchwanderung der Mukosa in Richtung Bronchialmuskulatur, die im Verlauf der Erkrankung narbig degeneriert.

Wie definieren Sie die COPD?

Chronische Lungenkrankheit mit progredienter, nach Gabe von Bronchodilatatoren und/oder Glukokortikoiden nicht vollständig reversibler Atemwegsobstruktion auf dem Boden einer chronischen Bronchitis und/oder eines Lungenemphysems.

Sie ist von der chronischen Bronchitis durch die Obstruktion abgegrenzt und wird von folgenden ebenfalls obstruktiven Lungenerkrankungen unterschieden: Asthma bronchiale, Mukoviszidose, Bronchiektasen und Bronchiolitis obliterans.

Die Prävalenz ist in Deutschland nicht ermittelt. Die COPD ist weltweit die vierthäufigste Todesursache; in Deutschland nahm sie 2002 Platz 7 der Todesursachenstatistik ein.

Wie kann COPD gegen Asthma bronchiale abgegrenzt werden?

- Die COPD ist eine langsam chronisch-progrediente Erkrankung des Erwachsenenalters, die wegen ihrer Symptomarmut im Gegensatz zum Asthma bronchiale selten vor dem 40. Lebensjahr diagnostiziert wird. Der frühmorgendliche Auswurf wird von den Betroffenen nicht als Krankheit, sondern als „normal" angesehen.
- Ein allergischer Hintergrund soll nur bei weniger als 10 % der Fälle bei Mischformen mit extrinsischem Asthma bestehen.
- Die Obstruktion kann im Gegensatz zum Asthma medikamentös nicht aufgehoben werden.
- Atemnotanfälle, wie für das Asthma typisch, sind bei der COPD die Ausnahme und treten meist auf, wenn ein bakterieller Atemwegsinfekt als Komplikation hinzukommt (sog. Infektexazerbation).
- Im Endstadium der COPD besteht eine chronische Dyspnoe mit ausgeprägtem Emphysem und verminderter O_2-Blutgassättigung, zuletzt auch unzureichender CO_2-Abatmung.

Wie erklärt sich die Entwicklung eines Lungenemphysems?

Proteasen aus Entzündungszellen zerstören die alveoläre Lungenmatrix irreversibel. Diese Zerstörung der Alveolarsepten führt zur Abnahme der Gasaustauschfläche.

11

Welche anderen Emphysemursachen sind Ihnen bekannt?

- erbliches Emphysem (durch α1-Proteinase-Inhibitor-Mangel)
- erworbenes Emphysem bei Blechblasmusikern und Glasbläsern, bei Zustand nach Hemipulmektomie, bei starker Skoliose oder Rundrücken (Gibbus bei Osteoporose oder M. Bechterew).

Beschreiben Sie die Auswirkung eines Emphysems auf den kleinen Kreislauf.

Bei geringer Arterialisierung (und bei körperlicher Belastung) steigt der Druck im kleinen Kreislauf durch Vasokonstriktion deutlich an (Euler-Liljestrand-Reflex). Wegen des chronisch erhöhten pulmonal-arteriellen Blutdrucks kommt es zur rechtsventrikulären Dilatation und/oder Hypertrophie (= Cor pulmonale).

FALLBERICHT

Ein 64-jähriger Patient klagt bei der ersten Vorstellung über zunehmende Luftnot, eingeschränkte körperliche Leistungsfähigkeit und gelegentliche Knöchelschwellungen. Er arbeitet jetzt als Reinigungskraft, früher war er Forstarbeiter, einen Hausarzt hatte er bisher nicht.
Auf Ihre Nachfrage bestätigt der Patient einen Zigarettenkonsum über mindestens 40 Jahre mit etwa 20 Zigaretten pro Tag, entsprechend 40 Pack Years. Husten mit Auswurf besteht seit langer Zeit. Atemnot zwang ihn vor 6 Jahren, die Forstarbeit aufzugeben und bei der Reinigungsfirma zu arbeiten; hier kann er jetzt aber auch nur noch die Putzmaschine zum Aufsitzen bedienen. Er habe deutlich an Gewicht abgenommen, führt dies aber auf seinen geringeren Alkoholkonsum zurück. Bisher war er nur bei einer schweren Bronchitis zu wechselnden Ärzten gegangen, jetzt macht sich seine Frau aber große Sorgen wegen seines Gewichtsverlusts.

Welchen körperlichen Befund erwarten Sie bei dem Patienten?

Abgeschwächtes Atemgeräusch, Pfeifen und Brummen, eine verlängerte Exspirationsdauer.

Sie achten bei der Untersuchung neben den geklagten Symptomen und Beschwerden besonders auf Zyanosezeichen, die Thoraxform und die Atemfrequenz.

Der Patient zeigt an beiden Beinen Ödeme bis zur Mitte des Unterschenkels. Er weist eine geringe livide Verfärbung der Lippen auf, atmet flach und schnell und hat bei langen Sätzen Luftnot. Nach dem Entkleiden des Mannes sehen Sie einen fassförmig erscheinenden Thorax – die Rippen stehen auch in Exspiration nahezu horizontal.

Tab. 11.5 Schweregradeinteilung der COPD

Schweregrad	Charakteristik
0 (Risikogruppe)	normale Spirometrie chronische Symptome (Husten, Auswurf)
I (leichtgradig)	$FEV_1 >$ gleich 80 % Soll FEV_1/VK < 70 %; mit oder ohne chronische Symptome (Husten, Auswurf, Dyspnoe – evtl. bei starker körperlicher Belastung)
II (mittelgradig)	50 % > FEV_1 < 80 % Soll FEV_1/VK < 70 %; mit oder ohne chronische Symptome (Husten, Auswurf, Dyspnoe)
IV (sehr schwer)	FEV_1 < 30 % Soll oder FEV_1 < 50 % Soll mit chronischer respiratorischer Insuffizienz FEV_1/VK < 70 %

FEV_1: forciertes exspiratorisches Volumen in einer Sekunde (Einsekundenkapazität);
VK: inspiratorische Vitalkapazität;
respiratorische Insuffizienz: arterieller O_2-Partialdruck unter 60 mmHg mit oder ohne arteriellen CO_2-Partialdruck über 50 mmHg bei Atmen von Raumluft auf Meeresniveau.

Die multidimensionale Schweregradeinteilung (BODE-Index) berücksichtigt den **B**ody-Mass-Index mit 0 oder 1 Punkt, die **O**bstruktion (FEV$_1$), die **D**yspnoe und die körperliche Belastbarkeit (**E**xercise) jeweils mit 0 bis 3 Punkten. Schlechtester Score sind 10 Punkte. Der BODE-Index korreliert besser mit der Mortalität als FEV$_1$.

Welche der oben aufgeführten Symptome und Befunde passen zur einer höhergradigen COPD?

Chronischer Husten, Auswurf, Atemnot, Gewichtverlust, Thoraxform, Zyanose, Tachypnoe.

Die erste Lungenfunktionsprüfung mit Broncholyse ergibt bei unserem 64-jährigem Patienten Folgendes (➤ Abb. 11.5):

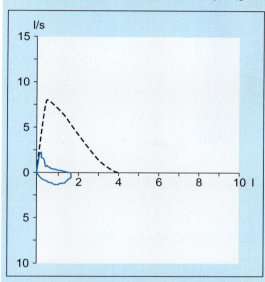

Abb. 11.5 Ergebnis der Lungenfunktionsprüfung

Sehr schwergradige respiratorische Globalinsuffizienz. Schweregrad IV FEV$_1$ < 30 % Soll, FEV$_1$/VK < 70 % und chronisch respiratorische Insuffizienz mit Rechtsherzinsuffizienz.

Was sagt das Ergebnis der Broncholyse aus?

Eine fehlende Besserung der Parameter (= fehlende Reversibilität) spricht ebenfalls für eine COPD.

Welche weitere apparative Diagnostik leiten Sie ein? Wie lautet Ihr Befund bzgl. ➤ Abb. 11.6?

EKG, Röntgen-Thorax in zwei Ebenen.

11

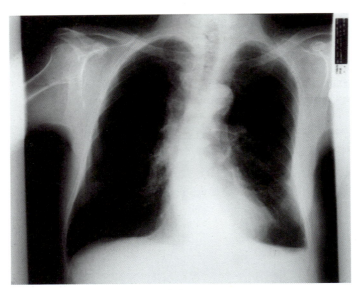

Abb. 11.6 Röntgen-Thorax, p.-a. Aufnahme

Befund Röntgen-Thorax: Erhöhte Lungenstrahlentransparenz, insbesondere links basal. Keine Infiltration, keine Lungentumorformation. Kräftige Hili, normale Breite des oberen Mediastinums, schlankes links-betont konfiguriertes Herz. Dezente Skoliose. Erhöhte Strahlentransparenz der Wirbelkörper. Kein Nachweis einer Pneumonie, einer Pleuritis, eines peripheren Lungentumors. Emphysemthorax. V. a. Osteoporose.
EKG-Befund: Linkstyp, normfreqenter SR, P-pulmonale, Zeiten im Normbereich, keine Ischämiezeichen.

Gibt es auch Laboruntersuchungen, die eine COPD nachweisen?

Nein, aber eine Blutgasanalyse gibt Aufschluss über die Gasaustauschfunktion und den Säure-Basen-Haushalt. Sie ist für die Indikation zur Langzeitgabe von O_2 erforderlich.

Warum bestehen bei dem Patienten Unterschenkelödeme? Wie hängen diese mit einer COPD zusammen?

Folge einer COPD ist häufig ein Cor pulmonale mit chronischer Rechtsherzinsuffizienz. Erschwerend ereignen sich auch häufiger klinisch stumme Lungenembolien.

Bei unserem Patienten findet sich ein P-pulmonale im EKG. Das Röntgenbild weist auf ein Lungenemphysem hin. Anamnestisch wurde regelmäßiger Alkoholgenuss geschildert. Eine Herzinsuffizienz als Ursache für die Knöchelschwellungen auf dem Boden eines Cor pulmonale und einer toxischen Kardiomyopathie kann vermutet werden, findet sich jedoch nicht deutlich auf dem Röntgenbild des Thorax.

Welche Therapiemöglichkeiten gibt es bei der COPD?

Die manifeste COPD ist eine progressive Systemerkrankung, für die es bis heute keine kausale Therapie gibt. Durch eine Minderung der Entzündung, Expektorationshilfen und Bronchospasmolyse kann die Hypoxämie korrigiert werden. Normgewicht soll erhalten werden.

Zwei Maßnahmen führen zu einer Verlangsamung des Krankheitsverlaufs und damit zur Senkung der Mortalitätsrate. Welche sind das?

- Nikotinkarenz, auch als passiver Mitraucher (zur Nikotinentwöhnung ➤ Kap. 10.3)
- Sauerstofflangzeittherapie.

Welche nichtmedikamentösen Maßnahmen sind bei der COPD außerdem sinnvoll?

- Gewichtszunahme über orale Kalorienzufuhr. Hierfür bezahlen Krankenkassen nach Prüfung auch Zusatzkost, etwa in Form von Kaloriendrinks. Ein BMI < 25 kg/m² verschlechtert die Prognose deutlich. Die früher übliche Gabe von Anabolika wurde weitgehend verlassen und ist nicht mehr erstattungsfähig.
- Physiotherapie zum Erlernen von Atemübungen zur Sekretelimination. Patientenschulung, wie im DMP COPD vorgesehen (Grundlagen der Erkrankung, therapeutische Optionen, Impfungen, Verhalten bei Atemnot und Infekten, Vorteile des Sports)
- stationäre oder ambulante Reha zur Steigerung der körperlichen Leistungsfähigkeit
- Stärkung des muskuloskelettalen Systems (Atemmuskulatur, Beinmuskulatur), auch zur Prävention der Osteoporose. Lungen-Reha-Sport in Gruppen.

Was wissen Sie über die Indikation für Expektoranzien, Kortikoide, inhalative Anticholinergika und β_2-Adrenergika zur Behandlung der COPD?

- Orale Expektoranzien werden nicht allgemein empfohlen. 1,4-Cineol aus dem Eukalyptusbaum zeigt klinisch relevante antiinflammatorische, spasmolytische und sekretverflüssigende Eigenschaften.
- Inhalierbare Kortikoide sind nur bei 10–15 % der Patienten zur Senkung der Infektexazerbationsrate effektiv.
- Lang wirksame β_2-Adrenergika LABA (Formoterol, Salmeterol) bilden zusammen mit lang wirkenden Anticholinergika (LAMA, Tiotropiumbromid, z. B. Spiriva®) einzeln, später in Kombination, die Basistherapie der COPD.
- Im Gegensatz zum Asthma sollten bei der COPD nur symptomatische Patienten eine Dauertherapie erhalten. In der ➤ Tabelle 11.6 ist der Stufenplan für die COPD-Therapie bei Erwachsenen wiedergegeben.
- Die Behandlung der COPD mit selektiven Phosphodiesterase-4(PDE-4)-Hemmern, z. B. Roflumilast und Cilomilast, verbessert die Lungenfunktion und verringert Exazerbationen.
- Bei einem PaO_2 von ≤ 55 mmHg empfehlen die Leitlinien der DGP (Deutsche Gesellschaft für Pneumologie) die Einleitung einer O_2-Langzeittherapie. Erreicht werden sollte eine O_2-Sättigung von zumindest 90 % oder ein PaO_2 > 60 mmHg.
- Chirurgische Volumenreduktion oder Ventilimplantation dienen dazu, die Kompression relativ gesunden Lungengewebes durch überblähte Areale zu reduzieren. Auch eine Lungentransplantation kann in schweren Verläufen erforderlich sein.

Tab. 11.6 Stufenplan für die Langzeittherapie der COPD

Schweregrad (➤ Tab. 11.5)	I leicht	II mäßig	III schwer	IV sehr schwer
>	Vermeiden von Risikofaktoren (Rauchen, andere Noxen), Influenza- und Pneumokkokken-Schutzimpfung. Zusätzlich bei Bedarf rasch wirksamer Bronchodilatator			
	>	zusätzlich Dauertherapie mit einem oder mehreren lang wirksamen Bronchodilatatoren (LABA, LAMA), Rehabilitation		
		>	zusätzlich inhalative Glukokortikoide bei wiederkehrenden Exazerbationen	
			>	zusätzlich O_2-Langzeit-Gabe bei resp. Insuffizienz. Prüfung chirurgischer Maßnahmen

Modifiziert nach dem Stufenplan in der Leitlinie zu COPD der Deutschen Atemwegsliga und der Deutschen Gesellschaft für Pneumologie und Beatmungsmedizin.

Was vermuten Sie?
Eine Infektexazerbation der bekannten COPD.

Was sind die diagnostischen Maßnahmen außer einer Auskultation?
- Prüfung erhöhter Entzündungszeichen (BSG/CRP und Leukozyten)
- Röntgen-Thorax in zwei Ebenen, um keine Pneumonie zu übersehen.

Der Gesamtzustand scheint eine stationäre Behandlung nicht erforderlich zu machen. Wie ändern Sie die bisherige ambulante Therapie?
- Intensivierung der β_2-Mimetika, auch durch den Wechsel auf lang wirksame Präparate
- zusätzlich Anticholinergika, z. B. Ipratropiumbromid 250–500 µg inhalativ, auch hier ggf. lang wirksame Wirkstoffe
- orale Antibiose, um die Keime zu eliminieren (häufig: *S. pneumonia, H. influenza, B. cataralis, Pseudomonas aeruginosa,* gramnegative Enterokokken). Zur Wahl stehen in erster Linie Aminopenicilline mit β-Laktamaseinhibitoren, Oralcephalosporine und Makrolide, in zweiter Linie Levo- und Mofloxacin. Makrolide sind wegen bekannter Resistenzen keine gute Wahl. Die Therapiedauer sollte 5–7 Tage betragen. Ergänzt wird sie durch orale Steroide mit 20–50 mg Prednisolonäquivalent für max. 14 Tage in ausschleichender Dosierung.

11.6 Bronchialkarzinom

Beurteilen Sie das Risiko von Rauchern, an einem Bronchialkarzinom zu erkranken. Wie ist die Geschlechterverteilung?
- starke Raucher: 40- bis 60-fach erhöhtes Risiko
- mäßige Raucher: 15-fach erhöhtes Risiko
- Männer : Frauen = 70 : 30 % (2005). Der Frauenanteil hat bereits zugenommen und wird sich durch die Rauchemanzipation weiter verändern (> Kap. 10.3).

Wie sind die Tumorarten nach Häufigkeit verteilt?
- nicht kleinzelliges Karzinom gesamt (NSCLC) 85 %
  - Plattenepithelkarzinom ca. 40 %
  - Adenokarzinom ca. 30 %
  - großzelliges Karzinom ca. 10 %
- kleinzelliges Karzinom (SCLC) ca. 25 %.

Warum ist die histologische Sicherung des Tumors und die Einteilung der Tumorklassifikation (TNM) wichtig?
Gezielter Therapieplan, Schätzung der Lebenserwartung nach Zelltyp, gezielte Metastasensuche.

11

Welche Symptome lassen an ein Bronchialkarzinom denken?

Neu aufgetretener Husten bei Rauchern > 40 Jahre, der länger als 4 Wochen anhält. Änderung des Husten-charakters z. B. bei bekannter COPD. Hämoptysen, B-Symptomatik = Gewichtsabnahme, nächtliches Schwit-zen, Leistungsverlust, Anämie u. a. sind bereits Zeichen einer fortgeschrittenen Erkrankung.

Fortsetzung des Fallberichts aus ➤ Kap. 11.1
Bei dem Patienten, einem symptomlosen Raucher, der Sie anlässlich eines Check-ups aufgesucht hatte, war nach ersten Untersuchungen der Verdacht auf eine COPD geäußert worden.

Welche diagnostische Maßnahme ergreifen Sie als nächste?

Zur Diagnoseabgrenzung wird eine Röntgenaufnahme des Thorax in zwei Ebenen veranlasst.

Der Radiologe beschreibt folgende Veränderung: Im rechten Lungenoberlappen findet sich ein unscharf begrenzter Rund-herd, der wegen der Projektion auf die 1. Rippe und das Schlüsselbein schwer zu erkennen ist. Die Lungenzeichnung ist verstärkt, der rechte Hilus betont. Die vermehrte Strahlentransparenz des restlichen Lungengewebes fällt dem Radiologen ebenso auf wie ein vergrößerter Rippenabstand. Er empfiehlt eine Computertomografie der Thoraxorgane.

Wie lauten Ihre Arbeitsdiagnosen?

Lungenkarzinom. Jeder Rundherd > 40. LJ ist bis zum Beweis einer anderen Diagnose als Karzinom anzuse-hen! Wegen der Lokalisation im Oberlappen muss auch an eine Tbc/Tuberkulom gedacht werden.

Wann ist eine stationäre Aufnahme sinnvoll?

Internistisch stationär zur Histologiegewinnung und ggf. zum Tumorstaging oder Einweisung auf eine Infek-tionsstation im Fall einer Tuberkulose.

Die Existenz des Rundherds im rechten Lungenoberlappen wird im CT mit Kontrastmittel bestätigt. Außerdem zeigt das CT vergrößerte mediastinale Lymphknoten. Eine Tuberkulose wird weitgehend ausgeschlossen.

Ihr nächster Schritt?

- Information des Patienten über die Notwendigkeit der stationären Abklärung in einer Lungenklinik mit Thoraxchirurgie. Vorbereiten auf eine Bronchoskopie oder ggf. videoassistierte endoskopische transtho-rakale Punktion (VATS). Danach weitere Therapientscheidung
- Ansprechbar für Nachfragen des Patienten bleiben.

Die Ärzte der Lungenklinik entscheiden sich wegen der Lage und des hochgradigen Tumorverdachts primär für eine ope-rative Tumorentfernung, anstatt nur eine PE durchzuführen. Der rechte Oberlappen und der mediastinale Lymphknoten werden operativ entfernt. Pathologisch-histologisch handelt es sich um ein großzelliges undifferenziertes Bronchialkarzi-nom sowie Lymphknotenmetastasen.

Wie hoch ist die 5-Jahres-Überlebensrate bei Bronchialkarzinompatienten im Durchschnitt?

SCLC 5-Jahres-Überlebensrate 15 %, nur seltene Frühdiagnosen noch ohne Metastasen (limited disease) lie-gen besser, NSCLC 25–50 % je nach Typ und TNM-Klassifikation.

11

Gibt es in der Hausarztpraxis ergänzende Verfahren zur radiologischen Diagnostik? Begründen Sie Ihre Aussage.

Nein, Tumormarker sind nicht zur Primärdiagnostik geeignet. Auch die Sputumzytologie ist nicht weiterführend, da ihre Sensitivität und Spezifität zu niedrig sind. Kein Verfahren ersetzt die histologische Sicherung.

Gibt es ein routinemäßiges Screeningverfahren für Lungentumoren?

- Nur bei beruflichen Risikogruppen, wie bei Asbestarbeitern oder im Uranbergbau, sind arbeitsmedizinische Kontrollen vorgeschrieben.
- Bezogen auf unser Fallbeispiel sollten Sie Ihren Patienten zum Rauchverzicht bewegen – dies gilt auch für alle anderen ihrer rauchenden Patienten, selbst bei unauffälligem Thoraxbefund!

Nennen Sie einige hausärztliche Betreuungsmaßnahmen für einen Patienten mit inoperablem bzw. inkurablem Bronchialkarzinom nach seiner Entlassung aus dem Krankenhaus.

- Die Einbindung in ein Palliativ-Care-Konzept inkl. Schmerztherapie sollte bereits durch die Klinik vorbereitet sein.
- regelmäßige Konsultationen, häufig als Hausbesuche
- herausfinden: Was weiß der Patient? Was möchte er wissen?
- Anregung und Unterstützung für frühzeitige Patientenverfügungen und Vertretungsrechte
- Einschalten ambulanter Pflegedienste, wenn der Patient bettlägerig ist
- auf Schwerbehindertenausweis hinweisen
- frühzeitige Verordnung von Langzeit-O_2-Therapie durch den Lungenarzt planen.

Gibt es adjuvante alternative Behandlungen? Beispiel?

Nur wenige Lungentumore haben eine längere Überlebensrate als 12–15 Monate. Daher entfallen oft die aus anderen Fachgebieten bekannten Modelle. Therapieziele sollten die Besserung der Lebensqualität, Unterstützung der Schmerztherapie und möglichst langer Erhalt der Mobilität sein. Physiotherapie und Lungensport, Supplementation mit Vitaminen, Mineralstoffen, Spurenelementen bei ggf. hochkalorischer Ernährung, Schmerzakupunktur und Phytotherapie sind unterstützend angewandte Verfahren. Wenn der Patient z. B. eine Misteltherapie machen möchte, kann sie auf Kosten der Krankenkasse vom betreuenden Arzt durchgeführt werden.

11.7 Spezifische Erkrankungen

11.7.1 Sarkoidose

FALLBERICHT

Eine 20-jährige Patientin kommt gestützt von ihrer Mutter in Ihre Praxis. Sie kann wegen Schmerzen in beiden Fußsohlen und Sprunggelenken kaum laufen, hat leichtes Fieber und trockenen Husten. Sie war am Vortag beim Orthopäden, der im lokalen Befund und im Röntgen der Füße inkl. Sprunggelenke keinen pathologischen Befund erhob. Er vermutete eine Gelenkentzündung ohne orthopädische Ursache und riet zur weiteren Abklärung beim Hausarzt. Die Patientin berichtet über eine weitere Verschlechterung über Nacht und hat heute Morgen einen rötlichen Ausschlag mit druckschmerzhaften Schwellungen am Unterschenkel bemerkt.

11

Sie identifizieren den Ausschlag als Erythema nodosum. Welche Erkrankung kommt mit diesen Beschwerden und dem Erythema nodosum bei Patienten im jüngeren Erwachsenenalter vor?

Das Löfgren-Syndrom, wobei nicht das Erythema nodosum, sondern die Beschwerde- und Befundkonstellation richtungweisend ist.

Welche Zusatzuntersuchung veranlassen Sie? Warum?

Eine Röntgenaufnahme der Thoraxorgane. Die Trias: Arthritis, Erythema nodosum, im Röntgenbild bihiliäre Lymphadenopathie erhärtet die Verdachtsdiagnose.

Was versteht man unter einem Löfgren-Syndrom?

Es ist die akute Verlaufsform einer Sarkoidose mit ca. 5 % der Fälle. 95 % gehören zur chronischen Sarkoidose.

Was ist eine Sarkoidose?

Die Sarkoidose (M. Besnier-Boeck-Schaumann) ist eine Multisystemerkrankung unklarer Genese, die charakterisiert ist durch epitheloidzellige Granulombildung mit Langerhans-Riesenzellen ohne zentrale Nekrose. Sie betrifft meist die Lunge, aber auch jedes andere Organ. Es besteht eine genetische Disposition. Die Erkrankung tritt zwischen dem 20. und 40. Lebensjahr am häufigsten auf.

Welche Bedeutung hat die Stadieneinteilung?

Sie dient der Therapieplanung und der Abschätzung des Rezidiv-Risikos. Die akute Sarkoidose nach Löfgren zeigt zu 95 % eine Spontanheilung, die chronische Sarkoidose zu 70 % innerhalb von 2 Jahren. Bei normaler Lungenfunktion wird beim Löfgren-Syndrom nur eine symptomatische Therapie mit NSRA, z. B. Diclofenac, empfohlen.

Ab Stadium II bei bestehender Lungenfunktionseinschränkung, bei Hyperkalzämie und anderer Organbeteiligung besteht die Indikation für eine Prednisolontherapie. Initial werden 20–40 mg tgl. für 4 Wochen verabreicht; dann erfolgt eine stufenweise Reduktion auf 7,5 mg mit Auslassen nach 6–12 Monaten. Das Stadium III bezeichnet die Lungenfibrose.

Wie wird die Diagnose gesichert?

Histologisch durch Organpunktion oder Lymphknotenhistologie. Differenzialdiagnosen sind Bronchialkarzinom, M. Hodgin oder Lungenfibrosen anderer Ätiologie.

Was ist bei der Therapie mit Kortison zu beachten?

Zur Vermeidung von Dosen jenseits der Cushingschwelle erfolgt ggf. eine Kombinationtherapie mit anderen Immunsuppressiva, z. B. Methotrexat (MTX).

Mit welchen Fachkollegen sollten Sie zusammenarbeiten?

Mit dem Lungenarzt zur histologischen Diagnosesicherung und Verlaufskontrolle der Lungenfunktion unter Belastung (Ergospirometrie). Bei Beteiligung von Augen, Leber, ZNS, Myokard oder Haut mit entsprechenden Fachkollegen.

11.7.2 Tuberkulose

Wie häufig ist die Tuberkulose in Deutschland?

Im Jahr 2009 wurden in Deutschland 5,3 Neuerkrankungen pro 100.000 Einwohner (zum Vergleich: 8 Neuerkrankungen in 2006). Zwei Drittel der Neuerkrankungen betreffen Deutsche (RKI 2010).

11

Wie erfolgt in Deutschland die Tuberkulose-Überwachung?

Im Jahr 2001 wurde das Infektionsschutzgesetz (IfSG) eingeführt. Der Einzelfall wird auf Meldebögen dem örtlichen Gesundheitsamt gemeldet. So liegen dort Daten über die Vorgeschichte, den zeitlichen Ablauf der Erkrankung, die beteiligten Organe, Laborbefunde und Behandlungsergebnisse vor, ebenso soziodemografische Angaben. Das Gesundheitsamt begleitet den gemeldeten Patienten von der ersten Meldung bis zum Ende der Überwachungspflicht.

Welcher Paragraf des Infektionsschutzgesetzes regelt die Maßnahmen für Patienten und Kontaktpersonen? Wie und wo ist die Meldepflicht geregelt?

§ 34 des IfSG. Nach § 6 Abs. 2 des IfSG ist der feststellende Arzt verpflichtet, schon bei hochgradigem Verdacht eine Erkrankung an Tuberkulose zu melden, auch wenn ein bakteriologischer Nachweis noch aussteht. Auch der Todesfall durch Tuberkulose ist meldepflichtig.

Innerhalb welchen Zeitraums klären Sie einen Husten ab? Welche diagnostische Maßnahme ist sinnvoll?

Wer länger als 3 Wochen hustet, sollte radiologisch abgeklärt werden. Ein negativer Intrakutantest ist nicht ausreichend. Bei ausgeprägten Symptomen kann die Abklärung auch früher erfolgen.

Wann wird nach Erstinfektion die Tuberkulinreaktion positiv?

Nach 6 Wochen (bis zu 12 Wochen).

Wie lange besteht bei der Tuberkulose Ansteckungsgefahr (sog. offene Tuberkulose)?

Solange säurefeste Stäbchen in Sputum, abgesaugtem Bronchialsekret oder Magensaft nachweisbar sind.

Beschreiben Sie die Symptomatik der Tuberkulose.

Die Symptome sind meist unspezifisch: Veränderung des Allgemeinbefindens, Zeichen eines grippalen Infekts, Gewichtsabnahme, Fieber, nächtliches Schwitzen, Müdigkeit, Schwäche.

Welche Komplikationen der Tuberkulose drohen bei Patienten mit geschwächtem Immunsystem?

Bei Immunschwäche durch Unterernährung, Diabetes mellitus, Leberzirrhose, ARC (AIDS related complex), Alkoholkrankheit u. a. kann es zur primären Generalisation als Miliartuberkulose der Lunge oder innerer Organe, sogar zur tuberkulösen Meningitis kommen.

Welche Aussagen in der Anamnese erhöhen den Verdacht auf eine Tuberkulose?

Migrationshintergrund. Besuch in der Heimat (südl. Afrika, Indien, Indonesien) mit Atemwegsinfekt dort oder kurz nach Rückreise. Entsprechende Urlaubsreisen mit engem Kontakt zur Bevölkerung, insbesondere in Metropolenslums. Beruflicher oder sozialer Kontakt zu Menschen mit Immunschwäche-Krankheiten.

Nennen Sie die diagnostischen Säulen der Tuberkuloseerkennung.

- Anamnese inkl. Intrakutantest
- Röntgenuntersuchung der Thoraxorgane
- bakteriologische Untersuchung.

Wie erfolgt die bakteriologische Diagnostik?

Ein Erregernachweis im Sputum sichert die Diagnose. Nach dem Infektionsschutzgesetz müssen aber alle Kontaktpersonen des Erkrankten kontrolliert werden. Daher ist bei Symptomen und radiologischem Verdacht die Einweisung in eine Infektionsfachabteilung sinnvoll. Dort erfolgt der Nachweis im Tracheal- oder Bronchialsekret, Magensaft oder Pleuraexsudat, ggf. aus einer Lyphknotenbiopsie. Rasche Sicherheit kann auch bei mindestens 10^4 Keime/ml ein mikroskopischer Keim-Nachweis mittels Ziehl-Neelsen-Färbung ergeben. Heute ist ein Erregernachweis mittels PCR binnen 24 Stunden möglich. Das Ergebnis sagt aber nichts über die Infektiosität aus, sodass immer Bakteriologie und Kultur kombiniert werden müssen. Kulturergebnisse benötigen mindestens 3 Wochen bis zur Beurteilbarkeit der Keimvitalität bzw. -infektiosität. Erst wenn die Kulturergebnisse negativ sind, ist eine Tbc ausgeschlossen.

Welcher Hauttest steht zur Diagnostik einer Tuberkulose zur Verfügung?
Der **Intrakutantest nach Mendel-Mantoux** (Tuberkulin PPD RT 23 „SSI"®), 0,1 ml = 2 TE intradermal.
Nach Mantoux soll folgendermaßen getestet werden:
• intrakutane Injektion von 0,1 ml, sodass eine Quaddel von 6–10 mm Durchmesser an der Unterarmvolarseite entsteht
• bei negativem Befund: Testung mit 0,5 ml. Ablesen nach 72 Stunden.

Gegebenenfalls **Quantiferon-TB-Test** im heparinisierten Vollblut bei Umgebungsuntersuchungen oder zum Ausschluss einer Tbc, z. B. vor einer Anti-TNF-Antikörpertherapie.
Der Tuberkulin-Stempeltest wurde wegen Unsicherheit der Testergebnisse verlassen.

Welches sind die Eigenschaften der menschlichen Tuberkuloseerreger? Welche Erregerstämme kennen Sie?
Erreger der Tuberkulose sind aerobe, unbewegliche, stäbchenförmige Mykobakterien, die langsam wachsen. Sie werden aufgrund von Färbeeigenschaften als „säurefest" bezeichnet. Die für den Menschen pathogenen Arten sind *M. tuberculosis, M. bovis* und *M. africanum*.

In welchen Stadien läuft die Infektion mit Tuberkulosebakterien ab? Welche Organe werden bevorzugt befallen?
Es kommt zur Erstinfektion, Ausbildung des Primärkomplexes, Kavernenbildung, Verkäsung (Dauerreservoir). Bevorzugt werden Lunge, dann Lymphknoten, Haut, Knochen und Darm befallen (in abnehmender Häufigkeit des Befalls).

Wer bildet das Reservoir?
Für *Mycobacterium tuberculosis* und *M. africanum* sind Menschen das Reservoir, für *M. bovis* Rinder.

Wie verläuft der Infektionsweg?
Aerogen durch Tröpfcheninfektion.

Wie lange ist die Inkubationszeit?
Wochen bis Monate.

Wie wird die Lungentuberkulose heute behandelt?
Trotz obligater Resistenzprüfung des Keimisolats muss initial immer mit einer Kombination von Medikamenten begonnen werden. Erstlinien-Medikamente sind: Isoniazid, Rifampicin, Pyrazinamid und Ethambutol. Als Zweitlinie stehen i. v.-Medikamente und die Fluorchinolone zur Verfügung. Mit welcher Mehrfach-Kombination begonnen, wann reduziert und wie lange insgesamt behandelt wird, hängt vom Erregertyp, dem Organbefall, der Ausbreitung und der Rezidivgefahr ab. Die Medikamente werden einmal täglich gegeben, um eine Spitzenkonzentration zu erreichen. Dem behandelnden Arzt (meist Pulmologe) obliegt die Überwachung möglicher Medikamenten-Nebenwirkungen auf Blutbild, Leber, Visus und Gehör.

11

LITERATUR

Buhl R, Berdel D, Criée CP, Gillissen A et al.: Leitlinie zur Diagnostik und Therapie von Patienten mit Asthma 2010.
   http://www.versorgungsleitlinien.de/themen/asthma/pdf/nvl_asthma_kurz.pdf
Nationale Versorgungsleitlinie (NVL) COPD: www.versorgungsleitlinien.de/themen/copd/pdf/nvlcopd_kurz.pdf
Robert-Koch-Institut: www.rki.de
Themenheft „COPD": Der Pneumologe 2006; 3(2):87–170
Vogelmeier C et al.: Leitlinie der Deutschen Atemwegsliga und der Deutschen Gesellschaft für Pneumologie und Beat-
   mungsmedizin zur Diagnostik und Therapie von Patienten mit chronisch obstruktiver Bronchitis und Lungenemphysem
   (COPD). Online-Publikation: 13.4.2007. Pneumologie 2007(61): e1–e40
Lorenz J: Checkliste Pneumologie XXL. Thieme, Stuttgart 2009
Global Initiative for Asthma (GINA). The Global Strategy for Asthma Management and Prevention. 2007. www.ginasthma.
   com

12.1 Thoraxschmerzen

K. Weckbecker, K. La Rosée

Thoraxschmerz ist ein Behandlungsanlass, bei dem die Übertragung klinischer Vorgehensweisen auf die hausärztliche Behandlungssituation nicht möglich ist. Für die Situation in der Hausarztpraxis bietet die Leitlinie „Brustschmerz" der DEGAM eine wichtige Hilfestellung.

FALLBERICHT

Ein 72-jähriger Rentner stellt sich morgens direkt zu Beginn der Sprechstunde mit „Herzschmerzen" in Ihrer Akutsprechstunde vor. Ihnen ist der Patient von der letzten Gesundheitsuntersuchung bekannt. Jetzt berichtet der Patient, dass er in den letzten zwei Wochen vor allem bei Belastung immer wieder Schmerzen in der Brust gespürt habe. Seit ca. 1 Stunde seien die Beschwerden stärker und vor allem anhaltend geworden. In der Untersuchung sind die Vitalzeichen, die Auskultationsbefunde und der Blutdruckunauffällig. Der Brustschmerz lässt sich nicht durch Palpation auslösen bzw. verstärken.

Wie schätzen Sie die Wahrscheinlichkeit für das Vorliegen einer KHK ein?

Für das diagnostische Vorgehen ist die (Vortest-)Wahrscheinlichkeit einer KHK entscheidend. Sie lässt sich mit dem Marburger Herz-Score abschätzen.

Marburger Herz-Score: Ein bejahter Spiegelstrich bedeutet einen Score-Punkt (Quelle: DEGAM Leitlinie 15: Brustschmerz 2011):

- Alter (Männer > 55 Jahre, Frauen über 65 Jahre)
- bekannte vaskuläre Erkrankung
- belastungsabhängige Beschwerden
- Schmerzen nicht durch Palpation reproduzierbar
- Patient vermutet Herzkrankheit.

Punkte	Wahrscheinlichkeit für eine KHK	
0–1	> 1 %	sehr gering
2	5 %	gering
3	25 %	mittel
4–5	65 %	hoch

Im beschriebenen Fall liegt das Alter über 55, die Beschwerden sind belastungsinduziert, der Schmerz lässt sich nicht durch Palpation auslösen und der Patient selbst vermutet eine Herzerkrankung. Somit geht der Herzscore von einer hohen Wahrscheinlichkeit aus.

Da die Wahrscheinlichkeit für das Vorliegen einer KHK hoch und die Beschwerden typisch und ausgeprägt sind, stellen Sie die Verdachtsdiagnose eines akuten Koronarsyndroms. Was sind Ihre Maßnahmen bis zum Eintreffen des Notarztes?

- Lagerung mit 30° angehobenem Oberkörper
- i. v.-Zugang
- Monitoring des Herzrhythmus
- Sauerstoff (2–4 l/min.), falls Atemnot oder andere Zeichen der Herzinsuffizienz
- ASS 300 mg i. v. oder oral, falls nicht bereits Dauermedikation*
- duale Thrombozytenaggregationshemmung mit initial 180 mg Ticagrelor oder 60 mg Prasugrel oder 600 mg Clopidrogel*
- Nitroglyzerin (Spray oder Kapsel s. l.), sofern RR syst. > 100 mmHg
- bei starken Schmerzen Morphin 5 mg i. v.; ggf. wiederholt bis Schmerzfreiheit
- bei (opiatbedingter) Übelkeit 10 mg Metoclopramid i. v. oder 62 mg Dimenhydrinat i. v.
- 2,5 mg Fondaparinux s. c. oder Enoxaparin-Na 1 mg/kg KG mg s. c. oder Hepatin 5.000 IE i. v.*
- bei Bradykardie < 45/min 1 Amp. Atropin 0,5 mg i. v.
- möglichst Einweisung in Kardiologie mit Katheterbereitschaft.

*Nach der European Society of Cardiology (ESC) sollen Patienten mit einem akuten Koronarsyndrom ohne persistierende ST-Streckenerhöhung folgende medikamentöse Therapie erhalten:
Thrombozytenaggregationshemmung: alle Patienten (ohne Kontraindikationen) erhalten eine Initialdosis von 150–300 mg ASS. Zusätzlich Ticagrelor, Prasugrel oder Clopidorgel Loading-Dosis, wobei die Studien für Ticagrelor sprechen, wenn die Patienten ein moderates bis hohes Ischämierisiko haben, während Prasugrel bei allen Patienten empfohlen wird, deren Koronaranatomie bekannt ist und die einer PCI zugeführt werden. Falls Ticagrelor und Prasugrel nicht verfügbar sind, wird eine Loading-Dosis von 600 mg Clopidrogel empfohlen.
Antikoagulation: Zusätzlich wird in den aktuellen ESC-Leitlinie die Gabe von Fondaparinux – falls nicht verfügbar: Enoxaparin – falls nicht verfügbar Heparin – empfohlen (ESC Guidelines 2011).

Welche anderen Ursachen für Brustschmerz kennen Sie?
- Häufigste Ursache im hausärztlichen Kontext ist das Brustwandsyndrom. Für das Vorliegen eines Brustwandsyndroms sprechen Muskelverspannungen, stechender Schmerz und die Auslösbarkeit durch Palpation und Druck auf den Schmerzpunkt. Bei genauer Anamnese berichten die Patienten, dass die Beschwerden lage- und bewegungsabhängig sind. Nicht immer ist eine Lageabhängigkeit von einer kardialen Ursache abgrenzbar. Gelegentlich besteht beides zusammen.
- Auch respiratorische Infekte können Brustschmerz auslösen. Typischerweise gehen sie mit Husten und Gliederschmerzen zu Beginn eines Infektes einher. Die Beschwerden können auch atemabhängig sein.
- Gastroentereologische Ursachen des Brustschmerzes im Sinne eines Roemheld-Syndroms sind weder belastungs- noch lageabhängig, reagieren jedoch auf Nahrungsaufnahme und Verdauungstätigkeit.

- Wie immer in der Hausarztpraxis spielen auch psychische Ursachen eine Rolle beim Brustschmerz. In der Anamnese ist auf Hinweise für depressive Störungen wie Niedergeschlagenheit oder Lustlosigkeit, frühere Angststörungen oder gehäufte Konsultationen wegen unspezifischer Beschwerden zu achten. Für den Hausarzt liegt die Herausforderung darin, keine schwerwiegenden anderen Ursachen zu übersehen, aber auch Patienten vor unnötiger und z. T. belastender Diagnostik zu schützen.

FALLBERICHT

Ihr 62-jähriger Patient kommt zur Besprechung der Laborwerte, die im Rahmen des DMP Diabetes erhoben wurden. Sie kennen den Patienten seit Jahren; er betont immer, dass er trotz seines Alters noch aktiv in seinem Bauunternehmen mitarbeiten kann. Seinem Diabetes mellitus und seinem ebenfalls seit Jahren bestehenden Hochdruck hat er bisher keine besondere Beachtung geschenkt. Immerhin kann er im Sommerhalbjahr sein Gewicht reduzieren, was auch zu einer Verbesserung seiner diabetischen Stoffwechsellage führt. Im Winterhalbjahr steigt das Gewicht dann aber wieder an. Am Ende des Kontaktes erwähnt Ihr Patient, dass er auf der Arbeit immer wieder kurzeitig Schmerzen in der Brust verspüre. Die Beschwerden seien durch körperliche Belastung auslösbar und unabhängig von seiner körperlichen Position. Auch könne er die Beschwerden nicht durch Druck auf die Rippen beeinflussen. Nach 5–10 Minuten körperlicher Schonung seien sie wieder verschwunden. Das erwähnte der Patient eigentlich nur, weil seine Ehefrau ihn hierzu gedrängt hat. Er selbst misst den Beschwerden keine besondere Bedeutung zu, auch wenn er glaubt, dass es „Herzschmerzen" sind.

Wie schätzen Sie die Wahrscheinlichkeit für das Vorliegen einer KHK entsprechend dem Marburger Herz-Score ein?

Es liegt ein hohes Risiko vor. Das Alter des Patienten liegt über 55, zudem ist die bestehende Zuckererkrankung ein Risikofaktor, der einer bekannten vaskulären Erkrankung gleichzusetzen ist. Die Beschwerden sind belastungsabhängig und nicht durch Palpation reproduzierbar. Auch vermutet der Patient selbst einen Zusammenhang mit einer Herzerkrankung.

Haben Sie eine Idee, wie Sie weiter vorgehen könnten?

Zunächst sollte durch EKG und Labordiagnostik (Herzenzyme) ein kürzlich abgelaufenes ischämisches Ereignis ausgeschlossen werden. In einem zweiten diagnostischen Schritt ist dann abzuwägen, ob aufgrund des hohen Risikos und der typischen Klinik unmittelbar eine invasive Diagnostik erfolgen sollte. Alternativ ist die Durchführung einer nicht invasiven Ischämiediagnostik möglich.

Welche nichtinvasive Diagnostik zur Abklärung bei V. a. KHK kennen Sie?

In der allgemeinmedizinischen Praxis ist das Belastung-EKG meist verfügbar. Nach Ausschluss eines akuten Koronarsyndrom kann bei beschwerdefreien Patienten ein Belastung-EKG (➤ Abb. 12.1) wertvolle Informationen geben. Alternativ wäre die Überweisung zur Myokardszintigrafie unter Belastung oder die Durchführung einer Stress-Echokardiografie möglich.

	Ruhe ST WHO 0:00 64 /min	max. ST WHO 6:29 110 /min	max. Belastung WHO 8:09 125 /min	Test Ende NACHBEL. 2:20 92 /min 220/80 mmHg		Ruhe ST WHO 0:00 64 /min	max. ST WHO 6:29 110 /min	max. Belastung WHO 8:09 125 /min	Test Ende NACHBEL. 2:20 92 /min 220/80 mmHg
I	0.00 mV / 0.01 mV/s	-0.06 / -0.05	-0.09 / -0.22	-0.07 / -0.35	V1	0.06 / -0.28	0.07 / -0.36	0.14 / -0.07	0.07 / -0.44
II	0.04 / 0.10	-0.04 / 0.39	-0.11 / -0.29	-0.06 / -0.17	V2	0.17 / 0.62	0.11 / 0.69	0.12 / 1.23	0.04 / -0.05
III	0.04 / -0.01	0.01 / 0.35	-0.03 / -0.23	0.01 / 0.04	V3	0.19 / 0.73	0.08 / 1.36	0.13 / 2.31	0.03 / 0.28
aVR	-0.02 / -0.16	0.04 / -0.81	0.10 / -0.27	0.06 / -0.04	V4	0.12 / 0.57	-0.07 / 0.55	0.03 / 1.36	-0.04 / -0.20
aVL	-0.02 / -0.03	-0.04 / -0.42	-0.04 / -0.35	-0.04 / -0.25	V5	0.07 / 0.23	-0.11 / 0.14	-0.09 / 0.30	-0.10 / -1.02
aVF	0.04 / 0.06	-0.01 / 0.40	-0.07 / -0.29	-0.02 / -0.07	V6	0.04 / 0.17	-0.12 / 0.05	-0.09 / -0.07	-0.09 / -0.98

Abb. 12.1 Belastungs-EKG des Fallsbeispiels (10 mm/mV, 50 Hz, Abbildung der Mediane)

Was fällt Ihnen bei diesem Belastung EKG auf?

Unter Belastung kommt es zu ST-Senkungen in V4 bis V6, in der Nachbelastung sind diese ST-Senkungen descendierend.

> Die daraufhin eingeleitete invasive Diagnostik ergibt den Nachweis einer koronaren Dreigefäßerkrankung. Aufgrund des komplexen Befundes besteht die Indikation zur Bypass-Operation, und der Patient erhält einen venösen Bypass sowie einen Bypass der Arteria mammaria interna auf die LAD (Ramus interventricularis anterior = RIVA, engl.: left anterior descending = LAD). Das Fallbeispiel zeigt, dass wenig dramatisch vorgetragene Beschwerden, bei entsprechenden Risikoprofil, durchaus bedeutsam sein können.

FALLBERICHT

In ihrer Praxis stellt sich ein 26-jähriger Mann mit Brustschmerzen vor. Der Patient ist Raucher. Bei tiefer Einatmung verspüre er einen starken atemabhängigen Schmerz am rechten unteren Rippenrand. Zudem habe er in den letzten Tagen mit viel Auswurf gehustet und Blutbeimengungen im Sputum bemerkt. Gestern habe er 39 °C Fieber festgestellt.

Wie schätzen Sie die Situation ein?

Bei einem 26-jährigen Patienten ist die Wahrscheinlichkeit für eine KHK sehr gering. Dies ergibt auch die Risikoabschätzung durch den Marburger Herz-Score. Zudem hat der Patienten Beschwerden auf der rechten Seite und berichtet über Fieber und Husten, hier sogar mit Blutbeimengungen im Auswurf.

Wie gehen Sie weiter vor?

Nach der Anamnese ist die körperliche Untersuchung der nächste Schritt. Neben der Inspektion, Auskultation und Perkussion des Brustraums ist die Bestimmung der Körpertemperatur wichtig. Fieber, produktiver

Husten, feuchte Rasselgeräusche und atemabhängige Schmerzen sprechen für das Vorliegen einer Pneumonie. Aufgrund dieser Zeichen und der Blutbeimengungen erfolgt eine Röntgenuntersuchung der Lunge (DEGAM Leitlinie 11 Husten, 2008).

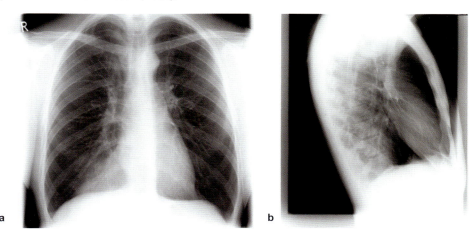

Abb. 12.2 Röntgen-Thorax: Der Radiologe stellt eine rechtsbasale paracardiale Verschattung fest, die sich im Seitenbild dorsal abbildet. (© Dr. Wegen, Bad Honnef)

Welche Therapie würden Sie empfehlen?
Nach der Husten-Leitlinie ist Amoxicillin ein Mittel der Wahl. Alternativ können bei Kenntnis der Resistenzlage Makrolide oder Doxycyclin eingesetzt werden; auch Cephalosporine sind möglich. Bei jungen Patienten muss bei fehlendem Ansprechen auf Amoxicillin an atypische Erreger wie Mykoplasmen gedacht werden, die eher auf Makrolide ansprechen.

Welche Befunde sprechen für das Vorliegen einer Hustenfraktur?
Die Patienten berichten als Ursache einer Hustenfraktur einen tagelang anhaltenden heftigen Husten, wie z. B. bei einer Pertussis (vgl. aktuelle Impfempfehlungen!), meist mit stechenden lokalisierten Schmerzen beim Husten, Liegen und Atmen. In der Untersuchung fällt ein lokalisierter, sehr starker Druckschmerz einer umschriebenen Rippenpartie auf, seltener eine Crepitatio, ein Hämatom oder eine Instabilität. Viel häufiger treten jedoch bei Bronchialinfekten mit Husten Brustwand- und Rippenschmerzen als Vorläufer von Hustenfrakturen auf. Sie sind gut gegen eine Angina pectoris oder ein orthopädisch bedingtes Brustwandsyndrom abgrenzbar.

LITERTAUR:
DEGAM Leitlinie Nr. 15: Brustschmerz 2011. Omikron Verlag. Autoren: J. Haasenritter, S. Bösner, J. Klug, N. Donner-Banzhoff, Th. Ledig. AWMF Registernummer 053–023
DEGAM Leitlinie Nr. 11: Husten 2008. Omikron Verlag. Autoren: V. Braun, Th. Kröhn, M. Herrmann. AWMF Registernummer 053–013
ESC Guidelines for the Management of Acute Coronary Syndromes in Patients Presenting Without Persistent ST-segment Evaluation. Eur Heart J 2011; 32: 2999–3054

12.2 Herzrhythmusstörungen
V. Braun

FALLBERICHT
Eine 43-jährige Lehrerin beschreibt im Zusammenhang mit psychischer Aufregung rezidivierend Herzstolpern und Unruhe. Anamnestisch finden Sie keine kardiovaskulären Risikofaktoren. Im Ruhe-EKG zeigt sich das folgende Bild (➤ Abb. 12.3):

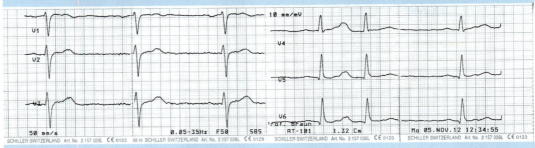

Abb. 12.3 EKG bei Herzstolpern

Worum handelt es sich? Wie gehen Sie weiter vor? Welche prognostische Bedeutung besteht?

Im Ruhe-EKG ist eine supraventrikuläre Extrasystole bei sonst unauffälligem Kurvenverlauf zu sehen. Sicherheitshalber würde man bei der Patientin noch ein Langzeit-EKG veranlassen, um bei dem Symptom des Herzstolperns schwerwiegende Rhythmusstörungen auszuschließen. Bestätigt das 24-h-EKG den Befund der supraventrikulären Extrasystolen, kann die Patientin über die Harmlosigkeit der geschilderten Beschwerden informiert werden. Da sie das Herzstolpern in Verbindung mit psychischer Aufregung beschreibt, könnten ihr bei entsprechendem Leidensdruck Entspannungsübungen wie z. B. autogenes Training empfohlen werden.

FALLBERICHT
Im Notdienst werden Sie zu einem 75-jährigen Rentner gerufen, der plötzlich bei einem Spaziergang im Park umgefallen und nicht mehr ansprechbar ist. Bei der klinischen Untersuchung finden Sie einen Patienten mit Atem- und Herzstillstand. Reanimationsmaßnahmen einschließlich einer Defibrillation bleiben erfolglos.

Wie viele Patienten sterben jährlich an Herz-Kreislauf-Stillstand, welchen ätiologischen Anteil haben hierbei tachykarde Rhythmusstörungen?

In Deutschland erliegen jährlich ca. 100.000 Patienten einem Herz-Kreislauf-Stillstand, davon sind ungefähr 65–80 % der Fälle durch tachykarde Rhythmusstörungen bedingt.

Wie wird eine Tachykardie definiert und welche Formen tachykarder Rhythmusstörungen kennen Sie?

Eine Herzfrequenz von > 100/min wird als tachykarde Rhythmusstörung bezeichnet. Bezüglich der Lokalisation unterscheidet man supraventrikuläre (Vorhof, AV-Knoten, His-Bündel) und ventrikuläre Tachykardien (distal des His-Bündels in den Tawara-Schenkeln bzw. im Myokard).

- *Supraventrikuläre Tachykardien* bestehen vorrangig bei Herzgesunden, sind häufig nicht mit pathologischer Hämodynamik verbunden und werden meist von den Patienten toleriert.
- *Ventrikuläre Tachykardien* treten in der Regel im Zusammenhang mit schwerwiegenden Herzerkrankungen auf und führen zu belastender Symptomatik (Unruhe, kalter Schweiß, Hypotonie, Angstgefühl, Engegefühl im Brustkorb), die durch ein reduziertes Herzminutenvolumen hervorgerufen wird.

Ist Ihnen die Klassifizierung der ventrikulären Rhythmusstörungen bekannt?

Lown und Wolf beschrieben die Einteilung ventrikulärer Rhythmusstörungen, die bis heute klinisch relevant ist (➤ Tab. 12.1).

Tab. 12.1 Klassifikation der ventrikulären Herzrhythmusstörungen nach Lown und Wolf

Grad	Charakteristika
0	keine Arrhythmie
1	isolierte unifokale ventrikuläre Extrasystolen (VES) (< 30/h oder < 1/min)
2	häufige unifokale VES (> 30/h oder > 1/min)
3	multiforme oder polytope VES (einige Autoren bezeichnen einen Bigeminus als Grad 3b)
4a	VES-Paare (Couplets)
4b	VES-Salven oder Kammertachykardien
5	frühzeitige VES VES stößt an und unterbricht T-Kammerkomplex (R-auf-T-Phänomen)

FALLBERICHT

Ein 64-jähriger berenteter Ingenieur, verheiratet, zwei Söhne, seit der Jugend unter der dominanten Mutter leidend, im Zusammenhang mit ihren Altersbeschwerden in den letzten Jahren unter zunehmendem Druck, hat selbst multiple Beschwerden (Magenbeschwerden, Rückenschmerzen, Karzinophobie). Zusätzlich wird der Patient immer wieder mit rezidivierendem Herzrasen vorstellig. Im EKG sehen Sie das folgende Bild (➤ Abb. 12.4):

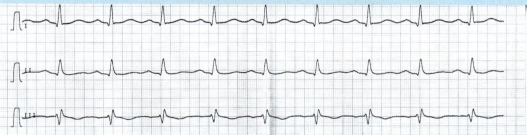

Abb. 12.4 64-jähriger Ingenieur mit paroxysmaler supraventrikulärer Tachykardie

Welche Verdachtsdiagnose haben Sie und welche Therapie schlagen Sie vor?

Es besteht eine paroxysmale supraventrikuläre Tachykardie. Im Rahmen der Akuttherapie sind nichtmedikamentöse Maßnahmen als Vagusreizung zu empfehlen: Valsalva-Pressversuch, Massage des Karotissinus (nach Auskultation der A. carotis), ein Glas kaltes Wasser trinken lassen, Eiskrawatte. Bei weiter bestehender Tachykardie würde man die Injektion von 5 mg Adenosin i. v. unter EKG-Kontrolle durchführen.

Bei der folgenden Behandlung des o. g. Patienten ist im Rahmen des geschilderten Generationskonflikts eine Psychotherapie zu empfehlen.

FALLBERICHT

Ein 43-jähriger Patient kommt zum Check-up. Er ist Handwerker, geschieden, Raucher und spielt zweimal pro Woche Handball. Subjektiv besteht insgesamt Wohlbefinden, jedoch in den letzten drei bis vier Wochen fühlt er sich häufiger schlapp. Beim klinischen Organstatus fällt eine Tachyarrhythmie auf; das EKG zeigt den folgenden Befund (➤ Abb. 12.5):

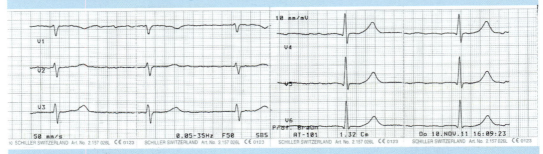

Abb. 12.5 Vorhofflimmern im EKG

Welche Diagnose stellen Sie?

Bei dem Patienten handelt es sich um eine absolute Arrhythmie bei Vorhofflimmern (VHF).

Was wissen Sie über die Häufigkeit von VHF, auch bezogen auf verschiedene Altersgruppen?

Vorhofflimmern ist die häufigste supraventrikuläre Rhythmusstörung des Herzens mit einer Prävalenz von 0,5 % insgesamt, von 2–5 % bei über 60-jährigen Patienten, von ca. 10 % bei über 65-Jährigen und von ungefähr 12 % bei Menschen jenseits des 75. Lebensjahrs.

Welche klinischen Symptome können beim VHF auftreten?

Symptome treten besonders bei paroxsysmaler Form auf: Herzklopfen, Schwindelgefühl, Synkopen und Dyspnoe bei Tachyarrhythmie mit sinkendem Herzminutenvolumen, Angstgefühl, Polyurie, unregelmäßiger Puls mit Pulsdefizit (= Differenz zwischen auskultatorisch bestimmter Herzfrequenz und Radialispuls meist bei Tachyarrhythmie). Rezidive eines Vorhofflimmerns im Wechsel mit Phasen von Sinusrhythmus werden von den Patienten teilweise nicht bemerkt.

Beschreiben Sie bitte kurz die pathophysiologischen Auswirkungen, mit denen Vorhofflimmern einhergeht.

Beim Vorhofflimmern ist die Aktivität der Vorhöfe völlig ungeordnet. Nach Ausfall der Vorhofkontraktion wird die Kammerfrequenz durch den AV-Knoten moderiert. Es resultiert eine verminderte Kammerfüllung. Hierdurch kommt es in Verbindung mit der Frequenzerhöhung zur Reduktion des Herzminutenvolumens mit Herabsetzung der zerebralen und koronaren Durchblutung. Des Weiteren führt der hämodynamische Stillstand der Vorhöfe zur atrialen Druckerhöhung mit Kongestion der Lungen. Es entsteht das Risiko atrialer Thrombenbildung mit der Gefahr arterieller Embolien.

Welche Formen des Vorhofflimmerns unterscheiden Sie?

Anhand des klinischen Verlaufs werden drei Formen des Vorhofflimmerns unterschieden:
- *paroxysmal*: Episoden bis zu sieben Tagen, spontane Terminierung meist innerhalb von 48h
- *persistierend:* Episoden über sieben Tage, nicht selbst terminierend
- *permanent:* dauerhaft nach fehlgeschlagener oder nicht durchgeführter Kardioversion.

Wirken sich diese Verlaufsformen des Vorhofflimmerns auf das Schlaganfall-Risiko aus?

Nein. Bei der paroxysmalen Form besteht ein gleich hohes Risiko wie bei der persistierenden Form.

Welche kardialen Erkrankungen begünstigen das Auftreten von Vorhofflimmern?

Mitralvitien (häufigste Ursache bei jüngeren Patienten), KHK, Herzinfarkt, hypertensive Herzkrankheit, Herzinsuffizienz, Kardiomyopathien, Myo-/Perikarditis, Sick-Sinus-Syndrom, Z. n. Herzoperationen u. a. sind mögliche Ursachen für Vorhofflimmern.

Wie können Sie das Auftreten von Herzrhythmusstörungen bei Herzinsuffizienz pathophysiologisch erklären?

Die Entstehung der Rhythmusstörungen ist eine Folge der Regelmechanismen des insuffizienten Herzens, die notwendig sind, um einen ausreichenden arteriellen Druck aufrechtzuerhalten. Neurohumorale Veränderungen führen zu einer gesteigerten Aktivität des sympathischen Nervensystems mit erhöhten Noradrenalinwerten im Plasma.

Sowohl über die Aktivierung des Renin-Angiotensin-Systems als auch infolge der bei den Patienten durchgeführten Diuretika-Therapie kommt es zu Elektrolytverschiebungen, z. B. zur Hypokaliämie und/oder Hypomagnesiämie, die die Entstehung von schwerwiegenden Rhythmusstörungen begünstigen.

Gibt es einen Zusammenhang zwischen der Schwere der Herzinsuffizienz und dem Auftreten der Rhythmusstörungen?

Ja, ventrikuläre Tachykardien treten bei 15–20 % der Patienten im Stadium I und II (NYHA) und bei 50–70 % der Patienten im Stadium IV auf.

Sind Ihnen auch extrakardiale Erkrankungen bekannt, die Vorhofflimmern auslösen können?

Zu den extrakardialen Ursachen zählen: arterielle Hypertonie (insbesondere hypertensive Krise), Lungenembolie, Hyperthyreose, Thoraxtrauma, Elektrolyt-, Volumen- und Säure-Basen-Verschiebungen unterschiedlicher Ursachen (z. B. postoperativ), alkoholtoxisch („holiday-heart-Syndrom"), infektiös-toxisch (z. B. Virusinfekte), Sepsis, Schockzustände, zerebrale Prozesse (ischämischer Insult, Schlafapnoe, Blutungen, Raumforderungen), pneumologische Erkrankungen mit erhöhtem pulmonal-arteriellen Druck, Verbrennungskrankheit, chronische Niereninsuffizienz, medikamentös-toxisch (z. B. Thyroxin, Betasympatikomimetika, Sumatriplan, Theophyllin, Fluoxetin, Clozapin, Sildenafil, Gemcitabin, Cisplatin u. a.). Des Weiteren gibt es das sogenannte idiopathische Vorhofflimmern („lone atrial fibrillation"), bei dem keine pathologischen Ursachen ausgemacht werden können und das in der Regel paroxysmal auftritt.

FALLBERICHT

Sie werden zu einer 72-jährigen übergewichtigen Rentnerin, die Sie seit mehreren Jahren wegen ihres Hypertonus behandeln, zum Hausbesuch gerufen. Sie beschreibt, dass vor einigen Stunden plötzlich Schwindelgefühl und eine kurzfristige Bewusstseinseinschränkung mit Wortfindungsstörung über ca. 20 Minuten auftraten. Seitdem bestünden Herzdruck und Herzstolpern. Bei der Auskultation der Patientin hören Sie einen unregelmäßigen tachykarden Herzschlag. Wegen des Verdachts auf eine TIA weisen Sie die Patientin ein. Während des stationären Aufenthalts wird Vorhofflimmern festgestellt. Der Versuch einer Kardioversion misslingt.

Welches ist die meist gefürchtete Komplikation des VHF?

Zerebrovaskuläre Thromboembolien sind die schwerwiegendste Folge des Vorhofflimmerns.

Können Sie in diesem Zusammenhang epidemiologische Angaben machen?

Das Risiko, als Folge des Vorhofflimmerns einen Schlaganfall zu erleiden, schwankt zwischen 1,5 und 12 %. Abhängig vom Alter, vom Vorhandensein zusätzlicher vaskulärer Risikofaktoren oder kardialer Erkrankungen ist es um das 5- bis 18-Fache erhöht.

Welche medikamentöse Therapie ist bei der oben genannten 72-jährigen Patientin zur Thromboseembolieprophylaxe indiziert?

Bei der Patientin besteht die Indikation zur oralen Antikoagulation mit Phenprocoumon (Falithrom, Marcumar), der Ziel-INR-Wert sollte zwischen 2 und 3 liegen.

Wissen Sie, in welchem Maße das Insultrisiko durch die orale Antikoagulation reduziert wird?

Das Insultrisiko wird um ca. 70 % minimiert.

Welche symptomatischen Therapiestrategien zur Behandlung des Vorhofflimmerns kennen Sie?

1. Frequenzkontrolle als medikamentöse Normalisierung der Kammerfrequenz
2. Regularisierung von VHF = Überführen in einen Sinusrhythmus.

Sind diese beiden Therapiestrategien hinsichtlich der Prognose von unterschiedlichem Wert für die Patienten?

Nein. Sie sind prognostisch gleichwertig. Eine dauerhafte Regularisierung ist allerdings sowohl für den Patienten als auch für den betreuenden Arzt mit deutlich geringerer Belastung verbunden.

Wovon hängt Ihre Entscheidung ab, ob und welche Art einer antithrombotischen Behandlung erfolgen sollte?

Die Entscheidung zur antithrombotischen Therapie hängt vom Vorliegen bestimmter Risikofaktoren ab, die mit dem CHA_2DS_2VASc-Score kalkuliert werden.

Für welche Risikofaktoren steht diese Abkürzung und wie werden sie gewertet?

C = congestive heart failure, H = hypertension, A = age ≥75 Jahre, D = diabetes, S = stroke oder TIA in der Vergangenheit, V = vascular disease, A = age (Alter 65 bis 74 Jahre), S = sex (Frauen 1 Punkt). Für jeden der Risikofaktoren gibt es 1 Punkt, bei Schlaganfall/TIA und Alter ≥ 75 Jahre 2 Punkte. Ab 2 Punkten besteht die Indikation zur oralen Antikoagulation.

FALLBERICHT

Eine 75-jährige ehemalige Chefsekretärin, die eine gute geistige Fitness aufweist und in stabiler Partnerschaft lebt, hat wegen einer Mitralstenose einen Kunstklappenersatz erhalten, zudem besteht ein permanentes Vorhofflimmern. Sie ist auf ein Cumarinderivat eingestellt (INR zwischen 2 und 3). Die Patientin fragt Sie, ob Sie ihr ein Messgerät zur Selbstkontrolle der oralen Antikoagulanzien verschreiben können.

Werden Sie der Patientin ein Messgerät zur Selbstkontrolle verordnen? Wenn ja, welche Voraussetzungen bestehen für das Gerinnungs-Selbstmanagement?

Ja. Voraussetzungen vonseiten der Patienten sind:
- Motivation und intellektuelle Fähigkeiten, die den Zusammenhang zwischen Dosierung und Medikamentenwirkung verstehen lassen
- Sehvermögen
- manuelle Geschicklichkeit
- Teilnahme an standarisierter Schulung in einem Zentrum.

Gelingt es Patienten durch Selbstmessungen, ihre Werte im therapeutischen Bereich zu halten oder erzielen konventionelle Kontrollen des INR in der Arztpraxis bessere Werte?

Langjährige Erfahrungen und vergleichende Studien zeigten, dass mehr als 80 % der von Patienten kontrollierten Werte im therapeutischen Bereich liegen, wohingegen bei Kontrolle der Antikoagulation in den Arztpraxen die INR-Werte nur zu 50–60 % der angestrebten medikamentösen Behandlung entsprachen.

Sie betreuen eine 77-jährige kinderlose Witwe, die nach dem Tod ihres Mannes vereinsamt ist. Sie hat eine bekannte Hypertonie, eine koronare 2-Gefäßerkrankung mit Z. n. Stentimplantation, ein kombiniertes Aortenvitium, eine Karotissstenose (bilateral ausgeprägte verkalkende Vaskulopathie, li. 40-prozentige und re. 60-prozentige Lumeneinengung), eine pAVK und eine Hyperlipoproteinämie.
In den letzten Wochen klagt sie über rezidivierenden Schwankschwindel mit Gangunsicherheit und praekollaptische Befindlichkeit. Bei der Auskultation des Herzens hören Sie ein spindelförmiges rauhes Systolikum über allen Ostien, Punktum maximum: 2. ICR re. parasternal und ein diastolisches Geräusch nach dem 2. Herzton (P. m.: Erb), die Herzaktion ist rhythmisch und deutlich verlangsamt. Das Ruhe-EKG zeigt den nachstehenden Befund (➤ Abb. 12.6).

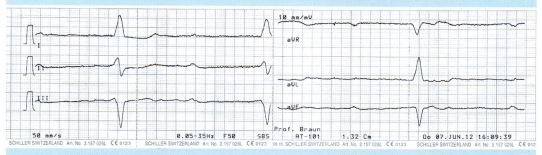

Abb. 12.6 Ruhe-EKG bei 77-jähriger Witwe

Worum handelt es sich?
Die Patientin hat eine Bradykardie bei AV-Block 2. Grades; HF: 41/min.

Welche Therapie schlagen Sie bei dieser bradykarden Rhythmusstörung im Rahmen der schweren kardiovaskulären Grunderkrankungen der Patientin vor?
Es besteht die Indikation zur Implantation eines Herzschrittmachers.

12.3 Luftnot
K. Weckbecker, K. La Rosée

Erkrankungen welcher Organsysteme können Ursache für das Symptom Luftnot sein?
Neben Herzerkrankungen können unterschiedliche Lungenerkrankungen zu Luftnot führen. Viele weitere Erkrankungen lösen selbst bei gesundem kardiopulmonalen System Luftnot aus, wie z. B. eine Anämie. Erschwerend liegen in der hausärztlichen Praxis häufig Mischbilder verschiedener Ursachen vor.

Sie werden notfallmäßig zu einem unbekannten 74-jährigen Patienten mit Luftnot gerufen. Die Tochter teilt Ihnen mit, dass dieser Zustand plötzlich aufgetreten sei, nachdem ihr Vater einen längeren Spaziergang unternommen habe. An Medikamenten nehme er ab und zu eine „Wassertablette" und „etwas fürs Herz". Der Patient selbst berichtet – immer wieder durch die Atemnot unterbrochen –, dass er vor 10 Jahren einen Infarkt gehabt habe. Seither habe er Luftnot bei starker Belastung, komme aber insgesamt gut zurecht. Vor einem Jahr sei er schon mal deswegen im Krankenhaus behandelt worden.

12

Wie würden Sie in diesem Fall weiter vorgehen? Was wären Ihre ersten Maßnahmen?

Eine Luftnot, die sogar das Sprechen erschwert, ist ein Notfall. Ich würde die Leitstelle informieren und einen Rettungswagen ggf. mit Notarztbegleitung hinzuziehen.

Der Hausarzt ist solange allein vor Ort und registriert schon während der Anamneseerhebung und der anschließenden Notfallversorgung den klinischen Eindruck. Hierbei achtet er auf die Atemfrequenz, eventuelle Rasselgeräusche, Sputum, klinische Zeichen der Zyanose oder der Anämie sowie klinische Zeichen der Flüssigkeitsretentionen, wie z. B. Jugularvenenstauung und/oder Beinödeme. Wichtige klinische Befunde sind der Blutdruck, die Pulsfrequenz und Pulsqualität sowie der Auskultations- und der Perkussionsbefund des Brustraums. So verschafft der Hausarzt sich in wenigen Minuten einen klinischen Eindruck.

Anamnese und Untersuchung sprechen für das Vorliegen einer akuten kardialen Dekompensation. Welche therapeutischen Maßnahmen leiten Sie ein?

Der Oberkörper wird hochgelagert, die Beine tief. Über einen intravenösen Zugang wird Furosemid und bei Unruhe und anhaltender Atemnot Morphin mit Metoclopramid gegeben. Bei einem systolischen Blutdruck über 100 mmHg erfolgt die Applikation von Nitro entweder sublingual oder über den intravenösen Zugang via Perfusor (durch den Rettungsdienst). Bei systolischen Blutdruckwerten unter 100 mmHg sollte keine blutdrucksenkende Medikation gegeben werden. Falls vorhanden, ist die Gabe von Sauerstoff sinnvoll. Es erfolgt umgehend die Einweisung in ein Krankenhaus in ärztlicher Begleitung.

Welches Selbstmonitoring empfehlen Sie einem Patienten mit bekannter Herzinsuffizienz, um solche Dekompensationen möglichst zu vermeiden?

Laut der Leitlinie 9 „Herzinsuffizienz" der Deutschen Gesellschaft für Allgemeinmedizin ist die tägliche Gewichtskontrolle ein wichtiger Baustein. Bei einer Gewichtszunahme von mehr als 1 kg über Nacht oder 2 kg innerhalb von 3 Tagen oder mehr als 2,5 kg innerhalb von einer Woche soll der Patient sich bei seinem Hausarzt erneut vorstellen. Durch entsprechende Anpassung der Therapie, z. B. durch Erhöhung der Diuretika, kann eine kardiale Dekompensation teilweise vermieden werden.

Wie beurteilen Sie den Jugularvenendruck in der hausärztlichen Praxis bzw. bei einem Hausbesuch?

Der Patient wird zur Beurteilung des Jugularvenendrucks mit dem Oberkörper 45° hoch gelagert und der Kopf wird leicht rekliniert. Die Füllung der Jugularvenen in dieser Position ist ein klinisches Zeichen für eine manifeste Herzinsuffizinz. Zusätzlich kann durch Druck auf die Leber der hepatojuguläre Reflux als weiteres klinisches Zeichen untersucht werden.

An welche Ursachen für eine akute Dekompensation sollten Sie denken?

Es ist an alle Erkrankungen zu denken, die eine kardiale Belastung darstellen. Ein erneuter Herzinfarkt kann die Pumpleistung akut einschränken, aber auch ein neu aufgetretenes Vorhofflimmern mit absoluter Arrhythmie. Eine schwierige Differenzialdiagnose ist die Lungenembolie, die mit und ohne vorbestehende Herzinsuffizienz eine akute Dekompensation verursachen kann.

Neben diesen neu aufgetretenen akuten Ereignissen kann es durch ungewöhnliche körperliche Belastung zur Dekompensation mit Flüssigkeitsretention kommen; ebenso bei Fehleinnahme der Dauermedikation. Umgekehrt ist die Zufuhr von großen Flüssigkeitsmengen ein möglicher Auslöser für eine Volumen-Überlastung mit kardialer Dilatation.

Was verstehen Sie unter den NYHA-Stadien? Beschreiben Sie die einzelnen Stadien bitte kurz.

Bei den NYHA-Stadien (Einteilung der New York Heart Association) handelt es sich um eine klinische, international anerkannte Einteilung der Herzinsuffizienz. ➤ Tabelle 12.2 zeigt die revidierte Klassifikation mit Definition der einzelnen Stadien.

Tab. 12.2 Revidierte NYHA-Klassifikation bei Herzinsuffizienz

Schweregrad	Definition
I	Herzerkrankung ohne körperliche Limitation. Alltägliche körperliche Belastung verursacht keine inadäquate Erschöpfung, Rhythmusstörungen, Luftnot oder Angina pectoris.
II	Herzerkrankung mit leichter Einschränkung der körperlichen Leistungsfähigkeit. Keine Beschwerden in Ruhe und bei geringer Anstrengung. Stärkere körperliche Belastung verursacht Erschöpfung, Rhythmusstörungen, Luftnot oder Angina pectoris, z. B. Bergaufgehen oder Treppensteigen.
III	Herzerkrankung mit höhergradiger Einschränkung der körperlichen Leistungsfähigkeit bei gewohnter Tätigkeit. Keine Beschwerden in Ruhe. Geringe körperliche Belastung verursacht Erschöpfung, Rhythmusstörungen, Luftnot oder Angina pectoris, z. B. Gehen in der Ebene.
IV	Herzerkrankung mit Beschwerden bei allen körperlichen Aktivitäten und in Ruhe. Immobilität.

Aus: DEGAM-Leitlinie Nr. 9 Herzinsuffizienz.

FALLBERICHT

Ein 69 Jahre alter Patient stellt sich erstmals bei Ihnen vor. Er klagt über Luftnot bei stärkerer körperlicher Belastung: Er kann nicht mehr ohne Pause die Treppe zu seiner Wohnung im dritten Stock hinaufsteigen. Ansonsten fühlt er sich wohl. Auch seien keine weiteren Erkrankungen bekannt.

Laut Leitlinie 9 der DEGAM liegt hier ein Syndrom der reduzierten Belastungstoleranz vor. Nach welchen Vorerkrankungen werden sie in der Anamnese fragen?

Begünstigende Faktoren der Herzinsuffizienz sind arterielle Hypertonie, koronare Herzerkrankung oder periphere arterielle Verschlusskrankheit, Diabetes mellitus, Niereninsuffizienz, bekannte Herzklappenfehler oder rheumatisches Fieber in der Vorgeschichte. Im Rahmen der weiteren Anamnese wird nach Schilddrüsenerkrankungen und selteneren Ursachen der Herzinsuffizienz wie Sarkoidose, Kollagenose oder Hämochromatose gefragt. Zur kompletten Anamnese gehört auch die Alkohol- und Drogenanamnese, die Frage nach Strahlentherapie im Brustkorbbereich oder nach Chemotherapie. In der Familienanamnese sind Herzerkrankungen, insbesondere in jüngerem Alter von Relevanz.

Nach welchen Beschwerden fragen Sie bei Verdacht auf Herzinsuffizienz?

Viele Symptome der Herzinsuffizienz sind unspezifisch und werden von den Patienten nicht in Zusammenhang mit einer Herzerkrankung gesehen. Ein typisches unspezifisches Symptom der Herzinsuffizienz ist die Müdigkeit. Die Patienten berichten von starker Erschöpfung nach leichtesten Belastungen, die sie sich nicht erklären können. Die Flüssigkeitsretention kann zu Bein- oder sogar zu Bauchschwellungen und Gewichtszunahme führen – zuvor jedoch zu Inappetenz, gastrischen Beschwerden, Verdauungsproblem und Resorptionsminderung bei Medikamenten. Der Hausarzt sollte auch nach nächtlichen Beschwerden wie Luftnot, trockenem Husten und Nykturie als Hinweise auf eine Herzinsuffizienz fragen.

Wie gehen Sie nach Abschluss der Anamnese zur weiteren Abklärung der Belastungsdyspnoe diagnostisch vor?

In der Basisdiagnostik erfolgt ein EKG in Ruhe. Zwar gibt es keinen pathognomischen EKG-Befund der Herzinsuffizienz, aber EKG-Veränderungen wie z. B. neu diagnostiziertes Vorhofflimmern können entscheidend sein. Zusätzlich erfolgt ein Basislabor mit Blutbild, Serumelektrolyten, Kreatinin, Nüchternblutzucker, GPT, Urinstatus (➤ Tab. 12.3). Die Bestimmung von BNP ist in der hausärztlichen Routinediagnostik nicht sinnvoll. Sinnvoll bei Vorhofflimmern, bekannter Schilddrüsenerkrankung oder Alter über 65 Jahren ist die Bestimmung des TSH sowie der Herzenzyme und Blutfette (➤ Tab. 12.4). In der apparativen Diagnostik ist die Echokardiografie entscheidend.

Tab. 12.3 Labordiagnostik

Untersuchungsverfahren	Begründung
Blutbild	• Anämie kann Herzinsuffizienz auslösen oder verschlimmern
Harnstoff und Kreatinin	• Niereninsuffizienz kann mit Herzinsuffizienz verwechselt werden • Herzinsuffizienz kann Niereninsuffizienz verschlimmern • Nierenfunktion muss ggf. bei ACE-Hemmer-Einnahme überwacht werden
Elektrolyte	• Hypokaliämie: Kann als Folge von Diuretikagabe eintreten • Hyponatriämie: Kann als Folge anhaltender Diurese und im Endstadium der Herzinsuffizienz einsetzen; Prognoseindikator, der ein schlechtes Outcome voraussagt; Warnung für mögliche ACE-Hemmer-Intoleranz (RR-Abfall trotz max. aktiviertem Renin-Angiotensin-System)
γ-GT, GOT, GPT	• Erhöhung kann auf Leberschaden hinweisen
TSH	• Hyper- oder Hypothyreose können eine Herzinsuffizienz auslösen oder verschlechtern
Gesamteiweiß, Albumin	• niedrig bei nephrotischem Syndrom und Leberinsuffizienz bzw. -versagen • kann durch kardial bedingte Kachexie oder Leberstauung verändert sein

Tab. 12.4 Im Einzelfall sinnvolle Laboruntersuchungen bei Herzinsuffizienz

Untersuchungsverfahren	Begründung
Glukose	Diagnose eines Diabetes mellitus
CK, LDH, Troponin	Ausschluss eines Myokardinfarkts
Cholesterin, HDL, LDL	bei Patienten mit KHK führt das Absenken des Cholesterins mit CSE-Hemmern zu einer Reduzierung des Infarktrisikos und damit ggf. zur Progredienzverlangsamung einer Herzinsuffizienz
Virustiter	bei Verdacht auf z. B. CMV-, Herpes-, Coxsackie-B- oder Epstein-Barr-Viren als Ursache einer Myokarditis
Autoantikörper	bei Verdacht auf Vaskulitis oder Kollagenose
Ferritin	bei Verdacht auf Hämochromatose (sehr selten)

Welche Grundsätze gelten für die Therapie der Herzinsuffizienz?

Obwohl die Herzinsuffizienz die Endstrecke ganz unterschiedlicher Erkrankung darstellt, gibt es allgemein gültige Regeln:

- Die Patienten profitieren am meisten, wenn die Ursache der Herzinsuffizienz behoben werden kann. Daher ist z. B. bei ischämischem, aber vitalem Myokard die Revaskularisation die Therapie der Wahl. Bei Klappenveränderungen sind Klappenersatz- oder Rekonstruktionsoperationen indiziert. Liegt dagegen eine alkoholtoxische Kardiomyopathie vor, sollte eine Alkoholentzugsbehandlung mit Alkoholabstinenz angestrebt werden.
- Ein an die kardiale Leistungsfähigkeit angepasstes körperliches Training ist immer sinnvoll, z. B. als Reha-Sport in Herzsportgruppen.
- In der pharmakologischen Therapie der systolischen Herzinsuffizienz erfolgt immer die Gabe eines ACE-Hemmers bis zur Zieldosis der jeweiligen Substanz bzw. bis zur maximal tolerierten Dosis, unabhängig vom NYHA-Stadium.
- Bei Herzinsuffizienz mit Flüssigkeitsretention erfolgt die symptomatische Gabe von Diuretika. Möglich ist der Einsatz von Schleifendiuretika und/oder Thiaziden.

In der pharmakologischen Therapie der systolischen Herzinsuffizienz sind einige Substanzgruppen zugelassen. Beschreiben Sie deren Einsatz und ordnen Sie deren Bedeutung für die Therapie der Herzinsuffizienz ein!

Unabhängig vom Stadium der Herzinsuffizienz erfolgt immer die Therapie mit einem ACE-Hemmer bis zur Zieldosis bzw. bis zur maximal tolerierten Dosis. Beim Auftreten von Husten bei ACE-Hemmer-Gabe erfolgt der Wechsel auf einen AT_1-Blocker. Aufgrund eines Herzinfarkts erfolgt auch im Stadium I bereits die Therapie mit einem Betablocker, auch hier bis zur Zieldosis bzw. bis zur maximal tolerierten Dosis. Ab NYHA Stadium II sollte – unabhängig vom Vorhandensein einer koronaren Herzerkrankung – immer auch ein Betablocker gegeben werden. Hierbei müssen Substanzen gewählt werden, die in Studien bei Herzinsuffizienz nachgewiesen haben, dass sie die Prognose verbessern (Bisoprolol, Carvedilol oder Metoprolol). Ab NHYA-Stadium III senkt der Einsatz von Spironolacton nachweislich die Mortalität. In der Praxis zeigt sich, dass aufgrund der steigenden Kaliumwerte oft nur niedrige Dosen möglich sind.

Ordnen Sie die Bedeutung von Digitalisglykosiden in der Therapie der Herzinsuffizienz ein!

Bei Ausschöpfung der pharmakologischen Therapie im Stadium NYHA III bis IV ist bei anhaltenden Beschwerden die Gabe von Digitalis zu erwägen. Dies ist jedoch eine rein symptomatische Therapie. Der Nachweis einer geringeren Mortalität fehlt diesem Therapieansatz.

Digitalis wird bei Herzinsuffizienz und gleichzeitigem Vorhofflimmern zur Frequenzkontrolle eingesetzt. Die Therapie erfolgt symptomatisch in Kombination mit Betablockern und dient der Kontrolle der Herzfrequenz in Ruhe. Da die Betablocker eine Senkung der Mortalität nachgewiesen haben, sollten diese in jedem Fall weitergegeben werden. Kommt es unter der Kombination zu Störungen der AV-Überleitung, wäre zunächst das Digitalispräparat abzusetzen. Bei Unverträglichkeit von Betablockern ist der Einsatz von Digitalis zur Frequenzkontrolle eine wertvolle Alternative.

Was ist eine diastolische Herzinsuffizienz?

Die diastolische Herzinsuffizienz ist definiert durch eine verminderte Elastizität des Myocards z. B. in Folge einer Narbe, wodurch der diastolische Füllungsdruck steigt. Klinisch imponieren Zeichen der Herzinsuffizienz wie die pulmonale Stauung bei erhaltener systolischer Pumpfunktion.

Was können Sie zur Therapie der diastolischen Herzinsuffizienz sagen?

Gesichert ist, dass die Kontrolle der arteriellen Hypertonie für die Patienten von Vorteil ist. Darüber hinaus gibt es empirische Therapieempfehlungen zum Einsatz von Betablockern zur Verlängerung der diastolischen Füllung und/oder zum Einsatz von Diuretika. Weitere Studien zur Therapie der diastolischen Herzinsuffizienz bleiben abzuwarten.

FALLBERICHT

Ein 32-jähriger Mann stellt sich mit akuter Luftnot in ihrer Praxis vor. Ihre medizinische Fachangestellte bringt den Patienten, der offensichtlich in Not ist, sofort in das EKG-Zimmer Ihrer Praxis, das auch als Behandlungsraum für Notfälle genutzt wird. Schon vor dem Betreten des Behandlungsraums hören Sie die Luftnot des Patienten an seiner Tachypnoe und dem verlängerten Exspirium. Auf Nachfrage berichtet gleich darauf der Patient unter deutlicher Orthopnoe, dass er Asthmatiker sei. Die transkutane Sauerstoffsättigung beträgt 92 %. Die Herzfrequenz 120/min bei einem Blutdruck von 160/95 mmHg.

Wie schätzen Sie die Situation ein? Skizzieren Sie Ihre Notfallmaßnahmen.

Bei einem so jungen Patienten ist die Wahrscheinlichkeit einer kardialen Ursache eher gering, zumal der Patient bekannter Asthmatiker ist. Die Nationale Versorgungsleitlinie unterscheidet drei Schweregrade des Asthmaanfalls beim Erwachsenen. Beim leichten bis mittelschweren Anfall ist das Sprechen normal, die Atemfrequenz unter 25 pro Minute und die Herzfrequenz unter 110 pro Minute. Der schwere Anfall ist durch eine deutliche Sprechdyspnoe bei einer Atemfrequenz über 25 pro Minute und einer Herzfrequenz über 110 pro Minute charakterisiert. Der lebensbedrohliche Anfall präsentiert sich als so genannte „stille Lunge". D. h., in der Auskultation lassen sich keine Atemgeräusche mehr nachweisen. Der Patient zeigt eine Zyanose und Erschöpfung, unter Umständen mit Konfusion oder Koma. Die Sauerstoffsättigung liegt unter 92 % transkutan. Die Atemarbeit ist frustran bzw. flach und die Herzfrequenz fällt ab. Dieser zuletzt beschriebene lebensbedrohliche Asthmaanfall erfordert ein umgehende notärztliche Atemhilfe.

Im beschriebenen Notfall sprechen die gegebenen Informationen für einen schweren, aber nicht lebensbedrohlichen Asthmaanfall. Falls die eingeleitete Initialtherapie nach 30–60 min keine deutliche Besserung herbeigeführt hat, ist die umgehende Einweisung in ein Krankenhaus indiziert. Die zusätzliche Gabe von Theophyllin ist aufgrund der dadurch ausgelösten Tachykardien meist in der Hausarztpraxis nicht sinnvoll und der weiteren Therapie unter stationären und ggf. intensivmedizinischen Bedingungen vorbehalten (Nationale Versorgungsleitlinie Asthma, 2. Auflage, Version 1.3, Juli 2011, AWMF-Register: NVL-002).

FALLBERICHT

In ihrer Praxis kommt eine 26-jährige Patientin, die aus Afrika stammt. Sie lebt seit 2 Jahren in Deutschland und ist Ihnen bekannt, da sie in „Ihrem" Altenpflegeheim eine Ausbildung absolviert. Jetzt stellt sich die Patientin vor, weil sie zum einen immer sehr müde ist und zum andern bemerkt hat, dass sie bei Anstrengungen Luftnot bekommt.

Wie gehen Sie in dieser Situation weiter vor?

Bei einer so jungen Patientin ist eine kardiale Ursache selten. Auf der anderen Seite muss der Hausarzt bedenken, dass bei Patienten, die aus Ländern stammen, in denen das Gesundheitssystem anders aufgebaut ist, Erkrankungen vorliegen können, die bei uns zu einem früheren Stadium bereits diagnostiziert und therapiert worden wären. Daher muss in diesem Fall eine umfassende Anamnese der aktuellen Beschwerden, früherer Erkrankungen und der Familie erfolgen. Im Anschluss erfolgt die körperliche Untersuchung und die weitergehende Diagnostik inkl. Labor. Zur Abklärung der Luftnot sind ein EKG sowie eine Lungenfunktionsprüfung sinnvoll.

Der Untersuchungsbefund des Brustraums ergibt keine Auffälligkeiten. Auffällig sind die relativ blassen Schleimhäute und Konjuktiven. Bei der daraufhin durchgeführten Blutabnahme fällt auf, dass das Blut dünnflüssig und bernsteinfarbig erscheint. Daraufhin erfolgt die sofortige stationäre Einweisung. Bei Aufnahme im Krankenhaus liegt der Hämoglobinwert bei 1,8 g/dl. Die weitere Abklärung zeigt, dass diese extreme Anämie Folge eines seit Jahren bestehenden Eisenmangels infolge starker Regelblutungen ist. Unter Eisensubstitution kommt es zu einem raschen Anstieg des Hämoglobins und die Patientin stellt sich nach Entlassung aus dem Krankenhaus beschwerdefrei bei Ihnen wieder vor. Jetzt fällt Ihnen das deutlich veränderter Hautkolorit auf. Die durch die Anämie ausgelöste Blässe bei der ersten Vorstellung war ihnen bei der Afrikanerin nur in der Untersuchung der Schleimhäute aufgefallen.

12.4 Luftnot und thorakale Schmerzen

K. Weckbecker, K. La Rosée

FALLBERICHT

In ihrer Praxis stellt sich ein 76-jähriger Patient mit Schwellung des gesamten linken Beins vor. In der Vorgeschichte hatte der Patient vor 4 Jahren nach einer Totalendoprothese des Knies eine Unterschenkelthrombose. Auf Nachfrage berichtet der Patient, dass er in den letzten Wochen eine plötzliche Minderung seiner Leistungsfähigkeit verspürt habe. Insbesondere bei der Gartenarbeit habe er plötzlich bemerkt, dass er schnell ermüde und Luftnot verspüre. Auch habe es immer wieder Phasen mit Brustschmerzen gegeben.

Wie schätzen Sie diese klinische Situation ein?

Zunächst geht es um die Frage, ob eine Venenthrombose vorliegt. Nach der S2-Leitlinie „Diagnostik und Therapie der Venenthrombose und Lungenembolie" (AWMF Registriernummer 065–002, 2010) ist vor der Einleitung weiterer diagnostische Schritte die Wahrscheinlichkeitsabschätzung einer Venenthrombose, z. B. mit Hilfe des Scores von Wells, „zwingend" erforderlich und sinnvoll (➤ Tab. 12.5).

Tab. 12.5 Bestimmung der klinischen Wahrscheinlichkeit einer Venenthrombose (TVT) nach Wells

klinische Charakteristik	Score
aktive Krebserkrankung	1
Lähmung oder kürzliche Immobilisation der Beine	1
Bettruhe (> 3 Tage); große Chirurgie (< 12 Wochen)	1
Schmerz/Verhärtung entlang der tiefen Venen	1
Schwellung ganzes Bein	1
Unterschenkelschwellung über 3 cm gegenüber Gegenseite	1
eindrückbares Ödem am symptomatischen Bein	1
Kollateralvenen	1
frühere, dokumentierte tiefe Venenthrombose	1
alternative Diagnose mindestens ebenso wahrscheinlich wie tiefe Venenthrombose	−2

Score ≥ 2: Wahrscheinlichkeit für tiefe Venenthrombose hoch (in den Studien 30 %)
Score < 2: Wahrscheinlichkeit für tiefe Venenthrombose nicht hoch (in den Studien 6 %)

Zu welcher Einschätzung gelangen Sie? Wie beurteilen Sie bei der geschilderten Konstellation den Wert des Wells-Scores?

Im Fallbericht beträgt die Unterschenkeldifferenz im Seitenvergleich mehr als 3 cm (1 Punkt) und eine Schwellung des gesamten Beins wird vorgefunden (1 Punkt). In der Vorgeschichte gab es eine tiefe Beinvenenthrombose (1 Punkt). Dementspechend ist die Wahrscheinlichkeit für das Vorliegen einer tiefen Venenthrombose hoch. Bei hoher klinischer Wahrscheinlichkeit einer Venenthrombose soll eine Untersuchung der Beinvenen mit Kompressionsultraschall veranlasst werden (S2 LL).

Der Wells-Score ist hilfreicher bei weniger deutlichen klinischen und anamnestischen Zeichen. Entsprechend der S2-Leitlinie benötigen Sie durch den Score allerdings keinen D-Dimer-Test, was Ihre Reaktionszeit verkürzt.

Sie werden sich nicht mit der Diagnose einer tiefen Beinvenenthrombose zufrieden geben, da das Leitsymptom „Luftnot" beunruhigend und noch nicht geklärt ist!

Welche Zeichen und welche Vorgeschichte wird ein Score zur Beurteilung einer Lungenembolie berücksichtigen?

Im Fallbeispiel ergibt sich der Verdacht auf eine Lungenembolie. Klinische Zeichen sind Dyspnoe mit plötzlichem Beginn, Thoraxschmerz und Synkope. Auch hier schreibt die Leitlinie zunächst die Einschätzung der klinischen Wahrscheinlichkeit vor (➤ Tab. 12.6).

Tab. 12.6 Wells-Score zur Ermittlung der klinischen Wahrscheinlichkeit einer Lungenembolie

Prädisponierende Faktoren	
chirurgischer Eingriff oder Immobilisation in den letzten vier Wochen	+ 1,5
Krebserkrankung	+ 1
Klinische Zeichen	
Herzfrequenz > 100 Schläge pro Minute	+ 1,5
klinische Zeichen einer tiefen Venenthrombose	+ 3
Klinische Einschätzung	
alternative Diagnose unwahrscheinlicher als Lungenembolie	+ 3

1. Die Auswertung dieses Scores ist mittels zwei Skalierungen möglich. Entweder mit Aufteilung der klinischen Wahrscheinlichkeit in die Stufen niedrig (0–1), mittel (2–6), hoch (≥ 7) oder mit der binären Aufteilung in „Lungenembolie unwahrscheinlich (0–4)" versus „Lungenembolie wahrscheinlich (> 4)".
2. Die vorgestellten Scores dienen der Wahrscheinlichkeitsabschätzung, aber auch der Dokumentation. Insbesondere zu Beginn der ärztlichen Tätigkeit können sie eine wichtige Hilfestellung sein. Mit zunehmender praktischer Erfahrung werden sie durch Ihre Erfahrung und Intuition ergänzt!

Wie würden sie weiter vorgehen?

Das weitere Prozedere hängt entscheidend vom Ergebnis des Scores ab. Ist die klinische Wahrscheinlichkeit hoch, erfolgt unmittelbar die weitere Abklärung durch eine Spiral-CT-Angiografie. Eine quantitative Bestimmung des D-Dimers ist in dieser Situation nicht indiziert. Bei niedrigem oder mittlerem klinischen Risiko für eine Lungenembolie erfolgt hingegen die weitere Abklärung in Abhängigkeit vom Ergebnis des D-Dimer-Tests. Ist der D-Dimer-Test negativ und das Risiko gering, erfolgt keine Therapie. Hier dient der D-Dimer der Ausschlussdiagnostik. Ist die klinische Wahrscheinlichkeit niedrig und der D-Dimer-Test positiv, erfolgt die weitere Abklärung wie oben geschildert.

Wie funktioniert ein Spiral-Angio-CT?

Das Spiral-CT arbeitet durch den Einsatz mehrerer Röntgenröhren deutlich schneller als eine konventionelle Computertomografie (Tomografie: Schichtbilddarstellung). Durch Injektion eines Kontrastmittels in die Armvene gelingt eine gute bis sehr gute Darstellung aller Gefäße, also auch der Pulmonalarterien, in unterschiedlichen Zeitabschnitten. Bei entsprechender Rechnerleistung gelingt auch die dreidimensionale Darstellung der Gefäße.

Für die Untersuchung zu beachten sind u. a. Kontrastmittelallergien, Niereninsuffizienz, Hyperthyreose und Schwangerschaft, die jedoch nur relative Kontraindikationen darstellen.

12.5 Funktionelle Herzbeschwerden
H.-H. Abholz

FALLBERICHT

Eine 45-jährige Journalistin ohne kardiale Risikofaktoren, die gesundheitsbewusst lebt und regelmäßig Sport treibt, beschreibt Ihnen rezidivierende „Herzanfälle". Sie treten vor allem abends in Ruhe auf. Auf Nachfrage erfahren Sie, dass es sich um Herzrasen mit nachfolgendem thorakalen Druck handelt. Bei Belastung – sie spielt Tennis – sei so etwas noch nie aufgetreten. Von Seiten des Ehemanns, den Sie auch betreuen, ist Ihnen bekannt, dass er plant, sie wegen einer anderen zu verlassen.

Welche diagnostischen und therapeutischen Maßnahmen schlagen Sie vor? Begründen Sie Ihre Aussage.

Es sollte gleich anfangs erklärt werden, dass die Art der Beschwerden, ihr Auftreten in Ruhe, sicher gegen eine Herzerkrankung sprächen, und man eher an Dinge aus ihrem Leben, die sie belasten, denken solle. Man wolle aber – um ganz sicher zu gehen – sie dennoch auch auf das Herz untersuchen. Es sollte dann eine körperliche Untersuchung von Herz und Lunge erfolgen, nach Symptomen einer Hyperthyreose gefragt und die Schilddrüse abgetastet werden. Danach sollte ein EKG und ggf. auch ein Langzeit-EKG veranlasst werden. Insbesondere wenn sich klinisch Zeichen einer Hyperthyreose ergeben, ist eine TSH-Bestimmung sinnvoll. Bereits vor diesen Untersuchungen, bei denen wahrscheinlich nichts Pathologisches gefunden werden wird, sollten mögliche seelische Ursachen bei Konflikten und Belastungen im Leben der Patientin angesprochen werden. Oft ist es bei drückenden Problemen ja sogar so, dass der Patient bereits kleine Hinweise darauf in seiner Schilderung gibt. Man sollte möglichst an das, was einem der Patient sagt, anknüpfen, um dann in einem problemzentrierten Gespräch weiterzukommen. Erfolgen keine solchen Hinweise, sollte man die Lebensbereiche ansprechen. Mit einem gewissen ärztlichen „Mut" kann man auch fragen: „Sind Sie eigentlich glücklich?" Bei einer solchen Frage liefert die Antwort nicht selten Anknüpfungspunkte – es werden alle Bereiche als glücklich aufgeführt, nur die Ehe nicht. Oder die Patientin sagt sogar: „Mein Mann – na Sie wissen schon – nach fast 15 Jahren Ehe, da versteht man etwas anderes unter ‚glücklich' als zu Beginn."

Über die Trennungsabsichten des Ehemanns sollte man nicht sprechen. Neben der Verletzung der Schweigepflicht ergäbe sich ein aufgedeckter Loyalitätskonflikt, der eine therapeutische Beziehung zur Patientin stark erschweren würde (➤ Kap. 1.3). Die Patientin würde sich möglicherweise sogar einem Bündnis von Arzt und Ehemann gegenüber erleben.

Was erhöht die Wahrscheinlichkeit, dass bei einem Patienten funktionelle Herzbeschwerden anstatt einer koronaren Herzkrankheit (KHK) vorliegen?

Die Wahrscheinlichkeit für das Vorliegen funktioneller Herzbeschwerden wird durch folgende anamnestische Angaben erhöht:
- Schmerzen eher in Ruhe, in der Regel nicht bei Belastung
- Punktförmigkeit des Schmerzes oder auch sehr diffus geschilderte und in der Ausstrahlung wechselnde Schmerzen
- Schmerzen, die über lange Zeiträume, Stunden, Halbtage oder gar Tage gehen, oder die nur Sekunden – als Stiche beschrieben – bestehen.

Die Angina pectoris hingegen tritt als Ischämiereaktion eher bei Belastungen des Herzens auf. Insbesondere sollte man an diese denken, wenn – anders als in diesem Fall – Risikofaktoren und ein höheres Alter eine erhöhte Vortest-Wahrscheinlichkeit nahe legen. Bei einer Ischämiereaktion strahlen die Schmerzen i.d.R. großflächig, oft nicht nur linksseitig aus – in der Regel mit identischem Ausbreitungsgebiet bei den einzelnen Attacken. Ein länger als 30 min andauernder und dabei typischer Schmerz spricht für eine bedrohliche körperliche Ursache wie ein akutes Koronarsyndrom oder eben einen Myokardinfarkt, wobei dann oft vegetative Zeichen (Blässe, Schwitzen, Übelkeit etc.) hinzukommen. Weitere Faktoren, die eher für funktionelle Herzbeschwerden sprechen, sind:
- Alter unter 45 Jahren bei Männern, unter 55 bei Frauen
- Fehlen von nennenswerten Risikofaktoren
- fehlende EKG-Veränderungen.

Ein unauffälliges EKG oder Belastungs-EKG allein kann eine KHK allerdings nicht ausschließen.

Worin würden Sie die Hauptaufgabe der Betreuung von Patienten mit funktionellen Herzbeschwerden sehen?

- Sicherheit geben, dass „nichts Organisches" vorliegt, v. a. bei Patienten, die Angst vor einem Herzinfarkt haben
- prüfen, ob hinter der passageren Symptomatik ein psychosomatisches Signal steckt, das von Ihnen als Hausarzt betreut, begleitet und stützend bearbeitet werden kann
- prüfen, ob die Indikation zu einer psychotherapeutischen Behandlung oder seltener, einer psychopharmakologischen Behandlung gegeben ist
- Anleitung zu Entspannungsübungen oder ggf. symptomatische Behandlung mit pflanzlichen Beruhigungsmitteln oder bzw. als Placebos eingesetzte Substanzen wie Nitrokörper in geringer Dosierung damit die Patienten sich selbst helfen können.

Wie lässt sich erklären, dass neu aufgetretene funktionelle Herzbeschwerden bei einigen Patienten relativ schnell nach ärztlicher Untersuchung und Gespräch verschwinden?

Schmerzen in der Herzgegend führen zu Angst und Anspannung und somit zur Verstärkung des Schmerzerlebnisses.

Diese Rückkopplung sowie die Häufigkeit des Schmerzereignisses kann durch eine ausführliche Erklärung und durch ein beruhigendes Gespräch über das Fehlen einer krankhaften organischen Ursache unterbrochen werden. Die vom Arzt vorgetragene Möglichkeit oder Wahrscheinlichkeit, dass Konflikte oder Anspannungen aus dem Leben hierfür auslösend sind, kann Patienten zum Reden oder zum In-sich-Hineinschauen bringen.

Aber es gibt selbstverständlich auch intrapsychische Konflikte, zu denen Patienten keinen bewussten Zugang haben und die eine solche Lösung verunmöglichen. Dies wäre dann Aufgabe eines Psychotherapeuten – nur besteht zu Beginn häufig ein Widerstand gegen eine solche Behandlung. Trotz primärer Ablehnung wird das wiederholte Benennen einer solchen Behandlungsmöglichkeit auch im Patienten auf Dauer wirksam und handlungsleitend.

Lernen Patienten zudem Entspannungsübungen oder durch Einnahme einer entspannenden und/oder anxiolytischen Tablette ihre Hilflosigkeit zu überwinden, kann zumindest die den Schmerz verstärkende Rückkopplung beendet werden.

Wie beurteilen Sie das wiederholte Schreiben von EKGs bei erneuten Beschwerden der Patienten, mit denen Sie über deren funktionelle Herzbeschwerden schon mehrmals gesprochen haben?

- Der Arzt signalisiert, dass er auch nicht weiß, was vorliegt; das heißt, die Diagnosesicherheit des Arztes und das ggf. gewählte Behandlungskonzept wird von ihm selbst infrage gestellt (➤ Kap. 19). Man kann dies aber auch dem Patienten gegenüber kommentieren: „Ich schreibe ein EKG, aber ich bin sicher: Da geschieht nichts Bedrohliches – aber es scheint Sie ja zu beruhigen".
- Die Wahrscheinlichkeit eines richtigen Ausschlusses einer KHK wird aber durch Schreiben eines EKG im Schmerzzustand selbst erhöht.

Nennen Sie einige weitere Erkrankungen, die differenzialdiagnostisch zu funktionellen Herzbeschwerden abzugrenzen sind. Geben Sie in Stichworten die unterschiedliche Symptomatik an.

- vertebragene, ringförmig ausstrahlende, bewegungs- oder atemabhängige Schmerzsymptomatik mit Myogelosen und Mobilitätseinschränkung der Wirbelsäule im entsprechenden Segment, gelegentlich als „Interkostalneuralgie" imponierend. **Cave:** Myogelosen kann es auch im Zusammenhang mit funktionellen Beschwerden oder KHK geben!
- infektbedingte Pleuritis mit atemabhängigen Schmerzen und Zeichen einer Infektion
- pleuranahe Lungenembolien, manchmal erkennbar an begleitender Luftnot und Tachykardie. Der Verdacht nimmt zu mit den Zeichen einer (akuten) Rechtsherzbelastung im EKG und Hinweisen auf eine Beinvenenthrombose.

- beginnender oder schon manifester Zoster: brennende, seltener lanzinierende Schmerzen (Stiche)
- Spontanfraktur oder Husten-Fraktur einer Rippe: Ein adäquates Trauma ist nicht vorhanden, der Husten wird häufig nicht als ein solches angesehen. Bewegungs- und atemabhängiger Schmerz, Rippenkompressions-Schmerz mit Punctum maximum am Bruch.
- Perikarditis mit initial umschriebenem, bewegungsunabhängigem, dumpfem bis scharfem Dauerschmerz über dem Herzen, im EKG als Erregungsrückbildungsstörung – meist mit ST-Hebung – sichtbar. Im Verlauf lassen die Schmerzen meist wegen einer perikardialen Ergussbildung wieder nach. Im EKG zeigt sich bei deutlicher Ergußbildung eine Niedervoltage.

Alle beschriebenen körperlich verursachten Schmerzzustände unterscheiden sich von funktionellen Herzbeschwerden im Wesentlichen dadurch, dass sie bewegungs-, atemabhängig oder lokalisiert sind. Funktionelle Herzbeschwerden hingegen imponieren entweder durch wechselnde Lokalisation oder werden meist recht diffus beschrieben. Manchmal werden sie aber auch auf einen Punkt lokalisiert angegeben, an dem sich aber – anders als bei z. B. Fraktur/Zerrung/Myogelose – keine Schmerzverstärkung durch äußeren Druck erreichen lässt.

Funktionelle Herzbeschwerden bestehen schon eine Weile, sind mit der Zeit heftiger geworden und führen den Patienten nun zum Arztbesuch. Zudem spürt man die Beteiligung der ganzen Person in der häufig eher weitschweifigen Darstellung, dem teilweise dramatisierten Erleben der Schmerzsymptomatik.

Die ärztliche Kunst besteht im Einschätzen der teils ausgeschmückten Klagen und dem zügigen Aufsuchen von weiteren Leitbefunden, z. B. einer BSG-Beschleunigung bei Pleuritis und Perikarditis, den Hautmanifestationen beim Zoster oder einer typischen EKG-Veränderung.

Besonders schwierig ist die Einschätzung und Belegbarkeit vertebragener Beschwerden. Hier fallen auch ohne Schmerzangabe regelhaft Asymmetrien, Abweichungen der Achse und (segmentale) Mobilitätseinschränkungen sowie druckschmerzhafte Punkte auf.

Kleinere Lungenembolien entgehen häufig einer Feststellung, es sei denn, sie lösen eine Pleuritis aus.

FALLBERICHT

Eine 39-jährige Patientin kommt mit Schmerzen in der Herzgegend, die über mehrere Stunden bestehen, in die Sprechstunde. Sie hatte in den letzten zwei Wochen einen grippalen Infekt, der jetzt abklingt. Seit zwei Tagen treten Schmerzen in der linken Brusthälfte auf und sind bei tiefem Einatmen verstärkt. Daher habe sie die letzten Tage vorsichtshalber überwiegend im Bett verbracht.

Welches Vorgehen schlagen Sie vor?

- Anamnese: Hatte die Patientin schon einmal eine ähnliche Symptomatik? Bestehen Fieber und/oder Dyspnoe? Verstärken sich die Beschwerden durch Drehbewegung des Brustkorbes, durch tiefes Einatmen oder körperliche Anstrengung?
- gründliche körperliche Untersuchung (insbes. Herz, Lunge, Beine auf Thrombosen)
- Ruhe-EKG zum „Unwahrscheinlicher-Machen" einer erklärenden kardialen Erkrankung.

Die Untersuchung ergibt folgende Ergebnisse: Cor und Pulmo auskultatorisch unauffällig, leichter Thoraxstauchungsschmerz, Myogelosen der Rückenstrecker im Thoraxbereich, insbes. auf Höhe der 5. Rippe links; Beine unauffällig. Das Ruhe-EKG zeigt keine Auffälligkeiten.

Welche Verdachtsdiagnose äußern Sie? Durch welche Befunde wird diese Verdachtsdiagnose erhärtet?

Es besteht der Verdacht auf eine vertebragene Blockierung mit entsprechenden Funktionsstörungen.

Bei fehlenden Hinweisen auf eine KHK sollte auch eine manualtherapeutische Untersuchung der Thoraxregion erfolgen. Blockierungen der Brustwirbelkörper und der Rippen (besonders häufig der fünften Rippe)

12

äußern sich als Bewegungseinschränkungen der entsprechenden Gelenke. Muskuläre Dysbalancen mit Triggerpunkten und segmentalen Irritationspunkten sind auszumachen (Klett et al. 2001, Zenner 1998).

Welche Therapie empfehlen Sie?

Manualtherapie, ggf. unterstützt durch ein Analgetikum und längerfristig – falls häufiger vorkommend – gezielte Krankengymnastik und/oder Rückenschule.

FALLBERICHT

Eine 45-jährige Patientin, die Sie seit 8 Jahren durch ihre regelmäßige Praxisbesuche gut kennen, leidet unter chronischen Angstzuständen mit phobischem Charakter. Trotz mehrerer Psychotherapien in den Vorjahren und einer aktuellen anxiolytischen Medikation ist sie weiterhin sehr angespannt, kann meist die Wohnung allein nicht verlassen, kratzt sich nervös – autoaggressiv – die Haut auf. Sie ist nun schon lange ebenso wie ihre Tochter arbeitslos. Beim üblichen allgemeinen Gespräch über die Probleme des Lebens anlässlich eines Wiederholungsrezepts für Hochdruck- und Psoriasis-Medikamente sowie für ein lang wirksames Neuroleptikum äußert die Patientin ganz nebenbei, dass ihr vor etwa vier Wochen begonnener hartnäckiger Husten immer noch nicht richtig weg sei.
Die Patientin ist Raucherin. Der Charakter der Beschwerden habe sich jedoch zuletzt geändert: Es bestehe jetzt eher ein schmerzhaftes Brennen hinter dem Brustbein, welches in den Hals ausstrahle. Manchmal sei es nur zehn Minuten, eine halbe Stunde, aber manchmal sei es auch die ganze Zeit vorhanden, also zum Bespiel über den ganzen Abend, wenn sie einfach nur im Sessel sitze.
Die körperliche Untersuchung ist unauffällig. Sie schreiben ein EKG und später ein Belastungs-EKG, das jedoch aufgrund von Untrainiertheit und Schmerzen in den Beinen vorzeitig abgebrochen wird und somit nicht gut verwertbar ist.
Die Patientin erzählt Ihnen nach dem Belastungs-EKG, dass ihre Mutter und auch deren Schwester mit 50 bzw. 53 Jahren einen Herzinfarkt bekommen hätten.

Welche Überlegungen haben Sie zu dieser Patientin in Bezug auf die Notwendigkeit weitergehender Diagnostik sowie möglicher Probleme einer Diagnostik?

*   Es gibt einige Argumente *für das Vorliegen einer KHK:* die Art des beschriebenen Schmerzes, die Ausstrahlung in den Hals, das nur sehr zeitweilige Auftreten. Als Risikofaktoren sind Rauchen und Hochdruck sowie eine positive Familienanamnese mütterlicherseits vorhanden. *Für eine KHK* spricht auch, dass die Patientin die Symptomatik wenig dramatisch, so nebenbei beschreibt und einem anderen Organ als dem Herzen zuordnet.
*   *Für funktionelle Beschwerden* spricht jedoch das Grundleiden der Patientin, die partielle Unabhängigkeit der Beschwerden von körperlichen Belastungen, die teilweise sehr lange Dauer der Symptomatik, die mit einer Ischämiereaktion nicht mehr vereinbar erscheint.

Aufgrund der Entscheidungsschwierigkeit und bei fraglicher Dringlichkeit für eine endgültige Abklärung wird ein Nitrospray für den Fall des erneuten Auftretens verschrieben – gedacht auch als Diagnostikum.
Die Patientin berichtet beim nächsten Arztbesuch, dass sie es alle paar Tage brauche und es auch nach kurzer Zeit, vielleicht nach 5–6 Minuten wirke.

Was denken Sie nun, was überlegen und tun Sie?

Da die Anwendung von Nitroglyzerin sublingual immer auch Sensationen wie Hitzegefühle, Kopfweh, leichte Tachykardie etc. macht, wohnen der Substanz auch nennenswerte UAW inne, die mit suggestivem Charakter einen Placeboeffekt erzeugen können, sodass der Beleg für eine koronare Störung mit dem Ansprechen auf Nitroglyzerin nicht unbedingt gegeben ist. 5–6 min Dauer bis zum Wirkeintritt lassen eher an diese UAW/Placebo denken als an einen Effekt bei koronarer Herzerkrankung, der in der Regel bereits nach 2–3 min eintritt.

Dennoch ist in der Gesamtkonstellation an die endgültige Klärung mittels eines Stress-Echos, noch sicherer mittels einer Koronarangiografie zu denken; letztere ist allerdings ein Eingriff mit einem gewissen Risiko. Zudem wäre eine Koronarografie an ein Krankenhaus oder eine Großpraxis gebunden – in die sie schon aufgrund ihrer Ängste nicht gehen wollte.

In solchen Situationen ist ein paralleles Vorgehen angemessen: Einerseits die psychosomatische Erklärungsmöglichkeit im Auge und im Gespräch behalten und andererseits die organische Erklärung weiter als möglich ansehen. Nitrokörper oder ein Weißdorn/Kampfer-Tropfenpräparat als symptomatische Hilfe, ein Untersagen des Zigarettenrauchens und als weitere diagnostische Stufe eine Stress-Echokardiografie in Betracht ziehen.

12.6 Arterielle Hypertonie
V. Braun

FALLBERICHT
Ein 56-jähriger, stark übergewichtiger Elektriker war über Jahre hinweg nicht beim Arzt. Er kommt nun auf Drängen seiner Frau zum Check-up. Der Patient berichtet, regelmäßig drei bis vier Flaschen Bier pro Tag zu trinken, durch Dreischichtarbeit sei er chronisch gestresst. Sie messen an beiden Armen einen Blutdruck von 170/95 mmHg.

Welche Bedeutung besitzt die arterielle Hypertonie? Wie viele Menschen in Deutschland haben schätzungsweise einen Hochdruck? Gibt es eine altersabhängige Prävalenz dieser Erkrankung?
Die arterielle Hypertonie ist eine der häufigsten Erkrankungen (35–40 % der Erwachsenen der westlichen Industriestaaten) überhaupt und wird zu den Volkskrankheiten gezählt. Die Prävalenz der Hypertonie steigt mit zunehmendem Alter. Ab dem 50. Lebensjahr leidet fast jeder zweite Deutsche an Bluthochdruck. Im Alter zwischen 65 und 74 Jahren liegt die Prävalenz zwischen 60 und 80 %.

Kennen Sie differenzierte Zielblutdruckwerte?

Tab. 12.7 Zielblutdruckwerte nach den Leitlinien der Deutschen Hochdruckliga 2011

Klassifikation	systolisch (mmHg)	diastolisch (mmHg)
alle Hypertoniker	< 140	< 90
Diabetes mellitus	< 130	< 80
Nephropathie	< 130	< 80
Proteinurie > 1 g/24 h	< 125	< 75

Nennen Sie bitte typische Frühsymptome des primären oder essenziellen Hochdrucks.
Frühsymptome der essenziellen Hypertonie existieren nicht. Der Hochdruck besteht oft jahrelang ohne typische Erkrankungszeichen, erzeugt jedoch bereits Organschäden („silent killer").

Erläutern Sie den Begriff „Endorganschäden" durch arterielle Hypertonie. Nennen Sie mindestens drei Beispiele.
Die chronische Blutdruckerhöhung belastet alle kardiovaskulären Funktionen mit typischen Veränderungen, deren Ausmaß u. a. von Dauer und Höhe der Hypertonie abhängt. Insbesondere im Kapillarbett der am stärksten perfundierten Organe Niere, Myokard, Gehirn und Netzhaut kommt es zu signifikanten Funktionseinbußen.

Zu den Endorganschäden zählen:
- hypertensive Herzkrankheit (u. a. Linksherzhypertrophie, Endotheldysfunktion)
- Proteinurie/kompensierte Niereninsuffizienz
- Fundus hypertonicus
- Plaquebildung in den großen Gefäßen (A. carotis, A. femoralis u. a.)
- hypertensive Enzephalopathie.

Welcher Herzerkrankung liegt die arterielle Hypertonie als wichtigster Risikofaktor zugrunde?

Die Hypertonie ist die häufigste Ursache der Herzinsuffizienz (bei ca. 70 % der Patienten mit Herzinsuffizienz liegt eine Hypertonie zugrunde).

Wovon hängt die Prävalenz der Herzinsuffizienz im Zusammenhang mit der bestehenden arteriellen Hypertonie ab?

- von Höhe und Dauer der Hypertonie
- vom Lebensalter der Patienten
- von zusätzlichen Risikofaktoren wie Diabetes mellitus, Hyperlipoproteinämie und Adipositas.

Welche Basisdiagnostik führen Sie bei einem Patienten mit arterieller Hypertonie durch?

- Eigen- und Familienanamnese
- körperliche Untersuchung
- Laboruntersuchungen: Blutbild, Kalium, Kreatinin, Blutzucker, Cholesterin und Urinstatus
- 12-Kanal-EKG
- Sonografie des Abdomens
- Augenhintergrundspiegelung
- 24-h-Blutdruckmessung und evtl. Echokardiogramm.

Welche Fragen interessieren Sie besonders bei der Eigenanamnese?

- Wurde schon früher ein erhöhter Blutdruck festgestellt?
- Bestehen bereits Komplikationen des Hochdrucks (Frage nach Erkrankungen des Herzens, des Gehirns, der Niere, der Augen und nach Durchblutungsstörungen)?
- Gibt es Hinweise auf Erkrankungen, die als kardiovaskuläre Risikofaktoren gelten (Diabetes mellitus, Hyperlipoproteinämie, Hyperurikämie)?
- Wie sieht die Ernährung des Patienten aus (z. B. bez. Kochsalz, Alkoholkonsum)?
- Ist der Patient Raucher? Wenn ja, wie lange und wie viele Zigaretten/Zigarren pro Tag raucht er?
- Besteht chronischer Stress (beruflich und/oder familiär)?
- Wie sieht es mit körperlichen Aktivitäten aus?
- Nimmt der Patient Medikamente? Wenn ja, welche?

Nennen Sie potenziell hypertensiv wirkende Medikamente.

Glukokortikoide, Lithium, nichtsteroidale Antirheumatika, Ovulationshemmer (insbesondere ältere Antikonzeptiva), Ciclosporin, Schilddrüsenhormone, trizyklische Antidepressiva.

Welche Fragen interessieren Sie besonders bez. der Familienanamnese?

Wurde bei Familienangehörigen (insbesondere Eltern, Geschwistern) eine der folgenden Erkrankungen diagnostiziert: Hypertonie, Herzinfarkt, Herzinsuffizienz, Apoplex, Nieren- und Stoffwechselerkrankungen? Wenn ja, in welchem Alter?

Welche differenzialdiagnostischen Überlegungen sind bei einer Hypokaliämie zu erwägen?

Bei Hypokaliämie ist an einen Laxanzienabusus, eine chronische Diarrhö, Alkoholabusus, primären und sekundären Hyperaldosteronismus, länger bestehende Kortikoidtherapie u. a. zu denken. Erhält der Patient schon Antihypertensiva, könnte die Gabe von Saluretika (z. B. Hydrochlorothiazid) die Ursache der Hypokaliämie sein.

FALLBERICHT

Ein 57-jähriger Informatiker hat trotz Einnahme eines ACE-Hemmers, eines Kalziumantagonisten und eines Betablockers weiter deutlich erhöhte Blutdruckwerte zwischen 160 und 170 mmHg systolisch und 95–100 mmHg diastolisch. Obwohl er Ramipril einnimmt, fällt bei ihm wiederholt eine Hypokaliämie auf.

Welche Verdachtsdiagnose haben Sie hinsichtlich dieser schwer einstellbaren Hypertonie?

Es besteht Verdacht auf einen primären Hyperaldosteronismus.

Wie diagnostizieren Sie den primären Hyperaldosteronismus?

- Kontrolle der Plasma-Aldosteron-Konzentration und der Plasma-Renin-Aktivität in einem entsprechenden Referenzlabor (Betablocker, ACE-Hemmer und Diuretikum 1 Woche vor Laborkontrolle absetzen); Bestimmung des Aldosteron/Renin-Quotienten
- gegebenenfalls MRT der Nebennierenrinde (DD: Conn-Syndrom vs. bilaterale Hyperplasie)
- Bestätigungstest (Fludrocortison-Suppressionstest) in endokrinologischer Abteilung.

Welche medikamentöse Therapie schlagen Sie bei dem o. g. Patienten vor, wenn sich Ihr Verdacht auf einen primären Hyperaldosteronismus bestätigt?

Der Patient sollte mit einem Aldosteron-Antagonisten behandelt werden.

Spironolacton (= Aldactone)

Ist Ihnen bekannt, wie hoch der Anteil des primären Aldosteronismus (sekundäre Hypertonie) bezogen auf alle Formen des Hochdrucks ist?

Er liegt bei 8–10 %.

Welche drei wichtigen sekundären Hochdruckformen kennen Sie?

- renale Formen, z. B. Zystennieren, Nierentumoren, Nierenarterienstenose
- kardiovaskuläre Formen, z. B. bei Aortenisthmusstenose
- endokrine Formen, z. B. bei Phäochromozytom, Cushing-Syndrom, Conn-Syndrom.

Warum ist die Abklärung eines primären Aldosteronismus hinsichtlich seiner Prognose von besonderer Bedeutung?

Patienten mit primärem Aldosteronismus weisen erheblich mehr kardiovaskuläre Komplikationen bei gleichem Schweregrad der Hypertonie auf: Das Risiko, Schlaganfall, Myokardinfarkt und Vorhofflimmern zu erleiden, ist bei diesem Krankheitsbild hochsignifikant größer.

FALLBERICHT

Ein 67-jähriger hypertoner Rentner mit einem Body-Mass-Index (BMI) von 38 kg/m^2 berichtet über ausgeprägte Tagesmüdigkeit. Seine Ehefrau ist beunruhigt wegen längerer nächtlicher Atempausen, die sie zwischen lautem und unregelmäßigem Schnarchen beobachtet.

Welche Verdachtsdiagnose haben Sie?

Bei dem Patienten besteht Verdacht auf ein Schlafapnoe-Syndrom.

Sehen Sie Zusammenhänge zwischen dem Schlafapnoe-Syndrom und der Hypertonie? Begründen Sie Ihre Aussage.

Ja. Die Schlafapnoe geht überdurchschnittlich häufig mit einem Bluthochdruck einher und wird zur sogenannten neurogenen Hypertonie gezählt. Ursächlich wird neben einer Sympathikusaktivierung während der apnoischen Phasen auch die Adipositas verantwortlich gemacht.

Welche therapeutischen Maßnahmen schlagen Sie vor?

- Gewichtsreduktion
- Alkoholkarenz
- nasale kontinuierliche Atemwegsüberdruckbehandlung
- Meidung atemdepressorisch wirkender Medikamente (z. B. Schlaf- und Beruhigungsmittel).

FALLBERICHT

Bei einer 45-jährigen adipösen Patientin (BMI 27 kg/m^2), die als Sekretärin einer sitzenden Tätigkeit nachgeht und bisher nicht sportlich aktiv war, stellen Sie wiederholt Blutdruckwerte zwischen 150 und 159 mmHg systolisch und zwischen 90 und 99 mmHg diastolisch fest. Mit dem diagnostischen Basisprogramm bestätigen Sie das Vorliegen einer arteriellen Hypertonie im Stadium I (milder Hochdruck).

Welche therapeutischen Maßnahmen schlagen Sie der Patientin vor?

Für die Hypertonie im Stadium I mit niedrigem oder mittlerem kardiovaskulären Risiko wird vorerst zu nicht-medikamentösen Allgemeinmaßnahmen geraten. Bei der Patientin sind also zunächst weitere Herz-Kreislauf-Risiken abzuklären, z. B. mit dem Arriba-Risiko-Rechner. Wenn die Familienanamnese stumm ist, die Patientin nicht raucht und selten Alkohol trinkt, nicht unter chronischem Stress leidet und keine Stoffwechselerkrankungen wie Diabetes mellitus, Hyperlipoproteinämie und Gicht bestehen, sind Gewichtsreduktion im Rahmen einer Gruppenbehandlung und kontinuierliches sportliches Training zu empfehlen. Dabei sind besonders Ausdauersportarten wie Joggen, Walking, Radfahren, Rudern, Skilanglauf, Wanderrudern und Schwimmen (nicht als Leistungssport) anzuraten und in ihrem Effekt zu kontrollieren.

Von besonderer Bedeutung ist die angemessene Diskussion mit der Patientin, welche der empfohlenen Maßnahmen sie auch wirklich realisieren und in ihren Wochenablauf integrieren kann.

Wie lange sollten nichtmedikamentöse Allgemeinmaßnahmen von Hochdruck-Patienten (in Abhängigkeit vom Schweregrad) durchgeführt werden?

- Hypertoniker (Grad I bis II) mit niedrigem kardiovaskulären Risiko sind über einen Zeitraum von 6–12 Monaten zu Allgemeinmaßnahmen zu motivieren und in ihrer Durchführung zu überprüfen.
- Für Patienten mit mittlerem Herz-Kreislauf-Risiko werden 3–6 Monate vorgeschlagen, in denen – engmaschig betreut – nichtpharmakologische Maßnahmen (Gewichtskontrolle, Kochsalz- und Alkoholreduktion, Verzicht auf Nikotinkonsum, sportliche Aktivitäten und Minimierung von negativem Stress) durchgeführt werden.

In welchem Ausmaß kann eine erfolgreiche Gewichtsreduktion zur Optimierung des Blutdrucks führen?

Eine Gewichtsreduktion z. B. von 10 kg führt zu einer systolischen Blutdrucksenkung von 10–15 mmHg und zu einer diastolischen Blutdruckreduzierung von 5–10 mmHg.

Welche Vorstellungen haben Sie von der Effektivität regelmäßiger körperlicher Aktivität hinsichtlich einer Normalisierung des Blutdrucks?

Der Blutdruck kann durch kontinuierliches körperliches Training gesenkt oder sogar normalisiert werden. Hierzu ist ein mindestens halbjähriges Training 2- bis 3-mal pro Woche erforderlich. In Studien bei Patienten mit leichtem Hochdruck wurden eine Minimierung des Ruheblutdrucks um 13/11 mmHg und des Belastungsblutdrucks um 22/20 mmHg beobachtet.

Welchen Anspruch stellt die Betreuung von Hochdruckpatienten an den Facharzt für Allgemeinmedizin?

Der Hochdruck als paradigmatische Betreuungsaufgabe des Hausarztes

Hochdruckbehandlung ist eine prophylaktisch orientierte, lebensbegleitende Versorgung der Patienten in Kenntnis ihrer besonderen familienanamnestischen Belastung und sozialen Situation. Diese Langzeitbehandlung ist nahezu exemplarisch für allgemeinmedizinische Langzeitbetreuung überhaupt. Hausärzte kennen „ihre" Hypertoniker in der Regel über Jahrzehnte, wissen um deren familiäre und berufliche Risiken, können die Verfügbarkeit salutogener Ressourcen einschätzen, sind in der Lage, ein vertrauensvolles und stabiles Arzt-Patient-Verhältnis aufzubauen und aufrechtzuerhalten, das wiederum die Voraussetzung für die aktive Mitwirkung der Patienten ist.
Konsequente Hochdruckbehandlung ist nur mit hoher Compliance der Patienten möglich. Angesichts der viel zu geringen Zahl erfolgreich behandelter Hypertoniker (ca. 30 % in Europa) ist der Anspruch an die Qualität allgemeinmedizinischer Tätigkeit ein besonders hoher.

Wie können Sie die Compliance/Adherence des Patienten fördern?

Die aktive Mitarbeit des Patienten wird durch eine partnerschaftliche Arzt-Patient-Beziehung und die Berücksichtigung der individuellen Möglichkeiten des Patienten gefördert. Die Aufklärung über die Krankheit und ihre möglichen Komplikationen, über Zusammenhänge von Lebensweise und Beeinflussbarkeit des Erkrankungsverlaufs, über diagnostisches und therapeutisches Vorgehen einschließlich der Information zu Nebenwirkungen der Medikamente ist von hohem Stellenwert. Vor allem bei multimorbiden alten Patienten ist darauf zu achten, dass die Tabletteneinnahme für die Patienten verständlich ist (schriftlicher Plan!) und keine Interaktionen zwischen einzelnen Medikamentengruppen bestehen.

Welche Anforderungen stellen Sie an die sog. First-line-Antihypertensiva?

- antihypertensive Wirksamkeit als Monotherapie
- langzeitige und breite Anwendungserfahrung
- Stoffwechsel- und „Osteoneutralität"
- Fehlen kompensationsbedürftiger Nebenwirkungen
- Verträglichkeit mit anderen Medikamenten
- Einmalgabe.

Nennen Sie die möglichen Basis-Antihypertensiva.

Angiotensin-Conversions-Enzym-(ACE-)Hemmer und AT_1-Rezeptor-Antagonisten bei Kontraindikationen für ACE-Hemmer, Kalziumantagonisten, Diuretika, Betarezeptorenblocker.

Derzeit erfolgt wegen ihrer Stoffwechsel-Nebenwirkungen und Gewichtszunahme als häufiger unerwünschter Wirkung eine Neubewertung der Betablocker; noch werden sie von der Hochdruckliga als Mittel der ersten Wahl genannt. Falls keine rechtfertigenden Indikationen bestehen (KHK, Herzinsuffizienz), sollten sie bei Patienten mit metabolischem Syndrom nicht angewendet werden.

FALLBERICHT

Bei einem 45-jährigen Bankangestellten, dessen Vater mit 55 Jahren an einem Schlaganfall verstorben ist und dessen Mutter eine arterielle Hypertonie hatte, haben Sie einen Hochdruck diagnostiziert, der zunächst mit nicht-medikamentösen Maßnahmen therapiert wurde. Trotz dieser Maßnahmen liegen die Blutdruckwerte weiterhin zwischen 160 und 165 mmHg systolisch und zwischen 95 und 100 mmHg diastolisch. Bei dem Patienten bestehen außerdem ein Asthma bronchiale und eine Hyperlipoproteinämie. Im Ruhe-EKG zeigt sich eine Sinusbradykardie von 52/min.

Welche Medikation schlagen Sie vor?

Die Gabe eines Kalziumantagonisten der Dihydropyridin-Substanzklasse, z. B. Amlodipin oder Felodipin.

Mit welchen Nebenwirkungen können Sie bei Arzneimitteln dieser Substanzklasse rechnen? Welche Kontraindikationen bestehen für ihre Verordnung?

Als Nebenwirkungen können Reflextachykardie, Knöchelödeme und Flush auftreten.

Kontraindiziert ist die Substanzgruppe der Dihydropyridine bei akutem Koronarsyndrom, in den ersten vier Wochen nach akutem Herzinfarkt und bei Herzinsuffizienz NYHA-Stadium III und IV.

Welche weiteren Kalziumantagonisten-Gruppen kennen Sie?

Kalziumantagonisten vom Verapamil- und vom Diltiazem-Typ.

FALLBERICHT

Sie führen bei einer normalgewichtigen 43-jährigen Lehrerin mit normaler Stoffwechsellage eine erstmalige Hochdruckeinstellung mit einem Betablocker durch. Nach 14 Tagen kommt die Patientin zur Blutdruckkontrolle. Im Vergleich zur Voruntersuchung ist der systolische Blutdruck von 170 mmHg auf 160 mmHg, der diastolische von 100 mmHg auf 95 mmHg gesunken. Die Patientin fühlt sich wohl.

Ändern Sie das Antihypertensivum? Erhöhen Sie die Dosis? Wie gehen Sie vor?

Das Wirkungsoptimum vieler Antihypertensiva wird erst nach 2–5 Wochen erreicht, sodass ein schneller Substanzwechsel, eine Dosiserhöhung oder eine zu rasche Kombinationstherapie nicht zu empfehlen sind. Erst nach diesem Zeitraum ist über das weitere Prozedere zu entscheiden.

Sie erreichen bei o. g. Patientin mit der Gabe von Bisoprolol, 5 mg (1–0–1) auch nach sechs Wochen keine Normotonie, aber insgesamt niedrigere Blutdruckwerte als zu Beginn der Behandlung. Wie gehen Sie vor? Begründen Sie Ihre Aussage.

Ich würde eine Kombinationstherapie mit einem Kalziumantagonisten vom Dihydropiridin-Typ, z. B. Amlodipin vorschlagen. Die pharmakologische Wahl von Substanzen mit unterschiedlichem Angriffsort und differierendem Wirkmechanismus erhöht die antihypertensive Wirkung und minimiert die Nebenwirkungen. Bei der vorgeschlagenen Kombination wirkt der Kalziumantagonist der adrenergen Vasokonstriktion, die durch Betablocker entstehen kann, entgegen und Tachykardien als Nebenwirkung der Kalziumantagonisten werden durch den Betablocker abgeschwächt.

Könnten Sie als Kombinationspräparat zum Betablocker auch einen Kalziumantagonisten vom Verapamil-Typ rezeptieren? Begründen Sie Ihre Aussage.

Nein, da dann die Gefahr einer Bradykardie und von SA- und AV-Blockierungen bestünde.

FALLBERICHT

Eine 75-jährige, leicht adipöse Diabetikerin kommt zum ersten Mal in Ihre Praxis. Sie hat einen schweren Bluthochdruck mit hypertensiver Herzkrankheit, eine chronisch-obstruktive Bronchitis und leidet an einer peripheren arteriellen Verschlusskrankheit.

Welche Therapie schlagen Sie vor?

Neben unterstützenden allgemeinen Maßnahmen, z. B. Gewichtsabnahme und moderatem Sport, sind ein ACE-Hemmer und ein Diuretikum (erst Einzelgabe, dann als Fixpräparat) zu verordnen. Da bei einem schweren Hochdruck mit diesen beiden Präparaten wahrscheinlich noch keine Normotonie erreicht werden kann, ist als drittes ein Kalziumantagonist (z. B. Amlodipin) zu empfehlen.

Welches Diuretikum verwenden Sie zur Kombinationstherapie mit einem ACE-Hemmer?

Ein Thiazid-Diuretikum. Die Kombination der beiden Präparate ist pharmakologisch sinnvoll, da durch das Diuretikum das Renin-Angiotensin-System aktiviert wird. Auch bei älteren Patienten, bei denen eher eine

Low-Renin-Hypertension besteht, wird die Ansprechbarkeit des ACE-Hemmers durch das Diuretikum erhöht. Zudem führt der ACE-Hemmer zur Minderung der Hypokaliämie, für die das Diuretikum verantwortlich ist. Allerdings gilt das nicht für niereninsuffiziente Patienten. Bei ihnen ist anstelle des Thiazids ein Schleifen-Diuretikum zu verwenden.

Nach einigen Wochen tritt bei der o. g. Patientin ein trockener Husten ohne weitere Infektzeichen auf, der länger als drei Wochen bestehen bleibt. Welche Verdachtsdiagnose haben Sie und wie ist Ihr weiteres Vorgehen?

Es besteht der Verdacht auf einen medikamenteninduzierten Husten, eine relativ häufige Nebenwirkung bei ACE-Hemmer-Einnahme. Alternativ ist die Gabe eines AT_1-Rezeptorblockers zu empfehlen.

Wie bewerten Sie eine Kombinationstherapie eines kaliumsparenden Diuretikums (z. B. Spironolacton) mit einem ACE-Hemmer?

Als ungünstig. Es besteht die Gefahr einer Hyperkaliämie, die insbesondere bei eingeschränkter Nierenfunktion schwerwiegende kardiale Folgen (z. B. Rhythmusstörungen) haben kann.

Bei welchem Krankheitsbild ist die engmaschig kontrollierte Gabe von einem ACE-Hemmer und Spironolacton indiziert?

Patienten mit chronischer Herzinsuffizienz (NYHA-Stadium III und IV) werden neben einem Betablocker mit der genannten Präparatekombination und einem weiteren Saluretikum behandelt.

FALLBERICHT

Eine 47-jährige Patientin nimmt seit Längerem wegen ihres Hypertonus Nebivolol, das Medikament wird gut vertragen. Aktuell erhält sie wegen einer Depression vom Psychiater Paroxetin. Nach 5 Tagen treten folgende Symptome auf: Bradyarrhythmie (43/min), Schwindel, Kollaps mit nachfolgendem Sturz.

Wie erklären Sie die aufgetretene Symptomatik?

Beide Präparate werden über das Cytochrom P450 verstoffwechselt. Paroxetin wirkt als Enzyminhibitor und kann den Plasmaspiegel der Komedikation klinisch relevant erhöhen. Dadurch kann Nebivolol nicht abgebaut werden und seine Wirkungen und Nebenwirkungen führen zu der Symptomatik.

12.7 Bein-/Armbeschwerden

K. Weckbecker, K. La Rosée

FALLBERICHT

Ein 73-jähriger Mann kommt in Ihre Sprechstunde und klagt über Schmerzen in beiden Beinen. Insbesondere wenn er mit dem Hund spazieren gehe, müsse er nach ca. 100 m stehen bleiben. Außerdem seien seine Füße häufig kalt.

Welche Verdachtsdiagnose haben Sie?

Die Beschwerden sprechen für das Vorliegen einer mäßigen Claudicatio intermittens, Stadium 2b nach Fontaine oder Grad I, Kategorie 2 nach Rutherford. Ursache ist meist eine periphere arterielle Verschlusskrankheit (PAVK), die als Einschränkung der Durchblutung der Extremitäten definiert ist.

Mit welchen Erkrankungen wird die Claudicatio bisweilen verwechselt, wenn die Symptome nicht klassisch auftreten, sondern z. B. im Fuß oder im Oberschenkel, oder wenn sie nicht kontinuierlich vorhanden sind oder wenn Risikofaktoren nicht vorliegen?
Orthopädisch anmutende Beschwerden bei Wirbelsäulensyndrom, Coxarthrose, Gonarthrose oder Fußverformungen verstellen manchmal den Blick auf die Diagnose einer peripheren Durchblutungsstörung im Sinne einer PAVK, vgl. nächster Fallbericht. Ungewohnte körperliche Anstrengungen, von denen Patienten berichten, können zur Fehleinschätzung einer Muskelfaserzerrung führen. Da die Häufigkeit der PAVK mit hohem Alter deutlich zunimmt, liegen nicht selten orthopädische und angiologische Probleme gemeinsam vor.

Davon abzutrennen sind Symptome einer Claudicatio spinalis oder andere spinale oder zentralvenöse Störungen mit zusätzlicher motorischer Schwäche.

Kalte Füße sind meist Folge einer Regulationsstörung, seltener Folge arteriosklerotischer Stenosen. Bei einem progredienten Gefäßverschluss weist allerdings die betroffene Seite einen kühlen und bisweilen wächsern-blassen Fuß auf.

Wie schätzen Sie das Herzinfarkt- und das Schlaganfallrisiko dieses Patienten ein?
Herzinfarkt, Schlaganfall und PAVK sind unterschiedliche Manifestationen ein und derselben Krankheit, der Arteriosklerose, syn. Atheromatose oder Atherothrombose. Das Risiko der PAVK-Patienten für Herzinfarkt und Schlaganfall ist sehr hoch (AWMF-Register Nr. 065–003).

Die Symptome der pAVK werden in der 6-P-Regel zusammengefasst. Was ist hiermit gemeint?
1. Schmerz (englisch: Pain)
2. Blässe (Paleness)
3. Parästhesien (Paraesthesia)
4. Pulslosigkeit (Pulselessness)
5. Parese (Paralysis)
6. Schock (Prostration)

Nach der klinischen Untersuchung mit Inspektion, Palpation und Auskultation wird häufig der Knöchel-Arm-Index (ABI) bestimmt. Wie wird diese Untersuchung durchgeführt und welche Bedeutung hat sie?
Der Blutdruck wird in üblicher Weise an beiden Armen gemessen. Wenn die Blutdruckwerte um mehr als 10 mmHg differieren, wird der höhere Wert verwendet, ansonsten wird der Mittelwert gebildet. Da eine auskultatorische Blutdruckmessung an den Beinen nicht möglich ist, wird eine Manschette über dem Knöchel aufgeblasen und der systolische Blutdruckwert an der A. tibialis posterior mittels Doppler-Sonde bestimmt. Für die Diagnose PAVK wird bei mehreren Messungen der niedrigste Wert verwendet. Der Knöchel-Arm-Index (engl. ankle-brachial index: ABI) wird berechnet als der Knöchelarteriendruck geteilt durch den Armarteriendruck. Physiologischerweise sind die am Knöchel gemessenen Drücke höher als der am Arm gemessene Druck, daher gilt ein ABI > 0.9 als Normalbefund und ein ABI von < 0,9 spricht sehr stark für das Vorliegen einer PAVK. Die weitere Abklärung erfolgt dann mit der farbkodierten Doppler-Sonografie.

Tab. 12.8 Knöchel-Arm-Index: ABI-Werte und ihre klinische Befundung

ABI-Wert	Schweregrad der pAVK
> 1,3	falsch hohe Werte (Mediasklerose?)
> 0,9	Normalbefund
0,75–0,9	leichte PAVK
0,5–0,75	mittelschwere PAVK
< 0,5	schwere PAVK (kritische Ischämie)

Wie untersuchen Sie, wenn kein Doppler-Gerät vorhanden oder zur Hand ist (Hausbesuch)?

Wenn Sie eindeutige periphere Pulse tasten können, liegt keine höhergradige pAVK vor. Eine Mediasklerose bildet eine Ausnahme von dieser Regel.

Bei tastbaren Pulsen empfiehlt sich die Knöchelmessung mit einem herkömmlichen automatischen oszillometrischen RR-Messgerät – die Messwerte sind häufig diagnoseleitend und der Dopplermessung identisch. Das Verfahren funktioniert nicht zuverlässig bei mittelschwerer und gar nicht bei schwerer pAVK, außer bei dafür speziell ausgelegten Meßgeräten.

Was sind die Säulen der Therapie der pPAVK?

1. Unabhängig vom Stadium der PAVK erfolgt grundsätzlich eine **Optimierung der Risikofaktoren** der Arteriosklerose:
   a. Nikotinabstinenz: Der Hausarzt unterstützt den PAVK-Patienten beim Rauchstopp durch Informationsmaterial z. B. der Bundeszentrale für gesundheitliche Aufklärung und ggf. durch Nikotinersatzstoffe.
   b. Diabetestherapie: Die Leitlinie empfiehlt eine nahe-normoglykämische Blutzuckereinstellung mit HbA_{1c}-Zielwert 7,0.
   c. Statine: Für alle PAVK Patienten gilt unabhängig vom Vorliegen einer KHK ein LDL-Zielwert von < 100 mg/dl.
   d. Blutdruckeinstellung: Zielblutdruck < 140/90 mmHg. Betablocker sind *nicht* kontraindiziert.
2. Zusätzlich erfolgt immer eine **Thrombozytenfunktionshemmung** mit ASS oder Clopidrogel. Dipyridamol ist bei PAVK nicht indiziert.
3. Strukturiertes **Gehtraining** von mindestens 3-mal wöchentlich 60 min verbessert die schmerzfreie Gehstrecke signifikant. Hierbei soll der Patient in 15-Minuten-Intervallen bis zum Auftreten von Schmerzen zügig gehen.
4. Vasoaktive Substanzen sind im Stadium der Claudicatio in der Regel nicht indiziert. In Einzelfällen kann der Einsatz von Cilostazol oder Naftidrofuryl erwogen werden.

Wie sehen die Erstmaßnahmen bei einem akuten arteriellen Verschluss aus?

1. Tieflagerung und Polsterung der betroffenen Extremität (Schutz vor Drucknekrose und Wärmeverlust)
2. ausreichend großer intravenöser Zugang
3. 5.000–10.000 IE Heparin als Bolus i. v.
4. Volumensubstitution durch kristalline Lösungen (zur Viskositätsminderung, sofern keine Kontraindikationen wie z. B. eine Herzinsuffizienz bestehen)
5. Schmerzbekämpfung, z. B. 75–100 mg Pethidin (Dolantin®) i. v.
6. bei Unruhe zusätzliche Sedierung mit 5–10 mg Diazepam (Valium®) langsam i. v.
7. sofortige stationäre Einweisung in die nächstgelegene Gefäßchirurgie.

FALLBERICHT

Ein 28-jähriger Patient stellt sich bei Ihnen vor und wünscht eine Überweisung zum Orthopäden. Er berichtet, dass er vor 10 Jahren bereits einen Bandscheibenvorfall hatte und jetzt unter starken Schmerzen im linken Gesäß und im linken Bein leide. Der Orthopäde habe ihm damals gut helfen können, sodass er sich bereits im letzten Quartal aufgrund der Beschwerden dort vorstellte. Diesmal habe die Therapie allerdings gar keine Linderung erbracht. Sie kennen den Patienten gut, da er sich bei ihnen aufgrund einer Opiatabhängigkeit in einer substitutionsgestützten Therapie befindet. Vor der gewünschten Überweisung zum Orthopäden untersuchen Sie den Patienten selbst und diagnostizieren fehlende Pulse am linken Fuß bei gut tastbaren Pulsen rechts.

Wieso denken Sie bei diesem jungen Patienten an eine PAVK?

Neben der häufigen Arteriosklerose gibt es weitere Ursachen der PAVK. Bei Injektionen der Drogen in die Leistenvene kann es zu versehentlichen intraarteriellen Verletzungen mit Infektionen, Stenosen oder Thrombenbildung kommen. Außerdem werden akute Gefäßverschlüsse auch bei jüngeren Patienten gelegentlich durch kardiale Ursachen ausgelöst, häufiger bei dauerhaften Arrhythmien. Denkbar wäre bei diesem Patienten drogeninduzierte Herzrhythmusstörungen oder kardiale Emboliequellen durch eine Endokarditis.

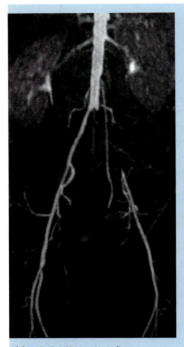

Abb. 12.7 MR-Angiografie

Die bereits in der farbkodierten Doppler-Sonografie nachgewiesene langstreckige Stenose stellt sich in der MR-Angiografie deutlich dar (➤ Abb. 12.7). Der Fall zeigt, dass zunächst lapidar klingende Beschwerden, wie Schmerzen im Bein bei diesem jungen Mann, eine andere Bedeutung bekommen, wenn dessen Vorgeschichte gut bekannt ist. Diese Kenntnis ist der Schlüssel zur richtigen Diagnose.

LITERATUR

Deutsche Gesellschaft für Angiologie, Gesellschaft für Gefäßmedizin: Leitlinie zur Diagnostik und Therapie der peripheren arteriellen Verschlusskrankheit (pAVK). 2009. AWMF-Register Nummer: 065–003

12.8 Unterschenkelödeme

K. Weckbecker, K. La Rosée

FALLBERICHT

Eine 72-jährige Patientin wechselt zu Ihnen. Sie ist aus einer etwas entfernten Großstadt neu in die Nähe Ihrer Praxis gezogen und stellt sich jetzt erstmals vor. Bisher bekannt ist eine arterielle Hypertonie, die seit Jahren unter Amlodipin und Ramipril gut eingestellt ist. Zudem wurde aufgrund von Unterschenkelödem beidseits der Verdacht auf eine Herzinsuffizienz gestellt. Die Patientin berichtet, dass sie sich insgesamt sehr wohl fühle und auch belastbar sei. Auf Nachfrage verneint sie Luftnot auch bei körperlicher Belastung. Weitere Erkrankungen, insbesondere der Lunge, seien ihr nicht bekannt.

Welche Ursachen können generell Beinödeme auslösen? Welche Ursache könnte hier vorliegen?

1. Zunächst könnte an eine Herzinsuffizienz als Ursache der Ödeme gedacht werden. Die Unterschenkel wären entweder Ausdruck einer globalen Herzinsuffizienz oder einer isolierten Rechtsherzinsuffizienz. Die globale Herzinsuffizienz ist bei fehlender Dyspnoe auszuschließen. Auch die Rechtsherzinsuffizienz ist auszuschließen, da sie meist Folge einer bekannten Grunderkrankung, wie z. B. eines bekannte Emphysems oder schweren Asthma bronchiale ist. Hierfür gibt es im Fallbericht keinen Anhalt. Daher ist eine Herzinsuffizienz als Ursache der Ödeme unwahrscheinlich.
2. Eine häufige Ursache von Unterschenkelödemen ist die chronisch venöse Insuffizienz. Hier könnte sich in der klinischen Untersuchung eine Varicosis zeigen. Zuvor sollte in der Anamnese nach Erkrankungen des Venensystems wie Thrombosen oder Operationen gefragt werden.
3. Zahlreiche weitere internistische Erkrankungen können eine Ödembildung bedingen. Zu denken ist an einen Tumor im kleinen Becken, der den Abfluss behindert. Sowohl Leber- als auch Nierenerkrankungen können zu Ödemen führen. Daher wäre zur Abklärung eine Labordiagnostik indiziert.
4. Eine wichtige Differenzialdiagnose, an die in der hausärztlichen Praxis immer gedacht werden muss, ist die Medikamentennebenwirkung. Gerade ältere Patienten, die einen großen Teil der hausärztlichen Patienten ausmachen, haben eine höhere Wahrscheinlichkeit, durch Interaktionen von Medikamenten oder einen reduzierten Metabolismus stärkere Nebenwirkungen zu zeigen. In diesem Fall könnte die typische Nebenwirkung von Kalziumantagonisten (hier Amlodipin) vorliegen. Darunter kommt es bei 10–20 % der Patienten zu Ödemen. Der diagnostische und zugleich therapeutische Schritt wäre die Einnahmepause bzw. der Ersatz des Kalziumantagonisten.

> Sie pausieren den Kalziumantagonisten und bitten die Patientin um Blutdruckselbstmessungen. Bei der Wiedervorstellung nach zwei Wochen sind die bisher „therapieresistenten" Unterschenkelödeme verschwunden. Die erhöhten Blutdruckwerte machen jedoch eine Ergänzung der Therapie notwendig.

FALLBERICHT
Sie behandeln seit vielen Jahren eine mittlerweile 71-jährige Patientin. Bei ihr kam es als junges Mädchen durch eine eitrige Tonsillitis zu einer Endokarditis mit Zerstörung der Mitralklappe. Im Verlauf wurde ein Mitralklappenersatz durchgeführt. Nach Jahrzehnten war ein Klappenersatz notwendig, vor kurzem wegen einer erneuten Endokarditis ein Re-Re-Klappenersatz. Die Patientin stellt sich jetzt mit dem Vollbild einer pulmonalen Druckerhöhung vor. Neben Dyspnoe bei leichter Belastung leidet sie v. a. unter massiven Beinödemen.

Welche Therapieoptionen ergeben sich zur Behandlung der Beinödeme?
Die Therapie der Rechtsherzinsuffizienz ist schwierig und für viele Therapieoptionen fehlen wissenschaftliche Studien. Symptomatisch kann – unter tägliche Gewichtskontrolle – durch den Einsatz von Diuretika versucht werden, die Ödeme zu vermindern. Gegebenenfalls ist die Kombination verschiedener Diuretika zur sequenziellen Nephronblockade zu diskutieren. Hierbei werden Diuretika mit verschiedenen Wirkorten am Nephron miteinander kombiniert. Neben kontinuierlicher O_2-Gabe werden zusätzlich der PDE-5-Hemmer Sildenafil als NO-Donator und der Endothelin-Rezeptor-Antagonist Bosentan eingesetzt, die zur Gefäßerweiterung im pulmonal-arteriellen Gefäßbett führen. Beide Medikamente sind sehr teuer.

13.1 Schilddrüsenerkrankungen
D. Jobst, J. Schübel

13.1.1 Nervosität, Beklemmungsgefühle, Globus nervosus

FALLBERICHT

Eine 48-jährige Patientin berichtet über Unruhegefühle, Schweißausbrüche und Schlafstörungen. Sie selbst vermutet ursächlich ein beginnendes Klimakterium und erwähnt die Symptomatik eher beiläufig. Die Menstruation sei jedoch regelmäßig und mit unveränderter Zyklusdauer. Auf Nachfrage erwähnt sie zusätzlich seit einigen Wochen gehäuft auftretende Palpitationen.

Die klinische Untersuchung ergibt eine beidseits vergrößerte Schilddrüse, Ruhepuls 112/min, RR 168/88 mmHg.

Welche Symptome/Krankheitszeichen würden Sie erfragen, um den Verdacht einer Schilddrüsen-Überfunktion zu erhärten?

Herzschlag in Ruhe zu schnell? Gefühl, ihr sei es immer zu warm? Mehrfach tägliche Stuhlgänge oder Durchfälle? Appetitzunahme? Gewichtsabnahme? Zittern der Hände? Belastungsintoleranz? Haarausfall?

Welche Ergebnisse kann eine körperliche Untersuchung bei einer Hyperthyreose neben den bereits genannten noch erbringen?

Feinschlägiger Tremor der Hände, Verbreiterung der reflexogenen Zonen und/oder verstärkte Muskeleigenreflexe, Muskelschwäche, trockene warme Hände, gehäufte Extrasystolen.

Welche weiteren Untersuchungen würden Sie in dieser Situation anstreben? Was kommt zuerst, was später?

Zuerst wird das basale TSH bestimmt und wenn möglich eine Sonografie durchgeführt:

- Bei pathologisch erniedrigtem TSH und Darstellung eines echoarmen oder zystisch regressiven Knotens sollte eine weiterführende Differenzialdiagnostik durch einen endokrinologischen oder nuklearmedizinischen Spezialisten eingeleitet werden (Szintigrafie, Punktion).
- Bei alleiniger Knotendarstellung ohne TSH-Veränderungen wird das weitere Vorgehen nach Größe des Knotens und ggf. vorliegenden Malignitätskriterien entschieden.

13

Sie finden bei der Patientin ein TSH von 0,15 mU/l und zwei echoreiche, kastanien- bzw. kirschgroße Knoten in einer Schilddrüse von 28 ml Volumen. Wie interpretieren Sie diesen Befund? Was sind Ihre nächsten diagnostischen Schritte?

Es handelt sich um eine oligonodöse Struma mit milder oder latenter Hyperthyreose.

Die nächsten Schritte sind: Vertiefung der Anamnese (Einnahme eines Schilddrüsenpräparats, Einnahme von Jodid, von Amiodaron, eines Appetitzüglers, weiblicher Hormone? Weitere Beschwerden, familiäre Disposition?). Bestimmung von FT_4 (ggf. FT_3) zur Abgrenzung einer latenten von einer manifesten Hyperthyreose, Bestimmung der TRAK (**TSH-R**ezeptor-**A**nti**k**örper) und der Anti-TPO (**A**nti-**T**hyreo-**P**er**o**xidase-Antikörper), z.B. zur Abgrenzung einer Autoimmunthyreopathie. Erwägung einer Szintigrafie zur Frage einer fokalen Autonomie.

Was klärt eine Szintigrafie?

Sie klärt eine uni- oder multifokale Autonomie, speicherarme Areale und die Gesamtaufnahme von Tc-99. Bei einer Gesamtaufnahme von über 2 % Tc-99 und/oder über die Norm erhöhten FT_3-/FT_4-Werten liegt eine therapiebedürftige Hyperthyreose vor. In unserem Fall lässt sich durch die Szintigrafie die Funktionalität der Schilddrüsenknoten bestimmen.

Welche Differenzialdiagnosen für Nervosität, Schlafstörungen und Palpitationen müssten bei normalen Laborergebnissen erwogen werden?

*   psychische Erkrankungen wie Depression oder Angststörungen
*   Medikamentennebenwirkungen, z.B. Anticholinergika, β-Sympathomimetika, Sildenafil, Mutterkornalkaloide und Triptane, Theophyllin, Trizyklika
*   Herzinsuffizienz bei KHK bzw. hypertensive Herzkrankheit
*   Genussgifte inkl. Entzugssymptome nach Drogengebrauch
*   Hypoglykämie.

Bei einem anderen Patienten, der nach einer subtotalen Strumektomie täglich Levothyroxin 125 einnimmt, messen Sie ebenfalls einen TSH-Spiegel von 0,15 mU/l. Der Patient klagt über Nervosität. Wie interpretieren Sie diesen Befund? Welche Maßnahmen ergreifen Sie?

Die Substitutionsdosis ist zu hoch gewählt. Die Dosis wird auf 100 µg reduziert und eine N2-Packung (50 Tbl.) verordnet. Nach Einnahme von ca. 45 Tabletten wird der TSH-Spiegel kontrolliert mit fünf Tagen Entscheidungsspielraum zur Nachverordnung mit evtl. Dosiskorrektur. Einer australischen Studie zufolge kann im TSH-Bereich zwischen 0,2 und 3,2 mU/l substituiert werden, ohne dass es zu thyreogenen Symptomen, Einbußen des Wohlbefindens oder der kognitiven Fähigkeiten kommt (Walsh et al. 2006). Die Dosisanpassung sollte jedoch nicht allein anhand der Laborparameter, sondern immer orientiert an der klinischen Symptomatik des Patienten erfolgen!

FALLBERICHT

Eine junge Patientin, 22 Jahre alt, Anwaltsgehilfin, berichtet über Druckgefühle am Hals und Räusperzwang. Sie sei nervös und könne sich in letzter Zeit schlecht konzentrieren. Ihr Großvater wurde gerade aufgrund eines „Schilddrüsenproblems" stationär aufgenommen, jetzt sei sie sehr besorgt, dass bei ihr eine ähnliche Erkrankung vorliegen könnte.

Wie grenzen Sie die Diagnose „Globus nervosus" gegen andere Störungen im Halsbereich ab?

Die Patientin sollte nach Ängsten und Beschwerden gefragt werden, für die bisher keine rechte Ursache gefunden wurde, sowie nach sozialen Spannungen. Auch eine Anamneseerhebung bzgl. eventuell aufgetretener weiterer Symptome muss erfolgen. Durch eine körperliche Untersuchung inkl. Racheninspektion werden lokale Raumforderungen, Entzündungen und größere zervikale Knoten ausgeschlossen. Falls möglich, wird sonografisch die Größe der Schilddrüse bestimmt und es werden dabei Strukturauffälligkeiten erfasst. Eine orientierende TSH-Messung gibt Aufschluss über eine eventuelle Schilddrüsenfunktionsstörung.

Was sollten Sie vermeiden?

Ein normaler Tastbefund und ein normales TSH sind kein Grund für Überweisungen an Spezialisten, die man auf keinen Fall ohne zwingende Indikationen veranlassen sollte: Sie können die Patientin damit auf ihre Beschwerden fixieren!

Welche seltenen Krankheiten im vorderen Halsbereich müssen Sie trotzdem differenzialdiagnostisch bedenken?

Differenzialdiagnostisch seltene Krankheiten im vorderen Halsbereich sind Halszysten, Ösophagusdivertikel, Karotidynie, Glomustumoren und die Thyreoidits de Quervain (synonym: Riesenzellthyreoiditis).

Was bieten Sie der Patientin therapeutisch an, wenn die Diagnose „Globus nervosus" wahrscheinlich ist?

Der Patientin wird die genaue Position der Schilddrüse gezeigt und die Beschaffenheit und die Funktion des Halses und der Schilddrüse z. B. so erklärt: „Die Schilddrüse ist normalerweise nur so klein wie die zwei Daumen ihres Trägers und hat damit genügend Raum neben der Luftröhre unterhalb des Kehlkopfs. Sie ist selten schuld am Kloßgefühl im Hals. Die Empfindlichkeit vieler Menschen im Halsbereich entspricht einer Schutzfunktion."

Außerdem ist es für die Patientin wichtig zu wissen, dass die Schilddrüsenfunktion durch Regelkreise gesichert ist und kaum psychischen Einflüssen unterliegt – die Halsregion als Ganzes hingegen häufiger. Fehlfunktionen der Schilddrüse können umgekehrt wie psychische Störungen wirken.

Als therapeutische Möglichkeiten werden der Patientin Entspannungsübungen, Verhaltenstraining, Biofeedback, ggf. auch die Vorstellung bei einem Psychotherapeuten (bevorzugt mit Empfehlung eines Ansprechpartners für die genannten Methoden) empfohlen, nach Beginn derselben wird die Patientin wieder einbestellt.

Bei somatoformen Beschwerden, die beim Globusgefühl nur selten hartnäckig sind, ist das regelmäßige ärztliche „Sich-Kümmern", z. B. Einbestellen alle vier Wochen, eine der wenigen evaluierten und Erleichterung bringenden Maßnahmen.

Eine Jodidmedikation kann suggestiv zur Verbesserung des Globusgefühls beitragen. Bei einer Schilddrüsen-Vergrößerung im Sinne einer Struma diffusa ist sie indiziert.

13.1.2 Zunahme des Halsumfangs, Struma, Kropf

Wann spricht man klinisch von einer Struma?

Wenn eine sichtbare, tastbare oder sonografische Schilddrüsen-Vergrößerung vorliegt, spricht man von einer Struma – eine nicht vergrößerte Schilddrüse ist keine Struma! Eine Struma Grad 1 verdickt den Hals bei normaler Kopfhaltung nicht. Sie ist nur mittels Tastbefund oder Sonografie nachweisbar, ggf. kann sie bei Reklination des Kopfs in Erscheinung treten. Eine Struma 2. Grades verändert das Halsrelief sichtbar. Drittgradige Strumen oder gar Kröpfe sind inzwischen in Hausarztpraxen selten.

Die kräftige Anatomie des Halses von Männern führt entsprechend spät, die zartere von Frauen und Mädchen früher zur Diagnosestellung einer Struma; bei Letzteren wird nicht selten eine schilddrüsenbedingte Veränderung vermutet, aber nur ein physiologisches Wachstum der Halsstrukturen gefunden.

Wie diagnostizieren Sie eine Struma diffusa? Wie behandeln Sie sie?

Die Diagnosestellung erfolgt heute ausschließlich entsprechend der sonografischen Größenbestimmung. Frauen in Deutschland haben ein maximales Schilddrüsenvolumen bis zu 18 ml, Männer bis zu 25 ml.

Patienten mit Struma und euthyreoter Stoffwechsellage ohne ein kosmetisches Problem, ohne Wachstumstendenz der Schilddrüse und ohne Knoten müssen nicht therapiert werden. Häufig erfolgt jedoch eine Jodid-Substitution von 200 µg täglich über 9–12 Monate. Verkleinert sich das SD-Volumen jedoch innerhalb

13

von maximal 2 Jahren nicht, kann versuchsweise eine Umstellung auf eine nichtsuppressive Gabe von Levothyroxin plus Jodid erfolgen. Dieses Regime ist vor allem indiziert bei weiterer Größenzunahme oder Knotenbildung. Die Kontrolle der SD-Größe und des TSH erfolgt nach ca. 12 Wochen.

Wie interpretieren Sie folgenden Befund einer 42-jährigen Patientin mit einem Schilddrüsenvolumen von ca. 28 ml (➤ Abb. 13.1)?

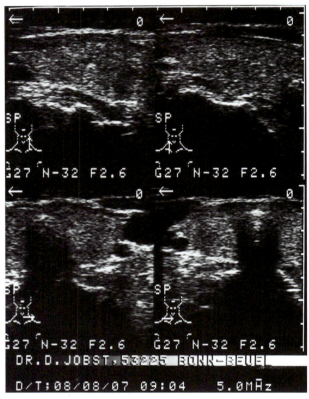

Abb. 13.1 Schilddrüsen-Sonogramm

Struma diffusa mit regressiven Veränderungen wie kleine Verkalkungen (Schallschatten) und beginnenden nodulären Veränderungen.

Bei einem Patienten unter Therapie mit Levothyroxin 125 messen Sie einen TSH-Spiegel von 0,25 mU/l. Wie interpretieren Sie diese Laborkonstellation? Was ist Ihr nächster Schritt?
Ideale (nichtsuppressive) Einstellung zur Wachstumsbegrenzung einer Schilddrüsen-Vergrößerung. Ebenfalls gute Einstellung bei euthyreoten oder gering autonomen Schilddrüsenknoten. Bei Struma diffusa und euthyreoten Schilddrüsenknoten Empfehlung einer Jodidzugabe, insbesondere bei weiterem Größenwachstum.

FALLBERICHT
Frau L. ist 85 Jahre alt. Sie lebt allein. Die Beamtenwitwe versorgt sich und ihre Vierzimmerwohnung selbst. Frau L. muss wegen ihres starken Rundrückens den Nacken überstrecken, um sich mit anderen Menschen zu unterhalten und sie anzuschauen. Dabei sieht man ihren großen Kropf (Halsumfang 40 cm bei einer Körpergröße von 155 cm).

Als Frau L. vor Jahren in Ihre ärztliche Behandlung kam, bestand bereits eine milde Hyperthyreose auf der Grundlage einer fokalen Autonomie bei multinodösem Kropf. Entgegen Ihrer Empfehlung unterzog sich Frau L. weder einer Radiojod-Therapie noch einer Schilddrüsen-Operation. Aus Angst vor Nebenwirkungen wehrte sie sich auch gegen eine thyreostatische Therapie mit Thiamazol/Carbimazol bzw. Propylthiouracil. Als ehemalige Apothekerin wünschte sie eine Behandlung mit Extrakten aus Lycopus, dem Wolfstrapp.

Gibt es eine rationale Begründung für den Therapie-Wunsch der alten Apothekerin?

Ja. Auszüge aus dem Wolfstrapp hemmen die Schilddrüsenfunktion. Über die genauen Mechanismen gibt es allerdings nur wenige Untersuchungen und keine gesicherten Erkenntnisse. Unter der Behandlung mit konfektioniertem Extrakt (Thyreogutt®) wurden normale Werte von FT_3 und FT_4 erreicht. Das TSH allerdings blieb immer stark supprimiert bzw. nicht messbar.

Welche Risiken sind bei einer fortbestehenden latenten Hyperthyreose mit einem Knotenkropf und fokalen Autonomien zu beachten?

- Herzrhythmusstörungen
- verstärkte Osteoporose
- Kropfwachstum mit Tracheomalzie und oberer Einflusstauung
- Malignisierung
- Thyreotoxikose durch akzidentelle Jodaufnahme
- Tendenzen zu Hyperinsulinismus, Übergewicht und erhöhtem Blutdruck.

Hat die alte Apothekerin Recht mit ihren Bedenken bzgl. Thiamazol/Carbimazol? Welche Nebenwirkungen können auftreten?

Strumawachstum, allergische Reaktionen, Leukopenie, Agranulozytose, Erhöhung der Transaminasen, gastrointestinale Beschwerden, Haarausfall, Gewichtszunahme, Hypoglykämie.

Auch bei Frau L. besteht ein erhöhter Blutdruck, allerdings ist sie schlank. Einmalig kam es zu einer aufregenden Episode mit einer (spontan sistierenden) absoluten Tachyarrhythmie, begleitet von einer Angina pectoris und einer beginnenden Kreislaufinsuffizienz. Die vorbestehende Medikation aus einem Weißdorn-Extrakt und einem Diuretikum wurde durch einen β-Blocker ergänzt. Kontrollen zeigten später normale Blutdrucke und keine vermehrten Herzrhythmusstörungen an.

Wie ist der Zusammenhang zwischen Hyperthyreose und Vorhofflimmern?

In der Cardiovascular Health Study (CHS) an 3.233 über 65-Jährigen kamen 15 % subklinische Hyperthyreosen vor. Bei diesen verdoppelte sich das Risiko eines Vorhofflimmerns auf 6,7 pro 100 Patientenjahre. Die Mortalität nahm in der CHS dadurch jedoch nicht zu.

Im Verlauf der hausärztlichen Betreuung erlitt Frau L. durch einen Sturz auf die linke Körperseite eine seltene Fraktur: Lediglich der untere Schambeinast war glatt frakturiert – nur eine Entlastung des Beckens mit einer Gehstütze war therapeutisch erforderlich. 2 Jahre später stellte sich jedoch anlässlich unbestimmter Flankenschmerzen eine spontane Wirbelkörper-Sinterung heraus. Ein Röntgenbild belegte, dass dies nicht die erste osteoporotische Spontanfraktur war. Die orthopädischerseits bestehende Medikation aus Kalzium und Vitamin D_3 wurde intervallmäßig ergänzt durch Bisphosphonate. Ein Korsett wurde verordnet und angefertigt.
Unter jahrelanger Fortführung der genannten Medikation mit Wolfstrapp nahm die Kropfgröße schließlich mit Rückbildung der meisten Knoten deutlich ab. Trotzdem entwickelte sich einige Jahre später ein Schilddrüsen-Karzinom. Die Patientin verstarb im Zusammenhang mit der spät erfolgten operativen Behandlung. Eine Feinnadelpunktion war im Vorfeld sehr kritisch von der Patientin hinterfragt und lange Zeit abgelehnt worden. Den sonografischen Befund der alten Dame dokumentiert die folgende Abbildung (➤ Abb. 13.2).

13

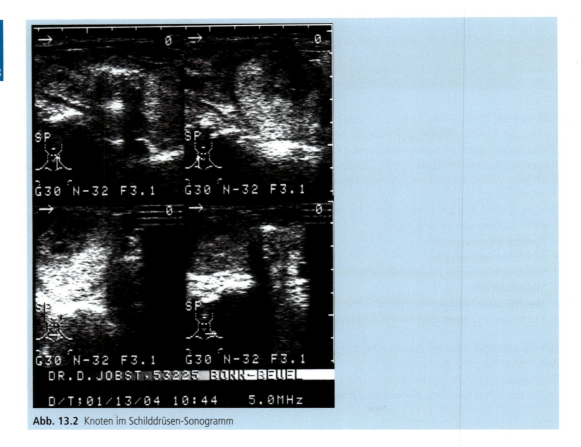

Abb. 13.2 Knoten im Schilddrüsen-Sonogramm

Welche Befunde können Sie erheben?

Der linke SD-Lappen wird durch mehrere Knoten aufgetrieben. In der Mitte findet sich eine größere Verkalkung. Der rechte SD-Lappen ist beherrscht durch einen großen echogenen Knoten von fast 30 ml Volumen, der exzentrisch eine echoarme Zysten-Struktur aufweist. Der Knoten verdrängt die Mittellinie nach links.

13.1.3 Abgeschlagenheit, Energieverlust

FALLBERICHT

Eine 27-jährige Patientin beklagt eine seit mehreren Monaten bestehende, anhaltende Müdigkeit und Abgeschlagenheit. Zudem müsse sie meist eine Jacke überziehen, auch wenn anderen eher warm sei. In den letzten 3 Monaten habe sie 3 kg zugenommen.

Welche Ergebnisse wird die körperliche Untersuchung bei einer länger bestehenden manifesten Hypothyreose erbringen?

Hypotone Kreislaufverhältnisse, psychomotorische Verlangsamung, evtl. raue Stimme, trockene und rissige Haut, träge Sehnenreflexe, Bradykardie.

An welche Differenzialdiagnosen müssen Sie neben einer Hypothyreose denken?
Herz-Kreislauf-Erkrankung, (Vitamin-)Mangelerkrankung, Depression, konsumierende Erkrankung.

Welche Untersuchungen schließen sich an? Welche Befunde erhärten hier die Verdachtsdiagnose einer Hypothyreose?
- Labor: erhöhtes TSH, die im Anschluss erfolgende FT_4-Bestimmung zeigt bei manifester Hypothyreose erniedrigte Werte.
- Sonografie: kleine, strukturauffällige und echoarme Schilddrüse.

Gibt es ein altersassoziiertes Ansprechen des TSH auf die Verminderung von Levothyroxin im Blut?
Ja. Ältere Menschen zeigen eine deutlich geringere hypophysäre Antwort auf eine Hypothyreose. Bei über 80 Jahren beträgt sie nur noch ¼ des TSH-Anstiegs der 20-Jährigen (Carle et al. 2007).

Schätzen Sie den Altersgipfel der manifesten Schilddrüsen-Unterfunktionen. Wie groß ist der Geschlechterunterschied Ihrer Ansicht nach?
Altersgipfel 50.–70. Lebensjahr (in Deutschland, England, Israel, in den USA sowie in Skandinavien). Männer : Frauen = 1 : 4,5.

Die Sonografie ergibt ein inhomogen echoarmes Bild und ein verkleinertes Schilddrüsen-Volumen.

Welches Krankheitsbild ist ursächlich möglich?
Hashimoto-Thyreoiditis.

Welche weiteren Untersuchungsergebnisse können Ihre Verdachtsdiagnose bestätigen?
Erhöhte TPO-Antikörper (mikrosomale Antikörper, MAK).

Welche Lokalsymptomatik ist typisch für die Hashimoto-Thyreoiditis?
Eine Hashimoto-Immunthyreoiditis verläuft lokal meist symptomlos oder symptomarm.

Welche weiteren Ursachen für eine Schilddrüsen-Unterfunktionen gibt es?
Z. n. behandeltem M. Basedow, Z. n. SD-Operationen oder Radiojodbehandlungen und nach Thyreostatika.

Wie behandeln Sie eine Hypothyreose?
Die ausgefallene Schilddrüsen-Hormonproduktion wird durch Levothyroxin so ersetzt, dass sich ein TSH-Wert im niedrig normalen Bereich einpendelt. Die Dosierung erfolgt einschleichend über 3 Wochen. Die Dosisanpassung muss für jeden Patienten individuell anhand des basalen TSH-Werts und der klinischen Befunde erfolgen. So ergeben sich für die tägliche Einnahme individuelle L-Thyroxin-Dosen, meist im Bereich von 50–150 µg.
   Eine Kombination von Trijodthyronin und Levothyroxin ist der Substitutionstherapie mit dem Monopräparat nicht überlegen.

Welche Einnahmehinweise geben Sie Patienten, die mit Levothyroxin behandelt werden?
Die Einnahme sollte eine halbe Stunde vor dem Essen erfolgen. In Deutschland wird die morgendliche Einnahme direkt nach dem Aufstehen bevorzugt. Abendlich eingenommene Levothyroxindosen scheinen besser resorbiert zu werden, was durch Reihenmessungen belegt wurde.

In welchem Zeitintervall kontrollieren Sie nach einer Dosisänderung die Schilddrüsenhormone?

Nach jeder Veränderung der Levothyroxindosis sollte frühestens nach 10 Wochen eine Kontrolle des basalen TSH erfolgen, da der TSH-Wert 8–12 Wochen nach Änderung der Thyroxindosis benötigt, um sich auf einen konstanten Wert einzustellen. Klinische Veränderungen können früher eintreten.

FALLBEISPIEL
Bei einer anderen Patientin fällt Ihnen bei Sichtung der Laborwerte zufällig ein erhöhter TSH-Wert bei normwertigem FT_4 auf.

Wie verhalten Sie sich hier?

Bei der Patientin liegt eine latente Hypothyreose vor, die häufig asymptomatisch verläuft, weshalb sie häufig als Zufallsbefund entdeckt wird.

Um vorübergehende Ursachen für den erhöhten TSH-Wert auszuschließen, kann in einem solchen Fall eine Kontrolle der Laborwerte nach 3–6 Monaten erfolgen. Abhängig von der klinischen Symptomatik und nach ausführlicher Aufklärung der Patientin kann das Kontrollintervall u. U. auch verlängert werden.

Die Notwendigkeit einer Substitutionstherapie bei latenter Hypothyreose ist umstritten. Es existieren keine bewiesenen Vorteile. Einige Patienten profitieren aber hinsichtlich Wohlbefinden, besserer Leistungsfähigkeit und Stimmungsaufhellung von einer geringdosierten Behandlung mit L-Thyroxin.

13.1.4 Diagnostik, Therapie und Epidemiologie von Schilddrüsenerkrankungen

Welche Aussagen erlaubt die Schilddrüsensonografie?

Sie erlaubt nicht nur Aussagen über die Größe (Volumen), sondern auch über die Beschaffenheit des Parenchyms und dessen Vaskularisation, insbesondere bei Verwendung eines Duplex-Sonografie-Geräts. Die Identifikation von Knoten oder Zysten erfolgt wie die der Beziehungen des Schilddrüsengewebes zu Nachbarstrukturen sonografisch.

Wie wird das Schilddrüsenvolumen bestimmt?

Das Volumen der Schilddrüse berechnet sich nach der Formel:
Breite × Tiefe × Länge (in cm) × 0,5 = Volumen eines Lappens (in ml).
Die Volumina beider Lappen ergeben zusammen das Gesamtvolumen.

Nennen Sie die Normwerte von Schilddrüsenvolumina für die Altersstufen von der Geburt bis zum 18. Lebensjahr.

- Neugeborene 1,0 ml
- 1- bis 3-Jährige: < 3 ml
- 4- bis 5-Jährige: < 4 ml
- 6- bis 10-Jährige: < 8 ml
- 11- bis 14-Jährige: < 10 ml
- 15- bis 17-Jährige: < 15 ml.

Eine Patientin mit einer Struma diffusa wird schwanger. Was ist bei Schwangerschaften im Hinblick auf die Schilddrüse zu beachten? Was tun Sie?

Dem mütterlichen Jodbestand wird ab Ende der Organogenese (ca. 12. SSW) ein zunehmender Teil durch den Fetus entzogen. Daher wird den Schwangeren eine tägliche Gabe von 150–250 µg Jodid empfohlen bzw. eine bestehende Jodid-Gabe fortgeführt. Sie sollten mit dieser Erläuterung für eine zuverlässige Einnahme plädieren. Die Folgen eines Jodmangels in der Schwangerschaft können schwerwiegend sein: progrediente Struma der Mutter, erhöhtes Abortrisiko, intellektuelle Beeinträchtigungen des Fetus bis zum sogenannten Kretinismus, auch mit fetaler Struma. Wachstumsretardierung, neonatale Hypothyreose und erhöhte Säuglingssterblichkeit gehen damit einher. Die Schilddrüsen-Größe der Schwangeren kann sonografisch kontrolliert werden.

Wie kann man einen Jodmangel feststellen?
Durch Messen der Jodausscheidung im Urin. Der Sollwert beträgt 150 µg/g Kreatinin. Ein ausgeprägter Mangel liegt bei einer Jodausscheidung unter 25 µg/g Kreatinin vor.

Was ist eine Jodkontamination?
Eine Überdosis Jod, die (unbemerkt) in den Körper aufgenommen wird, z. B. durch ein algenhaltiges Nahrungs(ergänzungs)mittel oder Zahnpasten, durch jodhaltige Medikamente (Amiodaron), durch großflächige Wundbehandlung mit jodhaltigen Externa, durch i. v. Kontrastmittelgabe. Mit Jodsalz in haushaltsüblichen Mengen kommt es nicht zu einer Jodkontamination.

Unter einer thyreostatischen Behandlung nimmt eine Schilddrüse an Größe zu. Was tun Sie?
Thyreostatika reduzieren und/oder zusätzliche Gabe von 50–75 µg Levothyroxin.

Wie lange dauert ein Krankenhaus-Aufenthalt wegen der Radiojodbehandlung einer Schilddrüsen-Autonomie?
2–3 (maximal 7) Tage.

Welcher Zusammenhang besteht zwischen einer endokrinen Orbitopathie und einem M. Basedow? Welches sind die klinischen Zeichen einer Orbitopathie?
Die endokrine Orbitopathie wird als eine Immunopathie mit Anschwellen der Fettkörper in der Retroorbita aufgefasst. Sie tritt bei etwa 60 % der Patienten mit M. Basedow auf. Nikotin gilt als starker Risikofaktor für die Entwicklung einer endokrinen Orbitopathie. Die klinischen Zeichen sind: vergrößerte Lidspalte, Protrusio bulbi, seltener Lidschlag, verdickte Lider, Tränenträufeln, Ektropium.

Bei Verdacht auf eine der folgenden Schilddrüsen-Fehlfunktionen fordern Sie mindestens welche Laborbefunde an, welche zur Sicherung der Diagnose?
- Hypothyreose? → TSH, dann FT_4 (evtl. FT_3, Antikörper)
- Hashimoto-Thyreoiditis? → Anti-TPO, dann TSH
- M. Basedow? → TRAK, dann TSH, FT_4 (evtl. FT_3, Anti-TPO)
- Rezidiv-Kontrolle eines Schilddrüsenkarzinoms? → Thyreoglobulin, dann TSH (evtl. FT_4, Kalzitonin)
- Hyperthyreose? → TSH, dann FT_4 (evtl. FT_3, Antikörper).

Zur Kontrolle eines der folgenden Zustände fordern Sie mindestens welche Laborbefunde an?
- zur Einstellung einer Suppression? → TSH
- zur Kontrolle einer thyreostatischen Behandlung? → FT_4
- zur Kontrolle einer Substitution nach ablativer Therapie? → TSH.

Welche Schilddrüsen-Befunde veranlassen Sie zu einer Überweisung an andere Gebietsärzte/Spezialisten?
- harte immobile (Lymph-)Knoten im Bereich der Schilddrüse
- floride Hyperthyreose mit Dekompensationszeichen
- sonografische Schilddrüsenknoten unklarer Dignität

13

- persistierende unklare Laborkonstellationen
- Indikationsstellung zur OP oder zur Radiojodbehandlung
- Zunahme einer Protrusio bulbi.

Nennen Sie mindestens drei Indikationen zur Radiojodbehandlung, operativen Schilddrüsen-Therapie, Schilddrüsen-Szintigrafie oder Schilddrüsen-Punktion.

- **Schilddrüsen-Szintigrafie**: Bestimmung einer (fokalen) Autonomie, eines Technetium-Uptake (z. B. einer Vorbereitung zur Radiojodbehandlung), zur Metastasensuche
- **Schilddrüsen-Punktion**: Entlastung einer großen (Blutungs-)Zyste, Dignitätsbestimmung eines Knotens > 1 cm Durchmesser (bei i. d. R. niedrigem TSH-Wert), Instillation von Lösungen in einen Schilddrüsen-Knoten
- **Radiojodbehandlung:** Hyperthyreose Basedow, hyperthyreote Autonomie, Größenreduktion einer jodaviden Struma oder Rezidiv-Struma als Alternative zur Operation, Elimination von speicherndem Schilddrüsenkarzinom-(Rest-)Gewebe
- **operative Schilddrüsen-Therapie:** großer Polknoten, verdrängender Kropf/Kompressionssymptome, M. Basedow, limitiertes Schilddrüsenkarzinom, hyperthyreote Autonomie, Ablehnung einer Radiojodtherapie.

Wie oft bestellen Sie Patienten mit folgenden Krankheitsbildern ein? Hyperthyreose unter Thyreostase, kleine Struma diffusa (< 30 ml) unter Jodidtherapie, Schilddrüsenkarzinom, Patienten nach Radiojodtherapie wegen Hyperthyreose?

- **Hyperthyreose unter Thyreostase:** Initial einmal wöchentliche Bestimmung der Leukozyten wegen Leukopenie-Gefahr unter Carbimazol/Thiamazol, später alle vier Wochen. Alle vier Wochen FT_4-Bestimmung statt TSH-Bestimmung, da dies nur verzögert reagiert. Bei guter Einstellung und guter Verträglichkeit sind Praxisbesuche des Patienten zur Kontrolle in immer größeren Intervallen bis zu einem Vierteljahr ausreichend.
- **kleine Struma diffusa unter Jodidtherapie:** Bei nachgewiesenem Wachstumsstillstand (= keine Größenprogredienz) ca. einmal jährlich. Auch längere Intervalle sind bei Ausbleiben klinischer Symptome möglich. Die Jodidsubstitution sollte insgesamt für maximal 2 Jahre erfolgen.
- **Schilddrüsenkarzinom:** nach Vorgaben der Nuklearmedizin/Endokrinologie
- **Patienten nach Radiojodtherapie wegen Hyperthyreose:** bei guter Einstellung und Symptomfreiheit ca. einmal jährlich.

Wie wird in Deutschland ein kongenitaler Jodmangel festgestellt?

Durch den TSH-(Guthrie-)Test bei Neugeborenen.

Wie hoch schätzen Sie die Inzidenz eines kongenitalen Jodmangels? Wie häufig sind hingegen angeborene Schilddrüsen-Anomalien?

Bei 5–12 % der Neugeborenen liegt ein kongenitaler Jodmangel vor. Angeborene Schilddrüsenanomalien werden mit einer Häufigkeit von lediglich 1 : 3.000 Geburten weltweit diagnostiziert.

Schätzen Sie den täglichen Jodbedarf von Kindern ab 1 Jahr bis zum Erwachsenenalter (außerhalb von Schwangerschaft und Stillzeit).

Der Tagesbedarf steigt von ca. 100 µg über die Jahre auf ca. 200 µg Jodid an.

Vermuten Sie negative Folgen aufgrund von jodiertem Speisesalz in der gewerblichen Lebensmittelverarbeitung?

In der Schweiz und in Österreich nahm die Häufigkeit von jodinduzierten Hyperthyreosen (hyperthyreoten Autonomien) nach einer Zulassung von Jodsalz in Lebensmitteln um die Hälfte bis zum Eineinhalbfachen zu.

Ebenfalls nimmt das Auftreten von autoimmunen Thyreoitiden (Typ Hashimoto mit Hypothyreose-Folge) zu, z. B. beträgt die Inzidenzrate in Kopenhagen unter einer Jodierung des Trinkwassers mit ca. 20 µg 4 je 1.000 Personenjahre, in Gebieten mit 5 µg nur 0,3 ‰. Die Größe der Schilddrüsen und damit ursächlich einhergehend die Schilddrüsen-Parenchymveränderungen haben mit der Jodierung von Lebensmitteln jedoch bedeutsam abgenommen: In einer repräsentativen Studie wiesen 1993/94 ein Fünftel von 3.065 gesunden Schulkindern eine vergrößerte Schilddrüse auf. In einer Nachfolgeerhebung fanden sich 1999 keine vergrößerten Schilddrüsen-Volumina mehr!

Welche der folgenden Faktoren werden als strumigen (= kropferzeugend) beurteilt: Verzehr von Kohl, Jodmangel, Zigarettenrauch, Aufnahme von Thiozyanaten aus der Industrieproduktion, Dauerbehandlung mit Lithium?
Alle.

13.2 Diabetes mellitus
U. Nühlen, K. Rave

13.2.1 Erscheinungsbild und Diagnose

Welche globale Bedeutung hat der Diabetes mellitus?
Weltweit nimmt die Zahl an Diabetikern zu, auch in Deutschland ist in den nächsten Jahren mit einer weiteren Zunahme der jetzigen Fallzahl von etwa 7,5 Mio. zu rechnen. Ursachen sind vor allem die Zunahme des Anteils der über 65-Jährigen an der Gesamtbevölkerung aber auch ein veränderter Lebensstil (GBE Kompakt 3/2011). Das frühzeitige Erkennen von Risikofaktoren, das rechtzeitige Gegensteuern und die zeitgemäße und konsequente Behandlung der Begleiterkrankungen vor allem des Typ-II-Diabetes stellen eine ernste und zunehmende Herausforderung dar. Ärztliches Tun alleine ist bislang nicht in der Lage, die ökonomischen Folgen für die Gesellschaft und die individuelle Morbidität für die Patienten zu verhindern. Das Ziel der hausärztlichen Diabetesbehandlung besteht derzeit im Wesentlichen darin, Symptome zu behandeln, Folgeerkrankungen zu vermeiden oder wenigstens aufzuhalten und so den Krankheitsverlauf zu begleiten.

FALLBERICHT
Im Rahmen einer Gesundheitsvorsorgeuntersuchung wird eine Nüchtern-Glukose-Wert von 131 mg/dl bei einem 49-jährigen Patienten mit Hypertonie und Adipositas (BMI 36,3 kg/m²) gemessen.

Wie wird die Diagnose „Diabetes mellitus" bestätigt?
Durch nüchtern, nach einem oralen Glukosetoleranztest (OGTT) oder zufällig gemessene Überschreitungen von Glukosewerten im Blut wird die Diagnose Diabetes mellitus gestellt. Bei typischen Symptomen genügt ein einmaliger Nachweis, sonst muss eine zweite Messung die Diagnose bestätigen (➤ Tab. 13.1). Typische Symptome sind z. B. Polyurie, Polydipsie, ansonsten unerklärlicher Gewichtsverlust oder rezidivierende Infektionen.
Die Nüchternmessung setzt eine Fastenperiode von mind. 8 h voraus. Bei Glukosetoleranzstörung oder abnormer Nüchternglukose sollte die Kontrolle und Behandlung von Risikofaktoren erfolgen (Brückel 2006).

Tab. 13.1 Blut-Glukosewerte

Diagnose nach Glukosemessung		venöses Plasma	
		mmol/l	mg/dl
normal	nüchtern	< 6,1	< 100
	OGTT nach 2 h	< 7,8	< 140
abnorme Nüchternglukose	nüchtern	< 7,0	< 126
Glukosetoleranzstörung	OGTT (75 g) nach 2 h	< 11,1	< 200
Diabetes mellitus	zweimalig nüchtern *oder*	≥ 7,0	≥ 126
	OGTT (75 g) nach 2 h *oder*	≥ 11,1	≥ 200
	2-mal bei Gelegenheit *oder*	≥ 11,1	≥ 200
	typ. Symptome und nüchtern *oder*	≥ 7,0	≥ 126
	typ. Symptome und gelegentlich	≥ 11,1	≥ 200
Diagnose nach HbA$_{1c}$-Bestimmung		mmol/mol	%
		≥ 47,5	≥ 6,5

Warum sollte die Diagnosestellung aus dem Venenblut mit einer qualitätsgesicherten Labormethodik erfolgen?

- Geräte zur Blutzucker-Selbstkontrolle können Abweichungen von 20–30 % von denen mit einer qualitätsgesicherten Methode gemessenen Werten aufweisen.
- Manche ältere Geräte zur Blutzuckermessung im kapillären Vollblut sind noch nicht auf einen (heute üblichen) venösen Plasma-Standard kalibriert.
- Vor dem Versand in ein Labor muss – um die Glykolyse im Vollblut zu hemmen – entweder Natriumfluoridzitrat zugesetzt (z. B. Sarstedt GlucoEXACT Röhrchen) oder zentrifugiert und anschließend gekühlt werden.

Wie definieren Sie Diabetes mellitus?

Diabetes mellitus ist ein Syndrom mit chronischer Hyperglykämie infolge einer reduzierten insulinrezeptorvermittelten Aufnahme von Glukose in die Körperzellen. Ursache kann eine Insulinsekretionsstörung (Typ-I-Diabetes, pankreopriver Diabetes), eine verminderte Insulinwirkung (Steroid-Diabetes u. a.) oder eine Kombination aus beidem (Typ-II-Diabetes) sein.

13.2.2 Folgen und Komplikationen

Was sind die Ursachen für die erhöhte Mortalität bei Diabetes mellitus?

Kardiovaskuläre Erkrankungen sind bei Diabetikern für 75 % der Gesamtmortalität verantwortlich (Giani 2004). Patienten, die bereits diabetesspezifische Folgen der chronischen Hyperglykämie aufweisen – an Nieren, Nerven und Augenhintergrund – sind besonders gefährdet. Die mittlere Zeit bis zum Eintritt einer Komplikation seit der Diabetesfeststellung bei Typ-II-Diabetikern betrug bei:

- makroangiopathischen Schäden 8,4 Jahre
- mikroangiopathischen Schäden 10,6 Jahre
- kombinierten Schäden 12,6 Jahre. (CODE-2-Studie, Liebl 2001).

Ebenfalls gilt: 25–40 % der Typ-I-Diabetiker entwickeln im Laufe ihres Lebens eine Nephropathie, die 10–15 Jahre nach der Diagnosestellung beginnt.

Welchen Einfluss hat ein Diabetes mellitus auf die Lebenserwartung?

Im Vergleich zu Menschen ohne Diabetes ist die altersspezifische Mortalität bei Diabetikern erhöht. Bei einer Diabetesdiagnose im Alter von 30 Jahren war in einer aktuellen Studie (Hansen 2012) die Lebenserwartung um neun Jahre verkürzt, bei einer Diagnose im 70. Lebensjahr immerhin noch um drei Jahre. Liegt bei Patienten mit Typ-I-Diabetes gleichzeitig ein metabolisches Syndrom vor, wird von einem „Double Diabetes" gesprochen; die Prognose ist entsprechend schlechter (Kilpatrick 2007).

Wie hoch schätzen Sie den Anteil der Diabetiker in Deutschland an der Zahl der Amputationen, der Anzahl der Dialysepatienten und der Zahl an Neuerblindeten?

Anteil von Diabetikern in Deutschland an:
- Amputationen 75 % (Heller 2004)
- Hämodialyse-Patienten 35 % (Frei 2008)
- der Zahl von Neuerblindungen 14,9 % (Trautner 2003).

Durch welche pathophysiologischen Prozesse kommt es zu Folgeerkrankungen?

Die chronische Hyperglykämie führt frühzeitig u. a. zur Entstehung von Glykosilierungsendprodukten (AGE-Proteine) und über Strukturveränderungen in der endothelialen Zellmatrix kleiner Gefäße zur nichtokklusiven Mikroangiopathie. Die chronische Hyperglykämie ist – epidemiologisch nachgewiesen – am multifaktoriellen Geschehen der Atherosklerose beteiligt (Makroangiopathie), ohne dass bisher klare kausale Zusammenhänge (Dyslipidämie, verminderte Fibrinolyse?) belegt sind.

Wie wirken sich diese pathophysiologischen Veränderungen auf den Organismus aus?

Unter *mikroangiopathischen* Folgeerkrankungen werden sensible, motorische oder autonome Neuropathien, die Retinopathie und die Nephropathie verstanden. Auch Bindegewebe (Dupuytren-Kontrakturen) und Stützgewebe (Osteoarthropathie) können betroffen sein und Veränderungen aufweisen.

Die *Makroangiopathie* führt zu ischämischen Folgeerkrankungen vor allem am Myokard, den Aa. Carotides und den Beinarterien. Die Prognose ist bei Vorliegen einer kardialen autonomen Neuropathie bzw. PNP mit fehlendem Ischämie-Schmerzen und Rhythmusstörungen ungünstiger.

Wie können Lebenserwartung und Lebensqualität bei Diabetikern gesteigert werden?

Die Behandlung der Hyperglykämie führt zur Verzögerung des Auftretens mikroangiopathischer Schäden und kann Invalidität (Blindheit, Amputation, Dialyse) verzögern oder verhindern. Wie die Risikofaktoren des Metabolischen Syndroms (Hypertonie, Übergewicht, Dyslipoproteinämie) stellen nüchtern und postprandial erhöhte Blutzuckerwerte eigenständige Risikofaktoren dar, welche gemeinsam zu einer erhöhten Mortalität und Rate kardiovaskulärer Komplikationen führen (Gerich 2003). Die Senkung des HbA_{1c}-Wertes oder des Hypertonus führt jedoch jeweils bereits zu einer Reduktion der mikro- und makrovaskulären Morbidität (UKPDS, UKPDS-10-Jahres-Studie; ADVANCE Studie) und Mortalität (Steno Studie, UKPDS-10-Jahres-Studie).

Mit welchen Komplikationen ist beim unbehandelten Diabetes mellitus zu rechnen?

- Insbesondere beim Typ-I-Diabetiker kann sich eine Ketoazidose (Coma diabeticum) entwickeln, die durch den vermehrten Anfall von Ketonkörpern bei der enthemmten Lipolyse entsteht. Daher sollten größere körperliche Aktivitäten von insulinpflichtigen Diabetikern bei Blutzuckerwerten ab etwa 250 mg/dl und dem Vorliegen von Ketonkörpern im Urin unterbleiben.
- Das hyperosmolare Koma ist eine Komplikation vorwiegend bei Typ-II-Diabetikern, z. B. bei Infektionen oder gastrointestinalen Erkrankungen. Es kann klinisch mit schleichendem Verlauf (Konzentrationsstörungen, Schläfrigkeit), als akutes Nierenversagen oder als akutes Abdomen in Erscheinung treten.

13.2.3 Klassifikation des Diabetes mellitus

Wie können unterschiedliche Diabetes-Typen nachgewiesen werden?

Die Unterscheidung der Diabetes-Typen ist nicht immer zweifelsfrei möglich und erfolgt letztlich auf klinischen Grundlagen. Beim Vollbild des **Typ-I-Diabetes** besteht bereits initial Insulinpflichtigkeit wegen des absoluten Insulinmangels, weshalb die BZ-Werte bei Diagnosestellung sehr hoch sein können und oft eine Ketoazidose besteht. Die Autoimmunerkrankung kann durch Autoantikörper (GAD, evtl. ICA) in ca. 80–90 % der Fälle nachgewiesen werden und beginnt meist im Kindes- und Jugendalter. Bei Auftreten nach dem 35. Lebensjahr wird der Typ-I-Diabetes auch als **LADA** (Latent Autoimmune Diabetes in Adults) bezeichnet. Bei Patienten über 35 Jahren mit *phänotypischem* Typ-II-Diabetes beträgt die LADA-Häufigkeit 10 % (Stenström 2005).

Die Diagnose des **Typ-II-Diabetes** wird manchmal spät gestellt, z. B. wenn Folgeerkrankungen bereits klinisch in Erscheinung getreten sind. Dabei besteht die kombinierte Insulinresistenz/Sekretionsstörung bereits jahrelang! Neben erhöhten BZ-Werten weisen z. B. positive Familienanamnese und abdominale Adipositas auf das erhöhte Risiko hin.

Bei einer Diabetesmanifestation vor dem 25. Lebensjahr, einer Vererbung über mehrere Generationen, schlankem Habitus, fehlenden Markern für ein Autoimmungeschehen und einem zunächst mildem Verlauf muss auch an eine monogenetische Form des Diabetes, den **MODY**-Diabetes, gedacht werden. Sekundäre Diabetesformen nach Pankreaserkrankungen und medikamentös induzierte Glukosestoffwechselstörungen sind seltener (< 5 % aller Diabetiker) und differenzialdiagnostisch auszuschließen.

Wonach richtet sich die Behandlungsstrategie bei den einzelnen Diabetesformen?

Bei allen Diabetesformen grundsätzlich nach dem individuellen Therapieziel. In frühen Stadien der Erkrankung ohne bestehende Folge- und/oder Begleiterkrankungen sollte der Blutzucker in den normnahen Bereich mit HbA_{1c}-Werten bei etwa 6,5 % eingestellt werden. Liegen nach einer längeren Diabetesdauer mikro- oder makrovaskuläre Folge- bzw. Begleiterkrankungen vor, ist das bestehende Hypoglykämie-Risiko gegen ein allzu aggressives Vorgehen kritisch abzuwägen, u. U. können hier HbA_{1c}-Werte von 7,5 % oder höher als Therapieziel gerechtfertigt sein (von Boxberg 2009).

Diabetes mellitus Typ I

Wie wird die Entstehung des Typ-I-Diabetes erklärt?

Bei der „klassischen" Form handelt es sich um eine immunologisch vermittelte Zerstörung der β-Zellen mit einer gewissen familiären Häufung (Prävalenz ca. 0,5 %). Es kommt innerhalb weniger Monate (juveniler Typ-I-Diabetes) bzw. Jahre (LADA-Diabetes) zum Versagen der Insulinsekretion. Der *idiopathische Typ-I-Diabetes* ist nicht immunologisch bedingt, wird mit hoher Penetranz vererbt und kommt vorwiegend bei asiatischen und afrikanischen Ethnien vor.

Diabetes mellitus Typ II

Wie häufig kommt der Typ-II-Diabetes vor?

Zehnmal häufiger als der Typ-I-Diabetes, tritt die von Patienten gelegentlich noch „Alterszucker" genannte Typ-II-Erkrankung auf: Etwa 20 % der Bevölkerung im Alter ab 65 Jahren und knapp 8 % der Gesamtbevölkerung sind betroffen. Inzwischen finden sich auch immer häufiger adipöse Kinder mit diabetischer Stoffwechsellage vom Typ II.

Wie erklären Sie den Typ-II-Diabetes?

Beim Typ-II-Diabetes handelt es sich um eine anfangs geringe Erhöhung der Blutzuckerwerte mit guter Beeinflussbarkeit durch Veränderungen des Lebensstils. Es handelt sich um eine kombinierte Insulinresistenz/Insulinsekretionsstörung im Rahmen prädisponierender Faktoren (Bewegungsmangel, Verzehr hochkalorischer Nahrungsmittel, Übergewicht, genetische Disposition). Eine genetische Disposition liegt bei 30–40 % der deutschen Bevölkerung vor. Neben der sich langsam entwickelnden Hyperglykämie mit ihren Folgen kommt es unter anderem durch erhöhte Serum-Glukagonspiegel zu Störungen im Stoffwechsel und später zum erst relativen, dann absoluten Insulinmangel. Aufgrund der erhöhten Aufmerksamkeit bei Betroffenen und Ärzten sind heute schwere akute Komplikationen bei Typ-II-Diabetikern (hyperosmolares Koma) seltener; im Gegensatz dazu nehmen Mikro- und Makroangiopathien an Häufigkeit zu.

Wie ist der metabolisch-pathophysiologische Verlauf vor der Diagnose?

Erhöhte Nüchtern-Blutzuckerwerte (> 100 mg/dl) können auffallen (= gestörte Nüchtern-Glukose, impaired fasting glucose, IFG), die u. a. durch eine vermehrte hepatische Glukoneogenese zu erklären sind. Früh im Krankheitsverlauf kommt es auch zum unzureichenden Anstieg des Seruminsulins direkt nach den Mahlzeiten (IGT – impaired glucose tolerance – oder gestörte Glukosetoleranz), da die vesikulären Insulinspeicher in den β-Zellen erschöpft sind und die schnelle Antwort der Zellen ausbleibt. Dies zeigt sich durch erhöhte postprandiale Blutzuckerwerte (nach 2 h ≥ 140 mg/dl), z. B. im oralen Glukosetoleranztest. Diese Befunde haben einen hohen prädiktiven Wert für Typ-II-Diabetes und sind bereits mit einer erhöhten Mortalität verbunden. Beides ist durch Veränderungen des Lebensstils und Normalisierung des Glukosestoffwechsels günstig zu beeinflussen (Kahn 2003).

Gestationsdiabetes

Wie ist Gestationsdiabetes definiert und welche Bedeutung hat er?

Beim Gestationsdiabetes handelt es sich um eine Störung im Kohlenhydratstoffwechsel in der Schwangerschaft (bei > 3 % aller Schwangeren). Wegen der Risiken für Mutter und Kind (Eklampsie, Makrosomie, intrauteriner Fruchttod u. a.) ist eine strikte Normoglykämie anzustreben. Nach der Entbindung besteht i. d. R. keine diabetische Stoffwechsellage mehr, jedoch ein erhöhtes Risiko für die spätere Manifestation eines Typ-II-Diabetes. Kinder von Gestationsdiabetikerinnen haben – abhängig vom Ausmaß der Hyperglykämie während der Schwangerschaft – ein erhöhtes Risiko, einen Typ-II-Diabetes zu entwickeln.

Wie kann ein Gestationsdiabetes nachgewiesen werden?

Durch ein Screening mit einem 75 g Glukosetoleranztest (OGGT) in der 24. bis 28. Schwangerschaftswoche. Das Screening ist seit 2011 Bestandteil der Mutterschutz-Richtlinie (http://www.g-ba.de/informationen/richtlinien/19/) und muss mit einer qualitätsgesicherten Methode zur Blutzuckermessung im venösen Plasma erfolgen. Die Schwangere muss auf den 75 g OGTT vorbereitet werden: 8 Stunden Fasten, keine Einschränkung der KH-Zufuhr über 3 Tage vor dem Test. Wenn bereits nüchtern eine BZ-Konzentration im venösen Plasma ≥ 92 mg/dl (5,1 mmol/l) gemessen wird, besteht ein Gestationsdiabetes und der Test sollte nicht fortgesetzt werden. Der Grenzwert im 75 g OGGT bei einem 1-h-Wert liegt bei ≥ 180 mg/dl (10,0 mmol/l) und bei 2 h bei ≥ 153 mg/dl (8,8 mmol/l). Ein Gestationsdiabetes liegt vor, wenn einer von drei Blutzuckerparametern erreicht oder überschritten wird.

Als Vortest ist der 50-g-Glukose-Screeningtest (Glukose Challenge Test, GCT) geeignet. Der GCT wird unabhängig von der Nahrungsaufnahme und der Tageszeit mit dem Trinken von 50 g Glukose in 200 ml Wasser durchgeführt. Die Messung der Blutglukose erfolgt aus venösem Plasma. Ein Blutglukosewert von ≥ 135 mg/dl (7,5 mmol/l) eine Stunde später gilt als positives Screening und erfordert einen anschließenden diagnostischen 75 g OGTT.

13.2.4 Therapie des Diabetes mellitus

Nichtmedikamentöse Maßnahmen

FALLBERICHT

Bei einem 56-jährigen Werkzeugmacher – Typ-II-Diabetiker, Raucher – werden anlässlich einer Kontrolluntersuchung Blutzuckerwerte um 250 mg/dl festgestellt, der Nüchternwert liegt sonst meist bei ca. 140 mg/dl. Der Patient wiegt bei einer Größe von 176 cm 94 kg (BMI 31 kg/m²). Es besteht eine COPD. Folgende Laborwerte liegen außerhalb des Normbereichs: γ-GT 56 U/l, HDL 38 mg/dl, LDL 189 mg/dl. Blutdruck und EKG sind unauffällig Er geht mit seinem Hund viel im Wald spazieren und hat mehrfach vergeblich versucht, weiter abzunehmen.

In einem Arztgespräch muss der Patient über sein individuelles Risiko aufgeklärt werden sowie über Vor- und Nachteile der bestehenden Therapieoptionen.

Wie gehen Sie als Arzt mit dem Gewichtsproblem des Patienten um?

- Kompliment für seine bisherigen Bemühungen,
- Vereinbarung von realistischen kurz- und langfristigen Therapiezielen,
- Angebot zur Teilnahme an einem Schulungsprogramm, auch zur Durchführung von Selbstkontrollen, Aufnahme ins DMP Diabetes, ggf. dazu Überweisung in eine diabetologische Schwerpunktpraxis.

Welche Informationen werden in einem strukturierten Schulungsprogramm für Typ-II-Diabetiker vermittelt?

- individuelle Strategie zur Veränderung des Lebensstils
- Ernährung und körperliche Aktivität
- Kohlenhydratstoffwechsel und Bedeutung des Insulins, Diabetestypen
- Training der Selbstkontrolle
- Behandlungsmöglichkeiten
- Folge- und Begleiterkrankungen.

Was besprechen Sie mit dem Patienten über den nächsten Schritt in der Behandlung?

Intensivierte körperliche Aktivität insgesamt 2–3 Stunden wöchentlich reduziert das kardiovaskuläre Risiko und senkt den Blutdruck (Lehmann 1995). Hier sollten Ideen des Patienten aufgegriffen und konkretisiert werden: keinen Fahrstuhl mehr benutzen, die Strecke im Wald in einer limitierten Zeit absolvieren o. Ä.

Das Ernährungsverhalten kann Anlass für die Vereinbarung von Therapiezielen sein, z. B. die Zahl von Mahlzeiten mit hochkalorischen Nahrungsmitteln oder Getränken zu reduzieren oder den Anteil an Ballaststoffen zu erhöhen. Der Tabakkonsum als wichtiger Risikofaktor wird thematisiert und nach Vorschlägen des Patienten gefragt. Die postprandialen Blutzuckerwerte könnten durch den Patienten gemessen und ein individueller Grenzwert vereinbart werden.

Was zeichnet ein gutes Therapieziel aus?

Es sollte konkret und realistisch formuliert sein. Vor- und Nachteile sowie Schritte zur Überwindung möglicher Barrieren werden mit dem Patienten besprochen. Der Beitrag des Patienten zum Erreichen des Ziels ist ebenso zu klären wie der Beitrag, den Arzt und Praxisteam – ggf. auch Angehörige – leisten können. Der Arzt sollte dem Patienten authentisch vermitteln, dass er ihm zutraut, das Ziel zu erreichen.

Die Selbstkontrolle des Blutzuckers an zwei Tagen pro Woche vor und nach den Mahlzeiten führte zusammen mit Beratungsgesprächen innerhalb von drei Monaten zu einer HbA$_{1c}$-Senkung von etwa 1 % (Schwedes 2002).

Messgeräte und BZ-Messstreifen auf Kassenrezept können dauerhaft nur insulinbehandelten Diabetikern verordnet werden. Bei Patienten ohne Insulintherapie sind jedoch bei instabiler Stoffwechsellage 50 Teststreifen je Behandlungssituation verordnungsfähig.

Würden Sie dem o. g. Patienten auch eine Gewichtsabnahme empfehlen?

Eine Gewichtsabnahme von 5–10 % des Körpergewichts wäre sinnvoll, da sie mit einem verbesserten Ansprechen des Körpers auf Insulin einher geht. Da der Patient jedoch schon mehrmals versucht hat, sein Gewicht zu reduzieren, sollte man sich wegen der hohen Wahrscheinlichkeit erneuten Scheiterns zunächst nicht auf die Gewichtsabnahme konzentrieren. Ein Ohnmachtsgefühl auf beiden Seiten lässt sich vermeiden, wenn die Aufgaben von Arzt und Patient so gewählt werden, dass sie vom Patienten tatsächlich lösbar sind: eine realistische Aufforderung wäre es jetzt, das Gewicht zu halten.

Wann ist eine chirurgische Adipositastherapie indiziert?

Bei deutlich übergewichtigen Diabetikern liegt i. d. R. eine ausgeprägte Insulinresistenz vor, häufig in Verbindung mit Adipositas-assoziierten Begleiterkrankungen wie arterielle Hypertonie, Hyperlipoproteinämie, Schlafapnoesyndrom und fortgeschrittenen Veränderungen des Bewegungsapparates. Die internistische Behandlung dieser Patienten mit Typ-II-Diabetes ist häufig frustran, insbesondere wenn eine Insulinpflichtigkeit vorliegt. Eine Erhöhung der Insulindosis führt nur vorübergehend zu einer Verbesserung der Stoffwechseleinstellung. Schon nach kurzer Zeit kommt es zu einer weiteren Gewichtzunahme, die wiederum zu einer Verschlechterung der Blutzuckereinstellung führt. Wegen der adipositasbedingten Immobilität und der assoziierten Komorbiditäten ist eine Steigerung der körperlichen Aktivität nur sehr selten zu erreichen. Einen Ausweg aus diesem Dilemma bietet eine der verschiedenen adipositas-chirurgischen Interventionen. Die aktuelle Leitlinie bestätigt den Typ-II-Diabetes als eigenständige Indikation bei einem BMI > 35 kg/m^2 (Chirurgische Arbeitsgemeinschaft für Adipositastherapie [CA-ADIP]: S3-Leitlinie: Chirurgie der Adipositas 2010). Laparoskopische Standardtechniken sind Magenbypass, Schlauchmagen und biliopankreatische Diversion. In einer großen Metaanalyse wurde eine vollständige Remission des Typ-II-Diabetes in 78 % nach einer solchen bariatrisch-chirurgischen Intervention beschrieben (Buchwald 2009).

Orale Antidiabetika (OAD)

FALLBERICHT

Bei einer 48-jährigen Patientin – 166 cm, 84 kg – fällt ein erhöhter Nüchtern-Blutzucker auf. Das daraufhin durchgeführte Tagesprofil ergibt folgende Blutzuckerwerte:
- nüchtern: 149 mg/dl
- 2 Stunden nach dem Frühstück: 246 mg/dl
- 2 Stunden nach dem Mittagessen: 197 mg/dl
- 2 Stunden nach dem Abendessen: 298 mg/dl.

Symptome einer Stoffwechselentgleisung bestehen nicht. Bei der Patientin ist eine Hypertonie bekannt, die medikamentös behandelt wird. Sie ist Buchhalterin und treibt keinen Sport.

Welche diabetischen Symptome erfragen Sie?

Polyurie, Polydipsie, unerklärlicher Gewichtsverlust oder rezidivierende Infektionen.

13

Welche Behandlung bieten Sie dieser Patientin an?

- Teilnahme am DMP-Diabetes, an einem Schulungs-Kurs für Diabetiker, auch zur Veränderung des Lebensstils – ggf. in einer Schwerpunktpraxis
- Metformin bis 2 × 1.000 mg einsteigern (Beginn mit 1 × 500 mg, Einnahme am Ende der Mahlzeit)
- Reicht Metfomin im weiteren Verlauf alleine nicht aus, um das Therapieziel zu erreichen, kann eine orale Zweierkombination mit Metformin und einer der folgenden Substanzen verabreicht werden:
  - günstig für eine gewünschte Gewichtsreduktion kann die Kombination mit einem DPP-4-Inhibitor sein: Sitagliptin 100 mg morgens, Vildagliptin morgens und abends 50 mg oder Saxagliptin 5 mg morgens
  - Kombination mit einem Sulfonylharnstoff: Glibenclamid, Dosissteigerung bis Therapieziel erreicht ist, maximal 2–0–(1) Tabletten à 3,5 mg, alternativ Glimepirid bis 6 mg/d
  - Kombination mit einem Glinid: Repaglinid bis 2 mg zu den Hauptmahlzeiten
  - möglich ist auch eine Kombination mit dem GLP-1-Mimetikum Exenatide: Das Mittel wird 30–60 min vor einer Mahlzeit s. c. injiziert. Beginn mit 5 µg zweimal täglich; nach einem Monat Steigerung auf zweimal 10 µg. Alternativ kommt auch das GLP-1 Analogon Liraglutid in Betracht: die Anfangsdosis beträgt 0,6 mg einmal täglich s. c.; Nach einer Woche Steigerung auf 1,2 mg, die Maximaldosis beträgt 1,8 mg täglich. Seit 2012 steht auch eine einmal wöchentlich zu applizieren Exenatide-Formulierung zur Verfügung: 2 mg wöchentlich s. c.
- Wenn das Therapieziel auch mit einer oralen Zweierkombination nicht erreicht wird: Einstellung auf Metformin in Kombination entweder mit einem Langzeitinsulin als Bedtime-Gabe oder einem kurzwirksames Insulin zu den Hauptmahlzeiten.

Welche Nachteile sind bei den oralen Antidiabetika zu bedenken?

- Metformin: Unverträglichkeit, Kontraindikationen: mögliche Prädisposition zur Laktatazidose (kardiale oder respiratorische Insuffizienz, Z. n. frischem Myokardinfarkt), eingeschränkte Nierenfunktion mit S-Kreatinin > 1,5 mg/dl, Leberinsuffizienz, Alkoholismus, konsumierende Erkrankung. Die Kombination von Metformin und Sulfonylharnstoffen (Glibenclamid) kann evtl. die kardiovaskuläre Mortalität erhöhen.
- Glibenclamid, Glimepirid, Repaglinid: mögliche negative kardiale Effekte (Fisman 2004), Gefahr protrahierter Hypoglykämien, Gewichtszunahme, nachlassende Wirkung (Sekundärversagen)
- DPP-4-Inhibitoren: fehlende Langzeiterfahrung, erhebliche Kosten
- Exenatide/Liraglutid: häufig Übelkeit als Begleitwirkung, daher einschleichend dosieren. Hohe Therapiekosten, fehlende Langzeiterfahrung.

Welches Vorgehen wäre zu empfehlen?

Zu Beginn der Behandlung kann, je nach Befund und Symptomen, eine Insulintherapie (s. u.) indiziert sein, um Symptomfreiheit und ausreichende BZ-Senkung zu erreichen. Die Insulindosis sollte im Verlauf reduziert und Insulin schließlich abgesetzt werden. Idealerweise sollte die Patientin nach Kursteilnahme ihren Lebensstil so verändern, dass die BZ-Werte auf Dauer normnah bleiben.

Insulin in der hausärztlichen Praxis

FALLBERICHT

Ein 62-jähriger Rentner, bis vor kurzem als Maurer tätig, bei dem seit sieben Jahren ein Diabetes mellitus bekannt ist, schildert in der Sprechstunde Müdigkeit und vermehrten Harndrang, die seit Wochen bestehen. Unter Therapie mit 3 × 3,5 mg Glibenclamid beträgt der aktuelle Blutzuckerwert 344 mg/dl. Der Patient ist außerdem wegen Hypertonie und Hyperurikämie in Behandlung. Der BMI beträgt 28 kg/m². Aktuell liegen keine Zeichen einer Infektion, eines schweren Diätfehlers oder Alkoholeinflusses vor. Der Patient nimmt keine diabetogenen Medikamente wie etwa Kortikosteroide ein.

Was ist zu tun?

- Absetzen von Glibenclamid, weil die Insulinsekretion offenbar nicht mehr zu stimulieren ist (Sekundärversagen bei Sulfonylharnstofftherapie).
- Metformintherapie bei fehlenden Kontraindikationen. Allerdings wird die BZ-Senkung nicht ausreichend sein.
- zusätzlich: sofortiger Beginn einer Insulintherapie. Der Patient erhält zunächst 4–10 Einheiten Normalinsulin und wird in die Spritztechnik eingewiesen. Er soll sich zu den Mahlzeiten 6–10 Einheiten Insulin verabreichen. Wiedervorstellungen am gleichen und den Folgetagen ermöglichen das Vermitteln von Selbstkontrolle und Dokumentation, die Spritztechnik wird geübt und die Dosis angepasst, ggf. auf ein Mischinsulin umgestellt oder zusätzlich ein Verzögerungsinsulin verordnet.
- Teilnahme an einem Kurs für Diabetiker mit Insulintherapie
- Vereinbarung realistischer Therapieziele mit dem Patienten.

Welches sind die Voraussetzungen des Patienten für eine Insulineinstellung?

Der Patient muss die Blutzucker-Selbstkontrolle, die resultierende Anpassung der Insulindosis, die Behandlung der Hypoglykämie und die Spritztechnik (Fingerfertigkeit) beherrschen können. Demenzerkrankungen, manuelles Handicap und fortgeschrittene Sehstörungen lassen die Insulintherapie nur mithilfe von Dritten zu.

Welches sind die Voraussetzungen für eine Insulineinstellung in der Arztpraxis?

- Möglichkeit des Patienten, häufig genug in die Praxis zu kommen, um die Dosiserhöhung schrittweise vorzunehmen, was die Gefahr schwerer Hypoglykämien gering hält
- kompetentes Praxispersonal, das den Ablauf der Insulineinstellung kennt und die Konsultationstermine zeitnah organisiert
- Bereitstellung von Messgeräten zur Blutzucker-Selbstkontrolle und Injektionshilfen, um den Patienten in die Handhabung einweisen und ihn ein geeignetes Gerät auswählen zu lassen
- Möglichkeit, einen Insulin-Vorrat im Kühlschrank zu lagern
- Bereitstellung schriftlicher Informationen und Tagebücher.

Wann besteht eine Hypoglykämie?

Eine Hypoglykämie liegt – gemäß der Definition der amerikanischen Diabetesgesellschaft ADA – bei Blutzuckerwerten < 70 mg/dl i. P. vor, wobei Symptome (Hungergefühl, Schwäche, Tachykardie, Zittern usw.) auch bei höheren Werten erlebt werden, wenn eine Adaptation an den hyperglykämischen Stoffwechsel stattgefunden hat (sog. Pseudohypoglykämie). Hypoglykämien treten auch bei Typ-II-Diabetes unter Insulin- oder Sulfonylharnstofftherapie auf. Sie verschlechtern die zerebralen Leistungen in der Folge erheblich und gefährden besonders ältere Patienten (Zammitt 2005).

Was wissen Sie über nächtliche Hypoglykämien nach Injektion eines Verzögerungsinsulins?

Nächtliche Hypoglykämien nach Injektion eines mittel- oder langwirkenden Insulins (NPH bzw. Glargin oder Detemir) vor dem Schlafen können durch die Gegenregulation (Glukagon, Katecholamine) zu hohen Blutzuckerwerten morgens führen.

Wie kann der Patient eine Hypoglykämie selbst behandeln?

Durch die Zufuhr von 20 g rasch resorbierbaren Kohlenhydraten (4 Plättchen Traubenzucker, 200 ml Limonade oder Saft), bei größerem Abstand zur nächsten Mahlzeit zusätzlich 1–2 KHE Brot, Backwaren, Obst oder Fruchtjoghurt. Die Blutzuckerwerte sollten nach Verwendung von Verzögerungsinsulin häufiger kontrolliert und taxiert werden, v. a. wenn sportliche Aktivität die Ursache der Hypoglykämie war. Angehörige von insulinbehandelten Diabetikern sollten in die Handhabung einer Glukagon-Fertigspritze eingewiesen werden, um bei schweren Hypoglykämien mit Bewusstseinstrübung Fremdhilfe leisten zu können.

Wann ist die Einstellung eines Diabetes-Patienten auf Insulin indiziert?

- bei Typ-I-Diabetes,
- bei Gestationsdiabetes
- bei Nichterreichen der Therapieziele unter anderen Behandlungsformen
- wenn Typ-II-Diabetiker diese Therapie präferieren (Häring 2006)
- Bei jüngeren Patienten mit Typ-II-Diabetes lässt sich wahrscheinlich die dauerhafte Verschlechterung der Insulinsekretion vermeiden, indem frühzeitig mit einer Insulintherapie begonnen wird (Harrison 2012).

Wann kann eine passagere Insulintherapie erforderlich werden?

Bei Typ-II-Diabetikern mit schweren Infektionen, unter Steroidtherapie, bei Gestationsdiabetes, vor chirurgischen Eingriffen, bei Erstmanifestation der Erkrankung.

Was ist vor geplanten Operationen oder Interventionen bei Diabetikern zu bedenken?

- Perioperativ sollte eine normnahe Blutzuckereinstellung erreicht werden, z. B. durch eine passagere Insulintherapie, da das Komplikationsrisiko – v. a. die Gefahr einer postoperativen Blutzuckerentgleisung – ansonsten erheblich größer ist. Viele größere Operationen werden daher unter Blutzucker-Monitoring mit Insulinperfusor durchgeführt.
- Metformin soll für einen Zeitraum von zwei Tagen vor und zwei Tagen nach i. v. Kontrastmitteluntersuchungen oder größeren OPs abgesetzt werden, weil mit einer passageren Reduktion der Kreatinin-Clearance gerechnet werden muss.

Wie wird eine konventionelle Insulintherapie (CT), evtl. auch passager, durchgeführt?

Ein Mischinsulin 30/70 (30 % Normal- und 70 % Verzögerungsinsulin) wird vor dem Frühstück und vor dem Abendessen gespritzt, z. B. 8 IE morgens und abends 6 IE. Die Dosis wird bis zum Erreichen des Therapieziels gesteigert, wobei zusätzliche Injektionen vor dem Mittagessen notwendig werden können. Wenn die postprandialen Werte zu hoch bleiben, kann auf ein Mischinsulin 50/50 gewechselt werden. Auch eine prandiale Insulintherapie mit einem kurz wirksamen Insulin kann zur passageren Stoffwechselkontrolle eingesetzt werden.

Für welche Patienten eignet sich die konventionelle Insulintherapie?

Für Patienten mit regelmäßigem Tagesablauf und geregelten Essgewohnheiten (z. B. geriatrische Patienten); mit Gewichtszunahme muss gerechnet werden.

Was ist die prandiale oder supplementäre Insulintherapie?

Die Behandlung mit Normalinsulin zu den Mahlzeiten, z. B. 8–4–6 IE, ggf. mit Dosisanpassung an die Menge der Kohlenhydrate und/oder Korrektur aktueller BZ-Werte wird als prandiale Insulintherapie bezeichnet. Häufig ist zur Senkung der Nüchternglukose zusätzlich ein Verzögerungsinsulin als Bedtime-Dosis erforderlich, oder Normalinsulin wird frühmorgens gegeben, wenn der Patient den Schlaf unterbricht. Bei hohen BZ-Ausgangswerten muss zunächst die Insulinresistenz überwunden werden, welche durch die Hyperglykämie selbst (mit)verursacht ist. Nach Normalisierung der BZ-Werte muss die Insulindosis rasch reduziert werden, weil es durch Hunger sonst zur „Insulinmast" kommt. Typ-II-Diabetiker können die Insulintherapie dann absetzen, wenn normnahe Blutzuckerwerte z. B. durch Änderungen des Lebensstils wieder dauerhaft erreicht werden (Auslassversuche).

Wie erfolgt die intensivierte konventionelle Insulintherapie (ICT)?

Hier wird in Abhängigkeit von den aufgenommenen Kohlenhydraten und dem gemessenen Blutzuckerwert die Normalinsulin-Dosis vor den Hauptmahlzeiten angepasst. Bei Notwendigkeit zur Substitution des basalen Insulinbedarfs erfolgen zusätzlich Injektionen mit langwirkendem Insulin (ca. 40 % der Tagesinsulinmenge) zur Nacht sowie ggf. morgens bzw. mittags. Das basale Insulin kann als NPH-Insulin oder Analog-insulin mit langer Wirkdauer (Insulin Glargin, Insulin Levemir) 1–2 × täglich verabreicht werden.

Wann ist die Umstellung eines insulinbehandelten Diabetikers auf ein Analoginsulin indiziert?

Wenn die postprandialen Werte nicht gesenkt werden können, obwohl die BZ-Werte 3–4 Stunden nach der Mahlzeit gut sind, kann ein kurz wirkendes Analoginsulin (Insuline Aspart, Glusilin oder Lispro) sinnvoll sein. Auch spät postprandiale Hypoglykämien können durch kurz wirkende Analoginsuline häufig vermieden werden. Im Einzelfall kann bei hohem Insulinbedarf – deutlich über 100 IE täglich – ein kurzwirksames Analoginsulin eine Dosisreduktion ermöglichen. Langwirkende Analoginsuline weisen aufgrund ihres Wirkprofils im Vergleich zu NPH-Insulin ein geringeres Hypoglykämierisiko auf.

Die wissenschaftlichen Erkenntnisse über die Vorteile von kurzwirksamen Analoginsulinen werden kontrovers diskutiert.

Management der Erkrankung: Partnerschaft von Arzt und Patient

FALLBERICHT

Ein 63-jähriger Patient, Nichtraucher, mit mäßig gut eingestelltem Diabetes ohne Begleit- oder Folgeerkrankungen, legt ein Protokoll der Blutdruck-Selbstmessungen vor. Es zeigt im Mittel Werte um 165/90 mmHg. Die vor kurzem durchgeführte ABDM (ambulante 24-Stunden-Blutdruckmessung) ergab einen mittleren Blutdruck tagsüber von 148/91 mmHg und nachts 132/83 mmHg. Das Gesamtcholesterin ist mit 223 mg/dl erhöht.

Welche weiteren Informationen sind sinnvoll, um eine Abschätzung bez. des kardiovaskulären Risikos vorzunehmen?

Die Erhebung der Familienanamnese kardiovaskulärer Erkrankungen, der Raucherstatus, das Gesamt- und HDL-Cholesterin, körperliche Aktivitäten. Im Internet sind wissenschaftlich fundierte Werkzeuge zur individuellen Risikoabschätzung verfügbar: SCORE (www.escardio.org/guidelines-surveys/esc-guidelines) und UKPDS Risk Engine (www.dtu.ox.ac.uk), Arriba (http://www.arriba-hausarzt.de/material/software.html).

Welchen Nutzen hat der Patient von einer medikamentösen Blutdrucksenkung?

Aufgrund der Kombination Diabetes und leichte Hypertonie liegt ein erhöhtes Risiko für einen zerebrovaskulären Insult und einen Myokardinfarkt vor.

Gemäß der SCORE-Tabelle beträgt sein Risiko, an einer kardiovaskulären Erkrankung innerhalb der nächsten 10 Jahre zu versterben, 13 %. Die medikamentöse Blutdrucksenkung würde das Risiko für einen zerebrovaskulären Insult oder einen Myokardinfarkt auf 7–10 % absolut verringern (➤ Kap. 13.3; Kaiser 2002).

Exkurs über die ärztliche Haltung, wenn der Patient eine Therapie ablehnt

Wenn die Bereitschaft zur Mitwirkung beim Patienten fehlt, steckt in der Verweigerung – positiv gesehen – auch ein Auftrag: „Informiere mich, soweit ich das zulasse und sei einverstanden, dass ich vielleicht später wiederkomme."

Die Wirklichkeit des Patienten lässt sich durch interessiertes Nachfragen ermitteln und ermöglicht es, kleine Schritte bez. der Therapieziele zu formulieren. Es ist Patienten in schwierigen Lebenssituationen (Arbeitsplatzsuche, Pflege eines Angehörigen) oft nicht wichtig, an einem Kurs teilzunehmen oder die Ernährung umzustellen. In solchen Fällen muss dem Arzt bewusst sein, dass die Umstände keine optimale Therapie ermöglichen und Versagensangst nicht das ärztliche Handeln bestimmen sollte. Komplimente (oder Lob, Bestärkung) führen zu einer Stärkung des Selbstbewusstseins, eine Voraussetzung dafür, dass Patienten sich bewusst für eine Verhaltensänderung entscheiden können. Diese autonome Entscheidung fördert einerseits die Motivation zur Mitwirkung, um die Therapieziele zu erreichen, und ermöglicht andererseits dem Arzt, ein Therapiescheitern nicht als Kränkung zu empfinden (Risse 1998).

Kontrolluntersuchungen in der Praxis und durch die Patienten

FALLBERICHT
Eine 57-jährige Patientin, Hausfrau, BMI 34 kg/m² sucht unregelmäßig Ihre Praxis wegen Bagatellerkrankungen und Rezepten für ihre Antihypertensiva auf. Vor 5 Jahren wurde eine Hypertonie, vor zwei Jahren ein Diabetes mellitus diagnostiziert, der bis jetzt zweimal kontrolliert wurde. An einem Diabeteskurs hat sie bisher nicht teilgenommen. Jetzt hat sie von der Krankenkasse gehört, dass Diabetikern spezielle Programme angeboten werden. Die Patientin möchte an dem Programm teilnehmen, weil sie die Vorteile einer regelmäßigen Kontrolle und Begleitung erkennt.

Welche Voraussetzungen müssen die Patientin und Ihre Praxis dafür erfüllen?
Wenn es sich um ein Disease Management Programm (DMP) für Diabetes handelt, muss die Patientin bereit sein, aktiv an der Erreichung der individuell zu vereinbarenden Therapieziele mitzuwirken und an den Kursen teilzunehmen. Arzt und Mitarbeiter müssen an Kursen des Zentralinstituts für die Kassenärztliche Versorgung (ZI) teilgenommen haben und einmal jährlich zertifizierte Fortbildungen besuchen. Die Praxis muss über geeichte Blutdruckmessgeräte und Schulungsmedien für strukturierte Kurse verfügen sowie sich bei der Kassenärztlichen Vereinigung eingeschrieben haben.

Wie findet die Dokumentation im Rahmen des Managements von Diabetikern statt?
Neben der üblichen Praxisdokumentation sollen die Kontrolluntersuchungen und Zielwerte im Gesundheits-Pass Diabetes der DDG eingetragen werden. Der Pass verbleibt beim Patienten und wird zu den quartalsweisen Kontrolluntersuchungen wieder vorgelegt. Zusätzlich führen Diabetiker ein Tagebuch, in das sie die Ergebnisse der Selbstmessungen (Blutzucker, evtl. Harnzucker, Blutdruck) und ggf. ihre Ernährung und Insulindosis eintragen. Hier richtet sich die Dokumentation nach der Therapiestrategie und dient neben der Selbstkontrolle auch der Vermeidung von Akutkomplikationen. Entsprechende Hefte werden von der Industrie bereitgestellt oder sind Bestandteil von Schulungsmedien. Im Rahmen des DMP werden von der Praxis Behandlungsdaten in der EDV oder auf Formularen erfasst und zentral ausgewertet (Zentralinstitut für die kassenärztliche Versorgung in Deutschland, http://www.zi.de).

Welche Aufgabe hat die Dokumentation der Kontrolluntersuchungen?
Die Dokumentation ermöglicht dem Patienten und dem Arzt, das Auftreten von Therapiefehlern oder Begleit- und Folgeerkrankungen rechtzeitig zu erkennen, um die Therapie zu verändern. Außerdem ist sie Grundlage für die Vereinbarung von individuellen Zielen der Behandlung. Daneben ermöglicht sie – soweit Daten im Rahmen von DMP zentral ausgewertet werden – die zielgerichtete Veränderung der sozioökonomischen Interventionen.

Welche Kontrolluntersuchungen werden im Rahmen des DMP Diabetes durchgeführt, um die Blutzuckereinstellung, das Vorliegen von diabetesbedingten Folgeerkrankungen und zur Kontrolle von kardiovaskulären Risikofaktoren zu überprüfen?
- HbA_{1c}- und Blutzuckermessung
- Blutdruckmessung
- Gewichtsbestimmung
- Zwischenanamnese (Hyperglykämie-Symptome, Hypoglykämien, körperliche Aktivität, Raucherstatus, Teilnahme an Schulungskursen)

- Medikamentenplan
- Kontrolle der Patientendokumentation alle 3 Monate
- alle 3 Monate Ermittlung der Symptome der peripheren und der autonomen Neuropathie sowie Inspektion und Palpation der Füße
- alle 12 Monate Überprüfung der Fußpulse, Sensibilitätsprüfung (10-g-Mono-Filament-Test oder Vibrationstest)
- jährlich Lipidstatus (Gesamtcholesterin, HDL), Mikroalbuminurie-Test und Funduskopie (letztere durch den Augenarzt), je nach Befund in Abständen von 3–12 Monaten.

13.2.5 Behandlung von Folge- und Begleiterkrankungen

F A L L B E R I C H T

Ein 58-jähriger Patient mit seit 5 Jahren bestehendem Diabetes mellitus Typ II berichtet über eine Entzündung an der linken Großzehe, die er vor einigen Tage bemerkt habe (➤ Abb. 13.3).

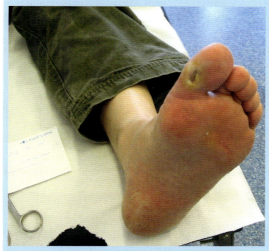

Abb. 13.3 Entzündung an der linken Großzehe bei Diabetes mellitus

Wie deuten Sie den Befund?

Es handelt sich um ein älteres, kraterförmiges, die Hornhaut unterminierendes Ulkus unter dem Großzehenendglied links mit Umgebungsrötung und Überwärmung. Es liegt nahe, ein Fußulkus als Ausdruck eines diabetischen Fußsyndroms zu vermuten.

Was ist ein diabetisches Fußsyndrom?

Der Begriff bezeichnet Ulzerationen, Infektionen und/oder Destruktion tiefliegender Gewebe unterhalb des Kniegelenks, die in 80 % mit neurologischen Auffälligkeiten und in 45 % mit verschiedenen Graden einer peripheren arteriellen Verschlusskrankheit einhergehen. Ursache sind eine nicht-okkludierende Mikroangiopathie und die diabetestypische Neuropathie mit Verminderung der Schmerzempfindung, konsekutiven Skelettveränderungen und ungünstiger plantarer Druckverteilung.

Woran erkennen Sie einen gefährdeten Fuß, ohne dass es bereits zur Ulkusbildung gekommen ist?

Der neuropatische Fuß ist warm (Gefäßweitstellung) und trocken (verminderte Schweißsekretion) – Schäden durch Hyperglykämie führen zu Regulationsstörungen der sensiblen, motorischen und autonomen Nerven. Durch Verlust der Propriozeption kommt es häufiger als bei Nichtdiabetikern zu Deformierungen (z. B. Krallenzehen), welche das Entstehen von Haut- und Gewebeläsionen durch mechanische Fehlbelastung begünstigen.

Welche Behandlung führen Sie durch?

Im Fallbeispiel wird mit einem Antibiotikum kalkuliert bis zum Abklingen der lokalen und systemischen Entzündungszeichen behandelt (z. B. Clindamycin 3 × 600 mg oder Amoxicillin 875 mg + Clavulansäure 125 mg 2×/d), der Stoffwechsel wird verbessert und eine stadiengerechte Wundbehandlung durchgeführt. Aus der Tiefe der Wunde erfolgt zuvor ein Wundabstrich zur Keim- und Resistenzbestimmung. Der Patient bekommt ggf. einen Verbandschuh mit Weichbettung zur konsequenten Druckentlastung verordnet.

Was klären Sie ab, bevor Sie eine Behandlung einleiten?

- weitergehende Infektionszeichen: Lymphangitis, Phlegmone, eitriges Exsudat, Foetor, erhöhte Hauttemperatur, u. a.
- Knochenbeteiligung: konventionelles Röntgen, bei V. a. diabetische Osteoarthropathie (Charcot-Fuß) auch MRT
- Wundabstrich zur gezielten antibiotischen Behandlung und MRSA-Ausschluss
- Gefäßerkrankung: ggf. Prüfen der Vaskularisation durch Farbduplex-Sonografie, MR Angiografie bzw. DSA. (Claudicatio-Symptome können bei Neuropathie fehlen)
- Stoffwechsel: HbA_{1c}, aktueller BZ
- Neuropathie: s. o., wenn die Wundsondierung nicht zu Schmerzen führt, ist die Neuropathie praktisch bewiesen
- soziale Situation: Sind Stoffwechselnormalisierung, hochkalorische Ernährung (zur Ausbildung der Wundmatrix erforderlich), Verbandswechsel und vollständige Druckentlastung auch ohne Pflegedienst in häuslicher Umgebung gewährleistet?

Wie klassifizieren Sie das diabetische Fußsyndrom?

Im Fallbeispiel liegt ein Stadium Wagner 1 Armstrong B vor (➤ Tab. 13.2; ➤ Abb. 13.4): Die Wunde reicht bis zur Subcutis und weist Entzündungszeichen auf.

Tab. 13.2 Wagner/Armstrong-Klassifikation (Eckardt 2005)

	0	1	2	3	4	5
A	prä- oder postulzerative Läsion	oberflächliche Wunde	Wunde bis zur Ebene von Sehne oder Kapsel	Wunde bis zur Eben von Knochen	Nekrose von Fußteilen	Nekrose des gesamten Fußes
B	mit Infektion	mit Infektion	mit Infektion	mit Infektion	mit Infektion	mit Infektion
C	mit Ischämie	mit Ischämie	mit Ischämie	mit Ischämie	mit Ischämie	mit Ischämie
D	mit Infektion und Ischämie	mit Infektion und Ischämie	mit Infektion und Ischämie	mit Infektion und Ischämie	mit Infektion und Ischämie	mit Infektion und Ischämie

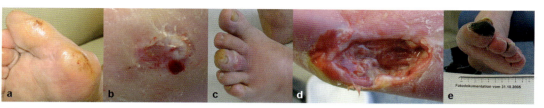

Abb. 13.4 Wagner/Armstrong-Klassifikation; Beispiele aus der Praxis: a) Stadium 0A; b) Stadium 1A; c) Stadium 2B; d) Stadium 3A; e) Stadium 4D

Was ist bei der Wundbehandlung am diabetischen Fuß besonders zu beachten?

- Primär muss die Wunde gereinigt werden, Hornhauthypertrophien am Wundrand müssen großzügig scharf entfernt werden (Debridement; ➤ Abb. 13.5).
- Moderne Antiseptika wie Polyhexanid (Prontosan®, Lavanid®) und Octenidin (Octenisept®) haben gegenüber PVP-Jod zumindest den Vorteil, dass eine Wundbeurteilung ohne Verfärbung möglich ist. Die Wirksamkeit auf Staphylokokken ist gegeben.
- Die Anwendung von Farbstoffen, Gerbmitteln usw. ist obsolet.
- Eine trockene Wundbehandlung ist nur bei ischämischen Nekrosen indiziert. Sonst sollte ein Verbandswechsel der saugfähigen Wundauflagen spätestens alle zwei Tage erfolgen. Okkludierende Wundauflagen wie Filmpflaster und Hydrokolloidauflagen erhöhen das Infektionsrisiko und sollten nicht verwendet werden.
- Die Behandlung dauert bei unkomplizierten Verläufen 11–14 Wochen (Boulton 2005).
- Das hohe Amputationsrisiko gebietet die frühzeitige Überweisung an eine spezialisierte diabetologische Einrichtung.
- Bereits im Wagner-Stadium 0 sollten podologische Behandlung und diabetesadaptiertes Schuhwerk verordnet werden.

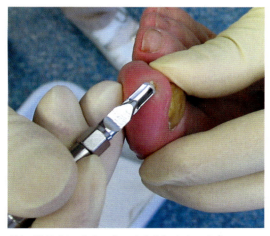

Abb. 13.5 Wundbehandlung bei diabetischem Fuß

Was müssen Sie bei den Wundkontrollen beachten?

Das TIME-Schema (Vanscheidt 2005; ➤ Abb. 13.6) verhilft zum systematischen Vorgehen bei den Wundkontrollen.

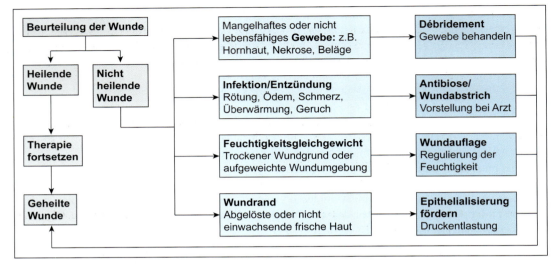

Abb. 13.6 Wundkontrolle bei diabetischem Fuß (modifiziert nach Vanscheidt et al. 2005)

Nephropathie

Wie wird die diabetische Nephropathie diagnostiziert?

Bei normaler Nierenfunktion (> 90 ml/min Kreatinin-Clearance) mit einer Mikroalbuminurie (20 bis 200 mg/l) liegt eine Nephropathie im Stadium 1a vor, bei einer Makroalbuminurie mit Werten > 200 mg/l eine Nephropathie im Stadium 1b (Hasslacher 2006). Ab einer Kreatinin-Clearance < 90 ml/min und Makroalbuminurie besteht eine diabetische Nephropathie mit Niereninsuffizienz im Stadium 2. Eine herabgesetzte Kreatinin-Clearance ohne erhöhte Eiweißausscheidung könnte auch auf eine nicht-diabetogene Nephropathie zurückzuführen sein.

Wie sollte eine Nephropathie ab Stadium 2 behandelt und kontrolliert werden?

Eine diabetische Nephropathie im Stadium 2 sollte unter Führung eines Nephrologen oder Diabetologen vierteljährlich oder anlassbezogen kontrolliert werden. Das Fortschreiten der Erkrankung – die kontinuierliche Abnahme der Filtrationsleistung bis zur Dialysepflicht – muss aufgehalten werden. Eine gute Behandlung geschieht durch ACE-Hemmer und/oder AT$_1$-Antagonisten in Verbindung mit einem Diuretikum. Auch normotensive Diabetiker werden behandelt, bei Hochdruckpatienten sollte der systolische Blutdruck zuverlässig unter 130 mmHg und der diastolische Blutdruck unter 80 mmHg gesenkt werden. Thrombozyten-Aggregationshemmung, Kontrolle einer Hyperlipidämie, die Verhinderung von Harnwegsinfekten, eine normnahe Blutzucker-Verlaufskurve, Gewichts- und Trinkmengenkontrolle sowie die Normalisierung einer erhöhten Eiweißaufnahme auf 0,8 g/kg Körpergewicht helfen, die Nierenfunktion längerfristig zu stabilisieren. Nephrotoxische Medikamente (z. B. NSAR) sollten vermieden werden.

Wie wird der Test auf Mikroalbuminurie durchgeführt?

In Form eines semiquantitativen Streifentests (z. B. Mikraltest II, Microbumin-Test u. a.) aus dem Morgenurin.

Welche Faktoren können zu falsch positiven Ergebnissen führen?

Körperliche Anstrengung, Harnwegsinfektionen, Menses, Hyperglykämie, Hypertonie, Herzinsuffizienz und fieberhafte Infektionen.

Wann und wie ist der Test zu wiederholen?

Bei einem Ergebnis > 20 mg/l Eiweißausscheidung im Urin muss der Test im Abstand von 2–4 Wochen wiederholt werden, am sichersten mit einer laborchemischen Methode wie der Turbidometrie. Eine diabetische Nephropathie gilt als nachgewiesen, wenn zwei von drei Proben in 2- bis 4-wöchigem Abstand positiv sind (Zwei-von-drei-Regel).

Wie wird die Glomeruläre Filtrationsrate (GFR) bestimmt?

Die Kreatinin-Clearance (als Surrogat für die GFR) kann durch Kreatininmessung i. S. und im 24-h-Urin bestimmt werden. Alternativ kann sie mit der Formel von Cockroft und Gault berechnet werden:

$$\text{Kreatinin-Clearance [ml/min]} = \frac{(140 - \text{Alter}) \times \text{Körpergewicht [kg]}}{72 \times \text{Serumkreatinin [mg/dl]}}$$

Bei Frauen muss das Ergebnis mit 0,85 multipliziert werden. Meist wird heute zur Berechnung der GFR die korrigierte MDRD-Formel (Levey 2005) eingesetzt:

$$\text{GFR (ml/min/1,73 m}^2) = 186 \times \text{Serumkreatinin [mg/dl]}^{-1,154} \times \text{Alter}^{-0,203} \ (\times 0,742 \text{ bei Frauen});$$
$$\times (1,21 \text{ bei Pat. mit schwarzer Hautfarbe})$$

Was wissen Sie über die Filtrationsleistung der Glomerulae?

Die glomeruläre Filtrationsrate (GFR) nimmt mit dem Alter kontinuierlich ab. Normale Clearance-Werte liegen zwischen etwa 90 bis 120 Milliliter pro Minute (ml/min).

Was ist bez. der Diabetestherapie bei Nephropathie ab Stadium 3 zu bedenken?

Ab einer GFR < 60 ml/min muss nach der in Deutschland gültigen Zulassung Metformin abgesetzt werden – auch wenn die Datenlage einen Einsatz bis zu einer GFR > 30 ml/min nahelegt. Ebenso müssen einige Sulfonylharnstoffe reduziert oder abgesetzt werden. Insulintherapie: Die Hypoglykämiegefahr kann durch den gestörten renalen Abbau von Insulin (verlängerte Wirkung) und die verminderte Glukoneogenese erheblich zunehmen.

Retinopathie

Wie wird die diabetische Retinopathie diagnostiziert und therapiert?

Bei jeder Diabetes-Erstmanifestation und dann jährlich sollte eine Augenhintergrunduntersuchung in Mydriasis durch einen Augenarzt stattfinden. Wenn eine – vom Patienten i. d. R. unbemerkte – diabetische Retinopathie (DR) oder Makulopathie (DM) festgestellt wird, sind Kontrollen in kürzeren Abständen und eine Intensivierung der Diabetesbehandlung erforderlich. Die frühzeitige Laserkoagulation der Netzhaut im Stadium der schweren, nicht-proliferativen DR kann eine Visusminderung oft verhindern oder zumindest aufhalten. Sie findet meist ambulant in Tropfanästhesie statt.

Neuropathie

FALLBERICHT

Ein 68-jähriger Patient, Diabetesdauer 8 Jahre, klagt trotz Metformin-Behandlung, wie er sagt, über Kribbeln in den Beinen. Besonders vor dem Einschlafen treten mittlerweile fast täglich starke, brennende Schmerzen in den Fußsohlen und manchmal in den Waden auf. Auf Nachfrage berichtet er, dass er in letzter Zeit oft das Gefühl habe, wie auf Watte zu laufen. Anamnestisch besteht keine Alkoholkrankheit und die bestimmten Vitamin-B_{12}-Spiegel sind im Referenzbereich.

13

Welche Untersuchungen führen Sie zur Sicherung der Diagnose „sensomotorische diabetische Neuropathie" durch?

- Prüfung der Pallästhesie (Vibrationsempfinden) mit 128-Hz-Stimgabel distal am Großzehenendglied und Metatarsale I (pathologisch < 5/8)
- Test des Berührungsempfindens mit 10-g-Mono-Filament plantar oder am Fußrücken (nicht an Schwielen)
- Prüfen der Temperaturempfindung (z. B. mit Tip Therm)
- Ausschluss eines Vitamin-B_{12}-Mangel durch Spiegelbestimmung.

Wie helfen Sie dem Patienten?

- Erörterung der Therapieziele. Eine normnahe Blutzucker- und Blutdruckeinstellung kann die Verschlimmerung der Neuropathie verhindern.
- Verordnung von Amitriptylin (für alte Patienten ungeeignet), 10–75 mg zur Nacht oder Duloxetin. Alternativ Gabapentin/Pregabilin (Blutbildkontrollen). Bei allen Wirkstoffen sollte einschleichend dosiert werden.
- Gegen die Schmerzen können auch Metamizol, Tramadol oder Tilidin wirksam sein, ggf. Opioide.
- Ein Therapieversuch mit transkutaner elektrischer Nervenstimulation (TENS) ist gerechtfertigt.

Wie manifestiert sich die periphere Polyneuropathie?

Die Schäden an den Nerven betreffen häufig zuerst die sensiblen kleinen A-δ- und C-Fasern peripherer Nerven und dort die distalen, also Fasern in den Füßen. So kommt es zu strumpfartig lokalisierten Kribbelparästhesien und oft sehr schmerzhaften Dysästhesien. Allerdings können auch zuerst motorische Fasern betroffen sein und Symptome wie Krämpfe oder Paresen hervorrufen. Das Bild der neuropathischen Befunde ist immer symmetrisch.

Wie stellen Sie eine autonome Neuropathie (ANP) fest?

Hinweise ergibt die Anamnese, wenn Patienten Völlegefühle, Durchfälle oder auch Obstipation sowie Störungen der Schweißsekretion schildern. Insbesondere die Gastroparese kann erhebliche Beschwerden (postprandiale Hypoglykämie, dyspeptische Symptome) verursachen, eine Behandlung mit Metoclopramid oder Domperidon ist häufig erfolgreich. Die Diagnostik der kardialen autonomen Neuropathie erfolgt durch EKG mit forcierter Atmung, Valsalva-Versuch und Orthostase-Test, wobei eine Verringerung der Herzfrequenzvariabilität pathognomonisch ist. Sie kann auch im 24-h-EKG erkannt werden. Der Patient sollte in eine diabetologische Schwerpunktpraxis überwiesen werden.

Erektile Dysfunktion

Wie stellen Sie die Diagnose einer erektilen Dysfunktion?

Männer mit jahrelang bestehendem Diabetes sollten – insbesondere bei bestehenden Folgeerkrankungen – grundsätzlich danach gefragt werden, ob eine Erektionsstörung vorliegt. Die Vertiefung eines Gespräches setzt voraus, dass Ärzte die Sexualität eines Patienten als für die Lebensqualität mitentscheidend akzeptieren und darauf vorbereitet sind, vorbehaltlos und taktvoll zu kommunizieren.

Wie würden Sie eine Therapie einleiten?

Die erektile Dysfunktion bei Diabetikern kann psychogene, neurogene und vaskuläre Ursachen haben – die Abklärung und Behandlung setzt eine professionelle Gesprächsführung voraus. Weitgehend unabhängig von der Ursache ist ein Therapieversuch mit Phosphodiesterase-Hemmern (Sildenafil, Vardenafil und Tadalafil) gerechtfertigt, wenn Kontraindikationen (Therapie mit NO-Donatoren, wie Nitraten, Molsidomin und/oder eine höhergradige KHK) beachtet werden. Die Dysfunktion bessert sich meist deutlich im Verlauf der ersten Behandlungswochen.

LITERATUR
Boulton AJM: The global burden of diabetic foot disease. Lancet 2005; 366: 1719–1724

von Boxberg C, Hochlehnert D, Heinemann L, Rave K: Optimale Blutglukoseeinstellung zur Prävention von Diabetesfolgeer-krankungen. Pragmatischer Blick auf die Studienlage oder das ROM-Schema. Diabetes Stoffwechsel und Herz 2009; 18: 113–118

Brückel J, Kerner W: Definition, Klassifikation und Diagnostik des Diabetes mellitus. Diabetologie und Stoffwechsel 2006: 177–180. DOI: 10.1055/s-2006–941458

Buchwald H, Estok R, Fahrbach K, Banel D, Jensen MD, Pories WJ, Bantle JP, Sledge I: Weight and type 2 diabetes after bariatric surgery: systematic review and meta-analysis. AmJMed 2009; 122: 248–256

Chirurgische Arbeitsgemeinschaft für Adipositastherapie (CA-ADIP): S3-Leitlinie: Chirurgie der Adipositas (Juni 2010). http://www.adipositas-gesellschaft.de/fileadmin/PDF/Leitlinien/ADIP-6-2010.pdf

Eckardt, Lobmann: Der diabetische Fuß. Interdisziplinäre Diagnostik und Therapie: Springer, Heidelberg 2005

Frei U, Schober-Halstenberg HJ: Nierenersatztherapie in Deutschland Bericht über Dialysebehandlung und Nierentransplantation in Deutschland 2006/2007. QuaSi-Niere, Berlin 2008

Fisman EZ, Tenenbaum A, Motro M, Adler Y: Oral antidiabetic therapy in patients with heart disease. A cardiologic stand-point. Herz 2004; 29 (3) 290–298. doi:10.1007/s00059-004-2476-5

GBE Kompakt 3/2011: Heidemann C, Du Y, Scheidt-Nave C (2011), Diabetes mellitus in Deutschland. Hrsg. Robert Koch-Institut Berlin, GBE kompakt 2(3). www.rki.de/gbe-kompakt

Gerich JE: Clinical significance, pathogenesis, and management of postprandial hyperglycemia. Archives of internal medicine 2003; 163 (11) 1306–1316. doi:10.1001/archinte.163.11.1306

Giani G: Epidemiologie und Verlauf des Diabetes mellitus in Deutschland. Praxis-Leitlinien der Deutschen Diabetes-Gesellschaft (DDG) 2004. Unter Mitarbeit von H. U. Janka H. Hauner E, Standl R, Schiel A, Neu W

Hansen MB, Jensen ML, Carstensen B: Causes of death among diabetic patients in Denmark. Diabetologia 2012; 55: 294–302. DOI 10.1007/s00125-011-2383-2

Häring HU: Evidenzbasierte Leitlinie – Antihyperglykämische Therapie des Diabetes mellitus Typ 2. Unter Mitarbeit von H. Laube S. Matthaei H.-P. Meissner U. Panten G. Schernthaner H.-G. Joost. Herausgegeben von Deutsche Diabetes Gesellschaft. Deutsche Diabetes Gesellschaft 2006

Harrison LB, Raskin P, Adams-Huet B, Lingvay I: β-Cell Function Preservation After 3.5 Years of Intensive Diabetes Therapy. Diabetes Care 2012; 35: 1406–1412

Hasslacher C: Diabetische Nephropathie. Leitlinien der Deutschen Diabetes-Gesellschaft. Diabetologie und Stoffwechsel 2006; 1, Suppl. 1: S190-S194

Heller G, Gunster C, Schellschmidt H: How frequent are diabetes-related amputations of the lower limbs in Germany? An analysis on the basis of routine data. Deutsche medizinische Wochenschrift 2004; 129 (9) 429–433. doi:10.1055/s-2004–820063

Kahn SE: The relative contributions of insulin resistance and beta-cell dysfunction to the pathophysiology of Type 2 diabetes. Diabetologia 2003; 46 (1) 3–19. doi:10.1007/s00125-002-1009-0

Kaiser TH: Medizinische Grundlagen für diagnostische und therapeutische Entscheidungen im Rahmen Evidenzbasierter Disease-Management Programme. Unter Mitarbeit von R. Krones H. Franz A. Waltering C. Kleespies P. T. Sawicki E. Jennen. Bonn: AOK-Bundesverband 2002

Kilpatrick ES, Rigby AS, Atkin SL: Insulin resistance, the metabolic syndrome, and complication risk in type 1 diabetes: „double diabetes" in the Diabetes Control and Complications Trial. Diabetes Care 2007; 30: 707–712

Lehmann R, Vokac A, Niedermann K, Agosti K, Spinas GA: Loss of abdominal fat and improvement of the cardiovascular risk profile by regular moderate exercise training in patients with NIDDM. Diabetologia 1995; 38 (11) 1313–1319

Liebl A, Neiss A, Spannheimer A, Reitberger U, Wagner T, Gortz A: Costs of type 2 diabetes in Germany. Results of the CODE-2 study. Deutsche medizinische Wochenschrift 2001; 126 (20) 585–589

Risse A: Phänomenologische und psychopathologische Aspekte in der Diabetologie. Berlin: de Gruyter 1998

Schwedes U, Siebolds M, Mertes G: Meal-related structured self-monitoring of blood glucose: effect on diabetes control in non-insulin-treated type 2 diabetic patients. Diabetes care 2002; 25 (11) 1928–1932

Sjöström L: Bariatric surgery and reduction in morbidity and mortality: experiences from the SOS study. International Journal of Obesity 2008; 32: 93–97

Stenström G, Gottsäter A, Bakhtadze E et al.: Latent Autoimmune Diabetes in Adults Definition, Prevalence, β-Cell Function, and Treatment. Diabetes Diabetes 2005; 54, Suppl 2: S68-S72

Trautner C, Haastert B, Richter B, Berger M, Giani G: Incidence of blindness in southern Germany due to glaucoma and degenerative conditions. Investigative ophthalmology & visual science 2003; 44 (3) 1031–1034

Vanscheidt W, Ukat A, Hauss F: Systematic management of chronic wounds employing the TIME concept. MMW Fortschritte der Medizin 2005; 147 Suppl 3: 119–126

Zammitt NN, Frier BM: Hypoglycemia in type 2 diabetes: pathophysiology, frequency, and effects of different treatment modalities. Diabetes care 2005; 28 (12) 2948–2961

13.3 Fettstoffwechselstörungen
D. Jobst

Was versteht man unter Fettstoffwechselstörungen?

Als Fettstoffwechselstörungen werden von der Norm abweichende, erhöhte Messwerte für Triglyzeride, Cholesterin und Lipoproteine bezeichnet. Auch Homocystein und die Lipidelektrophorese zählen zu den Markern einer Fettstoffwechselstörung.

Streng genommen handelt es sich bei der Bezeichnung Fettstoffwechselstörung lediglich um Laborbefunde, die Störungen antizipieren oder kennzeichnen. Der geringste Anteil der nachgewiesenen Blutbestandteile besteht tatsächlich aus reinen Fetten, daher auch die Bezeichnung als Dyslipoproteinämie.

13.3.1 Cholesterin und kardiale Risikoabschätzung

Warum kommt dem Cholesterin eine besondere Bedeutung zu?

Einige Cholesterinfraktionen, insbesondere das Low-Density-Lipoprotein (LDL), besitzen atherogene Eigenschaften, die im Zusammenhang mit anderen metabolischen Störungen insbesondere zu koronaren, aber auch zu peripheren und zerebralen arteriellen Ablagerungen führen. Erhöhte LDL- und VLDL- sowie erniedrigte HDL-Werte zeigen ein erhöhtes Risiko an. In der Regel wird durch HDL eine vermehrte LDL-Aufnahme in die Körperzellen unterdrückt und somit eine Cholesterinanhäufung verhindert. HDL wird deshalb zu den protektiven Faktoren gerechnet. Die Senkung von Cholesterin im Zusammenhang mit anderen Risikofaktoren stellt eine Möglichkeit der Risikoverminderung dar.

Eine Interventions- oder Behandlungsindikation resultiert in den Fällen mit geringerem oder mittlerem kardiovaskulären Risiko nicht mehr aus der Höhe von Cholesterin- und Lipoprotein-Messwerten, sondern aus Risikokonstellationen heraus. Anders verhält es sich bei exzessiven Messwerten oder höherem Risiko (z. B. bei familiärer Hypercholesterinämie oder gesicherter KHK bei Diabetes und Raucherstatus bei höherem Lebensalter).

Zur Bestimmung eines individuellen kardiovaskulären Risikos (= Risiko-Assessment) gibt es praxisgeeignete Nomogramme und Tabellen.

Welche Risiken werden bei diesen Risiko-Assessments erfasst?

Immer erfasst werden Alter, Blutdruck, Rauchgewohnheiten, erhöhte Cholesterinwerte und pathologische Glukosewerte bzw. Diabetes mellitus.

Weitere Parameter können in die Risikobeurteilung eingehen, z. B. der Homocysteinspiegel i. Serum, eine linksventrikuläre Hypertrophie, die Media-Dicke der A. carotis.

Patienten mit einer nachgewiesenen oder symptomatischen Gefäßerkrankung gelten als hochrisikogefährdet.

Wie beeinflussen sich die Risiken gegenseitig?

Einzelrisiken multiplizieren sich mit dem Hinzutreten weiterer Risiken. Eine Hypercholesterinämie muss im Zusammenwirken mit anderen Risikofaktoren als gleich starker Risikofaktor eingeschätzt werden (➤ Tab. 13.3). LDL über 130 mg/dl gilt als eigener Risikofaktor. Das Vorliegen zweier Risikofaktoren erster Ordnung vervierfacht, das von drei Risikofaktoren verzehnfacht das kardiovaskuläre Risiko.

Tab. 13.3 Kardiovaskuläres Erkrankungsrisiko in acht Jahren in Abhängigkeit verschiedener Risikofaktoren bei 35-jährigen Männern (Framingham-Studie)

Zunahme der Risikofaktoren	• keine Glukoseintoleranz • systol. Blutdruck 105 mmHg • Nichtraucher • keine Linkshypertrophie im EKG	• Glukoseintoleranz • systol. Blutdruck 195 mmHg • Nichtraucher • keine Linkshyper-trophie im EKG	• Glukoseintoleranz • systol. Blutdruck 195 mmHg • Raucher • keine Linkshypertro-phie im EKG	• Glukoseintoleranz • systol. Blutdruck 195 mmHg • Raucher • Linkshypertrophie im EKG
Cholesterinwerte i. S.	**Zunahme des Erkrankungsrisikos in %**			
185 mg/dl	0,5	3,9	6,0	18,0
335 mg/dl	3,9	23,2	34,6	60,2

Welche Zielgruppen eignen sich für eine Risikoanalyse? Wann würden Sie eine solche durchführen?

- wenn eine Gesundheitsuntersuchung stattfindet, besonders bei Frauen über 60 Jahren und Männern über 55 Jahren, oder auf Patientenwunsch
- wenn Patienten Raucher sind
- bei Übergewicht oder Adipositas
- wenn ein oder mehrere Risikofaktoren bereits vorliegen (Hypertonie, hohe Lipidwerte, Diabetes mellitus, bekannte oder symptomatische Arteriosklerose)
- wenn eine positive Familienanamnese für kardiovaskuläre Erkrankungen existiert
- wenn sich Verdachtsmomente für eine kardiovaskuläre Erkrankung ergeben, z. B. kardiogene Thorax-schmerzen.

Wann ist eine Behandlung des kardiovaskulären Risikos angezeigt?

Bei einem errechneten Risiko für einen Herzinfarkt oder einen Apoplex von mehr als 20 % in 10 Jahren ist eine Behandlung angezeigt. In der Primärprävention eignet sich für die Risikoberechnung besonders das kostenfreie Arriba®-Instrument (http://www.arriba-hausarzt.de).

Welche außer den bereits genannten Hauptfaktoren Rauchen, Diabetes mellitus Typ 2, arterielle Hypertonie, Dyslipoproteinämie und Alter findet man weltweit bei Herzinfarktpatienten (in unterschiedlichem Ausmaß)?

- problematische Ernährung
- passives Bewegungsverhalten
- gesteiger Alkoholkonsum
- erhöhte Apolipoprotein
- psychosoziale Balstungsfaktoren
- ungünstiges Taille-Hüft-Verhältnis
- Übergewicht – jedoch erst ab einem BMI ≥30 (Adipositas).

Welche Lebenstilveränderung, insbesondere welche Ernährungsgewohnheiten vermindern LDL und Triglyzeride im Serum? Welche vermindern zusätzliche Triglyzeride? Welche erhöhen das HDL im Serum? Die folgende Tabelle erlaubt einen Überblick. Tipp: Halten sie die Angaben in den Spalten zunächst verdeckt!

13

Tab. 13.4 LDL und Triglyzeride im Serum und Lebensstil

	Verminderung von LDL und Triglyceriden	Verminderung von Triglyceriden	Zunahme von HDL
Reduktion von gesättigten Fettsäuren	+++	+++	
Reduktion von Trans-Fettsäuren	+++	+++	+++
Reduktion von Nahrungscholesterin	++	++	
„Functional Food" mit Phytosterolen	+++	+++	
Gewichtabnahme bei Adipositas	+	+++	++
verminderte Alkoholzufuhr		+++	
Reduktion Zucker und Kohlenhydraten		+++	+
körperliche Aktivität	+	++	+++
Zufuhr von mehrfach ungesättigten Fettsäuren		++	
Ersatz von Kohlenhydraten durch ungesättigte Fettsäuren			++
moderater Alkoholkonsum			++

Aus ESC/EAS Guidelines for the management of dyslipidaemias (2011)
Pluszeichen stehen für Effektstärke – dreifach Plus bezeichnet den höchsten Effekt

Nennen Sie einige Beispiele für gesättigte und ungesättigte Fettsäuren (gFS, uFS) sowie für Phytosterol. In welchen Nahrungsmitteln kommen Transfettsäuren vor?

Palmitin-, Margarin- und Stearinsäure bestehen aus 16 bis 18 C-Atomen, die mit Wasserstoff-Atomen völlig gesättigt sind. Sowohl Tier- als auch Pflanzenfette enthalten solche FS.

Alpha- und Gamma-Linolensäuren enthalten ebenfalls 18 C-Atome, weisen jedoch an drei teils unterschiedlichen Stellen eine Doppelbindung zwischen den C-Atomen auf (ungesättigte FS, uFS). Sie kommen in Ölsaaten oder Nüssen vor: Leinöl, Walnussöl, Hanföl, Rapsöl und Sojaöl (Alpha-FS), Borretschöl, Nachtkerzenöl und Hanföl (Gamma-FS). In den Pflanzenölen liegen uFS und gFS in etwa folgenden Anteilen vor: Distel- (74,5 %/8,6 %), Sonnenblumen- (60,7 %/11,5 %), Soja- (61,0 %/13,4 %) und Rapsöl (27 %/6 %). Ausnahmen bilden Kokos- und Palmkernfett (1,4 %/86,5 %). Zur Verminderung des Arteriosklerose-Risikos werden 20–30 % Fettanteile am Energiebedarf empfohlen, davon je ein Drittel gesättigter, ungesättigter und mehrfach ungesättiger Fette.

Transfette sind vor allem das Ergebnis industrieller Nahrungsmittelproduktion unter Hitzeanwendung, gerade auch durch Frittieren. Fastfood enthält mehr Transfettsäuren als häuslich hergestelltes Essen. Billige Margarinen enthielten bis zu 20 % Trans-FS – heute nur noch ca. 1–2 %. Transfette sollten sparsam verzehrt werden.

Phytosterole, auch Phytosterine (PS) genannt, ähneln den tierischen Cholesterinen chemisch sehr und haben analoge Strukturfunktionen in der pflanzlichen Zellmenbran. Sie kommen reichlich in Weizenkeimen, Sesam-, Sonnenblumen- und Kürbiskernen sowie Sojabohnen vor. Beta-Sitosterine sind mit ca. 65 % die am meisten verbreiteten Phytosterole. Durch Erhitzen verlieren die PS ihre Struktur und damit ihre gesundheitliche Wirkung, die ungesättigten FS werden in gFS umgewandelt.

13.3.2 Arteriosklerose und endotheliale Dysfunktion

Definieren Sie den Begriff Arteriosklerose.

Die WHO definierte die Artherosklerose als „variable Kombination von Intimaveränderungen, bestehend aus herdförmigen Ansammlungen von Lipiden, komplexen Kohlenhydraten, Blut und Blutbestandteilen, Bindegewebe und Kalziumablagerungen, verbunden mit Veränderungen der Arterienmedia".

Was wissen Sie über die formale Genese der Arteriosklerose?

Gesunde Endothelzellen der Gefäßintima produzieren Faktoren, die die Proliferation sog. Media-Myozyten hemmen. Unter dem Einfluss von Entzündungsfaktoren, wie Zytokinen und Sauerstoffradikalen, z. B. aus inhaliertem Zigarettenkondensat, kommt es zu einer verstärkten Durchlässigkeit des Gefäßendothels. Stickstoffmonoxid (NO) und Prostazyklin als Barriere- und Relaxationsfaktoren werden vermindert. Das Endothel exprimiert verschiedene Oberflächen-Adhäsionsmoleküle (endotheliale Plaque-Genese, Stufe 1).

Bitte erläutern Sie die Stufen 2 und 3 der Funktionsänderung des Endothels (Lipidanlagerung, fibrointimale Reaktion und Entstehen eines Thrombus).

Das Endothel nimmt vermehrt LDL-Cholesterin-Partikel, glykolysierte Proteine und andere Lipoproteine auf. Deren Metabolisierung zu Lipidperoxiden und Cholesterinestern führt zu weiteren Entzündungsreaktionen und über Chemotaxis zum Einwandern von Monozyten und später von Muskelzellen (aus der Gefäßmuskelschicht) in das Endothel. Wachstumsfaktoren und Matrixproteine lassen sog. Schaumzellen und Lipiddepots entstehen, die durch eine teils instabile Grenzschicht gegen das strömende Blut gekapselt werden. Gelbliche flache oder raue Ablagerungen sind endoskopisch an der Gefäßinnenseite darstellbar (Stufe 2).

Durch Einreißen der Plaque-Oberfläche mit Freisetzung hoch-thrombogenen Materials wird die Gerinnungskaskade ausgelöst – es kommt zur Thrombozyten-Aktivierung („weißer" Thrombus; Stufe 3).

Eine andere, stabilere Plaque-Struktur entsteht, wenn eingewanderte Myozyten faserhaltig-fibröse Grundsubstanz produzieren, in welche sich später zunehmend Kalziumsalze einlagern.

In welchen Zeiträumen vollziehen sich die geschilderten Gefäßwand-Prozesse, bis es zu klinischen Auswirkungen, v. a. zu einer KHK, aber auch zu einer pAVK oder zu zerebralen Insulten kommt?

Im Allgemeinen nehmen die geschilderten Prozesse über Jahrzehnte langsam zu. Sie sind bis zu einem gewissen Grad Bestandteil der natürlichen Alterung eines menschlichen Organismus. Gibt es unterschiedliche Geschwindigkeiten der Atheromatosegenese?

Männer sind im Mittel etwa zehn Jahre früher betroffen als Frauen. Bei mehr als 60 % aller untersuchten 36- bis 40-jährigen Männer ließen sich bereits fibröse Plaques finden.

Bei ausgeprägter genetisch bedingter Fettstoffwechselstörung (z. B. familiärer Hypercholesterinämie oder sog. Remnant-Hyperlipidämie) besteht schon in dieser Altersgruppe ein deutlich erhöhtes Risiko für Myokardinfarkte.

Welche Vorteile bietet das oben ausgeführte pathogenetische Modell der endothelialen Dysfunktion?

Es integriert eine Reihe von Risikofaktoren, wie Zigarettenrauchen, arterielle Hypertonie, Diabetes mellitus und Fettstoffwechselstörungen und beschreibt eine gemeinsame pathogenetische Endstrecke.

13.3.3 Übergewicht

Gibt es einen Zusammenhang zwischen Fettleibigkeit (Übergewicht) und Fettstoffwechselstörungen?

Ja. Bei übergewichtigen Personen wird häufiger eine Hypertriglyzeridämie vorgefunden als bei Normgewichtigen, die für sich allein gesehen keinen nachgewiesenen Risikofaktor darstellt. Das abdominale Fett entwickelt jedoch problematische hormonelle Aktivität.

Warum macht Übergewicht krank?

Die Ursachen einer Übergewichtigkeit, etwa Überernährung inkl. Fehlernährung (Alkoholkonsum!) und Bewegungsmangel, disponieren zu Diabetes mellitus Typ II, Gelenkverschleiß, Schlafapnoe, verminderter Infektabwehr, äthyltoxischen Organschäden, einigen Malignome u. a.

(Unter Disposition wird hier eine *erhöhte Wahrscheinlichkeit* zum Erwerb klinisch manifester Erkrankungen im Vergleich zu gleichaltrigen Normalgewichtigen verstanden.)

Welche weitere Krankheitsdisposition entsteht durch Übergewichtigkeit?

Es besteht ein deutlicher Zusammenhang zwischen Körpergewicht und Blutdruck: Pro 10 kg Gewichtszunahme steigen der systolische und der diastolische Blutdruck im Mittel um 10–20 mmHg.

Ist Übergewicht mit einer erhöhten Sterblichkeit assoziiert?

Ja, es gibt eine statistische Beziehung zwischen Gewichtsanstieg und Anstieg der Sterblichkeit, gesichert ab einem BMI von 30 kg/m^2.

Ist Übergewicht mit Hypercholesterinämie assoziiert?

Nein. Ein pathogenetischer Zusammenhang ist nicht belegt.

13.3.4 Interventionsmöglichkeiten

Individuelle kardiovaskuläre Risikoreduktion durch einzelne oder kombinierte Maßnahmen kann sehr erfolgreich sein. Solche Verhaltensmaßnahmen sind Gewichtsreduktion, regelmäßige körperliche Bewegung, Nikotinverzicht, Mehrkonsum von Gemüse und Obst, maßvoller Konsum von Seefisch und Rotwein – alle Maßnahmen (➤ Tab. 13.4), auch in Kombination mit Medikamenten.

Die genannten Verhaltensänderungen fallen den meisten Menschen in einer Umgebung des Überflusses besonders schwer.

Metaanalysen zeigten, dass entsprechende Änderungen im Lebensstil *bevölkerungsweit* in 30 Jahren keinen Erfolg bewirkten, gemessen an verminderten kardiovaskulären Ereignissen, reduzierten Herzkatheter- oder intensivmedizinischen Eingriffen oder Kostenreduktion. Erst in den letzten Jahren scheinen in Gebieten mit deutlich vermindertem Zigarettenkonsum kardiovaskuläre Ereignisse abgenommen zu haben.

Zwischenzeitlich wurde ernsthaft eine niedrig dosierte risikoadaptierbare tägliche Polymedikation (50 mg Atenolol, 25 mg Hydrochlorothiazid, 20 mg Lovastatin, 100 mg Acetylsalicylsäure) zur kardiovaskulären Primärprävention erwogen, von der WHO gerade für Schwellenländer der Dritten Welt. Medikamentöse Interventionsmöglichkeiten zeigen einige der später folgenden Fallbeispiele.

Wie können z. B. durch die Senkung des Blutdrucks diabetische Folgeschäden vermindert werden?

Durch die Minderung aller Risikofaktoren, oder jedes einzelne separat von den anderen, ergeben sich Prophylaxemöglichkeiten zur Verzögerung oder gar Verhinderung von Myokardinfarkten und anderen vaskulären Ereignissen.

Wann sind Verhaltensänderungen, z. B. durch hausärztliche Interventionen wirksam?

Verhaltensänderungen können zu jedem Interventionszeitpunkt im gesamten Verlauf (haus)ärztlicher Betreuung wirksam sein. Wesentliche Elemente für das Annehmen und Beibehalten solcher Änderungen sind die Lebensqualität, die Güte der Arzt-Patienten-Beziehung und das Selbstverständnis der Patienten.

Welche Bedeutung haben die Erfassung und die Mitteilung von Risikoparametern an den Patienten?

Die Verlaufsbeobachtung von Gewicht, (kardialer) Leistungsfähigkeit, Blutdruckverlauf, Lungenfunktion, Stoffwechsellabor und die Diskussion darüber dienen der Bestärkung einer Verhaltensänderung der Patienten.

FALLBERICHT
Ein 69-jähriger Typ-II-Diabetiker mit mittleren systolischen Blutdruckwerten um 175 mmHg erleidet einen ischämischen Insult der nicht führenden Seite. Eine Untersuchung der Karotiden ergibt hochgradige, hämodynamisch wirksame Stenosen und Plaques beidseits. Das EKG zeigt einen Hinterwandinfarkt im Narbenstadium.

Worauf zielt die (medikamentöse) Behandlung ab?

Auf die Tertiärprävention nach stattgehabten zerebro- und kardiovaskulären Ereignissen.

Woraus besteht diese medikamentöse Behandlung?

Sie umfasst eine ausreichende, allmähliche Blutdrucksenkung, eine Thrombozytenaggregationshemmung, den Einsatz eines CSE-Hemmers, eine gute Einstellung der Blutglukose. Eine spezialisierte Gefäßchirurgie muss zur Frage der Karotisdesobliteration konsultiert werden.

Warum ist die Höhe des gemessenen Gesamt-Cholesterins in diesem Fall unerheblich?

Auch bei Personen mit normalen Cholesterinspiegeln vermindern CSE-Hemmer die Inzidenz von koronaren Reinfarkten, möglicherweise auch von ischämischen Insulten. Als einem besseren Maß kommt hier dem LDL einige Bedeutung zu: LDL sollte auf unter 100 mg/dl gesenkt werden.

Welche Medikation wurde als wirksam befunden?

Die als wirksam befundene Standardmedikation ist Simvastatin 40 mg einmal täglich, entsprechend Atorvastatin 20 mg, Lovastatin 80 mg, Fluvastatin oder Pravastatin 80–120 mg. Bei nicht ausreichender LDL-Senkung kann der Einsatz von Nikotinsäureamid, Fibraten oder Ezetimib erwogen werden.

Wie werden CES-Hemmer verstoffwechselt? Nennen Sie eine mögliche resultierende Medikamenten-Interaktion!

Alle genannten CSE-Hemmer bis auf Pravastatin unterliegen einer hepatischen und intestinalen Metabolisierung durch Isoenzyme der Cytochrom-P450-Familie, besonders durch das CYP3A, CYP3A4, CYP2C8, CYP2C9, CYP2C19 und CYP2D6. Pravastatin hingegen wird sulfatiert und in konjugierter Form renal ausgeschieden. Makrolide hemmen das CYP3A4, sodass es bei gleichzeitiger Gabe zum Anstieg von CSE-Hemmern im Blut kommt. Dies gilt nicht für Pravastatin.

Was ist Ihnen über die Wirkung von CSE-Hemmern bekannt?

Durch Hemmung des leberständigen Enzyms HMG-CoA-Reduktase kommt es unabhängig vom Nahrungscholesterin zur verringerten körpereigenen Cholesterinproduktion. Der atherogene LDL-Cholesterinanteil i. S. sinkt, der HDL-Anteil steigt geringfügig an. Pro 1 % Senkung des LDL-Cholesterins sinkt das koronare Risiko in den folgenden fünf Jahren um 1 %. Diese messbaren Wirkungen erfolgen dosis- und wirkstoffabhängig. Eine Einmaldosis, am besten abends eingenommen, ist für die gewünschte Senkung meist ausreichend.

Warum werden CSE-Hemmer häufiger eingesetzt als andere lipidsenkende Medikamente?

Die antiatherogene Wirkung von CSE-Hemmer ist mit einem hervorragenden Evidenzgrad belegt. Diese Belege schließen insbesondere die klinische Wirkung durch Verzögerung und Verringerung von symptomatischer KHK, Myokardinfarkten, Reinfarkten und Todesfällen ein. Die vermutete protektive Wirkung auf zerebrale Insulte wurde intensiv untersucht. Sie konnte zweifelsfrei für Risikopatienten belegt werden.

Was ist Ihnen über unerwünschte Arzneimittelwirkungen (UAW) von CSE-Hemmern bekannt?

Dosis- und wirkstoffabhängig kommt es zur Myozytolyse mit Muskelschmerzen und Anstieg des Kreatinins i. S. Ein Anstieg von Lebertransaminasen fällt häufig gering aus.

Gibt es eine Altersbegrenzung für den Einsatz von CSE-Hemmern?

Der Einsatz von CSE-Hemmern ist auch bei über 75-Jährigen wirksam im Sinne einer Verminderung oder eines Aufschubs kardiovaskulärer Ereignisse. Probleme der Polymedikation bei Multimorbidität und der Akkumulation von UAW hieraus stehen der regelhaften Verordnung im hohen Alter entgegen.

Welche weiteren Wirkungen von CSE-Hemmern sind Ihnen bekannt?

Zu den weiteren Eigenschaften gehören **antientzündliche (pleiotrope), antithrombotische** und plaquestabilisierende Wirkungen.

Wie schätzen Sie die Wirkung diätetischer Maßnahmen im Vergleich mit CSE-Hemmern ein?

Mit der gültigen Empfehlung, nicht mehr als 30 % des täglichen Kalorienbedarfs in Form von Fetten zu decken sowie weniger als 10 % gesättigte Fette und weniger als 300 mg Cholesterin täglich aufzunehmen, erreicht man eine Senkung des Gesamtcholesterins um 5 % (Mittel aus 244 publizierten Studien, durchschnittlicher Ausgangsbefund: 243,7 mg% Cholesterin).

Bereits diese Ernährungsänderung reduzierte die Häufigkeit kardiovaskulärer Ereignisse um 16 bzw. 23 % im Beobachtungszeitraum!

Zum Vergleich: Der Einsatz von CSE-Hemmern mit einer Cholesterinsenkung z. B. um 21 % reduziert die Gesamt-Mortalität, die kardiovaskuläre Mortalität und die Häufigkeit kardiovaskulärer Ereignisse um etwa ein Drittel; außerdem das relative Risiko eines nicht-tödlichen zerebralen Insultes um 21 %!

FALLBERICHT

Ein übergewichtiger 53-jähriger Pressesprecher (BMI = 36 kg/m²), ehemaliger sportlicher Radfahrer, nimmt regelmäßig 100 mg Metoprolol wegen seines Bluthochdrucks ein. Bei dem alle zwei Jahre durchgeführten Check-up fallen neben einer Gewichtszunahme erstmalig Triglyzeridwerte um 400 mg/dl, ein Cholesterinwert von 290 mg/dl (HDL 49, LDL 170) und eine erhöhte γ-GT auf, die auf Wunsch des Patienten mitbestimmt wurden.

Was ist angesichts dieser Ergebnisse zu klären?

Ein akuter nutritiv-toxischer Einfluss und/oder eine sich wegen des hohen Körpergewichts entwickelnde diabetische Stoffwechsellage sind zu klären – man sollte nach einem „Fest"-Essen und nach erhöhtem Alkoholkonsum am Tag vor der Blutabnahme fragen.

Wie gehen Sie weiter vor?

Beträgt der Nüchternzucker zwischen 110 und 125 mg%, regt man einen oralen Glukosetoleranztest (oGTT) an und bestimmt das HbA$_{1c}$. Fallen diese Werte negativ aus, fordert man den Patienten auf, 10 Tage lang auf Alkohol zu verzichten und sich cholesterinarm und kalorienreduziert zu ernähren.

Warum empfiehlt sich ein solches Vorgehen?

Wenn die Blutwerte für Triglyzeride und Cholesterin, evtl. auch der γ-GT-Wert, bei der Kontrolle nach einer Woche wie erwartet günstiger als zuvor ausfallen, bietet dies eine gute Basis dafür, den Patienten erneut auf seine Ess- und Trinkgewohnheiten anzusprechen, indem auf die günstigen Wirkungen der Veränderungen auf seine Messwerte bereits nach einer Woche hingewiesen wird. Dass es sich um Surrogatmarker handelt, wertet deren Signalwirkung nicht ab. Sie können durch eine Risikoberechnung ergänzt werden, was sich bei manchen Patienten positiv auf eine Verhaltensänderung auswirkt.

Welches sind die Beratungsziele?

- Verminderung des Gewichts auf das vorherige Niveau
- Verringerung und Qualifizierung der Fettaufnahme sowie der Cholesterinfracht im Blut
- Erkennen eines evtl. neu aufgetretenen Alkoholproblems.

Welches sind die Beratungsziele, wenn die Laborwerte nach einer Woche unverändert sind und außerdem ein Nüchternblutzucker von 120 und im OGTT ein 2-Stunden-Wert von 158 mg% gemessen wird?

Angesichts der pathologischen Glukosetoleranz wäre ein Risiko-Assessment als Argumentationsbasis zur Verhaltensmodifikation noch wichtiger als im vorher geschilderten Verlauf. Zudem würde man das Metoprolol gegen einen ACE-Hemmer (z. B. Ramipril), ggf. mit Zusatz von 12,5 mg HCT wechseln, einen CSE-Hemmer in Standarddosierung vorschlagen und empfehlen, ein regelmäßiges Bewegungstraining wieder aufzunehmen. Je nach Risiko-Einstufung ist bereits die Einnahme von ASS zu erwägen. Inhaltliche Zielvereinbarungen und Wiedervorstellungs-Termine zur Begleitung der verstärkten Therapie schließen die Vorsorgeuntersuchung ab.

LITERATUR

ESC/EAS Guidelines for the management of dyslipidaemias, European Heart Journal (2011) 32, 1769–1818

Leitliniengruppe Hessen: Hausärztliche Leitlinie Kardiovaskuläre Prävention, DEGAM 2011, http://www.arztbibliothek.de/mdb/downloads/lghessen/kardiovaskulaere-praevention-lang.pdf

Borgers D: Universelle primärmedizinische Medikation des kardiovaskulären Risikos: ein WHO-Vorschlag, Z Allg Med 2003(79):244–247

Burton S and BMJ-Publishing Group: Clinical Evidence 5/2001. BMJ-Verlag, London 2001

Eisenlohr H: Metabolisches Syndrom. Der Internist 2005; 46: 57–68

Franz IW (Hrsg.): Der kardiovaskuläre Risikopatient in der Praxis, 2. Aufl. Uni Med, Bremen 2003

Fraunberger P, Wang Y, Blessing FJ, Seidel D, Walli AK: Atherogenese: Wechselspiel zwischen Cholesterin, Inflammation und Koagulation. Herz, 2005 (30): 8

Grundy SM et al.: Implications of Recent Clinical Trials for the National Cholesterol Education Program. J Am Coll Cardiol 2004 (44): 720–732, http://content.onlinejacc.org/cgi/content/full/44/3/720

14

J.-M. Träder

Gastroenterologie

14.1 Erbrechen

14.1.1 Erbrechen und Durchfall mit Fieber

FALLBERICHT

Ein 23-jähriger Kraftfahrzeugmechaniker hat seit dem Vortag Erbrechen und Durchfall. Am Anfang habe er sich ungefähr 10 Mal in einigen Stunden übergeben, dann habe er nicht mehr mitgezählt. Später hätte das Erbrechen aufgehört, die Durchfälle seien seltener geworden. Auf Nachfragen zum Erbrochenen gibt er an, er habe kein Blut, aber Speisereste gesehen, zuletzt sei aber nur noch grünliches Wasser gekommen. Er fühle sich sehr schlapp und habe auch 38,2 °C Temperatur gemessen.

Welche anamnestischen Fragen würden Sie in dieser Situation für wichtig erachten?
Die Frage nach möglichen Ansteckungsquellen für Virusinfekte (Familie, Freunde, Arbeitskollegen), nach möglichen Infektions- oder Intoxikationsquellen für bakterielle Infekte (verdorbene Nahrungsmittel), nach Auslandsreisen in der unmittelbaren Vergangenheit, Medikamenteneinnahme. Von Interesse sind auch die bisherigen Vorgehensweisen des Patienten (Diätversuch, medikamentöse Therapie, Behandlung mit Hausmitteln oder Medikamenten) und die Wirkung dieser Maßnahmen.

Der Patient berichtet, seine Freundin sei gesund und ohne solche Beschwerden geblieben. Sie habe im Wesentlichen die gleichen Speisen gegessen wie er. Ein Arbeitskollege habe aber in den vergangenen Tagen „Brechdurchfall" gehabt. Auslandsreisen wurden in der letzten Zeit nicht unternommen.

Welche körperlichen Untersuchungen würden Sie durchführen?
Inspektion von Gesicht, Haut und Konjunktiven, Palpation und Auskultation des Abdomens.

14

Was erwarten Sie bei der körperlichen Untersuchung?

Normale Durchblutung, auch Blässe des Gesichts, gut durchblutete Schleimhäute, keinen Sklerenikterus. Normalen oder gering verminderten Hautturgor – somit kein Anhalt für eine höhergradige Exsikkose.

Kolonrahmen etwas druckempfindlich, McBurney ohne typische Appendizitiszeichen, leichte Empfindlichkeit im epigastrischen Winkel, deutlichere Empfindlichkeit periumbilikal.

Ratschlag: Vom wahrscheinlich schmerzfreien zum wahrscheinlich empfindlichen Bereich hin untersuchen, damit man keine Abwehrspannung provoziert.

Welche technischen Untersuchungen sind erforderlich?

Zunächst keine.

Wie lautet Ihre Verdachtsdiagnose?

Gastroenteritis, am ehesten viraler Genese.

Welche Therapie würden Sie vorschlagen?

Ernährung mit Zwieback, altbackenem Weißbrot oder Breikost nach Abklingen des Erbrechens. Ausreichende Flüssigkeitszufuhr (Kamillen- oder Pfefferminztee, Schwarztee, keine säurehaltigen roten Tees wie Hagebutten-, Malven- oder Früchtetee). Elektrolytlösungen wie die WHO-Lösung (2 EL Zucker, ½ TL Kochsalz, 1 Tüte Backpulver in 1 l abgekochtem Wasser lösen, ca. 1 Liter pro Tag davon trinken [Ayres, 1985]) sind billiger als Elektrolytpräparate aus der Apotheke. Keine Zufuhr von Coca-Cola oder anderen hypertonen und/oder kohlensäurehaltigen Getränken! Medikamentöser Versuch mit Metoclopramid (ab dem 14. Lebensjahr), 3 × 10 mg als Tablette per os, als Tropfen sublingual oder bukkal, besonders vor Trink- und Essversuchen. Für Kinder ab dem 5. Lebensjahr bzw. ab 35 kg Körpergewicht (und für Erwachsene) ist als Alternative jedoch Domperidon in der maximalen Einzeldosierung von 10 mg zugelassen. Gegebenenfalls Gabe von Loperamid zur Verhinderung eines zu massiven Flüssigkeits- und Elektrolytverlusts.

Wann würden Sie den Patienten wieder einbestellen, falls keine Besserung eingetreten ist?

Bei unkompliziertem Verlauf nach 3 Tagen, bei Befundverschlechterung auch früher.

Ab welcher Erkrankungsdauer bzw. bei welcher Begleitsymptomatik ist eine weitere Diagnostik unumgänglich?

Ab einer Krankheitsdauer von etwa 3 Tagen ohne Besserung trotz der beschriebenen symptomatischen Maßnahmen, bei ansteigendem Fieber (> 39 °C), bei Schmerzen, bei Hautveränderungen, bei Gelenkschmerzen oder Gelenkschwellungen, bei Exsikkose.

> Der Patient kommt tatsächlich nach zwei Tagen mit einer deutlichen Verschlechterung wieder zu Ihnen. Jetzt hat er Fieber um 39 °C, der Durchfall hat sich verstärkt und auch das Erbrechen besteht weiter. Sie finden klinische Zeichen der Austrocknung.

Welche weitere Diagnostik würden Sie für diesen Fall vorschlagen?

Untersuchung einer Stuhlprobe auf Enteritis-Erreger, Blutabnahme, Sonografie im weiteren Verlauf.

Die früher häufige Anforderung als „Stuhl auf TPE" (= Typhus, Paratyphus, Enteritis-Erreger) sollte heute verlassen werden. Besser ist die Bezeichnung „Stuhl auf pathogene Keime" (= Campylobacter, EHEC, EPEC, ETEC, EIEC, Salmonellen, Virus-Antigene von Rota-, Noro- und anderen Viren). Die Mehrzahl der Gastroenteritiden ist viraler Natur. Seuchenhygienisch ist der Nachweis von z. B. Noroviren von Relevanz.

Bei der Blutabnahme sollten ein Blutbild, Entzündungsparameter, Leberenzyme, Lipase, Amylase und Bilirubin angefordert werden.

Die Sonografie ergibt einen Normalbefund. Die Blutsenkungsgeschwindigkeit ist leicht beschleunigt (22/36), das CRP ist nur minimal erhöht (7 U/l, Normgrenze 5 U/l), Leber-, Gallen- und Pankreaswerte sind normal. Im Blutbild zeigt sich eine leichte Lymphozytose bei grenzwertig niedrigen Granulozyten. Der Hämatokrit- und der erhöhte Nierenwert lassen jedoch auf eine Exsikkose schließen.

Durch die Stuhluntersuchung erhalten Sie den Ausschluss von Salmonellen, Shigellen, Campylobacter und der anderen getesteten Keime.

Ändern diese Befunde Ihre Verdachtsdiagnose?

Nein. Vermutlich handelt es sich um eine Infektion mit einem Virus.

Hat diese Feststellung für Sie eine weitere therapeutische Konsequenzen?

Nein – selbst ein serologischer Virusnachweis hätte in diesem Fall keine weiteren therapeutischen Konsequenzen. Die Therapie ist symptomatisch, d. h. motilitätsverzögernd (Loperamid), ggf. krampflösend (N-Butyl-Scopolamin), ggf. antipyretisch (Paracetamol oder Novaminsulfon).

Nach einer Infusion von je 500 ml Elektrolyt- und Glukoselösung fühlt sich der Patient besser.

Müssen Sie diese Erkrankung dem Gesundheitsamt melden?

Nein. Erkrankungen einzelner Patienten mit einem nicht meldepflichtigen Erreger müssen weder im Erkrankungs- noch bei einem Sterbefall dem Gesundheitsamt gemeldet werden.

Welche Erkrankungen des Magen-Darm-Trakts müssen dem Gesundheitsamt gemeldet werden?

Salmonellen-, Shigellen- und Campylobacter-Infektionen. Infektionen mit bestimmten Viren, wie z. B. dem Noro- oder dem Rota-Virus. Weitere meldepflichtige Erkrankungen führt das Infektionsschutzgesetz (IFS-Ges) auf.

Wann müssen „Gruppenerkrankungen" gemeldet werden?

Gleichartige Erkrankungen von zwei oder mehr Personen, z. B. an akut infektiöser Enteritis, müssen laut IFSGes, § 6 (1) 2b dann gemeldet werden, wenn ein epidemischer Zusammenhang wahrscheinlich ist oder vermutet wird.

Reicht es, wenn das Labor bei einem positiven meldepflichtigen Befund eine Meldung an das Gesundheitsamt weiterleitet?

Ja, laut IFSGes § 8 (3) besteht bei bereits erfolgter Meldung keine Meldepflicht, wenn dem meldepflichtigen Arzt über diese Meldung ein Nachweis vorliegt.

Welche therapeutischen Möglichkeiten hätten Sie, wenn im Ergebnis der Stuhlprobe *Salmonella enteritidis* als Erreger nachgewiesen worden wäre?

Bei gering bis mäßig ausgeprägtem Krankheitsverlauf unterscheidet sich die Behandlung nicht von den oben genannten Grundsätzen.

Arbeitet die/der Betroffene im Lebensmittelbereich oder in Gemeinschaftseinrichtungen, z. B. einer Schule, empfiehlt sich eine Beschleunigung der Keimelimination, z. B. durch Laktulose. Nur für Fluorchinolone (z. B. Ciprofloxacin) ist eine rasche antibiotische Keimelimination in einigen Stunden nachgewiesen. Unter anderen Antibiotika kommt es paradoxerweise zur Verlängerung der Ausscheidungsdauer von Salmonellen.

Zu bedenken ist, dass bei Intoxikation durch *Salmonella enteritidis* das Bakterien-Toxin durch Antibiotika vermehrt freigesetzt werden kann.

Welche Konsequenz hat es, wenn ein Arbeitnehmer, der in der Nahrungsmittelverarbeitung tätig ist, einen positiven Salmonellenbefund hat?

Wenn der Betroffene mit unverpackten Lebensmitteln in Berührung kommt, besteht ein Arbeits- und Beschäftigungsverbot in diesem Beruf, bis drei konsekutive Stuhlproben frei von Salmonellen sind (IFSGes, § 42, (1) 3). Kontrolle aller anderen Mitarbeiter dieses Betriebs durch das Gesundheitsamt (bei jedem Mitarbeiter müssen drei konsekutive Stuhlproben negativ sein).

14.1.2 Erbrechen ohne Fieber

FALLBERICHT

Ein 55-jähriger Beamter hatte starkes Erbrechen, das plötzlich „wie aus heiterem Himmel" einsetzte und mit erheblichem Krankheitsgefühl einhergeht. Er führt die Erkrankung auf ein Picknick (Kartoffelsalat mit kaltem Putenbraten vor ca. 6 Stunden) zurück. Das Essen habe schon etwas verdorben geschmeckt. Er habe es aber dennoch aufgegessen, da er über einen sehr belastbaren Magen verfüge. Jetzt werde nur noch Flüssigkeit erbrochen.

Welche anamnestischen Fragen würden Sie in dieser Situation für wichtig erachten?

Die Frage nach anderen Menschen, die nach dem Genuss der gleichen Speise ebenfalls erkrankt sind. Ferner die Frage nach begleitenden Alkohol- oder Medikamenteneinnahmen, Vorerkrankungen und Begleitsymptomen.

Von den anderen Gästen bei diesem Picknick habe er noch nichts erfahren, er habe sich aber auch noch nicht nach weiteren Erkrankten erkundigt. Er habe eine Flasche Bier zu der Mahlzeit getrunken. Medikamente nehme er nicht ein.

Welche körperlichen Untersuchungen halten Sie für notwendig?

Abdominelle Palpation, Untersuchung der Kreislaufparameter.

Der Kolonrahmen ist unempfindlich, McBurney ohne nennenswerten Druckschmerz, eine Empfindlichkeit gibt es im epigastrischen Winkel und periumbilikal. Kreislaufsituation: Blutdruck 120/60 mmHg, Puls 88/min.

Welche technischen Untersuchungen sind erforderlich?

Zunächst keine.

Wie lautet Ihre Arbeitshypothese?

Intoxikation durch bakterielle Kontamination, z. B. aufgrund mangelnder Kühlung der Speisen ($\succ$ Tab. 14.1).

Ab welcher Erkrankungsdauer bzw. bei welcher Begleitsymptomatik ist eine weitere Diagnostik unumgänglich?

Ab einer Krankheitsdauer von ca. 3 Tagen trotz Nahrungskarenz bzw. Schonkost, bei Verschlechterung der Kreislaufsituation, Kollapsneigung oder steigendem Fieber (> 39 °C), bei Abwehrspannung, Schmerzen und Koliken, bei neurologischen Veränderungen.

Welche Therapie schlagen Sie vor?

Zunächst keine medikamentöse Therapie, vor allem kein Loperamid, auch wenn zusätzlich eine Diarrhö besteht, damit die Toxin-Elimination nicht behindert wird.

Halten Sie eine Gabe von Antibiotika für sinnvoll?
Nein (➤ Fall 14.1).

Gibt es einen zusätzlichen sinnvollen medikamentösen Therapievorschlag?
Symptomatisch wirken Metoclopramid (ab dem 14. Lebensjahr) oder Domperidon (➤ Fall 14.1).

Was sind die möglichen Komplikationen und Differenzialdiagnosen dieser Intoxikation?
Selten entstehen Organkomplikationen durch bakterielle Absiedlungen von darmpathogenen Bakterien. Ebenfalls selten kommt es zu zentralnervösen oder kardialen Intoxikationssymptomen. Gelegentlich kommt es zu kollaptischen Zuständen, heftigen Darmkrämpfen, gastrointestinalen Blutungen und Symptomen des akuten Abdomens.

Erkrankungen wie Endokarditis, Hepatitis, Meningitis, Enzephalitis u. a., die mit ähnlichen Symptomen beginnen, sind in der Hausarztpraxis nicht häufig. Eine Wiedervorstellung von Patienten dient allerdings dem „Daran-Denken" und dem Ausschluss solcher Erkrankungen.

Was können Sie als Hausarzt im Sinne einer Gefahrenprävention zusätzlich leisten?
Wenn die Speisen in konfektionierter Form aus dem Handel bezogen wurden, müssen die Gewerbeaufsicht sowie das örtliche Gesundheitsamt verständigt werden, damit bei gleichen Produkten des Lebensmittel-Herstellers eine Kontamination ausgeschlossen werden kann.

Tab. 14.1 Häufigkeit von Erregernachweisen bei Durchfallerkrankungen (modifiziert nach: Epidemiologisches Bulletin, RKI 2012)

Land	Noro-viren	Rota-viren	Campylo-bacter jejuni	Salmo-nellen	darmpathoge-ne E. coli (ohne EHEC)	Giardi-asis	Yersi-niosen	EHEC	Kryp-tospo-ren	Shi-gellen
Baden-Württemberg	3.734	1.203	996	194	59	128	33	17	8	8
Bayern	7.575	1.402	1.048	297	123	158	69	37	8	20
Berlin	1.572	645	432	121	57	87	15	9	13	22
Brandenburg	2.375	517	297	102	60	19	18	8	9	1
Bremen	387	13	52	27	4	7	1	1	0	1
Hamburg	1.304	573	270	62	14	31	21	12	5	7
Hessen	3.062	699	580	177	32	57	45	9	15	6
Mecklenburg-Vorp.	1.674	321	250	93	118	25	10	3	11	0
Niedersachsen	5.609	762	653	300	106	41	43	20	17	3
Nordrhein-Westf.	9.642	1.894	2.462	702	226	167	129	61	29	14
Rheinland-Pfalz	2.348	912	577	171	37	39	42	20	6	6
Saarland	942	185	183	29	8	4	7	1	0	0
Sachsen	5.235	690	749	270	202	77	57	21	13	6
Sachsen-Anhalt	2.993	619	235	209	110	16	48	12	7	1

Tab. 14.1 Häufigkeit von Erregernachweisen bei Durchfallerkrankungen (modifiziert nach: Epidemiologisches Bulletin, RKI 2012) (Forts.)

Erreger von Darminfektionen (Monate Januar bis April 2012)										
Land	Noroviren	Rotaviren	Campylobacter jejuni	Salmonellen	darmpathogene E. coli (ohne EHEC)	Giardiasis	Yersiniosen	EHEC	Kryptosporen	Shigellen
Schleswig-Holstein	1.257	398	294	95	22	23	13	16	3	3
Thüringen	2.940	654	315	209	93	16	69	12	11	0
Summe BRD	**52.649**	**11.487**	**9.393**	**3.058**	**1.271**	**895**	**620**	**256**	**155**	**98**

14.1.3 Morgendliches Erbrechen

FALLBERICHT

Eine 27-jährige Verkäuferin klagt über morgendliches Erbrechen mit Übelkeit, das seit 2 Wochen besteht und sich jeweils erst 2–3 Stunden nach dem Frühstück bessert. Es besteht kein Anhalt für Infektionen oder eine nahrungsmittelbedingte Intoxikation.

Welche Fragen würden Sie in dieser Situation für wichtig erachten?

Die Frage nach Schmerzen, Fieber, Gewichtsentwicklung und Stuhlbeschaffenheit. Angaben zu Essgewohnheiten, Konsum von Alkohol und Nikotin, Schwangerschaften, ggf. Zyklusstörungen und der letzten Regel.

Fieber bestehe nicht, sie habe auch keine Schmerzen. Das Gewicht sei stabil, sie habe täglich Stuhlgang von normaler Konsistenz und Farbe. Die Ernährung bestehe aus drei Hauptmahlzeiten ohne besondere Veränderungen zur vorherigen Ernährung. Die Regel sei seit 8 Wochen überfällig. Sie sei aber nicht beunruhigt – das sei auch schon früher passiert. Außerdem nähme sie die „Pille". Einnahmepausen habe sie nicht eingelegt, vergessen habe sie die abendliche Einnahme ihrer „Pille" allerdings zweimal.

Welche körperlichen Untersuchungen halten Sie für angemessen?

Blutdruck- und Pulsmessung, Aspekt der Konjunktiven und Skleren, Palpation des Abdomens.

Der Blutdruck beträgt 110/70 mmHg, das Herz schlägt regelmäßig mit einer Frequenz von 72 pro Minute. Eine Anämie oder einen Sklerenikterus können Sie nicht feststellen. Bei der abdominalen Untersuchung zeigt sich eine auslösbare Übelkeit bei Palpation des epigastrischen Winkels. Sonst finden sich kein Druckschmerz, keine Resistenzen, keine Abwehrspannung sowie eine normale Peristaltik.

Woran denken Sie differenzialdiagnostisch?

An eine Gastritis oder einen „Reizmagen" (Non-Ulcer-Dyspepsie), an eine Pankreasreizung oder an eine Emesis gravidarum.

Welche Zusatzfragen sind in diesem Zusammenhang wegweisend?

Beschwerdezusammenhang mit Nahrungsaufnahme, Reaktion auf bestimmte Speisen (sauer, stark gewürzt, fett), Nüchternschmerz, Inappetenz; stattgehabter Koitus.

In der letzten Zeit bestehe ein gesteigerter Appetit, dabei habe sie eher eine Affinität zu saurer Nahrung und Heißhunger auf Süßigkeiten bemerkt, es sei aber keine Unverträglichkeit bestimmter Nahrungsmittel aufgetreten. Fettes habe sie schon früher nicht gut vertragen und infolgedessen gemieden.

Bei der Sonografie finden Sie Normalbefunde, allenfalls im Antrum minimal verstärkte Wandstrukturen des Magens (3 mm). Der Schwangerschaftstest zeigt ein positives Ergebnis.

14

Wie lautet Ihre Diagnose?
Emesis gravidarum (Schwangerschaftserbrechen).

Bei welcher Begleitsymptomatik ist eine weitere Diagnostik unumgänglich?
Bei sehr häufigem Erbrechen wegen quälender Übelkeit (Hyperemesis), bei Exsikkose und/oder bei starkem Gewichtsverlust ist eine stationäre Einweisung zur Infusionstherapie und ggf. weiteren Diagnostik notwendig.

Welche Therapie würden Sie vorschlagen?
Mehrere kleine Mahlzeiten, die vor allem reich an Kohlenhydraten sein sollten. Vermeiden von Auslösern, wie intensiven Düften und Gerüchen, vor allem Meiden der aktiven oder passiven Inhalation von Zigarettenrauch. Meist bessert sich die Symptomatik zwischen der 12. und der 14. Schwangerschaftswoche erheblich, und in fast keinem Fall ist eine weitere Therapie erforderlich.

Eine medikamentöse Besserung der (Hyper-)Emesis gravidarum ist möglich, da gut wirksame Substanzen, wie Metoclopramid, Domperidon und Dimenhydrinat zur Verfügung stehen. Ausnahmslos alle Hersteller weisen jedoch in ihren Produktbeilagen darauf hin, dass diese Medikamente in der frühen Schwangerschaft kontraindiziert sind und nur unter strengen Nutzen-Schaden-Abwägungen eingesetzt werden dürfen. Beim Anticholinergikum Meclozin besteht in der Dosis von 2 × 25 mg p. o. kein Anhalt für Teratogenität. Meclozin wird auch als Mittel gegen Kinetosen (Reisekrankheit) verwendet. Tee aus der frischen Ingwerwurzel ist ebenfalls wirksam und hat keine bekannten teratogenen oder embryotoxischen Wirkungen.

Wodurch wird die Aussage eines Schwangerschaftstests eingeschränkt?
Ein negativer Test schließt eine Frühschwangerschaft nicht aus. Ein HCG-produzierender Tumor (selten!) hingegen kann eine Schwangerschaft vortäuschen.

14.1.4 Erbrechen nach Alkohol im Übermaß

FALLBERICHT

Ein 67-jähriger Rentner ruft Sie nach einer Nachmittags-Sprechstunde zu einem Hausbesuch. Er klagt über seit heute bestehende Übelkeit mit Erbrechen. Er habe Kreislaufprobleme und Kopfschmerzen. Auf Ihre Nachfrage nach möglichen Auslösern gibt er an, in den letzten Tagen vermehrt Alkohol getrunken zu haben. Sie sehen eine verwahrloste Wohnung. Es liegen diverse Zigarettenschachteln herum, überfüllte Aschenbecher stehen auf dem Tisch, auf dem Boden liegen einige geleerte Korn- und Wermutflaschen.

Was interessiert Sie zunächst, um die Notwendigkeit einer Krankenhauseinweisung zu klären?
Blutdruck, Puls (Schockindex), Inspektion der Konjunktiven (Anämie, Ikterus).

Der Blutdruck beträgt 150/80 mmHg, der Puls liegt bei 84/min. Eine kräftige konjunktivale Reizung lässt die Beurteilung einer Anämie nicht zu – die Farbe der Nagelbetten und der enoralen Schleimhäute macht eine bedrohliche Anämie aber unwahrscheinlich. Bei der körperlichen Untersuchung finden Sie einen Druckschmerz im epigastrischen Winkel sowie im rechten Oberbauch. Sie tasten eine konsistente und vergrößerte Leber. Abwehrspannung liegt nicht vor.

Wie lautet Ihre Arbeitshypothese?

Leicht- bis mittelgradige Alkoholvergiftung, alkoholinduzierte Gastritis, äthyltoxischer Leberschaden.

Wie reagieren Sie angesichts der Befunde?

Aufklärung des Patienten über die Notwendigkeit einer strikten Alkoholkarenz. Orale oder intravenöse Gabe von Prokinetika und Protonenpumpenblockern, bei Kontraindikationen H$_2$-Antagonisten (Medikamentenbeispiele: Metoclopramid, Omeprazol, Ranitidin).

Sie sind sich sicher, dass der Patient in dieser Situation von Verwandten beaufsichtigt wird. Was sehen Sie bezüglich der weiteren Vorgehensweise als sinnvoll an?

Die Verwandten sollen sich zunächst stündlich nach dem Befinden erkundigen. Bei Bewusstseineintrübung, Schmerzen oder heftigem Erbrechen sollen sie umgehend einen Krankentransport in das nächste Krankenhaus veranlassen. Ein Einweisungsformular bereiten Sie vor. Der Patient soll am folgenden Tag seinen Hausarzt aufsuchen. Dort sollte eine Blutabnahme (Leberwerte, Pankreasenzyme, Blutbild, Quick-Test) erfolgen und, wenn möglich, auch eine Sonografie durchgeführt werden.

Gesetzt den Fall, dieser Patient lebt ohne mögliche Hilfspersonen (Angehörige, Freunde, Nachbarn) in seiner Wohnung. Was würden Sie empfehlen?

In diesem Fall wäre eine stationäre Einweisung wahrscheinlich nicht zu umgehen. Das Risiko einer Komplikation wäre zu groß.

Was sind die abdominalen Komplikationen von Alkoholexzessen?

Akute Pankreatitis, ösophageale, gastrische und duodenale Blutungen.

14.2 Durchfall

14.2.1 Akuter Durchfall

FALLBERICHT

Ein 59-jähriger Hotelangestellter klagt über Durchfall seit mehr als 2 Wochen. Er habe kein Fieber und fühle sich wenig krank. Abgenommen habe er nur minimal. In der näheren Umgebung sei keine weitere Person mit ähnlichen Symptomen erkrankt. Er habe nichts Verdorbenes gegessen, und im Ausland sei er im letzten halben Jahr auch nicht gewesen. Die Symptome seien nicht von Gewürzen oder anderen Nahrungsmitteln abhängig.

Welche weiteren Fragen müssen Sie stellen?

Die Fragen nach Ernährungsgewohnheiten, Allergien, Medikamenteneinnahme; nach der Beschaffenheit des Stuhls, Blutauflagerungen, Schleimbeimengungen, Farbe, Konsistenz und Geruch des Stuhls.

Er isst normal (3 bis 4 Mahlzeiten am Tag), die Nahrungszusammensetzung habe sich nicht geändert. Allergien seien nicht bekannt. Vor 3 Wochen habe er vom Zahnarzt zwei Implantate eingesetzt bekommen. Danach habe er zur Infektionsprophylaxe eine Woche lang ein Antibiotikum einnehmen müssen. An den Namen könne er sich nicht erinnern. Der Stuhl sei breiig bis dünn, Blutauflagerungen habe er nicht bemerkt, es seien aber schleimige Beimengungen zu sehen gewesen. Der Stuhl habe eine normale Farbe und röche „faulig".

Wie sollten Sie weiter vorgehen?
Körperliche Untersuchung, Klärung der Frage des vom Zahnarzt eingesetzten Antibiotikums durch ein Telefonat mit der Zahnarztpraxis, Sonografie des Abdomens und Einsendung einer Stuhlprobe zur Untersuchung auf Enteritis-Erreger und *Clostridium-difficile*-Toxin (CDT).

Sie finden perkutorisch einen leichten Meteorismus, palpatorisch eine leichtgradige Druckempfindlichkeit des linken Unterbauchs, aber keine Abwehrspannung, auskultatorisch ist eine lebhafte bis gesteigerte Peristaltik zu hören. Im Labor zeigen sich mäßige Entzündungszeichen. Die Sonografie ist relativ gut zu beurteilen und bietet Normalbefunde. Der Anruf beim Zahnarzt ergibt, dass nach dem Einbringen der Implantate prophylaktisch Clindamycin in einer Dosierung von 4×300 mg oral angewandt worden ist.

Welche Differenzialdiagnosen fallen Ihnen zunächst ein?
Sigma-Divertikulitis, chronisch-entzündliche Darmerkrankungen (Morbus Crohn und Colitis ulcerosa), bakterielle Fehlbesiedlung des Darms, Sprue (Zöliakie), Nahrungsmittelunverträglichkeit.

Bei der Stuhlanalyse ergibt sich weder Anhalt für eine Salmonellose noch für eine Infektion mit Noroviren. Die CD-Toxine (TcdA und TcdB) sind positiv.

Wie gehen Sie weiterhin vor?
Unter der Annahme einer Clostridum-difficile-Enteritis erfolgt zunächst eine Therapie mit Metronidazol ($3 \times$ 400 mg, Therapiedauer: 2 Wochen). Krankschreibung, Kontrolle des Befindens zweitäglich, der Entzündungsparameter wöchentlich und der Stuhluntersuchung nach Abschluss der ersten Therapieserie. Bei Therapieversagen mit Metronidazol ist ein Therapieversuch mit Vancomycin angezeigt (in der ersten Woche $4 \times$ 125 mg, in der zweiten Woche 3×125 mg, in der dritten Woche 2×125 mg als Tablette oder – in schweren Fällen – als Infusion).

14.2.2 Chronisch-rezidivierender Durchfall

FALLBERICHT
Eine 45-jährige Lehrerin klagt über einen seit längerer Zeit bestehenden Blähbauch und Stuhlunregelmäßigkeiten mit Wechsel zwischen Durchfall und Stuhlverhalt für einige Tage. Sie habe teilweise heftige Blähungen, die ihr Schmerzen bereiteten. Es bestehe kein Fieber und kein Krankheitsgefühl, sie habe auch nicht abgenommen. In der näheren Umgebung sei keine weitere Person mit ähnlichen Symptomen aufgefallen. Bei bestimmten Speisen träten diese Beschwerden vermehrt auf. Wenn eine individuelle „Schonkost" eingehalten werde, gehe es besser. Schlecht verträglich seien Hülsenfrüchte, Milchprodukte und Fettes.
Sie finden perkutorisch einen erheblichen Meteorismus, palpatorisch eine diffuse, aber nur leichtgradige Druckempfindlichkeit des gesamten Abdomens, keine Abwehrspannung, auskultatorisch eine kräftige Peristaltik.

Welche Differenzialdiagnosen fallen Ihnen zunächst ein?

Reizdarmsyndrom (Colon irritabile), Laktose-Intoleranz, Nahrungsmittelunverträglichkeit, chronisch-entzündliche Darmerkrankungen (Morbus Crohn und Colitis ulcerosa), Sprue (Zöliakie), bakterielle Fehlbesiedlung des Darms, exokrine Pankreasinsuffizienz (selten: Prävalenz 5/100.000 bei Frauen, 40/100.000 bei Männern).

> Im Labor zeigen sich Normalbefunde, eine Sprue ist ausgeschlossen. Die Anamnese und die Stuhluntersuchung schließen eine exokrine Pankreasinsuffizienz bei der Patientin aus. Die Sonografie ist – dank guter Vorbereitung – gut zu beurteilen und bietet Normalbefunde.

Kann eine Sprue laborchemisch festgestellt werden?

Der Nachweis von Endomysium- und Gliadin-Antikörpern macht eine Sprue (Unverträglichkeit von Kleber-Eiweißen) als Ursache der Beschwerden wahrscheinlich.

Können Sie die Prävalenz der Sprue in Europa ungefähr eingrenzen?

Die Sprue soll in Europa bei Erwachsenen bei etwa einem von 150 Menschen vorliegen.

Wie führen Sie in der Praxis einen Laktose-Belastungstest durch?

Der Patient erhält 50 g Laktose (Milchzucker) aus dem Lebensmittelhandel oder aus der Apotheke zu in 200 ml Flüssigkeit zu trinken. Direkt vor und 3-mal (30, 60 und 90 min; ➤ Abb. 14.1) nach diesem Testtrunk wird der Blutzucker kontrolliert. Wenn ausreichend Laktase vorhanden ist, wird diese in der Lage sein, die Laktose zu spalten. Die freigesetzte Glukose wird resorbiert und damit im peripheren Blut messbar. Wenn der Anstieg des Glukosespiegels nach der Aufnahme der Laktose nicht mindestens 20 % beträgt, muss von einer Laktose-Verwertungsstörung ausgegangen werden.

Es wird verlangt, dass die klinische Symptomatik nach der Laktose-Gabe sich verschlechtert. Ein fehlender Glukoseanstieg ohne klinische Symptomatik ist kein Beweis für eine Laktose-Intoleranz.

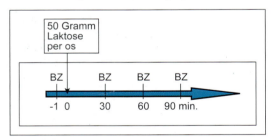

Abb. 14.1 Ablaufschema der Laktose-Toleranztestung

> Der Laktose-Toleranztest zeigt bei der Patientin folgenden Befund: Der Blutzucker zum Zeitpunkt 0 beträgt 87 mg%. 30 Minuten nach der Gabe von 50 g Laktose in 200 ml Flüssigkeit p. o. liegt der Blutzuckerwert bei 84 mg%, 60 Minuten nach Laktosegabe bei 81 mg% und 90 Minuten nach Laktosegabe bei 83 mg%. Sie beklagt im weiteren Verlauf eine erheblich gesteigerte abdominale Schmerzsymptomatik, die den Beschwerden ähnelt, wegen derer sie zu Ihnen gekommen ist.

Worüber unterrichten Sie die Patientin?

Wahrscheinlich besteht ein Laktasemangel, wodurch die Laktose nicht gespalten und somit keine Glukose im Dünndarm resorbiert werden kann. Die Gärung der Laktose im Dickdarm führt zur Gärungsdyspepsie und zum Meteorismus. Die Diarrhöen erklären sich durch die osmotische Wirkung der Disaccharide im Darm.

Welche Ratschläge können Sie der Patientin mitgeben?

Sie sollte Nahrungsmittel meiden, die mit unvergorener Milch hergestellt werden, also auch Rohmilchkäse, Quark, Schokolade. Milchprodukte aus verarbeiteter Milch (Hartkäse, Joghurt) können auf ihre Verträglichkeit probiert und nach Bekömmlichkeit genossen werden. Der Handel bietet auch laktosearme Milch(produkte) und Laktase als Nahrungszusatzstoff an (➤ Tab. 14.2).

Wie hoch ist der Anteil der Laktose-Intoleranz in der Bevölkerung?

Bei Kindern und Jugendlichen ist dieser Anteil eher gering, er nimmt aber mit steigendem Alter erheblich zu. Eine relative Laktose-Intoleranz wird in Mitteleuropa bei ca. der Hälfte der über 60-Jährigen vermutet. Da die Patienten meistens schon Milch meiden, ist die Zahl der Patienten mit entsprechenden Beschwerden jedoch erheblich geringer.

Tab. 14.2 Geeignete und ungeeignete Nahrungsmittel bei Laktose-Intoleranz

	nicht geeignet bzw. Verträglichkeit prüfen	geeignet
Milch/Milchprodukte	• Kuhmilch (H-Milch, Vorzugsmilch, Rohmilch), Schafs-, Stuten- und Ziegenmilch • erhitzte/r Buttermilch, Dickmilch, Joghurt, Quark, Frischkäse, Hüttenkäse, Schichtkäse, Kochkäse, Schmelzkäse • Milchmix, z. B. Schokomix • Sahne (süß/sauer), Schmand/Crème fraiche, Kondensmilch, Kaffeeweißer auf Milchbasis, Molke, Milchpulver, Milchreis	• laktosefreie Säuglingsnahrung • pflanzliche (vegetarische) Brotaufstriche • Sojadrinks, Sojajoghurt • Sauermilchprodukte mit lebenden Keimen wie Buttermilch, Dickmilch, Joghurt, Kefir, Quark[1], Tofu • Hart-, Schnitt-, Weich- und gereifter Sauermilchkäse (Harzer-, Mainzer-, Handkäse)
Feinkost (Feinkostsalate, Mayonnaise, Soßen, Ketchup, Dressings)	• Hier muss besonders auf die Zutatenliste geachtet werden, da diese Produkte sehr oft Milchzucker enthalten. Sie sind dann nicht geeignet	
Getreide/Getreideprodukte/Kartoffeln	• Milchbrot und -brötchen, Buttermilchbrötchen, Rosinenbrötchen, Zwieback • Gebäck mit Milch, Hefeteig mit Milch (z. B. Hefezöpfe, Pizzateig mit Milch) • Quark-Ölteig, Waffeln, Knäckebrot mit Milch • Stollen, Sahnetorte usw., Schokoladenkuchen • Knusper- und Schokomüsli, Müsli mit Joghurtflocken, Müsli mit Milchpulver	• Getreide u. Getreideflocken, Vollkornbrotsorten, Fladenbrot, Knäckebrot ohne Milch • Eierteigwaren (Nudeln), Teig und Kuchen ohne Milchprodukte • Tofu-Ölteig, Pizzateig mit Wasser oder Sojamilch • Biskuit, Blätterteig • abgepackte Brote, Kuchen u. Kekse (Fertigprodukte[1]) • Vollreiswaffeln, Schwedenbrötli, Vollkornzwieback • Salzstangen, Nuss- u. Früchtemüsli, Cornflakes • Kartoffeln aller Art ohne Milch; Kartoffelbreipulver, -gratin, -kroketten, -knödel, -suppe • Bei abgepackten Broten, Kuchen u. Keksen gibt es teilweise Sorten ohne Milchzucker (Zutatenliste beachten!). Bei Fertigmüsli immer auf die Zutatenliste achten.

14

Tab. 14.2 Geeignete und ungeeignete Nahrungsmittel bei Laktose-Intoleranz (Forts.)

	nicht geeignet bzw. Verträglichkeit prüfen	geeignet
Süßwaren	• Schokolade und alle Süßwaren mit Schokolade und/oder Milch u. Milchprodukten (z. B. Schokoriegel) • Sahne- und Weichkaramelbonbons • Weichlakritzwaren • Schokoküsse	• Blockschokolade, Carobtafel (aus den Früchten des Johannisbrotbaums hergestellt) • Marzipan ohne Schokolade • Fruchtgummi ohne Milchschaum, Kaugummi, Fruchtriegel, Fruchtbonbon, Hartkaramelbonbons ohne Milch und Sahne • kaltlösliches Kakaopulver
Desserts/Brotaufstriche	• Pudding mit Schokostückchen, kalt angerührte Fertigdesserts (z. B. Mousse, Cremepulver, Dessertpulver, Softcreme) • Cremepulver, Milchreis, Grießbrei, Sahneeis	• Puddingpulver u. Soßenpulver zum Kochen • Fruchtkaltschale, Götterspeise, Grütze, Kompott/frisches Obst, Tiefkühlobst, Fruchteis ohne Milch und Sahne • Erdnusscreme, Nuss-Creme, Carob-Creme (aus den Früchten des Johannisbrotbaums hergestellt) • Honig, Konfitüre, pflanzliche Brotaufstriche
Fertigprodukte (Tiefkühlwaren, Konserven, Trockenprodukte)	• Rahmgemüse • Fertiggerichte u. -suppen mit Sahnesoße (z. B. Hühnerfrikassee) • Bratlinge mit Milch und Milchprodukten (Tiefkühl- u. Trockenmischungen) • fertige Soßen mit Milchprodukten, Tütensuppen mit Milchprodukten • Kuchen-/Torten-Backmischungen mit Milch	• Tiefkühlgemüse u. Obst ohne Milchprodukte • Gemüse/Obst in Dosen bzw. Gläsern • klare Suppen • Frühlingsrollen • Fisch, Fleisch • Sauerkonserven (z. B. Gurken) • Gemüse- und Obstkonserven ohne weitere Zusätze enthalten keinen Milchzucker
Getränke	• Instantgetränke • Fruchtsaftgetränke mit Molke	• alle Getränke ohne Milch und Milchproduktzusätze

[1]Verträglichkeit prüfen!

14.2.3 Durchfall und Obstipation im Wechsel

FALLBERICHT

Eine 37-jährige Büroangestellte klagt über seit ca. 4 Monaten bestehende Blähungen, Stuhlunregelmäßigkeiten mit Wechsel zwischen Durchfall und Verstopfung für einige Tage. Sie habe teilweise sehr heftige Blähungen, die ihre „Sozialverträglichkeit" beeinträchtigten. Sie habe kein Fieber, fühle sich weitgehend leistungsfähig und habe auch nicht abgenommen. Aus diesem Grund sei sie erst jetzt gekommen. Bei bestimmten Speisen träten diese Beschwerden vermehrt auf, aber auch nach viel Ärger und Hektik im Büro.

Welche Zusatzfragen würden Sie in dieser Situation für wichtig erachten?

Fragen nach Schmerzlokalisation, nach Veränderung der Beschwerden nach einer Defäkation, nach möglichen nächtlichen Störungen durch die Symptome, nach Blutbeimengungen beim Stuhlgang und nach Stuhlfarbe, -frequenz und -konsistenz.

Die Patientin berichtet, sie habe häufig „Durchfall", wobei sie mit Durchfall mehr als zwei Stühle täglich meint. Gelegentlich habe sie aber bis zu acht Stühle pro Tag. Manchmal habe sie aber auch nur alle 2–3 Tage Stuhlgang. Der Stuhl sei fest bis breiig, er sei immer braun gefärbt, Blutbeimengungen habe sie nicht bemerkt. Nach dem Stuhlgang gehe es ihr für eine gewisse Zeit besser. Nachts habe sie gelegentlich Bauchbeschwerden. An eine Ansteckung mit einer Infektionskrankheit glaube sie nicht, dafür dauerten die Beschwerden schon zu lange. Auslandsreisen habe sie in der letzten Zeit nicht unternommen.
Bei der körperlichen Untersuchung finden Sie ein druckempfindliches Kolon mit Schmerzmaximum im Unterbauch, aber keine appendizitistypischen Provokationszeichen, rege Peristaltik, massiven Meteorismus. Die restlichen Abdominalorgane sind palpatorisch unauffällig und ohne pathologische Resistenz.

Welche technischen Untersuchungen sind erforderlich?

Blutbild, CRP, Stuhluntersuchung auf okkultes Blut, wenn möglich Sonografie zum Ausschluss einiger Differenzialdiagnosen.

Im Blut finden sich keine Zeichen einer Entzündung, der Stuhltest auf Blut ist negativ, die orientierende Sonografie ist wegen des massiven Kolon-Meteorismus schlecht beurteilbar.

Wie lautet Ihre Verdachtsdiagnose?

Reizdarmsyndrom (RDS, im angloamerikanischen Raum und zunehmend auch in Deutschland mit IBS = Irritated Bowel Syndrome bezeichnet).

Welche Konstellation von Beschwerden führt Sie zur Verdachtsdiagnose Reizdarmsyndrom (RDS)?

Nach den sogenannten ROM-III-Kriterien (2006) sollen bei der Diagnose RDS Bauchschmerzen, abdominale Missempfindungen und Stuhlunregelmäßigkeiten länger als 12 Wochen, jedoch längstens ein Jahr bestehen. Der Beginn der Erkrankung soll mit einer Änderung der Beschaffenheit des Stuhls (Skybala [Kotballen] oder breiig, wässrig, schleimig) und/oder einer Änderung der Stuhlfrequenz (> 3/d bzw. < 3/Wo.) einhergegangen sein und/oder eine Stuhlentleerung soll als Erleichterung empfunden werden. Die Diagnose wird durch folgende Symptome gestützt:

Gefühl der inkompletten Stuhlentleerung, Pressdrang, Blähungen. Alarmsymptome, die die Diagnose einer funktionellen Störung wie das RDS unwahrscheinlich machen, sind Gewichtsverlust, manifeste oder okkulte intestinale Blutungen bzw. Anämie sowie pathologische Befunde bei der körperlichen Untersuchung. Die modifizierte Definition der Deutschen Gesellschaft für Verdauungsstörungen und Stoffwechselerkrankungen (DVGS) aus dem Jahr 2009 fordert die im Kasten genannten Kriterien.

Die Krankheit Reizdarmsyndrom (RDS) liegt vor, wenn alle drei Punkte erfüllt sind:
• Bei chronischen, d. h. länger als 3 Monaten anhaltenden Beschwerden (z. B. Bauchschmerzen, Blähungen), die von Patient und Arzt auf den Darm bezogen werden und in der Regel mit Stuhlgangsveränderungen einhergehen.
• Die Beschwerden sollen begründen, dass der Patient deswegen Hilfe sucht und/oder sich sorgt, und so stark sein, dass die Lebensqualität hierdurch relevant beeinträchtigt wird.
• Voraussetzung ist, dass keine für andere Krankheitsbilder charakteristischen Veränderungen vorliegen, welche wahrscheinlich für diese Symptome verantwortlich sind.

Welche unterschiedlichen Formen des Reizdarmsyndroms kennen Sie?

Die diarrhödominante, die obstipationsdominante und die gemischte Form.

Wie hoch schätzen Sie die Inzidenz für das Reizdarmsyndrom in der Normalbevölkerung ein? Wie ist die Alters-, wie die Geschlechtsverteilung?

Die Prävalenz liegt für die funktionelle Störung RDS bei 10–15 % der Bevölkerung. Die Verteilung in Deutschland zeigt einen Gipfel im jungen bis mittleren Erwachsenenalter, der im Verlauf zu den höheren Lebensaltern hin abnimmt. Frauen geben doppelt so häufig Beschwerden im Sinne eines RDS an wie Männer.

Welche Therapie würden Sie vorschlagen?

Die Einhaltung einer ballaststoffarmen Kostform bzw. Antidiarrhoika sollten bei der Diarrhöform, Quellmittel (Semen Plantago ovata, Macrogol) sollten bei der Obstipationsform versucht werden. Bei Spasmen können Phytotherapeutika (Extrakte aus Menthae piperitiae) oder Relaxanzien und Spasmolytika (Mebeverin, Butylscopolamin) eingesetzt werden. Mebeverin sollte zunächst 14 Tage lang auf seine Wirksamkeit hin getestet werden. Setzt die erwünschte Wirkung innerhalb dieser Zeit nicht ein, sollte es wieder abgesetzt werden.

In vielen Fällen verschlechtert Stress die Beschwerden, psychophysische Entspannungstechniken (autogenes Training u. Ä.) können eine Besserung bewirken. Trizyklische Antidepressiva (z. B. Amitriptylin oder Imipramin) können Linderung bringen. Neuere Antidepressiva (SSRI) haben auf das RDS keine positive Wirkung. Die Verordnung von Tranquilizern ist obsolet.

Mit welchen anderen funktionellen Störungen ist das RDS häufig assoziiert? Wie werden die Zusammenhänge interpretiert?

Mit dem Fibromyalgiesyndrom, mit chronischen Rückenschmerzen, Unterleibsschmerzen bei Frauen, chronischen Spannungskopfschmerzen. Diese Zusammenhänge werden als Störungen der zentralnervösen Schmerzwahrnehmung und -verarbeitung interpretiert. Dies wurde für das RDS durch vergleichende Ballondruckstimulation im Kolon von Gesunden und RDS-Kranken bestätigt.

Was wissen Sie über die Entstehungshypothese des Reizdarmsyndroms?

Neben der gesteigerten Schmerzempfindung wird zurzeit von einer Rezeptorstörung der Darmmukosa ausgegangen, bei der die Serotonin-Rezeptoren übermäßig sensibilisiert sind. Möglicherweise ist die fehlende „Down-Regulation" dieser Rezeptoren auf eine vorangegangene Darminfektion zurückzuführen. Verschiedene Serotonin-Rezeptoren entfalten dabei hemmende, andere stimulierende Wirkungen, was die unterschiedlichen RDS-Formen erklärt. Eine echte Darmmotilitätsstörung liegt – entgegen früherer Erklärungsversuche – nicht vor.

Außerdem wurde bei RDS-Patienten eine veränderte bakterielle Darmflora festgestellt. Diese scheint allerdings eher Folge als auslösendes Moment zu sein.

Können Sie hinsichtlich psychosomatischer Zusammenhänge Aussagen treffen?

Schwerwiegende Lebenserfahrungen oder chronische Konfliktsituationen sind bei einem RDS deutlich häufiger zu eruieren als bei organischen Darmerkrankungen. Schlafstörungen mit verlängerten REM-Schlafphasen kommen häufig vor – sie erklären möglicherweise nächtliche Schmerzen und imperativen Stuhldrang nach dem Erwachen. Eine Missbrauchsanamnese, Depression, Angst und eine somatoforme Schmerzstörung liegen bei vielen schweren Verläufen des RDS vor. Diese Zusammenhänge können die Diagnose stützen, sind aber nicht obligat.

Wie denken Sie in Kenntnis der Zusammenhänge über das primäre diagnostische Vorgehen? Wie beraten Sie Patienten bezüglich weitergehender Untersuchungen?

Die Erstuntersuchung sollte gründlich und umfassend sein, damit man sich der Diagnose sicher ist. Eine Koloskopie ist dazu nicht primär erforderlich, außer z. B. bei Patienten mit positiver Familienanamnese für ein kolorektales Karzinom. Es ist wichtig, den Patienten den Störungscharakter des RDS deutlich zu machen. Die Patienten neigen sonst dazu, unnötige und teilweise auch belastende Doppel- und Mehrfachuntersuchungen durchführen zu lassen, um „endlich herauszufinden, was mir fehlt". Häufige Arztwechsel mit einer großen Zahl von Befundberichten und erhebliche Kosten können durch den kundigen und empathischen Hausarzt vermieden werden (Andresen, Layer, 2011; AWMF-Leitlinie 021/016, DVGS 2009).

14.3 Blut im Stuhl

14.3.1 Blutauflagerungen auf dem Stuhl

FALLBERICHT

Eine 26-jährige Studentin klagt über seit einigen Tagen festgestellte Blutauflagerungen beim Stuhlgang. Der Stuhl sei normal, aber die Stuhlentleerung selbst sei sehr schmerzhaft. Auch das Sitzen auf hartem Untergrund (Hörsaalstühle) bereite Schmerzen.

Welche Zusatzfragen würden Sie in dieser Situation für wichtig erachten?

Die Fragen nach der Farbe des Blutes, nach der letzten Regelblutung und nach Bauchschmerzen oder -krämpfen.

Die Farbe des Blutes war hellrot, das Blut war nur aufgelagert, es hatte keine Durchmischung stattgefunden. Diese Fragen verhelfen zur ungefähren Lokalisation der Blutungsquelle (hellrot = arterialisiert; aufgelagert = meist aus dem Enddarm; mit dem Stuhl vermischt oder dunkel geronnen = meist aus einer höher gelegenen Quelle stammend). Bauchschmerzen habe sie nicht gehabt. Die Regelblutung war vor einer Woche zu Ende; um eine Zwischenblutung handle es sich nicht.

An welche Differenzialdiagnosen müssen Sie in diesem Fall denken?

An eine Hämorrhoidalblutung, begleitet von einer Analfissur oder Analvenenthrombose, aber auch an entzündliche Darmerkrankungen.

Welche körperlichen Befunde müssen Sie erheben?

Inspektion der Konjunktiven zur Abschätzung des Anämiegrads. Messung der Kreislaufparameter, Abdomenpalpation, Inspektion des Afters und digitale rektale Untersuchung.

Die rektale Untersuchung ist bei Analfissuren schmerzhaft. Eine Lokalanästhesie mit Lidocain-Gel bringt Linderung (einwirken lassen!) und ermöglicht eine schmerzreduzierte Untersuchung.

Die Konjunktiven sind ausreichend durchblutet. Der Blutdruck beträgt 130/70 mmHg, der Puls 76/min. Die abdominale Untersuchung ergibt Normalbefunde. Bei der Inspektion des Anus sehen Sie eine ca. kirschgroße bläulich-livide Vorwölbung bei 7 Uhr in der Steinschnittlage. Dieser Knoten ist prall, schmerzhaft, etwas liquide. Bei 6 Uhr in der Steinschnittlage fällt Ihnen ein kleiner Schleimhauteinriss auf, der eine leicht entzündliche Umgebung zeigt. Bei der rektalen Austastung ist außer einem sehr kräftigen Sphinktertonus kein auffälliger Befund zu erheben.

14

Welche Diagnose stellen Sie?

Frische Analvenenthrombose, zusätzlich Analfissur. Vermutlich Hämorrhoidalerkrankung.

Welche technischen Untersuchungen halten Sie in der ersten Linie für hilfreich?

Eine Proktorektoskopie muss erfolgen. Ist eine Überweisung erforderlich, sollte ein zeitnaher Termin mit den untersuchenden Kollegen (Gastroenterologie, „Proktologe") vereinbart werden.

Wie gehen Sie therapeutisch vor?

Die Inzision und Entleerung des thrombosierten Knotens in Lokalanästhesie ist sinnvoll, da auf diese Weise die schnellste Schmerzentlastung zu erreichen ist. Bei kleinen, nicht sehr schmerzhaften Knoten kann versucht werden, mit anästhesierenden Gels oder Salben den Schmerz zu lindern. Ferner sollte die Analfissur behandelt werden (Sitzbäder mit Kamille oder Tannalbin [Tannosynt ®, Tannolact ®], Auftragen von Zinkpaste, lokales Aufbringen von nitroglycerinhaltigen Salbenzubereitungen; ➤ Tab. 14.3). Kortikoide sollten bei dieser Diagnose nach Möglichkeit gemieden werden.

Tab. 14.3 Rezepturen für Salbenzubereitungen zur Therapie einer Analfissur

Diltiazem-HCl Basis-Creme DAC	2,0 g ad 100 g
ölige Glyzeroltrinitrat-Lsg. 5 % in mittelkettigen Triglyzeriden Unguentum Cordes	4,0 g ad 100 g

Welche Maßnahmen können Sie der Patientin noch empfehlen?

Sie möge bei Stuhldrang eine baldige Entleerung versuchen. Wichtig für eine weiche Stuhlkonsistenz sind eine ballaststoffreiche Ernährung und ausreichende Flüssigkeitszufuhr. Ein Analdehner, den man zu einigen Hämorrhoidensalben als Beigabe in der Apotheke erhalten kann, kann bei erhöhtem Sphinktertonus hilfreich sein.

Ist damit die Behandlung abgeschlossen?

Nein. Im zweiten Schritt sollte proktologisch ein evtl. vorliegendes Hämorrhoidalleiden therapiert werden (AWMF-Leitlinien-Register Nr. 081/002, 2002).

Nennen Sie die Stadieneinteilung des Hämorrhoidalleidens (➤ Tab. 14.4).

Tab. 14.4 Stadieneinteilung von Hämorrhoidalerkrankungen

Stadium	Beschreibung
I	innere Hämorrhoiden, die nur durch Defäkation in den Analkanal prolabieren, Blutungen können auftreten
II	Hämorrhoiden, die spontan nach außen prolabieren und sich spontan selbst reponieren
III	Hämorrhoiden, die manuell reponiert werden müssen
IV	Hämorrhoiden, die nicht reponibel sind

Welche Methoden zur Behandlung der Hämorrhoidalerkrankung kennen Sie (➤ Tab. 14.5)?

Tab. 14.5 Methoden zur Behandlung von Hämorrhoidalerkrankungen

Stadium I	Sklerosierungsbehandlung
Stadium II	Sklerosierungsbehandlung, Gummibandligatur
Stadium III	Gummibandligatur, operative Staplerhämorrhoidektomie
Stadium IV	operative Staplerhämorrhoidektomie

Welche weitere diagnostische Methode sollte bei jedem peranalen Blutabgang unbedingt erfolgen?

Eine komplette Koloskopie. Wegen des jugendlichen Alters und der vorliegenden Befunde kann man sich in diesem Fall auf eine Proktorektosigmoidoskopie beschränken. Eine komplette Koloskopie könnte allerdings eine Dickdarmerkrankung definitiv ausschließen. Mit der Proktorektosigmoidoskopie sollte man bis zur Abheilung der Analvenenthrombose und der Analfissur abwarten, um nicht zusätzliche Komplikationen und Schmerzen zu verursachen (Leitlinie der Deutschen Gesellschaft für Verdauungs- und Stoffwechselkrankheiten, unter: www.leitlinien.net; Nr. 021/007).

14.3.2 Stuhlgang mit Schleimauflagerungen und Schmerzen

FALLBERICHT

Ein 34-jähriger Musiker klagt über seit 2 Wochen bestehende Schmerzen im linken Unter- bis Mittelbauch. Er habe 3- bis 4-mal pro Tag breiige Stuhlgänge mit Blut- und Schleimauflagerungen. Der Stuhlgang sei schmerzhaft, davor sei ein Dauerschmerz im linken Mittelbauch vorhanden. Nach dem Stuhlgang sei der Schmerz für einige Zeit besser.

Welche Zusatzfragen würden Sie in dieser Situation für wichtig erachten?

Fragen nach dem Krankheitsgefühl, nach der Gewichtsentwicklung, nach früheren Symptomen ähnlicher Art, Fieber und/oder Gelenkbeteiligung sowie nach Auslandsaufenthalten in der näheren Vergangenheit.

Er fühle sich seit ca. 3 Monaten nicht mehr so leistungsfähig wie früher und habe in diesem Vierteljahr ca. 4 kg abgenommen. Fieber habe er nicht gemessen, fühle sich aber von Zeit zu Zeit etwas fiebrig. Gelenkbeschwerden habe er nicht, im Ausland sei er in der letzten Zeit nicht gewesen.

Welche körperlichen Befunde werden Sie erheben?

Abdomenpalpation, ggf. inkl. einer rektalen Untersuchung, Hautinspektion, orientierende Untersuchung der Konjunktiven (Anämie), der Iris (Iritis), orientierende Untersuchung der Gelenke (Arthritis).

Abdominell: Sie finden im linken Mittel- und Unterbauch einen deutlichen Druckschmerz. Keine Abwehrspannung, keine pathologischen Resistenzen. Die Peristaltik ist regelrecht. Rektal ist kein auffälliger Befund zu erheben, der Patient sagt jedoch, dass diese Untersuchung schmerzhaft sei. Einen Anhalt für eine Anämie, für eine Iritis oder für Arthritiden finden Sie nicht.

Welche Erkrankungen fallen Ihnen differenzialdiagnostisch zu diesem Befund ein?

Sigma-Divertikulitis, chronische bakterielle Enteritis, Colitis ulcerosa, Morbus Crohn.

Welche technischen Befunde sollten Sie erheben?

Hilfreich sind ein Blutbild mit BSG und/oder CRP. Es empfiehlt sich, orientierend Leberwerte (γ-GT), Pankreasenzyme (Lipase), Elektrolyte und Kreatinin zu bestimmen. Eine orientierende Sonografie ist sinnvoll. Hilfreich ist auch die Untersuchung des Stuhls auf Enteritis-Erreger. Wegweisend sind jedoch die Rektoskopie und die Koloskopie.

Im Labor finden sich Normalwerte für γ-GT, Lipase und Amylase. Im Blutbild zeigt sich eine mäßige Erhöhung der Leukozyten (11.500/μl), das CRP ist mit 35 U/l stark erhöht, die BSG beträgt 34/75 mm n. W.
Die Koloskopie ergibt das Bild einer floriden Colitis ulcerosa im Sigmabereich. Der Patient wird stationär eingewiesen und dort initial systemisch und später rektal mit Kortikoiden behandelt, ferner bekommt er 5-ASA (Mesalazin) per os. Nach 3 Wochen wird er in Ihre hausärztliche Weiterbehandlung entlassen.

Wie würden Sie die Kontrollintervalle gestalten?

In Zusammenarbeit mit einem niedergelassenen Gastroenterologen empfiehlt sich eine klinische abdominale Untersuchung zunächst wöchentlich, zusätzlich Bestimmung der Vitalparameter und Gewichtskontrolle, Befragen des Patienten über Stuhlfrequenz, Stuhlveränderungen und Schmerzen. Laborkontrollen (Blutbild, Blutzucker [Kortikoidgabe!] und Entzündungsparameter) erfolgen zunächst zweiwöchentlich, später monatlich. Koloskopiekontrolle dann, wenn sich therapeutisch eine Konsequenz ergeben würde.

Wie sieht die weitere medikamentöse Behandlung aus?

Bei gutem Verlauf zunächst Ausschleichen der Kortikoide, 5-ASA (Mesalazin) weiter oral, dann ebenfalls Dosisreduktion. Bei kompliziertem Verlauf können auch Immunsuppressiva (z. B. Azathioprin, Cyclosporin oder Methotrexat) oder TNF-Antikörper (z. B. Infliximab, Adalibumab) eingesetzt werden, allerdings sollte die Einstellung des Patienten auf diese Medikamente dem Gastroenterologen vorbehalten bleiben. Gegebenenfalls empfiehlt sich die Konsultation von spezialisierten Ernährungsberatern.

14.3.3 Positiver Test auf Blut im Stuhl und Anämie

FALLBERICHT

Bei einer 57-jährigen Kauffrau fällt anlässlich der regelmäßig alle 2 Jahre durchgeführten Gesundheitsuntersuchung eine hypochrome Anämie auf. Der Hb beträgt 11,4 mg/dl, der MCH-Wert (HbE-Wert) liegt bei 26 pg. Bei der letzten Untersuchung vor 2 Jahren betrug der Hb noch 13,7 mg/dl, das MCH (HbE) lag damals bei 29 pg.

Welche Zusatzfragen würden Sie in dieser Situation für wichtig erachten?

Die Frage nach von der Patientin bemerkten Blutverlusten (Blutauflagerungen auf dem Stuhl, Schwarzfärbung des Stuhls; Verletzungen, vaginale Blutungen) und nach dauerhafter Einnahme von ASS oder Antirheumatika. Ferner ist die Frage nach dem subjektiven Krankheitsgefühl und der Gewichtsentwicklung hilfreich.

Blutungen habe sie nicht bemerkt, die Regelblutung habe seit 5 Jahren völlig aufgehört. Sie habe leicht an Gewicht zugenommen.

Welche körperlichen Befunde sollten Sie erheben?

Abdomenpalpation, ggf. inkl. einer rektalen Untersuchung.

Abdominell finden Sie keinen Druckschmerz, keine Abwehrspannung, keine pathologischen Resistenzen. Die Peristaltik ist regelrecht. Rektal ist kein auffälliger Befund zu erheben. Die letzte gynäkologische Vorsorgeuntersuchung liegt 2 Monate zurück und war unauffällig.

Welche technischen Befunde werden Sie erheben?

Eine orientierende Sonografie kann einige differenzialdiagnostisch zu erwägende Krankheitsbilder ausschließen.

Leber und Milz sind normal groß. Tumorverdächtige Prozesse an der Leber und paraaortal lassen sich nicht darstellen. Die Nieren sind normal groß mit ausreichender Parenchym-Nierenbecken-Relation. Das Pankreas ist unauffällig. Die Gallenblase zeigt folgende Bilder (➤ Abb. 14.2 a + b):

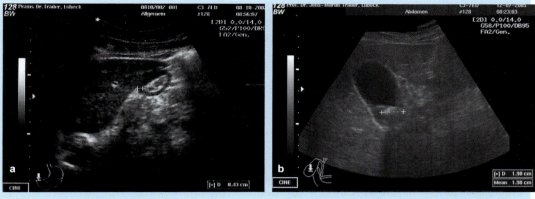

Abb. 14.2 a Sono Magenausgang mit Leber; **b** Sagittalscan im mittleren Oberbauch

Was sehen Sie?
Mindestens einen Gallenstein von ca. 1,9 cm Größe. Hinweise auf eine Cholezystitis finden sich nicht.

Kann dieser Befund den Blutverlust erklären?
Nein. Es handelt sich um einen Zufallsbefund.

Wie gehen Sie weiter vor?
Die Patientin sollte in der Praxis eine Urinprobe abgeben. Ferner bekommt sie drei Testbriefchen zum Nachweis von okkultem Blut im Stuhl. Außerdem wird erneut Blut abgenommen. Dabei interessieren Ferritin als Parameter für den Eisenhaushalt und LDH als Hämolyseparameter. Ferner werden ein Differenzialblutbild, Kreatinin und CRP (als Entzündungsparameter) angefordert.

Sie finden den niedrigen Hb-Wert bestätigt, im Serum liegt eine normale LDH vor. Das niedrige Ferritin deutet – wie das Blutbild – auf eine Eisenmangelanämie durch Blutverlust hin. Entzündungszeichen sind nicht nachzuweisen. Der Urinstatus ist unauffällig. Im Stuhltest gelingt in zwei von drei Tests der Nachweis von Blut.
Bei der von Ihnen veranlassten Koloskopie wird ein villöser Polyp gefunden und in gleicher Sitzung abgetragen. Der Polyp wird histologisch als benigne und im Gesunden abgetragen beschrieben, es besteht kein Hinweis auf Malignität.

In welchem Zeitrahmen würden Sie die Patientin zu koloskopischen Kontrollen schicken?
Villöse Adenome haben eine erhöhte Entartungsrate (40 %) und neigen zu Rezidiven. Aus diesem Grund ist die Kontrolle der Koloskopie in jährlichem, später in zwei- bis dreijährlichem Abstand anzustreben. Die Untersuchung auf Blutbeimengung im Stuhl sollte zweimal pro Jahr durchgeführt werden.

Ist es sinnvoll, einmal im Jahr bei einer Blutkontrolle die Bestimmung des karzinoembryonalen Antigens (CEA) vom Labor anzufordern?
Nein. Der CEA-Wert ist als Screening-Methode zur Früherkennung eines gastrointestinalen Karzinoms nicht geeignet. Er eignet sich lediglich zur postoperativen Kontrolle nach Entfernung eines gastrointestinalen Karzinoms.

Was wissen Sie über die Screening-Koloskopie (➤ Kap. 4)?

Im Herbst 2002 wurde die Screening-Koloskopie zur Früherkennung des Kolonkarzinoms eingeführt. Jeder Versicherte über 55 Jahre kann innerhalb eines Zeitraums von zehn Jahren zweimal eine Koloskopie zur Früherkennung des Kolonkarzinoms durchführen lassen. Bis 2010 wurden mehr als 300.000 fortgeschrittene Adenome und 50.000 kolorektale Karzinome entfernt. Wäre die Akzeptanz für diese gründliche, allerdings auch invasive Methode in der Bevölkerung größer, könnten noch deutlich mehr Krebserkrankungen verhindert werden (Brenner et al. 2010). Die Motivation für dieses diagnostisch-therapeutische Screening wird u. a. durch die Hausärzte an die Patienten herangetragen. Für diese Beratung existiert eine eigene Abrechnungsziffer.

Muss die Eisenmangelanämie behandelt werden?

Bei den angegebenen Werten für Hb und MCH (HbE) ergibt sich keine zwingende Therapienotwendigkeit, da die mutmaßliche Blutungsursache beseitigt wurde und die Menopause eingetreten ist.

Was müssen Sie bei der Gabe von Eisenpräparaten beachten?

Eisenpräparate werden gastrointestinal nicht besonders gut resorbiert und manchmal schlecht vertragen. Sie können den Stuhl schwarz färben. Auf diese Tatsache sollten die Patienten hingewiesen werden. Vor einer Testung auf okkultes Blut müssen sie mindestens 4 Tage, besser eine Woche lang abgesetzt werden.

14.4 Oberbauchschmerzen

14.4.1 Schmerzen im Oberbauch mit Übelkeit

FALLBERICHT

Ein 48-jähriger Pharmavertreter klagt über seit einigen Tagen bestehende Übelkeit mit Schmerzen im Oberbauch. Auf Ihre Frage nach möglichen Auslösern antwortet er, er habe in der letzten Zeit viel Stress gehabt. Durch den Wechsel des zu betreuenden Gebiets habe er deutlich mehr Zeit im Auto zugebracht als sonst.

Welche Fragen würden Sie in dieser Situation für wichtig erachten?

Angaben über Genussmittel (Kaffee, Nikotin, Alkohol), Fragen nach ähnlichen früheren Symptomen und die daraufhin angewandte Therapie, zur Gewichtsentwicklung und nach Teerstuhl.

Teerstuhl habe er nicht bemerkt. Das Gewicht sei konstant. Er rauche 15 Zigaretten pro Tag, die überwiegende Zahl davon tagsüber, da er zu Hause nicht rauchen dürfe. Alkohol trinke er relativ wenig, um den für ihn „lebenswichtigen" Führerschein nicht zu gefährden, dafür gerne Kaffee. In der letzten Zeit gehe er – bedingt durch verlängerte Fahrtstrecken und die Notwendigkeit, sich in das neue Gebiet einzuarbeiten – häufig morgens nach einem kleinen Frühstück eilig aus dem Haus und käme erst am Abend zurück, ohne zwischenzeitlich etwas zu essen. Abends äße er dann mit seiner Familie eine warme Mahlzeit, bei der er aber schon nach wenigen Bissen einen Schmerz im Oberbauch verspüre, weshalb er die Portionen häufig nicht aufessen könne.

Welche Zusatzfragen sind in diesem Zusammenhang weiterführend?

Fragen nach Nüchternschmerz, saurem Aufstoßen und Sodbrennen.

Der Patient berichtet, er habe in letzter Zeit häufiger saures Aufstoßen. Während der langen nüchternen Intervalle zwischen Frühstück und Abendessen habe er schon öfter einen Schmerz im Epigastrium und hinter dem Brustbein bemerkt.

Welche körperlichen Befunde sollten Sie erheben?

Inspektion der Konjunktiven (Anämie), Abdomenpalpation, ggf. inkl. einer rektalen Untersuchung.

Die Konjunktiven sind gut durchblutet, Anhalt für eine Anämie finden Sie nicht. Die Skleren sind nicht ikterisch. Abdominell finden Sie einen deutlichen Druckschmerz epigastrisch, keine Abwehrspannung. Die Peristaltik ist recht rege. Rektal ist kein auffälliger Befund zu erheben.

Welche technischen Befunde sollten Sie erheben?

Eine Gastroskopie wäre indiziert, wird aber hier und jetzt in der Hausarztpraxis nicht durchzuführen sein. Eine Sonografie kann sinnvoll sein, auch eine Blutabnahme mit kleinem Blutbild, γ-GT, Bilirubin, Lipase, Amylase und CRP. Sonografie und Laborbefunde können jedoch keine Veränderungen der Magenschleimhaut beweisen oder widerlegen.

Die Sonografie (➤ Abb. 14.3) befunden Sie wie folgt: Leber und Milz normal groß. Keine Rundherde oder andere tumorverdächtige Prozesse an der Leber sowie paraaortal. Gallenblase normal groß und echoleer. Pankreas echonormal und normal konfiguriert. Den Ductus pancreaticus können Sie nicht darstellen. Die Nieren sind normal groß mit altersentsprechender Parenchym-Nierenbecken-Relation. Es findet sich kein Anhalt für freie intraperitoneale Flüssigkeit. Die Magenwand ist mit 4 mm leicht verdickt, es finden sich noch Binnenreflexe im Magen trotz zwölfstündiger Nüchternheit des Patienten. Der Patient hatte mit einer Blutabnahme gerechnet und aus diesem Grund morgens nichts gegessen. Die Laborbefunde bekommen Sie erst am Folgetag.

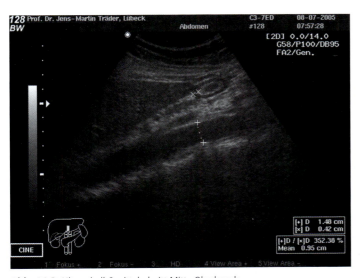

Abb. 14.3 Ultraschall-Sagittalschnitt Mitte Oberbauch

Wie lautet Ihre Verdachtsdiagnose?

Sie gehen von einer Gastritis aus.

Wie lautet Ihr Therapievorschlag?

Eine Therapie mit einem H_2-Antagonisten (z.B. Ranitidin 300 2 × 1, Dosisreduktion s.u.) wird begonnen, alternativ mit einem Protonenpumpenhemmer (= PPI), z.B. Omeprazol 20 mg, zunächst 2 × 1, dann bald 1 × 1, schließlich jeden 2. Tag 1 × 1 vor den Mahlzeiten.

Zusätzlich kann die Störung der Magenmotilität mit Prokinetika (MCP, Domperidon, ggf. Phytotherapeutika) behoben werden. Wichtig ist es, dass der Patient seine Lebensgewohnheiten ändert. Er sollte das Rauchen einstellen, auf Kaffee und Alkohol verzichten und sich bemühen, mehrere kleine Mahlzeiten über den Tag zu verteilen.

Die säurehemmenden H_2-Antagonisten und PPI sollten nicht abrupt abgesetzt, sondern langsam „ausgeschlichen" werden, um einen Säure-Rebound zu verhindern („Step-Down-Management").

Welche Informationen kann Ihnen eine Gastroskopie über Ihre klinische Diagnose hinaus liefern, die Sie sonst nicht zur Verfügung hätten?

Die Information über das Vorliegen und die Lokalisation einer Refluxösophagitis, einer ösophagealen Hernie, einer Gastroduodenitis, eines Ulkus oder (selten) eines Tumors, die Information über einen Helicobacter-Befall des Magens.

Bei einer für den übernächsten Tag veranlassten Gastroskopie erhalten Sie folgenden Befund: Helicobacter-positive Gastritis mit einigen kompletten Erosionen.

Wie leiten Sie die Eradikation des *Helicobacter pylori* ein?

Mit einer Triple-Therapie.

Erläutern Sie den Begriff „Triple-Therapie".

Die Triple-Therapie besteht aus der Gabe eines Protonenpumpenblockers in doppelter normaler Tagesdosis, also z.B. Omeprazol 20 mg oder Pantoprazol 40 mg jeweils morgens und abends. Zusätzlich kommen als Antibiotika Metronidazol in der Dosis 2 × 400 mg sowie 2 × 250 mg Clarithromycin über insgesamt 7 Tage zum Einsatz (italienische Tripple-Therapie), oder es werden 2 × 1.000 mg Amoxicillin und 2 × 500 mg Clarithromycin über insgesamt 7 Tage gegeben (französische Therapie). Alternativ kann statt Clarithromycin auch das preisgünstigere Roxithromycin in doppelter Normaldosis (2 × 300 mg) gegeben werden. Die Eradikationsraten bei beiden Therapieformen liegen zwischen 85 und 90 % (AWMF-Leitlinie Helicobacter pylori 021/01, 2009). Eine Vielzahl von modifizierten Therapieschemata sind veröffentlicht worden, auch solche für den Fall einer primär misslungenen Eradikationstherapie.

Welche Nachweismethoden für *Helicobacter pylori* kennen Sie?

Biopsie aus der Magenschleimhaut während der Gastroskopie, serologischer Nachweis (IgA und IgG), ^{13}C-Atemtest, Antigennachweis im Stuhltest.

Welche Tests sind spezifisch und sensitiv?

Atem- und Stuhltest haben jeweils die gleiche Sensitivität und Spezifität wie die Biopsie (90–95 %), sind aber weniger belastend für den Patienten.

Außerdem muss bedacht werden, dass eine Gastroskopie mit Entnahme einer Gewebeprobe zum histologischen Nachweis erheblich teurer ist als eine einfache Antigenbestimmung im Stuhl.

Warum sollten Patienten mit *Helicobacter pylori* möglichst einer Therapie unterzogen werden?

Die chronische *Helicobacter-pylori*-Besiedlung ist in 50 % assoziiert mit gastritischen Beschwerden. Bei Magen- und Duodenalgeschwüren werden sie in 60–70 % bzw. 90–100 % der Fälle nachgewiesen. Sie ist außerdem ein ätiologischer Faktor für das selten auftretende MALT-Lymphom, das bei erstgradiger Ausprägung nach einer Eradikationsbehandlung des *Helicobacter pylori* völlig abheilt.

14.4.2 Schmerzen hinter dem Brustbein

FALLBERICHT

Ein 53-jähriger Techniker, der nur selten bei Ihnen in der Praxis erscheint, klagt über seit 2 Wochen bestehende Schmerzen hinter dem Brustbein und im Oberbauch. Er ist deutlich übergewichtig und scheint in der letzten Zeit noch einmal erheblich an Gewicht zugenommen zu haben. Er riecht nach Zigarettenrauch und wirkt plethorisch. Auf Ihre Nachfrage nach möglichen Auslösern gibt er an, in letzter Zeit privat viel Stress gehabt zu haben. Er habe diesen Stress durch reichliches Essen kompensiert. Außerdem habe er pro Tag 30–40 Zigaretten geraucht sowie auch vermehrt Alkohol (2 l Bier pro Abend) zu sich genommen.

Welche anamnestischen Fragen erachten Sie in dieser Situation für wichtig?

Die Frage nach dem Zusammenhang der Beschwerden mit dem Essen oder körperlicher Belastung, ferner die Frage nach begleitender Medikamenteneinnahme.

Er berichtet Ihnen, er habe die Beschwerden bei körperlicher Belastung gehabt, hier vor allem beim Heben von schweren Lasten. Sie seien aber auch schon in Ruhe aufgetreten, dann vor allem nach üppigen Mahlzeiten. Manchmal habe er nachts das Gefühl von unregelmäßigen Herzschlägen. Neuerdings bemerke er gelegentlich beim Anziehen der Schuhe Aufstoßen, teilweise werde dabei auch Mageninhalt mit heraufbefördert. Tabletten nehme er nicht regelmäßig ein, gelegentlich jedoch morgens eine Tablette Acetylsalicylsäure (ASS) gegen den „Kater". Diese Tabletten bekämen ihm in der letzten Zeit nicht mehr so gut wie früher, manchmal habe er einige Zeit nach der Einnahme ein starkes Brennen im Oberbauch und auch hinter dem Brustbein. Er habe richtig Angst um sein Herz bekommen.

Welche körperlichen Untersuchungen sind notwendig?

Kreislaufsituation, Untersuchung der Thorax- und der Abdominalorgane.

Größe 172 cm, Gewicht 104 kg. RR 155/95 mmHg, Puls 88/min. Cor: rhythmisch, Töne rein. Pulmo: sonorer Klopfschall, vesikuläres Atemgeräusch, kein pathologischer Auskultationsbefund. Kolonrahmen unempfindlich, Abdomen ohne nennenswerten Druckschmerz, jedoch deutliche Empfindlichkeit im epigastrischen Winkel.

Welche technischen Untersuchungen sind erforderlich?

Wegen einer möglichen kardialen Ursache sollte ein EKG abgeleitet werden. Wenn möglich, ist ein Troponin-T-Test sinnvoll, alternativ eine Kreatinkinase-Bestimmung (CK und ggf. CK-MB). Bei lange bestehenden Beschwerden würden sich beim Vorliegen einer Myokardschädigung auch Veränderungen der Transaminasen GPT und LDH finden.

14

Im EKG finden Sie folgendes Bild (➤ Abb. 14.4). Wie interpretieren Sie das EKG?

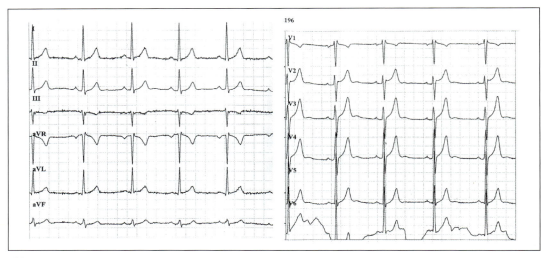

Abb. 14.4 EKG

Befundung: Linkstyp, Sinusrhythmus, HF 56/min, normale Werte für PQ-, QRS- und QT-Zeit, keine Erregungsausbreitungs- oder Erregungsrückbildungsstörungen, Höhe der R-Zacke in Ableitung I 14 mm, in aVL 12 mm, Sokolow-Index ca. 3,8 mV.   *S V1 + R V5 > 3,5 mV Linksherzhypertrophie*
R V1 + S V5 > 1,1 mV Rechtsherzhypertrophie
Beurteilung: Hinweis auf eine Linksherzhypertrophie, aber weitgehender Ausschluss eines Myokardinfarkts.
   Die Diagnose einer koronaren Herzkrankheit (KHK) ist jedoch nicht ausgeschlossen. Eine Ergometrie wäre der nächste diagnostische Schritt, der bei entsprechender Ausrüstung und Ausbildung durchaus in der Hausarztpraxis durchgeführt werden kann.

Wie lautet jedoch Ihre primäre Arbeitshypothese, wie können Sie diese Diagnose sichern?
Verdacht auf Refluxösophagitis und Hiatushernie. Gesichert werden kann diese Diagnose durch eine Ösophagogastroskopie, die Hiatushernie mit Reflux auch durch eine Röntgen- oder Spiral-CT-Aufnahme mit Ösophagus-Breischluck und folgender Aufnahme in Kopftieflage.

Muss die endoskopische Untersuchung sofort durchgeführt werden?
Nein. Bei einer guten Arzt-Patient-Beziehung und einer verlässlichen Compliance des Patienten kann ein Therapieversuch mit Protonenpumpenhemmern oder H_2-Antagonisten (hoch dosiert) über eine Woche ohne weitergehende endoskopische Diagnostik vorgenommen werden. Bei diesem Patienten wäre es jedoch durchaus empfehlenswert, die notwendigen Untersuchungen in die Wege zu leiten und bald durchzuführen zu lassen.

Bei welcher Begleitsymptomatik ist eine sofortige weitere Diagnostik unumgänglich?
Bei positivem Troponin-Test oder erhöhten Herzenzymen, bei Erbrechen mit Blutbeimengung, bei Teerstuhl, bei Atemnot und/oder Hämoptoe, bei Kreislaufproblemen.

Der Patient hat sich einer Ösophagogastroskopie unterzogen. Interpretieren Sie folgendes Foto des Mageneingangs (➤ Abb. 14.5).

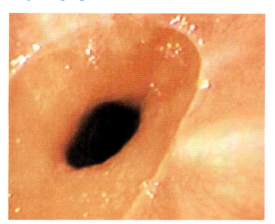

Abb. 14.5 Ösophagogastroskopie: unterer Ösophagus

Befundung: Ösophagitis. Kleine zungenförmige Erosion bei 12 Uhr, entzündliche Alteration des Plattenepithels bei 17 Uhr. Intestinale Metaplasie möglich.
Beurteilung: Refluxösophagitis Stadium 1 nach Savary und Miller; das bedeutet eine oder mehrere nicht konfluierende Schleimhautläsionen mit Rötung und Exsudation.

Wie gehen Sie therapeutisch vor?
Diätetisch sollte eine kalorienreduzierte, ausgewogene Mischkost eingehalten werden, die Zigarettenmenge sollte zumindest vermindert werden, wenn es nicht möglich ist, das Rauchen gänzlich einzustellen. Gleiches gilt für den Alkohol.

Als Allgemeinmaßnahme empfiehlt es sich, nach den Mahlzeiten aufrecht zu bleiben, ggf. einen kleinen Spaziergang zu machen. Die letzte Abendmahlzeit sollte spätestens 3 Stunden vor dem Schlafengehen stattfinden. Man kann versuchen, das Kopfende des Betts mittels zweier kleiner Holzklötze anzuheben (8–10 cm reichen zumeist aus), um den Reflux zu vermindern.

Medikamentös sind Antazida mit einem lokalanästhetischen Zusatz schnell wirksam. Sinnvoller ist es jedoch, eine Säurereduktion im Magen mit H_2-Antagonisten oder Protonenpumpenhemmern zu erreichen. Man präferiert heute das „Step-Down"-Konzept, bei dem zunächst die doppelte normale Tagesdosis eines PPI (z. B. Omeprazol 2 × 20 mg) oder alternativ ein H_2-Antagonist (z. B. Ranitidin 2 × 300 mg) gegeben werden sollte. Stufenweise wird dann die Dosis reduziert.

Wie würden Sie diesen Patienten langfristig führen? Wie häufig sollte er sich bei Ihnen vorstellen? Wie oft würden Sie Kontrolluntersuchungen durchführen?
Zunächst müsste er nach ungefähr einer Woche berichten, ob der eingeschlagene Weg den Schmerz gelindert oder gar beseitigt hat. Ferner muss der Patient sich wegen der Kontrolle des Blutdrucks ohnehin häufiger vorstellen. Eine endoskopische Kontrolle sollte ca. nach 3 Monaten erfolgen. Dann sollte die Ösophagitis vollends abgeheilt sein.

Die Behandlung der Zweitdiagnose arterielle Hypertonie sollte weder mit einem β-Blocker noch mit einem Kalzium-Antagonisten erfolgen, da beide Substanzgruppen den Kardiatonus vermindern können und damit den Reflux erleichtern würden. Bei diesem Patienten wäre der Versuch der Hypertoniebehandlung mittels eines ACE-Hemmers (z. B. Enalapril 5–10 mg oder Ramipril 2,5–5 mg) sinnvoll.

14

Wie kann die Langzeitbehandlung einer Hiatushernie mit Neigung zur Refluxösophagitis angegangen werden?

Eine Remission der Refluxösophagitis kann mit einer niedrigen Dosis Omeprazol (täglich bis zweitäglich 10 mg) langzeitig aufrecht erhalten werden. Bei häufig rezidivierenden Problemen oder Komplikationen wird man eine operative Sanierung (Fundoplicatio nach Nissen) anstreben. Es werden auch endoskopische Unterspritzungen und Sklerosierungen des Mageneingangs (Semifundoplicatio) mit dem Ziel einer dauerhaften Engerstellung durchgeführt.

Auch die „On-Demand"-Therapie mit einem PPI ist zugelassen. Nach einer kontinuierlichen Therapie von 4 bis 8 Wochen ist eine symptomgesteuerte Bedarfsbehandlung der chronischen Refluxösophagitis genauso effektiv wie eine kontinuierliche Behandlung, spart jedoch Medikamente ein (Metz 2007).

Was verstehen Sie unter einem Endobrachy-Ösophagus (Barrett)? Was raten Sie Ihrem Patienten?

Der Barrett-Ösophagus stellt eine Zylinderzellmetaplasie des unteren Ösophagus dar und gilt als Präkanzerose. Pathohistologisch ist der Ösophagus statt mit Plattenepithel mit Magenschleimhaut ausgekleidet. Aus diesem Grund ist je nach Schweregrad der Dysplasie und des befallenen Areals eine jährliche bis dreijährliche endoskopische Überwachung angezeigt.

14.4.3 Oberbauchschmerz mit Fieber

FALLBERICHT
Eine 52-jährige Küchengehilfin hatte wegen einer alkoholtoxischen Leberzirrhose einige Wochen im Krankenhaus verbracht. Sie befindet sich derzeit in einer ambulanten Entwöhnungsbehandlung am Wohnort. Jetzt kommt sie mit starkem Krankheitsgefühl und heftigen rechtsseitigen Oberbauchschmerzen in die Sprechstunde. Sie meint, Fieber zu haben.

Welche Informationen sind in dieser Situation wichtig?

Die Dauer der Beschwerden, mögliche Auslöser (z.B. Alkohol) und vegetative Begleitsymptome. Ferner ist die Frage nach begleitender Medikamenteneinnahme sinnvoll.

Die Patientin antwortet, dass sie die Beschwerden erst seit vorgestern habe. Sie hätten aber in diesen 2 Tagen deutlich zugenommen. Der Stuhl sei etwas dünner und auch heller geworden, der Urin eher etwas dunkler. Das Gewicht, das sie wegen der Asziteskontrolle täglich bestimme, habe sich nicht verändert. Hinsichtlich ihrer Alkoholkrankheit gibt sie an, „trocken" zu sein.

Welche körperlichen Untersuchungen sind erforderlich?

Inspektion von Konjunktiven (Anämie) und Skleren (Ikterus), Auskultation von Herz und Lunge, Untersuchung des Abdomens, Messen der Körpertemperatur und der Kreislaufwerte. Inspektion auf Hämatome und Ödeme.

Sie erheben folgende Befunde: Temperatur 38,8 °C, Blutdruck 125/65 mmHg, Puls 92 Schläge pro Minute. Skleren leicht gelblich (waren jedoch vor der Krankenhauseinweisung deutlicher gelb). Konjunktiven gut durchblutet.
Cor: rhythmisch, tachykard, Töne rein. Pulmo: sonorer Klopfschall, vesikuläres Atemgeräusch, Entfaltungsknistern rechts basal.
Abdominell: Kolonrahmen unempfindlich, McBurney ohne nennenswerten Druckschmerz, deutliche Empfindlichkeit im rechten Oberbauch. Keine Undulationen (Asziteszeichen) auslösbar.

Welche technischen Untersuchungen sind erforderlich?

Primär sollte – sofern es möglich ist – neben den notwendigen Laboruntersuchungen sonografiert werden.

Bei der Sonografie finden Sie diese Bilder (➤ Abb. 14.6 und ➤ Abb. 14.7).

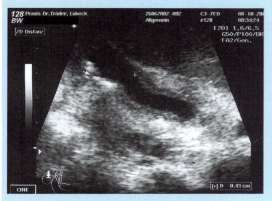

Abb. 14.6 Sonografie Querschnitt rechter Oberbauch

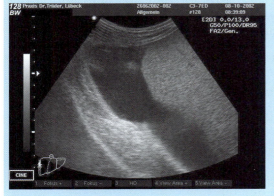

Abb. 14.7 Sonografie Querschnitt rechter Oberbauch

Was sehen Sie?

Eine teilentleerte und kontrahierte Gallenblase. Die Gallenblasenwand ist verdickt (ca. 3–4 mm), die Wandstruktur ist dreifach konturiert („Autobahnstruktur"). Die Leber hat – soweit man dies an den Bildausschnitten beurteilen kann – ein etwas inhomogen echoverstärktes Schallmuster, der Rand ist nicht glatt, sondern feinknotig begrenzt. Bei der dargestellten Flüssigkeit in der Bauchhöhle wird es sich um Aszites handeln.

Wie können Sie ein peritonitisches Exsudat sonografisch von Aszites differenzieren?

Bei einem peritonitischen Exsudat sind vereinzelte Binnenechos zu erwarten, Aszites ist meist echofrei.

Angenommen, die Laborbefunde können – da sie „cito" angefordert wurden – nach 2 Stunden vorgelegt werden. Dabei finden Sie folgenden Verlauf (➤ Tab. 14.6):

Tab. 14.6 Laborwerte (cito)

Parameter	Normbereich	vor dem Kran-kenhaus	nach dem Kranken-haus	heute
Leukozyten	4,0–10,0 T/l	8,1	7,1	16,4
BSG	10–20 mm	52/73	40/62	74/92
CRP	< 7 mg/l	9	6	47
Bilirubin i. S.	< 1,1 mg/dl	1,8	1,2	1,4
γ-GT	< 38 U/l	86	43	42
GOT	< 31 U/l	78	21	23
GPT	< 34 U/l	26	12	19
CHE	3.930–10.300 U/l	2.936	3.073	4.196
alkalische Phosphatase	35–105 mg/l	102	117	125
Lipase	8– U/l	67	35	143
Kalium	3,6–5,4 mmol/l	3,6	4,2	4,2

Wie interpretieren Sie diese Gesamtkonstellation?

Es handelt sich wahrscheinlich um eine akute Cholezystitis. Die Zeichen einer Cholestase können durch Gallenabflussstörungen infolge einer entzündlichen Schwellung der Gallenwege erklärt werden. In der Klinik ist eine Zirrhose bewiesen worden. Ein akutes Leberversagen und eine erhebliche Leberzellnekrose können ausgeschlossen werden.

Wie gehen Sie weiter vor?

Eine stationäre Einweisung in das vorbehandelnde Krankenhaus ist sinnvoll. Die Befunde (inkl. der Sonografiebilder und Laborbefunde) sollten dem Krankenhaus zur Verfügung gestellt werden.

> Nun gibt die Patientin große Vorbehalte an, wieder ins Krankenhaus zu gehen. Sie habe zu Hause eine behinderte Schwester, die sie betreuen müsse. Sie bittet Sie inständig, einen Therapieversuch zu Hause zu machen.

Welche organisatorischen Maßnahmen ergreifen Sie?

Nach Dokumentation der Aufklärung über die Risiken und darüber, dass diese Behandlung gegen ärztlichen Rat ambulant stattfindet, händigen Sie der Patientin eine Telefonnummer für den Notfall und eine vorsorgliche Krankenhauseinweisung aus. Sie besprechen und organisieren gemeinsam die Therapie.

Welche therapeutischen Maßnahmen ergreifen Sie?

Die Gabe von Antibiotika, hier am ehesten der Einsatz von Mezlocillin (3 × 2 g) und Metronidazol für einige Tage als Kurzinfusion, dazu Butylscopolamin per os oder rektal, Omeprazol oder H_2-Antagonisten. Nahrungskarenz, ausreichende Flüssigkeitszufuhr, Kontrolle der Körpertemperatur. Wiedervorstellung am nächsten Tag.

Welche therapeutische Alternative abweichend vom geschilderten Fall ergibt sich bei sonst gesunden Patienten mit einer Cholezystitis bei Cholezystolithiasis ohne Pankreasbeteiligung und ohne Choledocholithiasis?

Die sofortige Cholezystektomie innerhalb der ersten 48 Stunden. Durch die endoskopischen Methoden sind die Operationsletalität der Cholezystektomie geringer und die Krankenhausverweildauer deutlich kürzer geworden. Eine elektive Cholezystektomie nach Abheilung der Cholezystitis wäre im Intervall auch dieser Patientin anzuraten.

LITERATUR
Andresen V, P Layer: Reizdarm, die wichtigsten Empfehlungen. Dtsch Ärzteblatt 2011; 108(44): 751–60
Brenner H, Altenhofen L, Hoffmeister M: Zwischenbilanz der Früherkennungskoloskopie nach acht Jahren. Dtsch Arztebl Int 2010; 107(43): 753–9; DOI: 10.3238/arztebl.2010.0753
Fischbach W: S3-Leitlinie „Helicobacter pylori und gastroduodenale Ulkuskrankheit", AWMF Nr. 021/001, (2009) http://www.dgvs.de/media/Leitlinie_Helicobacter.pdf
Frossarda JL, Nicolet Th. Chronische Pankreatitis und Pankreasinsuffizienz. Schweiz Med Forum 2007; 7:75–80
Leyer P et al.: S3-Leitlinie Reizdarmsyndrom (AWMF-Registernummer: 021/016), 2009
Metz DC, Inadomi JM, Howden CW, van Zanten SJ, Bytzer P.: On-demand therapy for gastroesophageal reflux disease. Am J Gastroenterol. 2007 Mar;102(3):642–53. Review.
Messmann H: Klinische Gastroenterologie. Thieme, Stuttgart 2012: 476–482
Millitz H, Wienert V: Analthrombose. AWMF-Leitlinien-Register Nr. 081/002, 2002
Moehler M et al.: Magenkarzinom. S3-Leitlinie der DGVS (2012)
Röher A, Möslein R: Kolorektales Karzinom. Leitlinie der Deutschen Gesellschaft für Verdauungs- und Stoffwechselkrankheiten (DGVS) 2007, AWMF Nr. 021/007

14.5   Gynäkologisch bedingte Bauchbeschwerden

14.5.1   Unterbauchschmerz bei einer jungen Frau mit Ausfluss

FALLBERICHT
Eine 23-jährige Umschülerin aus dem nahen Internat kommt am Donnerstagabend in Ihre Praxis und klagt über Unterbauchschmerzen, die seit Mittag bestünden. Sie könne sich vor Schmerzen kaum auf den Beinen halten.

Welche anamnestischen Fragen halten Sie für sinnvoll?
Schmerzcharakter (Dauerschmerz, Koliken), Nahrungs-, Stuhlgangsabhängigkeit der Schmerzen; Fieber, Begleitsymptome, letzter Stuhlgang (Konsistenz und Farbe), Miktion, letzte Regel.

Sie gibt an, dass der Schmerz „wellenförmig" und nicht nahrungsabhängig sei. Fieber habe sie nicht gemessen, fühle sich aber nicht fiebrig. Der Stuhlgang sei normal (heute früh zuletzt), das Wasserlassen fühle sich normal an. Die letzte Regelblutung liege bereits 5 Wochen zurück. Es sei ihr lediglich etwas vaginaler Ausfluss aufgefallen.

Welche körperlichen Untersuchungsbefunde erheben Sie?
Kreislaufparameter, abdominale Untersuchung.

Der Blutdruck liegt bei 120/70 mmHg, der Puls beträgt 96/min und ist regelmäßig. Der Unterbauch ist druckschmerzhaft, der Hauptschmerz liegt etwas höher als der typische suprasymphysäre Druckschmerz, den Sie z. B. bei einer Blasenentzündung erwartet hätten.

Welche technischen Untersuchungen sind erforderlich?
Sonografie, Urinstatus, Schwangerschaftstest.

> Die Sonografie ergibt einen Normalbefund im Bereich der Oberbauchorgane, wobei Sie den Unterbauch und den gynäkologischen Bereich wegen der starken Schmerzhaftigkeit und entleerter Harnblase sonografisch nicht suffizient untersuchen können. Im Douglas-Raum scheint etwas freie Flüssigkeit zu sein, das Cavum uteri erscheint leer. Der Urinstatus ist unauffällig, der Schwangerschaftstest ist positiv.

14

Wie lautet Ihre Verdachtsdiagnose?
Extrauterine Gravidität.

Welche Maßnahmen müssen Sie einleiten?
Sofortige Krankenhauseinweisung (Notfall): Schmerzen im Verlauf einer Tubar-Gravidität signalisieren, dass jederzeit eine Ruptur in die Bauchhöhle eintreten kann!

14.5.2 Linksseitiger Unterbauchschmerz bei einer jungen Frau

FALLBERICHT

Eine junge Frau mit Schmerzen im linken Unterbauch kommt in die Sprechstunde. Sie habe diese Beschwerden schon seit 2 Tagen, nun würden sie so stark, dass sie nicht an eine Besserung ohne ärztliche Hilfe glaube. Sie dächte an eine Blasenentzündung, da sie am vergangenen Wochenende trotz der niedrigen Wassertemperaturen ein Bad in der Ostsee genommen habe.

Welche anamnestischen Fragen halten Sie für sinnvoll?
Schmerzcharakter (Dauerschmerz, Koliken), Nahrungs-, Stuhlgangs- oder Regelblutungsabhängigkeit der Schmerzen; Fieber, Begleitsymptome, letzter Stuhlgang (Konsistenz und Farbe), Miktion, letzte Regel.

> Sie gibt an, dass der Schmerz eher dauerhaft und nicht nahrungsabhängig sei. Fieber habe sie zwar nicht gemessen, sie fühle sich aber fiebrig. Der Stuhlgang sei normal (heute früh zuletzt), das Wasserlassen fühle sich normal an. Die letzte Regelblutung liege eine Woche zurück. Es sei ihr außer etwas Ausfluss nichts aufgefallen.

Welche körperlichen Untersuchungsbefunde erheben Sie?
Kreislaufparameter, abdominale Untersuchung.

> Der Blutdruck beträgt 130/75 mmHg, der Puls 76/min und ist regelmäßig. Der Unterbauch ist paramedian links stärker schmerzhaft als in der Mittellinie.

Welche technischen Untersuchungen sind erforderlich?
Sonografie, Urinstatus.

> Die Sonografie erbringt einen Normalbefund im Bereich der Oberbauchorgane, wobei Sie den Unterbauch und den gynäkologischen Bereich wegen starker Gasüberlagerung sonografisch nicht suffizient untersuchen können. Der Douglas-Raum scheint ohne freie Flüssigkeit zu sein.
> Der Urinstatus ist unauffällig, der Schwangerschaftstest ist negativ.

Wie lautet Ihre Verdachtsdiagnose?
Adnexitis.

An welche Erreger denken Sie vorrangig?
An eine Infektion mit Chlamydien, aber auch an Staphylokokken und Gonokokken, Mykoplasmen sowie Kolibakterien und andere anaerobe Keime.

Welche Probleme ergeben sich beim Nachweis von Chlamydien?
Chlamydien können per Abstrich mit einem Spezialbesteck nachgewiesen werden. Der Keim ist allerdings temperaturempfindlich, wodurch bei unsachgemäßem Transport und Kälteexposition ein negatives Kulturergebnis resultieren kann, obwohl eine Infektion vorliegt.

Was würden Sie therapeutisch empfehlen?
Antibiotische Therapie (z. B. Doxycyclin 200 mg 1 × 1/d), Vorstellung beim Gynäkologen.

Was ist bei der Verordnung von Doxycyclin zu bedenken?
Die mögliche Fotosensibilisierung stellt bei der Gabe im Sommer gelegentlich eine Kontraindikation bei der Verordnung von Doxycyclin dar. Zumindest ist eine Aufklärung der Patienten über die Gefahr eines erheblichen Solarekzems unbedingt erforderlich – eine Dokumentation über die erfolgte Aufklärung ist sinnvoll.

Woran sollten Sie bei rezidivierenden Infekten denken?
Meist ist es bei sexuell aktiven Frauen sinnvoll, eine Partnerbehandlung durchzuführen, um die auch als „Ping-Pong-Infektionen" bekannten Reinfektionen unter Sexualpartnern zu unterbinden.

14.5.3 Unterbauchschmerz bei einer jungen Frau, zyklusabhängig

FALLBERICHT
Eine junge Frau (27 Jahre) kommt in die Sprechstunde und gibt Schmerzen im Unterbauch an, die regelhaft vor der Periode aufträten. Auch der Rücken und die Brüste täten dann manchmal weh. Sie sei reizbar und ihre Stimmung sei „im Keller". Sie habe diese Beschwerden schon seit fast einem Jahr. Sie habe sie auch schon früher mal gehabt, aber nicht so stark. Nun störten sie so heftig, dass sie Ihre Meinung und Ihren Rat dazu hören wolle.

Welche anamnestischen Fragen halten Sie für sinnvoll?
Schmerzcharakter (Dauerschmerz, Koliken), Nahrungs- oder Stuhlgangsabhängigkeit der Schmerzen; Fieber, Begleitsymptome, letzter Stuhlgang (Konsistenz und Farbe), Miktion, Periodenabhängigkeit, letzte Regel, Kohabitationsprobleme, (gynäkologische) Operationen, Geburten, venerische Infektionen. Eigene Therapieversuche mit Hausmitteln oder freiverkäuflichen Medikamenten. Verwendung von Kontrazeptiva und dauerhafte Einnahme anderer Medikamente.

Sie gibt an, dass der Schmerz eher dauerhaft und nicht nahrungsabhängig sei. Fieber habe sie nicht. Der Stuhlgang und das Wasserlassen seien normal. Die letzte Regelblutung sei wenige Tage her. Begleitsymptome seien ihr nichts aufgefallen. Die Beschwerden träten vermehrt wenige Tage vor den Regelblutungen auf. Sie habe sich bisher immer mit freiverkäuflichen Schmerzmitteln (Paracetamol 500, Ibuprofen 200) sowie mit dem Auflegen einer Wärmflasche zu helfen versucht. Sie nehme eine Mikropille, seit der Umstellung von der Mini- auf die Mikropille vor einem Jahr seien die Beschwerden stärker geworden. Nun habe sie Angst, dass etwas Ernsteres dahinter stecken könne.

Was müssen Sie untersuchen?
Kreislaufparameter, abdominale Untersuchung.

> Der Blutdruck liegt bei 120/60 mmHg, der Puls beträgt 64/min und ist regelmäßig. Der Unterbauch ist nur gering schmerzhaft, der Hauptschmerz liege nach Angabe der Patientin etwas höher als der typische suprasymphysäre Druckschmerz einer Blasenentzündung, den sie schon mal erlebt habe. Außerdem sei er in der Mittellinie stärker als seitlich.

Was benötigen Sie an technischen Untersuchungen?
Urinstatus, ggf. Sonografie.

> Der Urinstatus ist unauffällig. Die Sonografie ergibt weitgehend Normalbefunde. Der Douglas-Raum scheint ohne freie Flüssigkeit zu sein.
> Zufällig stellen Sie im rechten Oberbauch folgenden Befund (➤ Abb. 14.8) fest.

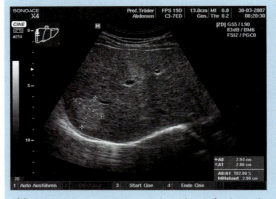

Abb. 14.8 Sonogramm mit zwei echoreichen Befunden in der Leber

Befund: Es fallen zwei scharf berandete, echoreiche Prozesse im rechten Leberlappen auf. Pseudopodien als Hinweise auf ein malignes Geschehen lassen sich nicht darstellen. Verdrängungszeichen von Gefäßstrukturen sind nicht nachweisbar.
Beurteilung: V. a. Hämangiome der Leber.

Hängt diese Verdachtsdiagnose mit den Beschwerden der Patientin zusammen?
Wahrscheinlich nicht. Hämangiome machen nur selten Beschwerden und dann meist lokal. Allerdings sind Hämangiome zu beachten, wenn diagnostische Eingriffe (Leberblindpunktion, Laparoskopie o. Ä.) geplant werden.

Wie lautet Ihre Verdachtsdiagnose für die Beschwerden der Patientin?
Prämenstruelles Syndrom (PMS).

Was empfehlen Sie therapeutisch?
- Hausmittel: Wärmflasche, Ausdauersport
- **Naturheilverfahren:** Phytotherapie (Agnus castus, Schafgarbe, Melisse), Neuraltherapie, Akupunktur
- **Schulmedizin:** erneutes Umstellung des Kontrazeptivums. Bedarfsweise Paracetamol, Ibuprofen oder Naproxen in ausreichender Dosierung.

Über welche Beschwerden wird von Patientinnen bei diesem Krankheitsbild zusätzlich oft geklagt?
Über das Gefühl aufgeschwemmt zu sein.

Woran sollten Sie bei dieser Patientin differenzialdiagnostisch noch denken?
An eine Endometriose.

14.6   Weitere abdominale Beschwerden

14.6.1   Rechtsseitiger Unterbauchschmerz

FALLBERICHT
Ein 13-jähriger Junge klagt über einen seit einem Tag bestehenden Schmerz und zeigt auf seinen rechten Mittel- bis Unterbauch. Er habe keinen Appetit, der Stuhlgang sei heute normal gewesen, habe aber leichte Schmerzen verursacht. Fieber habe er nicht gemessen.

Welche anamnestischen Fragen würden Sie in dieser Situation für wichtig erachten?
Die Frage nach Übelkeit, Erbrechen und Durchfällen, nach der Ernährung in den letzten Tagen, nach akuten (Sport-)Verletzungen, nach vorausgegangenen Bauch-Operationen.

Bei der körperlichen Untersuchung erheben Sie folgenden Befund: Der Kolonrahmen ist linksseitig unempfindlich, McBurney mit deutlichem Druckschmerz, noch normale Peristaltik. Keine diffuse Abwehrspannung. Psoasschmerz bei Elevation des rechten Beins. Rovsing-Zeichen allenfalls diskret positiv, Loslass-Phänomen ebenfalls nicht sicher positiv.

Welche technischen Untersuchungen sind erforderlich?
Leukozytenzahl im EDTA-Blut oder Blutausstrich, Fiebermessung (Vergleich oral – rektal), ergänzend Sonografie, wenn möglich.

Sie finden folgende Befundkonstellation: Leukozyten 13.500/µl, CRP 35 U/l (Norm bis 5 U/l), Temperatur oral 38,1 °C, rektal 38,9 °C.

Wie lautet Ihre Diagnose?
Akute Appendizitis.

Welches Vorgehen würden Sie vorschlagen?
Stationäre Aufnahme zur Überwachung und ggf. Appendektomie.

Gesetzt den Fall, Sie sonografieren und erheben diesen Befund (➤ Abb. 14.9). Wie interpretieren Sie dieses Bild?

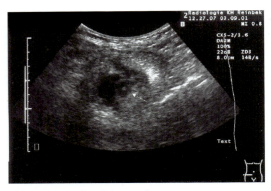

Abb. 14.9 Unterbauch-Sonografie

Befund: Man sieht eine unregelmäßig begrenzte, echoarme Zone, umgeben von einer saumartigen Kontur unregelmäßiger Dicke. Nach medial findet sich eine nahezu gänzlich echoarm gesäumte (Darm-)Struktur mit teils echoreichem Inhalt.
Beurteilung: Dieser Befund kann als perityphlitischer Abszess oder als gedeckte Perforation verstanden werden.

Bei einem anderen Fall hat ein Patient ebenfalls Schmerzen im rechten Unterbauch. Sie erheben folgende Befundkonstellation: Leukozyten 6.500/µl, Temperatur oral 36,8 °C, rektal 37,3 °C, sonografisch unauffällig. Wie wäre in diesem Fall Ihre Vorgehensweise?
In diesem Fall könnte man – eine gute häusliche Betreuung vorausgesetzt – mit einer Eisauflage kühlen und den weiteren Verlauf abwarten. Regelmäßige Kontrollen durch den Hausarzt (mindestens einmal, besser zweimal täglich) müssen gewährleistet sein.

Sagt Ihnen der „Hüpftest" bei V. a. Appendizitis etwas?
Der Hüpftest kann bei V. a. eine Appendizitis bei Kindern eingesetzt werden. Eine Metaanalyse erbrachte (bei allerdings nichtkontrollierten Studiendesigns) folgende Werte: Sensitivität 93 %, Spezifität 100 %, positiv prädiktiver Vorhersagewert 1.0, negativ prädiktiver Vorhersagewert 0.88. Für die Praxis übersetzt bedeutet diese Konstellation, dass von 100 Kindern mit einer Appendizitis nur sieben Kinder beim Hüpfen keine Schmerzen haben (Sensitivität 93 %) und dass alle Kinder mit Bauchschmerzen aufgrund anderer Ursachen (die also z. B. eine Gastroenteritis, aber keine Appendizitis haben) schmerzfrei hüpfen können (Spezifität 100 %). Alle Kinder, die rechtsseitige Unterbauchschmerzen beim Hüpfen haben, haben eine Appendizitis (positiv prädiktiver Vorhersagewert 1.0). Von 100 Kindern, die schmerzfrei hüpfen können, haben 12 dennoch eine Appendizitis (negativ prädiktiver Vorhersagewert 0.88).

14.6.2   Schmerzen in der Leiste

FALLBERICHT

Bei einem 54-jährigen Maurer bestehen seit einigen Wochen Schmerzen in der linken Leiste. Diese Beschwerden sind nach dem Verlegen von Gehwegplatten im Garten seines Hauses vor zehn Tagen verstärkt aufgetreten. Seit dieser Zeit habe er eine Vorwölbung in diesem Bereich bemerkt, die „morgens wieder weg" sei. Die Angst vor einem Tumor treibt ihn in die Praxis.

Welche anamnestischen Fragen halten Sie für sinnvoll?

Die Frage nach Schwellungen an anderen Körperstellen, nach tumorassoziierten Symptomen, nach familiärem Vorkommen von Leistenbrüchen.

„Mein Vater hatte beidseitig Leistenbrüche und musste sogar mehrmals daran operiert werden …" und: „Das geht immer leicht wieder zurückzudrücken …" erhalten Sie zur Antwort. Bei der Untersuchung des Lokalbefunds finden Sie eine Lücke im Leistenkanal unterhalb des linken Leistenbands. Gewichtsabnahme, Nachtschweiß oder Schwellungen an anderen Körperstellen werden verneint.

Wie können Sie sich ein Bild über die Ausprägung des Befunds verschaffen?

Indem der Patienten aufgefordert wird zu pressen oder zu husten.

Bei diesem Manöver tritt eine ca. 3 × 3 cm große Vorwölbung in der linken Leiste auf, die sich leicht – und dem Eindruck nach auch vollständig – reponieren lässt (➤ Abb. 14.10).

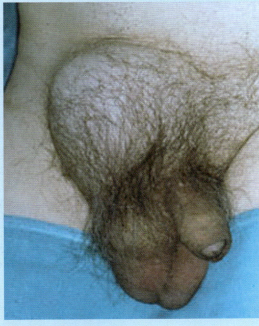

Abb. 14.10 Leistenhernie

Wie lautet Ihre Diagnose?

Leistenhernie links.

Was sagen Sie dem Patienten?

Der Patient kann von einem niedergelassenen Chirurgen – soweit verfügbar – belegärztlich offen oder laparoskopisch operiert werden. Die präoperative Vorbereitung auf diesen Eingriff kann in der Hausarztpraxis durchgeführt werden.

Alternativ ist eine stationäre Einweisung in ein Krankenhaus möglich.

Der Patient kommt nach der laparoskopisch durchgeführten Herniotomie zur Nachbehandlung und Entfernung der Hautfäden wieder in Ihre Praxis.

Wann kann sich dieser Patient wieder belasten? Arbeitsfähigkeit? Sport?

Erfahrungsgemäß reicht bei Schreibtischtätigkeit eine Arbeitspause für 2 Wochen postoperativ aus. Im ersten Vierteljahr nach der Operation sollten nicht mehr als 15 kg gehoben werden. Auch beim Sport – frühestens nach 6 Wochen – sollten Heben und der Einsatz der Bauchpresse für diese Zeit vermieden werden.

Welche Möglichkeiten können Sie dem Patienten anbieten, wenn er sich (noch) nicht operieren lassen möchte?

Da auch bei einem gut reponiblen mittelgroßen Leistenbruch die Gefahr einer Inkarzeration besteht, sollte der Patient über dieses Risiko aufgeklärt werden. Es besteht zudem die Tendenz einer Bruchpforte, immer weiter aufzureißen, sodass eine Rekonstruktion schwieriger wird. Bei zunehmend starkem Schmerz soll er auf jeden Fall das nächste Krankenhaus mit einer operativen Abteilung aufsuchen.

Die früher häufig verordneten Bruchbänder sind heute nicht mehr Stand der Therapie.

14.6.3 Analer Juckreiz

FALLBERICHT

Ein 5-jähriges Mädchen kommt mit ihrer Mutter in die Sprechstunde. Die Mutter berichtet, dass ihr Kind „Juckreiz am Po" habe. Im Toilettenbecken habe sie – auf dem Stuhl aufgelagert – kleine, weißliche Würmer bemerkt, die sich manchmal noch bewegt hätten.

Welche Zusatzfragen erachten Sie in dieser Situation für wichtig?

Länge der Würmer, Dauer der Erkrankung, hygienische Bedingungen.

Die Länge betrage 5 mm bis 1 cm, die Beschwerden bestünden seit 4–5 Tagen. Ihre Tochter habe ein Haustier. Zurzeit sei sie „Nägelkauerin" und deshalb ohnehin häufiger krank als bisher.

Wie lautet Ihre Verdachtsdiagnose?

Befall mit Oxyuren (*Oxyuriasis vermicularis*).

Die körperliche Untersuchung erbringt einen normalen abdominalen Befund. Inspektorisch sehen Sie eine entzündlich gereizte Analschleimhaut.

Würden Sie eine weitergehende Untersuchung (rektale Untersuchung, Proktoskopie) durchführen?

Nein. Weitergehende Aussagekraft haben diese Untersuchungen nicht, sie würden eher traumatisierend wirken.

Welche technischen Untersuchungen führen Sie durch?

Keine. Wenn ohne Probleme möglich, ist die Sichtkontrolle einer Stuhlprobe hilfreich. Mikroskopisch ist eine native Kontrolle eines morgens gewonnenen analen Klebestreifen-Abrisses hilfreich, aber nicht unbedingt erforderlich.

Was empfehlen Sie therapeutisch?

Mebendazol (2 × 100 mg p. o. für 3 Tage). Verstärkte Hygiene zur Unterbrechung des Übertragungsmechanismus („fäkal-oraler Infektionskreislauf"), ggf. Mitbehandlung der anderen Familienmitglieder.

14.6.4   Obstipation

FALLBERICHT

Eine 75-jährige, allein lebende Rentnerin kommt in die Sprechstunde und berichtet, dass sie seit langer Zeit an Verstopfung leide. Seit einiger Zeit habe sie sogar manchmal Bauchschmerzen. Sie habe jetzt Angst, dass sie eines Tages überhaupt nicht mehr „normal" auf die Toilette gehen könne. Ohne Abführmittel „gehe bei ihr gar nichts mehr".

Welche zusätzlichen Angaben benötigen Sie, um das Maß der Obstipation einschätzen zu können?

Angaben zu Stuhlfrequenz und -beschaffenheit und eine Abschätzung der ungefähren Stuhlmenge.

Welche weiteren anamnestischen Angaben sind in erster Linie wichtig, um harmlose von bedrohlichen Gesundheitsstörungen zu unterscheiden?

Art des Abführmittels und Einnahmefrequenz, Gewichtsentwicklung, Aversion gegen Fleisch, Frage nach Hämorrhoiden oder Rektumprolaps, „Bleistiftstuhl", Inkontinenz (Urin oder Stuhl), paradoxe Diarrhö, Fieber.

Welche weiteren Fragen sind für Ihre Einschätzung der Genese dieser Störung wichtig?

Ernährungsgewohnheiten, Nahrungszusammensetzung, Trinkmenge, Lebenssituation, Medikamentenanamnese.

Die Patientin berichtet auf Ihre Nachfragen, dass sie sich nur relativ unregelmäßig ernähre, dass die aufgenommene Nahrung nicht sehr reich an Ballaststoffen sei, dass sie sich wegen einer beginnenden Inkontinenz scheue, die notwendige Trinkmenge zu sich zu nehmen.
Sie lebe allein, und „für einen allein zu kochen macht keinen Spaß", also ließe sie es mehr oder weniger bleiben.
Sie nähme ein Blutdruckpräparat, das auch entwässernd wirke, ein Antidepressivum und verschiedene Abführmittel, Letztere schon seit ca. 25 Jahren.

Was sollten Sie körperlich untersuchen?

Mundraum, Zahnstatus, Schilddrüse, Herz, Lunge und Abdomen, Rektum.

Bei der körperlichen Untersuchung finden Sie ein aufgetriebenes Abdomen, aber keine Abwehrspannung. Bei der Palpation finden sich Normalbefunde, lediglich im Colon descendens tasten Sie bei tieferer Palpation eine walzenförmige glatt begrenzte, für die Patientin nicht besonders schmerzhafte Resistenz. Die Peristaltik ist eher träge. Im stuhlgefüllten Rektum ertasten Sie überwiegend harte Stuhlanteile. Ein Prolaps ist nicht zu provozieren.
Die Schilddrüse ist palpatorisch normal. Cor und Pulmo sind unauffällig, beim Blutdruckmessen fallen Ihnen einige Extrasystolen auf, der Blutdruck beträgt 150/90 mmHg, der Puls 76/min.
Im Mund finden Sie im Oberkiefer eine Zahnprothese, die keinen festen Sitz mehr hat. Im Unterkiefer bestehen verschiedene Zahnlücken, die restlichen Zähne sehen teilweise kariös aus.

Was vermuten Sie aufgrund der vorliegenden Angaben und Befunde?

Eine chronische Obstipation. Vielleicht hat die Patientin durch regelmäßige Einnahme von Laxanzien und Diuretika eine Hypokaliämie (Pseudo-Bartter-Syndrom), die zu einer ventrikulären Extrasystolie führen kann. Wegen des schlechten Zahnstatus kann eine Mangelernährung vorliegen.

Welche Erkrankungen kommen differenzialdiagnostisch bei einem im linken Unterbauch tastbaren Tumor hauptsächlich infrage?

Sigmakarzinom, Ovarialkarzinom, Divertikulitis. Eine Divertikulose, die bei chronischer Obstipation häufig ist, kann zu Divertikulitis-Schüben mit nachfolgendem Konglomerattumor führen. Die „Sigmawalze" ist durch stark eingedickte, harte Kotmassen erklärt.

Welche technischen Untersuchungen halten Sie in diesem Fall für erforderlich?

Kaliumspiegel, Kreatininbestimmung, Blutbild, Blutzucker, basales TSH, Stuhltest auf okkultes Blut. Evtl. sollte ein Langzeit-EKG nach Ausgleich der Hypokaliämie durchgeführt werden. Ferner ist eine Sonografie wünschenswert (Leber, Galle, Pankreas), aber nicht unbedingt erforderlich.

> Das Laborergebnis zeigt folgende Werte: Kalium 3,3 mmol/l (Normbereich ab 3,5 mmol/l), Kreatinin 1,3 mmol/l (Norm bis 1,2 mmol/l), Glukosespiegel nüchtern 97 mg/dl, basales TSH 2,2 mU/l (Norm 0,3–4,0 mU/l). Einer von drei Tests auf okkultes Blut ist positiv.
> Bei der Sonografie finden Sie einige Gallensteine ohne Zeichen einer Cholezystitis. Der Ductus choledochus ist mit 6 mm normal weit. Auch das Pankreasbild ergibt keinen Hinweis auf eine Gallenabflussstörung.

Wie lautet Ihre Arbeitshypothese?

Habituelle Obstipation, wahrscheinlich ausgelöst durch reduzierte Trinkmengen, Bewegungsmangel, Medikamente und Fehlernährung.

Welche Vorgehensweise müssen Sie einschlagen, um die positive Stuhlprobe abzuklären?

Zunächst sind eine Prokto- und Rektoskopie erforderlich. Später sollte eine hohe Koloskopie durchgeführt werden, wenn es der Patientin zuzumuten ist.

Ab welcher Stuhlfrequenz spricht man von Obstipation?

Wenn weniger als 5 Stühle (Männer) bzw. 3 Stühle pro Woche (Frauen) abgesetzt werden.

Wissen Sie, wie viele Menschen in Deutschland nach dieser Definition unter einer Obstipation leiden?

Nach Erckenbrecht liegt bei ca. 7,5 % aller Männer, ca. 20 % aller Frauen eine Obstipation vor. Bei den über 65 Jahre alten Menschen liegt der Anteil der Obstipierten jeweils doppelt so hoch (Erckenbrecht 2000).

Nennen Sie Medikamente, bei denen man an eine Obstipation als Nebenwirkung denken muss.

Spasmolytika, Eisenpräparate, Schmerzmittel, Sedativa, tri- und tetrazyklische Antidepressiva, Myotonolytika, zentral wirksame Antihypertensiva, Parkinsonmittel und andere mehr.

Die Grundzüge von Maßnahmen gegen Obstipation sind einfach, aber für ältere Menschen nur begrenzt akzeptabel und durchführbar. Was wissen Sie über die Prinzipien der Ernährung mit Ballaststoffen, der Kaliumzufuhr mit der Nahrung, der körperlichen Bewegung und der Flüssigkeitsaufnahme zur Verdauungshilfe?

- Menschen mit schadhaften Zähnen und Prothesen scheuen den Verzehr ballaststoffreicher Nahrung. Alle schnell resorbierbaren Nahrungsmittel leisten keinen Beitrag zur Verdauung, sondern führen meist zu hyperkalorischer Ernährung. Ballaststoffe können jedoch durch Brotsorten mit hohem Kleieanteil, sogar in entsprechenden Toastsorten, unproblematisch verzehrt werden. Empfehlenswert sind auch Joghurts mit Kleie- oder Körnerzusätzen. Die Lebendflora von Joghurts und Sauermilch-Zubereitungen hat ebenso laxierende Wirkung wie Milchzucker-Zusätze (**cave:** Flatulenz durch Laktasemangel!). Zwei bis drei Stücke Frischobst oder Gemüse täglich, mundgerecht zerkleinert oder gerieben, komplettieren den Ballaststoffanteil der Ernährung und beugen einem Defizit an Vitamin A und C vor. Ungünstig sind ungeschrotete Müslis und Körner, z. B. als Körnerbrot, die chronische Zufuhr von Abführtees, sorbithaltige Süßigkeiten, kohlensäurehaltige Getränke, Kohl, rohe Zwiebelfrüchte, unpürierte Hülsenfrüchte. Sie führen zu Meteorismus und Tenesmen.

- Die Verwendung von Kalium-Natrium-Mischsalzen im Haushalt vermindert die Gefahr einer Hypokaliämie, insbesondere bei Laxanziengebrauch vom Bisacodyl-Typ oder bei Sennesoiden und bei Saluretika-Einnahme. Diese Haushaltssalze sind in Reformhäusern erhältlich. (Getrocknete) Aprikosen und Bananen enthalten mehr Kalium als andere Obstsorten.
- Zwei tägliche Spaziergänge von 15–30 Minuten Dauer, alternativ das Vermeiden von Fahrstühlen oder das bewusste Parken des Pkw in einiger Entfernung vom Fahrziel, auch das Ausfahren von Enkeln im Kinderwagen oder das Ausführen von Haustieren, regen die Darmmotorik hinreichend an. Diese einfachen Maßnahmen scheitern bei Menschen mit orthopädischen Problemen. Regelmäßige Bewegung kann in diesen Fällen bisweilen über Rehasport-Maßnahmen verordnet werden.
- Kontinenz- und Miktionsprobleme veranlassen ältere Menschen zu einem restriktiven Trinkverhalten. Hinzu kommen ein vermindertes Durstgefühl und Sparsamkeit. Von ärztlicher Seite sollte zum vermehrten Trinken unter Berücksichtigung der kardialen Belastbarkeit aufgefordert werden. Geeignet sind verdünnte Säfte und Tees mit günstiger Wirkung, wie etwa Aufgüsse aus Pfefferminze, Kümmel, Fenchel und Anis. Ebenfalls erlaubt sind stille Mineralwässer mit einem hohen Gehalt an Kalium und Kalzium, weniger solche mit hohem Natriumanteil. Kaffee und schwarzer Tee zum Frühstück und nachmittags, am Abend eine Weinschorle oder 1–2 Gläser Bier sollten nicht untersagt werden. Die Trinkmenge dürfte mit 2–3 Tassen/Gläsern à 150 ml vormittags, nachmittags und abends bereits vielfach ausreichen. (Wenn der Urin bei intakter Niere keine Färbung mehr aufweist, wurde zu viel getrunken. Ist er intensiv gelblich oder bräunlich-gelb gefärbt, wurde zu wenig getrunken. Für den Morgenurin ist diese Färbung jedoch typisch und unproblematisch.)
- Auf Entleerungssignale des Darms sollte unmittelbar reagiert werden. Nicht selten im Zusammenspiel mit einer gefüllten Harnblase gelingt die Stuhlentleerung spontan. Ein Gleit- oder Kohlensäuregas-Suppositorium kann ebenso wie ein Mikroklistier an jedem 3. oder 4. Tag angewendet werden, falls der spontane Stuhlgangsreiz ausbleibt.
- Medikamente mit Obstipationswirkung (s. o.), veränderte Umgebung und ungeeignete Ernährung und/oder (Darm-)Erkrankungen machen weitere, ggf. ärztliche Maßnahmen erforderlich.

14.6.5 Kolikartige Bauchschmerzen und Kollaps

FALLBERICHT

Ein 36-jähriger arbeitsloser Mann ruft an und bittet um einen Hausbesuch. Er liege mit sehr heftigen krampfartigen Bauchschmerzen im Bett und könne nicht in die Praxis kommen. Fieber habe er nicht, aber massive Kreislaufbeschwerden. Wenn er aufzustehen versuche, falle er sofort wieder um.

Ist das ein Notfall?

Ja, diese Symptome sollten zu einem unverzüglichen Hausbesuch veranlassen.

Sie fahren sofort zu der angegebenen Adresse. Als Sie am Krankenbett eintreffen, finden Sie einen kaltschweißigen und blassen Patienten vor. In einer Schale auf dem Boden sehen Sie Erbrochenes, das bräunlich aussieht und nach Kot riecht.

14

Woran denken Sie?

Miserere-Erbrechen bei mechanischem Ileus.

Wie ist das weitere Vorgehen?

Feststellen der Kreislaufparameter und orientierende abdominale Untersuchung, Suche nach Narben von abdominalen Voroperationen, Frage nach Begleiterkrankungen, wie z. B. chronisch-entzündliche Darmerkrankungen (CED).

> Der Blutdruck beträgt 100/50 mmHg, der Puls 120 Schläge pro Minute, bei der Palpation des Abdomens finden Sie kollernde Darmgeräusche sowie eine massive Abwehrspannung periumbilikal. Es findet sich eine Appendektomie-Narbe an typischer Stelle. Weitere Vorerkrankungen habe er nicht.

Was tun Sie als Nächstes?

Organisation des schnellstmöglichen Transports in die nächste, für einen umfangreicheren Abdominaleingriff geeignete Klinik mittels Rettungstransportwagen (RTW). Sie sollten den Transport begleiten.

Welche Versorgung ist für diesen Transport erforderlich?

Legen eines peripheren Zugangs (Volumengabe), ggf. Analgesie mit nicht spasmogenen Analgetika, z. B. Novaminsulfon oder Pethidin, je nach Länge des Transports. Legen einer Magenablaufsonde. Keine Gabe von Prokinetika, wie Metoclopramid o. Ä.

Welche weiteren differenzialdiagnostischen Alternativen fallen Ihnen ein? Nennen Sie jeweils die Charakteristika in Abgrenzung zum Ileus.

- **Nierenkolik** (bei Nephrolithiasis): Darmatonie. Dabei kein Koterbrechen, aber ebenfalls vegetative Symptome bis zum Kreislaufkollaps, starke bis stärkste Schmerzen, aber normale bis verminderte Peristaltik.
- **Ulcus ventriculi** (ggf. mit Perforation): Teils durchfällige Stühle, manchmal (nicht immer!) Teerstuhl. Erbrechen, auch mit (kaffeesatzähnlichen) Blutbeimengungen, kein Koterbrechen. Eher Dauerschmerz als kolikartige Schmerzen, Kreislaufprobleme ebenfalls möglich. Peristaltik unterschiedlich.
- **Gallenkolik** (bei Cholelithiasis): Die Cholelithiasis kommt häufiger bei Frauen vor als bei Männern. Auch hierbei starke bis stärkste Schmerzen im rechten Oberbauch, meist mit Ausstrahlung in die rechte Schulter, Peristaltik eher vermindert, aber ebenfalls kein Koterbrechen.
- **akute Pankreatitis:** Darmatonie. Dabei kein Koterbrechen, die Schmerzausstrahlung ist eher gürtelförmig im gesamten Oberbauch mit Ausstrahlung in den Rücken (Bereich links subskapulär und/oder linke Schulter). Kreislaufprobleme mit schockähnlichen Zuständen sind häufig.
- **kardiale Probleme** (inferiorer Infarkt): Oberbauchschmerzen. Auch dabei gelegentlich Übelkeit, aber kein Koterbrechen. Eher Dauerschmerz, selten wellenförmig. Peristaltik vermindert.
- **Aortenaneurysma, -ruptur (-dissoziation):** Kein Koterbrechen, aber ausgeprägtere Schocksymptomatik. Eher Dauerschmerz, selten wellenförmig. Ein Aortenaneurysma bei einem so jungen Patienten ist selten.

Alle diese Krankheitsbilder erfordern eine stationäre Einweisung des Patienten.

14.6.6 Unklare abdominale Beschwerden und Fieber mit Halsschmerzen

FALLBERICHT
In Ihre Vormittagssprechstunde kommt ein 22-jähriger junger Mann und klagt über diffuse Oberbauchschmerzen und ein wundes Gefühl im Rachen. Ferner gibt er an, in seinem Leistungsvermögen massiv eingeschränkt zu sein und sich sehr krank zu fühlen. Er habe auch Fieber, geschätzt über 38 °C.

Welche anamnestischen Fragen erachten Sie in dieser Situation für wichtig?
Die Frage nach möglichen Ansteckungsquellen für Virusinfekte (Familie, Freunde, Arbeitskollegen), mögliche Ansteckungs- oder Intoxikationsquellen für bakterielle Infekte (verdorbene Nahrungsmittel), Auslandsreisen in der unmittelbaren Vergangenheit, Medikamenteneinnahme, Alkoholkonsum.

Der Patient berichtet, seine Freundin sei völlig gesund. Sie und seine Familie hätten im Wesentlichen in den letzten Tagen die gleichen Speisen gegessen wie er selbst. Auslandsreisen wurden seit mehr als 3 Monaten nicht unternommen. Er habe aber durch seine ehrenamtliche Tätigkeit als Rettungssanitäter gelegentlich mit infektiösen Menschen zu tun, manchmal müsse er bei der Erstversorgung offene Wunden verbinden. Fast immer trage er dabei OP-Handschuhe.

Welche körperlichen Untersuchungen würden Sie durchführen?
Inspektion von Gesicht, Rachen, Haut und Konjunktiven, Palpation und Auskultation des Abdomens, Palpation der regionären Lymphknotenstationen an Hals, Axillen und Leisten.

Was erwarten Sie bei der körperlichen Untersuchung, falls es sich um eine infektiöse Mononukleose handelt?
Hautfarbe des Gesichts normal, an Konjunktiven kein Zeichen der Anämie, allenfalls geringer Skleren-Ikterus. Deutliche Rötung im Rachen, auch deutlich vergrößerte Tonsillen, falls nicht entfernt, mit oder ohne Beläge. Hautturgor normal – somit kein Anhalt für eine höhergradige Exsikkose.

Oberbauch rechts wie links etwas druckempfindlich, McBurney ohne typische Appendizitiszeichen, Milz fraglich vergrößert. Am Hals und im Nacken finden sich vergrößert palpable Lymphknoten, auch in beiden Axillen und in den Leistenbeugen.

Welche technischen Untersuchungen sind erforderlich?
Sonografie und Labor.
Diese Laborwerte (➤ Tab. 14.7) erhalten Sie schon am Nachmittag:

Tab. 14.7 Laborwerte (cito)

Parameter	Normbereich	aktuelle Werte
Leukozyten	4,0–10,0 T/l	12,1 T/l
BSG	10–20 mm	64/89 mm
CRP	< 7 mg/l	27 mg/l
Bilirubin i. S.	< 1,1 mg/dl	2,3 mg/dl
γ-GT	< 38 U/l	678 U/l
GOT	< 31 U/l	126 U/l
GPT	< 34 U/l	115 U/l
CHE	3930–10.300 U/l	3.827 U/l
LDH	135–225 U/l	834 U/l
Lipase	8–57 U/l	74 U/l

14

Welche weiteren Laboruntersuchungen sollten Sie zur Bestätigung der Diagnose anfordern?

Zum Nachweis oder Ausschluss eines Pfeiffer-Drüsenfiebers sollte wegen der Lymphadenitis ein Antikörpertest gegen das Epstein-Barr-Virus (EBV) bestimmt werden (z. B. EBV-Schnelltest).

Wegen der potenziellen Ansteckungsgefahr als Rettungssanitäter muss man Hepatitis-Antikörper bestimmen und sollte einen HIV-Suchtest vorschlagen. Es genügen die Bestimmung des Hepatitis-A-Virus-IgM (HAV-IgM) und des Hepatitis-C-Virus-AK (HCV-AK). Der Patient ist gegen Hepatitis B geimpft (Pflichtimpfung durch den Arbeitgeber), der Anti-HBs-Titer nach der Impfung vor 3 Jahren war zuletzt noch fast 1.000 U/Liter, damit kann man von ausreichendem Immunschutz ausgehen.

Diese Ergebnisse erhalten Sie aber (mit Ausnahme des Mononukleose-Schnelltests) erst am Folgetag. Außerdem muss man dabei beachten, dass bei frischen Infektionen die Antikörperproduktion häufig erst nach einiger Zeit nachweisbar sein kann (4–6 Wochen post infectionem).

Ergebnis: Aus dem Labor erhalten Sie einen positiven Mononukleose-Schnelltest und eine Lympho- und Monozytose im Differenzialblutbild zurück.

Wie lautet Ihre Diagnose?

Morbus Pfeiffer (Synonyme: Pfeiffer-Drüsenfieber, infektiöse Mononukleose, Kissing Disease, Campus Fever).

Welche Therapie schlagen Sie vor?

Bettruhe, ggf. stationäre Einweisung für einige Tage, wenn der Patient zu Hause nicht versorgt ist. Fiebersenkung und Schmerztherapie mit nicht hepatotoxischen Medikamenten (also nicht mit Paracetamol oder Ibuprofen, sondern eher mit Novaminsulfon).

Bei dieser hochinfektiösen Erkrankung sollten alle Menschen, die diese Erkrankung noch nicht durchstanden haben, ausreichend Abstand von dem Patienten halten und erhöhte hygienische Vorsichtsmaßnahmen ergreifen, um sich nicht anzustecken. Dies gilt auch für das Praxispersonal (Auszubildende, Studenten).

Ist diese Krankheit meldepflichtig?

Nein. Lediglich der Tod infolge einer EBV-Infektion ist eine meldepflichtige Komplikation.

Wie lange muss dieser Patient der Arbeit fernbleiben?

Zunächst muss man von ca. 2 Wochen Arbeitspause ausgehen (Infektionsschutz), in diesem schweren Fall eher länger.

Welche Kontrollintervalle richten Sie ein?

Laborkontrollen (Blutbild, Leberwerte, LDH) wöchentlich, Racheninspektion. Eine Kontroll-Sonografie (Milzgröße).

Welche weiteren Erkrankungen fallen Ihnen bei jungen Männern mit erhöhten Leberwerten, Fieber und Leistungsverlust ein, die Sie im Einzelfall ebenfalls ausschließen müssten?

Eine Infektion mit dem Zytomegalievirus (CMV), Morbus Meulengracht (allerdings ohne Fieber), infektiöse Hepatitiden, alkoholinduzierte oder durch hepatotoxische Medikamente ausgelöste Leberschädigung (z. B. durch NSAR, Fibrate, Neuroleptika, Methotrexat und andere Zytostatika) sowie die Gruppe der Autoimmunerkrankungen mit Leberbeteiligung (Autoimmunhepatitiden I – III, primär biliäre Zirrhose [PBC], primär sklerosierende Cholangitis [PSC]).

Wie ist die Prognose beim Morbus Pfeiffer?

Die allermeisten Erkrankungen heilen innerhalb von 2–3 Wochen folgenlos aus, allerdings kann das Fieber im Einzelfall auch 4–6 Wochen anhalten. Selten kommt es bei sehr starker Milzschwellung zur Milzruptur, sehr selten zu Begleitkrankheiten wie Myokarditis, Meningitis/Enzephalitis, autoimmuner hämolytischer Anämie sowie zu Blutungen infolge Thrombozytopenie. Gelegentlich ist ein chronischer Verlauf zu beobachten, ferner können eigentlich weitgehend ausgeheilte Erkrankungen durch Einflüsse auf das Immunsystem wieder reaktiviert werden, wodurch eine ähnliche Symptomatik wie bei der Ersterkrankung wieder auftritt. Diagnostisch helfen manchmal **Kontrollen der EBV-Antikörper-Titer weiter.** Therapeutisch ist körperliche Schonung wichtig.

LITERATUR
Ayres, D: Dehydration. W. H. O. has a new solution. DGHS Chron. 1985; 21 (1): 1,3
Bardhan et al.: HOMER-Study, Helicobacter 2000; 5 (4): 196–201
DGVS (Deutsche Gesellschaft für Verdauungs- und Stoffwechselkrankheiten): S3-Leitlinie „Diagnostik und Therapie der Colitis ulcerosa" Nr. 021/009 (2009). http://leitlinien.net/
DGVS (Deutsche Gesellschaft für Verdauungs- und Stoffwechselkrankheiten): Leitlinie „Kolorektales Karzinom" Nr. 021/007 (2007): www.leitlinien.net
Erckenbrecht JF: Epidemiologie der Obstipation, Z Gastroenterol 2000; 38 (1): 3–5
Hoffmann JC, Preiß JL, Autschbach F et al.: S3-Leitlinie „Diagnostik und Therapie des Morbus Crohn". Ergebnisse einer Evidenz-basierten Konsensus-Konferenz der Deutschen Gesellschaft für Verdauungs- und Stoffwechselkrankheiten und dem Kompetenznetz Chronisch-entzündliche Darmerkrankungen. http://www.dgvs.de/media/DGVS2008_LL_Morbus_Crohn.pdf (2008)
Hotz J, Enck P, Goebell H, Heymann-Mönnikes I, Holtmann G, Layer P: Konsensusbericht: Reizdarmsyndrom – Definition, Diagnosesicherung, Pathophysiologie und Therapiemöglichkeiten. Z Gastroenterol 1999 (37): 685–700
Infektionsschutzgesetz (IfSG) in: www.gesetze-im-internet.de/ifsg/index.html
Jewell D, Young G: Interventions for nausea and vomiting in early pregnance. The Cochrane Database of Systematic Reviews. Cochrane Library Number: CD000145. Version von 2002
Kingsnorth A, O'Reilly D: Acute Pancreatitis. BMJ 2006 (332): 1072–1076
Molderings GJ et al.: Die systemische Mastzellerkrankung mit gastrointestinal betonter Symptomatik – eine Checkliste als Diagnoseinstrument. Dtsch Med Wochenschr 2006 (131): 2095–2100.
Rabady S, Rebhandl E, Sönnichsen A (Hrsg.): EBM-Guidelines für Allgemeinmedizin. Deutscher Ärzte-Verlag, Köln 2009
Schirrmacher S, Naumann M, Caspary WF, Stein J: Tumor M2-PK im Stuhl. Ein neuer Screeningparameter für kolorektale Neoplasien? Ergebnisse einer multizentrischen prospektiven Vergleichsstudie. Z Gastroenterol 2004, 42
Tonus C, Neupert G, Sellinger M: Colorectal cancer screening by non-invasive metabolic biomarker fecal tumor M2-PK. World J Gastroenterol 2006; 12 (43): 7007–7011

14

P. Maisel und R. Jendyk

15 Beschwerden und Erkrankungen im Urogenitalbereich, sexuell übertragbare Krankheiten

Inhalt

15.1 Algurie, Dysurie

FALLBERICHT

Eine Patientin sucht Sie am Sonntag im Notdienst auf und schildert ihre Beschwerden: „Auch wenn es Sonntag ist, halte ich es bis morgen nicht mehr aus. Dauernd muss ich auf die Toilette, das Wasserlassen brennt furchtbar. Ich brauche heute noch Ihre Hilfe. Ich habe Ihnen meinen Urin gleich mitgebracht."

Die Untersuchung ergibt folgenden Befund: Körpertemperatur 37,9 °C, rektal gemessen. Die Nierenregion ist nicht druck- oder klopfschmerzhaft. Bei der Palpation des Abdomens besteht ein Druckschmerz oberhalb der Symphyse. Die Teststreifenuntersuchung mit einem Multifunktionsteststreifen (Combur-9-Test®) ergibt einen positiven Nitrittest, eine deutliche Leukozyturie sowie eine Mikrohämaturie.

Wodurch wird das Leitsymptom „Brennen beim Wasserlassen" hervorgerufen?

Am häufigsten sind Blasenentzündungen, gelegentlich mit Beteiligung der Nieren, bei der Frau durch Scheidenentzündungen mit urethraler Reizung oder Urethritis und beim Mann durch Prostataentzündungen und Urethritis.

Welche diagnostischen Maßnahmen sind erforderlich? Welche weiteren Erkrankungen kommen in Frage?

Zunächst sind frühere Infekte des Harnwegssystems und Begleitbeschwerden (vaginaler Ausfluss, Fieber, Flankenschmerz) sowie Begünstigungsfaktoren (Sexualverkehr, Benutzung von Diaphragmen/Spermiziden, Postmenopause) zu erfragen und komplizierende Faktoren (s. u.) zu berücksichtigen.

    Fieber sollte an einen Infekt des oberen Harntrakts (Pyelonephritis) denken lassen. Bei unkomplizierter Situation reicht zunächst die Untersuchung des frisch gelassenen Urins durch Mehrfachteststreifen („Stix") aus. Bei eindeutiger Klinik und sicher „unkompliziertem" Harnwegsinfekt (HWI) ist laut DEGAM-Leitlinie Nr. 1, „Brennen beim Wasserlassen" eine Urinuntersuchung nicht einmal zwingend erforderlich.

Bei Flankenschmerzen, Schwangerschaft oder Begleiterkrankungen sollten sich eine körperliche Untersuchung und weitere Laboruntersuchungen anschließen.

Bei Männern muss bei Fieber und Schmerzen im unteren Rücken und im Dammbereich eine Prostatitis ausgeschlossen werden. Fieber und Schmerzen im Skrotum deuten auf eine Epididymitis hin.

Welche Therapie verordnen Sie beim unkomplizierten Harnwegsinfekt?

Mittel der ersten Wahl sind Fosfomycin (1 × 3.000 mg an Tag 1), Nitrofurantoin RT (100 mg 2 × tägl. für 5 Tage). Mittel der zweiten Wahl bei Kontraindikationen oder besonderen lokalen Resistenzsituationen sind Trimethoprim, Cotrimoxazol, Fluorchinolone, Cephalosporine und Aminopenicilline, letzteres in Kombination mit einem Betalaktamaseinhibitor. Nach Minderheitenvotum der DEGAM bei der Erstellung der neuen S3-Leitlinie (Wagenlehner et al., 2010) zur Harnwegsinfektion ist Trimethoprim trotz gestiegener Resistenzrate für die überwiegende Mehrheit der Patienten eine sinnvolle primäre Wahl (2 × 100–200 mg/Tag für 3–5 Tage). Trotz guter Wirksamkeit sollten Chinolone wegen Gefahr einer Resistenzentwicklung nicht primär gegeben werden.

Wie gehen Sie vor bei Therapieversagen oder bei Rückfällen von unkomplizierten Harnwegsinfekten?

Bei Therapieversagern sollte entsprechend einem Antibiogramm behandelt werden; bei Rückfällen innerhalb von 14 Tagen empfiehlt sich eine 10-tägige Therapie mit TMP, Fluorchinolon oder Nitrofurantoin oder die erneute Anlage einer Urinkultur mit anschließender Behandlung nach Antibiogramm. Rückfälle nach mehr als 14 Tagen sind wie Neuinfekte zu behandeln.

Wie ist bei positivem, wie bei negativem Urinstreifentest vorzugehen?

Bei negativem Urin-Teststreifenbefund oder Nachweis einer Leukozyturie oder Mikrohämaturie ohne Nitrit sollte eine Mittelstrahlprobe des ersten morgendlichen Urins als Befundkontrolle untersucht werden. Bei unklarer Diagnose, aber typischen Beschwerden kann zunächst eine symptomatische Behandlung begonnen werden. Auch sollte bei positivem Leukozytennachweis im Urin, aber fehlendem Bakteriennachweis (Nitrittest und Urinkultur negativ) an eine sexuell übertragene Chlamydieninfektion gedacht werden (Therapie mit Azithromycin oder Doxycyclin, ➤ Kap. 15.9).

Bis zum Vorliegen des Ergebnisses kann meist unter symptomatischer Therapie mit Paracetamol und/oder einem Spasmolytikum abgewartet werden; entscheidend ist aber der klinische Gesamtbefund.

Was ist bei wiederholtem Erythrozytennachweis im Streifentest ohne Entzündungszeichen zu tun?

Eine wiederholte Mikrohämaturie sollte abgeklärt werden. Allerdings gelingt es nur in einem Teil der Fälle, eine Ursache zu finden. Die Sedimentmikroskopie statt des Streifentests empfiehlt sich vor allem dann, wenn dieser nur eine geringe Anzahl von Erythrozyten anzeigt (➤ Kap. 15.2).

Wie groß ist die Trefferquote des Nitrittests im Urin?

Spezifität 99 %, Sensitivität im Morgenurin 90 %, im Spontanurin tagsüber 40 %, d. h., dass ein HWI mit Spontanurin tagsüber in 60 % der Fälle nicht ausgeschlossen werden kann.

Nennen Sie weitere Anhaltspunkte für einen bakteriellen Harnwegsinfekt. Wann sind diese besonders wichtig?

Trüber und stark riechender Urin und/oder Rezidiv-Zystitiden sowie Bauchschmerzen oder Fieber bei Kindern sind mögliche weitere Anhaltspunkte für einen Harnwegsinfekt. Das ist insbesondere bei Mangel einer zeitnahen Diagnostik von Bedeutung (neuer sexueller Kontakt im Urlaub, Reiseumstände, Hygienemängel, z. B. bei Unterbringung in Massenquartieren; Datumsablauf von Messstreifen, nicht aufgefüllte Messstreifen in der Arzttasche).

Wie behandeln Sie einen Harnwegsinfekt in der Schwangerschaft?

In der Schwangerschaft ist konsequent antibiotisch zu behandeln: Fosfomycintrometamol an Tag 1, alternativ z. B. Penicillin oder Cephalosporin über 7 Tage; bei vorliegendem Antibiogramm sind die Kontraindikationen verschiedener Antibiotika in der Schwangerschaft zu beachten. Nachkontrollen des Urins zur Erfassung einer Therapieresistenz oder einer asymptomatischen Bakteriurie sind erforderlich. Bei Hinweisen auf eine Pyelonephritis in der Schwangerschaft ist eine stationäre Einweisung angezeigt. Zur Erfassung einer Harnstauung sollte der Harntrakt sonografisch untersucht werden.

Welche Bedeutung hat eine eindeutig gesicherte asymptomatische Bakteriurie bei Schwangeren?

Hier besteht ein erhebliches Risiko (20- bis 30-fach), dass sich ein vollständiger Harnwegsinfekt oder eine Pyelonephritis entwickeln. Das Risiko von Frühgeburten und niedrigem Geburtsgewicht ist ebenfalls erhöht. Daher ist stets eine Behandlung indiziert, und zwar nach den gleichen Grundsätzen wie bei einem symptomatischen Harnwegsinfekt.

15

Wie lassen sich bei Frauen postkoitale Harnwegsinfekte verhindern?

Ob die häufig empfohlene Miktion nach dem Geschlechtsverkehr sinnvoll ist, ist ungewiss. Bei chronischer Rezidivneigung senkt jedoch eine Einmalgabe von 100 mg TMP oder 100 mg Nitrofurantoin innerhalb von 2 Stunden nach dem Geschlechtsverkehr die Rezidivrate signifikant. Scheidendiaphragmata und Spermizide sind zu vermeiden (Wagenlehner 2010).

Welche Faktoren begründen einen „komplizierten" Harnwegsinfekt?

- Auftreten bei Kindern, Männern, Schwangeren
- Diabetes mellitus
- neurologische Erkrankungen mit Auswirkungen auf die Blasenfunktion
- anatomische oder funktionelle Anomalie der Harnwege (z. B. urethrale Enge, Reflux, Restharn, Enteroptose)
- Nierensteinleiden
- Dauerkatheter
- Immunsuppression
- Niereninsuffizienz
- Zystennieren.

Wie schätzen Sie Harnwegsinfekte bei älteren Männern ein?

- Dysurie, Pollakisurie, Nykturie und Harndrang kommen häufig auch bei älteren Männern ohne Harnwegsinfekt vor. Daher ist eine Diagnostik anhand der Symptome erschwert.
- Asymptomatische Bakteriurien sind häufig bei älteren Männern, bei Patienten im Krankenhaus oder bei Blasenkatheter-Trägern. Daher ist bei diesen Patienten die Bakterienzahlbestimmung allein nicht ausreichend zum Erkennen einer behandlungsbedürftigen Infektion.
- Die Evidenz in der Diagnostik ist unzureichend, da viele Studien zur Uringewinnung und Befundinterpretation nur bei Frauen durchgeführt wurden.

Welche Kriterien helfen Ihnen, Harnwegsinfekte bei älteren oder hospitalisierten Männern zu erkennen?

Neben Miktionsbeschwerden können psychische Veränderungen (Verwirrtheit, Apathie oder eine gestörte „Kooperationsfähigkeit") und körperliche Beschwerden Hinweise für einen komplizierten Harnwegsinfekt sein (Weidner et al. 2004):

- neue oder sich verschlechternde Harninkontinenz
- Fieber
- Schmerzen suprapubisch oder in der Flanke
- septische Zeichen, reduzierter Allgemeinzustand, Blutdruckabfall, Tachykardie, Tachypnoe.

Diese Punkte (bis auf das Inkontinenzsymptom) gelten auch für Träger transurethraler Blasenkatheter.

Wie sollte der Urin bei Katheterträgern zur Untersuchung gewonnen werden?
Keine Untersuchung des (mutmaßlich kontaminierten) Beutelurins, sondern Urinentnahme aus dem Katheter, nachdem die ersten Milliliter verworfen wurden.

Miktionsassoziierte, aber ätiologisch unklare Unterbauchbeschwerden sind in der Allgemeinpraxis nicht selten. Welche Überlegungen stellen Sie bei anhaltenden Beschwerden ohne eindeutiges Teststreifenergebnis an?
- Liegt ein Urethralsyndrom oder eine Reizblase vor?
- Gibt es ein orthopädisches, gynäkologisches, sexuelles, gastroenterologisches oder neurologisches Problem? Sind Sediment, Urinkultur und Antibiogramm sinnvolle und ausreichende Dignostika (wie bei chronischem oder kompliziertem Harnwegsinfekt, Schwangerschaft oder bei Verdacht auf Pyelonephritis)?

Was ist ein Urethralsyndrom?
Brennen beim Wasserlassen, häufiger und imperativer Harndrang ohne Bakteriurie und ohne positiven Nitrittest.

Welche Ursachen kommen für ein Urethralsyndrom in Frage?
- Genitalinfektionen durch Chlamydien, Neisserien, Herpes-simplex-Viren
- Vaginalinfektionen durch *Candida albicans* oder Trichomonaden
- Irritationen durch Deodorants, Reinigungslösungen oder eine Latexallergie
- Geschlechtsverkehr
- Atrophie der Urethralschleimhaut bei postmenopausalen Frauen.

Skizzieren Sie die therapeutischen Grundsätze bei den verschiedenen Ursachen des Urethralsyndroms.
- antimikrobielle Therapie
- Vermeiden auslösender Faktoren
- passagere sexuelle Enthaltsamkeit
- lokale Östrogentherapie.

Welche Leitsymptome und Befunde weisen auf eine Prostatitis hin?
- Dysurie
- tiefsitzende Rücken- oder Dammschmerzen, suprapubische Schmerzen
- Druckgefühl
- gestörtes Wasserlassen (verzögertes Wasserlassen, abgeschwächter Harnstrahl, Nachträufeln)
- Vergrößerung und Konsistenzveränderungen der Prostata
- teils erhebliche Druckschmerzhaftigkeit der Prostata bei der rektalen Palpation.

Welche Formen der Prostatitis kennen Sie?
Früher wurden unterschieden die akute bakterielle, die chronische bakterielle, die abakterielle Prostatitis sowie die Prostatodynie. Inzwischen hat sich wegen der klinisch schwierigen diagnostischen Differenzierung die Einteilung des amerikanischen National Institutes of Health (NIH) durchgesetzt:
- NIH I: akute bakterielle Prostatitis
- NIH II: chronische bakterielle Prostatitis
- NIH III: chronische Prostatitis bzw. chronisches Beckenschmerzsyndrom mit den Varianten a) entzündlich und b) nicht entzündlich
- NIH IV: asymptomatische Prostatitis, histologisch nachweisbar.

Welche Untersuchungen sind bei Verdacht auf Prostatitis erforderlich?

Als Basis ist der Urinbefund neben der Anamnese und der rektalen Untersuchung ausschlaggebend. Bei der chronischen Prostatitis ist der Urinbefund in ca. 70 % der Fälle negativ, die Diagnose ist dann nur klinisch zu stellen. Eine Prostatamassage mit Gewinnung von Prostatasekret ist selten erforderlich, im akuten Stadium sogar kontraindiziert. Weitere Untersuchungen, wie der transrektale Ultraschall, werden empfohlen, gehören aber in die Hand des Spezialisten.

Skizzieren Sie die Therapieprinzipien der verschiedenen Formen der Prostatitis.

- Neben der Gabe von Analgetika (Paracetamol, nicht-steroidale Antirheumatika) empfiehlt sich bei bakterieller Prostatitis initial die Gabe von β-Laktam-Antibiotika und/oder Fluorchinolonen. Nach Resistenzbestimmung aus dem Urin ggf. Umstellung auf testgerechte Antibiotika. Bei Allergien oder Unverträglichkeiten ist Trimethoprim-Sulfamethoxazol eine sinnvolle Alternative. Die Therapiedauer sollte mindestens 28 Tage betragen.
- Bei den nicht-bakteriellen Formen wird symptomatisch behandelt. Es besteht keine sichere Evidenz für die teilweise empfohlenen Maßnahmen (transvesikale Mikrowellentherapie, Prostatamassage, Sitzbäder, Biofeedbackmethoden, probatorische Antibiotikatherapie).

Welche Symptome weisen auf eine akute Pyelonephritis (APN) hin?

Leitsymptome sind Fieber, Schüttelfrost und Leibschmerzen, v.a. in der Flanke. Häufiger bestehen daneben auch Hinweise auf eine Infektion des unteren Harntrakts, z.B. Dysurie, Harndrang, häufiges Wasserlassen, veränderter Urin. Allgemeine Abgeschlagenheit, Appetitmangel, Schwitzen, Übelkeit und Erbrechen können bei einer akuten wie auch bei einer chronischen Pyelonephritis auftreten. Bei älteren Patienten, besonders bei Diabetikern, besteht bisweilen nur eine Somnolenz.

Welche diagnostischen Schritte sind beim Verdacht auf eine Pyelonephritis erforderlich?

- Urinbefund (Bakteriurie, Hämaturie, Leukozyturie, Proteinurie, evtl. Leukozytenzylinder)
- Urinkultur
- Blutuntersuchungen (Blutbild, Kreatinin, CRP)
- Ultraschall der Nieren (Parenchym-Pyelon-Relation, erweitertes Nierenbecken, Nierengröße, Atemexkursion, Tumor?). Die weiterführende Diagnostik (bei unklarem Krankheitsbild) erfordert z.B. ein CT der Niere (Hinweise für die Ursache von Abflussstörungen, Perfusionsstörungen), sollte aber dem urologischen Facharzt überlassen werden.

Der klinische Gesamtbefund ist wegweisend für eine evtl. Klinikeinweisung.

Welche Differenzialdiagnosen der akuten Pyelonephritis müssen in der Praxis bedacht werden?

- Lumbago mit Fieber unterschiedlicher Ursache
- Adnexitis mit Schmerzausstrahlung in die Flanken
- supravesikale renale Abflussstörung (Ureterknick, Ureter fissus, Ureterpapillome, Nierenbecken-Ventilstein, Tumoren des kleinen Beckens, Z. n. Baucheingriffen u. a.)
- Appendizitis (Schmerzen im rechten Unterbauch und der rechten Flanke)
- akute Divertikulitis (Schmerzen im linken Unterbauch mit evtl. Ausstrahlung in die linke Flanke)
- Glomerulonephritis
- paranephritischer Abszess
- Pleuritis mit basaler Pneumonie
- Pankreatitis oder Magen-Darm-Ulkus sind möglich, haben aber andere Leitsymptome.

Welche Therapie erfordert die akute Pyelonephritis?

Einige Tage Bettruhe bis zur Besserung der Allgemeinsymptome, vermehrte Trinkmenge von 2–3 Litern/Tag (sofern kardial zulässig), sodass der Urin nicht dunkelgelb oder bräunlich aussieht. Analgetika, Antibiotikumgabe für ca. 14 Tage beginnend mit breitem Spektrum, später ggf. Anpassung gemäß der bakteriologischen Austestung, die vor Behandlungsbeginn eine Probe des Mittelstrahlurins voraussetzt. Bei einem Abflusshindernis mit Harnstau der Niere ist u. U. eine Drainage der Niere durch einen Ureterkatheter (sog. Ureterschiene) oder eine perkutane Nephrostomie erforderlich.

Was verstehen Sie unter einem Antibiotikum mit „breitem" Spektrum? Welche(s) ziehen Sie aus Kostengründen vor?

Fluorchinolone (zweimal tgl. 500 mg Ciprofloxacin), alternativ Cephalosporine (Ceftriaxon, Cefixim), Ampicillin + β-Laktamase-Inhibitoren oder Trimethoprim-Cotrimoxazol. Das letztgenannte Mittel ist sehr viel kostengünstiger als die vorgenannten, jedoch sind regionale Resistenzen zu beachten.

Wann sollten Sie Patienten mit einer Pyelonephritis überweisen oder ins Krankenhaus einweisen?

Prinzipiell entscheiden der klinische Gesamtbefund und die häusliche Versorgung. Eine Überweisung ist bei Frauen beim ersten Pyelonephritis-Rezidiv, bei allen anderen Patienten bereits bei der ersten Pyelonephritis erwägenswert. Eine Krankenhauseinweisung ist vor allem erforderlich bei der Unmöglichkeit einer oralen Therapie, bei Schwangerschaft, bei komplizierenden Begleiterkrankungen, bei schwererem Krankheitsbild, z. B. bei Hinweisen auf eine Sepsis bzw. persistierendem Fieber über 72 Stunden.

15.2 Hämaturie

FALLBERICHT

Am Dienstag stellte sich Ihre 65-jährige Patientin Frau D. vor, da sich bei den abschließenden Untersuchungen im Krankenhaus, wo sie einen Hüftgelenkersatz erhalten hatte, eine Mikrohämaturie gezeigt hatte. Bei Frau D. ist außerdem ein Diabetes mellitus Typ II b, eine arterielle Hypertonie und eine Hyperurikämie bekannt. In den Laboruntersuchungen in der Praxis fiel im Urinteststreifen (Combur-9-Test®) eine Mikrohämaturie von ca. 50 Erythrozyten/µl Urin auf. BSG, Blutzucker, Kreatinin und Kaliumwert waren unauffällig, der Harnsäurewert mit 9,5 mg/dl erhöht.

Wie klassifizieren Sie rein deskriptiv die hier gefundene Form der Blutbeimengung zum Urin?

Als Mikrohämaturie, d. h. als nicht sichtbare Form einer Blutbeimengung.

Wie wird die mit bloßem Auge erkennbare Blutbeimengung bezeichnet?

Als Makrohämaturie.

Wie weit reicht die Aussagekraft der Teststreifenmethode bei der Hämaturiediagnostik?

Die Sensitivität des Teststreifens beträgt etwa 97 % (90–100 %), die Angaben zur Spezifität des Teststreifens bei 3–5 Erythrozyten pro Gesichtsfeld liegen zwischen 65 und 99 %. Aufgrund falsch-positiver Befunde in bis zu 10 % der Fälle sollte das Ergebnis bei einem positivenTeststreifenbefund jedoch mikroskopisch kontrolliert werden, ebenso bei symptomatischen Patienten mit negativem Teststreifenergebnis (bis zu 35 % der Fälle!). Außerdem gibt die Erythrozytenmorphologie gelegentlich Hinweise zur Ursachenklärung.

Welche Faktoren können das Ergebnis des Urinteststreifens in der Hämaturiediagnostik außerdem verfälschen?
- Falsch positive Befunde können auftreten während der Menstruation, durch Povidon-Jod oder durch Verunreinigung des Uringefäßes durch stark oxidierende Reinigungsmittel.
- Falsch negative Ergebnisse sind möglich durch große Mengen Ascorbinsäure im Urin oder Verunreinigungen des Uringefäßes durch Formalin.

Ab wann besteht eine pathologische Hämaturie?
Üblicherweise ab 3(–5) Erythrozyten pro Gesichtsfeld bei der mikroskopischen Untersuchung (400-fache Vergrößerung) von Urinsediment.

Welche vertiefenden anamnestischen Fragen sollten Sie stellen, falls Ihnen als Hausarzt durch die langjährige „erlebte" Anamnese viele Vorerkrankungen nicht schon bekannt sind?
- schmerzhaftes Wasserlassen, häufiges, unergiebiges Wasserlassen (Zystitis mit Dysurie, Pollakisurie)
- verzögertes oder erschwertes, häufiges nächtliches Wasserlassen, abgeschwächter Harnstrahl, Nachträufeln nach dem Wasserlassen (Hinweise für eine Prostatahypertrophie bei Männern)
- Fragen zur Nierensteinanamnese, familiäre Nierenerkrankungen (Zystenniere)
- vorbestehende Erkrankungen des Urogenitaltrakts
- Einnahme von gerinnungshemmenden Medikamenten verbunden mit weiteren Blutungszeichen
- sportliche Belastung (vesikale oder renale Mikrotraumen, veränderte Nierendurchblutung)
- Traumata in der aktuellen Vorgeschichte
- Pharyngitis in den letzten Wochen (postinfektiöse Glomerulonephritis)
- Hautblutungen und Gelenkschmerzen (Purpura und Arthralgien durch Vaskulitiden, Kollagenosen)
- Tumortherapie: Strahlenbehandlung (aktinische Zystitis) oder Cyclophosphamidtherapie (hämorrhagische Zystitis)
- Auslandsaufenthalte (Blasenbilharziose)
- Fieber oder Gewichtsverlust (Entzündungen, Tumoren, Tuberkulose).

Welche körperlichen Untersuchungen führen Sie bei einem Patienten/einer Patientin mit diesen Symptomen durch?
- Palpation des Abdomens (Raumforderung?) mit Palpation der Nierenlager (Klopfschmerz?)
- Inspektion des äußeren Genitale (Ausfluss, Phimose, Balanitis)
- rektale Untersuchung (Prozesse im Douglas-Raum, Prostatahypertrophie, Prostatakarzinom)
- Blutdruckmessung
- Inspektion auf Ödeme (renale/kardiale Erkrankungen).

Worauf sollten Sie außerdem achten?
Auf Ödeme (Herzinsuffizienz, Nierenerkrankung), Bluthochdruck (Herzinsuffizienz, Nephrosklerose, nephrotisches Syndrom), Petechien, Hämatome (Gerinnungsstörungen), Purpura (Schönlein-Henoch-Erkrankung), Arrhythmien (Nierenembolie)? Herzgeräusche (Endokarditis, Glomerulonephritis).

Wie stehen Sie in diesem Fall zu einer sonografischen Untersuchung?
Eine sonografische Untersuchung ist grundsätzlich in dieser Fallkonstellation erforderlich, jedoch nicht zwingend in der allgemeinmedizinischen Praxis.

15

Der Wunsch der Patientin, die nach dem Krankenhausaufenthalt sehr beunruhigt wirkte und auf eine rasche Klärung der Blutbeimengung drängte, war Anlass für Sie, vor der Überweisung zum Spezialisten eine ergänzende Ultraschalluntersuchung des Urogenitaltrakts durchzuführen (➤ Abb. 15.1).

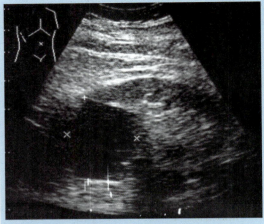

Abb. 15.1 Sonografie des Urogenitaltrakts

Welchen sonografischen Befund erheben Sie?

Am oberen Pol der Niere findet sich eine echoarme, teils glatt, teils unscharf begrenzte Raumforderung, die teilweise intra-, teilweise extrarenal liegt. Es finden sich einige Binnenechos am Boden der Raumforderung, der Durchmesser beträgt im Längsschnitt 45 × 58 mm (im Querschnitt 67 mm). Dorsal dieser Raumforderung ist der Schall verstärkt.

Was vermuten Sie anhand dieses Ultraschallbefunds?

Eine Nierenzyste.

Wie häufig sind Nierenzysten?

Die Prävalenzangaben bei über 50-jährigen Patienten schwanken zwischen 12 % und rund 50 %, wobei die Rate bei Männern etwa doppelt so hoch ist wie bei Frauen. Die Prävalenz steigt mit zunehmendem Alter deutlich an, wobei die meisten Zysten jedoch gutartig und ohne klinische Relevanz sind.

Kann diese vermutete Zyste Ursache der Mikrohämaturie und des leicht erhöhten Blutdrucks sein?

Einzelne Nierenzysten verursachen eher selten Mikrohämaturien und Hypertonie.

Deshalb müssen, gerade im Alter unserer Beispielpatientin, insbesondere maligne Veränderungen des Urogenitaltrakts, aber auch eine Nephrolithiasis als Ursache der Mikrohämaturie sicher ausgeschlossen werden. Dazu reicht die alleinige sonografische Untersuchung in der Regel nicht aus. Auch kann die Dignität der abgebildeten Nierenzyste nicht zweifelsfrei belegt werden.

Wie sollten Sie bei einer zufällig sonografisch entdeckten Nierenzyste weiter vorgehen?

Einfache Zysten haben relativ geringe Relevanz und machen nur selten Symptome (Ruptur, Blutung, Schmerz, Infektion). Wenn die typischen sonografischen Befunde einer einfachen gutartigen Nierenzyste vorliegen (echofrei, scharf und glatt begrenzt, dünner Randwall, dorsale Schallverstärung) und keine Symptome bestehen, kann man von einem prinzipiell harmlosen Zufallsbefund ausgehen. Sind diese sonografischen Kriterien nicht erfüllt oder bestehen Symptome oder polyzystische oder komplexe Zystenbildungen, ist eine weitergehende Diagnostik erforderlich.

15

Mikro- oder Makrohämaturie sind häufig die ersten Zeichen eines Nierentumors. Welche anderen Begleitsymptome bestärken Ihren Verdacht ? Wie häufig sind sie bei der Diagnose Nierentumor in etwa zu erwarten?

Flankenschmerz (40 %), Gewichtsverlust (30 %), Fieber (15–30 %), Müdigkeit, Nachtschweiß begleiten Nierentumoren. Nur etwa 5–10 % der Patienten zeigen die klassische Kombination von Hämaturie, Flankenschmerz und palpabler Raumforderung. Metastasen bestehen zum Zeitpunkt der Diagnosestellung leider bereits häufig.

Welche Therapie ist möglich?

Aus kurativen, bei metastasierendem Tumor auch aus palliativen Gründen, wird die Niere mit umgebendem Gewebe und Lymphknoten entfernt. Systemische Therapien bieten nur geringe Erfolgsaussichten.

Sie überweisen aufgrund der bisherigen Überlegungen die Beispielpatientin zu einem Facharzt für Urologie. Worauf sollten Sie die Patientin in einem Gespräch vorbereiten?

Da über die Genese der Mikrohämaturie allein aufgrund der Anamnese, des körperlichen Befundes, der Labor- und Ultraschalluntersuchung keine eindeutige Aussage getroffen werden kann, kann nur eine Mitteilung allgemeiner Art über den Befund in der Niere gemacht werden. Die urologische Diagnostik wird üblicherweise neben der körperlichen Untersuchung aus einer Ultraschalluntersuchung von Niere und Harnwegen bestehen, weiterhin aus einer Zystoskopie sowie ggf. einer intravenösen Urografie und/oder einer Computertomografie des Abdomens. Asymptomatische Hämaturien bei Frauen bleiben in etwa der Hälfte der Fälle trotzdem ohne Ursachenfeststellung.

Als Blutungsursache wurde bei der Patientin zystoskopisch ein Urothelkarzinom der Harnblase im Stadium pTa, G1 gefunden. Die diagnostische Sicherung erfolgte durch die transurethrale Resektion (TUR) des Tumors.

Die weitere urologische Diagnostik bestätigte die benigne Nierenzyste. Kontrolluntersuchungen der Zyste im Abstand von 6 Monaten wurden empfohlen.

Welche Therapie ist zu erwarten, wenn bei der Diagnostik ein Harnblasenkarzinom gefunden wird?

In ca. 75 % der neu diagnostizierten Fälle hat der Tumor – wie in diesem Fall – die Muskelschicht der Harnblasenwand noch nicht befallen. Dann wird nach kompletter (transurethraler) Resektion in der Regel eine Rezidivprophylaxe, entweder intravesikal mit einem Chemotherapeutikum oder durch eine Impfung mit dem Immunstimulans BCG angeschlossen. Hierfür sind mehrere Instillationszyklen des Bacillus Calmette-Guérin in die Blase erforderlich, die nicht selten mit Reizzuständen des Blasenmuskels einhergehen.

Therapeutisch wird auch eine Mikrowellen-Erwärmung des Blaseninhalts zur Wirkungsverstärkung nach Instillation von Mitomycin bei oberflächlichen, aber rezidivierenden Urothelkarzinomen durchgeführt.

Hat der Tumor bereits die Blasenmuskulatur befallen, ist eine radikale Entfernung der Harnblase, der Adnexe und Gebärmutter bzw. Prostata und Samenblasen sowie der zugehörigen Lymphknoten erforderlich.

Für die dann erforderliche Rekonstruktion der Harnableitung stehen verschiedene Möglichkeiten zur Verfügung:

- Ileum-Conduit mit Urinableitung über ein perkutanes Stoma mit einem aus dem Darmkontinuum ausgeschalteten Ileumstück als Durchlaufreservoir oder als Neoblase (Pouch)
- Neoblase aus Darmanteilen mit Anastomosierung an die Urethra.

Ist eine Operation nicht möglich oder wird sie vom Patienten abgelehnt, ist die Strahlen- und kombinierte Chemotherapie eine Alternative, allerdings mit höherer Rezidivrate und erheblichen strahlenbedingten Nebenwirkungen an der Harnblase. Standardmittel in der Chemotherapie des metastasierenden Harnblasenkarzinoms sind Gemcitabin und Cisplatin, auch bei der adjuvanten (nach OP) und neoadjuvanten (vor OP) Anwendung.

Gibt es Rot- oder Braunverfärbungen des Urins auch durch andere Ursachen als eine Hämaturie? Wenn ja, wodurch?

Ja, es gibt eine Reihe von Lebensmitteln (z. B. rote Beete, Rüben) und Medikamenten (z. B. Ceftriaxon-Na, Chloroquin, Metronidazol, Levodopa), die eine entsprechende Urinverfärbung verursachen können.

Nennen Sie drei Konstellationen, bei denen auf eine weitere Abklärung einer Mikrohämaturie verzichtet werden kann! Wie ist in diesen Fällen zu verfahren?

- Frauen während der Menstruation → Urinkontrolle zwischen den Menstruationen
- Frauen mit Harnwegsinfekten → Kontrolle nach Therapie
- Verdacht auf sportinduzierte Hämaturie → Kontrolle nach mindestens 48 Stunden sportfreiem Intervall.

Wie groß ist die Wahrscheinlichkeit, dass sich hinter einer symptomlosen Mikrohämaturie des Erwachsenen eine ernste, behandelbare Erkrankung verbirgt?

Beim unselektierten Krankengut bzw. bei Screening-Untersuchungen schwanken die Angaben zwischen 0,5 % und 4 %. Bei Männern ist das Risiko deutlich größer, außerdem steigt das Risiko mit dem Alter, v. a. ab dem 50. Lebensjahr, stark an. Ist eine gründliche Erstevaluation der symptomfreien Mikrohämaturie unauffällig, so ist das Risiko für ein Nieren- oder Harnwegskarzinom in den nächsten Jahren gering (ca. 1 %). Bei jungen Erwachsenen mit Mikrohämaturie sind glomeruläre Nierenerkrankungen häufiger und im Langzeitverlauf ist das Risiko für eine Niereninsuffizienz erhöht.

Welche Hinweise auf die Blutungsquelle können aus der Morphologie der Erythrozyten bei der mikroskopischen Urinuntersuchung gewonnen werden?

Erythrozytenzylinder oder glomerulär-dysmorphe Erythrozyten mit Ringstrukturen oder divertikelartigen Ausstülpungen (Vesikelformen) in der Phasenkontrastmikroskopie deuten auf eine glomeruläre Ursache der Hämaturie hin.

Welche weiteren Hinweise lenken Ihren Verdacht auf eine Glomerulonephritis?

Je nach Form und Schwere der Glomerulonephritis können allgemeines Krankheitsgefühl, Ödeme, Hypertonie, Dyspnoe und erhöhte Kreatinin- und Harnstoffwerte auftreten. Typisch sind ausgeprägte Proteinurie und Mikrohämaturie.

Was können Sie zur Diagnostik und Therapie von Glomerulonephritiden sagen?

Die Diagnostik und Therapie gehört in die Hand des Nephrologen.

Die Therapie kann aus kontrolliertem Abwarten, aber auch aus einer differenzierten Therapie mit Immunsuppressiva, Zytostatika, ACE-Hemmern, Angiotensin-II-Antagonisten, Gabe von Diuretika und selten aus Beschränkung der Proteinzufuhr bestehen.

Bei der membranoproliferativen Glomerulonephritis, die meist sekundär bei chronischen Entzündungen, Hepatitis B und C, Tumoren oder Lupus erythematodes auftritt, wird wegen der häufigen Koinzidenz zur Hepatitis unter Umständen eine antivirale Therapie erforderlich.

Welche akute Komplikation besteht bei einer sichtbaren Hämaturie (Makrohämaturie)?

Neben einem eventuell größeren Blutverlust besteht die Gefahr einer Harnabflussstörung durch Blutkoagel (Blasentamponade).

Welche Patienten mit einer Hämaturie sollten unmittelbar stationär eingewiesen werden? Warum?

Schon geringe Mengen von Blut im Urin erzeugen eine Makrohämaturie mit der Anmutung einer kräftigeren Blutung. (Der tatsächliche Erythrozytenanteil kann z. B. nach Zentrifugieren des blutigen Urins abgeschätzt werden.)

- Patienten mit anhaltender Makrohämaturie gehören wegen der Gefahr des Blutungsschocks oder der Harnleiter- oder Blasentamponade in stationäre Behandlung.
- Ebenso Patienten mit progredienter Verschlechterung der Nierenfunktion.

Würden Sie auch Patienten mit einer Makrohämaturie im Rahmen einer akuten Zystitis sofort einweisen?
Nein, hier kann i. d. R. die Besserung unter antibiotischer Behandlung abgewartet werden.

Was sind die häufigsten Ursachen einer Hämaturie im Kindesalter?
Glomerulonephritis, Infektionen der oberen und unteren Harnwege, teilweise durch Fehlanlagen der harnableitenden Systeme. Harnsteinleiden sowie ein Nierentumor sind eher selten.

Was bedeutet das für die Anamnese und Diagnostik bei Kindern?
Neben der gezielten Anamnese ist bei der Ganzkörperuntersuchung besonders auf folgende Befunde zu achten: Reduzierter Allgemeinzustand, Ödembildungen, Hautveränderungen (wie Petechien oder Effloreszenzen), Tonsillenbefund, Infektionszeichen, Lymphknotenschwellung, Milz- oder Lebervergrößerung und Genitalbefund. Wegen möglicher genetischer Ursachen (Zystennieren) sollte die Familienanamnese auf Nierenerkrankungen gezielt erhoben werden. Durch die zunehmende Migration der Bevölkerung sind auch eine Tuberkulose oder eine Schistosomiasis (Bilharziose) im Einzelfall zu bedenken.

Welche Befunde in der Urinuntersuchung deuten beim Kind auf eine Glomerulonephritis hin?
Wie beim Erwachsenen deuten eine ausgeprägte Proteinurie, Erythrozytenzylinder oder mehr als 80 % dysmorphe Erythrozyten in der Mikroskopie auf eine Glomerulonephritis hin.

Zu welchem Spezialisten sollten Sie ein Kind mit Mikro- oder Makrohämaturie schicken?
Die differenzierte Labordiagnostik sowie entsprechende Erfahrung in der kindlichen Sonografie und eventuellen Röntgendiagnostik wird i. d. R. die enge Zusammenarbeit mit einem kinderärztlich spezialisierten Nephrologen oder Urologen erfordern. Ein kinderärztlicher Kollege könnte hierzu konsiliarisch befragt werden.

15.3 Harninkontinenz

FALLBERICHT

Eine Ihnen bekannte Patientin, die an einer schweren Skoliose mit hochgradiger Einschränkung der Lungenfunktion leidet, dies aber als schicksalhaft toleriert, sitzt hilfesuchend vor Ihnen: Sie halte das so nicht mehr aus. Die häufige Rennerei zur Toilette sei sie ja gewohnt, aber jetzt sei es ihr schon mehrfach passiert, dass sie die Toilette nicht mehr erreicht habe. Sie leide sehr darunter, den Urin nicht mehr halten zu können. Ihr Gynäkologe habe ihr schon früher eine Operation an der Blase empfohlen, aber eine Narkose wolle sie wegen ihrer schlechten Lungen nicht riskieren.

Haben Sie als Hausarzt bei diesem Beschwerdebild überhaupt eine Chance, der Patientin zu helfen?
In der Mehrzahl der Fälle lässt sich mit den Mitteln der hausärztlichen Praxis, also Anamnese, körperliche Untersuchung, gezielte Laboruntersuchungen, ggf. ergänzt durch eine Ultraschalluntersuchung, die Inkontinenz-Diagnose mit ausreichender Genauigkeit beschreiben, sodass eine (konservative) Therapie eingeleitet werden kann.

Wie häufig ist das Problem der Harninkontinenz in der Bevölkerung?
Das hängt von der Definition des Begriffs „Harninkontinenz" ab: Bei der Berücksichtigung auch seltener und sehr geringfügiger Inkontinenzvolumina beträgt die Prävalenz 30 %. Werden nur Patienten zugrunde gelegt,

für die sich durch die Harninkontinenz soziale Folgen oder medizinische Interventionen ergeben, liegt die Prävalenz in der erwachsenen Bevölkerung bei ca. 4–8 %. Bei Patienten jenseits des 70. Lebensjahres steigt die Prävalenz auf etwa 30 %.

Welche Folgen hat die Harninkontinenz unter Umständen für den Patienten?

Gravierende Folgen sind die mögliche Einbuße an Selbstvertrauen, depressive Verstimmungen, gehäufte Harnwegsinfekte, Hautprobleme, Schlafstörungen, gestörte Sexualität, soziale Isolierung sowie – v. a. bei älteren Patienten – ein erhöhtes Risiko von Stürzen bei überhasteten Versuchen, die Toilette noch zu erreichen. Die auch bei jüngeren Frauen häufigere Belastungsinkontinenz (auch Stressinkontinenz genannt), kann zum Rückzug von sportlicher Betätigung führen mit Folgen für das Allgemeinbefinden, die körperliche Fitness u. a.

Wie versuchen die Patienten, sich bei einer Harninkontinenz zu helfen?

Durch eine behelfsmäßige Einlagenversorgung, reduzierte Trinkmengen (bisweilen mit Exsikkose), prophylaktische Toilettengänge (reduziert die Blasenkapazität weiter) sowie der Wahl von Reise- und Einkaufsmöglichkeiten in der Nähe von Toiletten.

Welche Fragen sollten zunächst anläßlich des Symptoms „Harninkontinenz" geklärt werden?

Handelt es sich um eine vorübergehende oder um eine dauerhafte Störung?

Ätiologisch sind bereits drei Fragen wegweisend für die Diagnose und erste Differenzialdiagnose:

- Haben Sie in den letzten drei Monaten unfreiwillig Urin verloren?
- Welches sind die Hauptauslöser für unwillkürlichen Harnabgang?
- Besteht die Inkontinenz nur bei körperlicher Belastung oder bei Harndrang?

Welche Formen der dauerhaften Harninkontinenz lassen sich unterscheiden?

Es sind vor allem die Belastungsinkontinenz (früher Stressinkontinenz), die Dranginkontinenz, Mischformen dieser beiden Typen sowie die seltenere, aber wichtige Inkontinenz bei chronischer Harnretention (früher Überlaufinkontinenz) zu differenzieren. Daneben bestehen nach der Einteilung der internationalen Kontinenzgesellschaft noch die Reflexinkontinenz (bei neurogenen Störungen) sowie die extraurethrale Harninkontinenz (bei angeborenen oder erworbenen Blasenfisteln).

> Bei der Patientin bestehen keine Hinweise für eine passagere Harninkontinenz, das Problem besteht schon lange. Lediglich die bei vielen Patienten vorhandene Scheu, dieses Problem dem Arzt vorzutragen, hat bisher eine weitere Abklärung verhindert.

Welche anamnestischen Angaben sind für das weitere Vorgehen vor allem erforderlich?

- Muster der Blasenfunktionsstörung (Harndrang, Häufigkeit, mögliche Miktionskontrolle, Störungen in der Nacht)
- Vorerkrankungen (Trauma, Operationen, Diabetes mellitus, neurologische Störungen)
- Geburten (Zahl, vaginal, Geburtsverletzungen)
- eine beobachtete Hämaturie
- Obstipation
- wiederholte Harnwegsinfekte
- Angaben zum Trinkverhalten
- Angaben zur Medikamenteneinnahme.

Wie gehen Sie bei der Patientin praktisch vor?

Die Angaben der Patientin deuten am ehesten auf eine Dranginkontinenz hin. Da die weitere Abklärung sowie eine kausale Therapie einige Zeit brauchen, wird der Patientin ein Anticholinergikum verordnet, sofern

Blasentagebuch

Name: _____   Datum: _____

Uhrzeit	Gefühl	Getränk	Situation	w

Bemerkungen

_____

_____

Abb. 15.2 Miktionstagebuch

keine Kontraindikationen bestehen (Glaukom) und die Patientin bereit ist, evtl. Nebenwirkungen, wie eine passagere Mundtrockenheit, in Kauf zu nehmen. (Bei Männern ist als Alternative auch ein Kondomurinal als symptomatische Therapie zu erwägen.) Diese Hilfen sind schon bei der ersten Konsultation möglich.

Nach Ausschluss einer kausalen Erkrankung der Harnwege – am häufigsten eines Blaseninfektes – sollte die Patientin ein Miktionsprotokoll führen. Als Beispiel kann das Miktionsprotokoll der DEGAM-Leitlinie „Harninkontinenz" dienen (> Abb. 15.2). Anhand dessen könnten die Beschwerden als Dranginkontinenz bei überaktiver Blase (Reizblase) klassifiziert werden. Die Patientin wird in die Technik des Blasentrainings eingewiesen. Bis zum Wirkungseintritt des Trainings muss sie noch Vorlagen oder Windeln verwenden, falls das Anticholinergikum nicht ausreicht.

Was versteht man unter einem Miktionsprotokoll?
Ein Tagebuch über die Häufigkeit und Ergiebigkeit von Miktionen, Inkontinenzepisoden, Trinkverhalten und mögliche Auslöser einer Inkontinenz.

Welche Bedeutung kommt dem Miktionsprotokoll bei Abklärung und Therapie einer Harninkontinenz zu?
Es erleichtert die Einordnung des Inkontinenzmusters, gibt Hinweise zu psychogenen Einflüssen (u. U. tagsüber häufige Miktionen mit geringen Urinmengen, keine Nykturie) und erlaubt den Schweregrad der Erkrankung, aber auch die Wirkung therapeutischer Maßnahmen besser einzuschätzen.

Wie lange sollte ein Miktionsprotokoll geführt werden?
3 Tage gelten als ausreichend.

Wie sieht eine typische Belastungsinkontinenz aus?

Bei körperlicher Anstrengung mit Erhöhung des intraabdominellen Drucks, z. B. beim Bücken, Heben, Springen, Lachen oder Niesen, kommt es zu unfreiwilligem Urinverlust. Die Inkontinenzvolumina sind eher klein, da nur während des erhöhten intraabdominellen Drucks wegen insuffizientem Sphinkter Urin abgeht.

Wie unterscheidet man davon die Dranginkontinenz?

Es kommt zu imperativem, nicht unterdrückbarem Harndrang bereits bei relativ geringen Füllungsvolumina der Blase. Deshalb ist auch die tägliche Miktionsfrequenz erhöht (mehr als achtmal pro 24 Stunden). Das Geräusch fließenden Wassers, der Gang zur Toilette oder andere Triggersituationen können zu einer unkontrollierbaren Kontraktion der Blasenwandmuskulatur führen. Die dann eingeleitete Miktion führt zu vollständiger Blasenentleerung und ist dadurch belastender als eine Stressinkontinenz.

Welche Verdachtsmomente sprechen für eine Inkontinenz mit chronischer Harnretention (Überlaufblase)?

Zumeist sind Männer betroffen mit Harnabflussstörungen, z. B. durch eine Prostatavergrößerung. Andere Ursachen sind neurologische Erkrankungen (Multiple Sklerose, M. Parkinson) oder eine diabetische Neuropathie. Meist besteht ein dauerhafter Harnverlust (Dauertröpfeln). Hinweise können Miktionsschwäche, Pollakisurie, Nykturie, das Gefühl unvollständiger Blasenentleerung oder das Gefühle einer Harnverhaltung sein.

Welche Ursachen für eine Harninkontinenz sind zu bedenken?

Nach einem Mnemonik („Eselsbrücke", Merkhilfe) von Resnick bestehen folgende Hauptursachen (die Anfangsbuchstaben ergeben das Wort DIAPERS = Windeln):

- Delirium (Verwirrtheitszustände)
- Infektionen der Harnwege
- Atrophie von Harnröhre oder Vagina
- Pharmaka (z. B. Diuretika, Sedativa, α-Rezeptorenblocker), Psyche
- endokrine Ursachen (z. B. Hyperglykämie, Hyperkalzämie)
- reduzierte Mobilität (Immobilität)
- Stuhlverhaltung.

Häufig wird jedoch keine eindeutige Ursache für eine Inkontinenz gefunden.

Worauf ist bei der körperlichen Untersuchung zur Abklärung einer Harninkontinenz zu achten?

Eine klinische Untersuchung des Abdomens, ein rektaler Tastbefund, eine Inspektion des Genitals, eine orientierende neurologische Untersuchung inkl. Prüfung der motorischen Beweglichkeit und ggf. der Ausschluss einer Demenz sind Teil der hausärztlichen Untersuchung. Bei fachspezifischen pathologischen Befunden, bei fehlendem Ansprechen auf die Therapie, auf Wunsch der Patienten wie auch bei gynäkologischen, urologischen oder neurologischen Vorerkrankungen sollte bei einer Harninkontinenz an den Spezialisten überwiesen werden.

Wann ist auf jeden Fall eine gynäkologische Untersuchung erforderlich?

- vor operativen Maßnahmen
- bei Verdacht auf einen Descensus vaginae bzw. eine Enteroptose
- bei Patientinnen, die sich nicht in gynäkologischer Betreuung befinden und einer Vorstellung beim Gynäkologen zustimmen.

Welche weiteren Untersuchungen sind über Anamnese und körperliche Untersuchung hinaus in der allgemeinmedizinischen Praxis erforderlich?

Urin-Streifentest, Urinsediment, Retentionswerte, Blutglukose und Elektrolyte im Serum als Basisdiagnostik.

Ist bei entsprechendem Verdacht eine Restharnbestimmung Teil der Inkontinenzdiagnostik?

Ja, die Restharnbestimmung ist indiziert bei Symptomen der gestörten Entleerung, z. B. obstruktiven Prostataadenomen (häufiger; Leitsymptom: sehr kleine Miktionsmengen oder seltener kompletter Harnverhalt) oder Blasenventilsteinen (selten; Leitsymptom: schmerzhafter Entleerungsstopp), bei rezidivierenden Infekten und bei einer Neoblase, die aber urologischer Mitbetreuung bedarf.

Wie wird in der Praxis der Restharn gemessen?

Bei vorhandenem Ultraschallgerät empfiehlt sich eine sonografische Messung, ansonsten ist die palpatorische Bestimmung zunächst ausreichend, beim Hausbesuch oder im Altersheim häufig die einzige Möglichkeit. Eine diagnostische Katheterisierung ist wegen des Infektionsrisikos sehr zurückhaltend einzusetzen. Zur Durchführung einer Sonografie wird der Patient angehalten, die Blase ohne Manipulation von außen zu entleeren. Unmittelbar danach wird sonografisch der Restharn gemessen. Die Untersuchung sollte an einem weiteren Tag wiederholt werden.

Wie wird das Blasenvolumen sonografisch bestimmt?

Das Blasenvolumen (in unserem Fall das Restharnvolumen) wird bestimmt nach der Näherungsformel: Vol. $[cm^3]$ = Länge $\times$ Breite $\times$ Tiefe $\times$ 0,5.

Was gehört zu einer urodynamischen Untersuchung?

Zur urodynamischen Untersuchung gehören die Harnflussmessung (Uroflowmetrie) sowie die gleichzeitige Messung von Blasendruck und Blasenwandaktivität in der Füllungsphase (Zystometrie). In der Miktionsphase werden synchron Harnflussmenge und Blasendruck gemessen. Bei den urodynamischen Untersuchungen ist eine gute Mitarbeit des Patienten erforderlich.

Welche therapeutischen Möglichkeiten haben Sie bei der Belastungsinkontinenz?

- Beckenbodentraining (s. u.; erstmals beschrieben von Kegel im Jahr 1948)

Operative Verfahren sind nur nach gründlicher urodynamischer Abklärung sinnvoll:
  - retropubische Suspension
  - vordere Vaginalplastik
  - Blasenhals-Suspension, zu denen auch die Bandumschlingungsverfahren (sog. Tension-free Vaginal Tape [TVT] und Trans-Obturator Tape [TOT]) der Urethra gehören, die in Lokal- oder Regionalanästhesie ausgeführt werden können. Bei beiden Methoden werden Erfolgsraten von etwa 80 % angegeben.
- Als Ultima Ratio kommen bei sehr eingeschränkter Lebensqualität die Implantation einer urethralen Sphinkter-Prothese oder eine supravesikale Harnableitung infrage.
- Medikamente gelten bisher in der Therapie der Belastungsinkontinenz als wenig sinnvoll, da sie teilweise nicht besser als Placebo sind oder nicht tolerable Nebenwirkungen haben.
- Biofeedback und externe Elektrostimulation sind kaum wirksame Verfahren, die nur für wenige, sehr kooperative Patientinnen bedacht werden können und deren Evidenzlage unbefriedigend ist.

Was müssen Sie der Patientin zur Durchführung eines Beckenbodentrainings konkret raten?

Dreimal täglich sollten zwölfmal hintereinander für 6–8 s die Beckenbodenmuskeln nahezu maximal angespannt werden, gefolgt von 6 s Pause.

In einer Studie an Frauen unterschiedlichen Alters hat sich dieses Training, allerdings teilweise in Gruppen unter Anleitung, nach sechs Monaten als wirksam erwiesen, zudem besser als das Training der Beckenbodenmuskulatur mit Vaginalkonen oder durch Elektrostimulation.

Ist das Training einer willkürlichen Beckenbodenkontraktur nur prophylaktisch sinnvoll?

Nein, eine Kontraktion der Beckenbodenmuskulatur eine Sekunde vor einem Hustenstoß kann die Belastungsinkontinenz auch effektiv verringern.

Was wissen Sie zur Östrogentherapie einer Belastungsinkontinenz?

Zur lokalen oder gar oralen Östrogentherapie mit der postulierten Unterstützung des Harnröhrenverschlussmechanismus über eine Füllung des venösen Plexus fehlen wissenschaftliche Wirksamkeitsnachweise.

Welche evidenzbasierten Therapiemöglichkeiten haben Sie als Hausarzt hingegen bei der Dranginkontinenz?

- Anticholinergika, wie Oxybutinin und die neueren Präparate Tolterodin, Darifenacin, Solifenacin oder Trospiumchlorid bessern oder beseitigen die erhöhte Reizbarkeit des Blasendetrusors. Dabei sind die Neuentwicklungen möglicherweise besser verträglich, jedoch auch teurer.
- Verhaltensmodifizierende Techniken, wie das Blasen- oder das Gewohnheitstraining, ergänzen oder ersetzen die medikamentöse Therapie.

Was bewirkt ein Blasentraining? Unterscheidet es sich vom Beckenbodentraining?

Die Betroffenen sollen die durch Anamnese oder Miktionsprotokoll festgestellten Miktionsabstände schrittweise verlängern. Der Teufelskreis von prophylaktischem, frühem Toilettengang und immer weiter herabgesetzter Blasenkapazität soll durchbrochen werden.

Dadurch wird die Blase wieder an höhere Füllungsvolumina gewöhnt und der vorzeitigen Blasenkontraktionen entgegengewirkt. Das Therapieziel beim Beckenbodentraining dagegen ist die Verbesserung der Schließmuskelfunktion.

Wie kann die Dranginkontinenz bei Patienten mit eingeschränkter Hirnleistungsfähigkeit verbessert werden?

Neben der medikamentösen Therapie empfiehlt sich das sogenannte Gewohnheitstraining: In Abständen, die etwas kürzer sind als die Zeit zwischen zwei Miktionen (mit oder ohne Inkontinenz), wird der Patient routinemäßig zur Miktion angehalten, unabhängig davon, ob Harndrang besteht oder nicht. Dadurch lässt sich keine Kontinenz, jedoch häufig eine Verringerung der Inkontinenzfeuchte mit Nebenerscheinungen erreichen.

Welche Nebenwirkungen, welche Kontraindikationen müssen Sie bei einer anticholinergen Therapie bedenken?

- Nebenwirkungen:
  - Mundtrockenheit, Sodbrennen, Blähungen, Obstipation
  - Tachykardie
  - Schläfrigkeit
  - trockene Augen, Akkommodationsstörungen
- Kontraindikation: unbehandeltes Engwinkel-Glaukom, Prostatahyperplasie mit Restharnbildung, Myasthenia gravis, schwere Colitis ulcerosa u. a.

Welche Medikamente aus anderen Indikationsgebieten können Nebenwirkungen im Bereich der Blasenfunktion haben? Nennen Sie auch die entsprechenden Nebenwirkungen.

Aus der Vielzahl möglicher Medikamente seien die Wichtigsten herausgegriffen:

- Trizyklische Antidepressiva können wegen ihrer anticholinergen Wirkung eine Blasenentleerungsschwäche induzieren, aber ebenfalls eine Dranginkontinenz lindern.

- Antihypertensiva vom Typ der α-Blocker (Doxazosin, Labetolol) hemmen die α-adrenergen Rezeptoren des inneren Harnblasensphinkters und können eine Belastungsinkontinenz verstärken.
- Diuretika erhöhen das Harnvolumen.
- Muskelrelaxanzien verringern den Sphinktertonus.
- β-Rezeptorenblocker verringern die β-adrenerge Hemmung des Detrusor vesicae und erhöhen so den Harndrang.

Wann spricht man von Enuresis im Unterschied zur Harninkontinenz?

Ein unwillkürliches Einnässen ab einem Alter von 5 Jahren wird als Enuresis bezeichnet, sofern neurologische Störungen, Veränderungen des Harntrakts, sonstige somatische Störungen, wie ein Diabetes insipidus oder ein Diabetes mellitus, sowie ein willentliches Einnässen ausgeschlossen sind. Weitere Kriterien der Enuresis sind eine Mindestdauer der Symptomatik von 3 Monaten, eine Häufigkeit von mindestens 2-mal pro Monat bei Kindern unter 7 Jahren, 1-mal im Monat bei älteren Kindern.

Mit welcher Prävalenz und welchem Spontanverlauf ist bei der Enuresis zu rechnen?

Enuresis betrifft ca. 15 % der 5-jährigen, 5 % der 10-jährigen und 2 % der 15-jährigen Kinder. Bei Erwachsenen ist mit etwa 2 % Betroffener zu rechnen. Die jährliche Spontanheilungsquote beträgt altersabhängig im Kindesalter ca. 15 %. Zur Diagnostik und Therapie der kindlichen Enuresis ➤ Kapitel 20.

15.4 Flankenschmerzen

FALLBERICHT

Sie werden auf einen Bauernhof gerufen. Der 43-jährige Bauer empfängt Sie mit folgenden Worten: „Ich glaube, mich hat die Hexe geschossen!" Er presst seine Hand in die linke Flanke und vermeidet sorgsam jede unnötige Bewegung. „Am liebsten bleibe ich stehen, das halte ich am besten aus", erklärt er seine Weigerung, Platz zu nehmen. „Ich kam mit meinen Schmerzen einfach nicht ins Auto. Deshalb musste ich Sie herbitten." Sie kennen Ihren Patienten gut, einen kräftigen, bisher nicht ernsthaft krank gewesenen Landwirt. Er ist nicht wehleidig und würde keinen Hausbesuch anfordern, wenn es nicht unbedingt nötig wäre.
Der Landwirt berichtet, dass die Schmerzen plötzlich begonnen hätten, als er im Stall nach der defekten Melkmaschine sehen wollte.

Worauf deuten die bisherigen Informationen zu seiner Krankengeschichte hin?

Die vorsichtige, Bewegung vermeidende Schonhaltung, der plötzliche Schmerzbeginn bei ungewohnter Körperhaltung, der ansonsten gute Allgemeinzustand lenken den Verdacht am ehesten auf eine (schmerzbedingte) Muskelverspannung mit oder ohne Wirbelsäulenblockierung.

Welche Körperregion umfasst der Flankenschmerz?

Den seitlichen Bauch- und Rückenraum zwischen Hüftkamm und Rippenbogen.

Welche häufigeren Erkrankungen müssen Sie in der allgemeinmedizinischen Praxis als Ursache von Flankenschmerzen besonders ausschließen bzw. erkennen?

- muskuläre Verspannungen oder Wirbelsäulenblockierungen
- Pyelonephritis
- Harnstau durch einen den Urinabfluss störenden Prozess im oder auf dem Harnleiter. Die Ursache kann ein Harnleiterstein, seltener eine Endometriose, ein Blutkoagelabgang oder sehr selten ein Papillennekroseabgang sein. Aber auch eine Schwangerschaft, selten eine Nierenbeckenabgangsenge, sehr selten eine

retroperitoneale Fibrose können durch Kompression auf den Harnleiter Koliken und Flankenschmerzen auslösen.

- Eine Radikulitis durch einen Herpes simplex oder beginnenden Herpes zoster vor Auftreten von Hautveränderungen kann eine Ischialgie oder Flankenschmerzen bewirken.

Welche sonstigen Ursachen müssen Sie beim Flankenschmerz bedenken?

Obstruktionen der unteren Harnwege (z. B. eine Prostatavergrößerung), die zu einem Urinrückstau führen, können im späten Stadium auch Flankenschmerzen verursachen. Aber auch eine selten angelegte Hufeisenniere oder eine Senkniere kann zu Harnabflussstörungen und damit zu Flankenschmerzen führen. Gynäkologische Erkrankungen, wie stielgedrehte Ovarialzysten, eine Adnexitis oder eine Extrauteringravidität, können Flankenschmerzen auslösen, ebenso eine atypische Appendizitis, eine Divertikulitis, ein Aortenaneurysma sowie basale Lungenerkrankungen (Pleuritis, Pneumonie, Tumor).

Warum können Erkrankungen des kleinen Beckens oder der Hoden Flankenschmerzen verursachen? Warum beschreibt andererseits ein(e) Patient(in) bei Erkrankungen im Flankenbereich eine Schmerzausstrahlung bis ins Skrotum oder in die Labien und gibt gastrointestinale Beschwerden an?

Durch die afferente Schmerzleitung über den Plexus lumbosacralis, der zudem häufig auch einen Ast des 12. Thoraxnervs enthält, kann der Schmerz aus beiden Versorgungsgebieten weitergeleitet und empfunden werden. Da der Harntrakt peritoneumnah gelegen ist, kommt es nicht selten zu Übelkeit und Erbrechen bis hin zum paralytischen Ileus.

Welche Symptome, die auf eine akute Obstruktion eines Hohlorgans hindeuten, fehlen bei dem Landwirt?

Kolikartige Schmerzen mit wellenförmigem Charakter, verbunden mit Übelkeit, Unruhe und starkem Schwitzen.

Wo sind die Schmerzen einer Nierenkolik zumeist lokalisiert?

Typisch für die Nierenkolik ist eine Schmerzausstrahlung von der Flanke oder dem seitlichen Mittelbauch (Nierenlager) in die Leiste („from the loin to the groin"), ins Skrotum oder die großen Labien, je nachdem, wie tief das Urinabflusshindernis liegt.

Welche sonstigen Schmerzausstrahlungsmuster helfen diagnostisch weiter?

Strahlen die Flankenschmerzen eher in Rücken oder Bauch aus, wäre das ein Hinweis auf ein mögliches Aortenaneurysma, Pankreaserkrankungen, Magen- oder Zwölffingerdarmgeschwüre. Gallenblasenerkrankungen schmerzen vor allem im rechten Oberbauch mit Ausstrahlung in die rechte Schulter.

Welche Fragen sind außer der Schmerzanamnese zu stellen? Worauf können entsprechende Antworten hinweisen?

- Vorerkrankungen (Tuberkulose, Endometriose, Radiatio)?
- unfreiwilliger Gewichtsverlust in letzter Zeit, Nachschweiß (Tumor, Infektion)?
- durchgemachte Traumata (Milz-, Nierenverletzung, Narbenbildungen mit Harnleitereinengung)?
- Dauermedikation (Antihypertensiva, Antikoagulanzien, Medikamente mit eventuellen ulzerogenen Nebenwirkungen, Analgetikanephropathie mit nachfolgenden Papillennekrosen)?

Wie sieht die rationale körperliche Untersuchung in diesem Fall aus, um unter Zeitdruck zu verantwortbarem Handeln zu gelangen?

Nach der Überprüfung der Vitalfunktionen, hier konkret Messung von Blutdruck und Puls, folgen die Palpation des Abdomens, z. B. Abwehrspannung als Hinweis für eine peritoneale Reizung, Prüfung von Durchtrittspforten auf Hernien; nur selten werden pulsierende Massen periumbilikal (Aortenaneurysma) gegen eine normale Aortenpulsation abgrenzbar sein; Druck-, evtl. Klopfschmerzhaftigkeit der Nierenlager. Die Wirbelsäule wird durch Inspektion, Palpation und – soweit möglich – auf Mobilitätseinschränkungen, Klopf- oder Bewegungsschmerzen geprüft. Die Inspektion und Palpation der Hoden (Torsion, Entzündung, Tumor) schließen die Untersuchung ab.

Wie sollten Sie nach der körperlichen Untersuchung weiter vorgehen?
Untersuchung des Urins auf Nitrit und Leukozyten (Pyelonephritisverdacht), Erythrozyten (Nieren- oder Harnleiterstein, Nierentumor) sowie eine Proteinurie (Infekt, Urinabflussstörungen).

Mehr Diagnostik ist unter den Bedingungen eines Hausbesuchs nicht möglich. Die Urinanalyse entfällt, wenn das Wasserlassen in der akuten Schmerzsymptomatik nicht möglich ist. Dann sollte baldmöglichst eine Urinuntersuchung, z. B. in der Praxis, nachgeholt werden. In dringenden Fällen darf katheterisiert, notfalls bei Blasenobstruktion supravesikal durch die Bauchdecke punktiert werden (➤ Fallbericht).

15

> Die Basisuntersuchungen (Anamnese, körperliche Untersuchung, Urinteststreifen) ergeben bei dem Patienten keinen Hinweis auf eine Erkrankung innerer Organe, speziell von Nieren und harnleitendem System, sondern erhärten Ihren Erstverdacht eines akuten Rückenschmerzes mit Ausstrahlung.

Welche weiterführenden diagnostischen Maßnahmen sind erforderlich zum Ausschluss abwendbar gefährlicher Verläufe?
Keine. Es ist gerechtfertigt, zunächst nach den Empfehlungen für unkomplizierte Kreuzschmerzen vorzugehen (➤ Kap. 16.6).

Was würden Sie bei Flankenschmerz mit Fieber von ca. 39 °C (rektal gemessen) sowie Schüttelfrost machen?
Umgehend stationär auf eine urologische Abteilung einweisen, da der Verdacht auf eine Pyelonephritis, aber auch auf einen Harnstau mit konsekutiver Infektion und Urosepsis besteht.

Bei welchen anderen möglichen Ursachen eines Flankenschmerzes besteht – unabhängig vom Fallbeispiel – die Indikation für eine notfallmäßige Krankenhauseinweisung?
Bei V. a.:
- symptomatisches Aortenaneurysma
- stumpfes Nieren- oder Milztrauma
- akute renale Durchblutungsstörung
- Pankreatitis
- perforiertes Ulcus ventriculi et duodeni
- stielgedrehte Ovarialzyste
- Extrauteringravidität (bei Ausbleiben der Regelblutung in Verbindung mit heftigen Flankenschmerzen).

Der Patient erwartet – zu Recht – vor der stationären Einweisung eine Linderung seiner Schmerzen.

Wie gehen Sie bei diesen Verdachtsfällen für einen unklaren, möglicherweise abdominal ausgelösten Flankenschmerz konkret vor?
Man sollte möglichst versuchen, durch körperliche Untersuchung und Sonografie eine Diagnose zu stellen, wenn der Zeitverlust tolerabel erscheint (z. B. nicht beim Verdacht auf ein dissezierendes Aortenaneurysma). Erst dann sollte mit Schmerzmedikamenten behandelt werden. Eine Schmerzmedikation sollte bei kreislaufstabilen Patienten am besten über einen venösen Zugang erfolgen. Persistierende Schmerzen verstär-

ken die Schocksituation. Die diagnostischen Möglichkeiten der Klinik (Sonografie, CT) werden durch eine frühzeitige Analgetikagabe i. d. R. nicht behindert.

Worauf ist bei der abdominalen Sonografie wegen eines Flankenschmerzes besonders zu achten?

Auf Hinweise auf einen Nierentumor oder große Nierenzysten, einen Harnstau, Nierensteine, ein Aortenaneurysma, Milzveränderungen in Größe und Struktur, Pankreaserkrankungen, pathologische Prozesse im kleinen Becken. Bei rechtsseitigen Flankenschmerzen sind Leber und Gallenblase gezielt mitzuschallen. Flüssigkeit im Douglas-Raum kann ein Hinweis auf einen entzündlichen Prozess im kleinen Becken (Appendizitis, stielgedrehte Ovarialzyste) sein.

Welche sonografischen Kriterien für einen Harnstau kennen Sie?

Erweiterungen des Nierenbeckenkelchsystems in verschiedenen Schweregraden.

Wenn Basisuntersuchungen und Sonografie keine Klärung der Diagnose ermöglichen, ist ein (Spiral-)CT zur Klärung der Differenzialdiagnose von Flankenschmerzen geeignet. Was wissen Sie über das Untersuchungsverfahren bez. seine Vor- und Nachteile?

Das (Spiral-)CT mit Kontrastmitteln ersetzt zunehmend das intravenöse Urogramm. Die Strahlenbelastung und die Kosten sind höher als bei Sono- und Urografie (bei allerdings geringeren Folgekosten wegen guter Aussagekraft). Ein (Spiral-)CT ist jedoch nicht überall verfügbar.

Warum wird das abdominale Aortenaneurysma auch als „U-Boot des Bauches" bezeichnet?

Weil es „tief, still und tödlich" sein kann. Die Gefahr einer Aortenruptur besteht vor allem ab einer Größe von 5–6 cm Durchmesser. Ab einem Alter von etwa 50–60 Jahren muss das Aortenaneurysma differenzialdiagnostisch miterwogen werden. Die Prävalenz von asymptomatischen Aortenaneurysmen > 3 cm liegt bei Männern zwischen dem 65. und 85. Lebensjahr in etwa zwischen 4 und 7 %, die Inzidenz bei > 85-jährigen Männern bei ca. 280/100.000.

Welche weitere, zwar seltene, aber sofort stationär behandlungsbedürftige Ursache des Flankenschmerzes müssen Sie bedenken?

Akute Nierenarterienstenose.

Welche Befunde lenken Ihren Verdacht in diese Richtung?

Klinisch ist der Gefäßverschluss nicht zu diagnostizieren, hier ist die Anamnese entscheidend. Ein vorbestehendes Aortenaneurysma, eine bekannte ausgeprägte Gefäßsklerose, ein Vorhofflimmern ohne suffiziente Antikoagulation oder Voroperationen in diesem Bereich sollten an diese Diagnose denken lassen.

15.5 Nierenkolik

FALLBERICHT

Sie erhalten einen Anruf von einem ca. 10 km entfernten Campingplatz: „Kommen Sie schnell, mein Mann hat furchtbare Schmerzen im Rücken und hat schon zweimal erbrochen. Er hält es nicht mehr aus. Wir sind hier auf dem Campingplatz im Feriengebiet." Auf der Fahrt zu dem Campingplatz haben Sie Zeit, Ihr Vorgehen zu planen. Beim Eintreffen ist die Untersuchung in dem engen Wohnwagen schwierig, der Patient stöhnt vor Schmerzen, stemmt die linke Hand in seine Flanke und ist kaum zum Hinlegen zu bewegen. Seine Haut wirkt blass und schwitzig, wobei die schlechte Beleuchtung die Beurteilung schwierig macht.

Welche Ursachen sind häufig verantwortlich für die beschriebene Symptomatik?

Eine Obstruktion der Harnwege durch einen Nieren- oder Harnleiterstein ist die häufigste Ursache. Möglich sind auch Blutkoagel (z. B. bei einem Nierentumor), eine Ureterstriktur oder eine Ureterkompression von außen (Tumor).

Wie häufig tritt eine Nierensteinbildung auf?

Die Häufigkeit des Harnsteinleidens hat in den letzten Jahrzehnten weiter zugenommen. Ernährung und Lebensführung sind mitverursachend. Symptomatische Nierensteine haben in Deutschland eine Prävalenz von etwa 5 %. Die jährliche Inzidenz beträgt rund 1,5 %. Die Inzidenz ist bei Männern höher als bei Frauen.

Welche volkswirtschaftliche Bedeutung haben Harnsteinleiden?

Man rechnet pro Jahr mit etwa 600 Mio. € ambulanten und stationären Behandlungskosten und fast 6 Mio. Arbeitsausfalltagen.

Wie sehen Ihre Erstmaßnahmen bei diesem schmerzgeplagten Patienten aus?

Diagnostik und Therapie gehen Hand in Hand: Zunächst werden die Vitalfunktionen überprüft, da keine Bewusstlosigkeit vorliegt also Blutdruck und Puls. Vor weiteren diagnostischen Maßnahmen sollte wegen der Gefahr des Kreislaufschocks ein ausreichend dimensionierter Zugang gelegt werden und als Erstmaßnahme mit der Infusion einer Ringer-Laktat-Lösung begonnen werden. Parallel dazu erfolgen die Notfallanamnese und die zielgerichtete körperliche Untersuchung.

Welche Fragen müssen während der ersten Maßnahmen gestellt werden?

- Wie sind die Schmerzen: Gleichmäßig, kolikartig, progredient?
- Strahlen die Schmerzen aus? Wenn ja, wohin?
- Bestehen Begleitsymptome (Fieber, bei Frauen: Mögliche Schwangerschaft)?
- Welche Vorerkrankungen sind bekannt?
- Hatte der Patient in den letzten Tagen einen Unfall?
- Operationen/Bestrahlung in dieser Region?

Welche Hinweise lassen sich aus der Schmerzanalyse beim Flankenschmerz ableiten?

Wellenartige Schmerzen (Koliken), verbunden mit Übelkeit, Unruhe, starkem Schwitzen und Schmerzausstrahlung sind typisch für eine Obstruktion der ableitenden Harnwege. Dabei wandert der Schmerz mit dem Tieferrutschen des Steins im Ureter vom Nierenlager in die Leiste, ins Skrotum oder in die großen Labien.

Sie finden eine Abwehrspannung im Abdomen. Welche weiteren diagnostischen Schritte ergreifen Sie?

Bei Zeichen einer Peritonitis (Abwehrspannung, Loslassschmerz, u. U. brettharter Bauch) sind weitere diagnostische Maßnahmen vor Ort nicht sinnvoll. Der Patient muss mit laufender Infusion umgehend stationär eingewiesen werden, möglichst unter Arztbegleitung durch Sie oder den hinzugerufenen Notarzt.

Was können die Ursachen eines Flankenschmerzes mit gleichzeitigen Zeichen der Peritonitis sein?

Ein Nierengefäßverschluss, ein Nierenabszess, ein abdominales Aortenaneurysma, ein Mesenterialinfarkt, die Perforation eines Dickdarmdivertikels oder Kolonkarzinoms, bei Frauen eine rupturierte Extrauteringravidität, eine Milz- oder Lebererkrankung oder -verletzung (z. B. eine zweizeitige traumatische Milzruptur oder eine Milzruptur bei einer Mononukleose).

Dürfen Sie in dieser Situation ein Analgetikum geben? Begründen Sie Ihre Aussage.

Ja, nach der Untersuchung des Patienten und Stellen der Verdachtsdiagnose ist die frühere Sorge vor einer Verschleierung des Krankheitsbildes durch die Gabe von Analgetika unbegründet.

Welches Analgetikum ist beim akuten unklaren Abdomen am Notfallort sinnvoll?

Die sehr langsame intravenöse Gabe von z. B. 1(–2,5) g Novaminsulfon oder 5–10 mg Morphin fraktioniert zusammen mit einem Antiemetikum (Metoclopramid).

Welchen Stellenwert hat die Urinanalyse beim Verdacht auf eine Nierenkolik in der Akutdiagnostik?

Ca. 80 % der Patienten mit einer Nephrolithiasis haben eine Hämaturie. Eine fehlende Hämaturie schließt somit einen Nieren- oder Harnleiterstein nicht aus.

Umgekehrt ist wegen der Häufigkeit einer Mikrohämaturie ohne Steinnachweis der prädiktive Wert der Hämaturie begrenzt.

Welche Analgetika sind bei Verdacht auf Nierenkolik erste Wahl?

In der Regel empfiehlt sich die rektale oder langsame intravenöse Gabe von Novaminsulfon (1–2,5 g), eventuell (unsichere Evidenz) in Kombination mit Butylscopolamin (z. B. Buscopan®). Nach verschiedenen Studien ist die Gabe eines nichtsteroidalen Antirheumatikums, z. B. Diclofenac 100 mg rektal oder in Ausnahmefällen 75 mg intramuskulär, erfolgversprechend, jedoch nach deutschen Arzneimittelzulassungen nur als Off Label Use mit allen damit verbundenen Risiken möglich. Bei sehr schweren Schmerzen ist die Gabe eines Opiats zusammen mit einem Spasmolytikum (z. B. Morphium plus Atropin oder Buscopan®) notwendig. Nach Linderung der akuten Schmerzattacke sind NSAR oral oder rektal Mittel der Wahl zur Verhütung erneuter Schmerzen bis zum Steinabgang.

Wie sieht Ihr weiteres diagnostisches Vorgehen nach Erstuntersuchung und Ersttherapie bei Verdacht auf eine Nierenkolik aus?

Bei Verdacht auf eine Nephrolithiasis sind sowohl eine bildgebende Diagnostik zur Diagnosesicherung wie auch zum Ausschluss von Komplikationen (Harnstau) erforderlich, ebenso eine spätere metabolische Abklärung mit Steinanalyse und Blutuntersuchungen.

Welche bildgebenden Verfahren werden empfohlen? Begründen Sie Ihre Aussage.

Zunächst empfiehlt sich die Sonografie. Die Sensitivität der Sonografie für den Nierensteinnachweis (ca. 80 %) ist größer als die der Abdomen-Leeraufnahme im Röntgenbild, für die Feststellung einer Hydronephrose erreicht sie die Trefferquote eines i. v. Pyelogramms oder (Spiral-)CTs. Harnleitersteine sind sonografisch schlecht zu erfassen. Das i. v. Pyelogramm, das im Akutstadium wegen der Gefahr einer Fornixruptur und des häufigen passageren Ausscheidungsversagens der betroffenen Seite kontraindiziert ist, wird zum Nachweis von Ureterverlegungen, Steinlage und für die Morphologie des harnableitenden Systems im beschwerdefreien Intervall zumindest bei der Erstmanifestation eines Steinleidens eingesetzt. Für den direkten Steinnachweis besitzt die Spiral-CT die beste Sensitivität. Außerdem ist sie gut geeignet, andere Ursachen eines Flankenschmerzes zu differenzieren.

Woran müssen Sie bei der Nierensteindiagnostik von Diabetikern besonders denken?

In Abstimmung mit den Radiologen oder Urologen sollte der Kreatininwert bei mit Metformin behandelten Diabetikern vor einer Kontrastmittelgabe und 48 Stunden danach gemessen werden und die Metformineinnahme bis zum Ablauf von 48 Stunden (und bei normalen Kreatininwerten) nach der Kontrastmittelgabe gestoppt werden. Bei reduzierter Nierenfunktion müssen nach Absetzen des Metformins noch 48 Stunden bis zur Kontrastmittelgabe abgewartet werden oder alternativ ein anderes bildgebendes Verfahren angewandt werden

Welche Symptome wecken Ihren Verdacht auf eine Metformin-induzierte Laktatazidose?

Erbrechen, Schläfrigkeit, Oberbauchschmerz, Durchfall, Durst, Hyperpnoe.

Haben die nachgewiesene Steingröße und Steinlage einen Einfluss auf die Prognose der Nephrolithiasis? Begründen Sie Ihre Aussage.

Ja, Steine < 4 mm Größe gehen zu etwa 80 % spontan ab, ab einer Größe von 6 mm geschieht das überwiegend nicht mehr. Dabei spielt auch die Lage des Steins im Nierenbecken oder Ureter eine Rolle. Die Faustformel lautet: Je weiter distal die Lage, umso größer die Chance eines spontanen Steinabgangs.

Was sagen Sie zu der Empfehlung, zur Steinaustreibung die Trinkmenge stark zu erhöhen?

Diese Empfehlung ist unbegründet, im Gegenteil: Durch eine zu große Trinkmenge nimmt der Druck im Nierenbecken zu, das erhöht die Schmerzen und die Gefahr einer Nierenbeckenkelchruptur. Eine Trinkmenge entsprechend dem Durstgefühl des Patienten ist ausreichend. Bei starkem Erbrechen und Kreislaufinstabilität ist allerdings eine Infusionstherapie erforderlich.

Wann sollten Sie einen Patienten mit Nierenkolik stationär einweisen?

• Schmerzen, die trotz Therapie mehr als eine Stunde persistieren
• reduzierter Allgemeinzustand
• Anurie
• Zeichen der Infektion (Fieber, Pyurie)
• unzureichende häusliche Unterstützung
• vorbestehender Verlust oder Funktionslosigkeit einer Niere
• Frauen mit der Möglichkeit einer Schwangerschaft (gebärfähiges Alter, ausgebliebene Menstruation) wegen des notwendigen Ausschlusses einer Extrauteringravidität
• Patienten > 60 Jahre (Risiko des Aortenaneurysmas)
• Wunsch des Patienten nach einer stationären Betreuung.

Wann sollten Sie einen Patienten mit Nierenkolik dem Urologen vorstellen?

Bei suffizienter bildgebender (in Kooperation mit einem Radiologen) sowie metabolischer Diagnostik kann bei kleinen Steinen (kleiner als 6 mm) und fehlenden Hinweisen auf Komplikationen der Patient auch zunächst in hausärztlicher Betreuung bleiben. Bei fehlendem Steinabgang innerhalb von 2–4 Wochen, unzureichender Schmerzkontrolle, Nierenfunktionsstörung oder Hinweisen für einen der in der vorherigen Frage genannten Faktoren sollte unverzüglich zum Urologen überwiesen oder in eine Fachabteilung eingewiesen werden. Patienten mit Steinrezidiven sollten ebenfalls dem Urologen vorgestellt werden.

Welche Untersuchungen sind beim Nierensteinleiden erforderlich?

Beim ersten Auftreten eines Nierensteins ist, wenn möglich, eine Steinanalyse zu veranlassen. Dazu muss der Patient jeden Urin durch ein feines Sieb oder durch eine Kaffeefiltertüte laufen lassen. Außerdem werden einmalig Kreatinin, Kalzium, Phosphat und Harnsäure im Serum bestimmt, bei erhöhtem Kalzium auch das Parathormom. Im Urin wird der pH-Wert gemessen, im Sediment nach Zystinkristallen gesucht. Eine bakteriologische Urinuntersuchung sollte ebenfalls erfolgen. Bei Rezidivsteinen ist eine Analyse des 24-Stunden-Sammelurins angezeigt, i. d. R. aber erst nach Steinabgang unter gewohnten Lebens- und Kostbedingungen.

Welche Zusammensetzung haben Nierensteine?

Rund 85 % der Steine bestehen aus Kalziumoxalat oder Kalziumphosphat. Der Rest sind Harnsäuresteine, Tripelphosphatsteine und die seltenen familiären Zystinsteine.

Eine der wichtigsten hausärztlichen Aufgaben ist die Krankheitsprävention. Welche Maßnahmen zur Harnsteinprävention sind sinnvoll?

Eine Primärprävention ist nur für wenige, genetisch vorbestimmte Steinbildungen sinnvoll, z. B. die Zystinurie und die primäre Hyperoxalurie. Sehr viel wichtiger ist die Erfassung der Patienten, die ein hohes Rezidivrisiko haben.

Welche Patientengruppen zählen dazu?

Patienten mit rezidivierender Steinbildung und primäre „Hochrisiko-Ersteinbildner". Etwa 15 % aller Patienten nach Urolithiasis hatten radiologisch erneut ein Steinwachstum oder eine Steinneubildung oder Grießabgang in den darauffolgenden drei Jahren. Hochrisiko-Ersteinbildner sind Kinder mit Nierensteinen, Patienten mit einer Familienanamnese von Harnsteinbildung, Patienten mit chronischem Durchfall oder chronischen Darmerkrankungen, Malabsorptionssyndromen, pathologischen Frakturen, Osteoporose, Nephrokalzinose, Harnsäure-, Zystin- oder Struvitsteinbildung.

Welche Empfehlungen geben Sie Ihren Nierensteinpatienten zur Rezidivprophylaxe?

- Bei allen Steinen ist (möglichst auch in der Nacht) eine hohe Flüssigkeitszufuhr (> 2,5 l/24 h) anzustreben, die ein Harnvolumen von mindestens 2 l/d ergibt, sofern keine Kontraindikationen (z. B. Herzinsuffizienz) bestehen. Faustregel: Der Urin sollte hellgelb, also wenig konzentriert sein.
- Kalzium- und Harnsäuresteine erfordern eine ausgewogene Mischkost.
- Eine rein vegetarische Ernährung führt zur Harnalkalisierung und begünstigt dadurch die Bildung von Tripelphosphatsteinen. Phosphatreiche Nahrungsmittel wie Käse, Kakao, Nüsse und Hülsenfrüchte sollten hier gemieden werden.
- Bei den seltenen Zystinsteinen sollte neben einer ausgewogenen Mischkost eine noch höhere Flüssigkeitsaufnahme (3–4 l/d) angestrebt und gleichmäßig über den Tag verteilt werden (500 ml Flüssigkeit auch vor dem Zubettgehen und noch einmal in der Nacht).

Wie stark sollte bei Kalziumsteinen die Kalziumzufuhr eingeschränkt werden? Begründen Sie Ihre Aussage.

Gar nicht. Eine kalziumarme Diät bedingt über eine gesteigerte Oxalsäureaufnahme und -ausscheidung eher eine erhöhte Steinbildungsrate und verstärkt zudem das Risiko einer Osteoporose.

Welchen Einfluss hat das Körpergewicht auf die Harnsteinbildung?

Übergewicht fördert die Harnsteinbildung. Die idiopathische Harnsteinbildung ist möglicherweise Teil des metabolischen Syndroms. Verminderte Kochsalz- und Eiweißaufnahme vermindern das Rückfallrisiko bei Harnsteinleiden.

Wie können Sie medikamentös und diätetisch die Rezidivrate der Nierensteinbildung verringern?

- Eine ausgewogene, ballaststoffreiche, kochsalzarme (4–5 g/Tag), kaliumreiche und eiweißkontrollierte Ernährung mit maximal 1 g tierischem Eiweiß/kg KG/Tag ist anzustreben.
- Bei Harnsäuresteinen ist bei bestehender Hyperurikämie die Gabe von Allopurinol sinnvoll. Die Harnalkalisierung mit Kaliumzitrat (Ziel: pH > 6,5) oder hohem vegetabilen Nahrungsanteil erhöht die Harnsäurelöslichkeit wesentlich und kann zur Auflösung von Harnsäuresteinen führen.

- Die Gabe von Thiazid-Diuretika bei kalziumhaltigen Steinen zur Senkung der Kalziumausscheidung ist von begrenztem Wert und angesichts der möglichen Nebenwirkungen nur sehr kritisch zu erwägen.

Welche Medikamente besitzen eine lithogene Wirkung?

Schleifen-Diuretika, Antazida, Azetazolamid, Kortison, Theophyllin, Aspirin, Vitamin D und C. Diuretika erhöhen die Harnsäure im Blut.

Welche Komplikationen sind bei der Nephrolithiasis möglich?

Pyelonephritis, Urosepsis, Hydronephrose, chronisches Nierenversagen, perinephritischer Abszess, paralytischer Ileus, Abriss des Harnleiters.

Welche therapeutischen Möglichkeiten bestehen, wenn ein Steinabgang nicht spontan erfolgt?

- Einlage einer Ureterschiene zur Drainage und einer Ureterschlinge zum möglichst schmerzlosen Steinabgang
- perkutane oder endoskopische Lithotripsie, z. B. durch Stoßwellen
- die heute seltene offene operative Lithektomie.

15

15.6 Harnverhalt

FALLBERICHT

Unangemeldet kommt ein Ihnen bekannter Patient, ein stämmiger Landwirt, in die Morgensprechstunde. Er glaubt, einen Darmverschluss zu haben. Seit dem Vortag könne er nicht mehr auf die Toilette, der Urin komme auch nur noch tröpfchenweise, und er verspüre einen starken Druck im Bauch. Die typische Vorgeschichte, die bei der abdominalen Palpation fast bis zum Nabel reichende Resistenz sowie das sonografische Bild machen die Diagnose leicht: Harnverhalt.

Welche Ursachen können hinter diesem akuten Krankheitsbild stecken?

Die häufigste Ursache dieses Notfalls ist ein länger bestehendes Prostatasyndrom (BPS), dem histologisch meist eine benigne Prostatahyperplasie (BPH) zugrunde liegt. Als auslösend bedacht werden müssen auch Prostatakarzinome, Harnröhrenstrikturen und anticholinerge Wirkungen von z. B. Antidepressiva, Antihistaminika, Antiepileptika, Parkinsonmedikamenten.

Welche Symptome sind beim Harnverhalt wegweisend?

Meist unerträglicher Harndrang, starke, auch krampf- oder wehenartige Unterbauchschmerzen, daneben Allgemeinsymptome wie Unruhe, Schweißausbruch, Blässe. Bei neurogenen Blasenstörungen kann der Harnverhalt auch schmerzlos sein.

Wie sieht Ihre Erstbehandlung aus?

Wegen des hohen Leidensdrucks ist eine sofortige Entlastung durch transurethrale Katheterisierung erforderlich. Ist die transurethrale Passage technisch nicht durchführbar, ist abzuwägen zwischen einer suprapubischen Blasenpunktion zur Entlastung (1–2 Querfinger oberhalb der Symphyse in der Mittellinie, senkrecht zur Bauchwand) und einer direkten Zuweisung zum Urologen oder einer Krankenhauseinweisung nach Gabe von Analgetika und Spasmolytika.

Welche anamnestischen Angaben lenken Ihren Verdacht auf eine Harnröhrenstriktur?

Zurückliegende Dauerkatheterisierung oder Unfälle mit Verletzungen im Harnröhrenbereich, rezidivierende Harnwegsinfekte, dünner, veränderter Harnstrahl. Die genaue Abklärung ist jedoch Aufgabe eines Urologen.

Welche Leitsymptome und Befunde finden sich bei einem benignen Prostatasyndrom (BPS)?
- Pollakisurie, teilweise imperativer Harndrang, u. U. mit Dranginkontinenz, schmerzhaftes Wasserlassen
- Nykturie.

Daneben die Symptome der Obstruktion der Ausflussbahn:
- verzögerter Miktionsbeginn
- Nachträufeln
- Restharnbildung
- Überlauf-Harninkontinenz
- Harnverhalt.

Durch spontane Ruptur erweiterter Blasenhalsvenen sind auch Mikro- und Makrohämaturien möglich.

Welche therapeutischen Möglichkeiten hätten bei dem Patienten die Auswirkungen eines BPS mindern können (ohne letztlich den akuten Harnverhalt zu verhindern)? Mit welchen Nebenwirkungen ist zu rechnen?
Grundsätzlich sind folgende Therapiemaßnahmen möglich:
- beobachtendes Abwarten: angemessen bei Patienten mit milden und tolerablen Symptomen
- Bei stärkerer Symptomatik sind α_1-Rezeptorenblocker (z. B. Doxazosin, Tamsulosin) Mittel der ersten Wahl. Nebenwirkungen sind v. a. Hypotonie, Orthostasereaktion, reflektorische Tachykardie, Müdigkeit.
- Ein 5-α-Reduktasehemmer (Finasterid) ist bei Nebenwirkungen der α-Blockade und mittelstarker Symptomatik eine medikamentöse Alternative. Nebenwirkungen sind v. a. sexuelle Funktionsstörungen und, häufig erwünscht, ein verminderter Verlust von Haupthaaren.
- Als Phytopharmaka werden vor allem Serenoa-repens-(Zwergsägepalme-)Extrakte, außerdem Extrakte aus Brennnesseln, Kürbissamen, Blütenpollen sowie β-Sitosterin verwendet. Alle Produkte sind nebenwirkungsarm, ihre Evidenzbasierung ist jedoch schwach.
- Bei ausgeprägter Restharnbildung > 100 ml und/oder Harnverhalt ist die transurethrale Prostataresektion das Standardverfahren. Nebenwirkungen sind Impotenz (14 %) und Harninkontinenz (1–2 %, teilweise Angaben bis 10 %); die perioperative Mortalität beträgt 0,3–1,7 %.
- Neuere Methoden sind Laserresektion, transurethrale Mikrowellentherapie (TUMT) und transurethrale Nadelablation der Prostata (TUNA).

Wovon hängt die Therapiewahl ab?
Die Therapieentscheidung hängt von folgenden Faktoren ab:
- Beschwerden des Patienten (Miktionsfrequenz, Dysurie, Harnwegsinfekte)
- Restharn
- evtl. Rückstau und Dilatation des oberen Harntrakts
- Komorbidität und damit verbundene Risiken bei bestimmten Therapien.

Was wissen Sie zum Wirkungsbeginn und Wirkungsmaximum der α-Rezeptorenblocker?
Die Wirkung beginnt nach einigen Tagen, der volle Effekt wird nach 4–6 Wochen erzielt.

Wann tritt die Wirkung von Finasterid ein?
Nach 3–6 Monaten.

Welche Kontrollen sind bei der Therapie des BPS erforderlich?
Jährliche rektale Untersuchungen, eine sonografische Kontrolle des oberen Harntrakts, der Prostatagröße und der gefüllten Blase mit anschließender Restharnbestimmung und evtl. eine PSA-Bestimmung sind sinnvoll.

Eine medikamentöse Therapie mit α-Rezeptorenblockern erfordert Blutdruckkontrollen in der Einstellungsphase sowie Symptomevaluation (z. B. mit dem Internationalen Prostata Symptom Score, IPSS) und Befragung nach Nebenwirkungen sowie Urinanalyse, Blutbild-, Leberwert- und Kreatininkontrolle, anfangs in etwa 6-monatigen Abständen.

Welche Symptome erfasst der Internationale Prostata Symptom Score (IPSS)?
- Gefühl der unvollständigen Blasenentleerung
- Pollakisurie
- gestörter Harnfluss
- Harndrang
- abgeschwächter Harnstrahl
- Notwendigkeit des Mitpressens beim Wasserlassen
- Nykturie.

Zusätzlich werden die Einflüsse der Miktionsstörung auf die allgemeine Lebensqualität erfragt.

Wann sollten Sie einen Patienten mit BPS zum Urologen überweisen?
Bei folgenden Symptomen oder Befunden:
- Harnverhalt
- tastbarer Blase oder ausgeprägtem Restharn
- Harninkontinenz
- Hämaturie
- Harnwegsinfekt
- dauerhaft belästigenden Symptomen
- Blasensteinen
- suspekten Prostatapalpationsbefunden (hart, irregulär, höckrig)
- PSA-Wert über 4 ng/ml (> 2 ng/ml, wenn mit 5-α-Reduktase-Hemmern behandelt wird).

FALLBERICHT
Ein 69-jähriger Patient, Herr P. C., sucht Sie in der Praxis auf. Bei seiner jährlichen Krebsfrüherkennungsuntersuchung beim Urologen wurde ein PSA-Wert von 12 ng/ml gemessen. Der Urologe riet ihm dringend zu einer Abklärung des Prostatakarzinom-Verdachts mittels Biopsie Er habe keine Beschwerden außer einer einmaligen Nykturie sowie gelegentlichem Harndrang. Bei der rektalen Untersuchung hatte ihm der Urologe noch mitgeteilt, dass bis auf eine leichte altersbedingte Vergrößerung der Prostata „alles in Ordnung" sei. Allerdings ist der Vater des Patienten an einem Prostatakarzinom verstorben. Nun sollen Sie ihn zum weiteren Vorgehen beraten, bittet er.

Welche epidemiologische Bedeutung hat das Prostatakarzinom?
Das Prostatakarzinom ist der häufigste Krebs des Mannes und eine der häufigsten Todesursachen.

Bestehen genetische Einflüsse beim Prostatakarzinom?
Ja, bei Verwandten 1. oder 2. Grades mit einem Prostatakarzinom verdoppelt sich für Angehörige das Risiko für ein Prostatakarzinom gegenüber der Normalbevölkerung.

Was sagen Sie dem Patienten?
Als normal gelten bei einem 69-jährigen Patienten PSA-Werte bis etwa 4–5 ng/ml. Jenseits von 10 ng/ml steigt der positive Vorhersagewert für ein Prostatakarzinom deutlich an (ca. 50–60 %). Da das individuelle Vorgehen vom Alter des Patienten (es verbleiben dem Patienten mehr als 10 Jahre allgemeine Lebenserwar-

tung) und von der Ausbreitung des Tumors abhängt, wird dem Patienten eine Abklärung des Krebsverdachts durch eine Prostata-Biopsie empfohlen und bei positivem Ausfall der Biopsie ein weiteres Staging.

Sollten Sie Ihre Patienten auffordern, regelmäßig als Vorsorge ein PSA-Screening durchzuführen? Würde die gesetzliche Krankenversicherung diese Tests bezahlen?

Der Nutzeffekt eines regelmäßigen Screenings ist sehr umstritten, da viele Patienten bereits latente Prostatakarzinome haben, der Effekt einer Therapie in diesem Stadium aber unklar ist. Bei Patienten mit einer Lebenserwartung von weniger als zehn Jahren ist die Bestimmung eher kontraproduktiv, da einer symptomlosen PSA-Erhöhung in der Regel keine spezifische Therapie folgen würde. Der Patient würde also beunruhigt, die Prognose seines Prostatakarzinoms würde sich aber nicht ändern. Würden Sie dann Ihren PSA-Wert wissen wollen? Kassenleistung ist die PSA-Bestimmung nur bei begründetem Tumorverdacht oder in der Nachkontrolle eines Prostatakarzinoms.

Nach der von Ihnen empfohlenen Prostata-Biopsie mit leider positivem Befund (Gleason Score primär Stadium 3, sekundär Stadium 3) hat der behandelnde Urologe Herrn P. C. eine Operation nahegelegt. Erneut befragt der Patient Sie als Hausarzt, diesmal, wie Sie denn seine Chancen bei einer Operation einschätzen?

Die aus den USA stammenden Nomogramme zur Tumorausbreitung und zur Vorhersage eines Rezidivrisikos nach Prostatakarzinom-OP (Kattan, Partin-Tables, allerdings nur für einen 5-Jahres-Zeitraum) lassen sich auf deutsche Verhältnisse übertragen, wobei das Kattan-Nomogramm eine größere Genauigkeit hat. Die Nomogramme basieren dabei auf der klinischen Stadieneinteilung, dem PSA-Wert und der Einteilung der Prostata-Biopsie (Gleason-Score). Die Berechnungen lassen sich leicht mit einer kleinen Software durchführen ("Prostate Nomogram" des Memorial Sloan-Kettering Cancer Center, Homepage: http://www.mskcc.org/cancer-care/adult/prostate/prediction-tools).

Welche Befunde bei der rektalen Palpation sind verdächtig auf ein Prostatakarzinom?
Knoten, Verhärtungen, Asymmetrien.

Welche Ausgangsbefunde werden unter therapeutischen Gesichtspunkten unterschieden?
Grundsätzlich werden unter therapeutischen Gesichtspunkten drei Ausgangssituationen unterschieden:
- lokal begrenztes Prostatakarzinom
- lokal fortgeschrittenes (T3) Prostatakarzinom
- metastasiertes Prostatakarzinom.

Welche therapeutischen Möglichkeiten stehen bei einem lokal begrenzten Prostatakarzinom zur Verfügung?
- ausschließlich aufmerksames Beobachten mit Monitoring von PSA und rektalem Befund
- radikale Prostatektomie
- Strahlenbehandlung
- Hormontherapie mit Androgenentzug.

Bietet eine der genannten Optionen Vorteile gegenüber den anderen?
Nein, eine eindeutige Evidenz für den Vorteil einer dieser Therapieformen besteht nicht. Daher muss individuell entschieden und müssen die Nebenwirkungen der jeweiligen Therapie berücksichtigt werden.

Welche Aussagen können Sie dem Patienten gegenüber machen, wenn er Sie nach Ihrer Meinung zur Operation fragt?
Die Wahl der Therapie ist stark vom Alter des Patienten, Komorbidität und Aggressivität des Tumors abhängig. Das Prostatakarzinom ist ein eher langsam und schubweise wachsender Tumor. Bei einer voraussichtli-

chen Lebenserwartung von *mehr* als zehn Jahren besteht möglicherweise ein Vorteil durch eine radikale Prostatektomie. Die Operation senkt in diesen Fällen die prostatakarzinombedingte Sterblichkeit auf etwa die Hälfte; auch die Rate der Fernmetastasen ist deutlich geringer (Holmberg 2002). Die Gesamtmortalität bleibt jedoch etwa gleich. In der operierten Gruppe bestehen aber eine wesentlich höhere Rate an mäßiger und schwerer Harninkontinenz (18 % versus 2 %) sowie eine höhere Rate an sexuellen Funktionsstörungen. Oft haben junge Patienten eher aggressivere Tumore als Männer über 65 Jahren.

Welche therapeutischen Möglichkeiten bestehen bei einem lokal fortgeschrittenen Prostatakarzinom?
Durch Androgenentzug von der Diagnosestellung an wird das Tumorwachstum verzögert und in vielen Fällen die Überlebenszeit erhöht. Die Kombination von Androgenentzug und Bestrahlung verbessert die Prognose. Die radikale Prostatektomie ist eine Therapieoption beim lokal fortgeschrittenen Prostatakarzinom. Alle Nebenwirkungen sowie der Nutzeffekt sind aber sorgfältig mit dem Patienten zu diskutieren.

Welche Möglichkeiten des Androgenentzugs bestehen?
- chirurgische Kastration
- Gabe von GnRH-Analoga (Goserelin, Buserelin)
- Anti-Androgene (z. B. Flutamid)
- synthetische Östrogene, wie Fosfestrol
- Gestagene (Medroxyprogesteron).

Mit welchen Nebenwirkungen muss beim Androgenentzug bzw. der Androgenblockade gerechnet werden?
Impotenz, Hitzewallungen, Gynäkomastie, Osteoporose, selten auch Leberschädigung. Bei der Östrogentherapie muss mit einer erhöhten Rate an Thromboembolien gerechnet werden.

Wie stellen Sie nach einer radikalen Prostataresektion ein Tumorrezidiv am ehesten fest?
Im Wiederanstieg des vorher unter die Nachweisgrenze gefallenen PSA-Werts.

Wohin metastasiert das Prostatakarzinom?
Metastasen bilden sich vornehmlich in regionalen Lymphknoten sowie im Skelett.

Welche Symptome treten bei einem metastasierten, nichtresezierten Prostatakarzinom auf?
Symptome sind in diesem Krankheitsstadium Hämaturie, Blasenobstruktion, Ödeme der unteren Extremität, Anämie sowie Knochenschmerzen und pathologische Frakturen.

Was wissen Sie zur Therapie beim metastasierenden Prostatakarzinom?
Hormonentzug sowie Strahlentherapie und Bisphosphonatgabe bei osteoklastischen Knochenmetastasen besitzen nur palliativen Charakter, können jedoch häufig für 2–4 Jahre den Krankheitsverlauf aufhalten, bis ein hormonrefraktäres Stadium eintritt.

Welche therapeutischen Möglichkeiten bestehen beim hormonrefraktären Prostatakarzinom?
Bisher war eine Chemotherapie nicht lebensverlängernd, eventuell aber palliativ wirksam. Docetaxel (plus Prednisolon) hat bisher als einziges Chemotherapeutikum eine Überlebensverlängerung erreicht (von durchschnittlich 2,5 Monaten) und gilt damit als Standardtherapie in einer möglichen Mono- oder Kombinationstherapie. Einzelheiten der Therapieplanung sind den Spezialisten vorbehalten.

15

15.7 Hodenschwellung/-veränderungen

FALLBERICHT

„Herr Doktor, könnten Sie sich auch mal meinen Hoden ansehen. Ich glaube, der ist zu groß." So leitete der 17-jährige Patient G. H. das Gespräch von dem zunächst geklagten grippalen Infekt auf sein wohl wichtigeres Anliegen. Bei der körperlichen Untersuchung, die am besten im Stehen durchgeführt wird, war der rechte Hoden gut faustgroß, nicht druckschmerzhaft und nicht von Nebenhoden und Samenstrang abgrenzbar. Weiteres Befragen klärte, dass diese Vergrößerung schon seit fast 2 Jahren bestand und ihn dieses Handicap und die Scham vor seinen Sportkollegen zum Rückzug von seinem so geliebten Fußballspielen veranlasst hatten.

Worauf sollten Sie bei der Untersuchung eines Patienten mit Skrotalschwellung achten?

Es muss geklärt werden, ob es sich um eine Schwellung des Hodens selbst handelt oder ob die Schwellung außerhalb des Hodens, ein- oder beidseitig besteht. Anamnestisch wichtig sind außerdem die zeitliche Entwicklung der Schwellung, vorhandene Begleiterkrankungen und eventuell erlittene Traumata im Genitalbereich.

Welche gefährlichen Erkrankungen sollten Sie erkennen können?

Hodentumoren, Hodentorsionen, Epididymitis, Orchitis (➤ Fallbericht *Akutes Skrotum*).

Welche Ursachen kommen infrage, wenn die Schwellung außerhalb des Hodens liegt?

Eine Hydrozele, inguinoskrotale (bis ins Skrotum reichende) Hernie, Hydatide, Varikozele, Adenoidtumor, Zystadenom sowie eine Spermatozele.

Welche Bedeutung haben Hydatiden?

Sie sind embryonale Reste des Müller-Gangs ohne Funktion und liegen am oberen Hodenpol oder am Nebenhoden. Wenn sie keine Beschwerden machen, können sie belassen werden. Selten kann es durch Drehung des Hydatidenstiels zu Schmerzen und hämorrhagischen Infarzierungen kommen.

Was ist eine Hydrozele?

Eine Flüssigkeitsansammlung innerhalb der Tunica vaginalis, die den Hoden und die Appendix testis umgibt.

Was sind die Ursachen einer Hydrozele?

Die meisten Hydrozelen sind idiopathisch, jedoch können auch Begleithydrozelen sekundär bei Leistenhernien, Entzündungen oder Tumoren von Hoden oder Nebenhoden entstehen. Daher sollte, zumindest bei Erwachsenen, ein Hodentumor abgegrenzt werden.

Wie können Sie den Verdacht auf eine Hydrozele erhärten?

Durch die Diaphanoskopie. Im Dunkeln wird das Skrotum mit einer starken Lichtquelle – z. B. dem Endoskopielicht – durchstrahlt. Die Hydrozele wird dabei vom Licht durchdrungen, ein solider Tumor nicht. Gesichert wird die Diagnose zumeist durch eine Ultraschalluntersuchung, bei Zweifelsfällen kann auch die NMR-Untersuchung weiterhelfen. Bleiben jedoch Unsicherheiten, muss eine operative Exploration erfolgen.

Wodurch unterscheidet sich eine Spermatozele von einer Hydrozele?

Die Spermatozele, eine mit Sperma gefüllte Retentionszyste, die mit dem Nebenhoden verbunden ist, imponiert in der Regel als weicher Knoten und lässt sich deutlich vom Hoden abgrenzen. Bei einer größeren Hydrozele hingegen ist der Hoden unter Umständen nicht mehr sicher palpabel.

Welche Bedeutung haben Spermatozelen?

Sie sind meist asymptomatisch. Eine Therapieindikation besteht nur bei Schmerzen oder bei bestimmten Fertilitätsstörungen.

Welche Therapie sollten Sie unserem jugendlichen Patienten empfehlen, bei dem der klinische Befund und die Diaphanoskopie für eine Hydrozele sprechen?

Ein Abpunktieren ist nicht sinnvoll, ein reines Abwarten, was bei kleinen Hydrozelen zunächst möglich ist, verbietet sich angesichts der sehr belastenden Größe. Hier ist nur die Operation sinnvoll, bei der entweder die Tunica vaginalis umgeschlagen und fixiert (OP nach Winkelmann) oder reseziert wird (OP nach von Bergmann).

Welchen Befund hätten Sie bei einer Hernie erwartet?

Schwellung und Vorwölbung aus dem Leistenkanal, Repositionsmöglichkeit, vor allem im Liegen, unter Umständen auskultierbare Darmgeräusche im Skrotum. Wird die Hernie eingeklemmt, treten heftige Schmerzen und oft vegetative Begleitreaktionen auf. Dieser Notfall muss rasch versorgt werden.

Welcher Befund spricht für einen Hodentumor?

Ein insgesamt vergrößerter oder verhärteter Hoden oder ein knotiger Hoden. Leistenlymphknoten sind meist nicht mitbefallen, da das Lymphabflussgebiet der Hoden parailiakal und paraaortal verläuft. Eine regelmäßige Eigenuntersuchung des Hodens sollte nahegelegt werden, um eine Entartung frühzeitiger zu erkennen.

Wie gehen Sie vor beim Verdacht auf einen Hodentumor?

Jeder vergrößerte Hoden und jeder Hodenknoten ist bis zum Beweis des Gegenteils zunächst tumorverdächtig, insbesondere bei Schmerzlosigkeit. Bleiben klinisch und sonografisch Zweifel, bedarf jede unklare Hodenvergrößerung der operativen Freilegung. Der Patient ist also zur weiteren Diagnostik zu überweisen.

Welche epidemiologische Bedeutung haben Hodentumoren?

In Deutschland treten pro Jahr pro 100.000 Männer etwa 7 neue Hodentumoren auf. Bei 20- bis 30-Jährigen sind sie die häufigste Tumorart, insgesamt machen sie jedoch nur ca. 1 % aller Tumore bei Männern aus.

Welche Hodentumorarten gibt es? Wie groß ist ihr Anteil?

10 % der Hodentumoren gehen vom Stroma (Stroma-Tumoren) aus, 90 % der Tumoren gehen von den männlichen Keimzellen (Keimzell-Tumoren) aus, davon sind etwa die Hälfte Seminome. Die Nichtseminome umfassen eine Reihe verschiedener histologischer Typen. In der Altersgruppe der 30- bis 35-Jährigen dominieren die Seminome, bei den 25- bis 29-Jährigen die Nichtseminome.

Welche Risikofaktoren bestehen für einen Hodentumor?

Ein- oder doppelseitig fehlender Hoden (angeborener Kryptorchismus), daneben auch angeborene Leistenbrüche. Verwandte ersten Grades mit Hodentumor stellen ebenfalls einen Risikofaktor dar, Umweltfaktoren, Strahlenbelastung und sitzende Lebensweise werden als Belastungsfaktoren diskutiert.

Wie sehen Therapie und Prognose der Hodentumoren aus?

Neben der immer durchzuführenden operativen Entfernung des Hodens sind differenzierte stadien- und tumorgerechte Behandlungsprotokolle mit Bestrahlung und Chemotherapie Grundlage der Therapie. Empfohlen wird die retroperitoneale Lymphadenektomie (RLA) bei einem Teil der Patienten mit nichtseminomatösen Hodentumoren nach den aktuellen europäischen Leitlinien

* im Stadium I (keine Metastasen nachweisbar) bei Patienten, die sich nicht für die primäre Chemotherapie eignen
* im Stadium II A (retroperitoneale Metastasen < 2 cm) bei Markerfreiheit
* im Stadium II B (mindestens eine retroperitoneale Metastase von 2–5 cm) nach primärer Chemotherapie.

Die Prognose ist insgesamt sehr gut; rund 95 % aller Patienten werden geheilt. Selbst in der ungünstigsten Prognosegruppe beträgt die Fünf-Jahres-Überlebensrate noch etwa 50 %.

Auf welche Zweittumoren müssen Sie bei Hodentumor-Patienten achten?

Zum Zeitpunkt der Diagnosestellung haben 5–8 % der Patienten im kontralateralen Hoden bioptisch nachweisbare testikuläre intraepitheliale Neoplasien (TIN), die als obligate Präkanzerosen gelten. Bei Patienten unter 30 Jahren und mit einem Hodenvolumen unter 12 ml beträgt die TIN-Rate sogar über 30 %. Daher werden diese jüngeren Patienten auch routinemäßig biopsiert und beim Nachweis von TIN bestrahlt. Damit ist allerdings eine irreversible Infertilität verbunden. Als Folge der Chemotherapie und Bestrahlung besteht nach Jahrzehnten ein erhöhtes Risiko für sekundäre Malignome.

Wie kann vor einer Hodentumor-Operation für einen späteren Kinderwunsch vorgesorgt werden?

Eine mögliche Kryokonservierung des Ejakulats oder eine testikuläre Spermienextraktion (Samengewinnung durch Hodenbiopsie), z. B. bei Verschluss der Samengänge, sollte mit dem Patienten besprochen werden.

Können Patienten mit Hodenmalignomen wieder arbeiten?

Bei der guten Gesamtprognose besteht 2–3 Monate nach Therapieende in der Regel wieder Arbeitsfähigkeit, jedoch sollten schwere körperliche Arbeiten sowie Arbeiten in Nässe und Kälte für zwei Jahre vermieden werden. Dagegen ist in der Regel keine Zeitberentung erforderlich, eher sogar kontraproduktiv wegen der Gefahr der Krankheitsfixierung. Allerdings kommt es auf den Gesamtzustand des Patienten nach der Therapie und auf die ärztliche Einschätzung in der Anschlussheilbehandlung (AHB) an.

FALLBERICHT

Herr V., 35 Jahre alt, Verwaltungsangestellter, sucht Sie auf, weil seine Ehe seit 2 Jahren ungewollt kinderlos ist, und er bittet um eine Empfehlung für einen geeigneten Spezialisten. Auch wenn die Anamnese und der Patientenwunsch eine Überweisung zum Spezialisten nahe legen (z. B. Notwendigkeit eines Spermiogramms), nutzen Sie den Erstkontakt für eine Anamnese nach früheren Erkrankungen sowie für eine Gesundheitsuntersuchung, die dem Patienten ab 35 Jahre als Kassenleistung zusteht. Dabei fällt Ihnen im linken Skrotalbereich im Stehen eine knäuelartige Schwellung auf, die im Liegen weitgehend verschwindet. Der Hoden ist palpatorisch unauffällig. Nach Angaben des Patienten besteht diese Veränderung schon viele Jahre und sei von seinem früheren Hausarzt als harmlos beschrieben worden. Beschwerden habe er dadurch auch nicht gehabt, auch keine sexuellen Funktionsstörungen.

Welcher Veränderung dürfte hinter diesem Tastbefund stecken?

Wahrscheinlich eine Varikozele.

Wie häufig kommen Varikozelen vor?

In der Normalbevölkerung etwa bei 10 %, bei infertilen Männern etwa in 25 %.

Wodurch wird die Varikozele verursacht?

Die Varikozele, eine Erweiterung und Schlängelung der Venen des Plexus pampiniformis, gibt es gewöhnlich nur am linken Hoden. Sie entsteht primär durch eine Klappeninsuffizienz der Vena testicularis, die in die linke Nierenvene mündet, kann aber auch selten sekundär rechts oder beidseits durch eine venöse Abflussstörung, z. B. bei einer Venenthrombose entstehen.

Gibt es klinische Hinweise zur Unterscheidung von primärer und sekundärer Varikozele?

Neben der kürzeren Krankheitsdauer bei sekundärer Varikozele ist bei den sekundären Formen keine Entleerung des Venengeflechts durch Druck der untersuchenden Hand oder im Liegen zu erwarten, bei den primären Formen in der Regel schon. Bei der primären (chronischen) Varikozele ist der linke Hoden kleiner und weicher als der rechte.

Könnte ein Zusammenhang zwischen der von Herrn V. beklagten Infertilität und dieser Krampfaderbildung bestehen?
Ja, die Spermienreife wird durch die Abflussstörung des betroffenen Hodens beeinträchtigt. Es bleibt das Ergebnis des Spermiogramms abzuwarten.

Wann sollte eine primäre Varikozele behandelt werden?
Bei Erwachsenen besteht eine relative Behandlungsindikation bei Beschwerden und bei unerfülltem Kinderwunsch und gleichzeitig pathologischem, aber behandlungsfähigem Spermiogramm. Die Belege für einen Nutzen auf die Schwangerschaftsrate sind jedoch nicht sehr überzeugend. Außerdem relativiert sich diese Therapieindikation, wenn aus anderen Gründen eine In-vitro-Fertilisation geplant ist. Hier ist für die Behandlungsindikation die Berücksichtigung der Gesamtsituation erforderlich. Bei Jugendlichen sind ein Fortschreiten einer Varikozele, ein Zurückbleiben der Hodenentwicklung auf der betroffenen Seite (> 2 ml Differenz im Sonogramm), was in der Regel auch mit einer Verminderung der Spermienzahl einhergeht, beidseitige Varikozelen, Schmerzen oder sonstige Beschwerden bzgl. der Varikozele Anlass zur Therapie.

Welche Behandlungsmöglichkeiten bestehen?
Die Sklerosierung, die Venenresektion oder die inguinale oder hohe retroperitoneale Ligatur.

FALLBERICHT

Aufgeregt bittet morgens um 6:00 Uhr Frau J. um einen dringenden Hausbesuch bei ihrem 17-jährigen Sohn. Beim Aufstehen habe er plötzlich heftigste Schmerzen in einem Hoden bekommen und sei beinahe ohnmächtig geworden. Beim Eintreffen liegt M. J. blass, schweißgebadet und mit gekrümmten Beinen im Bett, die rechte Skrotumhälfte ist geschwollen, hochgradig spontan- und berührungsschmerzhaft, eine genauere Untersuchung ist wegen der Schmerzhaftigkeit nicht möglich.

Was versteht man unter dem Begriff „akutes Skrotum"?
Einen Komplex von verschiedenen Erkrankungen, die zu den Leitsymptomen akute Schmerzen und Schwellung im Skrotum führen.

Welches sind die möglichen Ursachen?
Wegen der Dringlichkeit ist die wichtigste Differenzialdiagnose die Hodentorsion. Weitere Differenzialdiagnosen sind die Epididymitis, Hydatidentorsion, eingeklemmte Inguinalhernie und das Hodentrauma. Eine Kolik bei einem tief sitzenden Harnleiterstein muss ebenfalls erwogen werden.

Wie klären Sie die Ursache am Krankenbett weiter ab?
Die plötzliche Anamnese und das jugendliche Alter des Patienten lassen am ehesten eine Hodentorsion vermuten. Klinische Zeichen, wie das Prehn-Zeichen (Schmerzabnahme bei einer Epididymitis durch Hochheben des Hodens, Schmerzzunahme bei einer Hodentorsion) oder das Brunzel-Zeichen (Hodenhoch- oder Querstand), sind nicht verlässlich. Ein fehlender Cremasterreflex spricht für eine Torsion. Wegen der Gefahr einer dauerhaften Hodenschädigung ist beim Torsionsverdacht eine definitive Versorgung so rasch wie möglich, spätestens innerhalb von 4–6 Stunden nötig. Zusatzuntersuchungen wie die Farb-Doppler-Sonografie sind hilfreich. Bei einer Torsion wird der Hoden meist operativ freigelegt, gelöst und am distalen Pol am Scrotum fixiert (Orchidopexie). Daher sollte umgehend stationär auf eine urologische Abteilung eingewiesen werden.

Wie sollten Sie bei unserem Patienten M. J. vorgehen?

Zur Kreislaufstabilisierung und Erhalt eines sicheren venösen Zugangs wird über eine Braunüle® eine Infusion mit Ringerlaktat angelegt und ein Analgetikum injiziert, z. B. langsam (< 500 mg [1 ml] Metamizol-Natrium-1-Wasser/Minute!) 1 g Novaminsulfon i. v. oder 50–100 mg Tramadol i. v. Dabei ist bei Tramadol wegen der dabei zu erwartenden Verstärkung der bereits vorhandenen Übelkeit vorab 1 Amp. Metoclopramid (MCP®, Paspertin®) sinnvoll.

Welche Symptomatik erwarten Sie bei einer Epididymitis?

Eher langsamer zunehmende Schmerzen, Rötung und starke Schwellung des Skrotums, Mattigkeit, unter Umständen Fieber. Bei Anheben des Hodens werden die Beschwerden häufig besser, prädisponierende Faktoren wie eine Katheterisierung, Prostataerkrankungen oder eine Urethritis durch Chlamydien oder Gonokokken verstärken die Verdachtsdiagnose. Auch bei Amiodarontagesdosen über 200 mg muss gelegentlich mit einer medikamenteninduzierten Epididymitis gerechnet werden.

Wie behandeln Sie eine Epididymitis?

Neben Allgemeinmaßnahmen wie Hochlagerung des Skrotums auf einen kleinen Schaumstoffblock (sog. Hodenbänkchen), kühlenden Umschlägen und Gabe von NSAR sind Antibiotika erforderlich, bei älteren Männern mit einem Fluorochinolon (z. B. Ofloxacin oder Levofloxacin). Bei Männern unter 35 Jahren sollte wie bei einer vermutlich durch Gonokokken oder Chlamydien entstandenen Urethritis behandelt werden (Cephalosporin plus Azithromycin oder Doxycyclin, ➤ Kap. 15.9). Wenn sich der Verdacht auf eine sexuell übertragene Erkrankung aus der Sexualanamnese oder aus dem Chlamydien- oder Gonokokkennachweis erhärtet bzw. bestätigt, ist natürlich auch eine Partnertherapie erforderlich.

Was ist bei einer Orchitis zu tun?

Wenn eine Hodentorsion sicher ausgeschlossen ist, dann ist die Orchitis häufig Teil einer gemeinsamen Entzündung von Nebenhoden und Hoden und ist nach den genannten Prinzipien der Epididymitistherapie zu versorgen.

Bei Therapieresistenz sollte an eine Mumpsinfektion gedacht werden, die in etwa einem Drittel der Fälle klinisch inapparent verläuft, dennoch aber nicht selten zu einer Begleitorchitis führen kann. Im Vordergrund steht hier die symptomatische Therapie (Schmerzlinderung, Kühlung, Hodenhochlagerung), die Gabe von Kortison oder Interferon wird kontrovers diskutiert.

FALLBERICHT

In Ihre Sprechstunde kommt eine Ihrer Patientinnen mit ihrem kleinen Sohn Phillip: Bei den Vorsorgeuntersuchungen war der Mutter stets mitgeteilt worden, dass sich Phillip prächtig entwickle und alles in Ordnung sei. Nun hatte im Wochenenddienst, den die Mutter wegen eines gastrointestinalen Infekts ihres Sohnes konsultiert hatte, der diensthabende Arzt fast vorwurfsvoll gemahnt, dass der kleine Phillip rasch operiert werden müsse, da ein Hodenhochstand bestehe und sonst Unfruchtbarkeit oder sogar Hodenkrebs drohen würde.

Ist es berufsrechtlich überhaupt zulässig und kollegial, in die Behandlung des sonst betreuenden Pädiaters einzugreifen?

Da einem Patienten das Recht auf eine Zweitmeinung zusteht, wird man sich dem Wunsch der Mutter nicht entziehen können und darf und muss eine eventuell auch abweichende Meinung vertreten. Es empfiehlt sich aber, im Interesse des Patienten eine Abstimmung der Ärzte anzustreben – es sei denn, der ausdrückliche Wille des Patienten steht dem entgegen. In der Regel sind die meisten Patienten mit einer solchen Abstimmung einverstanden.

Wie untersuchen Sie die Lage der Hoden?

Wichtig ist es, in warmer Umgebung und entspannter Atmosphäre zu untersuchen. Ist ein Hoden nicht komplett im Skrotum palpabel, sollte man versuchen, den eventuell im Leistenkanal befindlichen Hoden nach außen zu schieben und prüfen, ob er auch im Skrotum bleibt. Gelegentlich hilft eine Untersuchung des in der Badewanne spielenden Kindes, um im warmen Wasser den störenden Kremasterreflex, durch den der Hoden hochgezogen wird, auszuschließen. Beim kleinen Philipp war bereits inspektorisch eine normale Hodenlage erkennbar, allerdings zog sich der rechte Hoden bei der Palpation in den Leistenkanal zurück.

Welche Formen der Hodendystopie kennen Sie?

Man unterscheidet bei der Hodendystopie (Maldescensus testis, mit gering differierender Bedeutung auch als Kryptorchie bezeichnet) das Fehlen eines oder beider Hoden im Hodensack, die Hodenretention und die Hodenektopie. Bei der Hodenretention ist die Wanderung des Hodens von der Bauchhöhle in das Skrotum gestört, der Hoden kann präskrotal, inguinal oder abdominal retiniert sein. Ist der Hoden aus dem physiologischen Deszensusweg verlagert (femoral oder superfaszial), spricht man von einer Hodenektopie. Die häufigste Form der Hodenretention ist der Leistenhoden mit etwa 90 % aller dystopen Hodenlagen.

15

Ist der Hodendeszensus mit der Geburt abgeschlossen?

Nein, in mehr als der Hälfte der Fälle deszendiert im ersten Lebensjahr ein bei der Geburt noch dystoper Hoden normal ins Skrotum.

Wie häufig ist die Hodendystopie?

Sie ist die häufigste angeborene genitale Fehlbildung des Jungen. Bei der Geburt beträgt die Rate etwa 3 %, nach einem Jahr noch etwa 1 %.

Wie unterscheiden sich Gleithoden und Pendelhoden?

Der Gleithoden liegt oberhalb des Skrotums, lässt sich in das Skrotum verlagern, gleitet aber sofort wieder zurück in die Ausgangslage. Der Pendelhoden liegt normalerweise im Hodensack, zieht sich durch den Kremasterreflex zwar zurück, erreicht aber spontan wieder die normale skrotale Lage.

Welche weiterführenden Untersuchungsmöglichkeiten bestehen bei palpatorischen Unklarheiten?

Die Diagnose eines Gleit- oder Pendelhodens wird gestellt durch die Palpation. Sonografie, NMR, eventuell Laparoskopie bringen wesentliche Zusatzinformationen bei leerem Skrotum.

Wie und wann sollte behandelt werden?

Auch wenn die Diskussion über den Zeitpunkt einer Therapie nicht abgeschlossen ist, wird zunehmend empfohlen, nach einem Abwarten des Spontanverlaufs in den ersten 6 Lebensmonaten bis zum Ende des ersten Lebensjahrs eine notwendige Therapie durchzuführen. Gerade beim Verdacht auf eine Hodenagenesie sollte bereits im ersten Lebensjahr ein Spezialist (Kinderurologe) hinzugezogen werden.

Auch der gut ins Skrotum verlagerbare Gleithoden ist eine behandlungsbedürftige Form der Hodenretention.

Der Pendelhoden ist physiologisch und bedarf keiner Behandlung.

Ein medikamentöser hormoneller Therapieversuch ist insbesondere beim Leistenhoden möglich mit GN-RH-Analoga (Nasenspray) und/oder HCG-Injektionen (3–5 Injektionen). Bei Therapieresistenz, aber auch als primäre Maßnahme, ist die Operation mit Funikololyse und Fixierung des Hodens (Orchidopexie) angezeigt. Eine primäre Operation ist nicht unumstritten, da die physiologische Keimepithelentwicklung nur hormonell gefördert werden kann.

Ektope Hoden müssen primär operiert werden.

Welche Folgen kann eine verzögerte Behandlung haben?

Das Entartungsrisiko (auch des nicht betroffenen Hodens) ist deutlich erhöht, die Fertilität kann gestört sein, psychologische Probleme sind zu erwarten. Wie groß der Nutzen der chirurgischen oder hormonellen Therapie auf Entartungsrisiko und Fertilität ist, bleibt umstritten. Eine regelmäßige Eigenuntersuchung des Hodens sollte nahe gelegt werden, um eine Entartung frühzeitiger zu erkennen.

15.8 Penisveränderungen

FALLBERICHT

Weinend und ängstlich sitzt der kleine Karl mit seiner Mutter vor Ihnen. Beim abendlichen Ausziehen war es passiert: Eine millionenfach segensreiche Errungenschaft der Technik, der Reißverschluss, hatte sich durch Unachtsamkeit zur scheinbar unentrinnbaren Falle für einen Zipfel seiner Vorhaut gewandelt. Zahlreiche Versuche seiner Mutter, den kleinen Kerl aus seiner misslichen Situation zu befreien, hatten die Lage nicht gebessert, die Schmerzen und Ängstlichkeit des Kindes aber nachhaltig vergrößert. Nun bleibt nur der Hausarzt als Retter in abendlicher Not.

Wie helfen Sie dem kleinen Karl am besten?

Randomisierte verblindete Studien zur Lösung dieses Problems scheinen in der Literatur zu fehlen, aus den zahlreichen Einzelfallbeobachtungen lassen sich zusammenfassend folgende Empfehlungen geben:

- „Gut geschmiert ist halb gewonnen": Tupfen Sie etwas Kriech- oder Nähmaschinenöl unterhalb der Klemmstelle auf den Zip. Auf die torquierte Haut geben Sie eine lokalanästhesierende Salbe (Xylocain 2 %-Gel, Emla-Salbe) und lassen beides einige Minuten einwirken. Eventuell ist eine Lokalanästhesie der Vorhaut mit einer kleinen Menge Anästhetikums und feiner Nadel erforderlich, um eine ruhigere Behandlungsatmosphäre herzustellen. So können Sie eine Reihe von Fällen im wahrsten Sinne problemlos lösen.
- Zeigt aber weiterhin der Reißverschluss Ihnen und dem kleinen Patienten die Zähne, so durchtrennen Sie entweder mit einer Kneifzange den Mittelsteg zwischen der oberen und unteren Hälfte des Verschlussgleiters oder weiten den Verschlussspalt, indem Sie den Gleiter seitlich beiderseits mit einer Kombizange zusammendrücken. Die früher gelegentlich beschriebene Ultima Ratio einer Zirkumzision dürfte eine Rarität bleiben.

Mit welchen Erkrankungen im Bereich der Vorhaut müssen Sie in der Hausarztpraxis rechnen?

Mit Balanitiden, mit Phimosen und Paraphimosen und gelegentlich anderen „mechanischen" Problemen wie Synechien der Präputialblätter oder Blutungen aus einem zu kurzen Frenulum.

Beschreiben Sie das Bild der Phimose und deren Behandlung.

Bei einer Phimose oder Vorhautverengung ist das Zurückstreifen der Vorhaut hinter die Glans behindert oder unmöglich. Dabei kann die Entwicklung abgewartet werden, sofern keine Komplikationen auftreten. Mit einem Jahr kann bei etwa 50 % der Jungen die Vorhaut zurückgezogen werden, mit drei Jahren bei etwa 90 %. Bei der Einschulung haben noch etwa 8 %, mit 16–18 Jahren ca. 1 % der Knaben eine Phimose. Eine bleibende Vorhautenge bedarf der Zirkumzision. Da bei der plastischen Operation einer Hypospadie die Vorhaut benutzt wird, sollte vor einer Zirkumzision eine Fehlmündung der Harnröhre ausgeschlossen sein.

Bei sekundären Phimosen, z. B. durch rezidivierende Entzündungen oder Narbenbildungen, ist ebenfalls eine OP-Indikation gegeben. In manchen Fällen balloniert die Miktion sogar die Vorhaut durch eine Verdeckung des Orifiziums, was zu Harnwegsinfekten führen kann.

Eine Routine-Zirkumzision zur Peniskarzinom-Prophylaxe ist nicht indiziert. Die aktuelle, religiös und juristisch begründete kontroverse Diskussion um die Zircumzision sollte aus hausärztlicher Sicht beachtet werden, um ggf. angemessen beraten zu können.

Wie entsteht eine Paraphimose, wie wird sie behandelt?

Die zurückgestreifte Vorhaut schwillt aus mechanischer oder chemisch-allergischer Ursache hinter der Glans penis an und lässt sich durch das entstehende Ödem nicht mehr zurückschieben („spanischer Kragen"). Dadurch besteht neben den Schmerzen die Gefahr einer Durchblutungsstörung der Eichel. Die Therapie der Wahl ist die manuelle Reposition: Nach mehrminütigem manuellem Ausdrücken des Ödems wird die Vorhaut mit Zeige- und Mittelfingern beider Hände gefasst und vorsichtig in Richtung Penisspitze vorgezogen, dabei gleichzeitig die Glans mit beiden Daumen in Richtung Peniswurzel zurückgedrückt. Lokalanästhesierende Salben oder Kathetergleitgel erleichtern die Reposition, wenn sie sparsam aufgetragen werden. Ein entstauender zirkulärer Verband, abschwellende Lokalbehandlungen und evtl. kurzzeitige Gabe von NSAR sind anschließend ratsam, da die Penishaut ausgeprägte Ödeme entwickeln kann.

Wenn das Repositionsmanöver nicht erfolgreich ist, muss durch den Urologen in Lokalanästhesie die Vorhaut inzidiert und dann reponiert werden.

Was versteht man unter einer Penisfraktur?

Einen Riss in der Tunica albuginea, unter Umständen auch der Harnröhre, der nur in erigiertem Zustand möglich ist. Der Patient verspürt dabei einen „Knall". Das schmerzhafte Hämatom, die eventuelle Hämaturie, der sofortige Turgorverlust und die Anamnese (die allerdings gelegentlich verschleiert wird) klären die Diagnose. Eine sofortige operative Therapie ist erforderlich, um Folgeschäden wie Erektionsstörungen und Penisdeformierung zu vermeiden.

Was ist eine Hypospadie?

Die Hypospadie ist eine Fehlbildung der Harnröhre, die an der Unterseite des Penis (Mündung an der Oberseite des Penis: Epispadie), bei der proximalen Form sogar im Skrotalbereich mündet und zu Penisverkrümmungen führt (➤ Abb. 15.3). Die Hypospadie ist häufiger mit anderen Fehlbildungen kombiniert, insbesondere in etwa 10 % der Fälle mit einem Maldescensus testis und Leistenhernien. Die Diagnose sollte in der Regel bereits bei der Erstuntersuchung nach der Geburt gestellt werden, die Operationsindikation richtet sich nach den funktionellen und psychologischen Auswirkungen der Fehlbildung.

Wie häufig tritt eine Hypospadie auf?

Bei knapp 1 % der Jungen.

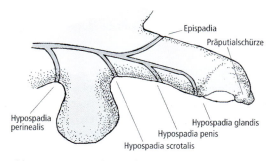

Abb. 15.3 Hypo- und Epispadie

FALLBERICHT

Besorgt erwartet der 40-jährige Patient Ihre Antwort. Eine akute Rötung der Eichel seit 2 Tagen hatte ihn in Ihre Praxis geführt, wobei seine erste Frage einer möglichen Geschlechtskrankheit als Ursache galt. Daneben störten ihn Brennen und Juckreiz erheblich.

Wie bezeichnet man das Krankheitsbild des Patienten?

Als Balanitis, Entzündung der Glans penis oder Balanoposthitis, wenn das innere Vorhautblatt mitbeteiligt ist.

Welche Ursachen kommen infrage?

Es gilt der Versuchung zu widerstehen, vorschnell eine Mykose zu diagnostizieren. Neben Hautreizungen durch mangelnde (Smegma), aber auch zu intensive Hygiene (Reinlichkeitsbalanitis durch zu häufiges Entfetten der Haut mit Seife) können mechanische Faktoren (Sexualleben), allergische Ursachen (Latex, Hautpflegemittel), primäre Hauterkrankungen wie auch eine Entzündung oder Überwuchern der physiologischen Flora (z. B. beim Diabetes mellitus) durch Candida oder Bakterien ursächlich sein.

Welche Untersuchungen sind erforderlich?

Meist hilft bereits eine sorgfältige Anamnese weiter. Ein Therapieversuch ex juvantibus kann unternommen werden, falls keine Kontraindikationen vorliegen. Beim Verdacht auf eine sexuelle Infektion mit Begleitbalanitis oder wenn bei der Kontrolle nach einer Woche keine deutliche Besserung besteht, sollte ein Abstrich entnommen werden und danach gezielt therapiert werden oder der Patient zum Urologen oder Dermatologen überwiesen werden. Der Abstrich sollte zudem kritisch bewertet werden, der Nachweis einer Candida-Mykose beweist z. B. nicht automatisch die Ursache der aktuellen Entzündung. Gelegentlich sind Allergietests oder beim Verdacht auf eine maligne Erkrankung eine Biopsie erforderlich, was aber Aufgabe des Spezialisten ist. Ein begünstigender Diabetes mellitus sollte bei Therapieresistenz beachtet bzw. bei klinischen Hinweisen ausgeschlossen werden.

Welche Therapie ist empfehlenswert bei der Balanitis?

Bei bekannter spezifischer Ursache gezielt, ansonsten Bäder mit Kaliumpermanganat-Granulat (1 : 10.000) – das Penis-Bad sollte eine nicht zu kräftige rosa-violette Färbung annehmen, die Haut verfärbt sich dann nur gering, aber nachhaltig braun (Gerbung). Kortikoidsalbe ist indiziert bei eindeutig allergischer Ursache, sonst bei weißlichen Belägen ein Antimykotikum (z. B. Clotrimazol), bei gelblichen Belägen eine Polyvidon-Jod-Salbe oder Hautantibiotika (z. B. Fusidinsäure). Bei starkem Juckreiz ist eine Kombination aus Antimykotikum plus Kortikoid sinnvoll.

Welche Veränderungen können sich bei einer chronischen Balanitis entwickeln?

Weißliche, fibrotische Hautverdickungen und narbige Einziehungen mit eventueller sekundärer Phimose (Balanitis xerotica obliterans, Lichen sclerosus). Diese Veränderungen gehen evtl. mit einem erhöhten Malignomrisiko einher. Die genaue Ätiologie ist noch unklar. Diese Patienten sollten an einen Spezialisten überwiesen werden.

Welches klinische Bild ist verdächtig für ein Peniskarzinom? Wie sieht die Behandlung aus?

Das Peniskarzinom ist insgesamt selten (1–2/100.000 Männer, Altersgipfel 60 Jahre). Das klinische Bild kann aus diffusen Infiltrationen, flachen, aber auch blumenkohlartigen Läsionen bestehen, die meist sehr derb sind und exulzerieren können. Es handelt sich in über 90 % der Fälle um Plattenepithel-Karzinome. Die Therapie ist stadienabhängig, bei Frühstadien reicht eventuell eine organerhaltende Exzision mit Laserbehandlung, bei fortgeschrittenen Fällen sind neben der Penisamputation je nach Tumorstadium Lymphknotenentfernung und Bestrahlung erforderlich. Adjuvante Chemotherapie oder Chemotherapie bei fortgeschrittenen Erkrankungen haben bisher noch wenig Bedeutung.

Welche penilen Präkanzerosen einschließlich ihrer Klinik und Komplikationen kennen Sie?

- Erythroplasie (Queyrat):
  - Klinik: nässende, rötliche Herde am Präputium oder Glans
  - Komplikation: Übergang in ein spinozelluläres Karzinom

- M. Bowen:
  - Klinik: rundliche, schuppige Herde, erheblicher Juckreiz; Zweitkarzinome urogenital und gastrointestinal möglich
  - Komplikation: Carcinoma in situ mit Übergang in ein Karzinom
- Leukoplakie:
  - Klinik: weißliche, hyperkeratotische Hautveränderung am Präputium und Glans penis
  - Komplikation: Übergang in ein spinozelluläres Karzinom
- Lichen sclerosus et atrophicus:
  - Klinik: weiße Hautatrophie, Schwund der Elastica, Hyperkeratose an Glans und Präputium. Nachfolgende Phimose und Meatusenge durch narbige Schrumpfung; starker Juckreiz
  - Komplikation: Übergang in ein spinozelluläres Karzinom. Das Risiko für eine maligne Entartung liegt bei etwa 6–8 Prozent.

15

FALLBERICHT
Bei der Krebsvorsorge eines beschwerdefreien 60-jährigen Mannes tasten Sie am Penis eine Verhärtung im Bereich der Corpora cavernosa. Auf Befragung berichtet der Patient über eine Peniskrümmung bei der Erektion, die ihn aber nicht behindere.

Welche Verdachtsdiagnose stellen Sie?
Wahrscheinlich handelt es sich um eine Induratio penis plastica, deren Ätiologie unbekannt ist, die aber bei Männern jenseits des 60. Lebensjahres in ca. 9 % vorkommt. Wenn der Patient beschwerdefrei ist, bedarf es keiner Therapie. Daran zu denken ist auch, dass ca. 15 % der Patienten mit einer Induratio penis plastica gleichzeitig eine Dupuytren-Kontraktur haben.

15.9 Spezifische Infektionen

15.9.1 Spezifische genitale Infektionen beim Mann

FALLBERICHT
Sichtlich beunruhigt sitzt Herr S., 38 Jahre alt, um 20:30 Uhr vor Ihnen. Trotz der fortgeschrittenen Stunde hat er um eine sofortige Beratung gebeten. „Herr Doktor, hoffentlich habe ich keinen Krebs oder eine schlimme Entzündung. Vorhin hatte ich beim Geschlechtsverkehr einen blutigen Samenerguss. „Ich bin mir aber", ergänzt er etwas verlegen, „keiner Schuld bewusst."

Welche Ursachen für eine Hämospermie/Hämatospermie sollten Sie bedenken?
Grundsätzlich können systemische Ursachen, wie Gerinnungsstörungen infrage kommen, v. a. aber Infektionen im Bereich von Harnröhre, Prostata, Samenblase, die rund 40 % der Ursachen ausmachen. Traumata, auch (auto-)erotische, sollten erfragt werden. Divertikel, Strikturen der Urethra, aber auch bösartige Erkrankungen im Bereich von Prostata oder Samenblase sind als seltenere Ursachen möglich. In rund 45 % der Fälle ist keine ätiologische Klärung möglich.

Welche Untersuchungen sollten Sie durchführen?
Wenn die Hämospermie erst- und einmalig ist, reicht eine gezielte Anamnese, körperliche Untersuchung mit Penisinspektion und Palpation des Urethra-Verlaufs, Palpation von Prostata und Samenstrang, eine Blut-

druckmessung sowie eine Urinanalyse und ein kleines Blutbild zur Abklärung aus. Sind diese Untersuchungsbefunde unauffällig, kann der häufig sehr beunruhigte Patient darüber aufgeklärt werden, dass eine Hämospermie, falls nur einmalig, harmlos ist und daher zunächst abgewartet werden darf. Bei erneutem Auftreten ist jedoch eine urologische Abklärung angezeigt sowie ein Differenzialblutbild und die Blutsenkung. Spezielle Untersuchungen sind in der Regel aber Aufgabe des Urologen.

> Herr S. war dankbar, dass die Basisuntersuchungen sofort in der Hausarztpraxis möglich waren und keine krankhaften Befunde ergaben. Erleichtert über den abendlichen Beistand verließ er die Hausarztpraxis.

Welche Leitsymptome im Urogenitalbereich lassen Sie, eher als eine Hämospermie, an eine sexuell übertragbare Erkrankung (Sexuell Transmitted Disease, STD) denken?

Ausfluss aus der Harnröhre (Urethritis) oder dem Rektum (überwiegend bei homosexuellen Männern), vaginaler, zervikaler oder rektaler Fluor, Erosionen oder Ulzerationen im Genitalbereich, meist mit Lymphknotenschwellungen, genitale Warzenbildung sowie eine Adnexitis (pelvic inflammatory disease) können für eine STD sprechen.

Welche sonstigen, nicht mit den genannten Leitsymptomen auftretenden sexuell übertragbaren Erkrankungen müssen Sie in die Diagnostik einbeziehen, wenn Sie den Verdacht auf eine STD haben?

Humanes Immundefizienzvirus (HIV), Hepatitis B und C, Humane Papilloma-Viren (HPV), auch eine Skabies sowie eine Pediculosis pubis als Begleitinfektion. Hepatitis-B-Neuinfektionen haben in Deutschland abgenommen und waren von 2009 bis 2011 stabil, die HIV-Neuinfektionsrate ist seit 2007 relativ konstant. Viele Mädchen wurden gegen HPV geimpft, hier sind die Langzeitfolgen noch offen.

Wie gehen Sie als Hausarzt vor, wenn ein Patient eines der Leitsymptome für eine sexuell übertragbare Erkrankung präsentiert?

Da die Diagnostik und Therapie inzwischen sehr differenziert sind, wird in der Regel eine Überweisung zum Facharzt (Urologie, Venerologie) die sinnvollste Lösung sein. Für den Fall, dass der Patient dieses Vorgehen strikt ablehnt oder die Beratung typischerweise am Freitagabend vor einem langen Wochenende stattfindet, sind pragmatische Handlungsoptionen erforderlich.

Welche Daten sollten Sie erheben, wenn Sie beim Verdacht auf eine sexuell übertragbare Erkrankung weiterbehandeln?

Eine Sexualanamnese, die alle Partner der letzten drei Monate erfasst (Einzelheiten s. u.) und eine körperliche Untersuchung bei symptomatischen Patienten. Bei asymptomatischen Patienten und asymptomatischen Partnern reicht eine Testung (Abstrich, Serologie).

Mit welchen psychologischen Reaktionen sollten Sie bei Patienten mit einer STD rechnen?

Angst, Scham, unter Umständen Depression. Auch die vor der Infektion bestehende psychische Situation sollte ggf. erfragt werden, da erhöhte und ungeschützte sexuelle Aktivität auch Ausdruck einer psychischen Belastungssituation sein kann.

Zählen Filzläuse (Pediculosis pubis) zu den ausschließlich sexuell übertragbaren Krankheiten?

Nein, denn sie können auch 24 Stunden in Bettwäsche oder Kleidung überleben.

Wie werden Patienten mit einer Pediculosis pubis behandelt?

Der ganze Körper, nicht nur die Genitalbehaarung, wird mit einem vom Umweltbundesamt geprüften und auf der Entwesungsliste geführten Präparat saniert, z.B. wird mit Permethrin (Goldgeist® forte) für zwölf

Stunden behandelt, dann abgeduscht. Nach sieben Tagen sollte die Therapie wiederholt werden. Nissen, an den Haaren klebende Läuseeier, lassen sich mit einer Essigwasserlösung (1 Teil Essig, 2 Teile Wasser) leichter ablösen und mit einem feinen Nissenkamm entfernen.

FALLBERICHT

Herr G., ein in der Praxis seit Längerem bekannter 25-jähriger Mann, ruft Sie am Samstagmorgen im kassenärztlichen Notdienst an, da er ein Rezept „wegen einer Blasenentzündung brauche". Für einen Termin in der Notfallsprechstunde habe er keine Zeit, da er am Nachmittag für eine Woche nach Mallorca in den Urlaub fliegen wolle. Auf weiteres Nachfragen berichtet er von Brennen beim Wasserlassen seit einigen Tagen sowie einem gelblichen Tropfen aus der Harnröhre, der an diesem Morgen die Unterwäsche beschmutzt habe.

Wie gehen Sie in dieser Situation weiter vor?

Der vom Patienten angenommene einfache Harnwegsinfekt ist eher unwahrscheinlich, da ein Ausfluss aus der Harnröhre als Symptom einer Urethritis häufiger Folge einer sexuell übertragenen Erkrankung ist. Der diagnostische Schluss des Patienten, Schmerzen beim Wasserlassen gleich Harnwegsinfekt, ist beim sexuell aktiven Mann nicht zulässig.

Welche spezielle Krankheitsursache vermuten Sie bei Herrn G.?

Die geschilderte Symptomatik lässt eine gonorrhoische Urethritis vermuten. Eine begleitende oder auch alleinige Chlamydieninfektion ist jedoch möglich, wobei der Ausfluss hier meist nicht eitrig ist. Andere Ursachen einer unspezifischen Urethritis, wie genitale Mykoplasmen oder Trichomonas-vaginalis-Infektionen, sind ebenfalls möglich und rein klinisch nicht zu differenzieren.

Können Sie unter den geschilderten Arbeitsbedingungen (Zeitdruck, Wochenendnotdienst) überhaupt eine sinnvolle Diagnostik betreiben?

Unter Zeitdruck, wie z. B. im Wochenendnotdienst, wird man einen Harnröhrenabstrich entnehmen und zusammen mit einer Urinprobe für die weiterführende Diagnostik im Kühlschrank bei 4 °C aufbewahren. Die Therapie wird in der Regel anhand des klinischen Bildes eingeleitet.

Welche Laboruntersuchungen sichern die Verdachtsdiagnose einer Gonorrhö?

Eine mikroskopische Beurteilung des Urethralsekretes (Methylenblau- oder Gramfärbung) erhärtet beim Nachweis von Leukozyten mit intrazellulären Diplokokken die Gonorrhö-Diagnose. Ein kultureller Gonokokkennachweis ergänzt die mikroskopische Diagnostik als Methode der Wahl. Andernfalls nehmen Sie eine Urinprobe (erste Urinportion, möglichst nach vierstündiger Miktionspause, mindestens 10 ml Urin), die Sie im Fachlabor mithilfe einer DNA-Amplifizierung mit einer Polymerasekettenreaktion sowohl auf Gonokokken wie auch auf Chlamydien untersuchen lassen können. Die Therapie soll in diesem Fall jedoch sofort und noch vor Erhalt der speziellen Laboruntersuchungen eingeleitet werden.

Wie sieht Ihre Therapie in dieser Situation bei Herrn G. aus?

Da eine Gonokokkeninfektion wegen des eitrigen Urethralsekrets und des eventuellen mikroskopischen Befunds sehr wahrscheinlich ist, gleichzeitig etwa ein Drittel der Patienten mit Gonokokkeninfektion mit Chlamydien infiziert sind (der Umkehrschluss einer Gonokokkeninfektion bei Chlamydieninfizierten gilt nicht analog!), wird eine Doppelbehandlung empfohlen: Gegen die Gonokokken-Urethritis 250–500 mg Ceftriaxon i. m. (oder 400 mg Cefixim oral bei Kontraindikationen zur parenteralen Therapie) als Einmaldosis rezeptiert, gegen die evtl. begleitende Chlamydien-Urethritis 1 g Azithromycin oral als Einmaldosis (Therapie der Wahl) oder 2 × 100 mg Doxycyclin oral pro Tag für 7 Tage.

Welche Ratschläge sollten Sie dem Patienten noch mit auf den Weg geben?

Für 7 Tage nach der Behandlung sollte kein Sexualverkehr erfolgen, auch kein Oralsex. (Alle) Sexualpartner sollen nach einem symptombezogenen Zeitraster (s. u.) ebenfalls untersucht und behandelt werden. Es ist sinnvoll, dem Patienten die diagnostischen Erkenntnisse und therapeutischen Empfehlungen zur Weitergabe an die Ärzte der Sexualpartner mitzugeben. Dem Patienten soll bei wechselnden Partnern bzw. riskantem Sex der Gebrauch von Kondomen ans Herz gelegt werden (Bundeszentrale für gesundheitliche Aufklärung, Patientenbroschüre). Bei der Identifikation der Infektionsquelle(n) spielt die Inkubationszeit eine Rolle.

Welche Inkubationszeit besteht bei der Gonorrhö?

Beim Mann treten meist 2–5 Tage nach der Ansteckung Symptome auf, bei der Frau 1–2 Wochen nach der Exposition.

Wie ist die Inkubationszeit bei Chlamydieninfektionen?

1–3 Wochen, jedoch sind viele Infizierte auch symptomfrei.

Nach welchem Zeitraster sollten die Sexualpartner auf eine STD untersucht werden?

In Abhängigkeit von der urethralen Symptomatik und Diagnose des Mannes ist folgendes Zeitraster empfehlenswert (Lazaro 2013):
- **Gonorrhö:**
  - Männer mit urethralen Symptomen: alle Sexualpartner der vergangenen 2 Wochen
  - Männer/Frauen ohne Symptome, Männer ohne urethrale Symptome: alle Sexualpartner der vergangenen 3 Monate
- **Chlamydieninfektion:**
  - Männer mit urethralen Symptomen: alle Sexualpartner der vergangenen 4 Wochen
  - alle anderen Männer/Frauen: alle Sexualpartner der vergangenen 6 Monate
- **nichtspezifische Urethritis** (NSU) bei Männern, d. h. weder Gonokokken- noch Chlamydiennachweis:
  - mit Symptomen: alle Sexualpartner der vergangenen 4 Wochen
  - ohne Symptome: alle Sexualpartner der vergangenen 6 Monate. In Zweifelsfällen sollten alle Sexualpartner der vergangenen 6 Monate informiert und untersucht werden, was angesichts einer fehlenden Meldepflicht und einer häufigen Tabuisierung durch den Patienten nur eine Wunschvorstellung sein kann. Das Untersuchungsprogramm bei den Sexualpartnern hängt von deren eventuell vorhandenen Symptomatik ab. Untersucht wird auf eine Gonorrhö, Chlamydienerkrankung, Syphilis und HIV (Details siehe unten).

Welche weiteren Untersuchungen sind nach der Rückkehr des Patienten von seiner Kurzreise erforderlich?

Es sollte stets eine HIV-Infektion sowie eine Hepatits-B- oder -C-Infektion ausgeschlossen werden, da die Urethritis des Mannes oft nur „die Spitze des Eisberges" ist (Zangerle, Fritsch 2006). Zur Therapiekontrolle ist eine Woche nach der Therapie eine Kulturprobe aus dem erneuten Urethralabstrich, drei Wochen nach Therapiebeginn eine Urinprobe für einen DNA-Amplifikationstest erforderlich. Außerdem sollten Sie sich nach der Information und Behandlung der Sexualpartner erkundigen.

Welche Symptome machen genitale Chlamydieninfektionen?

Bei Männern kommt es zu einem wässrigen, später schleimigen Ausfluss aus der Harnröhre, bei Frauen zu Dysurie, Pollakisurie und Fluor vaginalis.

Welche Spätkomplikationen können Chlamydieninfektionen machen?

Bei Männern vor allem eine Epididymitis, bei Frauen eine Endometritis und Salpingitis, unter Umständen mit Eileiterstenosen und einem erhöhten Risiko von Infertilität und Extrauteringravidität.

Welche epidemiologische Bedeutung haben Chlamydieninfektionen?

Sie sind in Europa die häufigste sexuell übertragbare Erkrankung mit den genannten gravierenden Komplikationen in Bezug auf die Fertilität bei Frauen (und Männern).

Welche Labordiagnostik ist zum Nachweis einer Chlamydieninfektion sinnvoll?

Der Erregernachweis mithilfe der Polymerase-Kettenreaktion ist Methode der Wahl für die Akutdiagnostik und ist auch im Urin möglich. Bei chronischen Infektionen und in der Mutterschaftsvorsorge hat die Chlamydienserologie noch eine Bedeutung.

Wie hätte das Vorgehen bei Herrn G. ausgesehen, wenn die Symptomatik wässriger, nicht eitriger Ausfluss und leichtere Beschwerden gewesen wäre und das Methylenblaupräparat negativ wäre?

Sofortiger Therapiebeginn mit der einmaligen oralen Gabe von 1 g Azithromycin oder 2 × 100 mg Doxycyclin pro Tag für sieben Tage. Die weitere Therapie richtet sich nach dem Ergebnis der weiterführenden Labordiagnostik.

15.9.2 Genitale Erosionen oder Ulzerationen

FALLBERICHT

Herr U., 46 Jahre alt, der Sie vorrangig wegen seiner rezidivierenden Kopfschmerzen konsultiert, möchte vor dem Verlassen des Sprechzimmers eher beiläufig eine Salbe für seine „Pilzinfektion am Glied". Bei der – stets durchzuführenden – Inspektion finden Sie eine nur wenig schmerzende braun-rote Ulzeration von etwa 5 mm Durchmesser an der Peniseichel. In der Leiste imponiert zudem eine Lymphknotenschwellung.

An welche Erkrankungen müssen Sie denken, wenn sich ein Mann mit Erosionen oder Ulzerationen im Genitalbereich in der Praxis vorstellt?

Die weitaus häufigste Ursachen mit 70–92 % sind Herpes-simplex-Infektionen. Seltenere Ursachen sind eine bakterielle oder mykotische Balanitis, die Syphilis, Peniskarzinome, Tuberkulose, Aphthen beim M. Behçet, Herpes zoster, eine Balanitis beim Reitersyndrom, Lymphogranuloma inguinale, Milbengänge bei Skabies.

Wodurch unterscheiden sich herpetische von luetischen Ulzera?

Herpetische Ulzera sind in der Regel sehr schmerzhaft, vor allem beim primären Befall, sind 2–3 mm groß und treten in Gruppen auf, luetische Ulzera sind zumeist einzeln, schmerzlos oder schmerzarm und 5–15 mm groß.

Einen Überblick über die wichtigsten Ulzera durch sexuell übertragbare Erkrankungen gibt die nachfolgende ➤ Tabelle 15.1.

Lymphogranuloma inguinale und Lymphogranuloma venereum sind in Europa selten bis sehr selten, sollten wegen Migration und Tourismus aber nicht gänzlich außer Acht gelassen werden.

Wie gehen Sie bei Herrn U. weiter diagnostisch und therapeutisch vor?

Sinnvoll und anzustreben ist eine Überweisung zum Facharzt, wie schon oben betont. Wenn der Patient dieses jedoch ablehnt, sollte der Hausarzt die Grundprinzipien der Versorgung kennen.

Als Minimalstandard sollten eine serologische Syphilis- und Herpes-simplex-Virus-Diagnostik erfolgen. Bei Verdachtsmomenten für andere Ursachen oder bei Therapieresistenz ist die Diagnostik zu erweitern, ggf. auch eine Biopsie zum Tumorausschluss zu erwägen.

Tab. 15.1 Differenzialdiagnose genitaler Ulzerationen

Diagnose	Erreger	Lokalisation	Morphologie	weitere Hinweise	Inkubationszeit
Herpes-simplex-Infektion	HSV-1 HSV-2	„Unterhosen-Region": Männer: Glans penis, Penisschaft, Präputium (evtl. Anus, Rektum) Frauen: Zervix, Vulva, Vagina, Perineum, Oberschenkel, Gesäß	gruppierte schmerzhafte oder juckende Bläschen und oberflächliche rundliche Ulzera auf gerötetem Grund	druckempfindliche Leisten-Lymphknoten, u. U. Fieber, Mattigkeit, Pharyngitis bei primärer Infektion	2–7 Tage bei primärer Infektion
primäre Syphilis	Treponema pallidum	Kontaktregion	Papel, dann schmerzloses Geschwür, zumeist einzeln	häufig vergrößerte, nicht schmerzhafte Lymphknoten	3–90 Tage
Lymphogranuloma inguinale	Klebsiella granulomatis	Kontaktregion	einzelne oder mehrere, schmerzlose Ulzera, die stark gerötet sind und zu Blutungen neigen		1–180 Tage
Lymphogranuloma venereum	Chlamydia trachomatis	Kontaktregion	schmerzlose Papeln, die ulzerieren können	Urethritis, später schmerzhafte inguinale Lymphknotenschwellungen. Unbehandelt als Spätfolge u. U. massive Lymphabflussbehinderung bis zur Elephantiasis	3–30 Tage
Ulcus molle	Haemophilus ducreyi	Kontaktregion	einzelne oder mehrere schmerzhafte, nekrotisierende Geschwüre	oft schmerzhafte Schwellung regionaler Lymphknoten, u. U. mit Ödem und Rötung der Haut sowie eitriger Abszedierung	5–14 Tage

Tabelle nach der Leitlinie „Genital Ulcer Disease" der kanadischen Public Health Agency (2010)

Wodurch wird eine Syphilis hervorgerufen?
Durch die Spirochäte *Treponema pallidum*.

Wie ist eine Ansteckung bei der Syphilis möglich?
Durch genitalen Geschlechtsverkehr, Oralsex und auch von der Mutter auf den Fetus.

Welche Stadien der Syphilis kennen Sie?
Die klassische Einteilung sieht drei Stadien vor, Primär-, Sekundär- und Tertiärstadium, inzwischen setzt sich eine neue Einteilung durch, die nur noch die infektiöse Frühphase und die nicht infektiöse Spätphase unterscheidet. Nach der WHO beginnt die Spätphase zwei Jahre, nach den Center of Disease-Kriterien ein Jahr nach der Infektion. Auch im deutschsprachigen Raum wird die Grenze zwischen Früh- und Spätsyphilis üblicherweise 1 Jahr nach der Infektion gezogen.

Wie ist das klinische Bild des Primärstadiums der Syphilis?

Im Primärstadium, etwa 3–4 Wochen nach der Infektion, entsteht der Primäraffekt, ein aus einer Papel entstehendes, meist relativ schmerzloses, glatt begrenztes Ulkus im Genitalbereich, gelegentlich auch anal oder in der Mundregion, begleitet von regionalen, nicht schmerzhaften Lymphknotenschwellungen.

Gibt es Prädilektionsstellen für den Primäraffekt beim Mann?

Glans und Präputium, die Stellen mit größerer mechanischer Belastung, an denen Epithelläsionen entstehen, sind prädestiniert, hier besonders das Frenulum und der Sulcus coronarius

Mit welchen Symptomen müssen Sie im Sekundärstadium rechnen?

6–8 Wochen nach der Infektion folgen schubweise grippeähnliche Allgemeinsymptome wie Fieber, Mattigkeit sowie klassischerweise fünf Symptomenkomplexe:

- **generalisierte Lymphknotenschwellungen** (auch des sonst nicht anschwellenden Lymphknotens im Sulcus bicipitalis medialis der Ellenbeuge)
- **Exantheme:** Die Hauterscheinungen sind primär makulös (Roseola syphilitica), können später fast alle Formen von Hautveränderungen annehmen
- **Papeln:** Typisch und sehr infektiös sind die Condylomata lata, erosive Papeln im Genitalbereich.
- **reversibler Haarverlust,** vornehmlich parietal und okzipital
- **luetisches Leukoderm:** Hypopigmentierungen vornehmlich im Nacken- und Halsbereich. Nicht alle Erscheinungen müssen in gleicher Ausprägung auftreten. In Zeiten der antibiotischen Behandlung handelt es sich um seltene Befunde, wenn auch die Inzidenz der Lues (auf niedrigem Niveau) in den letzten Jahren nicht abgenommen hat.

Nach dem Infektionsschutzgesetz (§ 7) ist der direkte oder indirekte Nachweis von Treponema pallidum meldepflichtig (Bundesministerium für Gesundheit).

Welche Folgen können im Endstadium der Lues auftreten?

Das frühere Tertiärstadium, das nur bei etwa einem Drittel der unbehandelten Patienten nach 10–30 Jahren eintrat, war gekennzeichnet durch den potenziellen Befall kardiovaskulärer Organe (v. a. Aorteninsuffizienz, Aortenaneurysma), des ZNS oder der Haut (flache oder knotige, bräunliche Herde mit Neigung zu Ulzerationen, die „wie ausgestanzt" aussehen können). Ursache ist wahrscheinlich in erster Linie eine zelluläre Immunreaktion, weniger ein direkter Treponemenbefall.

Welche Diagnostik ist erforderlich beim Verdacht auf eine Syphilis?

Gezielte Sexualanamnese, klinische Untersuchung, serologische Untersuchungen. Die Dunkelfeldmikroskopie mit direktem Spirochätennachweis aus der Läsion bleibt dem Spezialisten überlassen.

Welche serologischen Untersuchungen sind beim Syphilisverdacht sinnvoll?

Als Screening eignen sich der *Treponema-pallidum*-Hämagglutinationstest (TPHA), der *Treponema-pallidum*-Partikelagglutinationstest (TPPA) oder auch noch der Cardiolipintest, der bereits 3–4 Wochen nach der Infektion positiv wird, jedoch auch bei nicht luetischen Erkrankungen falsch positiv sein kann.

Zur Bestätigung der Diagnose dienen der Fluoreszenz-Treponema-Antikörper-Absorptionstest (FTA-ABS-Test) oder der IgG-ELISA. Zu berücksichtigen ist, dass in Einzelfällen (z. B. hohe Borrelien-Antikörper) der FTA-ABS-Test falsch positiv sein kann.

Bei positivem Screening- und Bestätigungstest gilt eine Treponemeninfektion als serologisch gesichert. Zur Kontrolle der Therapie sind quantitative Antikörpertests, z. B. mit dem TPHA-/TPPA-Test oder der Cardiolipin-KBR zwei bis vier Wochen nach Ende der Antibiotikabehandlung möglich. Einzelheiten der serologischen Diagnostik sollten ggf. mit dem Laborarzt besprochen werden.

Wie sollte der Sexualpartner von Herrn U., der sich erfreulicherweise in Ihrer Praxis meldet, untersucht werden?

Wenn keine klinischen Hinweise für eine Infektion bestehen, sollte sofort, bei negativem Testausfall erneut nach 3 Monaten der Cardiolipintest durchgeführt und ggf. durch den TPHA-Test bestätigt werden.

Wie sollten Sie die Syphilis therapieren, wenn der Patient die Überweisung zum Spezialisten ausdrücklich ablehnt?

Bei der Frühsyphilis (weniger als ein Jahr): 2,4 Mio. IE Benzathin-Penicillin G i. m. als Einzeldosis, bei Penicillinallergie 2 × tgl. 100 mg Doxycyclin oder 4 × tgl. 500 mg Erythromycin (Kinder und Schwangere) oral für 14 Tage.

Bei der Spätsyphilis mit einer Krankheitsdauer von mehr als einem Jahr sollten 3 × 2,4 Mio. IE Benzathin-Penicillin i. m. im Abstand von je einer Woche gegeben werden oder bei Penicillinallergie die Doxycyclin- oder Erythromycintherapie über 28 Tage oral in der gleichen Dosierung wie bei der Frühsyphilis durchgeführt werden.

Wodurch wird eine genitale Herpes-Infektion hervorgerufen?

In der überwiegenden Zahl der Fälle durch das Herpes-simplex-Virus-Typ 2 (HSV-2), zu etwa 20 % durch HSV-1, das vorwiegend den Oralbereich befällt.

Wie ist die Inkubationszeit einer Herpes-genitalis-Infektion?

2–7(–14) Tage.

Unter welchen Symptomen leiden die Patienten bei einer genitalen Herpesinfektion?

Die primäre Herpesinfektion kann asymptomatisch verlaufen (ca. 50 %), bei einem symptomatischen Verlauf treten bei einer Erstinfektion neben Allgemeinsymptomen wie Fieber, Kopf- und Gliederschmerzen gruppierte schmerzhafte Bläschen und Ulzerationen im Genitalbereich (Haut oder Schleimhaut) auf, unter Umständen begleitet von Dysurie (ca. 20 %), die teilweise sogar zum Harnverhalt führen kann, und Schwellungen der Leistenlymphknoten. Bei Rezidiven, die individuell verschieden sind und rund 80 % der Patienten befallen, sind die Allgemeinsymptome selten, die Hautläsionen meist einseitig.

Wie lässt sich die klinische Verdachtsdiagnose einer HSV-Infektion erhärten?

Mittels speziell präparierter Abstrichträger lässt sich das Virus kulturell oder durch Antigennachweis feststellen. Die Probe wird durch Reiben der Läsion gewonnen. Antikörpertests können die Infektion bestätigen, nicht jedoch den Infektionsort oder den genauen Infektionszeitpunkt.

Welche therapeutischen Möglichkeiten bestehen bei einer HSV-Infektion?

Symptomatisch können Analgetika, Solebäder oder Lokalanästhetika als 2-prozentige Salbe oder 5-prozentige Öl-/Wasser-Emulsion (EMLA: 2,5 % Lidocain und 2,5 % Prilocain) die Beschwerden lindern. Bei schmerzhaftem Harnverhalt hilft unter Umständen die Aufforderung zur Miktion in einem warmen Bad. Systemisch verkürzen Aciclovir (5 × 200 mg pro Tag oral) oder eines der Nachfolgepräparate (Famciclovir, Valaciclovir) für 5–10 Tage den Krankheitsverlauf, am effektivsten bei möglichst frühzeitiger Gabe, lokale Virustatika sind weitgehend nutzlos.

Bei mehr als 5 Herpes-genitalis-Rezidiven pro Jahr senkt eine Dauerbehandlung mit einem dieser Virustatika (z. B. Aciclovir, 2 × 400 mg/Tag) die Rezidivrate um 70–80 %. Nach einem Jahr sollte die Therapie abgesetzt werden.

15.9.3 Genitale Warzen/Papeln

Durch welche Erreger werden die Feigwarzen, Condylomata acuminata, hervorgerufen?
Durch menschliche Papillomaviren (Human Papillomavirus, HPV), vorwiegend beim Sexualkontakt.

An welchen Stellen finden sich beim Mann Condylomata acuminata?
Wie beim syphilitischen Ulkus hauptsächlich an den mechanisch beanspruchten Epithelien, d. h. am Frenulum, dem Sulcus coronarius, im inneren Präputialblatt.

Welche anderen Hauterkrankungen müssen Sie differenzialdiagnostisch bedenken?
Condylomata lata bei der Syphilis (breitbasig, bräunliche Farbe), Condylomata plana (sehr flache, rote Papeln, ebenfalls durch HPV-Viren hervorgerufen) und die kleinen Hornzipfel (PPP, Pearly Penile Papules) bei 15–40 % der jungen Männer an der Glans penis.

Welche therapeutischen Möglichkeiten gibt es bei Condylomata acuminata?
Podophyllin lokal durch Arzt oder Patient, Imiquimod-Salbe, Exzision, Kryotherapie, Elektrokoagulation und Lasertherapie.

Sind Partneruntersuchungen beim Auftreten von Condylomata acuminata erforderlich?
Ja. Eine kausale Behandlung der HPV-Infektion ist zwar nicht möglich, aber die Suche nach genitalen Warzen und anderen STDs ist beim Sexualpartner sinnvoll. Wegen des möglichen Zusammenhanges von HPV-Infektionen und einer erhöhten Rate von Zervixkarzinomen sollten regelmäßige gynäkologische Vorsorgeuntersuchungen empfohlen werden.

Was wissen Sie über den aktuellen Impfschutz gegen HPV-Infektionen?
Bei etwa 10–15 % der Frauen und Männer liegt eine stumme (inapparente) Infektion ohne sichtbare Feigwarzen vor, allerdings können solche Personen auch Virusüberträger sein. Zwei Impfstoffe sind in Deutschland zugelassen und für die Regelimpfung von Kindern oder Jugendlichen sowie für Indikationsimpfungen Erwachsener vorgesehen. Bei einer breiten Einführung, die inzwischen begonnen hat, kann man mit einem deutlichen Rückgang des Zervixkarzinoms rechnen (Inzidenz derzeit 9.000/Jahr). Cervarix® beinhaltet zwei, Gardasil® vier relevante Antigene.

Welche Präventionsmaßnahmen zur Verhütung sexuell übertragbarer Erkrankungen sind in der Hausarztpraxis sinnvoll?
Aufklärung über Schutzmaßnahmen zur Übertragung, insbesondere den Kondomgebrauch (bei Latexallergien Kondom aus Polyurethan) sowie die Beratung und Behandlung von Sexualpartnern infizierter Patienten. Die Aufklärungsbroschüre „Ach übrigens …" der Bundeszentrale für gesundheitliche Aufklärung kann hier eine gute Hilfe sein, auch bei dem Beratungsgespräch im Rahmen der Jugend- oder der Jugendschutzuntersuchung vor Aufnahme der Berufstätigkeit.

Wann sollten Sie an eine HIV-Infektion denken?
Generell sollte bei allen Patienten mit einer sexuell übertragbaren Erkrankung eine HIV-Testung erfolgen, jedoch nur nach vorheriger Aufklärung und Zustimmung des Patienten. Weitere Indikationen sind:
- bestehende Hepatitis-B- oder Hepatitis-C-Infektion
- möglicher HIV-Kontakt
- Verdacht auf Symptome einer Erstinfektion (akutes retrovirales Syndrom)
- Homosexualität mit wechselnden oder unbekannten Partnern
- Migranten aus Zentralafrika.

Wird dann ein kombinierter Antigen-Antikörpertest durchgeführt und fällt positiv aus, belegt die Polymerase-Kettenreaktion immer eine hohe Virämie und Infektiösität bei unbehandelten Patienten.

Wie hoch ist etwa die Zahl der HIV-Infizierten in Deutschland?

Nach der letzten Schätzung des Robert-Koch-Institutes (Ende 2012) leben ca. 78.000 HIV-Befallene/AIDS-Patienten in Deutschland. Die Zahl der Neuerkrankungen ist auf 3.300 Fälle pro Jahr gesunken (2011) und betrifft zu ca. 65 % Männer, die mit Männern Sex haben.

Wie sieht Ihr weiteres Vorgehen beim Nachweis von HIV-Antikörpern aus?

- Der Patient muss über das Testergebnis und seine Konsequenzen informiert und beraten werden (➤ Kap. 2.7).
- Ein geeigneter Spezialist oder eine Spezialambulanz ist kurzfristig zu konsultieren, insbesondere zur Frage einer medikamentösen Therapie.
- Auch für den symptomlosen und noch nicht behandlungsbedürftigen Patienten ist eine ärztliche Routine-Begleitung zu vereinbaren oder wird vom Spezialisten vorgeschlagen.
- Wegen der meist hohen Viruslast ist auf die Infektionsgefährdung von Sexualpartnern hinzuweisen. Erst durch eine Behandlung sinkt die Virämie unter die Nachweisgrenze.
- Mögliche Warnsymptome (s. u.) und notwendige diagnostische und therapeutische Schritte (u. a. Bestimmung der Virusbelastung und der CD4-Zahl, Prinzipien der antiviralen Therapie, Therapie von Begleiterkrankungen, Besonderheiten bei Lebendimpfstoffen, Prophylaxe von Pneumocystis-jiroveci-Pneumonien, Sexualverhalten) sind mit dem Patienten zu besprechen. Einzelheiten zu Impfungen bei Patienten mit Immunschwäche sind den Empfehlungen der Ständigen Impfkommission (STIKO) zu entnehmen.

Welche Punkte sollte der Patient nach dem Erstgespräch, das in ruhiger Atmosphäre und mit ausreichend Zeit geführt werden sollte, nach positiver HIV-Testung wissen?

- „Wie das Virus krank macht" (in groben Zügen),
- was der Unterschied zwischen HIV-infiziert und AIDS-krank ist,
- die Bedeutung von CD4-Zellen und Viruslast,
- wie man Dritte anstecken kann und wie nicht,
- dass jetzt erst recht zusätzliche Geschlechtskrankheiten vermieden werden sollten, weil sie den Verlauf der HIV-Infektion verschlimmern können,
- dass man sich auch ein zweites Mal mit einem anderen, pathogeneren oder resistenten HIV-Stamm infizieren kann,
- wo die HIV-Therapie ansetzt und wie gut sie sein kann,
- dass gesunde Ernährung und körperliches Training sinnvoll sind,
- dass Rauchen das Risiko für viele Komplikationen erhöht,
- wo man weitere Informationen erhält und welche Selbsthilfegruppen (AIDS-Hilfe) und Einrichtungen zur Unterstützung HIV-Infizierter bestehen,
- welche weiteren Untersuchungen weshalb geplant sind" (Aries, Schaaf 2008).

Mit welchem klinischen Verlauf müssen Sie bei einer HIV-Infektion rechnen?

Zunächst tritt etwa 2 Wochen nach Exposition das akute retrovirale Syndrom meist mit mononukleoseähnlichen Symptomen auf („primäre" HIV-Infektion), aber auch ein symptomloser Verlauf oder ein lebensbedrohliches Krankheitsbild sind möglich.

Die Verdachtsdiagnose wird gestützt durch einen möglichen HIV-Kontakt, ein erythematöses bis makulopapulöses, u. U. auch varizellenähnliches Exanthem, Erosionen an Haut und Schleimhäuten, Lymphknotenschwellungen und nichteitrige Rachenentzündung. Das akute mononukleoseähnliche retrovirale Syndrom (Exanthem, mukokutane Erosionen, Lymphknotenschwellungen, nichteitrige Rachenentzündung) korreliert mit der Höhe der Virusbelastung. Nach einem symptomarmen Intervall von – in Industrieländern bis 10 ± 2 Jahren folgen bei 95 % der unbehandelten Betroffenen sog. opportunistische Infektionen durch fakultativ pathogene Keime (Soor, *Pneumocystis-jiroveci-*[früher: *carinii-*]Pneumonien, Toxoplasmose, Tuberkulose), maligne Tumoren (Kaposi-Syndrom, Non-Hodgkin-Lymphome, Plattenepithelkarzinome), das HIV-Auszehrungssyndrom und die HIV-Enzephalopathie. Daneben sind Infektionen des Verdauungstrakts, Leberfunktionsstörungen und Leberinfektionen (Hepatitis B, C), dermatologische Erkrankungen sowie Autoimmunphänomene mit vielfältigen Störungen von Bedeutung. Rund 5 % der Infizierten sind auch nach zehn Jahren noch symptomfrei und haben im Normbereich liegende CD4$^+$-T-Lymphozyten (Long-term-Nonprogressors).

Welche Warnsymptome erfordern besondere Aufmerksamkeit?

- schwerere Verläufe von Infektionserkrankungen, verlängerte Rekonvaleszenzen, unklares Fieber oder unerklärter Gewichtsverlust
- Husten, insbesondere trockener Husten mit Kurzatmigkeit als Hinweis für eine mögliche *Pneumocystis-jiroveci-*Pneumonie, eine Tuberkulose oder andere pulmonale Infekte
- Kopfschmerzen als mögliches Symptom einer zerebralen Toxoplasmose, eines Non-Hodgkin-Lymphoms, Tuberkuloms oder einer Kryptokokken-Meningitis
- Durchfall sollte Anlass sein, eine Infektion mit Kryptosporidium, Mikrosporidium oder Clostridium difficile auszuschließen. Oft ist allerdings keine spezifische Ursache zu finden und lediglich eine symptomatische Therapie erforderlich.
- Schluckbeschwerden als mögliche Folge eines Candidabefalls der Speiseröhre oder Zytomegalievirus-bedingter (CMV) Ulzerationen
- Sehstörungen durch eine eventuelle CMV-Retinitis.

Wann wird bei einer HIV-Infektion eine antivirale Therapie eingeleitet?

Diese Entscheidung ist Aufgabe des Spezialisten. Als Hausarzt sollten Sie aber die Grundlagen kennen. Die Therapieentscheidung hängt von den klinischen Befunden, dem Alter des Patienten und den laborchemischen Progressionsparametern (HIV-RNA-Last im Serum, CD4$^+$-T-Lymphozytenzahl im Serum) ab. Üblicherweise wird mit der Therapie begonnen bei symptomatischen Patienten, Patienten mit AIDS, bei asymptomatischen Patienten bei dauerhaften CD4$^+$-Werten < 350/µl, spätestens aber bei Werten < 200/µl (nur hierfür liegen bisher Studien mit klaren klinischen Endpunkten vor).

Wie wird antiretroviral behandelt?

Die Highly Active Antiretroviral Therapy (HAART) ist stets eine Kombinationstherapie aus nukleosidalen/nukleotidalen Reverse Transkriptase-Hemmern [N(t)RTI] wie Tenofovir/Emtricitabin oder Abacavir/Lamivudin (Einsatz von Abacavir mit Vorsicht bei Plasmavirämie und hohem kardiovaskulärem Risiko) mit nicht-nukleosidalen/nukleotidalen Reverse Transkriptase-Hemmern [NNRTI] wie Efavirenz (kein Einsatz bei Schwangerschaft und Frauen mit Schwangerschaftswunsch) oder Nevirapin (Einsatz mit Vorsicht bei bestehender Lebererkrankung) und Protease-Hemmern [PI, (bei Erstlinientherapie zusätzliche Gabe von niedrig-dosiertem Ritonavir/r)] wie Atazanavir/r, Darunavir/r, Fosamprenavir/r, Lopinavir/r oder Saquinavir/r (Alternative BII). Seit kurzem zugelassen, ist der Integrase-Hemmer Raltegravir. Es sind stets Wirkstoffkombinationen für eine Therapie üblich. Die Anzahl der täglich einzunehmenden HIV-Medikamente hat jedoch deutlich abgenommen und der Einnahmemodus wurde vereinfacht.

Welche prophylaktischen Maßnahmen sind beim medizinischen Personal bei einer möglichen Verletzung und Kontamination bei der Behandlung von HIV-positiven Patienten erforderlich?

Bei einer Schnittverletzung sollte zuerst für mehr als eine Minute die Blutung durch Auspressen oberhalb der kontaminierten Verletzung verstärkt werden, danach Spülung mit Betaseptic® oder einem anderen Desinfektionsmittel.

Bei einer Stichverletzung sollte keine Blutung induziert werden, wenn sie nicht spontan entstanden ist.

Bei einer Kontamination von Haut, Auge oder Mundhöhle sollte intensiv mit dem nächstmöglichen Geeigneten gespült werden, z. B. Leitungswasser oder besser Betaseptic-Lösung®, bei Augenbeteiligung mit wässriger Polividon-Jod-Lösung.

Das weitere Vorgehen (Testung, Impfung, medikamentöse HIV-Prophylaxe) ist mit einem D-Arzt abzustimmen, jedoch sollte bei Stich- oder Schnittverletzungen eine postexpositionelle medikamentöse Prophylaxe (PEP) in der Regel empfohlen bzw. angeboten und unverzüglich begonnen werden. Ist am Wochenende nicht sofort ein geeigneter Experte erreichbar, kann für drei Tage eine PEP begonnen werden und ggf. nach Expertenrat wieder abgesetzt oder fortgeführt werden. Einzelheiten sind der AWMF-Leitlinie der Deutschen und Österreichischen AIDS-Gesellschaft zu entnehmen (➤ Kap. 26.6).

15.10 Erektile Dysfunktion

FALLBERICHT

Am Ende einer routinemäßigen DMP-Diabetes-Verlaufsuntersuchung fragt Sie Herr H. – 72 Jahre alt und körperlich und geistig aktiv: „Herr Doktor, ich weiß nicht genau, wie ich es sagen soll – aber bei mir und meiner Christa klappt es leider in der letzten Zeit im Bett nicht mehr so richtig! Ich mache mir wirklich Sorgen, dass Christa mir das übel nimmt!"

Was denken Sie?

Der Patient scheint Schwierigkeiten beim Geschlechtsverkehr mit seiner Frau zu haben.

Häufig wird, wie in diesem Fall das Routine-DMP-Programm, ein sogenannter „Türöffner" gebraucht, bevor das eigentliche Problem des Patienten angesprochen wird. Da die erektile Dysfunktion auch ein Zeichen einer kardiovaskulären Erkrankung oder eines metabolischen Syndroms sein kann, sollte eine offene Ansprache des Sexuallebens und ggf. vorhandener Störungen in der Praxis zur Routine gehören. Um das Problem näher eingrenzen zu können, sollte man erfragen, welcher Art die Schwierigkeiten sind, um z. B. Erektionsstörungen von Ejakulationsproblemen oder Libidoverlust abgrenzen zu können.

Welche Voraussetzungen sollten für die Diagnose „erektile Dysfunktion" erfüllt sein?

Ist eine penile Erektion, die einen befriedigenden Beischlaf ermöglicht, fortwährend oder überwiegend nicht zu erreichen oder ausreichend lange zu erhalten und besteht diese Störung seit > 6 Monaten, ist die Diagnose einer erektilen Dysfunktion zu stellen.

Ist das Problem häufig?

Erektionsstörungen sind ein stark altersabhängiges Problem und ein relativ regelmäßiger Beratungsanlass in der hausärztlichen Patientenversorgung. Die Prävalenz von Erektionsstörungen liegt nach der MALES-Studie (fast 28.000 Teilnehmer zwischen 20 und 75 Jahren in acht Ländern) bei 16 %.

Wie gehen Sie weiter vor?

Zunächst ist die Anamnese zu vervollständigen. Ich möchte z. B. wissen, ob die Erektionsstörungen sich langsam entwickelt haben oder plötzlich aufgetreten sind. Sich langsam entwickelnde Erektionsstörungen haben häufiger eine organische Ursache.

Wie ausgeprägt sind die Erektionsstörungen und treten sie dauerhaft oder nur sporadisch auf? Kommt es noch zu einer normalen Morgenerektion oder ist die Masturbation ohne Schwierigkeiten möglich, liegt vermutlich kein organisches Leiden zugrunde. Auch eine Abhängigkeit der Erektionsstörung vom Sexualpartner deutet eher auf ein psychisches Problem hin. Weiterhin sind Risikofaktoren, wie z. B. ein potenzieller Nikotinkonsum, Alkoholkonsum, weitere chronische und akute Erkrankungen, die aktuelle Stoffwechsel- und

Blutdruckeinstellung des Patienten, etwaige psychische Belastungsfaktoren und die Medikamente, die der Patient zurzeit einnimmt, zu erfragen. Übergewicht und Bewegungsmangel stellen ebenfalls Risikofaktoren für die Entwicklung einer erektilen Dysfunktion dar.

Um den Schweregrad der erektilen Dysfunktion zu objektivieren, kann z. B. der standardisierte Fragebogen „International Index of Erectile Function" (IIEF) verwendet werden.

Auf welche Hinweise achten Sie besonders bei der körperlichen Untersuchung? Leiten Sie ggf. Laboruntersuchungen ein?

Bei der körperlichen Untersuchung achtet man auf Auffälligkeiten im Bereich der äußeren Geschlechtsorgane, wie z. B. auf die altersentsprechende Entwicklung, Behaarungstyp/-status (z. B. mit Hilfe der Tanner-Stadieneinteilung). Mithilfe des Kremasterreflexes kann die Funktionsfähigkeit des thorakolumbalen Erektionszentrums getestet werden. Es sollte auch eine rektale digitale Untersuchung zur Beurteilung der Prostata erfolgen. Des Weiteren ist auf eine Gynäkomastie zu achten: Man untersucht den Körperbau und die Fettverteilung bei dem Patienten im Sinne einer männlichen oder weiblichen Ausprägung (Becken, Schultern etc.).

Die europäische Urologenvereinigung (EAU) empfiehlt einen begrenzten Einsatz diagnostischer Labortests bestehend aus der Bestimmung der Nüchtern-Blutglukosekonzentration oder eines HbA_{1c}-Wertes, eines Lipid-Profils und der Gesamttestosteronbestimmung. Je nach Verdachtsdiagnose oder Risikoprofil können weitere Labortests notwendig sein.

Ihr Patient Herr H. fragt Sie, ob seine Erektionsbeschwerden ggf. mit dem Betablocker zusammenhängen können, den er zur Blutdrucksenkung seit ca. 5 Jahren einnimmt.

Prinzipiell geht man davon aus, dass ca. ein Viertel der erektilen Dysfunktionen (ED) auf Medikamentennebenwirkungen beruhen. Medikamente, bei denen es z. B. zu einer solchen Nebenwirkung kommen kann, sind SSRI, Spironolacton, Thiaziddiuretika, zentral wirkende Antihypertensiva (z. B. Clonidin), Ketoconazole oder Cimetidin. Letztendlich stehen viele Antihypertensiva im Verdacht, eine erektile Dysfunktion mitverursachen zu können. Die herausragende Rolle, die in diesem Zusammenhang aber den Betablockern zugeschrieben wurde, konnte in Studien nicht bestätigt werden. Auch endokrine Störungen können einer ED zugrunde liegen, so z. B. ein Testosteronmangel, eine Hyperprolaktinämie oder eine Hypo- oder Hyperthyreose. Häufig sind Erektionsstörungen jedoch multifaktoriell bedingt.

Welche therapeutischen Möglichkeiten bestehen zur Behandlung der ED bei unserem Patienten Herrn H.?

Neben Lebensstiländerungen, Behandlung von Grunderkrankungen und eventuellen Medikationsumstellungen wird eine spezifische Therapie stufenweise durchgeführt, beginnend mit den am wenigsten eingreifenden Verfahren. Wenn keine Kontraindikationen bestehen (Nitrat-Therapie!), ist in der Regel die Gabe eines Phosphodiesterase-5-Hemmers der erste Schritt. Die verschiedenen Substanzen dieser Medikamentengruppe unterscheiden sich vornehmlich in der Zeit bis zum Wirkbeginn sowie in der Dauer der Wirkung. P-5-Hemmer sind üblicherweise keine Kassenleistung. Eine eventuelle Substitution von Testosteron sowie weitere therapeutische Optionen sind in der Regel mit einem urologischen Fachkollegen abzustimmen.

Auf welche eventuellen Nebenwirkungen der P-5-Inhibitoren sollten Sie den Patienten hinweisen?

Flush, Kopfschmerzen, verstopfte Nase, Blutdruckabfall, dyspeptische Beschwerden, vorübergehend blaugetöntes Sehen sind einige der möglichen Nebenwirkungen. Insbesondere die absolute Kontraindikation einer Nitrat-Therapie muss bedacht werden. Analog ist bei Notfällen (Herzinfarkt, Lungenödem, Hochdruckkrise), bei denen eine Nitrat-Therapie erwogen wird, unbedingt vorher nach der Einnahme von P-5-Inhibitoren wegen der teilweise langen Wirkdauer auch nach einer Einnahme am Vortag zu fragen.

LITERATUR

15.1 Algurie, Dysurie
Grabe M, Bjerklund-Johansen TE, Botto H et al: Guidelines on Urological Infections. European Association of Urology (EAU) (2013), http://www.uroweb.org
Schmiemann G, Gebhardt K, Matejczyk M, Hummers-Pradier E: DEGAM-Leitlinie Brennen beim Wasserlassen (2009). http://leitlinien.degam.de
Wagenlehner F et al.: S3-Leitlinie Epidemiologie, Diagnostik, Therapie und Management unkomplizierter bakterieller ambulant erworbener Harnwegsinfektionen bei erwachsenen Patienten. AWMF-Register-Nr. 043/044. 2010. http://www.awmf.org
Wagenlehner F, Naber KG, Bschleipfer T, Brähler E, Weidner W: Prostatitis und männliches Beckenschmerzsyndrom: Diagnostik und Therapie. Dtsch. Ärztebl. Int. 2009. 106 (11): 175–83
Weidner W, Hochreiter W, Liedl B, Ludwig M, Naber KG, Vahlensiek W, Wagenlehner FME: Urogenitale Infektionen im Alter. Urologe 2004 (41): 328–332

15.2 Hämaturie
Böhm M, Aufricht C: Hämaturie im Kindesalter. Monatsschr Kinderheilkd 2011; 159: 675–686
Hüppe P, Wawroschek F: Mikrohämaturie und ihr Stellenwert. Urologe 2011; 50(3):287–291
U. S. National Cancer Institute: Bladder and other Urothelial Cancers screening, Bladder Cancer Treatment, Renal Cell Cancer Treatment (Health Professional Versions). 2013: http://www.cancer.gov

15.3 Harninkontinenz
Becher K, Bojack B, Ege S, Kirschner-Herrmanns R, Wiedemann A, Deutsche Gesellschaft für Geriatrie: Leitlinie Harninkontinenz (2009). http://www.awmf.org
Lucas MG, Bedretdinova D, Bosch J, Burkhard F, Cruz F, Nambiar A, de Ridder DJ, Tubaro A, Pickard RS, European Association of Urology: Guidelines on Urinary Incontinence. 2013. http://www.uroweb.org
Tekgül S, Riedmiller H, Dogan HS, Hoebeke P, Kocvara R, Nijman R, Radmayr Chr, Stein R, European Society for Paediatric Urology, European Association of Urology: Guidelines on Paediatric Urology (2013). http://www.uroweb.org

15.4 Flankenschmerz
Paez Borda A, Charnay-Sonnek F, Fonteyne V, Papaioannou EG: Guidelines on Pain Management & Palliative Care. European Association of Urology (2013). http://www.uroweb.org
Bundesärztekammer (BÄK), Kassenärztliche Bundesvereinigung (KBV), Arbeitsgemeinschaft der Wissenschaftlichen Medizinischen Fachgesellschaften (AWMF). Nationale VersorgungsLeitlinie Kreuzschmerz – Langfassung. Version 1.2 (2011). http://www.versorgungsleitlinien.de/themen/kreuzschmerz
Schöppler G, Heinzelbecker J, Michaely HJ, Dinter D, Clevert DA, Pelzer AE: Stellenwert des Ultraschalls in der Urologie. Urologe 2012; 51: 81–97.
Zaak D, Hungerhuber E, Müller-Lisse U, Hofstetter A, Schmeller N: Urologische Notfälle. Urologe 2003 (42): 849–864

15.5 Nierenkolik
Arbeitskreis Harnsteine der Akademie der Deutschen Urologen und Arbeitskreis Endourologie und Steinerkrankungen der Österreichischen Gesellschaft für Urologie: Leitlinien zur Diagnostik, Therapie und Metaphylaxe der Urolithiasis. 2009: http://www.uni-duesseldorf.de/WWW/AWMF/II/043-025.pdf
Schmaderer C, Straub M, Stock K, Heemann U: Harnsteinerkrankungen. Behandlung und Metaphylaxe. Nephrologe 2010; 5: 425–438
Türk C, Knoll T, Petrik A, Sarica K, Skolarikos A, Straub M, Seitz C: Guidelines on Urolithiasis. European Association of Urology 2013. http://www.uroweb.org

15.6 Harnverhalt
Deutsche Gesellschaft für Urologie: Interdisziplinäre Leitlinie der Qualität S3 zur Früherkennung, Diagnose und Therapie der verschiedenen Stadien des Prostatakarzinoms. 2011: http://www.awmf.org/uploads/tx_szleitlinien/043-022OLl_S3_Prostatakarzinom_2011.pdf
Deutsche Gesellschaft für Urologie und Berufsverband der Deutschen Urologen: Leitline Diagnostik und Differenzialdiagnostik des benignen Prostatasyndroms (BPS). 2009: http://www.uni-duesseldorf.de/WWW/AWMF/II/043-034.htm
Heidenreich A, Bastian PJ, Bellmunt J, Bolla M, Joniau S, Mason MD, Matveev V, Mottet N, van der Kwast TH, Wiegel T, Zattoni F: Guidelines on Prostate Cancer. European Association of Urology 2013. http://www.uroweb.org
Memorial Sloan-Kettering Cancer Centers: Prostata cancer prediction tools. http://www.mskcc.org/cancer-care/adult/prostate/prediction-tools

Oelke M, Bachmann A, Descazeaud A et al.: Guidelines on the Management of Male Lower Urinary Tract Symptoms (LUTS), incl. Benign Prostatic Obstruction (BPO). European Association of Urology 2012. http://www.uroweb.org

15.7 Hodenschwellung/-veränderungen
Albers P, Albrecht W, Algaba F, Bokemeyer C, Cohn-Cedermark G, Fizaki K, Horwich A, Laguna MP: Guidelines on Testicular Cancer. European Association of Urology 2011. http://www.uroweb.org
Grabe M, Bjerklund-Johansen TE, Botto H, Çek M, Naber KG, Pickard RS, Tenke P, Wagenlehner F, Wullt B: Guidelines on Urological Infections. European Association of Urology 2013. http://www.uroweb.org
Jungwirth A, Diemer T, Dohle GR, Giwercman A, Kopa Z, Tournaye H, Krausz C: Guidelines on Male Infertility. European Association of Urology 2013. http://www.uroweb.org
Lorenz C, Leutner A, Kabs C, Hosie S: Akutes Skrotum. S1-Leitlinie der Deutschen Gesellschaft für Kinderchirurgie, 2010. www.awmf.org
Tekgül S, Riedmiller H, Dogan HS, Hoebeke P, Kocvara R, Nijman R, Radmayr Chr, Stein R: Guidelines on Paediatric Urology. European Society for Paediatric Urology, European Association of Urology 2013. http://www.uroweb.org

15.8 Penisveränderungen
Pizzaro G, Algaba F, Solsona E et al.: Guidelines on Penile Cancer. European Association of Urology 2010. http://www.uroweb.org
Tekgül S, Riedmiller H, Dogan HS, Hoebeke P, Kocvara R, Nijman R, Radmayr Chr, Stein R: Guidelines on Paediatric Urology. European Society for Paediatric Urology, European Association of Urology 2013. http://www.uroweb.org

15.9 Spezifische Infektionen
Bundesministerium für Gesundheit: Infektionsschutzgesetz: www.bmg.bund.de
Bundeszentrale für gesundheitliche Aufklärung: „ … ist da was?" Aktuelle, kostenfrei in mehreren Sprachen anzufordernde Broschüre über „Krankheiten, mit denen man sich beim Sex anstecken kann", E-Mail: order@bzga.de,Fax: 02 21–89 92–257, Best.-Nr. 70 280 000
Deutsche AIDS-Gesellschaft (DAIG), Österreichische AIDS-Gesellschaft (ÖAG): Leitlinien zur antiretroviralen Therapie der HIV-1-Infektion, 2012. http://www.awmf.org/uploads/tx_szleitlinien/055-001l_S2k_Antiretrovirale_Therapie_der_HIV-Infektionen_2012-10.pdf
Deutsche und Österreichische AIDS-Gesellschaft: Leitlinie zur postexpositionellen Prophylaxe der HIV-Infektion. 2008. http://www.daignet.de/site-content/hiv-therapie/leitlinien-1/Leitlinien zur postexpositionellen Prophylaxe der HIV-Infektion.pdf
Lazaro N: Sexually Transmitted Infections in Primary Care. Royal College of General Practitioners. RCGP Sex, Drugs, HIV and Viral Hepatitis Group, British Association for Sexual Health and HIV, 2nd Ed. 2013. http://www.bashh.org/documents/Sexually Transmitted Infections in Primary Care 2013.pdf
Madge S, Matthews P, Surinder Singh S, Theobald N: HIV in Primary Care. 2nd Ed. Medical Foundation for AIDS & Sexual Health, 2011. http://www.medfash.org.uk/uploads/files/p17abjng1g9t9193h1rsl75uuk53.pdf
Schaaf B, Hower M: Checkliste: Der neue HIV-Patient. In: Hoffmann Ch, J Rockstroh (Hrsg.): HIV 2012. MedizinFokusVerlag 2012. http://hivbuch.files.wordpress.com/2011/12/hivbuch-2012.pdf
Wong T et al: Genital Ulcer Disease. Canadian Guidelines on Sexually Transmitted Infections. 2010. http://www.phac-aspc.gc.ca/std-mts/sti-its/cgsti-ldcits/index-eng.php

15.10 Erektile Dysfunktion
Jost W H, Haensch C-A, Hilz M, Müller R, Kiss G, Derouet H, Braune S: Diagnostik und Therapie der erektilen Dysfunktion. Leitlinien der Deutschen Gesellschaft für Neurologie 2008. http://www.awmf.org
Wespes E, Eardley I, Giuliano F et al.: Guidelines on Male Sexual Dysfunction: Erectile dysfunction and premature ejaculation. European Association of Urology 2013. http://www.uroweb.org
Rosen RC, Fisher WA, Eardly I, et al. The multinational Men.s Attitudes to Life Events and Sexuality (MALES) study: I. Prevalence of erectile dysfunction and related health concerns in the general population. Curr Med Opin, 20: 607–617, 2004
Rosen RC, Leary M, Altwein J, et al. The international index of erectile function (IIEF): a multidimensional scale for assessment of erectile dysfunction. Urology, 49: 822–830, 1997

KAPITEL

J.-F. Chenot

16 Gelenkschmerzen und Erkrankungen des Muskel-Skelett-Systems

16.1 Periarthropathien und Tendinosen

16.1.1 Schmerzen

FALLBERICHT

Eine 30-jährige Bandarbeiterin aus der Produktionskontrolle einer Maschinenfabrik trug 2 Wochen lang einen dorsoradialen Unterarmgips mit Daumeneinschluss.

Bitte nennen Sie einige Umstände, unter denen eine solche Gipsversorgung indiziert ist.
Zum Beispiel Styloiditis radii, Mittelhandfraktur Dig. I, Ruhigstellung bei Sehnenüberlastungen, nach Punktion eines Ganglions, in 30°-Beugestellung beim Karpaltunnelsyndrom usw.

Diese Arbeiterin kam vor 2 Wochen mit Schmerzen und Reibegeräuschen bei der Daumenbewegung zu Ihnen.

An welches Krankheitsbild dachten Sie? Definieren Sie das Krankheitsbild.
Es handelte sich um eine typische Tendovaginitis stenosans De Quervain. Sie betrifft das erste Sehnenfach (M. abductor pollicis longus, M. extensor pollicis brevis).

Welches Zeichen ist diagnoseweisend? Erklären Sie dieses kurz.
Das modifizierte Zeichen nach Finkelstein sollte positiv sein: Schmerzen bei passiver Abduktion der Hand nach ulnar bei in die Hohlhand eingeschlagenem Daumen. Dabei werden die Sehnen in der Sehnenscheide gespannt.

Welche Therapie empfehlen Sie der Patientin, nachdem sie wenige Tage nach der Gipsabnahme erneut an den gleichen Schmerzen leidet?

Therapie der Wahl ist die operative Spaltung der Sehnenscheide. Bei weniger ausgeprägten Verläufen (Sehnenscheidenreizung, Paratendinitis) helfen Ruhigstellung und antiphlogistische Maßnahmen. Die mechanische Belastung der Hand sollte nach der Akutphase reduziert werden und bleiben!

FALLBERICHT

Ein 52-jähriger übergewichtiger Mann, der seit seiner Jugend viel Sport treibt, vornehmlich Tennis und Radfahren, klagt über zunehmende Schmerzen im Bereich der linken Ferse. Am Vorabend hat er bei einem Tennismatch nach einem Spurt zum Ball starke stechende Schmerzen im Bereich der Achillessehne verspürt, sodass er das Spiel beenden musste. Bei der Untersuchung finden Sie eine deutlich teigig verdickte Achillessehne. Das Fersenbein ist unauffällig, plantar lässt sich kein Druckschmerz auslösen.

An welches Krankheitsbild denken Sie?

An eine chronische Achillessehnenreizung mit akuter Belastungsreaktion, auch Achillodynie genannt.

Wie gehen Sie diagnostisch weiter vor?

Zur Diagnosesicherung kann zusätzlich zum klinischen Befund eine Ultraschalluntersuchung der Achillessehne erfolgen. Hierbei zeigt sich eine deutliche Verdickung der Achillessehne mit Auffiederung der Strukturen.

Wie gehen Sie therapeutisch vor?

Die Achillessehne sollte zur verminderten Dehnung initial mit einem Fersenkissen/-keil entlastet werden. Dem Patienten werden zunächst für 4–6 Wochen Schonung empfohlen. Kälte- und/oder Elektrotherapie (z. B. Iontophorese) können die Beschwerden lindern. Antiphlogistika werden bedarfsweise dazu verordnet.

Nach Besserung des initialen Schmerzes können Dehnungsübungen mit Senkung der Fersen im Vorfußstand auf (Treppen-)Stufen unter das Stufenniveau mehrmals täglich durchgeführt werden (➤ Abb. 16.1).

In hartnäckigen Fällen muss eine Gipsruhigstellung im Unterschenkel-Gehgips für 2–3 Wochen die notwendige Entlastung bewirken. Führen diese Maßnahmen nicht zum Ziel, wird das peritendinöse Gleitlager chirurgisch „gestrippt".

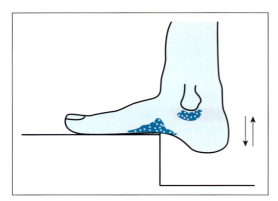

Abb. 16.1   Dehnungsübung mit Senkung der Fersen im Vorfußstand

FALLBERICHT

Ein 55-jähriger arbeitsloser Ingenieur stellt sich mit dumpfen Schmerzen an der rechten Ferse vor. Die Beschwerden bestehen schon länger und seien langsam immer schlimmer geworden, berichtet er, besonders beim Loslaufen. Es besteht eine diffuse Druckschmerzhaftigkeit an der Fußsohle und Ferse.

An welches Krankheitsbild denken Sie?

An eine plantare Fasciitis mit oder ohne Fersensporn durch Überlastung der Sehnenplatte der Fußsohle.

Wie gehen Sie diagnostisch weiter vor?

Die Diagnose wird klinisch gestellt. Ein Röntgenbild des Fußes trägt nicht dazu bei, die Therapie zu steuern, da ca. 10 % der Bevölkerung einen Fersensporn aufweist, ohne Beschwerden zu haben.

Wie gehen Sie therapeutisch vor?

Die Beschwerden einer Fasciitis plantaris sind meist chronisch und bessern sich nur langsam. Es besteht kaum Evidenz für die Wirksamkeit therapeutischer Maßnahmen über die Spontanheilungsrate hinaus. Konservative Optionen sind orthopädische Einlagen zur Druckentlastung an der Ferse oder zur Korrektur evtl. vorhandener Fußfehlstellungen sowie Erlernen von Dehnübungen, z.B. unter Anleitung von Physiotherapeuten. Die lokale Injektion von Steroiden wird nicht empfohlen. Bei hohem Leidensdruck und Therapieresistenz können lokale Röntgenbestrahlung oder eine Operation erwogen werden.

16

FALLBERICHT

Ein 63-jähriger Bauarbeiter klagt über Schmerzen in beiden Ellenbogen. Die Schmerzen seien so stark, dass er beide Arme nicht mehr gebrauchen könne – arbeiten könne er damit auf keinen Fall. Bei der Untersuchung stellen Sie einen deutlichen Druckschmerz im Bereich der lateralen Epikondylen beider Ellenbogen fest.

Welche Diagnose stellen Sie?

Epicondylitis radialis humeri (Tennisellbogen).

Was ist der Chair-Test?

Das Auftreten von Schmerzen beim Anheben eines Stuhls an der Lehne bei pronierter Hand.

Kennen Sie weitere Tests zum Nachweis einer Epikondylitis? Beschreiben Sie kurz die Durchführung.

- **Thomson-Handgriff**: Schmerzen beim Versuch einer Extension der Faust aus der Neutralstellung gegen Widerstand
- **Mittelfingerstrecktest**: Schmerzen im Bereich des Ellenbogens bei aktiver Fingerstreckung gegen Widerstand.

Welche therapeutischen Möglichkeiten können Sie diesem Patienten vorschlagen?

- Schonung und Entlastung, Tragen einer Epikondylitisspange zur Druckumverteilung
- Änderung der täglichen Belastungsmuster: z.B. Vermeiden von Drehbewegungen der Hände unter Belastung und von Heben schwerer Lasten
- Physiotherapie: Bindegewebsmassage mit Querfriktion, Kälte- oder Wärmetherapie, Ultraschall- oder Mikrowellenbehandlung oder Iontophorese
- bei Beschwerdepersistenz: Gipsschiene, Tape-Verband
- Die Prognose der Epikondylitis ist insgesamt günstig, auch wenn langwierige Verläufe nicht selten sind. Es gibt nur wenig oder keine Evidenz für den Nutzen einer Therapie über die Spontanheilungsrate hinaus, weswegen invasive Therapieoptionen kritisch abgewogen werden müssen (Johnson et al. 2007).

- obsolet: lokale Kortikoidinfiltration und orale Antiphlogistika (kein Vorteil gegenüber Placebo nach 6 Wochen)
- Ultima Ratio: chirurgische Therapie (OP nach Homann: Tenotomie/OP nach Wilhelm: Denervation). Es müssen 4–6 Wochen Arbeitsausfall und ca. 2-wöchige Ruhigstellung mit einer Schiene postoperativ eingeplant werden.

FALLBERICHT

Ein 43-jähriger Hobbyfußballer berichtet folgendes Geschehen: Er habe beim Fußballspielen plötzlich ohne Fremdeinwirkung einen Schlag im Bereich der rechten Achillessehne gespürt. Danach sei er gestürzt. Er habe geglaubt, er sei getreten worden, konnte nicht mehr richtig aufstehen und verspürte einen kräftigen Schmerz im rechten Unterschenkel und der Ferse.

Bei der klinischen Untersuchung sehen Sie einen blassen Patienten, dem ein wenig übel ist. Sie finden lokal eine Delle im Verlauf der rechten Achillessehne. Der Patient kann nicht mehr auf den Zehenspitzen stehen.

Was diagnostizieren Sie?

Es besteht eine belastungsbedingte Achillessehnenruptur.

Was veranlassen Sie?

Die sofortige Klinikeinweisung zur primären Sehnennaht. (Auch hier müssen postoperativ 1–6 Wochen Arbeitsausfall je nach Art der Berufstätigkeit und etwa 4 Wochen Ruhigstellung im Spezialschuh ohne Belastung des Fußes eingeplant werden!)

FALLBERICHT

Ein 61-jähriger Gärtnermeister stellt sich zum wiederholten Mal wegen Schmerzen im Bereich der linken Schulter in der Sprechstunde vor und berichtet, die Schmerzen träten auch bei zeitweiliger Schonung immer wieder auf. Trotz der Einnahme von Schmerztabletten seien die Beschwerden manchmal unerträglich, auch nachts, weswegen er zeitweise nicht mehr schlafen könne. Der linke Arm sei praktisch gebrauchsunfähig. Beim Abspreizen des Arms habe er heftigste Schmerzen, ebenso bei Rotation in der Schulter. Sie haben ihm wegen dieser Beschwerden schon häufig eine AU-Bescheinigung ausgestellt.

Welche Muskeln bzw. Sehnen bilden die sogenannte Rotatorenmanschette?

M. supraspinatus, M. infraspinatus, M. teres minor und M. subscapularis.

Welche der beteiligten Sehnen ist am häufigsten krankhaft verändert?

Die Sehne des M. supraspinatus.

Welche diagnostischen Tests zur weiteren Abklärung der Schultergelenkbeschwerden kennen Sie?

- Nacken- und Schürzengriff, zur groben Orientierung des aktiven Bewegungsumfangs
- „schmerzhafter Bogen" bei Impingement (Schmerz bei 60–120°) oder Arthrose des Akromioklavikulargelenks (Schmerz bei ab 120° bis zur maximalen Abduktion; ➤ Abb. 16.2)
- Impingement-Tests nach Neer (Schulterschmerz bei forcierter Anteversion) (Sensitivität 79 %, Spezifität 53 %)
- Stabilitätsprüfungen (vordere und hintere Schublade), Apprehension-Test.

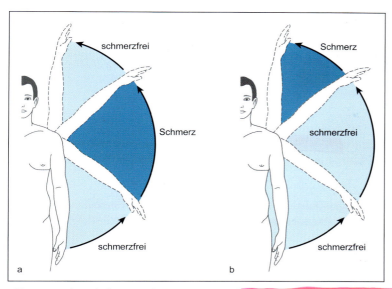

Abb. 16.2 Schmerzhafter Bogen bei Impingement und Arthrose des Akromioklavikulargelenks

Wie nennt man das beschriebene Krankheitsbild?

Impingement-Syndrom, Supraspinatus-Syndrom, Schulter-Arm-Syndrom oder Tendinitis calcarea der Supraspinatussehne.

Wodurch wird dieses Syndrom ausgelöst?

Chronisch rezidivierende Kompression (Impingement/Einklemmung) der Sehne durch den Humeruskopf und das vordere Drittel des Akromions sowie eine verminderte Durchblutung der Sehne bei der Abduktion des Arms führen zur Ödembildung, Verdickung der Sehne und Degeneration. Häufig besteht begleitend eine Bursitis subacromialis. Nicht selten wird sie im Röntgenbild als Kalkdepot inkonstanter Größe unter dem Akromion sichtbar.

Wie therapieren Sie diese schmerzhafte Erkrankung?

Mit Antiphlogistika, subakromialen Injektionen von Steroiden und/oder Lokalanästhetika und intensiver, physikalischer Bewegungsschulung (unter Analgesie; Holmgren 2012). Bei Therapieversagen, d. h. bei ausgeprägtem chronischem Schmerz im Schultergelenk, bleibt nur die operative Dekompression.

FALLBERICHT
Eine 80-jährige rechtshändige Patientin kommt wegen plötzlich aufgetretener Schmerzen in der rechten Schulter seit einer Woche in die Praxis. Sie klagt, dass sie sich nicht mehr kämmen könne. Sie kann den Arm aktiv nur wenig gegen leichten Widerstand abduzieren, es besteht keine Einschränkung des passiven Bewegungsumfangs.

Welche Arbeitsdiagnose stellen Sie?

Das Alter und die Dikrepanz zwischen aktiver und passiver Beweglichkeit sprechen für einen verschleißbedingten Anriss oder eine Ruptur der Rotatorenmanschette, am ehesten in der Sehne des M. supraspinatus.

Wie gehen Sie weiter vor?

Aufgrund des Alters empfiehlt sich eher eine konservative Therapie mit Schmerzmitteln und Physiotherapie. Teilanrisse können evtl. verheilen. Die Patientin wird schmerzfrei, kann aber den Arm nicht mehr aktiv über die Horizontale heben. Bei jüngern Patienten sollte ein Naht oder Fixation erwogen werden.

16

16.1.2 Bewegungseinschränkung

FALLBERICHT

Ein 45-jähriger Handwerker kommt zu Ihnen und berichtet, dass er seinen Mittelfinger nach Faustschluss nicht mehr ohne einen gewissen Widerstand ausstrecken könne. Das funktioniere erst mit einem Ruck oder es sei sogar Nachhilfe durch Ziehen am Finger notwendig.

Welche Diagnose stellen Sie?

Es handelt sich um einen sogenannten schnellenden Finger. Es besteht eine chronische Tendovaginits mit Verdickung der Beugesehnen, meist im Bereich des Ringbands in Höhe der Grundgelenk-Beugefalte.

Welche therapeutischen Optionen gibt es?

Therapeutisch kann mit Kryotherapie und Krankengymnastik oder auch mit lokalen Steroidinjektionen eine Verbesserung erreicht werden. Bei Therapieversagen sollte baldmöglichst die chirurgische Ringbandspaltung mit physikalischer Nachbehandlung erfolgen.

Bei der Untersuchung der Hand bemerken Sie zusätzlich eine leichte Verdickung im Bereich der Hohlhand des 4. und 5. Strahls.

Welche Krankheit diagnostizieren Sie? An welche weitere Organschädigung denken Sie?

Es besteht eine beginnende Dupuytren-Kontraktur. Dieses Krankheitsbild ist ätiologisch unklar, manchmal allerdings vergesellschaftet mit einem äthyltoxischen Leberschaden. Bei stärkerer Behinderung oder *selten* auftretenden Schmerzen erfolgt die Resektion der verdickten Aponeurosen durch einen Handchirurgen.

FALLBERICHT

Ein 30-jähriger EDV-Spezialist klagt über zunehmende Schmerzen und Verdickungen im Bereich der Fußsohle.

An welche Krankheit denken Sie?

Dieses Krankheitsbild wird M. Ledderhose genannt. Es entspricht der Dupuytren-Kontraktur der Hand, tritt aber deutlich seltener auf.

Welche Therapie schlagen Sie dem Patienten vor?

Bei Schmerzen können Antiphlogistika Erleichterung bringen. Lokale Kältetherapie, mitunter aber auch Wärme kann ebenfalls die Schmerzen lindern. Bei Befundprogredienz muss eine operative Sanierung erfolgen.

16.1.3 Schwellung

FALLBERICHT

Ein 76-jähriger Patient stellt sich in Ihrer Praxis vor. Er zeigt eine weiche, verschiebliche Verdickung des Bizeps nahe der rechten Ellenbeuge. Es bestehen kaum Schmerzen, aber ein Kraftmangel im Bereich des rechten Oberarms. Die Symptome seien am Vortag plötzlich aufgetreten. Er habe seine jährliche Apfelernte im Garten durchgeführt und diese abends nur noch mit Mühe zu Ende bringen können.

Welche Diagnose stellen Sie?

Hier besteht eine Ruptur der langen Bizepssehne.

Welche Maßnahmen ergreifen Sie?

Verordnung einer kurzfristigen Schonung und von Analgetika bei Bedarf. Die Therapie ist im Regelfall konservativ.

Der Sulcus bicipitis ist degenerativ verengt und eignet sich nicht mehr als Gleitlager eines Sehneninterponats. Der verbleibende eingelenkige Bizepsmuskelanteil adaptiert sich (hypertrophiert) und kompensiert so den Ausfall des zweigelenkigen Muskelanteils, der atrophiert.

FALLBERICHT

Eine Mutter stellt ihren 15-jährigen Sohn wegen Schmerzen im Bereich des rechten Sprunggelenks in der Praxis vor. Bei der Inspektion sehen Sie eine Schwellung und Rötung im Bereich des distalen Unterschenkels, bei der Palpation bemerken Sie einen starken lokalen Druckschmerz sowie eine Überwärmung in diesem Bereich. In der Röntgenuntersuchung zeigt sich ein umschriebener osteolytischer Herd im distalen Abschnitt der Tibia mit deutlicher Periostreaktion. Bei der Laboruntersuchung fällt eine BSG von 26/55 mm bei negativem CRP und normalem Blutbild auf.

16

Welche differenzialdiagnostischen Überlegungen stellen Sie an?

Folgende Differenzialdiagnosen müssen in Erwägung gezogen werden: Ewing-Sarkom, Osteosarkom, Enchondrom, Osteomyelitis, entzündlich veränderte Knochenzyste, Brodie-Abszess.

Was raten Sie der Mutter?

Schnellstmögliche operative Freilegung des Bereichs zur feingeweblichen Klärung. Bis zur Operation sollte der Patient keinen Sport treiben und das Bein wird durch die Verordnung von Gehstützen entlastet.

Bei der operativen Freilegung zeigte sich ein Brodie-Abszess, der ausgeräumt wurde.

Was versteht man unter einem Brodie-Abszess?

Eine abgegrenzte chronische eitrige Osteomyelitis trotz guter Abwehrlage des Organismus zumeist bei Kindern im Bereich der Metaphyse oder der Meta- und Epiphyse der langen Röhrenknochen.

Warum ist das CRP niedrig?

Aufgrund der guten Abgrenzung der Osteomyelitis finden sich auch systemisch keine relevanten Entzündungsparameter.

Welche Symptome finden Sie bei einer chronischen Bursitis?

Auffallende, meist wenig schmerzhafte, abgegrenzte Schwellung.

Welche Lokalisationen sind in der Praxis am häufigsten?

Bursitis olecrani acuta und Bursitis praepatellaris chronica.

Welche Berufsgruppe hat häufig eine Bursitis praepatellaris chronica? Kennen Sie eine einfache präventive Maßnahme?

Kniende Beschäftigungen, wie z. B. Fliesenlegen, prädisponieren für eine chronische Bursitis praepatellaris. Bei Polsterung der Kniegelenke, z. B. durch integrierte oder angeschnallte Kniepolster, kommt es deutlich seltener zu Bursitiden.

Kennen Sie eine wichtige Ursache einer akuten Bursitis?

Chronische Druckbelastung, z. B. durch die Einklemmung der Supraspinatussehne im Schulterdach.

Was tun Sie bei folgender Konstellation: Schmerzen im Bereich des Trochanter major, Ausstrahlung in die laterale Oberschenkelseite, Druckschmerz im Bereich der Sehnenansätze und Schmerzprovokation durch Beugung und Abduktion?

Infiltration des Bereichs mit 5 ml Lokalanästhetikum zur Linderung und zum „therapeutischen" Nachweis einer Bursitis trochanterica, auch Periarthropathie genannt. Diese vielgestaltige und mehrkammerige Bursa bildet nicht nur das Gleitlager für den Tractus ileotibialis, sondern liegt auch mit Muskelansätzen zusammen.

16.2 Knochenschmerzen und Osteoporose

FALLBERICHT

Frau B., 61 Jahre, ist vor einer Woche ausgerutscht und die Treppe hinuntergestürzt. Dabei hat sie sich eine distale Radiusfraktur links zugezogen, die in der chirurgischen Notaufnahme nach erfolgreicher Reposition konservativ mit einem Unterarmgips versorgt wurde. Sie ist besorgt, sie könne eine Osteoporose haben.

Welche Risikofaktoren für eine Osteoporose kennen Sie?

- Wirbelkörperfrakturen oder periphere Frakturen ohne adäquates Trauma
- Alter bei Frauen > 60 Jahre, bei Männern > 70 Jahre
- weibliches Geschlecht
- Menopause vor dem 40. Lebensjahr
- Familienanamnese (z. B. Oberschenkelhalsbruch bei Vater oder Mutter)
- BMI < 20 kg/m^2
- Erkrankungen, die mit einer verminderten enteralen Kalziumresorbtion (z. B. Laktoseintoleranz) einhergehen
- Bewegungsmangel, Bettlägerigkeit
- Stürze, Sturzneigung
- Nikotin
- Alkohol
- einseitige Ernährung.

Die einzelnen Risikofaktoren haben z. T. nur geringen prädiktiven Wert. Am wichtigsten sind Fraktur, Familienanamnese und ein niedriger BMI.

Welche Ursachen für eine sekundäre Osteoporose kennen Sie?

- Medikamente, z. B. Kortikoidtherapie über 6 Monate
- Antiepileptika, die den Vitamin-D-Stoffwechsel beeinflussen (Phenobarbital, Phenytoin, Carbamazepin, Primidone)
- Hypogonadismus (z. B. Menopause vor dem 40. Lebensjahr)
- renale Osteodystrophie durch Niereninsuffizienz
- Hyperparathyreoidismus, Hyperthyreose, Diabetes mellitus Typ 1, Hyperkortizismus
- chronische Darmerkrankungen mit verminderter Kalziumresorption, z. B. Zöliakie.

Welche klinischen Hinweise auf Osteoporose kennen Sie?

Körpergrößenabnahme um mehr als 4 cm seit dem 25. Lebensjahr. Im Erwachsenenalter neu aufgetretene Brustkyphose (Witwenbuckel) oder Skoliose. Verkürzung des Abstands vom Sternum zur Symphyse, Tannenbaumphänomen (Entstehung von Hautfalten am Rücken).

Kann man die Diagnose einer Osteoporose allein aus dem Röntgenbild stellen?

Nein. Das Röntgenbild dient vor allen dem Ausschluss von Frakturen (z. B. pathologische Fraktur), Fehlstellungen oder degenerativen Veränderungen. Die Knochenstruktur und die Durchstrahlungsminderung lassen jedoch Schlüsse auf die Knochenstabilität zu.

Welche diagnostischen Maßnahmen veranlassen Sie, um eine Osteoporose auszuschließen?

Eine optimale Erfassung der Knochendichte und Struktur, anhand derer zuverlässig das Frakturrisiko vorhergesagt werden kann, gibt es nicht. Eine Knochendichtemessung mittels Dual-X-ray-Absorptiometrie (DXA) an der Wirbelsäule und evtl. ergänzend am Schenkelhals ist derzeit die Methode der Wahl. Messungen mit anderen Verfahren, z. B. quantitativer Ultraschall (QUS) am Unterarm oder der Ferse, sind mangels Standardisierung und wegen nicht vergleichbaren Messpunkten nur eingeschränkt geeignet. Alle Therapiestudien basieren auf DXA.

Die periphere Computertomografie (pQCT), die neben der Dichte auch die Knochenstruktur erfasst, ist noch kein Standardverfahren.

Wie kann es zu einer erhöhten oder erniedrigten Knochendichte kommen, ohne dass eine Osteoporose vorliegt?

Eine „falsch" erhöhte Knochendichte kann bei M. Paget, Fluorose des Skeletts und Messung im Bereich degenerativer Veränderungen, z. B. an der Wirbelsäule, gemessen werden. Andererseits kommt es z. B. beim komplexen regionalen Schmerzsyndrom (früher symphatische Reflexdystrophie oder M. Sudeck) zu einer ausgeprägten lokalisierten Knochendichteminderung.

Welches Frakturrisiko begründet die Empfehlung für eine Knochendichtemessung?

Aufgrund der Messprobleme und Kosten wird keine generelle Knochendichtmessung im Sinne eines Sceenings empfohlen. Nur bei einem Frakturrisiko > 20 % in den nächsten 10 Jahren aus der Anamnese sollte DXA und eine Basidiagnostik angeboten werden, im Sinne eines Case-Findings. Die DVO-Leitlinie (Dachverband Osteologie) enthält eine Tabelle, mit deren Hilfe das Risiko abgeschätzt werden kann. Bei unserer Beispiel-Patientin liegt ein Frakturrisiko über 20 % vor. Ein Frakturrisiko über 20 % ist bei Frauen ab 70 und Männer ab 80 immer gegeben. Hier sollte der mögliche Nutzen einer präventiven Therapie individuell abgewogen werden.

Sie erhalten folgendes Ergebnis der Knochendichtemessung mittels DXA: An der Wirbelsäule wird ein T-Score von − 2,5 und an der Hüfte von − 3 gemessen.

Was bedeutet der T-Score?

Der T-Score gibt die Standardabweichung (SD) von der maximalen Knochendichte (peak bonemass) an. Der Z-Score gibt einen Vergleich der Knochendichte zu einer Person gleichen Alters und gleichen Geschlechts an, aber keine Angabe, ob eine Osteoporose vorliegt. Bei mehreren Messorten mit abweichenden Werten wird der schlechteste Wert für die Risikoabschätzung genutzt (> Tab. 16.1).

Tab. 16.1 Knochendichtemessung.

T-Score	Interpretation
> −1 SD	Normalbefund
−1 bis −2,5 SD	Osteopenie
< −2,5 SD	Osteoporose messtechnisch, mit Frakturen Osteoporose manifest

Was ist der Unterschied zwischen Osteoporose und Osteomalazie?

Im Unterschied zur Osteoporose liegt bei der Osteomalazie nur eine Abnahme des Mineralgehalts vor, nicht der gesamten Knochenstruktur. Häufigste Ursache ist ein Vitamin-D-Mangel. Im Kindesalter wird die Osteomalazie als Rachitis bezeichnet.

Welche Laboruntersuchungen veranlassen Sie?

BB, Kreatinin, TSH, CRP, Kalzium, Phosphat, alkalische Phosphatase, Eiweißelektrophorese. Sog. Knochenmarker haben derzeit noch keinen Stellenwert in der Routinediagnostik (DVO-Leitlinie).

Welche Empfehlungen zur Prävention der Osteoporose können Sie Ihren Patienten geben?

- regelmäßige körperliche Aktivität
- kalziumreiche Ernährung, evtl. tägliche Substitution mit Kalzium und Vitamin D (Dosierung s. u.)
- 30 Minuten Sonnenlicht täglich auf Gesicht und Arme reichen für eine ausreichende Vitamine-D-Synthese aus
- Sturzprophylaxe
- übermäßiger Konsum von Getränken mit hohen Koffein- bzw. Phosphatanteil (z. B. Cola) erhöht die Kalziumausscheidung. Eine generelle Empfehlung, auf solche Getränke zu verzichten, kann daraus aber nicht abgeleitet werden.

Wie viel Kalzium und Vitamin D sollte täglich mit der Nahrung aufgenommen werden?

- 500–1.500 mg Kalzium
- 400–1.200 IE Vitamin D_3 (Kalzitriol).

Wegen einer möglichen Assoziation mit einer erhöhten kardiovaskulären Mortalität werden Kalziumsupplemente nicht mehr generell empfohlen, sondern eher eine kalziumreiche Ernährung. Welche Lebensmittel enthalten einen hohen Kalziumanteil?

Milchprodukte (Quark, Joghurt, Käse), Eier, Fisch, kalziumreiche Mineralwässer.

Ab wann wird eine spezifische Therapie der Osteoporose empfohlen?

Eine Behandlung wird bei einer manifesten Osteoporose oder einem Frakturrisiko von mehr als 30 % in den nächsten 10 Jahren empfohlen. Entscheidend ist aber nicht alleine der T-Wert in der DXA, sondern Alter, Geschlecht und andere Risikofaktoren (s. DVO-Leitlinie).

Wie behandeln Sie eine „manifeste" Osteoporose?

Bisphosphonate hemmen die Knochenresorption und senken das Risiko von Wirbelkörper- und peripheren Frakturen. Die Leitsubstanz ist Alendronat oral. Die einmal jährliche intravenöse Gabe z. B. von Zoledronat ist wegen Infusionsreaktionen und Assoziation mit neu auftretendem Vorhofflimmern nicht die erste Wahl.

Strontiumranelat, das Parathormon-Analogon Teriparatid und der RANKL-Antikörper Densomab spielen in der hausärztlichen Versorgung keine Rolle.

Kalzitonin und Fluor werden zur Osteoporosebehandlung nicht mehr empfohlen.

Was ist bei Einnahme von Bisphosphonaten zu beachten?

Bisphosphonate sollen morgens nüchtern 30 Minuten vor Nahrungsaufnahme nur mit Wasser eingenommen werden. Insbesondere zur Einnahme von Kalziumtabletten sollte ausreichend Abstand gehalten werden. Die Patienten sollten sich mindestens bis 30 Minuten nach Einnahme nicht hinlegen.

Welche Komplikationen können Bisphosphonate verursachen?

Bisphosphonate können zu Osteonekrosen im Kiefer führen. Vor Beginn einer Therapie ist eine Sanierung des Gebisses empfehlenswert. Bei inkorrekter oraler Einnahme kann es zu Verätzung der Speiseröhre kommen. Es gibt Hinweise, dass Protonenpumpenhemmer die Wirksamkeit von Bisphosphonaten mindern, eine routinemäßige Prophylaxe mit PPI ist nicht sinnvoll, es ist auch pathophysiolgosch nicht wahrscheinlich, dass PPI Verätzungen der Speiseröhre durch Biphosphonate verhindern können.

Wie lange behandeln Sie?
Die Therapiedauer sollte 3–5 Jahre betragen. Der Nutzen einer längeren Einnahme ist bisher nicht belegt (FRAX-Studie).

Sollte eine Kontroll-Knochendichtemessung durchgeführt werden?
Eine routinemäßige Kontrolluntersuchung ist nicht notwendig. Es besteht kein Zusammenhang zwischen einer Zunahme der Knochendichte (Surrogatparameter) und der fraktursenkenden Wirkung der Medikamente. In Einzelfällen kann eine Kontrolle jedoch sinnvoll sein.

Wie beurteilen Sie die Östrogenersatztherapie zur Osteoporoseprophylaxe?
Östrogene wirken antiresorptiv auf das Knochengewebe und senken das Frakturrisiko. Inzwischen werden die Nachteile der Hormonsubstitution, erhöhtes Risiko für kardiovaskuläre Komplikationen (z.B. Thrombosen, Embolien), Endometriumkarzinome und Brustkrebs höher bewertet als der nachgewiesene Nutzen. Die Hormonersatztherapie wird daher von der Arzneimittelkommission der deutschen Ärzteschaft nur noch als zweite Wahl betrachtet. Für den selektiven Östrogen-Rezeptor-Modulatoren (SERM) Raloxifen wurde nur eine Verminderung der Wirbelkörperfrakturen nachgewiesen, aber keine Abnahme der peripheren Frakturen.

Ist die Osteoporose schmerzhaft?
Die Osteoporose an sich ist nicht schmerzhaft, die Mehrheit der an Osteoporose leidenden Patienten ist schmerzfrei. Schmerzhaft sind die Komplikationen der Osteoporose, z.B. Mikrofrakturen, Fehlstellungen nach Wirbelkörpersinterung.

Welche Differenzialdiagnosen ziehen Sie bei Knochenschmerzen in Betracht?
Psychosomatische bedingte Schmerzen, Frakturen, rheumatische Erkrankung, M. Paget, Hyperparathyreoidismus, Akromegalie, Knochenmetastasen, Plasmozytom.

Welche Malignome metastasieren am häufig ins Skelettsystem?
Mamma-, Prostata-, Bronchial-, Schilddrüsen- und Nierenzellkarzinom.

FALLBERICHT

Ein junger Patient klagt über starke Schmerzen im rechten Oberschenkel. Die Beschwerden lassen sich durch die Einnahme von Aspirin sehr gut beeinflussen.

Welche Verdachtsdiagnose stellen Sie, wenn sich im Röntgenbild eine zystische Aufhellung mit ausgeprägter Sklerosierung zeigt?
Mit größter Wahrscheinlichkeit handelt es sich um ein Osteoid-Osteom.

Wie gehen Sie therapeutisch vor?
Bei Beschwerden Empfehlung der operativen Entfernung des Tumors.

Sind Osteoid-Osteome immer symptomatisch?
Nein. Sie werden häufig als radiologische Zufallsdiagnose entdeckt.

16.3 Myalgien

FALLBERICHT

Eine 81-jährige rüstige Rentnerin, die bisher noch nie ernsthaft krank gewesen ist, berichtet über 4 Wochen lang zunehmende starke Schulterschmerzen, gegen die kein Schmerzmittel hilft. Hinzu kommen allgemeine Abgeschlagenheit, Appetitverlust mit Reduktion des Allgemeinzustands, gering ausgeprägter Gewichtsverlust, Oberbauchbeschwerden, leichter Nachtschweiß und deutliche Stimmungsverschlechterung mit Antriebsverlust.

Bei der körperlichen Untersuchung ist die Patientin blass, antriebsarm, etwas verlangsamt; kardiovaskulär, pulmonal und abdominal sind keine Auffälligkeiten festzustellen. Sie finden einen deutlichen Rundrücken mit paravertebralem Druckschmerz, Klopfschmerz über der Hals- und Brustwirbelsäule sowie ein Tannenbaumphänomen. Außerdem ist die Beweglichkeit im Bereich beider Hüft- und Kniegelenke eingeschränkt.

Bei den Laborbefunden finden sich folgende Auffälligkeiten: BSG 130/130 mm, CRP 28 U/l, Leukozyten 10.400/µl, Hb 10,0 g/dl, Anisozytose, Serumeisen 18 µg/dl, Eisenbindungskapazität 186 µg/dl, Ferritin > 1.000 µg/l.

Welches Krankheitsbild halten Sie bei dieser Patientin für wahrscheinlich?

Es handelt sich wahrscheinlich um eine Polymyalgia rheumatica. Für diese Diagnosestellung sind vorrangig nicht der körperliche Befund, sondern die Symptomatik und die Laborkonstellation wegweisend. Die orthopädischen Befunde unseres Beispielfalls sind also nicht pathognomonisch. Hingegen wäre eine schmerzhafte und prominente Temporalarterie ein gewisses körperliches Hinweiszeichen.

Mit welcher Erkrankung ist die Polymyalgia rheumatica verwandt?

Zur Arteriitis temporalis (M. Horton) besteht eine enge Beziehung. Bei beiden Erkrankungen handelt es sich um eine Riesenzellarteriitis.

Was ist typisch für die Polymyalgia rheumatica?

Meist bestehen ein bilateraler Schulterschmerz oder eine Schultersteifheit sowie eine bilaterale Schmerzempfindlichkeit der Oberarme. Die Erkrankung beginnt meist in weniger als 2 Wochen und verläuft rasch progredient.

Typisch sind folgende Symptome:

- Alter > 50 Jahre
- ausgeprägte Schmerzhaftigkeit im Schulter- und/oder Beckenbereich über mehr als 2 Wochen
- Morgensteifigkeit länger als 1 Stunde
- ausgeprägte depressive Reaktion
- Gewichtsverlust innerhalb kurzer Zeit
- Entzündungsreaktion im Labor.

Die Diagnose Polymyalgia rheumatica ist wahrscheinlich wenn drei oder mehr dieser Symptome gemeinsam auftreten oder wenn eines dieser Symptome gemeinsam mit klinischen oder pathologischen Veränderungen der Temporalarterie vorliegt. Wichtige Differenzialdiagnosen, die ebenfalls mit erhöhten Entzündungsparametern einhergehen, sind Krebserkrankung, Infektionskrankheiten oder andere rheumatisch entzündliche Erkrankungen.

Wie therapieren Sie die Polymyalgia rheumatica?

Therapeutikum der Wahl ist Prednisolon 1 mg/kg KG oral in langsam absteigender Dosierung unter regelmäßiger BSG-Kontrolle (zur Steuerung der Kortisondosierung und Vermeidung einer Cushing-Symptomatik). Ein sehr rasches Ansprechen auf die Therapie erhärtet die Diagnose der Polymyalgia rheumatica (Diagnose ex juvantibus). Obwohl die Patienten erstaunlicherweise innerhalb weniger Tage wieder völlig gesund und leistungsfähig sind, muss die Kortisonbehandlung wegen Rezidivgefahr über mehrere Monate ausgeschlichen werden.

FALLBERICHT

Ein 46 Jahre alter Mann kommt in Ihre Praxis und kann vor Schmerzen in der Wade kaum noch laufen. Er berichtet, er sei direkt nach der Arbeit zu seinen Freunden in die Sporthalle gegangen, um Hallenfußball zu spielen. Ohne Aufwärmtraining hätten sie in der kalten Turnhalle zu spielen begonnen. Schon nach wenigen Minuten habe er einen heftigen Schmerz in der Wade verspürt und kaum noch laufen können. Beim Auftreten bestehe ein starker Schmerz. Bei der körperlichen Untersuchung tasten Sie eine kleine Lücke an der Stelle, an der die Wadenmuskulatur auf Druck am meisten schmerzt.

Welche Diagnose stellen Sie?
Muskelfaserriss.

Wie behandeln Sie?
- möglichst rasch nach dem Trauma Kühlung mit Eis, Schonung, ggf. Tape-Verband
- Analgetika/Antiphlogistika für einige Tage
- Sportverbot für ungefähr 3 Wochen
- Hinweis, dass in Zukunft das Training besser vorbereitet werden muss. Hierzu sind Aufwärmübungen mit Lockerungs- und Dehnungsübungen wichtig.

FALLBERICHT

Eine 49 Jahre alte Patientin, die Ihnen schon lange bekannt ist, klagt immer wieder über Schmerzen am ganzen Körper, besonders an den Ellenbogen, im Nacken, im Bereich der gesamten Wirbelsäule. Die Schmerzen seien in Ruhe stärker als unter Belastung, wobei die Belastbarkeit insgesamt deutlich vermindert sei. Außerdem klagt sie über immer wieder auftretende Schmerzen im Bauchraum und Müdigkeit. Diese Beschwerden habe sie mittlerweile seit Monaten.

Welches Krankheitsbild liegt dieser Beschreibung zugrunde?
Es handelt sich um ein Fibromyalgie-Syndrom (FMS).

Was ist typisch für ein Fibromyalgie-Syndrom?
Kernsymptome des FMS sind – neben chronischen Schmerzen in mehreren Körperregionen – Schlafstörungen bzw. nicht erholsamer Schlaf und Müdigkeit bzw. Erschöpfungsneigung. Die FMS ist häufig mit depressiven Störungen assoziiert. Eine Abgrenzung zur anhaltenden somatoformen Schmerzstörung bzw. zu anderen chronischen Schmerzstörungen mit psychischen und somatischen Faktoren ist oft schwierig.
Die Bedeutung der Schmerzempfindlichkeit an mindestens 11 von 18 definierten sogenannten „Tenderpoints" ist in der Praxis weniger wichtig als für Klassifikation und Abgrenzung in klinischen Studien und wurde daher als entscheidendes diagnostisches Kriterium verlassen.

Was ist der Unterschied zwischen Tenderpoints, Triggerpoints und Myogelosen?
Die Unterscheidung zwischen Tenderpoints, Triggerpoints und Myogelosen basiert auf unterschiedlichen theoretischen Annahmen und ist in der Praxis nicht immer eindeutig möglich. Tenderpoints sind definierte Punkte in der Muskulatur mit erhöhter Druckschmerzhaftigkeit bei geringem Druck ohne tastbare Geweberveränderungen. Myogelosen sind schmerzhafte Punkte in der Muskulatur mit tastbaren Geweberveränderungen. Zeigen Myogelosen Änderungen der Schmerzhaftigkeit oder der Schmerzausstrahlung mit dem Spannungszustand der Muskulatur, z. B. durch Bewegung der benachbarten Gelenke, werden sie auch als Triggerpoints bezeichnet.

Nennen Sie die Behandlungsprinzipien der Fibromyalgie.
- Aufklärung darüber, dass es sich um eine erhöhte Schmerzempfindlichkeit im Bereich der Muskelansatzstellen des Bewegungsapparats handelt, deren Ursache nicht bekannt ist.
- Schmerzmittel sollten vermieden werden.

16

- Zur Verbesserung der Schmerztoleranz, der Depressivität und der Schlafqualität Amitriptylin (10–50 mg) oder Doxepin (10–25 mg), auch neuere Substanzen (SSRI, Duloxetin) scheinen diesen Effekt zu haben.
- keine Verabreichung von Steroiden, Opiaten, oder Myotonolytika auf Benzodiazepinbasis (S3-Leitlinie 041/004 der AWMF)
- Biofeedback-Verfahren, Entspannungs- und Hypnoseverfahren, evtl. Meditation, Yoga
- wichtig: regelmäßiges körperliches Ausdauertraining mit geringer Belastung, besonders Dehnübungen, Trainingseinheiten 3- bis 4-mal wöchentlich für 20–30 Minuten.

F A L L B E R I C H T

Eine 63-jährige Patientin klagt über Schmerzen und Schwäche im Schultergürtelbereich beim Heben der Arme und in beiden Oberschenkeln beim Aufstehen. Die Schmerzen sind in den letzten Wochen immer stärker geworden. Sie gibt an, dass sie seit mehreren Nächten deshalb nicht mehr geschlafen habe. Medikamentös ist die Patientin wegen einer koronaren Herzkrankheit auf Metoprolol, Acetylsalicylsäure und Simvastatin eingestellt. Zusätzlich nimmt die Patientin regelmäßig Baldriantropfen und ein Johanniskrautpräparat „wegen den Nerven" ein. Bei der klinischen Untersuchung finden sie keinen wegweisenden Befund.

16

Welche Verdachtsdiagnose stellen Sie?

Es könnte sich um eine Myopathie unter CSE-Hemmer-Therapie handeln. Natürlich sind Veränderungen an der Halswirbelsäule und dem Schultergelenk in die differenzialdiagnostischen Überlegungen mit einzubeziehen.

Wie gehen Sie diagnostisch vor?

Einerseits messen Sie die CK zum Nachweis einer Muskelentzündung, andererseits unterbrechen Sie (passager) die Statin-Therapie zum Nachweis ex juvantibus. Anschließend gibt es mehrere Optionen: Versuch mit einem anderen Statin oder die Kombinaiton mit der niedrigsten vertragenen Dosis z. B. mit Ezetemib (Eckel, 2010). Dabei muss berücksichtigt werden, dass nur für Statine ein Nutzen für klinische Endpunkte belegt ist.

16.4 Arthropathien durch Verschleiß, Überbelastung oder Unfall

Wie beschreiben Sie den Umfang der Gelenkbewegungen?

In Winkelgraden nach der Neutral-Null-Methode.

Welche Meniskuszeichen kennen Sie? Beschreiben Sie diese kurz.

- **Böhler-Zeichen**, d. h. den isolierten Druckschmerz im Bereich der Menisken
- Zeichen **Steinmann** I und II:
  - Steinmann I: Schmerzauslösung im seitlichen oder inneren Teil des Kniegelenkspalts bei Einwärts- oder Auswärtsdrehung des Unterschenkels bei gebeugtem Knie
  - Steinmann II: Mit zunehmender Unterschenkelbeugung wandert das zunächst vorn angegebene Druckempfindlichkeitsmaximum in Richtung Kniekehle
- **Meniskustest nach Payr:** Im Schneidersitz auftretender Schmerz am inneren Gelenkspalt wird bei bodenwärts gerichtetem Druck auf das Knie verstärkt (➤ Abb. 16.3).
- **Apley-Zeichen**: Schmerzen im Gelenkspalt bei passiver Rotation des in Bauchlage um 90° gebeugten Unterschenkels (➤ Abb. 16.3).

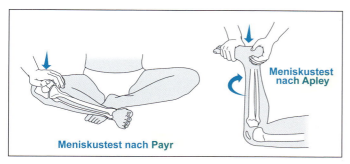

Abb. 16.3 Meniskustest nach Payr und Apley-Zeichen

Wie prüfen Sie die Bandstabilität des Kniegelenks?
Bei Verletzungen der Seitenbänder zeigt sich eine vermehrte Aufklappbarkeit im Seitenvergleich, bei den Kreuzbänderverletzungen eine vordere bzw. hintere Schublade (Sensitivität 50–90 %, Spezifität 80–99 %). Zusätzlich gibt es noch den Lachman-Test sowie den Pivot-Shift-Test (dynamischer vorderer Subluxationstest).

Beschreiben Sie kurz den Lachman-Test.
Das Knie ist in Außenrotation 15–30° gebeugt, in dieser Stellung ist das vorderer Kreuzband. Eine Hand fasst den Oberschenkel, die andere Hand hält den Unterschenkel in Höhe des Tibiakopfs mit dem Daumen in Höhe des Gelenkspalts. Gleichzeitig wird der Femur nach hinten und der Tibiakopf nach vorne geführt. Der Test ist positiv bei einer Exkursion über 5 mm und einem fehlenden oder nur sehr weichen Anschlag (➤ Abb. 16.4). Der Test hat einen guten negativen Vorhersagewert (Sensitivität 63–93 %, Spezifität 55–99 %), d. h. ein negativer Test schließt eine vordere Kreuzbandruptur gut aus.

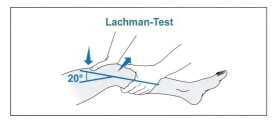

Abb. 16.4 Lachman-Test

Beschreiben Sie kurz den Pivot-Shift-Test.
Der Patient liegt auf dem Rücken, der Fuß ist innenrotiert und extendiert. Am Oberschenkel wird mit einer Hand Druck in medialer Richtung ausgeübt und mit der anderen Hand das Bein im Kniegelenk rotiert. Positiv ist der Test wenn man ein Subluxationsschnappen spürt und der Tibiakopf nach ventral luxiert. Der Test kann sehr unangenehm für den Patienten am akut verletzten Knie sein und sollte daher vorsichtig ausgeführt werden. Es ist schwierig durchzuführen und erfordert Erfahrung bei der Interpretation.

Welches Kreuzband ist bei Verletzungen am häufigsten betroffen?
Das vordere Kreuzband ist ca. 10-mal so häufig verletzt wie das hintere Kreuzband.

Was können Sie bei einem Kniegelenkerguss feststellen?
Verstrichene Gelenkkonturen und eine „tanzende" Patella.

Welche Untersuchungen des Kniegelenkpunktats führen Sie durch oder veranlassen Sie?

Makroskopische Beurteilung der Farbe, mikroskopische Untersuchung auf Leukozyten, Granulozyten und Kristalle.

FALLBERICHT

Ein 22-jähriger Student kommt in die Praxis gehumpelt. Er ist am Vorabend beim Handballspiel mit dem linken Fuß umgeknickt. Der linke Knöchel ist geschwollen.

Wie wird die akute OSG-Distorsion behandelt?

Zur akuten Behandlung hat sich das PECH-Schema bewährt:

- **P**ause (= Ruhigstellung und Entlastung, später Teilbelastung, Verordnung von Unterarm-Gehstützen)
- **E**is
- **C**ompression mit elastischer Binde (mäßiger Druck)
- **H**ochlagern.

Wann ist eine Röntgenuntersuchung bei Sprunggelenkdistorsion notwendig?

Da die meisten Patienten mit Distorsion des oberen Sprunggelenks (OSG) keine Fraktur haben, ist eine routinemäßige Röntgenaufnahme nicht notwendig. Zur Abschätzung der Notwendigkeit einer Röntgenuntersuchung hat sich die sog. „Ottawa-Ankle-Rule" bewährt:

Kann der Patient direkt nach dem Trauma und in der Praxis 4–5 Schritte gehen und besteht kein Druckschmerz über den Malleolus lateralis, dem Kahnbein und der Basis des V. Metatarsalknochens, kann zunächst auf das Röntgen verzichtet werden. Die Sensitivität dieser Regel zum Frakturausschluss liegt bei ca. 97 %. Die Bänder werden klinisch beurteilt. Die sog. gehaltenen Aufnahmen können heute entfallen, da auch gerissene Bänder in den meisten Zentren frühfunktionell (s. u.) behandelt werden.

Wie geht es weiter, wenn die Schwellung abgeklungen ist?

Nach dem Abklingen der Schwellung kann das Gelenk allmählich wieder belastet werden. Zunächst jedoch nur mit geringer Belastung, die dann langsam gesteigert wird, unterstützt durch Physiotherapie. Behandlungsziel ist die Verbesserung der Beweglichkeit und die aktive Stabilisierung des Gelenks.

Bänderdehnungen heilen in der Regel innerhalb von 1–2 Wochen.

Zum Management bei **Bandrupturen** gibt es nach wie vor kontroverse Auffassungen; es besteht einerseits in einer sog. frühfunktionellen Therapie mit Tragen eines Tapeverbands bzw. einer Aircastschiene bis zur Beschwerdefreiheit. Eine operative Versorgung in der Akutphase wird nur bei Leistungssportlern für obligat gehalten, da eine frühere, bessere und dauerhaftere Gelenkführung unterstellt wird. Auch bei wiederholten Supinatonsverletzungen kann eine operative Band- und Kapselstabilisierung angezeigt sein. Durch geeignetes Schuhwerk oder z. B. Tapen beim Sport sollte das Gelenk noch einige Monate geschützt werden.

FALLBERICHT

Eine sportliche 34-jährige Krankenschwester klagt, sie habe seit Monaten Schmerzen im rechten Fußgelenk. Ein aktuelles Trauma wird verneint, als Jugendliche hat sie eine Bänderdehnung gehabt. Sie kann zwar arbeiten und hat fast keine Schmerzen in Ruhe, aber Joggen kann sie nicht mehr. Es lässt sich bis auf einen leichten Druckschmerz über dem rechten Sprunggelenk auch im Seitenvergleich kein pathologischer Befund erheben. Eine Untersuchung beim Orthopäden schließt eine Instabilität im OSG aus. Ein Röntgenbild des Sprunggelenks vor 4 Wochen ergab keinen richtungweisenden Befund.

Welche Diagnose erwägen Sie?

Eine posttraumatische Arthrose infolge einer OSG-Distorsion im Jugendalter ist unwahrscheinlich und durch das unauffällige Röntgenbild ausgeschlossen. Eine aseptische Kahnbeinnekrose (M. Köhler I) ist eine Erkrankung des Kindesalters und entfällt. Ausgeschlossen werden sollten eine Osteochondrosis disseccans (selten), gut- oder bösartige Knochentumoren (selten) und eine Osteomyelits (sehr selten ohne erkennbaren Anlass).

Zum Ausschluss einer Osteochondrosis dissecans wird ein MRT veranlasst, das ein Dissekat („Gelenk-maus") erkennen lässt. Solche abgescherten Knorpelanteile kann das native Röntgenbild nicht immer zeigen. Die Patientin wird später operiert und ist seitdem beschwerdefrei. Die Osteochondrosis dissecans kommt auch am Knie- und Hüftgelenk vor. Nur z. T. ist ein Trauma als Ursache eruierbar.

FALLBERICHT

Eine 52-jährige übergewichtige Friseurin kommt wegen Schmerzen im linken Knie in Ihre Sprechstunde. Die Schmerzen bestehen seit zwei Wochen und wollen nicht besser werden. Die Patientin gibt an, keinen Unfall oder Sturz gehabt zu haben. 3–4 Tbl. Aspirin pro Tag bessern ihre Beschwerden soweit, dass sie arbeiten kann.
Bei der klinischen Untersuchung finden Sie das linke Knie leicht geschwollen und überwärmt. Die Kniekontur ist verplumpt und verstrichen. Es scheint auch ein gewisser Gelenkerguss vorzuliegen. Die Bänder- und Meniskuszeichen sind negativ.

16

Beschreiben Sie bitte, wie Sie das Kniegelenk klinisch untersuchen.

Um eine Kapselschwellung von einem Erguss zu unterscheiden, wird mit einer Hand der Recessus suprapatellaris über der Kniescheibe ausgedrückt, damit wird dort vorhandene Flüssigkeit unter die Kniescheibe gedrückt. Spürt man bei Druck auf die Kniescheibe mit der anderen Hand einen elastischen Widerstand, der auch als „tanzende Patella" bezeichnet wird, liegt ein Erguss vor.

Untersuchung der Menisken (Böhler-Zeichen, Steinmann I und II, Payr-Test, Apley-Zeichen), der Seiten- und Kreuzbänder (s. o.).

Welche Verdachtsdiagnose äußern Sie, welche Therapie schlagen Sie vor?

Es scheint sich um einen milden entzündlichen Prozess zu handeln. Am häufigsten dürfte bei der geschilderten Befundlage eine Überbelastungsreaktion i. S. einer aktivierten Arthrose vorliegen. Differenzialdiagnostisch kann es sich um Schmerzen durch Fehlbelastung bei Hüftarthrose handeln. Seltene Differenzialdiagnosen sind eine reaktive Arthritis, eine bakterielle Gelenkinfektion, Gicht oder auch eine Osteochondrosis dissecans. Eine rheumatische Erkrankung ist bei monoartikulären Beschwerden sehr unwahrscheinlich.

Nichtsteroidale Antirheumatika (NSAR) sind die Therapie der Wahl. Für akute Schmerzepisoden ist die Kortikosteroidinjektion ins Knie wirksam. Die Patientin sollte über den Nutzen einer Gewichtsabnahme und eines regelmäßigen Gehtrainings informiert werden. Metaanalysen belegen, dass Chondroitinsulfat oder die Injektion von Hyaluronsäure keine wirksamen Therapieoptionen sind (Jackson et al. 2003).

Nach 2 Wochen bessern sich die Beschwerden. In den nächsten 3 Jahren stellt sich die Patientin jedoch wiederholt wegen Schmerzen im linken Knie vor. Auf einem orthopädisch veranlassten Röntgenbild sind Gelenkspaltverschmälerungen, eine subkortikale Sklerose und kleine Osteophyten in beiden Knien zu sehen. Die nun 55-jährige Patientin wünscht eine Beratung zur Knieendoprothese, nachdem sie im Urlaub eine Bergwanderung wegen Knieschmerzen abbrechen musste.

Wie beraten Sie die Patientin?

Die „Standzeit" einer Kniegelenkendoprothese liegt derzeit zwischen 7 und 12 Jahren. Daher ist die Indikation bei dieser Patientin mit noch langer Lebenserwartung zurückhaltend zu stellen. Bei konservativ gut behandelbarem oder rezidivierendem Verlauf mit schmerzfreien Intervallen sollte die gewonnene Lebensqualität mit den Komplikationen bei der Implantation und einer evtl. notwendigen Reimplantation sorgfältig abgewogen werden, zumal nicht immer der erwünschte Erfolg bzgl. Schmerzfreiheit, Belastbarkeit und uneingeschränkter Mobilität eintritt.

FALLBERICHT

Ein 14-jähriger Schüler stellt sich nach einem Leichtathletik-Trainingslager mit Schmerzen an der Vorderseite beider Unterschenkel vor. Es besteht ein Druckschmerz entlang der Innenseite der Schienbeine mit Zunahme nach distal. Die Haut ist unauffällig. Der Zehen- und Hackengang ist schmerzfrei möglich.

Welche Differenzialdiagnose stellen Sie?

Am ehesten handelt es sich um eine Periostitis durch Überlastung (runners leg). Die Diagnose wird klinisch gestellt. Auf den Ausschluss einer Osteomyelitis kann wegen der typischen Anamnese zunächst verzichtet werden. Ein Erythema nodosum scheidet wegen fehlender Hautveränderungen aus.

Welche Therapie schlagen Sie vor?

Längere Laufpause, lokale Linderung durch Wärme, evtl. NSAR topisch oder oral. Beratung über geeignete Sportschuhe mit geeigneten Dämpfungseigenschaften, kein Laufen auf Beton.

Als 16-Jähriger stellt er sich wegen schon länger anhaltenden beidseitigen Knieschmerzen vor. Die Schmerzen sind auszuhalten und hindern in nicht am täglichen Lauftraining. Er ist besorgt, da er das Gefühl habe, da sei etwas aus beiden Knien gewachsen (➤ Abb. 16.5). Die „Höcker" sind leicht druckschmerzhaft.

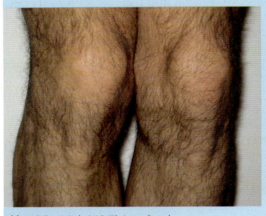

Abb. 16.5   Knie bei 16-jährigem Sportler

Welche Diagnose stellen Sie?

Es handelt sich um einen fortgeschrittenen M. Osgood-Schlatter. Eine Röntgenaufnahme ist nicht notwendig. Die Schmerzen entstehen durch ein Missverhältnis zwischen pubertärem Knochenwachstum und mechanischer Anforderung. Die Vorwölbung ist ein Teil dieses Prozesses mit Verknöcherung des Sehnenansatzes an der Tuberositas tibiae. Im Regelfall sind außer einer deutlichen Reduktion des Trainingsumfangs keine besonderen Maßnahmen notwendig.

Zu welcher Krankheitsgruppe gehört der M. Osgood-Schlatter?

Zur Gruppe der aseptischen Knochennekrosen.

Nennen Sie die häufigsten aseptischen Knochennekrosen neben dem M. Osgood-Schlatter sowie ihre Lokalisation.

M. Perthes (Hüftkopf), M. Kienböck (Os lunatum), M. Scheuermann (Brustwirbel), M. Köhler (Fußwurzel).

3 Jahre später stellt er sich, inzwischen Student, erneut mit beiseitigen Knieschmerzen vor. Er berichtet über Schmerzen unter den Kniescheiben beim Treppensteigen und könne wegen der Schmerzen nicht länger mit angewinkelten Knien sitzen. Wenn er die Beine gestreckt lassen kann, verschwindet der Schmerz von alleine. Bei der Untersuchung sind Bänder und Meniskuszeichen negativ. Es besteht ein leichter subpatellarer Druckschmerz. Das Zohlen-Zeichen, Andrücken der Patella bei Zug mit dem Quadrizeps, ist positiv.

Welche Verdachtsdiagnose stellen Sie?

Der klinische Befund und der anamnestische Hinweis auf langes angewinkeltes Sitzen als Auslöser machen ein femoropatellares Syndrom (früher Chondropathia patellae, engl. runners knee) wahrscheinlich. Ursache für diese läufertypischen Beschwerden ist ein Missverhältnis zwischen Belastung und Belastbarkeit im Bereich der retropatellaren Gleitlager-Knorpelschicht. Ein großer Teil der Kraftbelastung bei der Knie-Streckung wird hierdurch übertragen. Bei persistierenden Schmerzen können sog. Patella-Defilé-Aufnahmen zum Ausschluss anlagebedingter Dysplasien („Jägerhut-Patella", Wiberg-Klassifikation) sinnvoll sein (Grelsamer 2005).

Welche Therapie schlagen Sie vor?

Neben einer Reduktion des Trainingsumfangs und initialer Verordnung von NSAR sind isometrische Eigenübungen nach Anleitung zum Auftrainieren des M. vastus lateralis sinnvoll. Die Wiederaufnahme des Trainings kann mit dem Fahrradergometer erfolgen. Hierbei erfährt das Knie eine optimale Führung. Für Kniebandagen oder Tapebehandlung gibt es keine Evidenz (McCarthy 2013).

FALLBERICHT
Ein 52-jähriger Bankangestellter klagt über seit längerem immer wieder auftretende Schmerzen in der linken Kniekehle.

Welche differenzialdiagnostischen Überlegungen erwägen Sie?

Bei tastbarer Schwellung ist eine Baker-Zyste (eine Ausdehnung der Kniegelenksynovia in die Kniekehle mit Überschreiten der Kapselstrukturen) möglich – eine sicht- oder tastbare Schwellung muss aber nicht immer vorhanden sein. Schmerzen in der Fossa poplitea können auch durch Hinterhornläsionen der Menisken, Kreuzbandläsionen oder Überlastung der Beugesehnen verursacht sein. Ein pulsierender Tumor (Poplitea-Aneurysma) ist eine seltene Differenzialdiagnose meist traumatischer Genese.

FALLBERICHT
Eine 42-jährige Hausfrau klagt seit dem Wochenende über Verspannungen im Nackenbereich. Sie gibt an, sich kaum noch rühren zu können, und wünscht die Verordnung von Massagen oder wenigstens eine Spritze.

Was untersuchen Sie?

Geprüft wird der aktive Bewegungsumfang. Die Palpation des Nackens verschafft einen Eindruck des Muskeltonus.

Gelegentlich werden in die Hände ausstrahlende Schmerzen angegeben. Echte radikuläre, also sensorische und/oder motorische Defizite sind selten in der Hausarztpraxis. Gelegentlich entsprechen sie einem (sehr schmerzhaften) zervikalen Bandscheibenvorfall, sehr selten einem Tumorgeschehen. Die Anamnese sollte auch berufsspezifische und psychosoziale Aspekte erfassen. Bildgebende Untersuchungen sind nur bei Hinweisen auf neurologische Ausfälle oder Tumorverdacht notwendig.

Welche Diagnosen erwägen Sie?

Eine eindeutige ätiologische Zuordnung der Nackenschmerzen ist auch mit Bildgebung nur in Ausnahmefällen möglich, weswegen die Probleme im Nackenbereich oft pragmatisch als „HWS-Syndrom" bezeichnet werden. Man unterscheidet ein oberes HWS-Syndrom mit Nacken-Hinterkopf-Schmerzen von dem häufigeren unteren mit Beteiligung der BWS-Strecker und Ausstrahlung in den Schulterbereich. Die regelhaft im Röntgen zu beobachtenden degenerativen Läsionen der HWS haben keinen eigenen Krankheitswert, keine spezielle therapeutische Konsequenz und sind deshalb auch als Diagnosehilfe wertlos. Anders verhält es sich nach Schlag oder Stoß am Kopf oder nach Unfällen, die mit Läsionen der HWs einhergehen. Neben radikulären Wurzelkompressionssyndromen kommen als seltene Ursachen für das HWS-Syndrom Osteomyelitis, entzündliche Spondylarthropathien, rheumatoide Arthritis und Meningitis in Betracht. Häufiger sind passagere Wurzelreizsymptome wegen Arbeit oder Sport bedingter Fehlbelastung, auch in Kombination mit degenerativem Verschleiß (Unkovertebralarthrose, Facettenarthrosen).

Was bieten Sie der Patientin an?

Die Effektivität von NSAR, lokalen Injektionen, Akupunktur und anderen physikalischen Behandlungsmethoden ist leider nicht gut belegt. Passive Maßnahmen wie z. B. Massage sind eher ungünstig. Um eine Medikalisierung nicht zu fördern, sind NSAR und lokale Wärme sowie eine rasche Aktivierung am ehesten angezeigt. Anleitung zu Eigenübungen zur Dehnung der Nackenmuskulatur ist eine effektive Alternative oder Ergänzung (Bronfort et al. 2012). Es bestehen Hinweise, dass eine manualtherapeutische Behandlung wirksam ist. Sie sollte allerdings wegen der besonderen Anatomie (A. vertebralis) nur von Geübten durchgeführt werden (Scherer, Niebling 2005).

16.5 Rheumatische Gelenkschmerzen

16.5.1 Gelenkschmerzen

FALLBERICHT

Eine 65 Jahre alte Patientin kommt regelmäßig wegen einer Hochdruckerkrankung in Ihre Praxis. Sie klagt neuerdings über Schmerzen im Bereich des rechten Kniegelenks. Bei der Inspektion stellen Sie eine deutliche Schwellneigung des Kniegelenks fest.

Welche weiteren Symptome erfragen Sie, um eine rheumatische Ätiologie der Kniebeschwerden weiter einzukreisen? Welche anamnestischen Daten erscheinen Ihnen hierbei besonders wichtig?
- Schmerzen in anderen Gelenken?
- Ruhe- oder Bewegungsschmerz?
- Morgensteifigkeit?
- bekannte Hauterkrankungen?
- Beschwerden beim Wasserlassen?
- Infekte in der unmittelbaren Vorgeschichte?
- Zeckenbiss mit anhaltender Hautverfärbung?
- schon länger bestehende Diarrhö, eventuell mit Blutbeimengungen?
- hartnäckige Augenerkrankungen?
- Sind Gelenkerkrankungen in der Familie bekannt?

Welche klinischen Zeichen für eine orthopädische oder rheumatische Genese müssen Sie beachten?
Besonders wichtig bei der klinischen Untersuchung sind folgende Auffälligkeiten: (symmetrische) Gelenkschwellungen, Gelenkerguss, Achsenabweichung im Kniegelenk, Varus- oder Valgus-Deformation, orthopädische Fußveränderungen, Sohlenschwielenmuster. Achsenabweichungen (Laufmuster der Schuhe), Gichttophi, Gaenslen-Zeichen, Rheumaknoten.

Was versteht man unter einem Gaenslen-Zeichen bei Gelenkbeschwerden an Händen und Füßen?

Dosiertes Zusammendrücken des Fußes zwischen Fußaußen- und Fußinnenkante in Höhe des distalen Mittelfußes bzw. der Zehengrundgelenke. Das Gaenslen-Zeichen gilt auch für die Hand, die von den Seiten her in Höhe der Fingergrundgelenke gedrückt wird. Dies ruft bei rheumatoider Arthritis frühzeitig örtliche Schmerzen hervor. Sensitivität und Spezifität sind niedrig.

Welche weiteren Untersuchungen veranlassen Sie bei der Patientin? Welches sind die wichtigsten Untersuchungen, welche sollten Sie später in Erwägung ziehen?

BSG, CRP, Blutbild, Rheumafaktor, zyklische Citrullin-Peptid-Antikörper (CCP-AK oder anti-citrullinierte Protein/Peptid-Antikörper [ACPA]), Harnsäure, und evtl. Elektrophorese. Röntgenaufnahme der Kniegelenke; bei Fortbestehen der Beschwerden sollte ein Knochenszintigramm durchgeführt werden.

Bei negativem Ausfall der Entzündungsparameter sollten diese in angemessenem Abstand erneut kontrolliert werden. Bei Kontrolluntersuchungen sollten auch die Antikörper (ANA) bestimmt sowie serologische Tests auf Borrelien, Chlamydien, Yersinien und Streptokokken durchgeführt werden.

Welche Verdachtsdiagnose stellen Sie?

Monarthritis unklarer Ätiologie.

Welche Symptome weisen auf eine rheumatoide Arthritis hin?

Ruheschmerz und Schmerz in der Nacht, Morgensteifigkeit > 30 Minuten, symmetrische Arthritis an Hand- oder Fingergelenken, Schmerzen in drei oder mehr Gelenkregionen.

Welche typischen Veränderungen im Bereich von Händen und Füßen können Sie bei einer rheumatoiden Arthritis finden?

Typische Veränderungen sind schmerzhafte, teils gerötete Gelenkverdickungen, schmerzhaft eingeschränkte Gelenkbeweglichkeit, Ulnardeviation, subkutane Rheumaknoten. Stärkere Veränderungen wie Mutilationen, Knopflochdeformität, Druckstellen und Ulzerationen sind wegen der verbesserten Therapiemöglichkeiten selten geworden.

Nennen Sie die Kriterien zur Frühdiagnose der rheumatoiden Arthritis.

Die ACR-Kriterien(American College of Rheumatology) von 1987 sind von den ACR/EULAR Kriterien 2010 (European League Against Rheumatism; Aletha et al. 2010) abgelöst worden (➤ Tab. 16.2). Die ACR-Kriterien dienten primär der Klassifikation von Patienten z. B. für Therapiestudien und nicht der Frühdiagnose, die mit den neuen Kriterien leichter möglich sein soll. Viele Symptome treten erst nach längerem Verlauf auf. Klinisch richtungweisender Befund für die Verdachtsdiagnose RA sind mehr als zwei betroffene Gelenke seit über 6 Wochen, polyartikuläres symmetrisches Verteilungsmuster und Morgensteife über 60 Minuten.

Tab. 16.2 Klassifikationskriterien des American College of Rheumatology/European League Against Rheumatism für rheumatoide Arthritis 2010

	Score
• Synovitis in mindestens einem großen Gelenk. • Fehlen einer alternativen Diagnose, die die Synovitis erklären könnte	
Anzahl und Lokalisation der Gelenke	
1 großes Gelenk	1
2–10 große Gelenke	2
1–3 kleine Gelenke (mit oder ohne Beteiligung großer Gelenke)	3
4–10 kleine Gelenke (mit oder ohne Beteiligung großer Gelenke)	4
>10 Gelenke (wenigstens ein kleines Gelenk)	5

Tab. 16.2 Klassifikationskriterien des American College of Rheumatology/European League Against Rheumatism für rheumatoide Arthritis 2010 (Forts.)

	Score
Serologie (mindestens ein Laborwert notwendig) negativer RF und negative CCP-AK niedrig positiver RF oder niedrig positive CCP-AK hoch positiver RF oder hoch positive CCP-AK	 0 2 3
Akutphaseproteine normales CRP und normale BSG erhöhtes CRP oder normale BSG	 0 1
Symptomdauer < 6 Wochen > 6 Wochen	 0 1
Bei Score ≥ 6/10 ist die Diagnose RA gesichert, ein niedriger Score schließt ein RA nicht aus.	Summe

Welche Parameter verwenden Sie zur Verlaufskontrolle bei rheumatoider Arthritis?

Klinisch sollten die Anzahl der druckschmerzhaften sowie der geschwollenen Gelenke kontrolliert und dokumentiert werden. Die Krankheitsaktivität sollte sowohl durch den Patienten als auch durch den Arzt subjektiv eingeschätzt werden unter besonderer Berücksichtigung von Schmerz und Gebrauchsfähigkeit. Folgende Laborwerte müssen regelmäßig unter Behandlung kontrolliert werden: BSG, Blutbild, Leberwerte, in Abhängigkeit von der Therapie weitere Parameter (zur Therapie ➤ Kap. 16.7.2).

Welche Therapieprinzipien der rheumatoiden Arthritis kennen Sie?

Physikalische, operative und medikamentöse Therapie.

Welche physikalischen Maßnahmen verordnen Sie bei rheumatoider Arthritis?

Regelmäßige Krankengymnastik durch einen Therapeuten und regelmäßige Selbstübung. Zusätzlich Kälte- oder Wärmetherapie je nach Krankheitsaktivität und subjektiver Verträglichkeit.

Welche anderen Verfahren kennen Sie bei rheumatoider Arthritis?

Unterschieden werden die Früh- oder die Spätsynovektomie; Gelenkversteifungen oder Gelenkersatzverfahren können bei fortgeschrittenen Veränderungen durchgeführt werden. Auch kann durch die Radiosynoviothese die Krankheitsaktivität deutlich gemildert werden.

Wie behandeln Sie die rheumatoide Arthritis medikamentös?

Zunächst versucht man, die Krankheit mit einfachen Analgetika oder Antiphlogistika zu kontrollieren. Bei weitergehender Krankheitsaktivität mit Progredienz der Beschwerden kommen die sogenannten Basistherapeutika oder DMARD (Disease Modifying Antirheumatic Drugs) zum Einsatz. Ein früher Einsatz von DMARD kann zu einem günstigeren Verlauf der rheumatoiden Arthritis führen.

Definieren Sie den Begriff Basistherapie der rheumatoiden Arthritis.

Es handelt sich um eine krankheitsmodulierende Therapie mit sehr unterschiedlichen Substanzen, die durch verschiedene Mechanismen die Krankheitsaktivität der rheumatoiden Arthritis beeinflussen sollen. Die Substanzen sind chemisch heterogen und nicht einer einzelnen Medikamentengruppe zuzuordnen. Mit diesen Mitteln können Kortikoide eingespart werden. Neuerdings werden monoklonale Antikörper als sogn. DCARD auch zum Zweck einer lang anhaltenden Remission eingesetzt.

Welche Basistherapeutika kennen Sie?

Methotrexat, Gold (parenteral oder oral), D-Penicillamin, Chloroquin und Hydroxychloroquin, Sulfasalazin, Azathioprin, Ciclosporin, Cyclophosphamid, Leflunomid, TNF-α-Antagonisten (z. B. Etanercept) und weitere Biologica (z. B. Infliximab). Die früher häufigste Basistherapie mit oralem oder parenteralem Gold ist heute weitgehend verlassen worden.

Welche Voraussetzungen sind für die Anwendung einer Basistherapie notwendig?

Wichtig sind eine gesicherte Diagnose, der Nachweis klinischer und entzündlicher Aktivität sowie eine ungenügende Kontrolle des Krankheitsprozesses durch NSAR oder kurzfristige Therapie mit Glukokortikoiden. Wichtige substanzspezifische Kontraindikationen müssen ausgeschlossen werden. Die Kooperationsfähigkeit des Patienten muss gegeben und regelmäßige Überwachungsmöglichkeiten mit den notwendigen Laboruntersuchungen müssen gewährleistet sein.

Welche typischen Veränderungen im Bereich der Hände sehen Sie auf folgenden Bildern

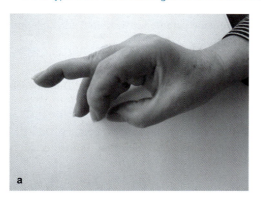 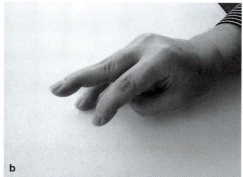

Abb. 16.6 a + b Deformitäten der Hände

(➤ Abb. 16.6 a und b)?

Man erkennt eine Schwanenhalsdeformität des Mittelfingers.

Wie unterscheidet sich die Psoriasis-Arthritis von der rheumatoiden Arthritis?

Es besteht ein unterschiedliches Befallsmuster der Gelenke. Während bei der rheumatoiden Arthritis meist die proximalen Fingergelenke befallen sind, sind es bei der Psoriasis-Arthritis typischerweise die Finger-Endglieder oder ein ganzer Strahl.

Sind bei der Psoriasis-Arthritis obligat Hautveränderungen vorhanden?

Nein. Bei ca. 6 % der Patienten mit Psoriasis-Arthritis sind keine typischen Hautveränderungen nachweisbar.

FALLBERICHT

Ein 42-jähriger Malermeister bemerkt seit einiger Zeit verstärktes Herzstolpern und manchmal auch Herzrasen. Die Beschwerden seien ihm unangenehm, aber er fühle sich hierdurch wenig beeinträchtigt.
Einige Wochen später bemerkt der Patient zusätzlich Schwellungen und Schmerzen im Bereich der Hand- und Fingergelenke. Bei der körperlichen Untersuchung sind beide Handgelenke und die Fingergelenke geschwollen und überwärmt, die Bewegungsfähigkeit ist deutlich eingeschränkt. Andere Gelenke sind nicht betroffen, die Gelenkfunktionen und der Bewegungsumfang der übrigen Gelenke sind unauffällig. Das Herz ist auskultatorisch unauffällig.
Pulsunregelmäßigkeiten sind nicht nachweisbar. Der weitere körperliche Untersuchungsbefund ist normal. Das durchgeführte EKG zeigt keine pathologischen Veränderungen. In der Anamnese wird ein Zeckenbiss vor ungefähr 3 Monaten berichtet.

16

16

Wie interpretieren Sie folgende Laborkonstellation bei diesem Patienten? BSG 15/40 mm, Rheumafaktor negativ, CRP leicht erhöht, Harnsäure 4,6 mg %, ASL < 200, Elektrophorese normal, Blutbild, Kupfer und Eisen im Normbereich, Borrelien-IgM deutlich erhöht, Borrelien-IgG erhöht.

Diese Konstellation ist vereinbar mit einer aktiven Borrelieninfektion.

Wie häufig etwa schätzen Sie kardiale Auswirkungen der Borreliose im zweiten Stadium der Infektion? Wie macht sich die kardiale Beteiligung klinisch bemerkbar?

Eine kardiale Manifestation der Lyme-Borreliose ist in 4–10 % der Erkrankungen nachweisbar mit einer deutlichen Bevorzugung des weiblichen Geschlechts (Verhältnis 3 : 1). Am häufigsten sind Zeichen einer Perikarditis mit Perikardreiben oder Perikarderguss nachweisbar, häufig aber auch Herzrhythmusstörungen mit SA- oder AV-Blockierungen. Selten kommt es zum Rechtsherzversagen.

Wie behandeln Sie dieses Krankheitsbild?

Ziel der Behandlung ist die Elimination der Borrelien. Mittel der Wahl ist Doxycyclin oral 200 mg/Tag, alternativ können auch Amoxicillin 3 × 500 mg/Tag, Erythromycin 3 × 500 mg/Tag oder Cefuroxim 2 × 500 mg/Tag für 21–30 Tage gegeben werden. Bei Therapieversagen kann eine parenterale Antibiotikatherapie mit Ceftriaxon 2 g oder Cefotaxim 3 × 2 g für 3–4 Wochen erwogen werden.

Kennen Sie weitere Erreger rheumatoider Krankheitsbilder?

Die wichtigsten Erreger sind Streptokokken, *Tropheryma whippelei*, Chlamydien, Yersinien, Salmonellen und Shigellen, Brucellen, Campylobacter, Hepatitis-B- und -C- sowie Parvo- und Rötelnviren.

Bei welchen internistischen Krankheitsbildern sind schmerzhafte Gelenkerkrankungen ebenfalls häufig?

Begleitende Arthritiden finden sich häufiger im Krankheitsverlauf chronisch-entzündlicher Darmerkrankungen, bei Kollagenosen, Vaskulitiden und der Sarkoidose.

FALLBERICHT

Die Haushälterin eines 45-jährigen Pfarrers berichtet am Telefon, er liege mit schrecklichen Schmerzen am rechten Fuß im Bett. Die Schmerzen seien über Nacht aus „heiterem Himmel" gekommen und der Hausherr benötige rasche ärztliche Hilfe, da er keinen Schritt mehr laufen könne.

Beim Hausbesuch gibt der Patient an, dass er erst vor Kurzem aus der Bretagne wiedergekommen sei und sich dort im Urlaub wohl etwas übernommen habe. Bei der körperlichen Untersuchung ist der gesamte rechte Vorfuß geschwollen und extrem schmerzhaft.

Welche Diagnose stellen Sie?

Akuter Gichtanfall im Bereich der Großzehe oder Podagra.

Welche Untersuchungen veranlassen Sie zur Klärung?

Die Bestimmung der Serumharnsäure sowie eventuell mikroskopischer Nachweis von Harnsäurekristallen aus einem Gelenkerguss. (Bei Podagra wird jedoch das Gelenk nicht punktiert!)

Welche Faktoren kennen Sie, die einen akuten Gichtanfall auslösen können?

Sehr häufig sind Alkohol, Festessen (Fleisch, Innereien, Schalentiere, Ölsardinen, Hülsenfrüchte) oder Fastentage in der unmittelbaren Vorgeschichte nachweisbar. Seltener führen Operationen, Traumata und starke, ungewohnte körperliche Belastungen zu einem akuten Gichtanfall. Auch häufig verwendete Medikamente wie Diuretika oder Penicillin können durch entsprechende Wechselwirkungen den Harnsäurespiegel entscheidend erhöhen. Bei Patienten, die eine Chemotherapie erhalten, kann es durch massiven Zellzerfall zu einer Hyperurikämie kommen.

Wie therapieren Sie einen akuten Gichtanfall?

Der Patient wird aufgrund der starken Schmerzen von selbst jegliche Bewegung vermeiden. Zusätzlich wird eine lokale Kältetherapie empfohlen und eine medikamentöse Therapie mit Antiphlogistika begonnen. Bei sehr starken Schmerzen ist auch eine lokale Steroidinfiltration hilfreich. Mit einer medikamentösen Therapie zur Senkung der Harnsäure sollte bis zum Abklingen der Schmerzen gewartet werden.

Welche Maßnahmen zu Prophylaxe schlagen sie vor?

Der Patient sollte eine schriftliche Anweisung für eine purinarme Diät (< 300 mg/d) erhalten und die Empfehlung, das Körpergewicht zu normalisieren (BMI < 25). Zur Senkung des Harnsäurespiegels ist Allopurinol als Hemmer der Xanthinoxidase geeignet. Die Dosis muss der Nierenfuktion angepasst werden. Fexobustat, ebenfalls ein Xanthinoxidase-Hemmer, und Urikosurika wie Benzbromaron sind Reservemittel.

Welche Lebensmittel sollten mit einer purinarmen Diät vermieden oder reduziert werden?

Innereien (Leber, Nieren) von Rind und Schwein, Wild, Fleisch und Wurstwaren, viele Fische.

FALLBERICHT

Eine 55-jährige Sekretärin klagt über starke Schmerzen im Bereich des Daumengrundgelenks. Klinisch ist das Sattelgelenk geschwollen und sehr druckschmerzhaft.

Welche Verdachtsdiagnose stellen Sie?

Mit größter Wahrscheinlichkeit besteht eine aktivierte Arthrose des Daumengrundgelenks (Rhizarthrose).

Welche therapeutischen Maßnahmen ergreifen Sie?

Therapeutisch können Antiphlogistika oder lokale Steroidinjektionen hilfreich sein, lokale Salbenverbände oder kühlende Umschläge wirken schmerzlindernd. Die Ruhigstellung erfolgt mit einer Mittelhand-Daumenhülse (Rp., Hilfsmittel). Bei länger anhaltenden Schmerzen kann eine Röntgenarthrosebestrahlung helfen, operativ wird die Arthrodese bzw. eine Sattelgelenksteilresektion durchgeführt.

FALLBERICHT

In der Sprechstunde stellt sich eine 63-jährige adipöse Patientin vor. Sie klagt über seit einigen Wochen bestehende Schmerzen im Bereich der linken Leiste, die stark zugenommen hätten und sie mittlerweile nachts nicht mehr schlafen ließen. Morgens fiele ihr das Gehen schwer. Auch nach längerem Sitzen habe sie Mühe, richtig in Schwung zu kommen. Vor 8 Jahren ist ein Mammakarzinom links mit Ablatio und Radiatio therapiert worden.

Wie gehen Sie vor?

Die Leiste wird unter besonderer Berücksichtigung von Bruchpforten und Lymphknoten untersucht. Anschließend wird die Lendenwirbelsäule auf Beweglichkeit sowie Druck-, Klopf- und Stauchungsschmerz überprüft. Danach werden die Muskeleigenreflexe, die Sensibilität und das Lasègue-Zeichen getestet. Zuletzt wird das Hüftgelenk auf seine Beweglichkeit in allen Ebenen untersucht.

Außenrotation und Adduktion über die Mittellinie im Hüftgelenk bereiten der Patientin starke Schmerzen. Der Bewegungsumfang ist deutlich eingeschränkt, v. a. bei der Abduktion.

Wie gehen Sie weiter vor?

Es wird eine Röntgenübersicht des Beckens veranlasst und bei V. a. auf eine radikuläre Schädigung auch eine Übersichtsaufnahme der Lendenwirbelsäule in zwei Ebenen sowie – im zweiten Schritt – ein Knochenszintigramm, falls sich Hinweise auf ossäre Metastasen ergeben.

16

Im Röntgenbild zeigt sich eine ausgeprägte Arthrose des linken Hüftgelenks mit Gelenkverschmälerung, Randapposition-
nen und Geröllzysten. Im Knochenszintigramm sehen Sie eine Anreicherung im Bereich des Hüftgelenks ohne metastasen-
typischen Anreicherungen.

Wie gehen Sie weiter vor?

Die Patientin wird zu einem Chirurgen mit der Frage der Indikation für eine Totalendoprothese des Hüftgelenks (TEP) überwiesen.

Der Patientin möchte sich nach Aufklärung über mögliche Komplikationen und Standzeiten im Moment doch noch keiner
Operation unterziehen.

Welche therapeutischen Optionen haben Sie?

Therapeutisch können Analgetika oder besser Antiphlogistika verordnet werden. Zusätzlich muss das Hüftgelenk durch eine kräftige Gewichtsreduktion und Gehen mit einem Gehstock oder Unterarmgehstützen sowie Pufferabsätzen entlastet werden. Beschwerdelinderung kann zusätzlich durch die Verordnung von Ther-
malbewegungsbädern oder Physiotherapie erreicht werden (➤ Kap. 3.4). Kommt es dann nicht zu einer
Verbesserung der Situation, insbesondere der Schmerzen, kann nur noch der Gelenkersatz folgen und die
Patientin muss erneut beim Chirurgen vorgestellt werden.

FALLBERICHT

Eine 70 Jahre alte Patientin klagt über Schmerzen im Bereich ihrer Fingergelenke. Sie könne manchmal wegen Schwellungen und Schmerzen v. a. bei Berührung mit kaltem Wasser den Haushalt nicht mehr führen. Bei der Untersuchung
stellen Sie eine Verdickung sowohl der distalen als auch der proximalen Interphalangealgelenke sowie eine Überwärmung
der Finger fest. Teilweise sehen und tasten Sie deutlich ausgeprägte Kapselschwellungen.

Wie gehen Sie vor?

Wenn Zweifel an einer Fingergelenk-Polyarthrose bestehen, können laborchemisch die Entzündungsparameter (BSG, CRP, Leukozyten und die Elektrophorese), der Rheumafaktor sowie die Harnsäure bestimmt
werden. Die Hände können evtl. geröntgt werden.

Bei unauffälligen Laboruntersuchungen und radiologischem Nachweis ausgeprägter degenerativer Veränderungen im
Bereich der Fingergelenke haben Sie ausreichend Belege für die Diagnose einer Fingergelenk-Polyarthrose gesammelt, die
man jedoch üblicherweise klinisch diagnostiziert.

Wie würden Sie die Patientin therapieren?

Die Patientin muss – auch wenn dies bei einer Hausfrau schwierig erscheint – eine weitere Traumatisierung
der Gelenke vermeiden. Zur Schmerzlinderung können einfache Analgetika oder Antiphlogistika verordnet
werden. Auch die Applikation von Mikrowellenbestrahlungen kann die Beschwerden der Patientin lindern.
Bei stark entzündlicher Komponente kommen gelegentlich antirheumatische Basismedikamente oder Rönt-
genarthrosebestrahlungen zum Einsatz.

Wie ist der übliche Verlauf dieser Erkrankung?

In der Regel verläuft die Erkrankung langsam chronisch progredient. Die Patienten klagen über Schmerzen
und Einschränkungen unterschiedlicher Intensität, die im Allgemeinen tolerabel sind. Selten kann sie zur
völligen Gelenkzerstörung mit Versteifung der Fingergelenke führen.

Wie werden Fingergelenkarthrosen genannt?

Die Arthrose in den Fingermittelgelenken nennt man Bouchard-Arthrose, die Degeneration der Fingerend-
gelenke wird als Heberden-Arthrose bezeichnet.

Wie häufig tritt diese Erkrankung auf? Was wissen Sie über die Geschlechtsverteilung und ätiologische Vorstellungen?

Bei der Bouchard-Arthrose sind Männer häufiger als Frauen betroffen. Die Ursache der Erkrankung ist unbekannt. Bei der Heberden-Arthrose sind deutlich mehr Frauen als Männer betroffen. Es scheint eine genetische Disposition zu bestehen. Die Art der beruflichen, sportlichen oder häuslichen Belastung spielt keine
Rolle. Allerdings ist die führende Hand schwerer betroffen. Bei Frauen tritt die Krankheit ausschließlich nach
der Menopause auf.

16.5.2 Gelenkschwellung

FALLBERICHT

Ein übergewichtiger 52-jähriger Bandarbeiter kommt mit Schwellung und Beschwerden im linken Kniegelenk in ihre
Sprechstunde. Als Jugendlicher hatte er im selben Knie durch einen Mopedunfall eine Tibiakopffraktur.

16

Welche therapeutischen Ratschläge geben Sie dem Patienten?

Zunächst sollte man versuchen, den Arbeitsplatz „kniefreundlich" umzugestalten. Wenn möglich sollte
der Betriebsarzt kontaktiert werden. Zusätzlich sollte die Fehlbelastung mit der muskulären Dysbalance
durch intensive krankengymnastische Übungsbehandlung gemildert werden. Bei Schmerzen sollte der Patient bedarfsweise auch Antiphlogistika einnehmen. Bei stärkeren lang anhaltenden Schmerzzuständen
muss er arbeitsunfähig geschrieben werden. Der Patient könnte die Belastung der Kniegelenke durch verbesserte Schuhzurichtungen wie z.B. Pufferabsätze vermindern. Falls durch diese allgemeinen Maßnahmen keine ausreichende Verbesserung der Beschwerden gelingt, sollte er an einen Orthopäden überwiesen
werden.

16.5.3 Gelenkdeformitäten

FALLBERICHT

Sie besuchen eine 75-jährige Patientin im Altenpflegeheim. Die Altenpflegerin bittet Sie, die Füße der Frau zu untersuchen. Diese klagt über Schmerzen in beiden Vorfüßen beim Gehen, oft aber auch in Ruhe. Fremdanamnestisch erfahren Sie, dass diese Beschwerden schon seit Jahren immer wieder auftreten. Die Füße seien oft gerötet und überwärmt. Schon mehrfach hatte die Patientin offene Stellen an beiden Großzehen.

Die Patientin leidet an einer Demenz vom Alzheimer-Typ. Sie ist internistisch unauffällig und es besteht vor allem auch keine diabetische Stoffwechsellage. Es zeigt sich folgender Befund (➤ Abb. 16.7):

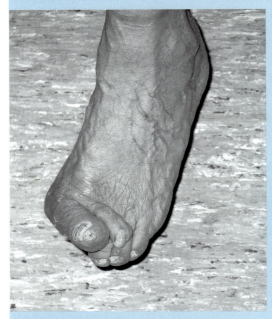

Abb. 16.7 Fußdeformitäten bei 75-jähriger Patientin

Was sehen Sie auf dem Bild?

Es besteht ein ausgeprägter Hallux valgus, dadurch eine Deviation der zweiten Zehe mit ausgeprägten Zeichen einer Infektion im Bereich des Großzehengrundgelenks.

Welche Therapie schlagen Sie ein?

Die infizierte Wunde sollte lokal mit einem Wundmanagement behandelt und ruhig gestellt werden. Bei mangelnder Abheilungstendenz muss ein chirurgisches Débridement durchgeführt werden. Nach Abheilung der massiven lokalen Infektion sollte die operative Sanierung der Deformierungen angestrebt werden. Die Demenz ist allerdings eine relative Kontraindikation.

Welche Ursachen für die Ausbildung eines Hallux valgus kennen Sie?

Wichtigste Ursachen sind Spreizfuß, zu enges Schuhwerk, regelmäßiges Tragen hoher Absätze, entzündliche Gelenkprozesse, Lähmungen und Verletzungen.

16.6 Rückenschmerzen

F A L L B E R I C H T

Ein 40-jähriger Patient klagt über Schmerzen im Lumbalbereich. Diese sind plötzlich aufgetreten und strahlten in den linken Oberschenkel aus. Es bestehen keine sensorischen, sensiblen oder motorischen Ausfälle der unteren Extremität. Bei der körperlichen Untersuchung sind die Reflexe lebhaft und seitengleich, der Lasègue-Test ist negativ.

Beschreiben Sie kurz den Lasègue-Test. Wie sind die Befunde zu bewerten?

Der Lasègue-Test (> Abb. 16.8) ist ein Nervendehnungstest. Der Patient liegt in Rückenlage. Das passive Anheben des im Knie gestreckten Beins führt zu einem scharf in das Bein einschießenden Schmerz, meist bis in den Fuß. Reine Schmerzen im Rücken ohne Ausdehnung oder dem Dermatom entsprechender Ausbreitung ins Bein sind dagegen nicht als positives Testergebnis zu werten. Schmerzen im dorsalen Oberschenkel sprechen eher für eine verkürzte ischiokrurale Muskulatur.

Wie sind Spezifität und Sensitivität des Tests zu bewerten?

Der Test hat eine hohe Sensitivität (0,8) bei geringer Spezifität (0,4), d. h. 80 % der Bandscheibenvorfälle werden durch ein positives Testergebnis richtig als solche erkannt, allerdings wird bei vielen gesunden Patienten fälschlicherweise ein Bandscheibenvorfall diagnostiziert. Bei einer angenommenen Prävalenz von 5 % Patienten in der Praxis mit radikulären Rückenschmerzen bedeutet dies, dass nur ca. 7 % aller Patienten mit einem positiven Lasègue eine Nervenwurzelreizung aufweisen und 97 % der Patienten mit negativem Lasègue keine haben. Es gibt bisher kein zuverlässigeres klinisches Zeichen. In Kombination mit anderen Untersuchungen, Prüfung der Reflexe im Seitenvergleich und Kraftprüfung kann jedoch eine klinisch bedeutsame radikuläre Reizung fast immer ausgeschlossen werden.

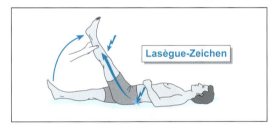

Abb. 16.8 Lasègue-Test

Wie wird eine nicht dermatomkongruente Schmerzausstrahlung ins Bein auch bezeichnet?

Viele Patienten (30–60 %) klagen über Schmerzausstrahlungen in den Oberschenkel, die sich keinem Dermatom zuordnen lassen. Sie werden als „pseudoradikulär" bezeichnet. Differenzialdiagnostisch sollte immer das Hüftgelenk mit untersucht werden. Dies kann orientierend geschehen, indem man vor dem Lasègue-Test das Bein in Rückenlage passiv langsam maximal beugt, soweit Hüft- und Kniegelenk dieses zulassen.

Seltener als in den tieferen Etagen kommt ein hoher Bandscheibenvorfall L3/L4 vor. Die von dort ausgelösten Schmerzen betreffen vor allem den ventralen Oberschenkel. Zur den weiteren seltenen Differenzialdiagnosen zählen die Meralgia paraesthetica nocturna, die Schenkelhernie und die hypertrophe Arthrose der kleinen Wirbelgelenke (sog. Facettenhypertrophie).

Was sollte die körperliche Untersuchung bei Rückenschmerzen einschließen?

Die Untersuchung sollte eine Inspektion (Gangbild, Fehlhaltung, Achsenabweichung), die Palpation der paravertebralen Muskulatur in Bauchlage, eine Bewegungsprüfung der Wirbelsäulenabschnitte und den

16

Lasègue-Test einschließen. Bei Schmerzausstrahlung ins Bein sollten zusätzlich die Patella- und Achillessehnenreflexe im Seitenvergleich, die Kraft in Zehen und Füßen sowie die Sensibilität des medialen und lateralen Fußrands geprüft werden. Liegen Hinweise für eine extravertebrale Ursache der Beschwerden oder spezifische Faktoren vor, muss die Untersuchung entsprechend erweitert werden.

Welche Befunde erlauben eine Höhenzuordnung bei V. a. radikuläre Rückenschmerzen?

- Ein im Seitenvergleich abgeschwächter Achillessehnenreflex (ASR) und Parästhesien am lateralen Fußrand machen ein Reizung im Austritt der Nervenwurzel S1 wahrscheinlich.
- Parästhesien am Fußrücken sprechen für L5 und am medialen Fußrand für eine L4-Reizung.
- Der Patellasehnenreflex (PSR) entspricht dem Niveau L4.
- Einen konstanten Muskeleigenreflex für die Nervenwurzel L5 aus dem biomechanisch anfälligen Bandscheibensegment L4/5 gibt es hingegen nicht. Hier sollten stattdessen der (geführte) Fersengang und die Stärke der Großzehen-Dorsalextension im Seitenvergleich mitgeprüft werden.

Skizzieren Sie kurz das Ziel der Diagnostik bei Rückenschmerzen.

Ziel ist es,
- die in der Hausarztpraxis seltenen spezifischen Rückenschmerzen rechtzeitig zu erkennen,
- Diagnostik nichtspezifischer Rückenschmerzen sinnvoll zu begrenzen,
- Risikofaktoren für chronische Verläufe möglichst früh festzustellen (s. u.).

Welcher Anteil der Rückenschmerzen geht in einen chronischen Verlauf über?

Ca. 10 % der Rückenschmerzen nehmen einen chronischen Verlauf.

Welche Einteilung der Rückenschmerzen hat sich im primärärztlichen Bereich bewährt?

Eine eher prognostische Einteilung gemäß der nationalen Versorgungsleitlinie (➤ Tab. 16.3).

Tab. 16.3 Einteilung der Rückenschmerzen in Anlehnung an die nationale Versorgungsleitlinie

Gruppe	Definition	Häufigkeit	Prognose
nichtspezifische Rückenschmerzen	guter Allgemeinzustand, keine Lähmung, keine sensiblen Ausfälle, bewegungsabhängige Schmerzen	> 90 %	hohe Spontanheilungsrate, häufige Rezidive
radikuläre Rückenschmerzen	Schmerzen mit Ausstrahlung bis unterhalb des Knies, Beinschmerz oft schlimmer als der Rückenschmerz, pos. Lasègue-Test	~15 %	häufige Chronifizierung
extravertebrale Rückenschmerzen	Beispiel: Urolithiasis, Aortenaneurysma usw. Anamnestisch meist leicht abgrenzbar	~ 2 %	abhängig von der Grunderkrankung
spezifische Rückenschmerzen	Rückenschmerzen mit einer spezifischen Pathologie, z. B. Metastasen, Frakturen oder entzündliche Erkrankungen	~ 1 %	abhängig von der Grunderkrankung

Wie bewerten Sie den Einsatz diagnostischer Verfahren bei nicht spezifischen Rückenschmerzen?

Aufgrund des hohen Anteils nichtspezifischer Rückenschmerzen, die sich meist in weniger als 4 Wochen spontan bessern, ist eine detaillierte Ursachenklärung meist nicht sinnvoll – zumal auch der Einsatz modernster bildgebender Verfahren häufig keine ätiologische Klärung bringt. Stattdessen kann unbegründete oder übertriebene Diagnostik das Krankheitserleben verstärken und so die Prognose der Patienten verschlechtern, zumal klinisch nicht bedeutsame radiologisch nachweisbare Bandscheibenvorfälle häufig sind.

Wann ist der Einsatz bildgebender Verfahren bei Rückenschmerzen indiziert, wann nicht?

Indikationen für den Einsatz bildgebender Verfahren sind:

- extrem starke oder untypische Schmerzen
- therapieresistente oder zunehmende Beschwerden:
  - bei nichtspezifischen Rückenschmerzen ohne Besserung nach ca. 4 Wochen
  - bei mäßigen radikulären Rückenschmerzen ohne deutliche neurologische Zeichen: nach ca. 1–2 Wochen, falls keine Besserung oder Zunahme der Beschwerden
- Warnhinweise auf entzündliche/maligne Prozesse oder Traumata (komplizierte Kreuzschmerzen, z. B. Gewichtsverlust, Beteiligung peripherere Gelenke etc.)
- ausgeprägte neurologische Störungen.

Liegen keine Warnhinweise vor, sollte bei neu aufgetretenen Beschwerden auf eine bildgebende Diagnostik verzichtet werden. Es besteht kein regelmäßiger Zusammenhang zwischen dem Ausmaß der Rückenschmerzen und altersbedingten degenerativen Veränderungen der Wirbelsäule.

Welches bildgebende Verfahren sollten bei klinisch radikulären Rückenschmerzen bevorzugt durchgeführt werden?

Bevorzugt ein MRT oder bei Kontraindikation ein CT.

Welche Hinweise auf spezifische Rückenschmerzen kennen Sie?

Eine gezielte Anamnese und die Ergebnisse der körperlichen Untersuchung ermöglichen es, mit erhöhter Wahrscheinlichkeit das Vorliegen spezifischer Rückenschmerzen aufzudecken (➤ Tab. 16.4). Diese Warnhinweise für spezifische Kreuzschmerzen werden auch als „red flags" bezeichnet.

Tab. 16.4 Warnhiniweise auf spezfische Rückenschmerzen („Red Flags")

Pathologie	klinischer Hinweis	Epidemiologie
Nervenkompression		
bedeutender Bandscheibenvorfall	• Schmerzausstrahlung in die Beine • Fußheberschwäche • Reflexabschwächung im Seitenvergleich (Sensitivität 50 %, Spezifität 60 %) • positiver Lasègue-Test (Sensitivität 80 %, Spezifität 40 %)	≈ 1–5 %
Spinalkanalstenose	• Alter > 70 Jahre • Schmerzausstrahlung in beide Beine • Symptombesserung beim Vorbeugen	≈ 1–5 % > 70 Jahre
Cauda-equina-Syndrom	• Reithosenanästhesie • Mastdarmschwäche • Blasenschwäche	< 0,01 ‰
Metastase/Tumor	• Tumorerkrankung in der Anamnese (Sensitivität 55 %, Spezifität 98 %) • Nachtschmerz, Ruheschmerz • unerklärter Gewichtsverlust (Sensitivität 15 %, Spezifität 94 %) • Alter > 50 Jahre (Sensitivität 84 %, Spezifität 69 %)	< 1 ‰
Infektion	• anhaltendes Fieber in der Anamnese (Sensitivität 0 %, Spezifität 99 %) • intravenöser Drogenmissbrauch • Immunsuppression • Operation an der Wirbelsäule	< 1 ‰
rheumatisch-entzündliche Wirbelsäulenerkrankung	• Morgensteifigkeit • Schmerzen > 3 Monate • extravertebrale Begleiterkrankungen (z. B. Uveitis, Psoriasis) • Alter < 40 Jahre (in Kombination mit anderen Hinweisen)	< 1 %

16

Tab. 16.4 Warnhiniweise auf spezfische Rückenschmerzen ("Red Flags") (Forts.)

Pathologie	klinischer Hinweis		Epidemiologie
Nervenkompression			
Fraktur	• Trauma • bekannte Osteoporose • länger dauernde systemische Steroideinnahme (>3 Monate) • Alter > 70 Jahre		< 1 ‰

Wie ist bei Vorliegen eines oder mehrerer dieser Faktoren vorzugehen?

Auch wenn einer oder mehrere dieser Faktoren vorliegen, liegt den Schmerzen meist weder ein Tumor noch ein Trauma oder eine Infektion zugrunde. Der Untersucher sollte allerdings mit erhöhter Aufmerksamkeit vorgehen und je nach Dringlichkeit sofort oder im Verlauf ggf. zusätzliche Untersuchungen (z. B. Labor, bildgebende Verfahren) veranlassen.

Welches Vorgehen hat sich bei unkomplizierten und radikulären Rückenschmerzen bewährt?

Ziel der Behandlung ist eine konsequente Schmerztherapie, die es dem Patienten ermöglicht, frühzeitig die gewohnten Aktivitäten wieder aufzunehmen. Hierbei haben sich nichtsteroidale Antirheumatika bewährt. Eine weitere Therapieoption für lumbale Beschwerden sind bei entsprechender Ausbildung auch frühzeitige manualtherapeutische Manipulationen. Patienten sollten angehalten werden, Bettruhe zu meiden und möglichst körperlich aktiv zu bleiben.

Auch radikuläre Beschwerden werden – sofern kein Cauda-equina-Syndrom oder gravierende neurologische Ausfälle (z. B. Fußheberschwäche) vorliegen – initial symptomatisch behandelt. Nur bei Persistenz der Schmerzen (> 4 Wochen) oder bei Ausfallerscheinungen trotz Therapie kann ein operativer Eingriff erwogen werden. Bei Berufstätigen sollte geprüft werden, ob eine Indikation zur Rehabilitation vorliegt.

Warum sollte auf die Injektion von Schmerzmitteln und andere Injektionstherapien verzichtet werden?

Die Injektion von nichtsteroidalen Antirheumatika hat pharmakokinetisch keinen Vorteil gegenüber der oralen Applikation. Neben den möglichen Komplikationen der Injektion (Anaphylaxie, Infektion), die bei gleicher Substanz und Menge häufiger auftritt als bei oraler Einnahme, erzeugt die Injektion auch eine unnötige Abhängigkeit vom Arzt, die ein erfolgreiches Selbstmanagement behindern kann. Dies gilt auch für wiederholte Triggerpunktinfiltrationen (Quaddelung). In kontrollierten Studien hat sich – mit Ausnahme von Injektionen in den Epiduralraum oder die Umgebung der Spinalwurzel bei radikulären Kreuzschmerzen – kein Vorteil der lokalen Applikation von Lokalanästhetika oder Glukokortikoiden gezeigt. Ein anhaltender Nutzen für die Infiltration der Facettengelenke konnte nicht belegt werden.

Wie sollte das Beratungsgespräch zur Therapie aufgebaut sein?

Ein wesentlicher Baustein der Therapie nichtspezifischer Rückenbeschwerden ist es, den Patienten so früh wie möglich zu motivieren, seinen täglichen Aktivitäten wieder nachzugehen. Hierbei sollten einseitiges, schweres oder längeres Tragen und nicht empfohlene Gymnastik vermieden werden. Der Patient muss die Sicherheit gewinnen, dass er durch Bewegung seinem Körper keinen Schaden zufügt, sondern stattdessen den Heilungsprozess beschleunigen kann.

Das Beratungsgespräch sollte folgende Punkte beinhalten:
- die gute Prognose (hohe Spontanheilungstendenz)
- den begründeten Verzicht auf weitere Diagnostik
- die Bedeutung der Aktivität für den Heilungsprozess: Wahrscheinlichkeit eines späteren Wiederauftretens der Beschwerden, was durch Bewegungsmangel gefördert bzw. durch Ausgleichsaktivität vorgebeugt werden kann

- sichere und effektive Behandlungsmethoden wie Paracetamol und NASR und die Bedeutung der Aktivität für den Heilungsprozess
- die Option weiterer diagnostischer und therapeutischer Maßnahmen bei Persistenz der Beschwerden oder Verschlechterung.

Wann werden Rückenschmerzen als persistierend, wann als chronisch bezeichnet?
Von persistierenden Rückenschmerzen spricht man bei einer Dauer von mehr als 4 Wochen, von chronischen bei einer Dauer von mehr als 12 Wochen.

Welches Vorgehen hat sich bei persistierenden und chronischen Rückenschmerzen bewährt?
Patienten mit persistierenden oder chronischen Rückenschmerzen sollten noch einmal auf Risikofaktoren für spezifische Rückenschmerzen oder chronische Verläufe hin evaluiert werden.

Im Vordergrund der Behandlung stehen die Förderung körperlicher Aktivität zur Erhaltung der Beweglichkeit und eine Verbesserung der Schmerzbewältigung. Neben der Schmerztherapie sollte nun Physiotherapie empfohlen werden. Eine Alternative sind sogenannte Rückenschulen.

Da mit zunehmender Dauer der Krankschreibung eine Rückkehr zum Arbeitsplatz immer unwahrscheinlicher wird, sollte frühzeitig eine psycho- oder verhaltenstherapeutische Behandlung erwogen werden, z.B. im Rahmen einer Rehabilitationsmaßnahme. Multimodale ambulante und stationäre Programme, die sowohl schmerz-, physio- als auch verhaltenstherapeutische Ansätze einschließen, haben die höchsten Erfolgsraten. Über 50 % der Patienten können wieder an ihren Arbeitsplatz zurückkehren.

Welche anamnestischen Hinweise können auf eine Spinalkanalstenose hindeuten?
Meist sind es ältere Patienten, die über beidseitige Beinschmerzen klagen, die nach kurzer Gehstrecke auftreten. Im Gegensatz zur vaskulären Claudicatio verschwinden die Beschwerden nicht beim Stehenbleiben, sondern erst beim Sitzen mit Beugen der LWS. Oft geben diese Patienten an, beim Fahrradfahren keine Beschwerden zu haben. Der Verdacht auf eine Spinalstenose sollte durch ein CT oder MRT abgeklärt werden. Eine wichtige Ergänzung bei Verdacht auf eine Claudicatio spinalis ist die Untersuchung der Fußpulse.

Wie sieht die Therapie bei Spinalkanalstenose aus?
Die Therapie ist häufig symptomatisch, nur bei hohem Leidensdruck sollte eine Operation erwogen werden.

FALLBERICHT
Ein 33-jähriger Mann stellt sich mit seit einem halben Jahr anhaltenden Rückenschmerzen vor, die teilweise in die Beine ausstrahlen. Er sei bereits mehrfach deswegen in Behandlung gewesen und habe Schmerzmittel verordnet bekommen. Er gibt an, sich morgens im Bett kaum drehen zu können, beim Aufstehen seien die Schmerzen am stärksten. Mit zunehmender Bewegung ließen die Schmerzen im Lauf des Tages nach. Vor 2 Monaten habe er eine schwere Augenentzündung gehabt, die von seinem Augenarzt behandelt worden sei.

Wie sind die Beschwerden einzustufen? Welche Verdachtsdiagnose stellen Sie?
Die Schmerzcharakteristik (am schlimmsten morgens oder bei Schonung, Linderung mit zunehmender Aktivität) sowie die Augenentzündung (möglicherweise eine Uveitis) und das mittlere Erwachsenenalter (vor dem 45. Lebensjahr) sind hinweisend auf eine entzündliche Spondylarthropathie. Hier besteht der Verdacht auf eine ankylosierende Spondylarthritis (M. Bechterew). Betroffene sprechen oft sehr gut auf NSAR an.

Welche Symptome weisen auf eine ankylosierende Spondylarthritis hin?
Typisch ist eine Morgensteifigkeit, die sich mit Bewegung bessert und über mindestens 3 Monate anhält. Extraartikuläre Manifestationen wie z.B. eine akute Uveitis oder extravertebrale Gelenkentzündungen treten bei etwa 25–40 % der Patienten auf. Es gibt erhebliche Schwankungen in der Schwere des Krankheitsverlaufs

und es kann davon ausgegangen werden, dass milde Fälle und Frühformen oft nicht erkannt werden. Weitere Hinweise sind die erst in späteren Krankheitsstadien auftretende eingeschränkte Beweglichkeit der Wirbelsäule und verminderte thorakale Atemexkursion.

Welche Untersuchungen veranlassen Sie, um Ihre Verdachtsdiagnose abzuklären?

Die Diagnose wird klinisch gestellt und kann durch eine Röntgenaufnahme der sakroiliakalen Fugen gestützt werden. Radiologisch nachweisbare Veränderungen entstehen jedoch manchmal erst nach längerem Verlauf.

Wie beurteilen Sie die Aussagekraft von HLA-B27 und BSG?

Die Bestimmung von HLA-B27 hat trotz hoher Assoziation (Sensitivität und Spezifität 90 %) nur eine geringe diagnostische Aussagekraft ohne starke klinische Hinweise. In Deutschland sind ca. 9 % der Bevölkerung HLA-B27-positiv, von denen aber nur 0,8 % eine rheumatische Erkrankung haben. Eine normale BSG schließt eine aktive Erkrankung nicht aus (Sieper und Rudwaleit 2005).

Warum ist es wichtig, die Erkrankung möglichst früh zu diagnostizieren?

Die Frühdiagnose wird angestrebt, um durch Physiotherapie eine Versteifung in anatomisch ungünstiger Position zu vermeiden und seltene Komplikationen (Aortitis, Verlust der Seekraft durch Uveitis) frühzeitig zu erkennen. Die Indikation für eine Immuntherapie, z. B. mit TNF-α-Antikörpern, stellen Rheumatologen. Es gibt erste Hinweise, dass eine frühe Therapie bei aggressiven Verläufen Gelenkschäden vermeiden kann.

Welche Erkrankungen gehören in die Gruppe der entzündlichen Spondylarthropathien?

In diese Gruppe gehört neben der ankylosierenden Spondylitis (M. Bechterew) die reaktive, die psoriatische und die enteropathische Arthritis. Die reaktive Arthritis tritt selten nach Urogenital- oder Darminfektonen auf. Etwa 5 % der Patienten mit Psoriasis haben eine psoriatische Arthritis. Es wird ein peripherer von einem axialen Typ unterschieden. Bei der enteropathischen Arthritis handelt es ich um eine Assoziation von entzündlichen Darm- mit entzündlichen Wirbelsäulenerkrankungen.

16.7 Therapieprinzipien

Welche grundlegenden Therapieprinzipien gelten in der Behandlung von Patienten mit Beschwerden des Bewegungsapparats?

Die konservative Therapie hat bei den nichttraumatischen Beschwerden des Bewegungsapparats immer Vorrang. Bei akuten Beschwerden durch Überlastung oder leichte Traumen ist eine kurzzeitige Ruhigstellung oder Schonung indiziert. Zur akuten Schmerzlinderung sind physikalische Maßnahmen wie Kühlen und unterstützend NSAR oder Paracetamol indiziert. Physiotherapie ist für akute Beschwerden nur selten indiziert. Patienten sollten über den voraussichtlichen Verlauf der Erkrankung aufgeklärt werden. Die verbreitete lokale Injektion von Steroiden sollte wegen der Risiken nur dann erwogen werden, wenn weniger invasive Maßnahmen keine ausreichende Symptomlinderung erbracht haben. Bei chronischen Beschwerden ist Schonung fast nie sinnvoll, sondern eine kontrollierte Belastung evtl. mit begleitender Physiotherapie. Physikalische Maßnahmen und evtl. auch Psychotherapie können eine sinnvolle Ergänzung sein. Die medikamentöse Schmerztherapie und die Indikation für eine Rehabilitationsmaßnahme sollten regelmäßig überprüft werden.

16.7.1 Stellenwert der Verordnung von Heil- und Hilfsmitteln

Welche Heilmittel kennen Sie?
Krankengymnastik (Bobath, Vojta, propriozeptive neuromuskuläre Faszilitation [PNF]), klassische Massagen, Bindegewebsmassagen, Manuelle Therapie, Traktionsbehandlung, Atemtherapie, Elektrotherapie, Ultraschalltherapie, Hydrotherapie, Kälte- oder Wärmetherapie (➤ Kap. 3.4).

Was verstehen Sie unter Elektrotherapie und welche Arten von Elektrotherapie gibt es?
Bei der Elektrotherapie wird Strom unterschiedlicher Frequenzen über die Haut auf den Körper appliziert. Dieses kann mittels Elektroden direkt auf der Haut oder in einem speziellen Bad durchgeführt werden. Die Wirkung ist abhängig von der verwendeten Frequenz. Es kommt entweder zu einer Hyperämisierung im behandelten Gebiet, zur Muskeltonisierung sowie zur Analgesie oder zur Überwärmung und Muskelentspannung. Es gibt Behandlungsverfahren der Nieder-, Mittel- und Hochfrequenztherapie. Die Elektrizität wird hierbei unmittelbar am Körper angewandt. Bei der Niederfrequenztherapie wird die Galvanisation (Stangerbad, Iontophorese) von der Reizstromtherapie unterschieden. Bei der Hochfrequenztherapie gibt es Kurzwellen im Kondensator- oder Spulenfeld sowie Mikrowellen mit Strahlenfeldmethode. Weiterhin gibt es Sonderformen wie diadynamische Ströme, Interferenzströme, Ultrareizströme und Schwellströme, die z. T. bei der transkutanen Elektroneurostimulation (TENS) Anwendung finden. Der anhaltende Nutzen der Elektrotherapie ist in Studien nicht gut belegt und verliert in der ambulanten Versorgung zunehmend an Bedeutung.

Was verstehen Sie unter Iontophorese?
Bei der Iontophorese handelt es sich um eine Methode, bei der Medikamente durch galvanische Ströme perkutan in das Gewebe eingebracht werden sollen. Die Medikamente müssen eine elektrische Polarität oder Ionisierbarkeit aufweisen.

Welche Methoden der Hydrotherapie kennen Sie?
Bewegungsbad (Thermal, Sole, Moor, Radon), Wannenbäder mit und ohne therapeutische Zusätze, Überwärmungsbad, Wechselbäder, Güsse und Behandlungen mit Wasserstrahlen. Sie werden heute fast nur in Kombination mit anderen Verfahren im Rahmen von Rehamaßnahmen verordnet.

Wie therapieren Sie ausgeprägte Muskelspannungsstörungen im Bereich der Wirbelsäule?
Manualtherapeutisch geschulte Ärzte können mit sog. Weichteiltechniken Linderung verschaffen. Alternativ oder ergänzend kann eine krankengymnastische Übungsbehandlung mit Extension und Dehnung zur Anwendung kommen. Der Patient sollte darüber aufgeklärt werden, dass eine tägliche Selbstübung zu Hause erfolgen muss.

Welche Hilfsmittel könnten Sie einem Patienten empfehlen, der sich bei Ihnen wegen rezidivierender Sprunggelenkdistorsionen vorstellt?
Zeitweise Anlage eines Tape-Verbands, einer Aircast-Schiene oder stabilisierender Bandagen mit Pelotten und Verstärkungen.

FALLBERICHT
Ein Patient stellt sich nach einer Anschlussheilbehandlung nach Ersatz des rechten Hüftgelenks zur Weiterbehandlung bei Ihnen vor. Er benutzt eine Unterarmgehstütze und zeigt einen deutlichen Schongang, eine ausgeprägte Muskelatrophie im Oberschenkel und deutliche Unterschenkelödeme.

Welche physikalische Therapie verordnen Sie dem Patienten?
Manuelle Lymphdrainage zur Abschwellung der Ödeme und Krankengymnastik in Kombination mit Gerätetherapie zum Muskelaufbau.

16.7.2 Medikamentöse Therapie

Wie gehen Sie in der medikamentösen Schmerztherapie bei einem Patienten mit Schmerzen des Bewegungsapparats vor?
Gemäß dem WHO-Schema zur medikamentösen Schmerztherapie (➤ Kap. 21.1).

Nach jahrelanger Steroidtherapie wegen einer Polymyalgia rheumatica ist die Aktivität der Erkrankung bei einem Patienten deutlich zurückgegangen. Bei niedrig dosierter Kortisontherapie bleibt die BSG normal, es treten aber starke Muskelschmerzen auf. Können Sie dieses Phänomen erklären?
Es handelt sich um eine Steroid-Myopathie, die bei lang andauernder Steroidtherapie auftreten kann.

Welche Kontrolluntersuchungen müssen Sie bei einer Methotrexat-Therapie durchführen? In welchen Abständen?
Regelmäßig alle 6–8 Wochen Kontrolle von großem Blutbild, Leberwerten und Kreatinin.

Welche sogenannten Biologicals kennen Sie?
Infliximab, Etanercept, Adalimumab, Anakinra.

Welche Therapieprinzipien liegen den Biologicals zugrunde?
Infliximab, Etanercept und Adalimumab sind Inhibitoren des Tumornekrosefaktors (TNF-α-Inhibitoren), Anakinra ist ein Interleukin-1-Rezeptor-Antagonist.

Was müssen Sie bei Einsatz von TNF-α-Inhibitoren beachten?
Diese Substanzen sind häufig hochwirksam. Langzeitergebnisse liegen aber bisher noch nicht vor. Unter der Therapie mit TNF-α-Inhibitoren kann es zu opportunistischen Infektionen wie Tuberkulose, Listeriose oder Pneumocystose kommen. Auch das Auftreten von malignen Lymphomen ist nach einer Behandlung mit TNF-α-Blockern häufiger als in der Normalbevölkerung. Die sorgfältige klinische Überwachung der Patienten ist daher unumgänglich. Derzeit ist die Verwendung dieser Substanzen nur in fachlichen Zentren empfohlen. Die Behandlung ist sehr teuer.

Nennen sie einige Indikationen für eine intraartikuläre Steroidtherapie.
- chronische rheumatische, nichtinfektiöse Monarthritis
- sekundär entzündete (aktivierte) Arthrosen
- Hydrops intermittens der Kniegelenke
- Periarthropathia humeroscapularis
- Impingement-Syndrom.

Welche Gefahren bestehen bei einer intraartikulären Kortison-Langzeittherapie?
Es können Osteonekrosen oder eine Osteochondrosis dissecans auftreten und als besonders gravierende Komplikation eine Gelenkinfektion.

Welche Kontraindikationen für die intraartikuläre Steroidinjektion kennen Sie?

Arthrose ohne Aktivierungszeichen, mehrere erfolglose Steroidinjektionen in der Anamnese. Gelenkinfektionen oder Allgemeininfektionen, frische intraartikuläre Blutungen, Blutungsneigung, frische Traumen in Gelenknähe, schwere Gelenkdestruktionen, Knochennekrosen, schwere Osteoporose.

Welche Gefahr besteht bei einer Basistherapie mit Chloroquin? Welches Frühsymptom kennen Sie?

Augenschäden, v. a. die irreversible Retinopathie sind gefürchtet. Als Frühsymptom zeigt sich der Ausfall des Rotsehens. Eine jährliche Kontrolle beim Augenarzt ist ratsam.

Welche Muskelrelaxanzien werden bei Muskelverspannungen verschiedener Genese eingesetzt?

Die Wirksamkeit von Muskelrelaxanzien ist hierbei nur unzureichend belegt. Wegen des Nebenwirkungsprofils sind sie nach Einschätzung von Leitlinien und der Arzneimittelkommission der deutschen Ärzteschaft nur Reserveoptionen.

Worauf müssen Sie Patienten bei der Therapie mit Muskelrelaxanzien aufmerksam machen?

Muskelrelaxanzien können müde machen, wodurch die Fahrtüchtigkeit beeinflusst wird. Es besteht ein Abhängigkeitspotenzial, insbesondere bei Benzodiazepinen, weswegen keine Folgerezepte ausgestellt werden sollten. Wegen der negativen Nutzenbewertung ist eine ausführliche Aufklärung ratsam.

16

16.7.3 Operative Verfahren

Welche Indikationen sehen Sie für die Kniegelenkarthroskopie?

- Kniegelenkschmerzen mit Hinweis auf Kniegelenkbinnenschaden (Meniskusschäden, vordere Kreuzbandruptur, Kombinationsverletzungen, Hämarthros)
- unklare Kniebeschwerden, die auf eine konservative Therapie nicht ansprechen.

Wie gestalten Sie die Nachbehandlung nach Arthroskopie?

Durch folgende Therapiemöglichkeiten: Krankengymnastik mit Eis, Einschränkung der Belastung je nach Befund in den ersten 4–6 Wochen, danach weitere Mobilisation. Antiphlogistika, Steroide intraartikulär. Zur Thromboseprophylaxe fraktionierte Heparine s. c., solange der Patient überwiegend immobilisiert ist.

Ein Patient hat schon mehrfach habituelle Schultergelenkluxationen erlitten. Was raten Sie ihm?

Es sollte eine diagnostische Arthroskopie durchgeführt werden. In der gleichen Sitzung kann eine operative Sanierung des defekten Kapselhalteapparats erfolgen.

Welche operative Verfahren werden bei der therapieresistenten Epicondylitis radialis humeri gewählt?

- Operation nach Hohmann, d. h. die Desinsertion der entsprechenden Handgelenkstreck- oder Beugemuskulatur
- Operation nach Wilhelm, d. h. die Denervation der Gelenkäste des N. radialis.

LITERATUR

Aletaha D, Neogi T, Silman AJ, et al.: 2010 rheumatoid arthritis classification criteria: an American College of Rheumatology/European League Against Rheumatism collaborative initiative. Ann Rheum Dis. 2010; 69(9):1.580–8

Arzneimittelkommission der deutschen Ärzteschaft: Handlungsleitlinie „Degenerative Gelenkerkrankungen" aus: Empfehlungen zur Therapie von degenerativen Gelenkerkrankungen. Arzneiverordnung in der Praxis. Sonderheft, 3. Aufl. 2008: www.akdae.de

Bachmann LM et al.: Accuracy of Ottawa ankle rules to exclude fractures of the ankle and mid-foot: systematic review. BMJ 2003 (326): 417–23

Bates P: Shin splints – a literature review. Br J Sports Med. 1985 (19): 132–7

Bellamy N, Campbell J, Robinson V, et al. Intraarticular corticosteroid for treatment of osteoarthritis of the knee. Cochrane Database Syst Rev. 2006 Apr 19;(2):CD005328.

Bronfort G, Evans R, Anderson AV, et al.: Spinal manipulation, medication, or home exercise with advice for acute and sub-acute neck pain: a randomized trial. Ann Intern Med. 2012; 156 (1): 1–10.

Bundesärztekammer (BÄK), Kassenärztliche Bundesvereinigung (KBV), Arbeitsgemeinschaft der Wissenschaftlichen Medizi-nischen Fachgesellschaften (AWMF). Nationale VersorgungsLeitlinie Kreuzschmerz – Langfassung. Version 2010.: http://www.versorgungsleitlinien.de/themen/kreuzschmerz

Chenot JF, Scherer M, Becker A: Die körperliche Untersuchung bei Schmerzen im Lendenwirbelsäulenbereich. Z Allgemein-med 2006 (82): 132–40

Dunn JF: Osgood-Schlatter disease. Am Fam Physician. 1990 (41): 173–6

DVO: Leitlinie Osteoporose des Dachverbands Osteologie e. V. 2009: http://www.dv-osteologie.org/dvo_leitlinien/dvo_leit-linie-2009: [Das Update 2013 war bei Drucklegung noch nicht erschienen]

Eckel RH. Approach to the patient who is intolerant of statin therapy. J Clin Endocrinol Metab. 2010;95 (5): 2015–22.

Hamer AJ: Pain in the hip and knee. BMJ 2004 (328): 1.067–69

Handy JR: Popliteal cysts in adults: a review. Semin Arthritis Rheum. 2001 (31): 108–18

Häuser W, Arnold B, Bär J et al.: Definition, Pathophysiologie, Diagnostik und Therapie des Fibromyalgiesyndroms. 2012 S-3 Leitlinie: www.uniduesseldorf.de/AWMF/ll/041-004.htm

Hegedus EJ, Goode A, Campbell S, Morin A, Tamaddoni M, Moorman CT, Cook C.: Physical examination tests of the shoul-der: a systematic review with meta-analysis of individual tests. Br J Sports Med. 2008; 42(2):80–92

Holmgren T, Björnsson Hallgren H, Öberg B, Adolfsson L, Johansson K. Effect of specific exercise strategy on need for surge-ry in patients with subacromial impingement syndrome: randomised controlled study. BMJ. 2012 Feb 20;344:e787

Hollingsworth P: Differential Diagnosis and Management of Hip Pain in Childhood. Brit J Rheumatology. 1995 (34): 78–82

Jackson JL, O'Malley PG, Kroenke K: Evaluation of acute knee pain in primary care. Ann Intern Med. 2003 (139): 575–88

Johnson GW, Cadwallader K, Scheffel SB, Epperly TD. Treatment of lateral epicondylitis. Am Fam Physician. 2007; 76(6): 843–8.

McCarthy MM, Strickland SM. Patellofemoral pain: an update on diagnostic and treatment options. Curr Rev Musculoskelet Med. 2013; 6(2): 188–94

Scherer M, Plat E: DEGAM-Leitlinie: Nackenschmerzen. Omikron Publishing. 2009: http://leitlinien.degam.de/

Sieper J, Rudwaleit M: Early referral recommendations for ankylosing spondylitis (including pre-radiographic and radiogra-phic forms) in primary care. Ann Rheum Dis. 2005 (64): 659–63

KAPITEL

17

T. Dirschka

Beschwerden und Erkrankungen im Bereich der Haut

Inhalt

17.1 Rötung

17.1.1 Erythema solare, Insolation

FALLBERICHT
Clara Berger ist im Schwimmbad in der Sonne eingeschlafen.

Welche Therapiemaßnahmen ergreifen Sie bei einem ausgedehnten Erythema solare?
Folgende Maßnahmen sind geeignet:
- flächiges Auftragen von steroidhaltigen Lotiones (z. B. Advantan® Milch, Alfason® Crelo),
- bei ausgedehnten Befall und/oder Blasenbildung: ASS 500 mg 2–3×/d über 2–3 Tage; stationäre Einweisung bei älteren Menschen und Kindern mit schwerer Dermatitis solaris (Fieber, Flüssigkeitsverlust),
- bei schwersten Veränderungen: systemische Steroide (z. B. Decortin® H 100 mg/d in geteilter Dosis), binnen weniger Tage ausschleichen,
- zusätzlich: Vit. C (z. B. Cebion® Brausetbl.) 2 × 1 g/d wegen antioxidativer Wirkung (Magenschutz bedenken).

17.1.2 Dermatitis

FALLBERICHT

Die 9 Monate alte Jana leidet seit 5 Tagen an zunehmenden Rötungen im Anal- und Perianalbereich. Es bestehen feuer-rote umschriebene Herde auch in den Leisten, die kleine rötliche „Streuherde" aufweisen (➤ Abb. 17.1).

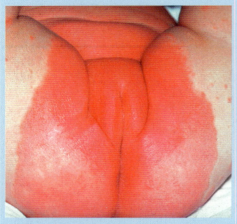

Abb. 17.1   Rötungen im Anal- und Perianalbereich bei 9 Monate altem Kind.

Was ist Ihre Verdachtsdiagnose? Begründen Sie Ihre Aussage.

Die Veränderungen bestehen im Windelbereich, v. a. an intertriginösen Arealen („Haut auf Haut"). Es handelt sich klinisch um eine Windeldermatitis, die durch Enzyme des Stuhls gefördert wird und häufig eine Besiedlung mit Candida albicans aufweist.

Wie sieht die Therapie aus?

- Die wichtigste Maßnahme ist das „Trockenlegen" der Region. Dazu gehören häufiges Windelwechseln, Kleiebäder oder Bäder mit Gerbstoffzusätzen (Tannolact®), Trockenföhnen der Region, Einlage von Leinenstreifen in intertriginöse Bereiche.
- Lokaltherapie mit weicher Zinkpaste (schützt die Haut vor Mazeration)
- Bei sekundärer Candidose Anwendung nystatinhaltiger Pasten (z. B. Multilind® Heilpaste) und Sanierung des Stuhls (z. B. Mykundex® Suspension), wenn durch Hautabstrich und Stuhlkultur gesichert. Ein Verzicht auf süße Getränke/Tees ist als Prophylaxe nicht belegt.
- Bei stark entzündlichen Fällen darf über wenige Tage ein glukokortikosteroidhaltiges Kombi-Präparat eingesetzt werden (z. B. Nystaderm® comp. Paste).

17.1.3 Erysipel, Abszess

FALLBERICHT

Eine 65-jährige Patientin berichtet über eine seit 2 Tagen zunehmende Schwellung des linken Fußrückens und des linken distalen Unterschenkels. Die beschriebenen Areale sind feuerrot und überwärmt.
Die Patientin gibt Abgeschlagenheit und ein Kältegefühl an.
Bei der Untersuchung tasten Sie geschwollene Lymphknoten in der linken Leiste.

Welche weiterführenden klinischen Untersuchungen stellen Sie an?

Suche nach einer Eintrittspforte im Fußbereich (z. B. mazerative Zehenzwischenraummykose, kleine Verletzung).

Wie lautet Ihre Verdachtsdiagnose?

Manifestes Erysipel (bakterielle Infektion mit Streptokokken).

Welche therapeutischen Maßnahmen leiten Sie ein?

- Bettruhe, ggf. mit Heparinisierung
- Hochlagerung des Beins
- Kühlung, z. B. feuchte Umschläge mit Chinolinol (1 Tbl. Chinosol® auf 1 l Wasser, Lösung in den Kühlschrank stellen, Umschläge alle 2 Stunden erneuern)
- systemische Therapie mit Penicillin $3 \times 1{,}5$ Mio. IE/d p. o. über 10 Tage
- Schmerztherapie und fiebersenkende Maßnahmen (z. B. Paracetamol 3×500 mg/d).

> Nach 3 Tagen ist das Bein immer noch geschwollen, der klinische Befund nicht wesentlich gebessert.

17

Was tun Sie?

Bei komplizierten, therapierefraktären Verläufen ist eine stationäre Einweisung zur hoch dosierten intravenösen antibiotischen Therapie erforderlich, z. B. mit Penicillin 3×5–10 Mio. IE/d i. v.

Welche Folgen kann eine unzureichende Therapie, ersichtlich an einem mangelhaften Rückgang des geröteten Areals, nach sich ziehen?

Sie kann zu einer irreversiblen Verklebung der Lymphspalten mit der Konsequenz eines chronischen Lymphödems führen.

Wie behandeln Sie bei Penicillinallergie?

Alternativtherapie: Erythromycin $4 \times 0{,}5$–1 g/d p. o. (z. B. Erythrocin®) oder Clarithromycin 2×500 mg/d p. o. (z. B. Klacid®) über 10 Tage.

> 3 Wochen nach der Therapie sind die Zeichen der akuten Entzündung zurückgegangen. Das Bein weist aber immer noch eine teigige Schwellung auf.

Welche Maßnahmen ergreifen Sie?

- manuelle und/oder apparative intermittierende Lymphdrainage
- Wickeln der Beine mit Pütter®-Kurzzugbinden.

Was muss beim Wickeln der Beine beachtet werden?

Die Wickel müssen morgens, ggf. durch einen ambulanten Pflegedienst, vor dem Aufstehen angelegt werden.

Was ist bei der Planung von Lymphdrainagen zu beachten? Warum?

Für die Durchführung von Lymphdrainagen ist es wichtig, dass die akut-entzündlichen Veränderungen sicher abgeklungen sind, da ansonsten eine Verschleppung von Keimen möglich ist. Im Zweifel kann durch eine CRP-Bestimmung bzw. ein kleines Blutbild belegt werden, ob die Entzündung abgeklungen ist.

Wie behandeln Sie rezidivierende Erysipele?

Rezidivierende Erysipele beruhen auf einer Persistenz von Erregern im Bereich der Lymphspalten. Nach der Therapie der akuten Symptomatik muss (unabhängig von klinischen Schüben) ein Depotpenicillin gegeben werden (z. B. Tardocillin®, 1,2 Mio. IE i. m. alle 4 Wochen über 6 Monate).

FALLBERICHT

Ein 56-jähriger obdachloser Patient kommt mit starken Schmerzen im Bereich der rechten Axilla in Ihre Praxis. Die Untersuchung zeigt eine düsterrote teigige Schwellung, Überwärmung und erhebliche Berührungsempfindlichkeit. Zudem sind im Bereich der Achselhaare mehrere punktförmige Vereiterungen erkennbar.

Welche Erkrankung liegt vor? Wie ist ihre Entstehung?

Es besteht ein beginnender, da noch nicht fluktuierender Abszess. Ausgangspunkt sind oft punktförmige Vereiterungen (Follikulitiden), die den gesamten Haarfollikel und das perifollikuläre Bindegewebe erfassen (Furunkel) und schließlich zur Verschmelzung mehrerer Furunkel führen können (Karbunkel). Auch (rezidivierende) Schweißdrüsenabszesse kommen in der Axilla vor, ohne dass eine Erklärung hierfür gefunden wird.

Nennen Sie prädisponierende Faktoren.

- mangelnde Hygiene
- Immunsuppression
- Diabetes mellitus.

Welche therapeutischen Maßnahmen ergreifen Sie?

- systemische antibiotische Therapie mit penicillinasefestem Penicillin (z. B. mit Dicloxacillin 4 × 500 mg/d) über 5–7 Tage
- Lokaltherapie mit destilliertem Schiefersulfonat (z. B. Ichthyol 50 %), bis nach 1–2 Tagen eine Fluktuation auftritt. Dadurch wird eine Progression und Ausbreitung der Eiterung verhindert und eine zentrale „Einschmelzung" erleichtert.
- Inzision und Entleerung des Abszesses
- durch den gespreizten Einschnitt Einlage von mit Antiseptika-Lösung getränkten Gazestreifen
- tägliche Verband- und Tamponadewechsel zum Freihalten der Abflüsse.

Welche Indikation besteht für eine stationäre Einweisung? Warum?

Großer Abszess im Gesichtsbereich (Gefahr der Sinusthrombose bei aufsteigender Infektion, Sprech- und Kauverbot → passierte/flüssige Kost).

17.1.4 Hauterkrankungen durch gramnegative Keime

FALLBERICHT

Ein 32-jähriger Maurergeselle leidet seit Jahren unter schuppenden Veränderungen im Bereich der Fußränder und Zehenzwischenräume. Nach einer intensiven Therapie mit einem Fußpilzpräparat hat sich nun starkes Nässen eingestellt. Zudem besteht ein beißender Geruch.

Wie lautet Ihre Verdachtsdiagnose? Begründen Sie Ihre Aussage.

Nässende Veränderungen im Bereich der Vorfüße mit beißendem Geruch sind typisch für den gramnegativen Fußinfekt, der durch eine antimykotische Therapie mit Azolpräparaten begünstigt wird. Diese supprimieren auch grampositive Erreger, sodass eine Proliferation gramnegativer Erreger auftreten kann.

Wie sieht die Therapie aus?

Die wichtigste Maßnahme ist das „Trockenlegen" der Region:

- Füße mehrmals täglich trockenföhnen. Umschläge mit Kaliumpermanganat-Lösung (hellviolett), dann dünn Lotio zinci auftragen (wirkt austrocknend), Mullstreifen wendelartig in die Zehenzwischenräume einlegen
- Zudem ist eine interne Therapie mit einem Gyrasehemmer (z. B. Ciprofloxacin® 2 × 500 mg über 10 Tage) indiziert.

Welche Hautkrankheit tritt charakteristischerweise nach einem Aufenthalt in einem Warmwasserbecken auf?

Eine weitere charakteristische Hautkrankheit, die durch gramnegative Erreger ausgelöst wird, ist die Whirlpool-Dermatitis: Am Stamm entstehen nach 8–24 h follikuläre Papeln und Pusteln. Durch Baden in Warmwasserbecken und Whirlpools wurde eine Hautinfektion mit Pseudomonas aeruginosa ausgelöst. Zur Therapie sind antiseptische Seifen (z. B. Dermowas®) und örtlich austrocknende Therapie mit Lotio alba aquosa ausreichend.

17

17.1.5 Mykosen

FALLBERICHT

Ein 37-jähriger Schlosser stellt sich mit weißlichen Mazerationen im Bereich der Zehenzwischenräume vor. Der Fußrand weist eine Rötung auf, die Planta zeigt eine lamelläre Schuppung. An den Zehennägeln sind vom distalen Nagelrand aufgehende gelbe streifige Nagelveränderungen erkennbar.

Welche Maßnahmen ergreifen Sie?

- Trockenlegen der Zehenzwischenräume durch Einlage von Gazestreifen
- Lokaltherapie der Füße mit Antimykotikum (z. B. Batrafen®-Creme 2 × tägl.)
- neue Arbeitsschuhe, Füße gut trocken halten (z. B. nach dem Duschen trockenföhnen)
- Da auch die Nägel befallen sind (Onychomykose), ist zudem eine Systemtherapie erforderlich, z. B. mit Itraconazol (z. B. Itracol® Hexal 1 × 1 Tbl./d) über 3–6 Monate.

Was müssen Sie bei der Therapie mit Itraconazol beachten?

- Vor und unter der Therapie müssen die Transaminasen bestimmt werden.
- Wechselwirkungen mit Lipidsenkern (Statinen) müssen beachtet werden.

Welche Alternativen bieten sich bei Kontraindikation für eine systemische Behandlung an?

Bei (geringem) Befall einzelner Nägel kann ein Versuch mit lokalen Therapeutika unter Lösen des Hornmaterials und Nachbehandlung mit antimykotikahaltigen Nagellacken unternommen werden.

Warum entfernen Sie die Nägel nicht?

Bei einer Onychomykose, insbesondere bei Matrixbefall, kommt es bei Nagelentfernungen regelmäßig zum Rezidiv. Zudem werden bei jeder Nagelentfernung Matrixzellen zerstört, sodass der nachwachsende Nagel schwächer und anfälliger ist.

Welche Erreger liegen meist vor und wo treten ähnliche Erkrankungen auf?

Beim Fuß- und Nagelpilz liegen meist Dermatophyteninfektionen vor. Sie können auch an allen anderen Hautstellen, selten auch im Gesicht, auftreten.

Was ist typisch für Dermatophyteninfektionen der Haut?

Typisch ist eine rötliche schuppige Randbegrenzung des Herdes.

Welche Charakteristika liegen bei Hefepilzinfektionen vor? Wo kommen sie hauptsächlich vor?

Hefepilze verursachen eine glänzende Rötung, oft mit kleinen Streuherden in der Umgebung. Sie kommen vor, wo Haut auf Haut liegt (sogenannter intertriginöser Raum), v.a. unter den Brüsten, zwischen den Glutaeen und im Leistenbereich.

Welche therapeutischen Maßnahmen ergreifen Sie bei Hefepilzinfektionen?

- Trockenlegen der betroffenen Regionen (trockenföhnen, Einlage von Gazestreifen)
- Lokaltherapie mit nystatinhaltigen Pasten (z.B. Nystaderm®-Paste), da Pasten austrocknend wirken
- Wenn das Areal stark entzündet ist, kann kurzzeitig ein Mischpräparat mit Glukokortikosteroidanteil gegeben werden (z.B. Nystaderm® comp-Paste).

Nennen Sie die typischen klinischen Erscheinungen der Pityriasis versicolor, den Erreger und ihre Behandlung.

Im Sommer treten typischerweise kleine depigmentierte Hautflecken im Hals-, Schulter- und Rückenbereich, im Winter leicht hyperpigmentierte Flecken an gleicher Lokalisation auf. Es handelt sich um eine harmlose, kosmetisch störende Infektion mit Malassezia furfur. Therapie mit clotrimazolhaltigen Duschgelen (z.B. Cloderm® Gel; Einschäumen des gesamten Körpers inkl. Haare, 5 Minuten einwirken lassen, dann abspülen, an 5 aufeinanderfolgenden Tagen wiederholen). Die Erscheinung neigt zu Rezidiven, insbesondere in vorderer und hinterer Schweißrinne.

17.1.6 Herpes zoster

FALLBERICHT

Eine 72-jährige Patientin stellt sich mit starken Schmerzen im Bereich rechts der Lendenwirbelsäule vor. Bereits seit einigen Tagen sei es so, „als wenn jemand mit dem Messer ins Gewebe steche". An der Haut ist eine leichte Rötung zu sehen.

Welche klinischen Differenzialdiagnosen stellen Sie?

- Herpes zoster
- akute Lumbago
- Bandscheibenprolaps.

Welche Verdachtsdiagnose stellen Sie? Begründen Sie Ihre Aussage.

Die Rötung der Haut deutet auf den Herpes zoster, der mit Schmerzen beginnen kann, auch wenn Hautveränderungen (noch) nicht sichtbar sind, hin. Bläschen bilden sich innerhalb von 24 Stunden.

Nennen Sie die Standardtherapie des Herpes zoster

Bivudin 1 × 125 mg/d über 7 Tage (Zostex®-Tabletten). Erhöhte Toxizität von 5-FU-haltigen Präparaten bei gleichzeitiger Gabe beachten! Aciclovir 800 mg p.o., alle 4 Stunden (auch nachts; Wecker stellen!) über 7 Tage ist eine deutlich preiswertere, aber unkomfortable und daher in der Einnahmetreue unsichere Alternative. Lokaltherapie mit austrocknenden Lotionen (z. B. Anaesthesulf ® P Lotio).

3 Wochen später, nachdem die Hautveränderungen weitgehend abgeheilt sind, bestehen weiterhin stärkste Schmerzen.

Wie interpretieren Sie die Schmerzen und was tun Sie?
Es handelt sich um eine (Post-)Zosterneuralgie, die auch nach Abklingen der primären Krankheitszeichen lange anhalten kann. Bei leichten Schmerzen reicht Paracetamol (4 bis 6 × 500 mg/d) aus. Ansonsten ist bei einer Zosterneuralgie Pregabalin (Lyrica®) indiziert. Man beginnt in Woche 1 mit 75 mg/d, und erhöht in jeder Woche um 25 mg bis zur Dosis von 150 mg/d. Eine Dosisanpassung ist bei Niereninsuffizienz erforderlich.

Welche Kontrolluntersuchungen sind bei der Therapie mit Carbamazepin durchzuführen?
Regelmäßige Kontrollen der Transaminasen und des Kreatinins sowie des Blutbilds.

Welche Nebenwirkungen von Pregabalin kennen Sie?
Schwindel, Müdigkeit, EKG-Veränderungen, Ödeme der Extremitäten.

Nennen Sie die Therapie des Herpes simplex recidivans.
- Lokaltherapie mit austrocknenden Schüttelmixturen ist meist ausreichend (z. B. Anaesthesulf ® P Lotio)
- bei schweren Verläufen Systemtherapie mit Aciclovir Tbl. 4 × 100 mg bis 4 × 400 mg/d über einige Tage
- Bei häufigen Rezidiven empfiehlt es sich, dass der Patient beim ersten Gefühl der entstehenden Herpesinfektion sofort die Tabletten einnimmt; ggf. kann so eine schwerere Manifestation verhindert werden.
- Viele Patienten fühlen sich mit einer lokalen Frühtherapie mit Aciclovir-Creme ausreichend behandelt.

Unterscheidet sich die Therapie des Herpes genitalis davon?
Nein.

17.1.7 Periorale Dermatitis, Rosacea, Akne

FALLBERICHT
Eine 36-jährige Sekretärin leidet seit Jahren unter Rötungen und kleinen Papeln im zentralen Gesichtsbereich und um den Mund. Es bestehe ein schweres Trockenheitsgefühl, sodass sie immer Feuchtigkeitscremes verwenden müsse. Inzwischen sei alles so schlimm geworden, dass sie auch schon Kortisoncreme verwendet habe, die auch kurzfristig helfe; doch jetzt vertrage sie diese nicht mehr.

Um welche Erkrankung handelt es sich?
Periorale Dermatitis.

Wie behandeln Sie?
- Die wichtigste Maßnahme ist das sofortige Absetzen kortisonhaltiger Externa (danach tritt zunächst eine Verschlechterung auf, die die Patientin tolerieren muss, ggf. Arbeitsunfähigkeitsbescheinigung für eine Woche).
- Verbot von Feuchtigkeitscremes und abdeckender Kosmetik
- Lokaltherapie mit ichthyolhaltigen Mischpasten (z. B. Ichthyol 1 %, Unguentum molle, Pasta zinci mollis aa ad 30,0). Bei stark nässenden Veränderungen Umschläge mit kaltem schwarzen Tee.

17

Nennen Sie die klinischen Erscheinungsformen der Rosacea und ihre Charakteristika.

- **Rosacea Stadium I:** zunächst temporäre, später auch persistierende Erytheme im zentralen Gesichtsbereich und auf dem Nasenrücken
- **Rosacea Stadium II:** follikuläre Papeln und Pusteln im Bereich der geröteten Areale des zentralen Gesichts
- **Rosacea Stadium III:** flächige entzündliche Knoten, Bindegewebsvermehrung, Talgdrüsenhyperplasie
- Sonderformen:
  - Rhinophym („Knollennase"): Bindegewebsvermehrung im Nasenbereich
  - Rosacea conglobata: schwere entzündliche Rosaceaform mit ausgeprägter Pustulation
  - Rosacea fulminans: plötzlich auftretender schwerer Rosaceaschub.

Welche Verschlechterungsfaktoren der Erkrankung sind bekannt?

UV-Bestrahlung, Alkohol, Kaffee und scharfe Speisen im Übermaß.

Wie sieht die Standardtherapie der Rosacea aus?

- **Stadium I:** metronidazolhaltige Externa (z. B. Metrolotio®), alternativ solche mit Erythromycin (z. B. Erythromycin 2 %, Linola ad 50,0)
- **Stadium II und III:** zusätzlich Tetrazykline (z. B. Tetracyclin-Wolff®, $2 \times 500\,mg/d$) über 2–3 Wochen
- bei Rosacea conglobata/Rosacea fulminans: Überweisung zu Dermatologen.

Erklären Sie die Pathogenese der Acne vulgaris und nennen Sie verschiedene Typen der Akne.

Bei der Akne spielen drei wesentliche pathogenetische Faktoren zusammen:
- Seborrhö
- Verhornungsstörung im Bereich des oberen Haarschafts
- bakterielle Infektion mit *Propionibacterium acnes* und dadurch induzierte Entzündungen des Haarbalges.

Es werden verschiedene Akneformen unterschieden:
- Acne comedonica (Verhornungsstörungen dominieren)
- Acne papulopustulosa
- Acne conglobata
- verschiedene Sonderformen: z. B. Teerakne, Steroidakne, Acne neonatorum.

Nennen Sie die wichtigsten Behandlungsmittel.

- Acne comedonica: Therapie mit leicht schälenden Präparaten (z. B. Benzoylperoxid-Creme 3–5 % oder Adapalene-Creme)
- Acne papulopustulosa: Lokaltherapie wie bei Acne comedonica, zusätzlich antibiotische Therapie mit Minocyclin ($2 \times 50\,mg/d$ über 2–3 Monate)
- Acne conglobata: Überweisung zum Dermatologen zwecks Systemtherapie mit Isotretinoin.

17.2 Verkrustung

FALLBERICHT

Eine Mutter stellt ihr 2-jähriges Kind vor. Seit 3 Tagen hätten sich ausgehend von einer wunden Stelle am Mund kleine gelbliche Verkrustungen im Gesichtsbereich gebildet (➤ Abb. 17.2). Auch am Arm sei inzwischen ein solcher Herd vorhanden.

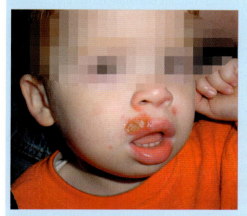

Abb. 17.2 2-jähriges Kind mit Verkrustungen im Gesicht

Welche Verdachtsdiagnose stellen Sie? Warum?

Es handelt sich wahrscheinlich um eine Impetigo contagiosa. Das Kind zeigt die typischen (oft honig-)gelben Krusten.

Welche Differenzialdiagnosen kommen infrage?

Ein nässendes superinfiziertes Ekzem.

Welche diagnostischen Maßnahmen ergreifen Sie?

- bakterieller Abstrich
- Abklärung weiterer Infektionen in der Umgebung des Kindes (Geschwister, Spielgruppe etc.), um ggf. eine erforderliche Mitbehandlung einzuleiten.

Welche therapeutischen Maßnahmen ergreifen Sie?

- Strikte Hygiene zur Infektionsunterbrechung am Kind selbst und bez. der Übertragung auf andere ist für einen Therapieerfolg erforderlich: Das Kind muss zu Hause bleiben, eigene Handtücher benutzen, täglich die Leibwäsche wechseln. Stofftiere müssen zunächst entzogen und ausreichend desinfiziert werden.
- Bei kleinen Herden reicht eine Lokaltherapie aus: Infectopyoderm®-Salbe 2 × tägl. dünn auftragen, Herde abdecken, aber kein Pflaster, sondern besser Schlauchverbände verwenden.
- Bei großflächiger Ausdehnung oder Befundprogredienz erfolgt eine systemische antibiotische Behandlung, z. B. durch Cefaclor-Saft oder nach Antibiogramm.

FALLBERICHT

Ein 57-jähriger Angestellter klagt über starken Achselgeruch. Auch die Verwendung von Deos habe keine Verbesserung erbracht. Kollegen hätten sich bereits über die Belästigung beklagt. Bei der Inspektion der Achselregion sehen Sie gelbliche Auflagerungen, die z. T. die Haare komplett umschließen (Einscheidungen).

17

Welche Diagnose stellen Sie? Begründen Sie Ihre Aussage.

Der typische penetrante Geruch und die Einscheidungen der Haare sprechen für eine Trichobacteriosis palmellina (bakterielle Infektion mit *Corynebacterium tenuis*).

Wie sieht die Therapie aus?

Zur Therapie sollten die Achselhaare abrasiert werden (kein Lebensraum für Bakterien mehr) und anschließend über mehrere Tage mit antiseptischen Waschlotionen (z. B. Dermowas®) gewaschen werden.

17.3 Juckreiz

Welche Symptomatik ist typisch für eine Prurigo simplex subacuta und wie behandeln Sie dies?

Charakteristisch sind multiple Papeln, die extremen fokalen Juckreiz bedingen, der erst sistiert, wenn die Papeln aufgekratzt werden und bluten. Deshalb bestehen oft Exkoriationen im Bereich der Papeln.

Für die **Therapie** ist eine Optimierung der Hautpflege sehr wichtig (Meidung irritativer Stimuli, Hautpflege mit Ölbädern, Hautlotionen etc.). Außerdem ist eine UVB-Therapie oft wirksam (durch Dermatologen). Die einzelnen Herde können mit hochpotenten Glukokortikosteroiden (z. B. Dermoxin®) eingecremt werden (Folienokklusion erhöht die Wirksamkeit). Auch eine Unterspritzung mit verdünnten Glukokortikosteroiden ist oft wirksam.

Antihistaminika können eingesetzt werden (z. B. Aerius® 1 × 1 Tbl./d), um das Kratzen zu vermindern, ggf. auch sedierende Antihistaminika über Nacht (z. B. Atarax® 25–50 mg/d), evtl. Zinkleimverband.

FALLBERICHT

Bei einer 89-jährigen Patientin, die seit 5 Jahren in einem Seniorenheim lebt, zeigen sich bereits seit mehreren Wochen an der Haut blutige Kratzartefakte und leichte Ekzematisierungen, v. a. am Stamm und an den proximalen Extremitäten, sowie stärkere Veränderungen in den Interdigitalfalten (➤ Abb. 17.3). Auch Schlafstörungen seien bereits wegen des starken Juckreizes aufgetreten. Ein Therapieversuch mit einer „Kortisoncreme" erbrachte keine Verbesserung. Bei der Inspektion sehen Sie die dargestellten Hautveränderungen.

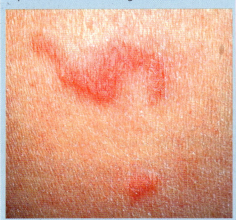

Abb. 17.3   Blutige Kratzartefakte und leichte Ekzematisierungen

Welche Verdachtsdiagnose stellen Sie? Begründen Sie Ihre Aussage.

Die erfolglose Therapie mit einer „Kortisoncreme" lässt Ekzemerkrankungen (Kontaktekzem, Neurodermitis) unwahrscheinlich erscheinen. Der nächtliche Juckreiz (Schlafstörungen) und das „Blutigkratzen" weisen auf eine Skabies hin, die bei immunsupprimierten Menschen und dort, wo viele Menschen zusammenleben, gehäuft vorkommt.

Wie klären Sie die Erkrankung ab?

Suche nach ausgezogenen (strichförmigen oder gebogenen) Effloreszenzen (Milbengänge) mit dunklem Pünktchen am Gangende (Milbenhügel). Anritzen des Milbengangs, Auswischen mit einer Nadel und Versuch des mikroskopischen Milbennachweises (im Altersheim oft nicht möglich, sodass allein das klinische Bild ausreichen muss).

Welche Therapie und weitergehende Maßnahmen sind erforderlich?

- Am Abend mit Infectoscab®-Creme gewissenhaft alle Körperstellen inkl. Nagelbereich, Analfalte und Genitalregion, nicht aber Gesicht und Kopfhaut eincremen. Erst morgens Abduschen des aufgebrachten Medikaments, nach einer Woche die Anwendung wiederholen.
- Täglich Garderobe und Bettwäsche wechseln. Kleidungsstücke bei 90 °C waschen oder – wenn dies nicht möglich sein sollte – für 5 Tage in luftdichten Plastiksack stecken und in warme Umgebung stellen, da die Krätzmilbe bei hohem Stoffwechsel (in der Wärme) ohne den Wirt Mensch stirbt; anschließend Garderobe reinigen.
- Wichtig ist die Kontrolle von möglichen Kontaktpersonen. Es kann bis zu 6 Wochen dauern, bis klinische Infektionszeichen erkennbar werden.

Nennen Sie die klinischen Merkmale der Pediculosis capitis

Starker Juckreiz des Kopfes, Ekzematisation im Kopf- und Halshautbereich sowie – bei starker und langdauernder Infektion – Schwellung der nuchalen Lymphknoten. Nachweis von Nissen an den Haarschäften, besonders im Bereich über den Ohren. Sie lassen sich im Gegensatz zu Schuppen nicht ablösen.

Wie therapieren Sie?

Dimeticon-Lösung (z. B. NYDA®) 1× ins trockene Haar einreiben, 10 min. einwirken lassen, danach das Haar strähnenweise auskämmen und Haare waschen. Alternativ, nicht unbedingt besser, aber toxischer, kommt noch das ältere Vorgehen infrage: Ins feuchte Haar Permethrin (Infectopedicul® Lsg.) gleichmäßig einreiben, 30–45 min. einwirken lassen, dann mit warmem Wasser auswaschen, 3 Tage lang die Haare nicht waschen. Die Prozedur nach ca. einer Woche wiederholen. Die Nissen sollten mit einem speziellen Nissenkamm ausgekämmt werden.

Welche Sanierungsmaßnahmen empfehlen Sie?

- Kleidung und Bettzeug waschen und 30 min. auf höchster Stufe trocknen oder heiß bügeln. Alternativ: 4 Wochen in einer Plastiktüte fest verschließen oder chemisch reinigen lassen.
- Kämme und Bürsten 10 min. in > 55 °C heißes Wasser einlegen, danach 1 h in Desinfektionsmittel legen (z. B. Sagrotan®).

FALLBERICHT

Ein 62-jähriger Rentner beklagt einen zunehmenden Juckreiz im Bereich der Beine. Hier bestehen rundliche Ekzemherde (schuppend, nässend, gerötet). Eine Eigenbehandlung mit diversen Pflanzencremes habe eher eine Verschlechterung herbeigeführt.

17

Um welche Hautkrankheit handelt es sich?

Um ein nummuläres (münzförmiges) Ekzem.

Nennen Sie Faktoren, die als mögliche Auslöser diskutiert werden?

- Fokalgeschehen → verschiedene Infektionen (z. B. eitrige Bronchitis)
- Atopieneigung (Asthma bronchiale, saisonale Rhinitis, frühere Neurodermitis?)
- Neigung zur Psoriasis (nummuläres Ekzem als „Minimalform der Psoriasis")
- kontaktallergischer Mechanismus auf Bakterienantigene
- chronisch-venöse Insuffizienz.

Welche diagnostischen Maßnahmen ergreifen Sie?

Abklärung auslösender Mechanismen (s. o.):
- mykologische Diagnostik
- bakterieller Abstrich
- Fokussuche.

Und welche therapeutischen Maßnahmen ergreifen Sie?

- Lokaltherapie: mittelstarke Steroide in Cremeform (z. B. Triamcinolonacetonid 0,1 %) im Wechsel mit antiseptischen Umschlägen (z. B. Chinosol-Umschläge → 1 Tbl. Chinosol auf 1 l Wasser)
- bei floriden Infekten auch systemische antibiotische Therapie (z. B. Cephalosporine → Cefuroximmesilat 2×500 mg/d).

Nennen Sie wichtige Arten von Handekzemen. Beschreiben Sie kurz die jeweiligen Charakteristika.

- **dyshidrotisches Handekzem**: Bläschen im Bereich der Fingerzwischenräume, starker Juckreiz, nach Platzen der Bläschen oberflächliche Schuppung
- **atopisches Handekzem**: Bläschen und Juckreiz an den Palmae; Stigmata der Atopie (z. B. Rhinitis allergica, allergisches Asthma, Xerosis cutis)
- **kumulativ-subtoxisches Handekzem**: trockene, schuppende Hautveränderungen an den Handrücken. Keine Streuphänomene. Entsteht durch repetitive subtoxische Noxen (häufiges Händewaschen, Friseurberuf, andere Feuchtberufe)
- **kontaktallergisches Handekzem**: streuende und meist stark juckende Ekzemherde; durch variable Kontaktallergene (Nickel, Berufsstoffe etc.) ausgelöst
- **Psoriasis palmaris** (palmoplantaris): meist grünliche (sterile!) Pusteln, die in rötlichen Plaques lokalisiert sind. Keine Streureaktion im Gegensatz zu Kontaktallergien. Oft weitere Psoriasisstigmata (erythematosquamöse Hautveränderungen an Kopf, Ellenbogen, Knie).

Wie unterscheiden Sie ein kontaktallergisches Handekzem von einem kumulativ-subtoxischen Handekzem?

Allergische Handekzeme weisen eine Streureaktion auf, die über den Einwirkbereich des Allergens hinausreicht; kumulativ-subtoxische Handekzeme sind hingegen regional begrenzt.

Nennen Sie einige Ursachen von analem Juckreiz

- Hämorrhoidalleiden
- atopisches Analekzem
- kumulativ-subtoxisches Analekzem (übertriebene Analhygiene, Z. n. Durchfällen, ungeeignetes Toilettenpapier)
- kontaktallergisches Analekzem (Inhaltsstoffe z. B. von Analcremes oder feuchten Toilettenpapieren)
- perianale Mykose (meist als Superinfektion oder bei Diabetes mellitus)

17

- Psoriasis vulgaris
- Wurmerkrankungen (meist Kinder).

Wie sieht die Therapie der Analekzeme aus?
- mögliche Kontaktallergene (z. B. feuchte Toilettenpapiere) meiden
- bei starkem Juckreiz kurzzeitige steroidale Cremepräparate (keine Salben!)
- nachfolgend Hydrokortison 1 % in Lotio alba
- bei nässenden Veränderungen zunächst austrocknende Lokaltherapie, z. B. mit Tannolact®-Sitzbädern
- bei Candida-Infektionen Lokaltherapie mit nystatinhaltigen Pasten (z. B. Nystaderm® comp. Paste).

Welche Hautpflege empfehlen Sie älteren Menschen?
- Reinigung der Haut mit ölhaltigen Reinigungsmitteln (z. B. Duschölen). Ölbäder (Achtung: Wanne wird rutschig, erst Wasser ablassen und Handtuch in die Wanne legen, dann aufstehen)
- nach der Reinigung rückfettende harnstoffhaltige Externa.

Nennen Sie Beispiele für ein schwaches, mittelstarkes und starkes örtliches Glukokortikosteroid
- schwach: Hydrocortisonacetat (z. B. Cordes® H)
- mittelstark: Triamcinolonacetonid (z. B. Triamcreme® Lichtenstein)
- stark: Clobetasolpropionat (z. B. Dermoxin®).

17

17.4 Schuppung

FALLBERICHT

Ein 44-jähriger Bankangestellter leidet seit Jahren unter trockenen, rötlichen Schuppen im zentralen Gesichtsbereich und im Bereich der Augenbrauen. Auch am Kapillitium findet sich eine trockene Schuppung. Gelegentlich sind Rötungen im Bereich der Brust und am Rücken vorhanden.

Welche Hautkrankheit liegt vor?
Eine seborrhoische Dermatitis.

Wie behandeln Sie die Herde an Kopf, Gesicht und Körper?
Therapieprinzip: keine fettende Lokaltherapie; eher Creme verwenden!
- Kopfherde: z. B. Ketoconazol-haltige Haarshampoos (z. B. Terzolin®Gel), bei schwerem Befall kurzzeitig steroidale Kopftinkturen (z. B. Ecural®Lösung)
- Gesichtsherde: Ketoconazol-haltige Cremes (z. B. Nizoral®-Creme), nur bei schwerem Befall und kurzzeitig steroidale Lokaltherapie (z. B. Dermatop®-Creme) oder Off-label-Therapie mit Pimecrolimus-Creme (Elidel®) durch Dermatologen
- Körperherde: analog zu den Gesichtsherden, jedoch etwas längerer Einsatz von steroidalen Externa möglich
- Da das seborrhoische Ekzem oft eine deutliche Stressassoziation aufweist, erbringt Stressreduktion oft eine deutliche Besserung.

17.5 Warzen

Wie behandeln Sie ein 3-jähriges Kind, das Ihnen mit disseminierten Schwimmbadwarzen (Mollusca contagiosa) vorgestellt wird? Welche weitergehenden Maßnahmen sind erforderlich?

- Abkleben der betroffenen Areale mit Creme-Lokalanästhetikum (EMLA®-Creme), ½ Stunde einwirken lassen. Anschließend oberflächliche Kürettage mit dem scharfen Löffel
- nach Abheilung pflegende Lokaltherapie der betroffenen Areale (z. B. mit harnstoffhaltigen Externa, z. B. Basodexan® soft Creme)
- Kinder mit Mollusken sollten nicht mit anderen Kindern zusammen in einer Badewanne gebadet werden (Übertragung in Feuchtbereichen). Ein Schwimmverbot ist nicht nötig.

Wann ist eine operative Entfernung von Plantarwarzen angezeigt? Wann können die Warzen zunächst belassen werden?

- Warzen müssen entfernt werden, wenn sie in belasteten Arealen sitzen, da ansonsten Fehlhaltungen eingenommen werden, die ungünstige Rückwirkungen auf Gelenke haben.
- Isolierte Warzen außerhalb dieser Regionen können mit salizylhaltigen Pflastern (z. B. Guttaplast®) oder Tinkturen (z. B. Verrumal®) behandelt werden.

Wie kann die Behandlung von Warzen in plantaren Belastungszonen unterstützt werden?

Durch die Verordnung entlastender Einlagen, einer Spreizfußbandage oder Retrokapitalpelotten zum Einkleben auf die Schuhinnensohle.

Welche Maßnahmen ergreifen Sie bei disseminierten Warzenbeeten?

Stationäre Einweisung zur Elektrokoagulation/Kürettage in Intubationsnarkose.

Warum wird die Behandlung nicht in Lokalanästhesie durchgeführt?

Lokalanästhesien im Fuß-/Handbereich sind äußerst schmerzhaft und allenfalls für einzelne Warzen bei Erwachsenen durchführbar.

17.6 Allergien und Unverträglichkeitsreaktionen

FALLBERICHT

Eine 32-jährige Büroangestellte stellt sich mit folgenden Beschwerden in Ihrer Praxis vor: morgendliche Luftnot, Auswurf und Rhinitis. Die Symptomatik bessere sich über den Tag, um morgens erneut aufzutreten. Auffallend sind deutliche Ekzeme der Augenlider.

Welches Problem könnte der beschriebenen Symptomatik zugrunde liegen?

Es handelt sich um die typische klinische Konstellation einer Hausstaubmilbenallergie.

Welche diagnostischen Schritte sind erforderlich?

Prick-Test auf Haustaubmilbenallergene (Dermatophagoides pteronissinus, Dermatophagoides farinae) und Vorratsmilbe (Acaro sirus), bei unklaren Prick-Test-Befunden und bei Kindern < 4 Jahren Nachweis spezifischer Antikörper vom Typ IgE (RAST-Test).

Welche Maßnahmen sind bei positivem Testausfall erforderlich?

- wichtigste Maßnahme: Einhüllen („Encasing") der Bettwäsche und der Matratze mit speziell gewebten milbendichten Bezügen (Kosten werden teilweise von den Krankenkassen übernommen → Hilfsmittel)
- Haustaubmilbenreservoire, wie Teppichböden, Stofftiere, Vorhänge und Polstermöbel, möglichst durch abwischbare Materialien, z. B. Laminat-Fußboden, Vertikallamellen etc. ersetzen
- abendliche Gabe eines lang wirkenden Antihistaminikums wie Cetirizin oder Loratadin, bei nicht ausreichender Besserung 2 Hübe eines Budesonid- oder Beclomethason-Dosieraerosols. Nach Sanierung des Schlafplatzes und der Wohnung Versuch, die Medikamente abzusetzen bzw. zu reduzieren
- bei fehlender klinischer Besserung nach einigen Wochen Einleitung einer Hyposensibilisierung.

Nennen Sie die Erfolgsquoten der Hyposensibilisierungen gegen Biene/Wespe, Frühblüher und Gräser, Hausstaub(milbe).

- Biene/Wespe: > 95 %
- Frühblüher/Gräser: > 75 %
- Hausstaub(-milbe): ca. 65 %.

Nennen Sie Kontraindikationen für die Durchführung einer spezifischen Hyposensibilisierung.

- **absolute Kontraindikationen:** fortgeführte Einnahme von β-Blockern, Immundefekte, chronisch-entzündliche Erkrankungen, fieberhafte Infekte, multiple Sklerose, Gravidität
- **relative Kontraindikationen:** Autoimmunerkrankungen, ACE-Hemmer und AT_1-Antagonisten, zerebrales Krampfleiden, Herz- und Kreislaufinsuffizienz, Hyperthyreose, Krebserkrankungen, Schutzimpfung (1–2 Wochen vor/nach Hyposensibilisierung), Alter < 5 Jahre.

17

FALLBERICHT

Nach dem Besuch einer Pizzeria und Genuss diverser Gläser Rotwein sowie Einnahme einer Tablette Aspirin® am Vorabend stellt sich am Morgen ein 36-jähriger Patient mit stark juckenden Quaddeln in Ihrer Sprechstunde vor (➤ Abb. 17.4).

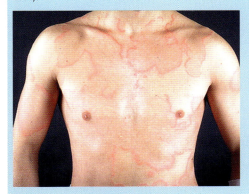

Abb. 17.4   Akute Urtikaria

Um welche Erkrankung handelt es sich?

Es handelt sich um eine akute Urtikaria.

Welche Maßnahmen ergreifen Sie?

- Glukokortikosteroide (z. B. Prednisolon 100 mg i. v.) und Antihistaminika (1 Amp. Dimetinden, z. B. Fenistil® i. v.)
- danach orales Antihistaminikum (z. B. Desloratadin, Aerius® 1 × 1 Tbl./d über wenige Tage)

- bei schweren Formen steroidale Therapie ggf. über mehrere Tage
- Laxanzien und Diät (Tee, Zwieback, Kartoffeln, Reis) über einige Tage.

Wann ist eine stationäre Behandlung angezeigt?
Bei Luftnot, Heiserkeit, Lippenschwellung, Kreislaufschwäche, generalisiertem Befall.

Welche diagnostischen Maßnahmen ergreifen Sie bei chronischer Urtikaria?
Suche nach entzündlichen Foci (Blutbild, BSG, HNO-Konsil, Gastroskopie → Helicobacter pylori? Konsil bei Allergologen). Allerdings sind nur in ca. 30 % der Fälle ursächliche Faktoren zu finden.

17.7 Hauttumoren

FALLBERICHT

Bei einem 76-jährigen Rentner hat sich binnen der letzten 4 Wochen der in der Abbildung dargestellte knotige Tumor mit zentralem Hornpfropf gebildet (➤ Abb. 17.5).

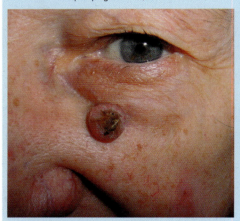

Abb. 17.5 Knotiger Tumor mit zentralem Hornpfropf

Worum handelt es sich? Nennen sie typische Charakteristika.
Um ein Keratoakanthom. Typisch sind der zentrale Hornpfropf und das schnelle Wachstum.

Wie sieht die Therapie aus?
Die Therapie besteht in der knappen Exzision im Gesunden.

Welche Behandlungsmöglichkeiten aktinischer Keratosen kennen Sie?
- Kürettage mit dem scharfen Löffel
- Kryochirurgie mit flüssigem Stickstoff
- Laserablation
- photodynamische Therapie
- Lokaltherapie mit Diclofenac-haltiger Creme (z. B. Solaraze®)
- Lokaltherapie mit 3,75 % Imiquimod-Cremen (Zyclara®).

FALLBERICHT
Ein 72-jähriger Patient stellt sich mit „Rauheiten" im Bereich des Kapillitiums vor, die er bisher immer wieder mit einer Feuchtigkeitscreme behandelt.

Worum könnte es sich handeln? Nennen Sie geeignete Therapien.

Wie im vorherigen Fall liegen sogenannte aktinische Keratosen vor (Plattenepithelkarzinome in situ), diesmal in anderer Gestalt. Die Therapie erfolgt durch einen Dermatologen. Über die Abtragung mit dem Erbium-, YAG- oder CO_2-Laser und die oben genannten Optionen hinaus ist das flächenhafte Auftragen von Imiquimod 5-prozentiger Creme (Aldara®) zu erwähnen: 3 ×/Wo. für 4 Wo., dann 4 Wo. Pause, Kontrolle, evtl. Zyklus wiederholen.

FALLBERICHT
Bei einem 42-jährigen Bademeister sehen Sie folgende Veränderung (➤ Abb. 17.6):

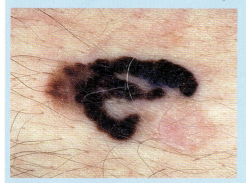

Abb. 17.6 Maligne Hautveränderung.

Worum handelt es sich?

Malignes Melanom (Typ: superfiziell spreitendes malignes Melanom).

Nennen Sie die typischen Erkennungsmerkmale des malignen Melanoms.

Typisch sind die ABCD-Kriterien:
- A: Asymmetrie
- B: Begrenzung → unregelmäßige seitliche Begrenzung
- C: Color → dunkelbraun bis schwarz
- D: Durchmesser → > 2 mm.

Wie sieht die Standardtherapie des malignen Melanoms aus?

Zunächst Entfernung des Tumors mit kleinem Sicherheitsabstand. Nach histologischer Bestimmung der Invasionstiefe Nachexzision mit Sicherheitsabstand bis zur Muskelfaszie.

Folgende Sicherheitsabstände werden gefordert:
- Melanoma in situ: 0,5 cm Sicherheitsabstand
- Eindringtiefe ≤ 2 mm: 1,0 cm Sicherheitsabstand
- Eindringtiefe > 2 mm: 2,0 cm Sicherheitsabstand
- bei Tumordicke > 1 mm zudem Entfernung des Wächterlymphknotens (Sentinel-Lymphnode-Dissection)
- bei primärer Tumordicke > 4 mm oder positivem Sentinel-Lymphknoten Einleitung einer α-Interferontherapie (durch spezialisierte Zentren).

Um welchen Hauttumor handelt es sich auf folgender Abbildung (➤ Abb. 17.7)? Nennen Sie die typischen klinischen Charakteristika.

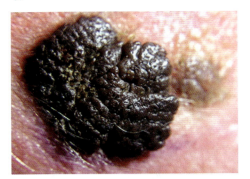

Abb. 17.7   Hauttumor

Es handelt sich um eine seborrhoische Keratose. Sie hat eine verruköse Oberfläche, sieht „wie aufgesetzt" aus. Typische „Pseudohornzysten" sind mit dem bloßen Auge oder besser auflichtmikroskopisch erkennbar.

Benennen Sie folgenden Hauttumor (➤ Abb. 17.8). Nennen Sie seine typischen Charakteristika.

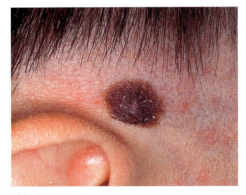

Abb. 17.8   Hauttumor

Abgebildet ist ein Nävuszellnävus. Es handelt sich dabei um einen bräunlichen, scharf begrenzten, symmetrischen Tumor. Er entwickelt sich mit zunehmendem Alter papillomatös und kann die Pigmentierung ganz verlieren (ausgebrannter papillomatöser Nävus).

Um welche Veränderung handelt es sich auf folgender Abbildung (➤ 17.9)? Nennen Sie die typischen Charakteristika.
Es handelt sich um einen Naevus sebaceus, einen gelblich-bräunlichen verrukösen Tumor am Kapillitium. Im Kindesalter zunächst haarloses Areal. In der Pubertät zunehmende verruköse Umwandlung. Im Erwachsenenalter Gefahr der Entwicklung von Basalzellkarzinomen und Plattenepithelkarzinomen. Deshalb: Entfernung in/nach der Pubertät durch Exzision im Gesunden.

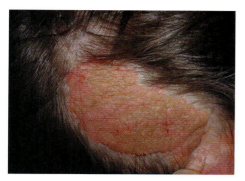

Abb. 17.9 Hautveränderung am Haaransatz

Was sehen Sie auf folgender Abbildung (➤ Abb. 17.10)? Nennen Sie die typischen Charakteristika.

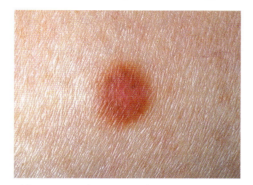

Abb. 17.10 Derbe Hautveränderung

Ein Histiozytom. Es handelt sich dabei um eine v. a. bei (hellhäutigen) Frauen am Unterschenkel vorkommende derbe Hautveränderung, oft mit rötlich-bräunlichem Rand. Typisch: „Pastillenaspekt": Bei seitlichem Druck zwischen zwei Fingern zieht sich der Tumor in die Haut zurück.

Nennen Sie die klassischen klinischen Charakteristika des Basalzellkarzinoms.
Basalzellkarzinome kommen meist an belichteten Arealen („Sonnenterrassen der Haut") vor. Sie sind „semimaligne", d. h. sie metastasieren nie, wachsen aber lokal destruierend. Typisch sind glänzende Oberfläche, Teleangiektasien im Tumor, perlschnurartiger Randsaum.

Nennen Sie den häufigsten Fehler bei der Therapie. Was können Sie dagegen tun?
Der klinisch sichtbare Teil entspricht nicht der Gesamtgröße des Tumors. Wird nur dieser Anteil entfernt, kommt es zu einem Rezidiv. Die Entfernung muss mit einem Sicherheitsabstand durchgeführt werden, am besten mikrografisch kontrollierte Chirurgie durch einen Dermatologen.

17

17.8 Psoriasis

Nennen Sie die typischen Prädilektionsstellen der Psoriasis vulgaris.
Behaarte Kopfhaut (v. a. retroaurikulär), Ellbogen, Haut über dem Steißbein, Knie.

Nennen Sie Behandlungsmöglichkeiten der Psoriasis vulgaris an den klassischen Prädilektionsstellen.
Kurzzeitige Initialtherapie mit schuppenlösendem Steroidpräparat (z. B. Betadermic®-Salbe über 7–10 Tage), danach weitere Lokaltherapie mit Vitamin D_3/Betamethason-Kombipräparat (Daivobet®-Gel) über mehrere Wochen. Bei mangelhaftem Ansprechen sind Kombination mit UVB-Bestrahlungen (beim Dermatologen) möglich.

Welche Behandlungsmöglichkeiten der Psoriasis an der Kopfhaut gibt es?
Behandlung mit Clobetasol-haltigem Schaum (Clarelux®) über Nacht über 7–9 Tage oder mit steroidhaltiger Tinktur (z. B. Soderm crinale).

Wie therapieren Sie eine großflächige, ausgedehnte Psoriasis vulgaris?
Eine schwere Psoriasis vulgaris kann systemisch therapiert werden (z. B. mit Fumarsäureester, Fumaderm® in einschleichender Dosierung), mit Methotrexat oder Ciclosporin. Bei Unverträglichkeit, Wechselwirkungen oder mangelhaftem Ansprechen werden auch Biologica (z. B. Ustekinumab/Stelara®) eingesetzt.

Ein Patient mit Psoriasis vulgaris hat plötzlich disseminierte Psoriasisherde (eine sogenannte Psoriasis guttata) entwickelt. Wofür spricht dies? Welche Maßnahmen ergreifen Sie?
Eine Psoriasis guttata weist auf einen Infekt hin, der die Psoriasis „anschiebt". Maßnahmen: Lokalisation des Infektionsherds (Blutbild, BSG, kleine Fokussuche) und Therapie des Infekts.

Wie behandeln Sie eine schwere Psoriasis arthropathica?
Die schwere Psoriasis arthropathica wird mit Methotrexat (= MTX, z. B. Lantarel®) behandelt. Beginn mit 15–25 mg/Woche (p. o. oder i. m.), ein Tag nach MTX Folsäuregabe! Die Therapie wird über mehrere Wochen fortgeführt. Bei klinischer Besserung Versuch der Therapie mit NSAR oder alternativ Sulfasalazin.

17.9 Neurodermitis

FALLBERICHT

Eine Mutter stellt Ihnen ihr 7 Monate altes Kind mit der dargestellten Hautveränderung vor (➤ Abb. 17.11). Das Kind schreie die ganze Nacht. Es zeigt an einzelnen Köperregionen Kratzspuren, als Hinweis auf starken Juckreiz. In der Familie leidet der Vater unter Heuschnupfen.

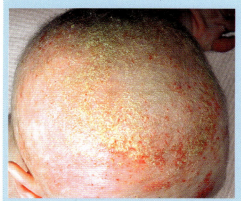

Abb. 17.11 Hautveränderung bei 7 Monate altem Kind

Worum handelt es sich?
Um einen Milchschorf.

Wie sieht die Therapie aus?
- im akut entzündlichen (nässenden) Zustand zunächst Therapie mit feuchten Umschlägen mit Desinfizienszusatz (z. B. Chinosol®-Tbl., 1 Tbl. auf 1 l Wasser). Pflege mit wässrigen (nicht fetten!) Externa (z. B. Ungt. emulsificans aquosum)
- im chronischen, trocken-schuppenden Zustand: Acid. sal. 1 % in Oleum olivarum.

Eine Patientin mit Neurodermitis fragt Sie, welche Maßnahmen sie selbst ergreifen kann, um die Hauterkrankung günstig zu beeinflussen. Wozu raten Sie der Patientin?
- Garderobe: am besten leichte Baumwollkleidung, keine Synthetik, keine Wolle auf der Haut
- Schlafzimmer: allergenarmes Milieu (feucht wischbare Bodenbeläge, keine Polstermöbel im Schlafzimmer, Vertikallamellen, Bettbezüge und Matratzen bei Hausstaubmilbensensiblisierung durch spezielle Encasingbezüge abdichten)
- nicht rauchen (auch nicht passiv!)
- nicht zu oft/zu warm duschen, Duschöle verwenden (keine Duschgele!), regelmäßige Anwendung von (harnstoffhaltigen) Basispflegeprodukten (z. B. Excipial® U Lipolotio).

Wie behandeln Sie eine schwere, lichenifizierte Neurodermitis im Schub?
- Zunächst externe Glukokortikoide (z. B. Advantan®-Salbe über einige Tage)
- anschließend allmähliches Ausschleichen der Steroide und Übergang auf Basispflege (z. B. Ungt. Cordes®)
- Ölbäder (z. B. Balmandol®-Ölbad)
- Einsatz von Antihistaminika, eher sedierende Präparate zur Nacht (z. B. Dimetinden, Fenistil®)
- im Gesichts-/Halsbereich: Steroide wegen nicht akzeptabler NW allenfalls für wenige Tage erlaubt, besser: Calcineurin-Inhibitor, z. B. Elidel®-Creme.

17.10 Hautkrankheiten mit kosmetischer Beeinträchtigung

17.10.1 Besenreiservarikosis

FALLBERICHT
Eine 56-jährige Patientin bittet Sie um Beseitigung von Besenreisern.

Welchen Behandlungsvorschlag machen Sie?

Sklerosierung mit Aethoxysklerol 1 %. Dabei Punktion der kleinen Venen mit sehr dünner Nadel (z. B. G30 Microlance®). Aspiration, um die intravasale Lage der Kanüle sicherzustellen. Dann Injektion kleiner Volumina, bis die Venen verblassen. Sofort Kompression auf die sklerosierte Stelle aufbringen (Rundtupfer unter Zug verpflastern). Nach Beendigung der Therapie für einige Tage Behandlungsareal mit Kompressionswickeln versehen.

17.10.2 Alopezie

FALLBEISPIEL
Ein 25-jähriger Flugbegleiter leidet seit einigen Jahren unter zunehmendem Haarausfall. Es haben sich bereits Geheimratsecken gebildet und eine Tonsur ist auch sichtbar. Der Vater habe eine Glatze gehabt, er selbst könne sich aber nicht mit dieser Situation abfinden.

Worum handelt es sich?

Um eine androgenetische Alopezie.

Welche Möglichkeiten der Behandlung bestehen?

Zur Therapie stehen zwei Behandlungskonzepte zur Verfügung, die dem Patienten auf einem Privatrezept (nicht zu Lasten der gesetzlichen Krankenkassen) verordnet werden können:
- Therapie mit Finasterid (Propecia®) 1 mg/d oral als Dauertherapie. In 90 % der Fälle sistiert der Haarausfall und miniaturisierte Haare können wieder zu Terminalhaaren ausreifen.
- Therapie mit Minoxidil (Regaine®): zweimal täglich Regaine® auf die betroffenen alopezischen Areale auftragen (NW: selten Reizungen der Kopfhaut).
- wenn bereits eine vollständige Glatze besteht, ggf. Indikation zur Eigenhaartransplantation mit Mini- und Mikrografts (nur in speziellen Zentren).

Welche Formen des Haarausfalls kennen Sie? Nennen Sie mögliche Ursachen.

- diffuse Alopezie: verursacht z. B. durch Eisenmangel, Schilddrüsenerkrankungen, postinfektiös, in der Stillzeit, unter Heparin, unter Stress, nach Fastenkuren
- androgenetische Alopezie: erblicher Haarausfall bei Männern und Frauen
- Alopecia areata: kreisrunder Haarausfall, wahrscheinlich durch Autoimmunmechanismus bedingt
- vernarbende Alopezie: Verlust der Haarfollikel bei diversen Grunderkrankungen, z. B. Lupus erythematodes, Lichen ruber.

17.10.3 Hirsutismus

FALLBEISPIEL
Bei einer 35-jährigen Verkäuferin entwickelt sich seit ca. ½ Jahr eine zunehmende Behaarung im Gesichtsbereich (Oberlippenbereich, Kinn) und an der Brust.

Welche Fragen stellen Sie?
Amenorrhö, Mammaatrophie, Klitorishypertrophie, Stimmvertiefung, Akne?

Welche Laborparameter erheben Sie?
Freies Testosteron, DHEAS. FSH, LH, Prolaktin, Androstendion.

Was tun Sie?
Eine Sonografie der Ovarien und der Nebennierenrinde veranlassen.

Warum führen Sie eine Ultraschalluntersuchung der Ovarien durch?
Dadurch kann die Diagnose „polyzystische Ovarien" gesichert werden.

17.10.4 Hyperhidrosis

FALLBERICHT
Eine 26-jährige Sekretärin leidet seit einem Jahr unter starkem Schwitzen in den Achseln. Sie müsse Ihre T-Shirts zwei- bis dreimal täglich wechseln und fragt Sie um Ihren medizinischen Rat.

Unter welcher Erkrankung leidet die Patientin?
Unter einer Hyperhidrosis axillaris.

Was können Sie der Patientin zur Therapie und den einzelnen Therapieoptionen sagen?
Bei der Hyperhidrosis axillaris handelt es sich um ein idiopathisches Geschehen, das durch keine Systemtherapie beeinflusst werden kann. Studien zeigen, dass die lange propagierte Salbeitherapie (Tabletten, Tees) wirkungslos ist. Derzeit gibt es folgende Therapiekonzepte:
- **Leitungswasseriontopherese**: Flüssigkeitsgetränkte Kompressen bzw. Manschetten werden unter die Arme gelegt und mit Gleichstrom unter Spannung gesetzt. Gute Wirkung, jedoch muss die Therapie täglich wiederholt werden, was die Praktikabilität einschränkt.
- **Schweißdrüsenliposuktion** (Angebot an speziellen Zentren): Durch Saugkürettage kommt es zu einer Denervierung der Schweißdrüsen. Vorteil: wenig invasiver Eingriff. Nachteil: Erfolg ist teilweise nur temporär, da eine Reinervierung der Schweißdrüsen erfolgen kann.
- **operative Entfernung des schwitzenden Areals:** Vorteil: dauerhafte Lösung des Problems erreichbar. Nachteil: Operation ist mit stationärem Aufenthalt verbunden, lange Abheilzeiten, oft ästhetisch störende Narbe.
- Behandlung mit **Botulinustoxin**: Unterspritzung des schwitzenden Areals mit Botulinustoxin (z. B. Botox®): Vorteil: sichere Unterdrückung der Schweißbildung für 4–7 Monate
- Behandlung mit **Methantheliniumbromid** (Vagantin®) 2×1 Tb./d.

Bei weniger ausgeprägten Störungen sind aluminiumhaltige Externa hilfreich, z. B. Odaban®-Spray abends vor dem Schlafengehen auftragen.

17.10.5 Vitiligo

Bei einem 15-jährigen Jungen haben sich die dargestellten Hautveränderungen entwickelt (➤ Abb. 17.12).

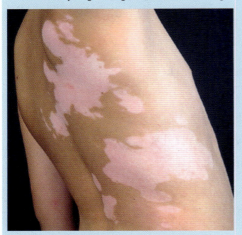

Abb. 17.12 Hautveränderungen bei 15-jährigem Jungen.

Worum handelt es sich und was empfehlen Sie?

Es handelt sich um eine Vitiligo (Weißfleckenkrankheit), der wahrscheinlich ein Autoimmunprozess zugrunde liegt. Alle heute verfügbaren Therapiemodalitäten sind wenig erfolgversprechend. Bestrahlungsverfahren sollten bei einem 15-jährigen Patienten nicht durchgeführt werden (UV-Nebenwirkungen). Patient und Eltern müssen sorgfältig über die Gutartigkeit der Erkrankung beraten werden. Zudem muss ich den Patienten über Lichtschutz informieren, da eine erhöhte Sonnenbrandgefahr in den Herden besteht.

17.11 Weitere Hautkrankheiten

Im Handgelenkbereich einer 42-jährigen Patientin bestehen die dargestellten Hautveränderungen (➤ Abb. 17.13).

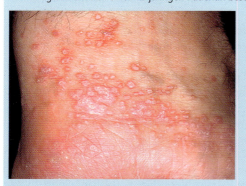

Abb. 17.13 Hautveränderungen am Handgelenk.

Um welche Erkrankung handelt es sich?

Um einen Lichen ruber.

Welche weiteren Untersuchungen stellen Sie an? Begründen Sie die Untersuchungen.

Da oft auch die Mundschleimhaut befallen ist, inspiziere ich diese. Als mögliche Auslöser kommen Medikamente infrage, sodass eine genaue Medikamentenanamnese erfolgen muss.

Wie behandeln Sie?

Externe Glukokortikosteroide (z. B. Ecural® Fettcreme) unter Folienokklusion über Nacht. Bei sehr ausgedehnten Befunden Überweisung zum Dermatologen, da dann eine UV-Therapie oder systemisch-immunsuppressive Therapie erforderlich ist.

FALLBERICHT

Eine 27-jährige Patientin stellt sich mit schmerzhaften Knoten im Bereich der Unterschenkel bei Ihnen vor (**>** Abb. 17.14). Wenn man die Knoten berühre, könne sie „an die Decke gehen". Zudem habe sie Schmerzen in einem Fuß und die Leistungsfähigkeit beim Treppensteigen sei eingeschränkt (Atemnot).

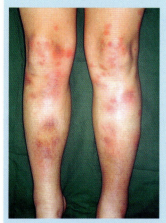

Abb. 17.14   Knoten im Bereich der Unterschenkel.

Um welche Erkrankung handelt es sich?

Das Foto zeigt ein Erythema nodosum. Im vorliegenden Fall besteht die Trias Erythema nodosum, Sprunggelenkarthritis und pulmonale Veränderungen (M. Löfgren) im Rahmen einer Sarkoidose.

Wodurch kann ein Erythema nodosum ausgelöst werden?

Durch Medikamenteneinnahmen, Virusinfekte, bakterielle Infekte (Salmonellen, Shigellen, Yersinien) und chronische Grunderkrankungen (z. B. M. Crohn, Sarkoidose).

17

F A L L B E R I C H T

Bei einer 19-jährigen Patientin bestehen an den Hautspaltlinien ausgerichtete plaqueartige Hautveränderungen mit rand-ständiger Schuppung (➤ Abb. 17.15). Bereits eine Woche vorher habe sich ein größerer Herd am Stamm entwickelt.

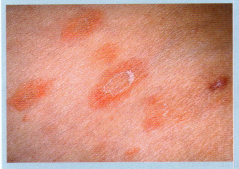

Abb. 17.15 Plaqueartige Hautveränderungen mit randständiger Schuppung.

Worum handelt es sich?

Es handelt sich um eine Pityriasis rosea (Röschen- oder Medallionflechte). Der erste Herd war das sogenann-te „Primärmedaillon", das den anderen Veränderungen vorauseilte.

Wie therapieren Sie?

Eine Therapie der Erkrankung ist nicht erforderlich, obwohl große Hautpartien gleichzeitig befallen sein kön-nen und erst nach Tagen wieder beginnen abzublassen. Der Verlauf ist selbstlimitierend und führt zur Resti-tutio ad integrum.

F A L L B E R I C H T

Bei einem 8-jährigen Mädchen hat sich binnen weniger Wochen die dargestellte Hautveränderung entwickelt (➤ Abb. 17.16).

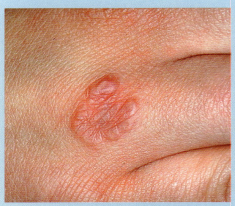

Abb. 17.16 Hautveränderung bei 8-jährigem Mädchen.

Worum handelt es sich? Wie ist der Verlauf?

Es handelt sich um ein Granuloma anulare, eine gutartige granulomatöse Veränderung, die sich meist spon-tan zurückbildet.

Wie therapieren Sie?

Anwendung von Glukokortikosteroidcremes unter Folienokklusion (z. B. Advantan®-Salbe) über Nacht ist meist ausreichend.

Wie behandeln Sie Condylomata acuminata?

Condylomata acuminata werden durch humane Papillomaviren (HPV) ausgelöst.

Wichtig: Untersuchung der gesamten Genital- und Analregion, auch intraanal; auch die Untersuchung der Geschlechtspartner ist wichtig, um Ping-Pong-Infektionen zu vermeiden.

Die **Therapie** besteht in der Kürettage mit dem scharfen Löffel in Lokalanästhesie. Da das Virusmaterial nicht nur in den Condylomen vorkommt sondern auch in der Umgebung, wird ferner eine antivirale Lokaltherapie empfohlen:

- Aldara® 5 % Creme: 3×/Wo., z. B. Mo., Mi., Fr., auf das betroffene Gebiet 1× abends auftragen, morgens mit milder Seife abwaschen
- Behandlungsdauer: bis zum Verschwinden der Warzen, max. 16 Wo.
- Nebenwirkung: Reizungen im Behandlungsareal.

Wo liegen die Risiken der Infektion mit bestimmten HPV-Typen? Welche vorbeugenden Maßnahmen können heute empfohlen werden?

Bestimmte HPV-Arten werden als onkogene Risikotypen eingestuft (z. B. HPV 16, 18). Die Prophylaxe besteht aus einer Impfung mit dem tetravalenten Impfstoff Gardasil für 9- bis 15-jährige Jugendliche (HPV 6, 11, 16, 18) im Abstand von 2 und 6 Monaten nach der ersten Impfung (➤ Kap. 4.5).

17

LITERATUR

Altmeyer P, Dirschka T, Hartwig R (Hrsg.): Klinikleitfaden Dermatologie. 3. Aufl. Elsevier/Urban & Fischer, München 2011
Dirschka T, Fölster-Holst R, Oster-Schmidt C: Facharztprüfung Dermatologie. Elsevier/Urban & Fischer, München 2006
Meves A (Hrsg.): Intensivkurs Dermatologie. Elsevier/Urban & Fischer, München 2006
Oster-Schmidt C, Dirschka T (Hrsg.): Dermatologische Therapie, 2. Aufl. Elsevier/Urban & Fischer, München 2007

18 Neurologische Störungen und Erkrankungen

D. Jobst

Inhalt

18.1 Periphere neurologische Störungen – Leitsymptom Schmerzen, Gefühlsstörungen oder Lähmungen

18.1.1 Obere Extremitäten

FALLBERICHT

Eine übergewichtige 45-jährige Bäckerin berichtet über seit ca. ¼ Jahr bestehende, nächtlich betonte schmerzhafte Schwellungen und Taubheitsgefühl in der rechten Hand. Sie habe nachts und nach dem Wachwerden das Bedürfnis, ihre Hand zu massieren oder auszuschütteln. Gelegentlich würden die Schmerzen auch bis in den Oberarm oder sogar die Schulter ausstrahlen. Selten habe sie die gleichen Symptome auch links, dann aber nicht so ausgeprägt.

Wie lautet Ihre Verdachtsdiagnose?
Karpaltunnelsyndrom (KTS), auch als distales Medianuskompressionssyndrom, Handgelenkstunnelsyndrom oder Brachialgia paraesthetica nocturna bezeichnet.

Welche körperlichen Untersuchungsbefunde erheben Sie bei Patienten mit Karpaltunnelsyndrom?
- Schmerz/Parästhesien der ersten drei Finger radial volar bei Beklopfen (pos. Hoffmann-Zeichen) bzw. bei Druck (pos. Tinel-Zeichen) auf das Retinaculum des Handgelenks oder bei Volarflexion der Hand für > 30 s (pos. Phalen-Zeichen). Alle Zeichen sind nicht besonders zuverlässig.
- evtl. permanente Sensibilitätsstörungen im Versorgungsgebiet des Nervus medianus. Münzen können nicht gut ertastet und bei Paresen auch nicht gut aufgesammelt werden.
- abgeschwächte Daumenbeugung, -abduktion (pos. Flaschenzeichen: ungenügendes Abspreizen beim Umgreifen einer Flasche) und -opposition, evtl. Thenaratrophie, die initial besser vom Untersucher gefühlt werden kann. Insgesamt handelt es sich eher um Spätzeichen.
- Im Spätstadium mitunter trophisch-vegetative Störungen im Versorgungsgebiet des Nervs.

Welche Zusatzuntersuchung gilt als Goldstandard in der Diagnostik des Karpaltunnelsyndroms?
Wichtig und diagnostischer Goldstandard ist die motorische Neurografie des N. medianus Bei unklarem oder grenzwertigem Befund (d. h. distal motorische Latenz < 4,2 ms auf 6 cm Differenz) erfolgt auch eine sensible

Neurografie – beides im Seitenvergleich. Die klinische Untersuchung und die Symptome müssen dazu passen!

Welcher Mechanismus liegt den Beschwerden zugrunde?
Eine Druckschädigung des N. medianus unter dem Retinaculum flexorum.

Was sind häufige disponierende Faktoren, die u. U. differenzialdiagnostisch bedeutsam sein können?
Am häufigsten ist die konstitutionelle Verengung des Karpaltunnels, mechanische Überlastung, außerdem Trauma (Fraktur) und manuelle Arbeitsbelastung, ferner Schwangerschaft oder Stillzeit. Seltener Diabetes mellitus, Adipositas, lokale Raumforderungen (Lipom, o. Ä.), Hypothyreose, Akromegalie, chronische Polyarthritis, chronische dialysepflichtige Niereninsuffizienz.

Wie therapieren Sie ein Karpaltunnelsyndrom?
- Entscheidend ist die Schonung der betroffenen Hand, z. B. durch eine volare Unterarmschiene während der Nacht, am besten in einer Beugestellung von ca. 30°.
- Eine weitere Möglichkeit ist die orale Gabe von 20–60 mg Prednisolon täglich über 2 Wochen.
- In erfahrenem Zentren (einmalig) in den Karpalkanal gegebene Injektionen von 20–60 mg Prednisolon sind über viele Wochen effektiv.
- Bei Therapieresistenz oder Progredienz operative Spaltung des Retinaculum flexorum.
- Eine unterstützend Behandlung mit Antiphlogistika (z. B. Diclofenac, 2 × 50 mg/d) ist nicht effektiver als Placebo (AWMF-Leitlinie).

Wie ist die Prognose?
Die Prognose ist bei frühzeitigem Therapiebeginn gut. Dabei bewährt sich besonders die nächtliche Schienenanlage in Kombination mit oralem Prednisolon. Eine während einer Schwangerschaft entwickelte Symptomatik bildet sich in der Hälfte der Fälle post partum von selbst zurück. Bei leichterer Ausprägung führt die konservative Therapie fast immer zum Erfolg, bei schwereren Verläufen ist die handchirurgische Therapie sehr effektiv. In der Regel kommt es nach der (operativen) Entlastung zur raschen Schmerzfreiheit, dann Rückbildung der motorischen, zuletzt der sensiblen Ausfälle. Nur selten führt die ligamentäre Spaltung nicht zum gewünschten Erfolg (dann meist wegen unvollständiger operativer Durchtrennung). Die Operation wird auch bei überlagernder diabetischer Polyneuropathie, in der Schwangerschaft und im Alter bei entsprechender Indikation als wirksam empfohlen (Empfehlungsstärke B, AWMF 2012). Dabei ist das endoskopische dem offenen Vorgehen nicht überlegen.

Sollten Sensibilitätsstörungen oder Paresen ¼ Jahr nach der OP immer noch bestehen, muss eine operative Revision überlegt werden.

FALLBERICHT

Ein 50-jähriger Busfahrer klagt über seit etwa 2 Monaten langsam zunehmende Taubheit und Kribbeln im Bereich der linken Hand ulnarseitig. Manchmal habe er Schwierigkeiten, das Lenkrad fest zu umschließen oder ein Feuerzeug anzumachen. Beruflich fahre er viel und habe die Arme meist auf den Armlehnen seines Fahrersitzes liegen.

Wie lautet Ihre Verdachtsdiagnose?
Eine chronische Ulnarisneuropathie am Ellenbogen (Sulcus-ulnaris-Syndrom).

Welcher Mechanismus liegt dem o. g. Krankheitsbild zugrunde?
Ein chronischer Druckschaden des N. ulnaris im Sulcus nervi ulnaris des Epicondylus humeri medialis.

Wie können Sie durch die körperliche Untersuchung die Verdachtsdiagnose „chronische Ulnarisneuropathie" erhärten? Welche technischen Zusatzuntersuchungen sollten Sie veranlassen?
Es kommt zu folgenden Symptomen:
- Sensibilitätsminderung (und nur sehr selten Schmerzen) der ulnaren 1½ Finger volar bzw. 2½ Finger dorsal, später persistierende Hypästhesien in der Hohlhand.
- Druckschmerz am Epicondylus humeri medialis. Bei manchen Patienten ist der N. ulnaris in der Ulnarisrinne verdickt tastbar bzw. bei maximaler Beugung im Ellbogengelenk luxierbar (beide Zeichen sind unsicher).
- eingeschränkte Kleinfingerbeugung, -abduktion und -opposition sowie schwache Daumenadduktion (pos. Froment-Zeichen: Beim Festhalten eines Blattes Papier wird die mangelnde Daumenadduktion durch Beugung im Daumenendglied kompensiert). In fortgeschrittenen Stadien schwache Fingerbeugung bzw. Faustschluss (Parese des M. flexor digitorum profundus).

Bei welchen zusätzlichen Symptomen sollten Sie das Krankheitsbild differenzialdiagnostisch abklären? An welche wichtigen Differenzialdiagnosen denken Sie dabei?
Bei zusätzlichen, über das Innervationsgebiet des N. ulnaris hinausgehenden Paresen (z.B. im Bereich des Thenars oder des M. triceps brachii) oder sensiblen Ausfällen (über die Hand nach proximal reichende Hypästhesien am Unterarm ulnarseitig) muss an eine radikuläre Ursache (z. B. C8-Syndrom) oder an eine untere Armplexusläsion (z. B. durch Tumorinfiltration) gedacht werden.

Welche therapeutischen Optionen bestehen und wie ist die Prognose?
In der Regel besteht eine gute spontane Heilungstendenz des Nervs. Entscheidend ist das Meiden auslösender Ursachen oder Bewegungen (Ellbogen nicht länger aufstützen und nicht maximal gebeugt halten). Evtl. Ellbogen polstern, vor allem nachts. Operativ besteht die Möglichkeit zur Dekompression und Verlagerung des Nervs volar des knöchernen medialen Epikondylus.

18

➤ Abbildung 18.1 zeigt typische Fehlstellungen der Hand. Bitte nennen Sie die Nervenläsion, die Bezeichnung der Fehlstellungen und die Folgen der Nervenläsion auf Motorik und Sensibilität.

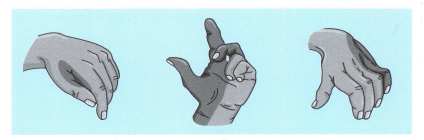

Abb. 18.1 Fehlstellungen der Hand

- **links:** Proximale Radialisläsion: Fallhand, Ausfall der Handgelenks- und Fingerstrecker sowie sensible Ausfälle der radialen 2½ Finger dorsal bis zum Mittelgelenk
- **Mitte:** proximale Medianusläsion: Schwurhand, Thenaratrophie und Ausfall der radial gelegenen Mm. lumbricales, sensible Ausfälle der radialen 3½ Finger volar und der Endglieder dorsal
- **Rechts:** proximale Ulnarisläsion: Krallenhand, Atrophie der M. interossei und des M. adductor pollicis. Sensible Ausfälle der ulnaren 1½ Finger volar und 2½ dorsal.

18.1.2 Untere Extremitäten

FALLBERICHT

Ein 55-jähriger, übergewichtiger Metzgermeister, starker Raucher, klagt über seit ca. 1 Jahr fluktuierend bestehende brennende Missempfindungen beider Fußsohlen, besonders nachts und in Ruhe. Außerdem habe er öfter kalte Füße. Das Tragen enger Schuhe bereite ihm Probleme. Er habe das Gefühl, die Beschwerden würden langsam aufsteigen. In der Untersuchung fällt Ihnen ein beidseits nicht auslösbarer Achillessehnenreflex auf. Paresen oder Atrophien der Fuß-/Beinmuskulatur bestehen nicht. Ein seit Jahren bekannter Diabetes mellitus wird mit oralen Antidiabetika behandelt. Der HbA_{1c} liegt aktuell bei 9,4 %.

Welche Verdachtsdiagnose stellen Sie?

V. a. distal symmetrische und sensibel betonte sensomotorische diabetische Polyneuropathie.

Beschreiben Sie kurz die Symptome der Polyneuropathie (PNP).

Typisch ist der schleichend progrediente Verlauf mit Sensibilitätsstörungen und Parästhesien, die „socken- oder handschuhartig" verteilt sind und mit transienten brennenden Schmerzen einhergehen („burning feet"). Frühzeitig kommt es zum Verlust des ASR. Erst später entwickeln sich Paresen und Atrophien (meist zuerst die Fußheber oder die distalen Hand- und Fußmuskeln) und im fortgeschrittenen Stadium auch autonome Funktionsstörungen. Es ist wichtig zu wissen, dass die Symptome der PNP bei Diabetikern sehr stark variieren können (z. B. als asymmetrische proximal betonte Neuropathie oder als sogenannte Schwerpunktneuropathie, die nur einen bestimmten einzelnen Nerv betrifft; ➤ Tab. 18.1).

Tab. 18.1 Klinische Manifestationsformen der sensomotorischen diabetischen Polyneuropathie (mod. n. AWMF-Leitlinie Neuropathie bei Diabetes im Erwachsenenalter 2012; http://www.awmf.org/uploads/tx_szleitlinien/nvl-001-el_S3_Neuropathie_bei_Diabetes_2011-11.pdf)

subklinische Neuropathie	• keine Beschwerden oder klinischen Befunde, quantitative neurophysiologische Tests (Vibratometrie, quantitative Thermästhesie, Elektroneurografie) sind pathologisch
chronisch schmerzhafte Neuropathie (häufig)	• schmerzhafte Symptomatik in Ruhe (symmetrisch und nachts zunehmend): Brennen, einschießende oder stechende Schmerzen, Parästhesien, Dysästhesien, Taubheitsgefühl, unangenehmes Kribbeln, Schlafstörungen • Sensibilitätsverlust unterschiedlicher Qualität, beidseits reduzierte Muskeleigenreflexe
akut schmerzhafte Neuropathie (eher selten)	• symmetrische Schmerzen an den unteren Extremitäten und eventuell auch im Stammbereich stehen im Vordergrund • eventuell zusätzlich Hyperästhesie • Sensibilitätsstörungen an den unteren Extremitäten oder normaler neurologischer Untersuchungsbefund
schmerzlose Neuropathie (häufig)	• fehlende Symptome bzw. Taubheitsgefühl und/oder Parästhesien • reduzierte oder fehlende Sensibilität, fehlende Muskeleigenreflexe (insbesondere Achillessehnenreflex), Gangunsicherheit, unbemerkte Verletzungen bzw. Ulzera

Welche weiteren Befunde stützen Ihre Diagnose?

• vermindertes Vibrationsempfinden
• verminderter Schmerz- und Temperatursinn.

Mit welchem Hilfsmittel quantifizieren Sie das verminderte Vibrationsempfinden?

Mit einer graduierten Stimmgabel (64 Hz, nach Riedel-Seyfert).

Was sind Ihre allgemeinen therapeutischen Maßnahmen bzw. Empfehlungen für den Patienten?

- deutlich verbesserte Einstellung des Blutzuckers (entscheidend!), z. B. durch Einschreiben in ein Disease-Management-Programm (DMP)
- regelmäßige Selbstinspektion der Füße auf kleine Verletzungen, Pilzinfektionen der Zehenzwischenräume, starke Hornbildung und Druckstellen; Vermeiden schlechter Schuhe wegen der Gefahr einer Drucknekrose; Warnung vor intensiv wärmenden Maßnahmen wegen Gefahr der Gewebsschädigung (Verbrennungen)
- Benennen und aktives Vorgehen gegen Risikofaktoren wie Nikotinkonsum, Fehlernährung und Alkoholmissbrauch
- Korrektur eines hypertonen Blutdrucks sowie eines problematischen Lipidprofils, Vermeiden von neurotoxischen Medikamenten und (Beheben) von Vitaminmangelzuständen,
- bei klinisch im Vordergrund stehenden Schmerzen: Gabe von Gabapentin bis 2.400 mg/d, im Einzelfall auch höher, schmerzmodulierend Duloxetin bis 60 mg oder Trizyklika, nicht jedoch Carbamazepin, Citalopram, Venlaflaxin und Paroxetin.

Nennen Sie denkbare komplizierende Diagnosen.

- diabetischer Fuß
- arterielle Verschlusskrankheit
- venöse Insuffizienz
- Restless-Legs-Syndrom (s. u.).

FALLBERICHT

Ein 56-jähriger Chirurg gibt an, seit einiger Zeit fühle er sich unsicher beim Gehen, er sei auch schon mehrfach gestürzt. Gelegentlich habe er den Eindruck, er spüre seine Beine nicht mehr. Er habe ständig das Gefühl, seine Fußsohlen würden brennen. Manchmal habe er auch Wadenkrämpfe. Häufig bleibe er mit dem Vorfuß an einer Treppenstufe oder Bordsteinkante hängen. Seit Jahren trinke er nach einem Arbeitstag von 12–14 Stunden ca. ¼ Liter Rotwein, manchmal auch mehr. Er lebe in Scheidung.
Bei der Untersuchung finden Sie einen deutlich erschwerten Zehen- und Hackenstand, eine herabgesetzte Sensibilität im Bereich beider Unterschenkel sowie einen aufgehobenen ASR beidseits.

Welche Verdachtsdiagnose stellen Sie?

V. a. metabolisch-aethyltoxische Polyneuropathie.

Welche Symptome sind typisch?

Typisch sind beinbetonte und distal symmetrisch sensible und motorische Ausfälle sowie Crampi und Gangataxie. Autonome Störungen sowie permanente Parästhesien fehlen häufig. Anamnese und klinischer Befund leisten den wichtigsten Beitrag zur Klassifikation einer Polyneuropathie (AWMF 2008, Diagnostik bei Polyneuropathien).

Wie sichern Sie Ihre Diagnose?

- Alkoholanamnese
- Bestimmung von Transaminasen, γ-GT, CDT, außerdem Blutbild (MCV) und Vitamin-B-Spiegel (v. a. Thiamin, Vitamin B_1)
- Überweisung zum Neurologen zur elektrophysiologischen Diagnostik.

Was sind Ihre therapeutischen Maßnahmen bzw. Empfehlungen?

- strenge Alkoholkarenz
- Substitution von Thiamin (3 × 100 mg/d).

18

Wie ist die Prognose bei Alkoholabstinenz?

Bei strenger Abstinenz zeigen die peripheren Neurone eine gute Heilungstendenz. Bei axonaler Schädigung kommt es jedoch erst innerhalb von Monaten zu einem Wiederaussprossen von Axonen, die auf die Muskeln zuwachsen. Die Paresen bilden sich zuerst zurück, später die Sensibilitätsstörungen. Ist der axonale Faserverlust durch die toxische Schädigung zu hoch (> 80 %), verläuft die Regeneration evtl. unvollständig mit der Folge bleibender Gefühlsstörungen oder Unsicherheit beim Gehen.

Was müssen Sie differenzialdiagnostisch bei V. a. alkoholische PNP beachten?

Die alkoholische PNP kann in Verbindung mit anderen durch fortgesetzten Alkohol-Abusus verursachten Erkrankungen auftreten, wie z. B. einer Kleinhirndegeneration, die ebenfalls mit Gangunsicherheit und Ataxie einhergehen kann.

Wie ist die Ursachen-Häufigkeit einer Polyneuropathie verteilt?

- Diabetes mellitus (ca. 35 %)
- Alkoholmissbrauch (ca. 11 %)
- Begleitneuropathie (Vaskulitis, Tumor, Mangelerscheinungen) 6 %
- berufliche Ursachen 4 %
- seltenere Neuropathien (z. B. Guillan-Barre-Syndrom) 4 %
- erbliche PNP 3 %
- medikamentös-toxische PNP 2 %.

Welche Erkrankungen bzw. Konsum- und Einnahmegewohnheiten sollten anamnestisch geklärt werden?

Eine ausführliche Anamnese, die folgende Erkrankungen bzw. Konsum- und Einnahmegewohnheiten erfragen sollte:

- **metabolisch:** Diabetes mellitus, Hyperlipidämie, Gicht, Hypothyreose, Urämie
- **toxisch:** Alkohol, Blei, Thallium, Arsen, Quecksilber, Pestizide, Lösungsmittel
- **medikamentös:** Amiodaron, Isoniazid, Penicillin, Phenytoin, Vincristin, Gentamicin, Goldpräparate, antiretrovirale Substanzen.

Welche (medikamentösen) Behandlungsmöglichkeiten bestehen bei neuropathischen Schmerzen?

- Behandlung der Grundkrankheit bzw. Vermindern oder Ausschalten der Ursachen
- bei dumpf ziehenden oder drückenden Schmerzen: Amitriptylin ret. (25–75 mg/d abends)
- bei neuralgiformen Schmerzen: Gabapentin (bis 2.400 mg/d) oder Pregabalin (300–600 mg/d)
- alternativ Carbamazepin (200–1.200 mg/d) oder Oxcarbazepin (900–1.200 mg/d)
- versuchsweise bei krampfartigen Schmerzen: Chininsulfat (z. B. Limptar H®, 1 Tbl. zur Nacht), Baclofen (5–30 mg/d), Tizanidin-Hydrochlorid (3 × 4 mg/d).

FALLBERICHT

Eine 55-jährige Hausfrau klagt über unangenehme Missempfindungen mit Bewegungsdrang in den Beinen, die fast schmerzhaft seien. Manchmal seien auch die Arme betroffen. Abends vor dem Fernseher bzw. nachts, wenn sie im Bett liege, seien die Beschwerden am schlimmsten, tagsüber bemerke sie sie jedoch in letzter Zeit ebenfalls zunehmend. Sie schüttelte dann ihre Beine aus bzw. gehe in der Wohnung herum. Daraufhin gehe es ihr wieder etwas besser.

An welche Diagnose denken Sie?

Die Anamnese spricht für ein Restless-Legs-Syndrom (RLS). Die Kardinalsymptome,

- unbehagliche Missempfindungen der Beine, seltener der Arme
- Bewegungsdrang mit Besserung beim Laufen oder durch Bewegung
- Verschlechterung der Symptome bei Ruhe oder Inaktivität

- Betonung der Beschwerden abends/nachts, in fortgeschrittenen Stadien auch tagsüber
- Ansprechen auf 100 mg L-Dopa

sind erfüllt. Zusätzlich können Schlafstörungen, periodische Beinbewegungen im Schlaf (PLM) vorhanden und in mehr als der Hälfte der Fälle eine positive Familienanamnese eruierbar sein.

Nennen Sie die einige wichtige differenzialdiagnostische Überlegungen.

- Wichtig ist zunächst die differenzialdiagnostische Suche nach Hinweisen für eine PNP (s. oben), denn diese können ebenfalls mit Dysästhesien einhergehen. Erschwert wird der Ausschluss einer alleinigen PNP als Ursache für die Beschwerden jedoch dadurch, dass Patienten mit RLS häufig auch begleitend unter Sensibilitätsstörungen leiden.
- Ebenfalls differenzialdiagnostisch bedeutsam und nicht selten ursächlich sind ein Eisenmangel (Blutbild-Bestimmung), fortgeschrittene Niereninsuffizienz oder ein Vitaminmangel (Vit.-B_{12}- und Folsäure-Bestimmung).
- Auch die Einnahme von Neuroleptika, trizyklischen Antidepressiva oder SSRI können ähnliche Beschwerden verursachen.

Nennen Sie neben dem differenzialdiagnostischen Ausschluss anderer Erkrankungen bzw. symptomatischer Ursachen den wichtigsten nächsten diagnostischen Schritt.

Probeweise Gabe von 100 mg L-Dopa direkt bei Beginn der Beschwerden. Eine negative Reaktion schließt die Diagnose zwar nicht aus, da ca. ein Viertel der Patienten auf L-Dopa nicht ausreichend anspricht – ein positives Ansprechen beweist jedoch die Verdachtsdiagnose.

Welche therapeutischen Möglichkeiten einer effektiven Therapie stehen Ihnen zur Verfügung?

Generell ist zu sagen, dass die Dosierungen individuell gefunden und klinisch titriert werden müssen, um eine optimale Beschwerdelinderung zu erzielen. Daher empfiehlt sich das Führen eines Tagesverlaufskalenders, um die zeitliche Verteilung der Beschwerden zu beurteilen und um die Gabe einzelner Dosen darauf anpasst über den Tag zu verteilen.

Mittel erster Wahl:

- L-Dopa in Kombination mit Benserazid zu Beginn der Beschwerden ($1-5 \times 100$ mg). Vor dem Schlafen ggf. ein zusätzliches Depot-Präparat (Restex retard 100–200 mg).
- alternativ oder als Add-on Dopamin-Agonisten (Pramipexol, Beginn mit 0,18 mg, Ropinirol 0,5–4 mg bevorzugt als Einzeldosis abends, Beginn mit 0,25 mg).
- Bei paradoxer Dopamin-Wirkung, einer sog. Augmentation, sollte zunächst die Dopamin-Dosis reduziert, bei mangelndem Erfolg auf einen Dopamin-Agonisten übergegangen werden (Cabergolin, Pergolid).

Mittel zweiter Wahl, bei unzureichendem oder fehlendem Ansprechen der o. g. Substanzen:

- Opioide (die meiste Erfahrung besteht mit Oxycodon)
- alternativ Carbamazepin (200–500 mg) bzw. Gabapentin (bis 1.800 mg)
- Rotigotin- oder Lisurid-Pflaster.

Was versteht man bei einer dopaminergen Behandlung von Patienten (RLS, M. Parkinson, etc.) unter einer Augmentation?

Augmentation ist eine Komplikation der L-Dopa-Behandlung. Dabei verschlechtert sich mit frühem Tages-Beginn die Symptomatik im 24-h-Verlauf, die Beschwerden setzen schneller wieder ein und dehnen sich trotz Therapie auf andere Körperteile aus. Augmentation wird bei bis zu einem Drittel der Patienten nach zweijähriger Therapie beobachtet, meist jedoch erst bei L-Dopa-Dosen von > 400 mg/d. Teilweise kann man einer Augmentation durch initial niedrige Dosierungen, langsames Steigern und „Time Shifting", d. h. Verteilen

18

der Dosen auf mehrere Zeitpunkte, sowie einer Kombination mit Dopamin-Agonisten wirkungsvoll begegnen.

18.1.3 Gesicht

FALLBERICHT

Ein 50-jähriger Beamter kommt zu Ihnen in die Praxis. Bereits beim Betreten des Sprechzimmers fällt ein „hängender Mundwinkel" auf der rechten Seite auf. Der Patient berichtet, er habe bereits gestern Probleme beim Abendessen in Form von vermehrtem Speichelfluss gehabt. Außerdem habe sich die rechte Gesichtshälfte irgendwie taub angefühlt. Seit heute Morgen könne er sie nicht mehr bewegen.

Welche Verdachtsdiagnose stellen Sie und wie ordnen Sie die geschilderten Symptome ein?

Es handelt sich um einen Ausfall der vom N. facialis innervierten Gesichtsmuskulatur. Die Schädigung des N. facialis gehört zu den häufigsten Einzelnervenerkrankungen. Die Pathophysiologie ist noch unklar. Diskutiert wird die Reaktivierung von Herpes-simplex-Infektionen als wichtigster ursächlicher Einzelfaktor. In der Schwangerschaft ist die Inzidenz auf das Dreifache erhöht (DNG-Leitlinie 2011). Neben der Schwäche der Muskulatur kann eine gewisse Beeinträchtigung der Sensibilität im Bereich der Wange ipsilateral (trotz eigentlicher Versorgung über den intakten N. trigeminus) wahrgenommen werden sowie ein vermehrter Speichelfluss (keine Mehrproduktion, wird lediglich wegen fehlender Schließfunktion der Lippen als vermehrter Speichel empfunden). Je nach Ort der Nervenschädigung können außerdem eine Hyperakusis (verminderte Innervation des M. stapedius), eine verminderte Tränensekretion bzw. eine reduzierte Geschmacksempfindung auftreten.

Wie stellen Sie fest, dass es sich um ein periphere, nicht um eine zentralnervöse Ursache handelt?

Die Intaktheit aller anderen neurologischen Funktionen und Befunde bei der Erstvorstellung und im Verlauf, sowie die Lähmung des ipsilateralen Stirnastes (Stirnrunzeln nicht möglich) sichern die Diagnose weitgehend.

Die faziale Parese kann verschiedene Ursachen haben, deren Differenzierung für die Behandlung entscheidend ist. An welche Differenzialdiagnosen denken Sie?

Die *idiopathische* periphere faziale Parese (früher rheumatische Fazialisparese oder Bell-Lähmung) ist mit ca. 80 % die häufigste Diagnose. Daneben ist eine Schädigung durch Diabetes mellitus, Zoster oticus, Borreliose (dann oft beidseitig) oder im Rahmen einer multiplen Sklerose möglich. Selten sind periphere Äste des N. facialis durch Entzündungen der Parotis (Mumps!) betroffen. Auslöser kann auch eine Ischämie bzw. eine Kompression des Nervs im Bereich des Knochenkanals im Felsenbein sein.

Was sagen Sie dem verängstigten Patienten und was sind Ihre nächsten Schritte?

Die klassische idiopathische faziale Parese heilt ohne Therapie in vier von fünf Fällen meistens ohne Residuen aus. Nur in Zweifelsfällen sollte eine neurologische Überweisung erfolgen, um neurophysiologische Zusatzuntersuchungen durchzuführen, um den Ort der Läsion einzugrenzen, sowie die Prognose abzuschätzen. In diesem Zusammenhang wird neurologischerseits meist eine kraniale Bildgebung, eine Liquorentnahme und eine transkranielle Magnetstimulation bzw. eine Neurografie der vom N. facialis innervierten Gesichtsmuskulatur durchgeführt.

Was sind die hauptsächlichen Aspekte einer Behandlung der idiopathischen peripheren fazialen Parese?

- frühe systemische Gabe von Prednisolon, 2 × 25 mg für 10 Tage (< 72 h nach Beginn) in allen Fällen ausgeprägter Lähmung, alternativ 60 mg für 5 Tage, dann tägliche Reduktion um 10 mg (DNG-Leitlinie 2011)

- Prophylaxe von Sekundärschäden (z. B. Schutz der Hornhaut vor Verletzungen durch eine Augenklappe, sowie Schutz vor Austrocknung durch einen Uhrglasverband, Augentropfen tagsüber und Augensalbe nachts)
- Förderung der Regeneration (aktives Grimassieren, mind. 2 × 20 min. pro Tag).

Die Metaanalyse traditionell-chinesischer Verfahren hat bisher keine ausreichend wissenschaftliche Evidenz gezeigt. Virustatika, Dextrane, Botoxinjektionen, Vitamine und chirurgische Maßnahmen sind nicht ausreichend evidenzbasiert. Die Ergebnisse mehrerer aktueller Studien bzw. Metaanalysen sind widersprüchlich. Der Einsatz der genannten Maßnahmen ist aufgrund teilweise gravierender UAW nicht gerechtfertigt.

18.1.4 Wirbelsäule

FALLBERICHT

Eine 30-jährige Krankenschwester berichtet über plötzlich einschießende heftigste Kreuzschmerzen mit Ausstrahlung in das linke Bein. Die Beschwerden würden jetzt schon über eine Woche bestehen mit Zunahme durch Sitzen und Verstärkung beim Husten, Niesen oder Pressen. Sie könne links den Fuß nicht mehr heben und bleibe deshalb oftmals an einer Treppenstufe hängen.
Die gleichen Symptome habe sie während ihrer Schwangerschaft im letzten Jahr schon einmal gehabt, allerdings wesentlich schwächer. Die Beschwerden seien damals nach zwei Tagen von selbst wieder verschwunden. Die Patientin denkt, es sei „bestimmt wieder die Bandscheibe" und hat Angst vor einer OP.

Welche klinischen Zeichen erheben Sie bei der körperlichen Untersuchung, wenn es sich um einen Bandscheibenvorfall handelt? Zu welcher Verdachtsdiagnose kommen Sie?
- sensomotorische Ausfälle: Parese der Großzehen- und der Fußhebermuskeln, Hypästhesie am lateralen und vorderen Unterschenkel und am Fußrücken Abgeschwächter Tibialis-posterior-Reflex (TPR, *inkonstanter* Kennreflex L5)
- Klopfschmerz über der Region LWK 1, Steilstellung und mangelhafte Entfaltung der lumbalen Wirbelsäule, paravertebraler Muskelhartspann, Schmerzzunahme bei Inklination des Rumpfs
- positives Lasègue-Zeichen in Rückenlage (Wurzeldehnungszeichen)
- Verdachtsdiagnose: lumbaler Bandscheibenvorfall im Segment L5 links.

Welche diagnostischen Zusatzuntersuchungen sind sinnvoll?
- laborchemischer Ausschluss eines entzündlichen bzw. tumorösen Geschehens, z. B. im Rahmen einer Diszitis (BSG, BB) nur bei anamnestischen oder klinischen Hinweisen oder älteren Patienten > 55 Jahren
- konventionelle Röntgenuntersuchung (Ausschluss differenzialdiagnostischer knöcherner Prozesse, wie Wirbelkörper-Frakturen, -degeneration, -osteolysen etc.)
- alternativ oder zusätzlich zur Röntgenuntersuchung MRT des entsprechenden Wirbelsäulenabschnitts (Vorteil der sagittalen Schnittführung, bessere Differenzierung des Bandscheibengewebes und evtl. Narben) oder CT des betroffenen Segments und eines weiteren Segments (Vorteil der besseren Beurteilung der Neuroforamina und der Bandscheibenkontur)
- sonografische Restharnbestimmung nur bei anamnestisch angegebenen Blasenstörungen
- elektrophysiologische Zusatzuntersuchungen (Neurografie, evozierte Potenziale, EMG) zur Einschätzung des Schädigungsausmaßes, des Alters und der Prognose der Ausfälle und Abwägen eines operativen Vorgehens bei länger bestehenden Lähmungen.

Was können Sie der Patientin bez. der Operationsindikation sagen?
Eine Operation bei Bandscheibenvorfällen ist i. d. R. in folgenden Fällen indiziert:

18

- bei akut aufgetretenen und einem radikulären Ausfallmuster entsprechenden Paresen, die funktionell relevant sind
- bei Blasen- und Mastdarmstörungen
- bei therapierefraktären, konservativ nicht beherrschbaren Schmerzen.

Welche Erfolgsprognose einer operativen bzw. konservativen Therapie bei Bandscheibenvorfällen können Sie Ihrer Patientin geben?

- Die Erfolgsaussichten liegen bei ca. 90 % bez. der Schmerzfreiheit, wobei ca. 5 % der Patienten Rezidive aufweisen. Das postoperative Risiko einer Diszitis liegt bei etwa 1–3 %.
- Die Chemonukleolyse und andere alternative Verfahren zur üblichen mikrochirurgischen Ausräumung kommen nur zur Anwendung, wenn kein Bandscheibenmaterial in den Spinalkanal eingedrungen ist.
- Durch eine konservative Behandlung werden über 80 % der Patienten beschwerdefrei. Ca. 75 % der Patienten zeigen nach einem Jahr die initialen Bandscheiben-Vorwölbungen im CT nicht mehr.

Welche wichtigen Empfehlungen zur Prophylaxe können Sie Ihrer Patientin geben?

- Haltungsschulung
- Arbeitsplatzberatung
- Vermeiden von Torsionsbewegungen und häufigem Bücken
- Vermeiden schwerer Lasten
- Sportempfehlungen (Schwimmen statt Kontaktsportarten, Radfahren und Walken statt Joggen, Ski-Langlauf statt Ski alpin, Wandern ohne Lasten, später evtl. Reiten, Rudern)
- bei Übergewicht Gewichtsreduktion
- bei Beinlängendifferenzen Ausgleich derselben.

Wie sieht ein Stufenplan einer konservativen physikalischen Behandlung in etwa aus?

Die therapeutischen Maßnahmen sind je nach Phase/Stadium unterschiedlich und können auch im Rahmen einer stationären oder ambulanten Reha-Maßnahme durchgeführt werden. Es besteht Arbeitsunfähigkeit.
- **Phase 1** (Schmerzen im Vordergrund, erste 2 Wochen):
  - Schmerztherapie (z. B. Diclofenac 3 × 50 mg/d oder Flupirtin bis 4 × 1 Tbl./d)
  - Muskelrelaxation (z. B. Tetrazepam 50 mg/abends), jeweils unter Beachtung der Kontraindikationen und UAW
  - Bettruhe, z. B. im Stufenbett (der Wert ist neuerdings umstritten), evtl. Wärmeanwendungen, krankengymnastische Spannungsübungen
- **Phase 2** (sensomotorische Ausfälle im Vordergrund, Wochen 3 und 4):
  - Wärme-/Kälteanwendungen
  - Bewegungsbäder, alternativ oder ergänzend Fango, Fortführung der Krankengymnastik zur Mobilisation
  - wissenschaftlich nicht gesichert, aber unbedenklich und vom Patienten oftmals als hilfreich empfunden ist die Reizstromapplikation
- **Phase 3** (anschließende Phase, langfristig):
  - Krankengymnastik mit Muskelaufbau
  - Schwimmen bzw. Bewegungsbad oder Aquajogging
  - Rückenschule zur Prophylaxe künftiger Ereignisse
  - bei Verdacht auf eine zusätzlich sich entwickelnde Belastungsstörung begleitend fokale Psychotherapie.

Welches sind die häufigsten klinisch-neurologischen Symptome bei lumbalen und zervikalen Bandscheiben-Prozessen?

Die häufigsten segmentalen Symptome, geordnet nach der Häufigkeit ihres Auftretens, sind:

- **lumbal:**
  - L5: Schwäche des M. extensor hallucis longus und des M. tibialis anterior (Großzehen-Heberschwäche, „Fallfuß"), manchmal der Mm. glutaei medius und minimus (Trendelenburg-Hinken); Hypästhesie am lateralen und vorderen Unterschenkel und am Fußrücken; TPR abgeschwächt (dieser Muskeleigenreflex ist inkonstant, daher unsicheres Zeichen)
  - S1: Schwäche des M. triceps surae (mangelhafter Zehenstand) und des M. glutaeus maximus (mangelhafte Retroversion des Beins im Stand), Hypästhesie an der Außen- und Rückseite von Ober- und Unterschenkel sowie am lateralen Fußrand; ASR einseitig abgeschwächt
  - L4: Schwäche des M. quadriceps (Schwierigkeit der Kniestreckung, Aufstehen vom Stuhl); Hypästhesie an der Oberschenkelvorder- und -innenseite; PSR abgeschwächt
- **zervikal:**
  - C6: Schwäche des M. biceps brachii und des M. brachioradialis (mangelnde Flexion im Ellbogengelenk); Hypästhesie auf Radialseite des Unterarms bis zum Daumen, Gefühlsstörung beim Pinzettengriff, BSR abgeschwächt
  - C7: Schwäche des M. triceps brachii (erschwerte Streckung im Ellbogengelenk); Hypästhesie des Handrückens und der Finger 2–4; TSR abgeschwächt,
  - C8: Schwäche der kleinen Handmuskeln; Hypästhesie Hand und Unterarm ulnar
  - lumbale Bandscheiben-Vorfälle sind insgesamt wesentlich häufiger (ca. 90 %) als zervikale (ca. 10 %).
- ➤ Abbildung 18. 2 zeigt zur Lokalisation sensibler Störungen die segmentale Innervation der Haut.

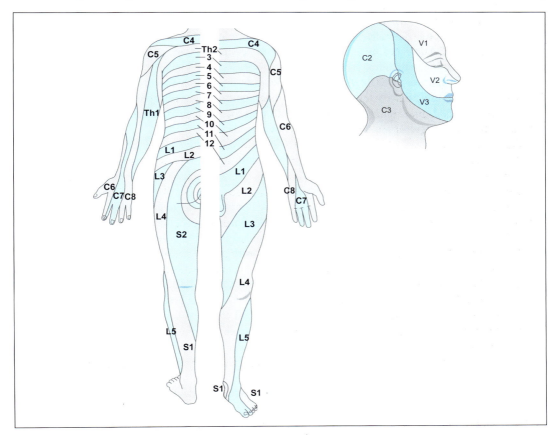

Abb. 18.2 Segmentale Innervation der Haut

FALLBERICHT

Ein 42-jähriger Lehrer stellt sich mit Kopfschmerzen seit ca. 1 Woche und reißenden, brennenden Schmerzen des linken Arms mit zunehmender Tendenz bei Ihnen vor. Die Schmerzen seien nachts besonders stark ausgeprägt und verliefen über die Außenseite des Armes bis zum Daumen. Ab und an schmerze auch das linke Bein, dann eher die Hinterseite. Einfache Schmerzmittel würden kaum helfen. Seit gestern fühlten sich zudem beide Hände taub an. Jetzt habe er Angst vor einem Schlaganfall.

An welche Diagnose denken Sie?

In Anbetracht der klinisch im Vordergrund stehenden radikulären Schmerzen mit nächtlicher Betonung und wechselnder Lokalisation muss eine Neuroborreliose in Betracht gezogen werden. Typisch ist neben dem beschriebenen Schmerzcharakter die fehlende Wirkung einfacher Analgetika. Die radikulären Schmerzen bzw. Ausfälle bezeichnet man als „Bannwarth-Syndrom" (Meningoradikulitis). Diese meningeale Entzündungsreaktion ist die häufigste neurologische Manifestation der Neuroborreliose.

Welche anderen klinischen Zeichen kann eine Borreliose verursachen?

Im **Frühstadium** (Tage bis Wochen) kommt es zu einem Erythema migrans (zentrale Rötung mit einer sich weit nach peripher ausbreitenden bzw. „wandernden" Ringfärbung) an der Einstichstelle, außerdem zu zunächst lokalen Myalgien und Lymphknotenschwellungen. Im Rahmen eines Befalls des ZNS treten im Frühstadium häufig Kopfschmerzen auf.

In einem **fortgeschrittenen Stadium** (Wochen bis Monate) leidet der Patient unter Zeichen einer systemischen Infektion einschließlich Abgeschlagenheit/Krankheitsgefühl, leichtem Fieber, einer generalisierten Lymphknotenschwellung, Arthralgien, ggf. Uveitis/Iritis sowie ggf. Herzrhythmusstörungen/Myokarditis. Im Fall einer ZNS-Affektion sind die schon oben beschriebenen radikulären Schmerzen bzw. Ausfälle (Bannwarth-Syndrom/Meningoradikulitis) typisch (s. o.).

Das seltene **Spätstadium** (Monate bis Jahre) ist gekennzeichnet durch degenerative Veränderungen mit chronischen Gelenk- und Muskelschmerzen, einer Akrodermatitis chronica atrophicans, Keratitis sowie neurologisch mit dem Bild einer Meningomyelopolyneuritis (mit spastischen Lähmungen, Schmerzen, Sensibilitätsstörungen; insgesamt einer multiplen Sklerose nicht unähnlich).

Wie können Sie klinisch/anamnestisch ihren Verdacht erhärten?

- Bestand ein Zeckenstich in den letzten sechs Monaten?
- Hielt sich der Patient in einem Endemiegebiet auf?
- Wurde am Körper eine wochenlang anhaltende zentrale Rötung mit einem nach außen wandernden roten Saum beobachtet (Erythema migrans, bei ca. 90 % der Borreliosepatienten)?
- Bestanden wenige Tage bis Wochen nach dem Stich Allgemeinsymptome wie Kopfschmerzen, Abgeschlagenheit, Muskel- und Gliederschmerzen oder leichtes Fieber?

Was sagen Sie ihrem Patienten bezüglich seiner Sorge eines Schlaganfalls?

Für ein zerebrovaskuläres Akutereignis wie einen Schlaganfall sind die geschilderten Symptome nicht typisch. Eine zerebrale Ischämie beginnt schlagartig und betrifft ein spezielles Gefäßversorgungsgebiet einer Seite. Klinisch stehen niemals Schmerzen im Vordergrund, sondern Lähmungen, Gefühlsstörungen, Sprachstörungen oder Hirnnervenausfälle.

Was sind Ihre nächsten Schritte?

Die wichtigste anstehende diagnostische Maßnahme ist die Liquorentnahme (> Tab. 18.2). Es empfiehlt sich die Überweisung an einen Neurologen.

Tab. 18.2 Liquorbefunde bei Borreliose

Bei akuter Infektion (nach einer Woche)	Bei zurückliegender oder behandelter Infektion
Zellzahlerhöhung (Pleozytose)	keine Zellen (< 5)
Eiweißerhöhung (aufgrund einer Blut-Liquor-Schrankenstörung)	keine Eiweißerhöhung
Antikörperbildung gegen Borrelien vom Typ IgM (Akut-AK), evtl. aber auch IgG-AK	Antikörperbildung gegen Borrelien vom Typ IgA und IgG (Verlaufs-AK), evtl. aber auch IgM-AK

Merke

- Der Nachweis einer *akuten* Neuroborreliose erfolgt durch die Bestimmung der Zellzahl bzw. den Nachweis einer gestörten Blut-Liquor-Schranke, ggf. den Nachweis spezifischer Borrelien-DNA durch eine PCR. Letztere ist bereits frühzeitig positiv, ihre Sensitivität jedoch von der verwendeten Messmethode des bestimmenden Labors abhängig.
- Die Antikörperbildung im Serum und Liquor braucht dagegen ca. 1 Woche (vorher Gefahr falsch negativer Befunde).
- IgM-AK und IgG-AK im Serum und Liquor können sowohl für eine akute als auch für eine durchgemachte Infektionen sprechen und bleiben u. U. viele Jahre oder gar zeitlebens (auch bei ausgeheilter Symptomatik) erhöht. Sie sind daher allein nicht geeignet, um eine akute Infektion nachzuweisen oder sicher auszuschließen! In der Regel erfolgt daher die Berechnung eines Antikörper-Index (Quotient aus IgM-Antikörper Liquor/Serum, sowie der Quotient von IgG-Antikörper Liquor/Serum). Erst wenn dieser einen Wert von 2 übersteigt, ist sicher von einer intrathekalen Antikörper-Synthese und somit von einer akuten Neuroborreliose auszugehen.
- Die Vielfalt der neurologischen Borreliensymptome hat zu einer besonderen Beachtung der Erkrankung und manifesten Ängsten bei vielen Patienten geführt. Dies zieht nicht selten ausgedehnte Labortests und wiederholte längere Antibiotikagaben nach sich. Ärztliche Zurückhaltung bei Fehlen einer Zeckenexposition und Fehlen eines typischen Erythems ist in der Allgemeinpraxis angezeigt, s. folgender Fallbericht!

Das Bannwarth-Syndrom mit segmentalen Schmerzen und Ausfällen und Zeichen einer leichten Meningitis gehört zu den häufigsten neurologischen Manifestationen der akuten Neuroborreliose. Welchen fokal-neurologischen Ausfall können Sie häufig zusätzlich erheben?

Klassisch ist Beteiligung des N. facialis mit entsprechender Parese der Gesichtsmuskulatur. Nicht selten wird eine bilaterale Manifestation beobachtet! Andere Hirnnervenausfälle sind jedoch ebenfalls typisch.

Wie sieht die therapeutische Behandlung der Neuroborreliose aus?

Antibiotikagabe. Ceftriaxon (1 × 2 g/d), Cefotaxim (3 × 2 g/d) und Penicillin G (18–24 Mio. E/d) sind dabei gleich wirksam. Zu bevorzugen ist die intravenöse Gabe. Alternativ kann auch Doxycyclin oral (2–3 × 100 mg/d) gegeben werden. Die Dauer der Therapie sollte je 2 Wochen betragen.

Ihr Patient macht sich Sorgen um seine Kinder, die häufig im Wald spielen. Er fragt Sie, wie Sie das Risiko einer Borrelieninfektion seiner Kinder einschätzen?

Die Borrelien werden durch Zecken übertragen. Direkt nach einem Zeckenstich ist die Gefahr einer Erkrankung gering. Die Blutmahlzeit muss 12 bis 24 h andauern, um Borrelien zu übertragen. Nach Untersuchungen in Deutschland liegt die Gefahr, nach einem Zeckenstich an Borreliose zu erkranken, insgesamt bei lediglich 0,5–1 %. Die Durchseuchung der Zecken mit Borrelien beträgt allerdings 20–30 % in Endemiegebieten. Alle Stadien der Borreliose können derzeit durch Antibiotika behandelt werden und führen zur zuverlässigen Keimelimination. Beachte: Eine erste Borrelieninfektion führt jedoch trotz Antikörperbildung nicht zur Immunität!

Der Patient befragt Sie nach einem Schutz vor künftigen Stichen bzw. einer Impfung. Was raten Sie ihm?

Eine Impfung für den Menschen ist derzeit nicht verfügbar. Wichtig ist die Vermeidung von Zeckenkontakt durch geeignete Kleidung (auch die besten Repellents schützen nur für ca. 1,5 Stunden!), das Absuchen des Körpers nach Zecken nach Aufenthalt im bewachsenen Gelände, das möglichst sofortige vorsichtige Entfer-

18

nen einer Zecke mit einer Zeckenzange, das Vermeiden von Öl, Nagellack oder Klebstoffen zum Entfernen der Zecke und das Beobachten von Stichstellen im entsprechenden Fall bzw. Aufsuchen eines Arztes bei Auftreten eines Erythems.

FALLBERICHT

Eine 36-jährige Lehrerin kommt zu Ihnen und berichtet Ihnen über chronisch unspezifische Beschwerden einschließlich Kopf- und Rückenschmerzen, Müdigkeit und depressiver Verstimmung. Im Radio habe sie gehört, dies könnte die Folge einer Borrelieninfektion vor vielen Jahren gewesen sein. Sie erinnert sich, als junge Frau unter häufigen Zeckenstichen gelitten zu haben.

Wie reagieren Sie?

Fehlinterpretierte Studien und eine unsachliche Laienpresse haben zu der weit verbreiteten Angst geführt, chronische Schmerzen und Müdigkeit, Konzentrationsstörungen und Depressionen könnten die Folge einer chronischen Neuroborreliose sein („Post-Borreliose-Syndrom"). Die hohe Seroprävalenz spezifischer Antikörper nährt diese Befürchtungen. Longitudinale Vergleichsuntersuchungen der letzten Jahre zeigen jedoch, dass die genannten unspezifischen Beschwerden nicht häufiger bei Patienten mit zurückliegender Borreliose auftreten als unter zeitlebens seronegativen Kontrollpersonen. Die angeblich chronisch-infektiologischen Symptome sprechen überdies nicht auf eine Antibiotikatherapie an. Das gerne zitierte „Post-Borreliose-Syndrom" gibt es somit nicht. Unspezifische Symptome sollten nicht zu einer unreflektierten Borrelienserologie verleiten, sie besitzt keinen prädiktiven Wert. Stattdessen erscheinen differenzialdiagnostische Überlegungen, z. B. hinsichtlich einer Autoimmunerkrankung, einer chronischen Infektion anderer Ätiologie, einer depressiven Störung oder einer Somatisierungsstörung sinnvoller.

Um einer Somatisierung vorzubeugen, ist ein sehr eingeschränktes diagnostisches Protokoll zu verfolgen, z. B. neben IgM-AK und IgG-AK im Serum nur BSG, BB, Leber-, Nierenwerte, BZ. Ein Weiterverweis ist nur sinnvoll bei richtunggebenden Befunden. Der Patientin wird bei positivem AK-Befund vorgeschlagen, die Entwicklung der spezifischen Antikörper in 3–4 Wo. zu verfolgen, mit der Option einer antibiotischen „Kur" nur bei deutlichem Anstieg.

FALLBERICHT

Ein 64-jähriger Projektmanager klagt über passager auftretende, links betonte Schmerzen und Parästhesien in den Beinen. Diese würden vor allem nach langem Gehen auftreten. Seine Beine seien dann kraftlos. Manchmal würde Urin abgehen. Wenn er sitze, seien die Beschwerden etwas geringer. Er sei in den letzten Wochen ständig unterwegs gewesen und habe die Symptome auf Übermüdung und Überarbeitung geschoben. Jetzt kämen die Beschwerden jedoch häufiger und er mache sich große Sorgen.

Wofür sprechen die von dem Patienten geschilderten Beschwerden?

Der Patient schildert die typischen Symptome einer Claudicatio spinalis intermittens bei einer Spinalkanalstenose.

Wodurch kommt es zu einer Stenose des Spinalkanals?

Konstitutionell oder durch degenerative knöcherne Veränderungen.

Beschreiben Sie die Symptomatik und den Verlauf der Spinalkanalstenose.

Es kommt zu belastungs- oder bewegungsabhängigen, meist multisegmentalen Schmerzen und sensomotorischen Defiziten. Auch autonome Funktionsstörungen können auftreten. In fortgeschrittenen Stadien persistieren die Ausfallserscheinungen. Typisch ist die Beschwerdelinderung bei Kyphosierung der Wirbelsäule (Sitzen, Radfahren). Der Prozess ist i. d. R. langsam progredient.

Welche diagnostischen Maßnahmen sollten Sie möglichst schnell veranlassen?

Eine Bildgebung der Neuroaxis, einschließlich Myelografie bzw. Myelo-CT.

Welche therapeutischen Optionen gibt es? Wie beurteilen Sie diese im Vergleich?

- konservative Therapie: Antiphlogistika, Analgetika, balneophysikalische Maßnahmen
- operative Behandlungsverfahren: Laminektomie, Fusionsoperationen, Gelenkresektionen.

Es gibt zurzeit keine verlässlichen Daten zum Vergleich konservativer und operativer Behandlungsmöglichkeiten.

Tab. 18.3 Exkurs Rückenschmerzen

diffuser, nicht radikulärer Rückenschmerz ohne Ausstrahlung, ohne sensomotorische Ausfälle, meist Schmerzreduktion durch Bewegung	Lumbago
diffus flächige, pseudoradikuläre Schmerzen, durch Hyperlordosierung provozierbar. Nachweis von Blockierungen, Rüttelschmerz über den Wirbelkörpern	Facettensyndrom
Schmerz im Bereich des Sakrums, provozierbar durch langes Stehen oder Heben schwerer Lasten, Schmerzzunahme im Tagesverlauf. Mennell-Zeichen und Federtest positiv	Iliosakralgelenksyndrom
eher lokaler Klopfschmerz über den Wirbelkörpern. Temperatur, BSG, CRP, Leukozyten und AP erhöht. Z. n. Operation oder „Quaddelung"	Spondylodiszitis
mono- oder polyradikuläre Schmerzen mit sensiblen Defiziten, oft mit Hirnnervenausfällen (N. facialis, N. opticus), evtl. Meningitis, positiver Serum- und Liquorbefund	(Meningo-)Radikulitis (z. B. Borreliose, s. dort)
belastungsabhängige sensomotorische Defizite und Schmerzen (positives Lasègue-Zeichen, nach längerer Gehstrecke Claudicatio-ähnliche Symptome)	spinale Enge (Lumbalkanalstenose)

18

18.2 Zentrale neurologische Störungen – Leitsymptom akuter Funktionsausfall

18.2.1 Akute Lähmung bzw. Halbseitensymptomatik

FALLBERICHT

Der Sohn einer 75-jährigen Hausfrau ruft Sie nachmittags im Notdienst zur Wohnung seiner Mutter. Sie sehen die Patientin teilnahmslos im Stuhl sitzen. Die rechte Seite scheint gelähmt, die Frau blickt sie auf Ansprache an, antwortet aber nicht auf Ihre Fragen oder Aufforderungen. Der Sohn der Patientin erzählt, er habe sie vor ca. 1¼ Stunden so aufgefunden. Sie sei bisher immer gesund gewesen, lediglich wegen Herzrhythmusstörungen gehe sie von Zeit zu Zeit zu einem Kardiologen. Vor ein paar Tagen habe sie für die Dauer von ca. zwei Stunden eine Schwächeepisode mit undeutlichem Sprechen gehabt.

Woran denken Sie diagnostisch zuerst? Warum?

Das Ereignis einer Hemiparese rechts lässt zusammen mit der Aphasie an eine zerebrale Ischämie im Versorgungsgebiet der A. cerebri media links denken. Die Patientin weist Herzrhythmusstörungen auf, die pathophysiologisch ursächlich sein könnten.

Die Episode vor ein paar Tagen lässt an eine TIA denken.

Das CT zeigt in zwei Schichten folgendes Bild (➤ Abb. 18.3). Beschreiben Sie den Befund.

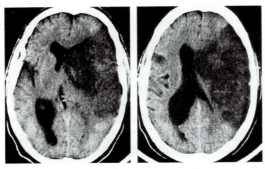

Abb. 18.3 Infarkt im Versorgungsgebiet der linken A. cerebri media

Großer Infarkt im Versorgungsgebiet der linken A. cerebri media. Darüber hinaus kleiner und älterer Media-teilinfarkt rechts parietal.

Welche Formen einer zerebralen Ischämie kann man, unabhängig von der Lokalisation oder Pathogenese, unterscheiden? Wie werden Sie anhand der Zeitdauer und Symptomentwicklung definiert? (Im konkreten Fall kann der Beginn der Symptomatik dagegen nicht sicher eingeschätzt werden.)

- **TIA (transitorisch ischämische Attacke):** vollständige Rückbildung der neurologischen Defizite meist nach 1–2 Stunden, per definitionem spätestens innerhalb von 24 Stunden
- **Progressive Stroke:** anfängliche Symptome verstärken sich im Laufe von wenigen Stunden oder Tagen
- **(Completed) Stroke:** persistierende Ausfallserscheinungen, i. d. R. keine oder unvollständige Rückbildung.

Die genannte Einteilung gilt jedoch zunehmend als überholt, da neue Studien zeigen, dass auch TIAs morphologische Hirnschäden hinterlassen können. An die Stelle zeitlicher Einteilung tritt in der letzten Zeit somit mehr der Versuch einer pathologischen Einteilung, z. B. nach der Oxford-Classification (OCSP, zuletzt revidiert 2010).

Die Symptomkonstellation hängt bei einem Schlaganfall vom Ort des Perfusionsdefizits ab. Die Symptome können individuell sehr variieren. Zu welchen klinischen Symptomen kann es bei welchen Lokalisationen kommen?

Klassischerweise findet man folgende, topologisch richtungsweisende Befunde:
- **Mediaischämie:** kontralaterale sensomotorische Halbseitensymptomatik, konjugierte Blickdeviation zur betroffenen Seite, Neglect der betroffenen Seite, Aphasie bei Beteiligung der führenden Seite, Apraxie
- **Posteriorischämie:** Hemianopsie, manchmal Ataxie, Blickparese, Thalamusschmerz
- **Anteriorischämie:** „Mantelkantensyndrom" mit beinbetonter Hemiparese, Inkontinenz und Frontalhirnsyndrom
- **Kleinhirnischämie:** Hemiataxie, Dysarthrie, Intentionstremor, Schwindel, Nausea, Tinnitus
- **Hirnstammischämie:** „buntes Bild" zerebraler Symptome. Vor allem auf folgende Symptome achten: exzessive Begleithypertonie, Speichel- und Tränenfluss, heftigster Schwindel, heftiges Erbrechen. Seltener, jedoch klinisch eindeutiger Hinweis auf Hirnstammischämien sind sogenannte Alternanssyndrome mit gekreuzter Symptomatik (ipsilateral Hirnnervenausfälle, kontralateral Hemiparese oder Hemihypästhesie, z. B. Wallenberg-Syndrom).

Welche Schritte veranlassen Sie bei einem Patienten mit V. a. zerebrale Ischämie?
- sofern notwendig: lebensrettende Sofortmaßnahmen bzw. Stabilisierung der Vitalparameter

- (Fremd-)Anamnese: Abschätzen der Prognose in Anbetracht des Alters und der (Multi-)Morbidität. Genauer Zeitpunkt des Symptombeginns (3-Stunden-Zeitfenster für eine Thrombolyse [=Lyse]), primäre Symptome (topologische Zuordnung), Begleitsymptome oder Vorerkrankungen (Hinweis für Ätiologie, z. B. Herz- oder Gefäßerkrankungen),
- wenn möglich: Notfall-EKG (Vorhofflimmern, Infarkt)
- schnelle Einweisung mit dem Notarzt in eine Fachklinik. Gründe hierfür sind:
  - Notwendigkeit einer sofortigen (intensivmedizinischen) Überwachung
  - frühzeitiger Beginn einer Antikoagulation (z. B. Lyse innerhalb 3-Stunden-Zeitfenster)
  - Diagnostik zur Suche nach der Ätiologie.

Welche Maßnahmen sind nicht sinnvoll und sollten daher nicht angewandt werden?

Maßnahmen, wie die Gabe von Antihypertensiva zur raschen Blutdrucksenkung bei RR-Werten unter 200/100 mmHg, Hämodilution, Kortikoidgabe sowie Hyperoxygenierung oder Hyperventilation zur Senkung eines erhöhten Hirndrucks haben sich wissenschaftlich nicht als hilfreich oder die Prognose verbessernd erwiesen. Auch die „blinde" Heparinisierung oder Thrombozytenaggregation ist vor einem CCT nicht sinnvoll oder sogar gefährlich (DD: Blutung!).

Die Normalisierung des Blutzuckers, die Körpertemperatursenkung bei Fieber und ein Aufrichten des Oberkörpers scheinen hingegen prognoseverbessernde Maßnahmen zu sein.

An welche Differenzialdiagnosen denken Sie bei einem Patienten mit V. a. zerebrale Ischämie? Nennen Sie die jeweils typischen Symptome und Befunde (➤ Tab. 18.4).

Tab. 18.4 Differenzialdiagnostische Überlegungen bei Patienten mit V. a. zerebrale Ischämie

Erkrankung	Kennzeichen/Charakteristika
zerebrale Blutung	klinisch ähnlich einer Ischämie (Häufigkeit 1:6, d. h. Blutungen in ca. 15 % der Fälle), initial oft nicht zu unterscheiden, häufiger gravierende Verläufe. Im CCT sicher und frühzeitig erkennbar (Infarktfrühzeichen dagegen *sicher* erst nach wenigen Stunden sichtbar)
Sinus-/Hirnvenenthrombose	Eintrübung oder psychische Veränderungen oft im Vordergrund, Kopfschmerzen, fokale Krampfanfälle, fluktuierende Symptomatik, weibliches Geschlecht, jüngeres Alter, etwas seltener fokalneurologische Ausfälle
Migraine accompagneé	Migräneanamnese, „Wandern" der Ausfallserscheinungen von okzipital nach frontal, Flimmerskotome, starke Kopfschmerzen, starke vegetative Symptomatik, rasch reversibles neurologisches Defizit
Todd-Parese	postiktal nach motorisch-fokalen Anfällen, kurzfristig nur in den vom Anfall betroffenen Muskeln, selten 1–2 Tage anhaltend, anamnestisch bekanntes Anfallsleiden

Nennen Sie Risikofaktoren für Hirnischämien. Welche Faktoren gelten als gesichert, welche als nicht gesichert? Welche als zusätzlich prädisponierend?

- gesicherte Faktoren sind:
  - arterielle Hypertonie
  - Nikotinabusus
  - Diabetes mellitus
  - erniedrigtes HDL i. S.
  - erhöhtes Thrombophilierisikoprofil, Gerinnungsstörungen, z. B. durch AT-III-Mangel, APC-Resistenz, Protein-C- bzw. Protein-S-Mangel, Phospholipidantikörper, Thrombozytosen, Polycythaemia vera, Polyglobulie, Einnahme von Östrogenen, Schwangerschaft, Wochenbett, Malignome (!) sowie postoperative Zustände
  - Alter
- Nicht gesicherte, aber wahrscheinliche Faktoren sind:
  - Übergewicht

18

- Bewegungsmangel
- Alkoholabusus
- genetische Faktoren
- Zusätzlich prädisponierend für thromboembolische Ereignisse sind sämtliche kardialen Erkrankungen einschließlich Herzrhythmusstörungen, Gefäßerkrankungen oder Klappenersatz.

Wie häufig ist ein Schlaganfall heutzutage etwa in Deutschland? An welcher Stelle steht er auf der Liste der Todesursachen?

Insgesamt schätzt man die Inzidenz auf etwa 250/100.000/Jahr, das entspricht bei > 80 Mio. Bundesbürgern ca. 200.000 Schlaganfällen im Jahr. Bei 65- bis 75-Jährigen liegt die Inzidenz bei fast 1 %. Je nach statistischer Erfassungsart ist der Schlaganfall nach Herzerkrankungen und Neoplasien die dritthäufigste Todesursache in Deutschland. In anderen Industriestaaten sind die Zahlen ähnlich. Nach den neuesten Daten der WHO ist der Schlaganfall sogar der „killer number 2".

In welchem Alter tritt der Schlaganfall am häufigsten auf?

Das Prädispositionsalter liegt zwischen dem 65. und 75. Lebensjahr.

Wie ist der Schlaganfall auf die Geschlechter verteilt?

Das Geschlechter-Verhältnis Männer zu Frauen ist in etwa ausgeglichen.

Wie können Sie Ihren Patienten mit Schlaganfall nach der Entlassung aus der Klinik präventiv und beratend sinnvoll betreuen?

- konsequente Behandlung einer arteriellen Hypertonie
- Blutzuckereinstellung bei Diabetikern
- Senkung des Cholesterins im Serum durch Statine. In der sogenannten „Progress-Studie" zeigte sich, dass die Einnahme eines ACE-Hemmers zur RR-Senkung in Kombination mit Statinen zur Lipidsenkung i. S. (neben ihrer primär blutdruck- und lipidsenkenden Wirkung) unabhängig von den Ausgangswerten das Rezidivrisiko für erneute Ischämien signifikant reduzierte. Diese Behandlung wirkt auch präventiv als effektiver Schutz vor Schlaganfällen bei erhöhten Risikofaktoren.
- Behandlung etwaiger Herzrhythmusstörungen (insbesondere Vorhofflimmern)
- Ratschlag zur Vermeidung übermäßigen Alkoholgenusses, zur Gewichtsreduktion bei Adipositas, zur Nikotinkarenz sowie zu ausgewogener Ernährung und körperlicher Betätigung
- Tertiärprophylaxe. Diese hängt dabei von der zugrunde liegenden Ätiologie des Ereignisses ab:
  - ASS 100–300 mg 0–1–0 tgl. oder jeden 2. Tag (bei Makro- und Mikroangiopathien mit lokaler Thrombenbildung oder arterio-arteriellen Embolien oder bei Z. n. Herzinfarkt, pAVK oder diabetischen Gefäßschäden), alternativ Clopidogrel 75 mg 1–0–0 (bei Unverträglichkeit von ASS oder bei Patienten mit erneutem Ereignis unter ASS) oder fixe Kombinationspräparate aus Dipyridamol und ASS (200 mg + 25 mg, zweimal täglich oral, z. B. 1–0–1)
  - Phenprocoumon, i. d. R. für 6–12 Monate, z. T. auch lebenslang, je nach Ziel-Wert, z. B. Quick 20–30 % bei Vorhofflimmern, Vertebralis- oder Karotisdissektion, Basilarisstenose, Herzthromben, größerem offenen Foramen ovale oder Sinusvenenthrombose
  - Dabigatron und Rivaroxaban bei nicht-valvulärem Vorhofflimmern.

Nennen Sie Kontraindikationen einer Marcumarisierung.

- *Absolute* Kontraindikationen sind z. B. häufige Stürze oder epileptische Anfallserkrankungen.
- *Relative* Kontraindikationen können z. B. schlecht einstellbarer Blutdruck oder unzureichende Compliance des Patienten sein.

Welche Prognose haben Patienten mit zerebralen Ischämien?

Von den Patienten mit manifestem Hirninfarkt stirbt ca. ein Drittel innerhalb eines Jahres, ein weiteres Drittel bleibt pflegebedürftig oder stark behindert. Nur etwa das letzte Drittel der Patienten kann wieder eine geregelte Tätigkeit ohne nennenswerte Einschränkung im sozialen/beruflichen Alltag aufnehmen. Entscheidend für die Prognose ist neben der initialen Schädigung das konsequente Ausschalten von Risikofaktoren und die Compliance des Patienten in der Phase der Frührehabilitation.

Ungefähr 25 % der Patienten mit einer TIA erleiden innerhalb von fünf Jahren einen kompletten Hirninfarkt.

18.2.2 Akute Lähmung mit nachfolgender Bewusstseinseintrübung

FALLBERICHT

Ein 72-jähriger Rentner wird von seiner Ehefrau und dem Sohn in ihre Praxis gebracht. Während des Schneeschaufelns vor der Haustür vor ca. einer halben Stunden habe er plötzlich die Schippe mit der linken Hand nicht mehr halten können, der Arm sei einfach nach unten gefallen. Der Patient wirkt etwas benommen, beantwortet ihre Fragen jedoch adäquat. Bei der neurologischen Untersuchung fällt Ihnen außer der Parese des linken Armes ein hängender Mundwinkel links auf – dies sei vor wenigen Minuten noch nicht gewesen. An Vorerkrankungen besteht eine arterielle Hypertonie. Bei Ankunft lag der Blutdruck bei 210/110 mmHg, im Verlauf der nächsten 20 Minuten sank er auf 150/85 mmHg. Zerebrovaskuläre Risikofaktoren anderer Art lassen sich nicht eruieren. Noch während der Konsultation schläft der Mann, in seinem Stuhl nach links kippend, ein und kann nur mit Mühe auf eine Liege transportiert werden. Dort erbricht er sich und fasst sich stöhnend an den Kopf, bleibt jedoch ansprechbar. Die Atmung ist regelmäßig, eine Pupillendifferenz ist nicht festzustellen.

An welche Diagnose im engeren Sinn denken Sie?

Die Schilderung der Symptomatik macht einen hämorrhagischen Schlaganfall wahrscheinlich (apoplektiformer Beginn, halbseitige, brachiofazial betonte Symptomatik). Neben der zerebralen Ischämie ist die zerebrale Blutung die zweithäufigste Schlaganfallursache (ca. 10–15 %) und muss differenzialdiagnostisch erwogen werden. Typisch hierfür wäre die offenbar progrediente Symptomatik aufgrund der Hämatomausweitung, die selten auch in Folge einer zerebralen Ischämie auftreten kann (progredienter Infarkt).

Wie könnten Sie klinisch eine zerebrale Ischämie von einer Blutung sicher unterscheiden?

Eine sichere Unterscheidung ist klinisch nicht möglich. Beide Krankheitsbilder können zu den gleichen Herdsymptomen führen. Daher sollte vor dem sicheren z. B. computertomografischen Ausschluss einer Blutung auf eine blutverdünnende Sofortmedikation verzichtet werden.

Was sind ihre nächsten Schritte?

- Der Patient sollte möglichst ruhig liegen, Oberkörper erhöht (ca. 30°).
- venöser Zugang, Sauerstoffgabe (2 l/min) bei mangelnder Oxygenierung
- sehr vorsichtige Blutdrucksenkung (syst. nicht > 160 mmHg, aber auch nicht < 120 mmHg, im Fallbeispiel können die Werte zunächst so belassen werden)
- Verständigung des Rettungsdienstes, einschl. Notarzt, und Transport mit Sonderzeichen in eine innere oder neurologische Klinik (Stroke-Unit). Rasches Vorgehen! Bis zum sicheren Nachweis der Blutung im CCT besteht bis auf weiteres der Verdacht einer Ischämie und damit prinzipiell zunächst eine Indikation zur Lyse (s. dort)!

Welche Ursachen für intrazerebrale Blutungen kennen Sie?

- In der überwiegenden Zahl der Fälle (60–70 %) löst eine arterielle Hypertonie (wie im Fallbeispiel) eine spontane Blutung aus, die typischerweise einseitig im Bereich der Stammganglien (loco typico) lokalisiert ist. Man geht von einer hypertensiven Mikroangiopathie mit degenerativen Wandveränderungen aus, in

18

deren Folge es, oftmals durch körperliche Aktivitäten mit Blutdruckanstieg begünstigt, zu spontanen Rupturen dieser Gefäße kommt.
- Daneben können die sog. Amyloidangiopathie (pathologische Einlagerung von β-Amyloid-Eiweißstrukturen in die Wände kleiner meningealer und kortikaler Gefäße mit nachfolgender Rupturgefährdung, ca. 15 %), verschiedene vaskuläre Malformationen (Aneurysmen, Angiome etc., ca. 10 %), aber auch Tumoren, Vaskulitiden, Sinusvenenthrombosen, Gerinnungsstörungen oder gerinnungshemmende Medikamente (Marcumar oder ASS!) Blutungen verursachen.
- Traumatische intrazerebrale Blutungen sind dagegen eher selten. Durch Traumata werden häufig epidurale Blutungen ausgelöst, die andere klinische Symptome zeigen und primär neurochirurgisch therapiert werden.

Was sind typische Komplikationen einer intrazerebralen Blutung?

Die hypertensiven kleinen Blutungen der Stammganglien im Bereich der thalamo-striatalen Arterienästchen kommen gewöhnlich frühzeitig durch Gerinnungsaktivierung und durch Zunahme des Gewebedrucks zum Stillstand. Das betroffene Hirngewebe zeigt zunächst keine lokale Minderperfusion. Im Verlauf kann sich jedoch durch die Kompression umgebender Gefäße eine sekundäre Ischämie entwickeln.

Größere lobäre Blutungen bzw. Blutungen an atypischer Stelle lassen auf Aneurysmen oder Angiome schließen und können schnell raumfordernd werden. Typische Symptome eines steigenden Hirndrucks sind Kopfschmerzen, Erbrechen, Sehstörungen, Pupillendifferenz, Eintrübung etc. und machen eine rasche konservative bzw. operative Hirndruckbehandlung notwendig.

Wie wird nach dem gegenwärtigen Forschungsstand der Wert einer operativen Entlastung bei intrazerebralen Blutungen eingeschätzt?

Patienten mit kleineren Blutungen (< 10 ml) werden in jedem Fall konservativ behandelt, ebenso Patienten, die initial bereits komatös zur Aufnahme gelangen und schwere Zeichen einer Hirndruckerhöhung zeigen. Lediglich Patienten mit mittelgroßen Blutungen können u. U. bei rechtzeitigem Eingreifen (< 4 Std. nach Ereignis) von einer Hämatomausräumung profitieren. Ebenfalls nicht operiert werden solitäre Thalamus-, Stammganglien- oder solitäre Hirnstammblutungen.

Insgesamt konnte die derzeitige größte Untersuchung zu diesem Thema (STICH-Studie, Mendelow et al. 2005) keinen generellen Vorteil einer operativen gegenüber konservativen Behandlung zeigen.

Eine Indikation zur operativen Ausräumung besteht indes bei gesicherter Blutungsquelle, wie z. B. einem Aneurysma. Operiert wird auch bei Ventrikeleinbruch mit resultierendem Liquoraufstau und zur Ventrikeldrainage.

Was wissen Sie bezüglich der Prognose intrazerebraler Blutungen?

Die Todesrate beträgt nach 30 Tagen ca. 45 %, nach 3 Jahren ca. 65 % und ist damit prinzipiell ungünstig. Bei kleineren, solitären Blutungen ist die Prognose im Vergleich zur zerebralen Ischämie jedoch besser. Der Grund dafür wird in dem primär nicht minderperfundierten bzw. infarzierten, sondern lediglich durch Druckwirkung verdrängten Gewebe gesehen. Nach meist spontaner Resorption des Hämatoms erholen sich die Nervenzellen oftmals wieder. Das betroffene Hirngewebe kann jedoch auch sekundär ischämisch werden. Die Prognose verschlechtert sich mit zunehmender Größe, zunehmenden Alter des Patienten und tiefer z. B. infratentorieller Lokalisation der Blutung.

18.2.3 Bewusstseinstrübung

FALLBERICHT

Sie werden im Notdienst zu einem Ihnen bekannten Patienten gerufen. Die Ehefrau berichtet, ihr Ehemann sei seit dem Morgen zunehmend teilnahmslos und schläfrig. Gestern habe er abends über Kopfschmerzen und leichten Schwindel geklagt. Heute habe er bereits mehrmals erbrochen, ohne etwas gegessen zu haben. Vor ca. 1 Stunde habe er auf der Couch liegend plötzlich an Armen und Beinen gekrampft.

Bei Ihnen ist der Patient wegen einer arteriellen Hypertonie in Behandlung. Vor 2 Wochen war er wegen eines „kleinen Schlags" in eine neurologische Klinik eingeliefert worden, aus der er vor 1 Woche wieder entlassen wurde.

Woran denken Sie bei dem Patienten? Welches Ereignis könnte die Ursache für die Symptomatik sein?

Die klinischen Zeichen Kopfschmerz und Schwindel weisen im Zusammenhang mit dem rezidivierenden (Nüchtern-)Erbrechen, der zunehmenden Bewusstseinstrübung und dem Krampfanfall auf einen erhöhten Hirndruck hin. Ursächlich könnte z. B. eine zerebrale Blutung anlässlich des Schlaganfalls vor 2 Wochen sein.

Welche Maßnahmen leiten Sie möglichst rasch ein?

- Oberkörperhochlagerung (etwa 30°, achsengerechte Kopfhaltung)
- Aspirationsschutz, Freihalten der Atemwege
- bei bewusstseinsklaren Patienten Oxygenierung mit O_2 über Nasensonde oder Sauerstoffmaske
- bei Unruhe und Schmerzen Sedierung und Analgesie (Schmerz und Unruhe können den Hirndruck erhöhen)
- bei Fieber Metamizol 500–1.000 mg i. v.
- begleiteter Transport (Notarzt) in eine Fachklinik bzw. Intensivstation
- in der Klinik rasche zerebrale Bildgebung (CCT meist ausreichend).

Was sind – unabhängig von der Ätiologie – die Gefahren des erhöhten Hirndrucks und warum müssen Sie bei dem oben beschriebenen Patienten schnell reagieren?

Die Gefahren eines erhöhten Hirndrucks sind die Entwicklung eines zytotoxischen Hirnödems und damit eine weitere Verstärkung des Hirndrucks. Weitere Komplikationen sind die resultierende Minderperfusion mit Hypoxie des Hirngewebes, sowie eine Erniedrigung der Krampfschwelle. Die sich im Verlauf entwickelnde gewebeverdrängende Einklemmung kann lebensbedrohlich sein.

Was sind im Allgemeinen typische klinische Zeichen eines erhöhten Hirndrucks und wie ist der klinische Verlauf einer unbehandelten Hirndruckerhöhung?

- Bei **akuten** Prozessen führen die durch erhöhten Hirndruck bedingten Massenverschiebungen frühzeitig zu ausgeprägten und vielschichtigen neurologischen Defiziten bis hin zu Einklemmungserscheinungen durch Herniation von Gehirnteilen (z. B. der Kleinhirntonsillen in das Foramen magnum). Bei der Einklemmung werden die Patienten komatös, zeigen Beuge- und Strecksynergien, haben bald nur noch abgeschwächte oder erloschene Schutzreflexe (Kornealreflex, Würgreflex) und lichtstarre Pupillen. Häufig kommt es zu Bradykardie, Hypertonie (Cushing-Reflex) und Hyperthermie. Im Spätstadium sind auch die Atmung (Cheyne-Stokes-Atmung, terminale Schnappatmung) und die Kreislauftätigkeit gestört bzw. aufgehoben. Darüber hinaus treten meist bereits relativ frühzeitig Liquorabflussstörungen auf, die zu einem Aufstau führen und ihrerseits zur Druckerhöhung beitragen.
- Bei **chronisch** verlaufenden, sich langsam entwickelnden Druckerhöhungen (wie etwa bei Hirntumoren) stehen Kopfschmerzen – typischerweise beim Erwachen oder im Liegen stärker als in aufrechter Position –, Schwindel und Nüchternerbrechen ohne Übelkeit im Vordergrund. Darüber hinaus kommt es mitunter zu Krampfanfällen, zu psychischen Veränderungen, wie motorischer Unruhe, Nervosität und mitunter Ängstlichkeit, später zu Bewusstseinstrübungen, Gähnen, Singultus. Bei weiterer Druckzunahme kommt es zu den unter akuten Prozessen beschriebenen Symptomen.

Was sind häufige Ursachen für einen erhöhten Hirndruck (akut oder chronisch)?

- Gründe für eine **akute** Hirndruckerhöhung können sein: Blutung, postischämisches Hirnödem, Sinusvenenthrombose, Verlegung der ableitenden Liquorwege (Hydrocephalus occlusus).

18

- Gründe für eine **chronische,** langsam progrediente Hirndruckerhöhung (die initial zwar oftmals subklinisch bleibt, aber irgendwann dekompensieren kann): Hirntumor, Subduralhämatom, Abszess, Pseudotumor cerebri.

Für wie dringlich halten Sie die Abklärung der Ursache eines akut erhöhten Hirndrucks?
Klinisch sind ätiologische Unterscheidungen oftmals nicht ohne Bildgebung möglich. Wichtiger sind das rasche Erkennen der lebensbedrohlichen Situation und die adäquaten Sofortmaßnahmen (s. o.) und der Transport in eine geeignete Fachklinik.

18.2.4 Schwindel

Welche Arten des Schwindels sind Ihnen bekannt? Beschreiben Sie die jeweils typischen Symptome und Befunde.
➤ Tabelle 18.5 zeigt die wichtigsten Arten des Schwindels.

Tab. 18.5 Schwindelarten

Art des Schwindels	Charakteristika
gutartiger paroxysmaler Lagerungsschwindel	Drehschwindel von Sekundendauer bei bestimmten Kopfbewegungen begleitet von (erschöpflichem) Nystagmus; reproduzierbar nach wiederholter Lagerungsprovokation
M. Menière	Minuten bis Stunden dauernd; mit Hypakusis, evtl. Tinnitus; oft Ohrdruck
vertebrobasiläre Ischämien	Minuten bis Stunden dauernd, nicht positionsabhängig; oft Drehcharakter, mit neurologischen Ausfallserscheinungen, wie Doppelbildern, Schluck-, Sprechstörungen, Drop Attacks, Halbseitensymptomatik, evtl. okzipitale Kopfschmerzen
Neuronitis vestibularis	akut einsetzender Dauerschwindel (Stunden bis Tage), mit Nausea, Vomitus und häufig starkem Krankheitsgefühl, Fallneigung, lebhafter Spontannystagmus, normales Hören, kein Tinnitus
Herpes zoster oticus	Bläschen, evtl. auch Juckreiz im Gehörgang, Hörverlust und Tinnitus, evtl. Fazialisparese, oft begleitend starke Schmerzen
Akustikusneurinom	fluktuierender Dauerschwindel; initial meist progredienter Hörverlust vorausgehend; Schwindel insgesamt eher gering; evtl. Hirnnervenausfälle, Hydrozephalus
phobischer Schwankschwindel	subjektive Gang- und Standunsicherheit, attackenförmig ohne Auslöser auftretend, oft als Fallangst beschrieben, wobei Pat. fast nie wirklich stürzen, auffällige Persönlichkeitsstruktur (ängstlich, zwanghaft), Schwindelereignisse meist an bestimmte Situationen gebunden, vegetative Begleitsymptome

Was ist der Unterschied zwischen systematischem und unsystematischem Schwindel?
- Als systematisch werden die Schwindelformen bezeichnet, bei denen die Patienten eine definierte und gerichtete Eigenbewegungsempfindung beklagen, z. B. in Form eines Dreh-, Schwank- bzw. Liftschwindels.
- Unsystematisch werden dagegen die Schwindelformen genannt, die als Benommenheit, Unsicherheitsgefühl oder ungerichtete Gleichgewichtsstörung beschrieben werden.

Welche (Mit-)Ursachen für einen unsystematischen Schwindel kennen Sie?
- physische Erkrankungen, z. B. Herzrhythmusstörungen, Hypotonie, Hypoglykämie, zerebelläre/spinale Ataxien, Neuropathien und Liquorzirkulationsstörungen
- Medikamente, z. B. Antihypertensiva, β-Blocker, Diuretika, Vasodilatatoren, Antidepressiva, Antikonvulsiva, Hypnotika, Relaxanzien, Dopaminagonisten, Tranquilizer
- psychogene Ursachen.

Welche Untersuchungen sind in der Hausarztpraxis durchführbar und können zur Schwindel-Diagnostik sinnvoll sein?

1. **Allgemeiner Status:**
   – Blässe (Conjunktiven)
   – Schwitzen
   – Beunruhigung, Angstsymptome, dramatisierende Schilderung
   – augenscheinliche weitere Erkrankungen
2. **Kreislauf:**
   – seitengetrennte Blutdruck-Messung, ggf. Orthostase-Test
   – Herz- und Carotis-Auskultation
   – ggf. Carotis-Druck-Versuch mit EKG-Ableitung
3. **neurologische Untersuchung:**
   – Sensibilität an den Beinen inkl. Pallästhesie (Polyneuropathie)
   – Vorhalteversuch (Ausschluss latenter Paresen)
   – Gangbild, Romberg Stehversuch, Unterberg Tretversuch (zerebellär, spinal, vestibulär)
   – Diadochokinese, Finger-Nase- oder Knie-Hacken-Versuch (zerebral, zerebellär)
4. **HNO-Untersuchungen:**
   – Spontannystagmus bei Geradeausblick → Hinweis auf vestibuläre Störung
   – unerschöpflicher Einstellnystagmus bei extremer Blickeinstellung → Hinweis auf vestibuläre Störung
   – Blickrichtungsnystagmus, sakkadierende Bewegung, Hinweis auf zerebelläre Störung
   – schnelle horizontale Kopfdrehung erzeugt Schwindel und Übelkeit: Neuritis vestibularis sowie Vestibulopathien
   – Lagerungs-Versuche zum Auslösen eines benignen Lagerungsschwindel nach Hallpike (Virre) oder mittels Epley-Manöver: Vom diagnostischen Lagerungstest ist ein unmittelbarer Übergang zur Behandlung mittels Lagemanöver möglich! (z. B. *http://www.youtube.com/watch?v=59EIKztATiw*, L. B. Mellnick, Medical Department of Emergency Medicine of Georgia, Augusta GA)
   – Störungen der HWS-Beweglichkeit: Hinweis auf zervicogenen Schwindel (DEGAM-Leitlinie Schwindel, Entwurf 2012).

Wie können Sie Schwindelerkrankungen kurzfristig symptomatisch behandeln und worauf müssen Sie dabei achten?

Symptomatisch stehen mehrere Medikamente zur Verfügung, die jedoch nur kurzfristig Anwendung finden sollten. Grund ist die mögliche Behinderung zentraler und vestibulärer Adaptationsmechanismen, die i. d. R. ihrerseits Schwindelerscheinungen unabhängig von ihrer Ätiologie kompensieren und damit zu einem raschen Abklingen der Symptomatik führen. Verwendet werden unter Berücksichtigung der entsprechenden Nebenwirkungen und Kontraindikationen:

- Dimenhydrinat, bis 3 × 50 mg/d für max. 3–4 Tage
- Scopolamin-Pflaster, 1,5 mg für 72 h
- Flunarizin, 5–10 mg abends für wenige Tage
- bei psychogenem Schwindel evtl. auch Lorazepam 1 mg exp., oder Sulpirid, 3 × 50–100 mg/d, bzw. Aufklärung, Sport und Verhaltenstherapie.

Die Therapie richtet sich aber prinzipiell gegen die Grunderkrankung.

18

18.2.5 Kopfschmerzen und persistierende Sehstörungen während der Schwangerschaft

FALLBERICHT

Eine 29-jährige schwangere Studentin kommt in der 30. SSW wegen holozephaler Kopfschmerzen in ihre Praxis. Diese hätten sich innerhalb der letzten 3 Tage auf den gesamten Kopf ausgedehnt und seien immer schlimmer geworden. Zusätzlich sei ihr seit gestern auch übel. Sie habe sich zunächst nichts weiter dabei gedacht, da sie öfter mal Kopfschmerzen habe. Diese seien jedoch schlimmer und hartnäckiger. Außerdem habe sie seit heute das Gefühl, nicht ganz scharf zu sehen, auf allem läge ein leichter „Schleier". Vielleicht sei sie auch nur übermüdet, sie habe die ganze Nacht wegen der Kopfschmerzen kaum geschlafen. Die Schwangerschaft sei bisher ohne Komplikationen verlaufen, aber am Morgen habe sie Bauchschmerzen gehabt und sich einmal übergeben müssen.

Woran müssen Sie bei den geschilderten Beschwerden denken?

Trotz der bekannten Kopfschmerzen in der Vorgeschichte sprechen die andersartigen, tendenziell zunehmenden Kopfschmerzen mit der hohen Intensität und den zusätzlichen persistierenden Sehstörungen für eine möglicherweise symptomatische Ursache. Das typische Alter und die Schwangerschaft lassen Sie an eine Gestose mit Anzeichen einer Präeklampsie denken.

Welche Befunde stützen bei dieser Anamnese Ihre Verdachtsdiagnose?

- erhöhte bis stark erhöhte Blutdruckwerte, die bisher nicht bekannt waren
- Eiweißausscheidung im Urin
- evtl. vorhandene Ödeme
- Thrombopenie und Anstieg der Leberwerte (dann Vorliegen eines HELLP-Syndroms, früher als Eklampsie bezeichnet).

Welche Therapie ist stets wirksam?

Eine vorzeitige (Kaiserschnitt)-Entbindung.

Kopfschmerzen und Sehstörungen wie im oben geschilderten Fall können, neben Migränesymptomen, auch Zeichen einer Sinusvenenthrombose (SVT) sein. Was lässt Sie *im Kontext* an eine SVT denken?

Es gibt keine klassisch-charakteristischen Symptome der SVT. Kopfschmerzen stehen meist im Vordergrund der Beschwerden oder sind gar das einzige Symptom. Es können z.B. auftreten:

- Vigilanzminderung, Bewusstseinstrübung (v.a. im Verlauf)
- produktive Psychose
- epileptische Anfälle.

Entscheidend bei mehreren Indizien ist das Daran-Denken. Die Sinusvenenthrombose ist ein seltener, häufig massiv unterschätzter neurologischer Notfall. Die Akutsterblichkeit beträgt 14%! Öfter wird die Diagnose als vermeintliche Migräneattacke abgetan.

Bekannte Ursachen sind:
- erhöhtes Thrombophilie-Risikoprofil in der Schwangerschaft
- septisch, z.B. bei Endokarditis, Otitis media, Tonsilitis, Sinusitis, Stomatitis und Zahnabszessen
- aseptisch, z.B. unter oralen Kontrazeptiva, während der Schwangerschaft, postpartal, bei Gerinnungsstörungen oder hämatologischen Erkrankungen, bei Kollagenosen
- in 20% auch idiopathisch.

Was tun bzw. veranlassen Sie, um die Verdachtsdiagnose zu erhärten

- orientierende Augenhintergrundspiegelung: Stauungspapille?
- serologische Bestimmung der D-Dimere: erhöhte D-Dimere stützen die Diagnose
- rascher Transport in eine neurologische Klinik. Dort muss zunächst eine bildgebende Diagnostik (CCT oder MRT, jeweils mit Angiografie) und weitere Ursachenforschung erfolgen. Therapeutisch sollte dort bereits bei Verdacht eine therapeutische Heparinisierung nach PTT erfolgen (für ca. 14 Tage). Die Schwangerschaft stellt hierbei keine Kontraindikation dar.

18.2.6 Plötzliche unwillkürliche Krämpfe

FALLBERICHT

Sie werden in das Haus eines älteren Ehepaars gerufen. Die verängstigte Ehefrau führt Sie zu ihrem Ehemann (74 Jahre), der nass geschwitzt, aber bei Bewusstsein auf einem Stuhl sitzt. Die Frau berichtet, er habe während des Abendessens plötzlich erst mit der rechten Hand, dann mit dem Arm und schließlich mit der ganzen rechten Körperhälfte ohne Bewusstseinsverlust für die Dauer von ca. 1–2 Minuten gezuckt. So etwas sei noch nie vorgekommen. Jetzt habe er starke Schmerzen im Arm. An Vorerkrankungen bestehe eine Hypertonie. Vor sechs Monaten sei er an einem Glioblastom links operiert worden.

An welche Diagnose denken Sie?

Bei dem Ereignis handelt es sich um einen fokalen epileptischen Anfall.

An welche Ursachen denken Sie? Begründen Sie Ihre Aussage.

Der fokale Beginn und das hohe Alter des Patienten bei Erstmanifestation legen eine symptomatische Ursache nahe. Der rechtsseitige Anfall lässt auf einen Prozess linkszerebral im Bereich des motorischen Kortex schließen. Ätiologisch müssen ein Tumorrezidiv oder eine Blutung ausgeschlossen werden. Denkbar ist auch ein narbenbedingter Krampfanfall.

Wie sieht Ihr weiteres Vorgehen aus?

Eine antikonvulsive Notfalltherapie ist nicht indiziert, eine orale Medikation mit einem Antikonvulsivum, z. B. Carbamazepin, sollte jedoch eingeleitet werden. Wichtig ist eine rasche radiologische Hirndiagnostik.

FALLBERICHT

Eine 19-jährige Patientin kommt mit ihrer Mutter zur Abklärung unklarer, in den letzten Monaten v. a. morgens nach dem Aufstehen auftretender Muskelzuckungen in Ihre Praxis. Sie werden Zeuge folgenden Geschehens: Aus dem Warteraum hören sie einen Schrei. Von ihren Sprechstundenhilfen gerufen sehen Sie das Mädchen klonisch an Armen und Beinen krampfend am Boden liegen. Sie blutet aus dem Mundwinkel und scheint eingenässt zu haben. Die Mutter und eine weitere Patientin versuchen sie festzuhalten.

An welche Diagnose denken Sie? Was spricht für Ihre Diagnose?

Offenbar handelt es sich um einen generalisierten epileptischen Anfall. Dafür spricht der Ablauf des Ereignisses mit Zungenbiss und Einnässen.

Welche Maßnahmen ergreifen Sie kurzfristig und längerfristig?

Die noch krampfende Patientin sollte nicht festgehalten werden. Wichtig ist das Wegräumen spitzer, harter Gegenstände zur Vermeidung von Sekundärverletzungen. Nur wenn der Anfall innerhalb von 2–3 min nicht vorüber sein sollte (selbstlimitierend in ca. 99 %), werden Clonazepam 1–2 mg i. v. langsam oder 5–10 mg Diazepam als Rectal Tube gegeben.

18

Das rezidivierende Auftreten, die anamnestisch zu vermutenden Myoklonien in der Aufwachphase und das Alter des Mädchens lassen an ein idiopathisches Anfallsleiden denken. Trotzdem ist der Ausschluss einer symptomatischen Ursache (zerebrale Bildgebung, EEG, Labor) wichtig. Nach Diagnosesicherung erfolgt eine suffiziente antikonvulsive Therapie und dauerhafte Begleitung durch einen epileptologisch versierten Neurologen.

Woran denken Sie differenzialdiagnostisch bei Patienten, die über rezidivierende „Anfälle" berichten?
Als Differenzialdiagnosen kommen am häufigsten in Betracht:
- psychogene Anfälle, die v. a. in Zusammenhang mit belastenden Situationen auftreten (ca. 10 % aller Anfallserkrankungen)
- Entzugssymptome
- Synkopen verschiedener Art (s. dort)
- Drop Attacks (Hirnstammerkrankungen)
- Narkolepsie.

Was ist ein Gelegenheitsanfall?
Ein einmaliger Anfall als Reaktion auf einen definierten Reiz, z. B. hohes Fieber (v. a. bei Kindern), extremer Schlafentzug oder körperliche Belastung sowie Alkohol, Drogenkonsum oder der Entzug hiervon.

Was wissen Sie über die Häufigkeit und den Altersgipfel von Gelegenheitsanfällen?
Ca. 5 % aller Menschen erleiden in ihrem Leben irgendwann einmal einen solchen Krampfanfall. Das Erstereignis liegt häufig zwischen dem Schulalter und der 3. Lebensdekade.

Sollten nach einem Gelegenheitsanfall spezifische therapeutische Maßnahmen ergriffen werden?
Der erste Gelegenheitsanfall bedarf zwar der diagnostischen Abklärung, jedoch keiner Therapie. Bei Wiederholung sollte eine antikonvulsive Therapie erfolgen.

Was ist zusätzlich zu beachten?
Es sollte ein Kfz-Fahrverbot für die Dauer von 6 Monaten ausgesprochen werden.

Welche Konsequenzen hat das Fahrverbot für den Patienten bez. Führerschein und Fahrens während des Fahrverbots?
Der Arzt besitzt keine Vollzugsgewalt für das Fahrverbot. Patienten müssen sich an das Fahrverbot halten, behalten jedoch ihren Führerschein. Wird man beim Fahren erwischt und liegt ein schriftlich dokumentiertes Fahrverbot vor (z. B. Arztbrief, o. Ä.), hat man sämtliche zivilrechtlichen Konsequenzen zu tragen.

Was sollten Sie als Allgemeinarzt über das allgemeine therapeutische Konzept einer behandlungsbedürftigen Anfallserkrankung wissen?
Die spezifische Therapie der verschiedenen Anfallserkrankungen sollte einem epileptologisch erfahrenen Neurologen überlassen werden. Allgemein und stark vereinfacht werden fokale Anfälle eher mit Carbamazepin, generalisierte Anfälle eher mit Valproinsäure behandelt. Daneben haben sich neuere Antikonvulsiva wie Topiramat, Lamotrigin oder Levetiracetam bewährt. In der Regel wird eine Monotherapie angestrebt, für die Dauer von mindestens 2–5 Jahren (bis zu 80 % der genuinen Epilepsie-Kranken werden wieder anfallsfrei). Wichtig ist die regelmäßige Spiegelkontrolle der antikonvulsiven Medikamente. Neben der medikamentösen Therapie ist das Vermeiden provozierender Faktoren wichtig, wie Alkohol, unregelmäßiger Schlaf, Flacker- oder Stroboskoplicht.

Was ist eine häufige und wichtige Differenzialdiagnose zu epileptischen Anfällen?

Synkopen. Diese sind definiert durch eine globale Hirnperfusionsminderung mit spontaner Erholung nach wenigen Minuten. Alle Formen können konvulsiv, also mit kloniformen motorischen Entäußerungen der Extremitäten, einhergehen und erfordern daher die Abgrenzung zu epileptischen Anfällen.

Welche Formen von Synkopen kennen Sie?

Die derzeit gebräuchliche Einteilung erlaubt folgende Unterscheidung:

- kardiale Synkopen (höhergradige Herzrhythmusstörungen, Sick-Sinus-Syndrom, verminderte Herzauswurfleistung)
- neurogene Synkopen (Dysregulation im Bereich des peripheren und des zentralen autonomen Nervensystems). Diese werden weiter unterteilt in:
  - Reflexsynkopen (durch Miktion, Husten oder Niesen ausgelöst)
  - vasovagale Synkopen (durch emotionale Reize, Schreck, Anblick von Blut oder Verletzung ausgelöst)
  - orthostatische Synkopen (nach längerem Stehen ausgelöst)
  - Hyperventilationstetanie durch respiratorische Alkalose.

Wodurch gelingt Ihnen anamnestisch die sichere Unterscheidung zwischen einem epileptischen Anfall und einer (konvulsiven) Synkope?

Eine sichere Unterscheidung ist anamnestisch/klinisch oft nicht möglich. Hilfreich können folgende Aspekte sein (➤ Tab. 18.6).

Tab. 18.6 Differenzierung Synkope und Epilepsie

Synkope	Epileptischer Anfall
initial Schwarzsehen vor den Augen	üblicherweise keine Sehstörungen
wenige Sekunden Dauer	mehr als eine Minute Dauer
rasch reorientiert	postiktale Umdämmerung
kein Muskelkater, kein Zungenbiss, selten Einnässen	oft Muskelkater, Zungenbiss oder Einnässen
spezielle Auslöser eruierbar, s. o.	selten spezielle Auslöser eruierbar

Im Zweifelsfall hilft nur ein (portables) EEG-Dauermonitoring zur Beurteilung eines Anfalls weiter. Dieses zeigt iktal epilepsietypische Potenziale, während einer konvulsiven Synkope dagegen einen Normalbefund oder unspezifische Veränderungen. Prolaktin kann sowohl während eines epileptischen Anfalls als auch nach einer konvulsiven Synkope erhöht sein. Spezifischer ist die Kreatinkinase (CK), die erfahrungsgemäß nur bei der Epilepsie erhöht ist.

Welche diagnostischen Schritte veranlassen Sie bei einem Patienten mit rezidivierenden Synkopen oder synkopenähnlichen Ereignissen?

Wichtig ist zu Beginn der Diagnostik die sorgfältige Anamnese (Grunderkrankung? Auslöser? Genauer Ablauf?).

In der **Allgemeinpraxis** sollten folgende Untersuchungen durchgeführt werden:

- Laboruntersuchung: Anämie? Elektrolytstörungen? Hämokonzentration? Postsynkopal: CK
- Schellong-Test
- sorgfältige Überprüfung der Medikation von Herz-Kreislaufmitteln
- (24-h-)EKG bei kardialen Erkrankungen, insbesondere bei Extrasystolie oder V. a. Sick-Sinus-Syndrom.

Diagnostik beim **Neurologen**:

- EEG: epileptisches Geschehen?
- Doppler-Sonografie intra- und extrakranieller Hirngefäße

18

- Karotisdruckversuch: vasovagale Reaktion? Asystolie?
- Kipptischversuch: posturale, d. h. orthostatische Reaktion?
- kraniale Bildgebung zum Ausschluss einer Raumforderung.

Was empfehlen Sie der Patientin mit orthostatischer/neurokardiogenen Synkope?
- Stehtraining (täglich mind. 30 min)
- Konditionstraining im aeroben Bereich
- physikalische Maßnahmen wie kalte Beingüsse, Hochlagerung der Beine, Zehenstände sowie Tragen von Kompressionsstrümpfen
- ausreichend Flüssigkeit, evtl. je nach Blutdruck kochsalzreiche Nahrung
- evtl. medikamentös unterstützende Maßnahmen (nur bei häufigen Rezidiven und nach Ausschöpfung o. g. Maßnahmen), dann z. B.:
  - Mineralokortikoide (Fludrocortison 0,1–0,2 mg) oder
  - Sympathomimetika (Midodrin 2,5–10 mg bis 3× täglich) oder
  - Serotonin-Wiederaufnahmehemmer (Paroxetin 20 mg).

18.3 Zentrale neurologische Erkrankungen – Leitsymptom allmähliche, komplex nervöse Störungen

18.3.1 Demenzielle Entwicklung

➤ Kap. 19.2

18.3.2 Rigor und Tremor

FALLBERICHT

Zu Ihnen kommt eine 69-jährige Patientin, die über Muskelsteifigkeit klagt. Sie berichtet, dass diese bereits seit ca. 1 Jahr bestehe. Die Beschwerden hätten damals in der rechten Schulter angefangen, teils mit starken Schmerzen. Sie habe sich nichts dabei gedacht. In letzter Zeit sei aber die ganze rechte Körperseite steifer und irgendwie langsamer geworden, ein Zittern der rechten Hand sei ebenfalls hinzugekommen. Für die alltäglichen Dinge des Lebens brauche sie wesentlich länger. Der Schlaf sei schlecht, manchmal könne sie sich im Bett kaum mehr umdrehen oder zur Toilette aufstehen.

An welche Diagnose denken Sie bei der Patientin?
Die genannten Symptome lassen an einen M. Parkinson (idiopathischer Parkinson) denken.

Wodurch sind die Symptome beim M. Parkinson bedingt?
Ein Untergang dopaminerger Neurone in der Substantia nigra.

Welche klinischen Zeichen treten typischerweise bei einem M. Parkinson auf?
Bewegungs- und Haltungsstörungen. Bei klassischem Verlauf kommt es zu folgenden vier Kardinalsymptomen:
- **Bradykinese, Akinese:** allgemeine Bewegungsverlangsamung oder -verarmung, Hypomimie, Hypophonie, feinmotorische Schwäche, vermindertes Mitschwingen der Arme beim Gehen, kleinschrittiger und nach vorneüber geneigter Gang, Mikrografie, Schwierigkeiten beim Aufstehen oder Umdrehen im Bett,

- **Rigor:** Steifigkeit der Muskulatur mit zahnradartigem, zäh-gleichförmigen Widerstand
- **Tremor:** langsamer distaler Ruhetremor, Frequenz etwa 5/s, wie „Pillendrehen" oder „Geldzählen"
- **verminderte Halte- und Stellreflexe:** Fallneigung, adduzierte Oberarme, gebeugte Unterarme.

Fakultativ können autonome Störungen, wie Obstipation, Blasenstörungen, Seborrhö, hinzutreten sowie neuropsychologische Defizite, Depressionen oder Angststörungen.

Die Erkrankung beginnt oftmals an einer Extremität und ist dabei anfänglich schmerzhaft. Die Kardinalsymptome können unterschiedlich gewichtet sein.

Welches Alter ist typisch für den Beginn der Erkrankung?
Das Ende der 6. Lebensdekade.

Wie sieht die Diagnostik aus?
Bei der Diagnose des klassischen idiopathischen M. Parkinson handelt es sich um eine rein klinische Diagnose. Zusatzuntersuchungen sind bei klaren klinischen Zeichen verzichtbar bzw. können sie die Diagnose lediglich abgrenzen (kraniales MRT, nuklearmedizinische Untersuchungen, Liquordiagnostik, Labor, L-Dopa-Test etc.). Die diagnostische Sicherung kann allerdings nur post mortem erfolgen.

Zum Ausschluss anderer, differenzialdiagnostisch bedeutsamer Erkrankungen, zum Einleiten einer spezifischen Therapie und bei Auftreten untypischer Symptome sollte zur Primärdiagnostik nach Möglichkeit eine fachneurologische Untersuchung bzw. evtl. die Einweisung in eine neurologische Fachklinik erfolgen.

Der Sohn der Patientin kontaktiert Sie mehrere Wochen später (nach Diagnosesicherung). Er hat Angst, in ein paar Jahren ebenfalls zu erkranken. Was können Sie ihm bez. einer möglichen Vererbung und der Prävalenz der Parkinson-Erkrankung sagen?
In der Regel tritt die Erkrankung sporadisch auf, sodass eine übermäßige Sorge nicht angebracht ist. Nur sehr wenige Fälle werden autosomal-dominant vererbt. Die allgemeine Prävalenz liegt bei ca. 0,1–0,2 %. Männer sind i. d. R. gleichermaßen betroffen wie Frauen. Zu den Vorläufersymptomen zählen ein verminderter Geruchssinn, ein gestörter (REM-)Schlaf und neu auftretende Darmträgheit.

Welche Maßnahmen können Sie bei Ihrer Patientin ergreifen und wie sieht in Grundzügen eine spezifische medikamentöse Therapie aus?
Wichtig ist die Aufklärung über den chronischen Verlauf der Erkrankung und deren Nichtheilbarkeit, die Verordnung regelmäßiger Physiotherapie zur Vorbeugung von Sekundärkomplikationen sowie das Erlernen von Kompensationsmöglichkeiten bzw. Hilfsstrategien im normalen Alltag. Bei guter therapeutischer Führung kann eine Pflegebedürftigkeit durch die Vielfalt nicht zuletzt neuer medikamentöser Behandlungen (wie z. B. durch den Einsatz der Dopaminagonisten) für 10–20 Jahre verhindert werden. Die Letalität ist mit der in der Normalbevölkerung vergleichbar. Unerlässlich ist die enge Kooperation mit oder gar die vollständige Betreuung durch einen niedergelassenen Neurologen.

Ziel der spezifischen medikamentösen Therapie ist die Wiederherstellung eines Transmittergleichgewichts. Zur Verfügung stehen
- L-Dopa (in Kombination mit Decarboxylase-Hemmern) und Dopaminagonisten, die altersabhängig eingesetzt werden (Pat. < 55 Jahre: Monotherapie mit Dopaminagonisten, Pat. > 70 Jahre: Monotherapie mit L-Dopa, zwischen 55 und 70 Jahren primäre Kombinationstherapie), transdermal Rotigotin
- Katecholamin-O-Methyltransferase-/(COMT-)Hemmer (additiv, zur Einsparung von L-Dopa), insbesondere bei motorischen Wirkfluktuationen
- Amantadin (alternativ, bei mäßiggradiger klinischer Behinderung oder in der akinetischen Krise)
- MAO(Monoaminooxidase)-Hemmer, z. B. Selegilin, insbesondere im Frühstadium.

18

Was versteht man unter Parkinson-ähnlichen Erkrankungen? Was sind die wichtigsten Parkinson-ähnlichen Erkrankungen?

Von parkinsonähnlichen Erkrankungen spricht man bei Auftreten von Symptomen, die über das extrapyramidal-motorische System hinausgehen und das allgemeine Beschwerdebild komplettieren (z. B. pyramidale, zerebelläre, autonome Zeichen). Diese parkinsonähnlichen Erkrankungen werden auch als atypische Parkinson-Syndrome bezeichnet, von denen die Gruppe der Multisystematrophien die bedeutsamste ist.

Welche klinischen Hinweise lassen Sie an der Diagnose eines M. Parkinson zweifeln?

Rasche Progression der Erkrankung, häufige und frühzeitige Stürze, spontane Remissionen, zerebelläre oder Pyramidenbahnzeichen, Blickparesen, jeweils frühe und ausgeprägte autonome Störungen, Demenz oder Schluck- und Sprechstörungen.

18.3.3 Sensible Ataxie und Koordinations- bzw. Gangstörung

FALLBERICHT

Eine 34-jährige Büroangestellte klagt über unangenehme Missempfindungen in der rechten Hand und eine Steifigkeit der Beine. Sie berichtet, schon seit mehr als 2 Wochen unter Unsicherheit beim Gehen zu leiden. Ihr Chef habe sie sogar kurzzeitig verdächtigt, während der Arbeit Alkohol zu trinken. Eine ähnliche Episode, damals ohne Gefühlsstörungen, habe sie letztes Jahr schon einmal gehabt, damals mit einer flüchtigen Sehstörung auf dem linken Auge. Ernste Vorerkrankungen bestünden nicht. Bei der Untersuchung fallen Ihnen ein ataktisches Gangbild und angehobene Muskeleigenreflexe an den unteren Extremitäten auf, außerdem ein Nystagmus beim Blick nach rechts.

Woran lassen die geschilderten Symptome denken und worum handelt es sich bei Ihrer Verdachtsdiagnose?

Die Symptome sind typisch für eine multiple Sklerose (MS, auch Enzephalomyelitis disseminata). Die MS gehört zu den sogenannten Entmarkungskrankheiten, bei denen vermutlich autoimmun-entzündliche Herde zu Demyelinisierung in Gehirn und Rückenmark führen.

Beschreiben Sie die Symptomatik bei Patienten mit MS.

Folgende Symptome kommen in unterschiedlicher Ausprägung vor:
- Retrobulbärneuritis mit Visusminderung und Farbsehschwäche
- Hirnstammsymptome mit Doppelbildern, Nystagmus und Schwindel
- polytope Sensibilitätsstörungen
- Paresen bei Pyramidenbahnläsionen, auch mit Reflexsteigerung und Spastizität
- zerebelläre Symptome mit Ataxie, evtl. Dysarthrie
- Blasen- und Mastdarmstörungen
- psychische Störungen, häufiger depressive/affektlabile Syndrome oder Abnahme der kognitiven Belastbarkeit, seltener Euphorie.

Mit welchen Untersuchungen wird die Diagnose MS gesichert?

Mittels zerebralem bzw. spinalem MRT, Liquoruntersuchungen und Elektrophysiologie.

Welche Differenzialdiagnosen kommen in Betracht?

Lymphome (!), Neuroborreliose, Lues, Toxoplasmose, Kollagenosen/Vaskulitiden, Vitamin-B$_{12}$-Mangel, Leukodystrophie etc.

Welche unterschiedlichen Verlaufsformen der MS gibt es?

- *schubförmige* Verlaufsform mit rezidivierenden Episoden (Tage bis Monate) und vollständigen oder unvollständigen Remissionen (bei ca. 80 % der Patienten)
- *chronisch progrediente* Verlaufsform mit fortschreitender Symptomatik ohne Remissionen.

Warum ist diese Unterscheidung von Bedeutung?

Die Unterscheidung hat therapeutische Konsequenzen.

Wie sieht die Therapie der MS aus?

- In der Therapie der schubförmigen Verlaufsform werden im akuten Schub als Mittel erster Wahl Kortikoide in hoher Dosis für kurze Zeit eingesetzt (z. B. Methylprednisolon 1 g über 3–5 Tage, mit nachfolgendem Ausschleichen über 14 Tage). Im Intervall wird bei gesicherter Diagnose zur Reduktion der Schubfrequenz β-1a/b-Interferon oder Glatirameracetat eingesetzt, oder Natalizumab oder Azathioprin.
- Bei chronisch progredienten Verläufen verwendet man dagegen auch Chemotherapeutika wie Mitoxantron oder Cyclophosphamid (in mehreren regelmäßigen Zyklen) – Gabe nur durch Spezialisten.

Wie können Sie einen Patienten mit MS hausärztlich betreuen?

Neben der Betreuung durch einen Neurologen können gerade auf dem hausärztlichen Gebiet wesentliche unterstützende Maßnahmen und Ratschläge erfolgen:
- ausreichende Bewegungstherapie (außerhalb des Schubes!), Krankengymnastik
- symptomatische Behandlung einer Spastik: Baclofen (15–75 mg/d), Tizanidin (6–12 mg/d)
- bei Bedarf Blasentraining oder Katheterversorgung
- bei Bedarf Hilfsmittelverordnung (Orthesen, Lagerungskissen, Rollstuhl etc.)
- Ratschlag, hohe Temperaturen und Sonneneinstrahlung zu vermeiden (Uhthoff-Phänomen, d. h. Verschlechterung der Symptomatik bei Hitze/Fieber)
- Empfehlung einer ausgewogenen, gemüse- und rohkostreichen Diät. Sogenannte Omega-3-Fettsäuren (Seefisch und Meeresfrüchte, Leinöle, Fischölkapseln) haben evtl. eine günstige Wirkung.
- Wichtig sind die schrittweise und gefühlvolle Aufklärung der Patienten und deren Angehöriger und ihre dauerhafte Begleitung. Die therapeutischen Maßnahmen sind auch heutzutage noch ohne kurativen Ansatz. Die zahlreichen Informationen, die die Medien und das Internet über die Krankheit bereithalten, sind teils demoralisierend, teil zu optimistisch bzgl. eines Therapieerfolgs.

Was können Sie einer Patientin mit MS und Kinderwunsch sagen?

Eine Schwangerschaft hat keinen negativen Einfluss auf den Krankheitsverlauf. Immunsuppressiva müssen jedoch drei Monate vor einer geplanten Schwangerschaft abgesetzt werden.

Tab. 18.7 Exkurs Gangstörungen

spastische Gangstörung	über den Boden schleifende Fußspitzen, zirkumduzierendes Gangbild (Wernicke-Typ), Verschlechterung bei schnellem Gehen, Tonuserhöhung und Reflexsteigerung der Beine. Läsion: spinal, zerebral oder in der Pyramidenbahn Ätiologie: Raumforderung, vaskuläre, degenerative oder entzündliche Faktoren
sensible/spinale Ataxie	pathologischer Romberg-Stehversuch, gestörte Tiefensensibilität Läsion: in den Hintersträngen Ätiologie: Vitamin-B_{12}-Mangel, Toxine
zerebelläre Ataxie	Gangunsicherheit mit gerichteter Fallneigung, Nystagmus, Intentionstremor, Dysarthrie, Übelkeit Ätiologie: medikamentöse, entzündliche, toxische oder degenerative Faktoren

18

Tab. 18.7 Exkurs Gangstörungen (Forts.)

hypokinetisch-rigide Gangstörung	kleinschrittiger, breitbasiger Gang, vorne übergeneigte Haltung, vermindertes Mitschwingen der Arme beim Gehen, Rigor Läsion: in den Basalganglien Ätiologie: Parkinson-Syndrom
hyperkinetische oder dystone Gangstörung	ausfahrende Bewegungen, plötzlich und einschießend oder tonisch Läsion: in den Basalganglien Ätiologie: Chorea Huntington, Dystonie, Athetose, Medikamente (z. B. Neuroleptika)
Gangapraxie	ungeschicktes, unsicheres Gehen, häufiges Stolpern, mangelnde Koordination, gute Beweglichkeit der Beine im Liegen, keine Tonusanomalien Läsion: in den frontalen Hirnarealen Ätiologie: Normdruckhydrozephalus, Tumor, vaskuläre Prozesse
neurogene Gangstörung	Spitzfuß, Fallfuß, Hackenfuß, Trendelenburg-Hinken durch isolierte Paresen, Atrophien, zusätzlich sensible Ausfälle (peripher-neurogen oder radikulär), keine Gleichgewichtsstörungen, keine Tonusanomalien, keine Koordinationsstörungen Läsion: peripher neurogen, mechanisch, plexusbedingt Ätiologie: Polyneuropathie, radikuläre Kompression durch NPP, traumatische Schäden, vaskuläre Prozesse, Entzündungen, Tumoren

LITERATUR

Grogan PM, Gonseth GS: Practice parameter: steroids, Aciclovir and surgery for Bell's palsy (evidence based review). Neurology 2001 (56): 830–838

Mendelow AD, Gregson BA, Fernandes HM, Murray GD, Teasdale GM, Hope DT, Karimi A, Shaw MD, Barer DH: Early surgery versus initial conservative treatment in patients with spontaneous supratentorial intracerebral haematomas in the International Surgical Trial in Intracerebral Haemorrhage (STICH): a randomised trial. Lancet 2005 (365): 387–397

Ramsay MJ, DerSimonian R, Hotel MR, Burgess LP: Corticosteroid treatment for idiopathic facial nerve paralysis: a meta-analysis. Laryngoscope 2000 (110): 335–341.

Salinas RA, Alvarez G, Alvarez MI, Ferreira J: Corticosteroids for Bell's palsy. Cochrane Database Syst. Rev. 1, CD001942, 2003

Diagnostik und Therapie des Karpaltunnelsyndroms, S3-Leitlinie AWMF 005/003, 6/2012 (Langfassung: http://www.awmf.org/uploads/tx_szleitlinien/005-003l_S3_Karpaltunnelsyndrom_Diagnostik_Therapie_2012-06.pdf)

Diagnostik der Polyneuropathien, AWMF Leitlinien-Register Nr. 030/067 (http://www.awmf.org/uploads/tx_szleitlinien/030-067_S1_Polyneuropathien__Diagnostik_10-2008_10-2013.pdf)

Restless-Legs-Syndrom (RLS) und Periodic Limb Movement Disorder (PLMD), AWMF Leitlinien-Register Nr. 030/081, (http://www.awmf.org/uploads/tx_szleitlinien/030-081_S1_Restless-Legs-Syndrom__RLS__und_Periodic_Limb_Movement_Disorder__PLMD__10-2008_10-2013.pdf)

Therapie der idiopathischen Fazialisparese, Leitlinie der Deutschen Gesellschaft für Neurologie, AWMF Leitlinien-Register Nr. 030/013 (http://www.awmf.org/uploads/tx_szleitlinien/030-013l_S2k_Idiopathische_Fazialisparese_Therapie_2011-09.pdf)

S. Hensler, A. Barzel, N. Koneczny, DEGAM-Leitlinie Nr. 8: Schlaganfall, Verlag omikron publishing, update 2012 (http://leitlinien.degam.de/uploads/media/Kurzversion_Schlaganfall_final3.pdf)

Bamford J, Sandercock P, Dennis M, Burn J, Warlow C (June 1991). Classification and natural history of clinically identifiable subtypes of cerebral infarction. Lancet 337 (8756): 1521–6

19 Psychiatrie einschließlich Psychopharmakotherapie

19.1 Psychiatrische Diagnostik und Therapie allgemein

B. Sonntag

FALLBERICHT

Ein 32-jähriger Mann kommt zum ersten Mal in Ihre Praxis. Es sucht einen neuen Hausarzt, weil er vor Kurzem in die Gegend gezogen ist. Er war vorher 4 Monate in der psychiatrischen Klinik. Auf Nachfrage berichtet er, dass die Aufnahme in der Psychiatrie erfolgte, nachdem er sich monatelang zurückgezogen hatte und nicht mehr zur Arbeit gegangen war. Er habe sich nicht krank gemeldet, so berichtet er, sei völlig abgemagert und habe schließlich versucht, sich mit einem Messer zu töten. Er sei mit den Nerven fertig gewesen. Nun hat er seine Arbeit verloren, aber aus der Klinik heraus wieder einen ersten Kontakt mit dem alten Arbeitgeber hergestellt. Er hofft auf eine Wiedereinstellung.

Wie gehen Sie vor?

Das Wichtigste ist der Aufbau einer verlässlichen Arzt-Patient-Beziehung. Ein gutes Gespräch beginnt mit offenen Fragen und unterbricht den Patienten nicht in seinem Beschwerdevortrag. Offene Fragen müssen nicht grammatikalisch offen sein, sondern sollen den Patienten ermuntern, seine Geschichte zu erzählen. Typische Einleitungen sind:

- Wie geht es Ihnen heute? (Das aktuelle Befinden wird erfragt, typische Visitenfrage im Krankenhaus.)
- Was kann ich für Sie tun? (Betont eher den Kundencharakter der Arzt-Patient-Beziehung, auch als Business-Modell bezeichnet.)
- Weshalb kommen Sie heute? (Betont das Anliegen des Patienten an den Arzt und lässt vielfältige Antwortmöglichkeiten zu, von „Mir geht es nicht so gut, ich weiß auch nicht" bis zu „Ich brauche eine Krankschreibung, ich habe eine Prüfung".)

Die Offenheit gilt der Eingangsfrage, dem gesamten Patientenvortrag und der Geschichte, die er zu erzählen hat. Zu früh gestellte Fragen nach Details – wann, wo, wie, was, wie oft – führen zu einer Stakkato-Kommunikation, die zwar üblich ist, aber auch in die völlig falsche Richtung gehen kann, wichtige Mitteilungen blockiert und letztlich viel mehr Zeit erfordert.

Forschungsergebnisse illustrieren diese Aussagen: In Balint-Gruppen trainierte Ärzte lernten innerhalb eines Jahres, den Beschwerdevortrag 40 bis 60 Sekunden lang abzuwarten. Die Gesamtdauer des Gesprächs verlängerte sich nicht gegenüber Gesprächen, in denen Ärzte bereits nach 20 Sekunden das Wort ergriffen hatten. Die Patienten gaben aber bei einer Nachbefragung an, dass der Arzt viel Zeit für sie gehabt habe. Die Ärzte ihrerseits gaben eine wesentlich gestiegene Arbeitszufriedenheit an, fühlten sich abends weniger ausgelaugt und hatten das Gefühl, wirklich ärztlich zu handeln. Die Effekte des Trainings waren unabhängig von Alter und Erfahrung der Ärzte und beruhten im Wesentlichen auf der positiv veränderten Einstellung der Ärzte zum Gespräch. Ein entsprechendes Gesprächstraining wurde als extrem wichtig eingestuft, nachdem es zuvor die Überzeugung gab, dass Kommunikation eine Gabe sei, die man habe oder nicht habe (Fallowfield 2002).

Aus Patientenbefragungen weiß man, dass Patienten oft unzufrieden mit der Kommunikation mit ihren Ärzten sind, aber ihren Ärzten Kritik ersparen, um sie „nicht unnötig zu belasten". Diese Patienten besorgen sich fehlende Informationen stattdessen z.B. aus unsicheren Quellen (medizinisches Hilfspersonal, Bekannte, Internet), fehlende emotionale Zuwendung jedoch oft aus überbezahlten alternativ-medizinischen Quellen, worunter die Compliance für die Schulmedizin leiden kann.

Was gehört zur psychiatrischen Anamnese?

Die Erhebung einer biografischen Anamnese, inkl. Erkrankungsbeginn und Auslösesituation:

- Woran merkt ein Patient selbst, dass er krank wird?
- Welchen Verlauf hat die Erkrankung genommen?
- Welche somatischen und psychiatrischen Vorerkrankungen gab es?
- Was hat dem Patienten am meisten geholfen?
- Wie stellt er sich eine Behandlung vor, falls er wieder erkrankt?
- Welche Institution und welche Personen sollen einbezogen werden?

Was enthält ein psychischer Befund?

Der psychische Befund enthält Aussagen zu:

- Orientierung: Zeit, Raum, Ort, Person, Situation
- Bewusstseinslage: bewusstseinsklar, getrübt, eingeengt
- Affekt, Stimmungslage, Schwingungsbreite: adäquat, labil, nivelliert, Angst, Angespanntheit, Misstrauen, Depressivitiät, Trauer
- mnestische Funktionen: Gedächtnis, Konzentration, Aufmerksamkeit
- Verhalten: angemessen, distanzlos, aggressiv, paranoid
- Psychomotorik: angespannt, agitiert, gehemmt, unruhig
- Gedankengang: verlangsamt, beschleunigt, geordnet, zerfahren, inkohärent
- Gedanken: abreißend, flüchtig, einschießend, gesteuert, assoziativ, Vorbeireden, gestörte Auffassung
- Denken: Denkstörung, Wahnstimmung, depressiv-psychotische Inhalte: Verarmung, Schuld, Versündigung, Beziehungsideen
- Störung der Wahrnehmung: optische, akustische, taktile, gustatorische Halluzination
- Körperschema-Störung: Könästhesien (auf den Körper bezogene Wahnvorstellung, ➤ Kap. 19.4), illusionäre Verkennung
- Zukunftsplanungen
- akute oder latente Suizidalität (wichtigste forensische Absicherung), Suizidäußerungen, Todeswunsch
- Beschreibung des Kontakts zum Untersucher: distanziert, misstrauisch, anklammernd, symbiotisch
- evtl. Aussagen zur Simulation (bewusstes Vortäuschen von Symptomen) und Aggravation (bewusstes Verstärken von Symptomen); beides wird von nichtpsychiatrisch weitergebildeten Ärzten zu häufig vermutet.

Die Erhebung eines psychischen Befunds sollte zur Routine des Allgemeinarztes gehörten. Einige Psychiater haben in ihren Versorgungsforschungs-Untersuchungen gezeigt, dass Angst und Depression die am häufigsten in der Allgemeinarztpraxis übersehenen Störungen sind (vor allem bei älteren Patienten). Die therapeutischen Möglichkeiten der Intervention mittels Psychotherapie, Psychopharmakotherapie oder sozialpsychiatrischen Interventionen sind besonders am Beginn der Erkrankung groß, eine frühe Diagnosevermutung also entscheidend.

Wie entsteht aus dem psychischen Befund und der Anamnese eine Diagnose?

Die Verdachtsdiagnose reift bereits während des Anamnese-Gesprächs anhand von Leitsymptomen:

- Produktive Gedanken mit Ideen einer Fremdeinwirkung deuten auf eine schizophrene Psychose.
- Mannigfaltige und teilweise wechselnde Körpersymptome zusammen mit einer langen Krankengeschichte ohne ausreichende körperliche Befunde sprechen für eine somatoforme Störung.
- Für Depressionen gibt es Kurzfrageinstrumente, die eine Diagnose-Vermutung bestätigen helfen.
- Weniger gebunden an einzelne Leitsymptome, daher nicht immer leicht zu erkennen, sind bipolare Psychosen, generalisierte Angsterkrankungen und Persönlichkeitsstörungen wie z. B. Borderline-Störungen.

Aus dem Vorliegen eines bestimmten Symptoms allein darf nicht auf die Diagnose geschlossen werden. Art und Schwere der psychischen Störung richten sich häufig nach Symptomlisten. Erst wenn eine bestimmte Anzahl von Symptomen vorliegt, kann die Diagnose gestellt werden.

In den Kapiteln F der ICD-10 findet sich eine Operationalisierung einzelner Krankheitsbilder. Dies hilft dem psychiatrisch weniger bewanderten Arzt, sich zu orientieren. Es handelt sich bei dieser Nomenklatur (wie in der Medizin häufiger) um eine deskriptive, nicht um eine nosologische Beschreibung von Erkrankungen und Syndromen. Angst kommt z. B. unter den Diagnosen Depression, Schizophrenie, Delir, somatoforme Störung und hirnorganisches Psychosyndrom vor: Die Zuordnung der Ängste, auch wenn Sie erkannt werden, muss zwangsläufig uneinheitlich stattfinden. In den Kapiteln F 43 (Anpassungsstörung) und F 3 (affektive Störung) kommen sie in vielfältigen Ausgestaltungen vor.

Die ICD-10 erlaubt das Stellen mehrerer Diagnosen unter Angabe der Hauptdiagnose. Bedeutung als Zweitdiagnose hat z. B. die Depression bei Essstörungen (F 50), somatoformen Störungen (F 45) und bei Persönlichkeitsstörungen (F 60). Bei unklarer Diagnose muss ein Psychiater konsiliarisch hinzugezogen werden.

Wie kann die Kenntnis des Hausarztes über eine vorausgegangene psychiatrische Episode vertieft werden, ohne Druck auf einen ausweichenden Patienten auszuüben?

Gibt der Patient ausweichende Antworten zu Aufenthalten in Psychiatrischen Kliniken wie „… hatte es mit den Nerven, … war nervös, … hatte einen Nervenzusammenbruch", ist aber z. B. 4 Monate lang behandelt worden, sollte der Behandlungsbericht mit Einverständnis des Patienten angefordert werden. Oft verbirgt sich dahinter eine schwere psychotische Erkrankung, die der Patient nicht erinnern kann oder will. In der hausärztlichen Betreuung ist dieses Wissen um den Patienten wichtig, um präpsychotische Zustände frühzeitig erkennen und adäquat behandeln zu können.

Was ist grundsätzlich vor einer Psychopharmakotherapie zu beachten?

Nachdem eine exakte Diagnose gestellt wurde und eine Behandlungsnotwendigkeit besteht, muss der Patient über Wirkungen und Nebenwirkungen der Psychopharmaka aufgeklärt werden. Psychopharmaka verändern die Selbst- und Fremdwahrnehmung und bringen weitere Nebenwirkungen mit sich. Bei psychisch gestörten Patienten ist dies zusätzlich zur psychischen Störung beunruhigend und führt häufig zur offenen oder latenten Ablehnung der Medikamente. Die Milderung psychischer Symptome tritt z. B. bei Antidepressiva mit einer Latenz ein. Nebenwirkungen führen bei mangelnder Aufklärung zum verfrühten Abbruch einer möglicherweise effektiven Therapie.

Was sind Risiken und Vorteile einer Behandlung mit Benzodiazepinen?

Benzodiazepine sind in der Langzeitverordnung stark suchtgefährdend und kontraindiziert. Bei extremer Angst, z. B. bei Schizophrenien, Depressionen oder in der Palliativmedizin, sind sie hochwirksam. Sie tragen in der Akutsituation zusätzlich zur neuroleptischen oder antidepressiven Medikation wesentlich zur Entlastung bei und sollten dem Patienten nicht vorenthalten werden.

19

Welche Nicht-Benzodiazepine können langfristig bei innerer Anspannung und zum Schlafanstoß angewendet werden?

Promethazin (Atosil®) und Melperon sind schwach bis mittelpotente Neuroleptika mit geringen Nebenwirkungen, großer therapeutischer Breite sowie anticholinerger und antiallergischer Wirkung. Auch sedierende moderne und traditionelle Antidepressiva sind geeignet.

Was muss vor der Überweisung zu einer Psychotherapie beachtet werden?

Wichtig ist die richtige Indikationsstellung. Bei Motivationsschwierigkeiten ist es besser, eine psychosomatische Grundversorgung anzustreben oder alternativ eine Motivationsstärkung durch den Aufenthalt in einer psychosomatischen Rehabilitations- oder Akutklinik. Die Bedeutung von Entspannungsverfahren sowie körperlicher Ertüchtigung und Bewegung sollte betont werden, besonders bei somatoformen Störungen ergänzend zur Psychotherapie.

Die Patienten sollten über den allgemeinen Ablauf von Psychotherapien, über die Wichtigkeit der Psychotherapiebeziehung und über „Psychotherapie-Nebenwirkungen" informiert werden:

- Psychotherapie bessert nicht grundsätzlich das Befinden des Patienten. Gerade zu Beginn kann es zu einem depressiv-ängstlichen Einbruch kommen. Patienten mit somatoformen Störungen wünschen sich manchmal ihre Symptome zurück, statt depressiv und ängstlich zu sein.
- Psychotherapie verändert den Menschen, die Auswirkungen auf eine Partnerschaft sind nicht immer positiv. Manchmal ist eine Trennung unvermeidlich, obwohl der Therapeut nicht darauf hingearbeitet hat. Die frühzeitige Einbeziehung des Partners hilft, die Bedrohlichkeit eines Dritten in Gestalt des Therapeuten in der Beziehung zu mindern.

Welche Rolle spielt es, dass in einer akuten Situation ein den Patienten bekannter Arzt zugegen ist (Betreuungskontinuität)?

Die Betreuungskontinuität spielt im akuten Stadium, das von Misstrauen und wahnhafter Verkennung geprägt sein kann, eine wichtige Rolle. Sie trägt etwa dazu bei, die Patienten schnell und ohne Zwangsmaßnahmen in teilstationäre oder stationäre Behandlung zu bringen.

Welche Rolle spielt Betreuungskontinuität im chronischen Stadium einer psychiatrischen Erkrankung?

Enge Zusammenarbeit zwischen primärztlicher Versorgung, Psychiater und psychiatrischer Station verkürzt in wiederkehrenden Situationen mit diesen Patienten die stationäre Behandlungsdauer, fördert die Bereitschaft zur Neuroleptika-Einnahme und hilft bei der sozialen Integration.

Welche Differenzialdiagnosen zur akuten Psychose gibt es bei Erregungszuständen?

Delir, schwere agitierte depressive Störung, histrionische Persönlichkeitsstörung, Intoxikation, Drogen.

Wie ist das Vorgehen?

Bringen Sie anamnestische Daten in Erfahrung, schicken Sie jedoch Begleitpersonen dann aus dem Raum. Stellen Sie so eine ruhige Umgebung her und versuchen Sie, beruhigend auf den Patienten einzuwirken. Mit Einverständnis des Patienten kann Benzodiazepin verabreicht werden, bei klarer Diagnose in Richtung Psychose besser Neuroleptika.

Beachten Sie die rechtlichen Vorgaben bei nicht behandlungswilligen Patienten: Eine Zwangsbehandlung ist nur bei unmittelbarer lebensbedrohlicher Situation ohne das Bestehen einer gerichtlichen Einweisung erlaubt.

Sind psychiatrische Patienten geschäftsfähig?

Psychiatrische Patienten sind grundsätzlich so lange geschäftsfähig, wie keine richterlich angeordnete Betreuung eingerichtet ist. Auch gerichtlich untergebrachte Patienten mit partiell ausgesetzter Geschäftsfähigkeit dürfen nicht an angemessenem Kontakt mit der Außenwelt, z. B. den Anruf eines Anwalts oder von Angehörigen, gehindert werden.

LITERATUR

Arbeitsgemeinschaft der Wissenschaftlichen Medizinischen Fachgesellschaften, AWMF: Leitlinien zu Psychotherapie depressiver Störungen, Demenz, Angsterkrankungen, effektiven Erkrankungen, somatoformen Störungen, 2012. http://www.uni-duesseldorf.de/AWMF/ll/ll_list.htm

Dilling H, Mombour W, Schmidt MH (Hrsg.): Internationale Klassifikation psychischer Störungen. ICD-10 Kapitel V (F). Klinisch-diagnostische Leitlinien. Huber, Bern 2004

Fallowfield et al. Efficacy of a Cancer Research UK communication skills training model for oncologists: a randomised controlled trial. Lancet 2002; 359: 650–6

Meyer C, Rumpf HJ, Hapke U, Dilling H, John U: Lebenszeitprävalenz psychischer Störungen in der erwachsenen Allgemeinbevölkerung. Ergebnisse der TACOS-Studie. Nervenarzt 2000; 71 (7): 535–42

Sonntag B: Mein Partner ist in Therapie. Trias, Stuttgart 1998

Tress W, Kruse J, Ott J: Psychosomatische Grundversorgung. Kompendium der interpersonellen Medizin. Schattauer, Stuttgart 2003

Seligman M: The effectiveness of psychotherapy. Am Psychologist 1995; (50): 965–974

Shadish WR, Matt GE, Navarro AM, Phillips G: The effects of psychological therapies under clinically representative conditions: A meta-analysis. Psychol Bull 2000; 126 (4): 512–29

19.2 Demenz
B. Sonntag

FALLBERICHT

Ein 72-jähriger Mann kommt seit mehreren Jahren in die Praxis. Seit 8 Monaten klagt die Ehefrau, dass ihr Mann nachts nicht mehr schlafe, sich nicht mehr selbst versorge und die Namen der Enkelkinder nicht mehr wisse. Er könne nicht sagen, welcher Tag sei und habe schon einmal gefragt, was sie in seiner Wohnung mache. Er reagiere böse, wenn man ihn auf deutliche Erinnerungslücken anspreche. Es falle ihr zunehmend schwer, ihren Mann daran zu hindern nachts die Wohnung zu verlassen. Er glaube, zur Arbeit gehen zu müssen, habe sie auch einmal geschubst, sodass sie fast gefallen wäre. Auf den Besuch der Kinder wolle er verzichten. Er fürchte, dass die Kinder nur sein Geld wollten, habe vor Kurzem auch geleugnet, dass er Geburtstag habe, obwohl das Datum richtig gewesen sei. Er verlasse kaum noch die Wohnung, sei insgesamt langsamer und schweigsamer geworden. Seine Sprache sei abgehackt und es fielen ihm oft nicht die richtigen Worte ein. Abgemachte Besuchstermine bei Ärzten habe er schon häufiger vergessen. Er mache häufig einen abwesenden Eindruck und könne sich über nichts mehr freuen.

Ihre Verdachtsdiagnose lautet Demenz: Nennen Sie wesentliche diagnostische Kriterien für das Vorliegen einer Demenz.

- Störung des Gedächtnisses und der Lernfähigkeit sowie höherer intellektueller Funktionen
- Störung der zeitlichen, örtlichen und personenbezogenen Orientierung
- Wortfindungsstörungen und sogenannte Werkzeugstörungen wie z. B. Schreib- und Rechenstörungen
- kognitive Beeinträchtigungen, z. B. der Abstraktionsfähigkeit und des Urteilsvermögens, meist begleitet von einer Verschlechterung der emotionalen Kontrolle, des Sozialverhaltens und der Motivation
- Störungen der Wahrnehmung mit Halluzinationen, Störungen der Denkinhalte, der Stimmung und der Gefühle
- Depression oder gehobene Stimmung wechseln mit schnellem unbegründetem Umschlagen
- keine Bewusstseinstrübung oder -einengung.

Um die Diagnose einer Demenz zu erhärten, müssen die Symptome 6 Monate lang bestehen.

Welche sind die wichtigsten Differenzialdiagnosen?

Es gibt viele falsche Zuordnungen. Mangelnde Motivation, körperliche Hinfälligkeit oder Depression bedeuten keine direkte Einschränkung der intellektuellen Fähigkeiten wie bei der Demenz, obwohl die Abgrenzung zu chronischen depressiven Erkrankungen ohne diagnostisches Instrumentarium (Fragebogen, psychometrischer Test) nicht immer leicht fällt. Schwere Depressionen werden gelegentlich als Pseudodemenz bezeichnet. Die Verlaufsbeobachtung, Fremdanamnese und eventuell eine stationäre Aufnahme sind gelegentlich zur diagnostischen Abklärung notwendig (vgl. DEGAM-Leitlinie „Demenz").

Primär das ZNS betreffende Differenzialdiagnosen sind akute Meningoenzephalitiden, zerebrale Abszesse und vaskuläre Störungen, hypertensive Enzephalopathie, transitorisch-ischämische Attacke.

Differenzialdiagnostische internistische Erkrankungen sind: Hypoglykämie, Hypoxie, diabetische Ketoazidose, Störungen des Elektrolyt- und Säure-Basen-Haushalts, Sepsis, Anämie, Hypothyreose.

Bei nicht bekannten Patienten müssen Medikamentennebenwirkungen und akute Intoxikationen mit Alkohol, Psychopharmaka oder anderen Suchtmitteln als Ursache ausgeschlossen werden. Zu nennen sind Antidepressiva, Neuroleptika, Antiparkinsonmedikation, Anticholinergika, Kortikosteroide, Benzodiazepine, Lithium, Psychoanaleptika, Antikonvulsiva, Analgetika insbesondere Opiate, Antihistaminika, H_2-Blocker und Interferone.

Eine wichtige Abgrenzung zur Demenz ist das **Delir**. Delirante Patienten entwickeln im Unterschied zur Demenz Störungen des Bewusstseins und sind mangelhaft ansprechbar („Dämmerzustand"). Ein Delir geht häufiger mit echten optischen Halluzinationen und manifestem Wahn einher. Dies ist bei der Demenz selten. Delirante Patienten zeigen eine gesteigerte Psychomotorik, bei der Demenz ist die Psychomotorik reduziert. Beim Delir ist der Symptombeginn akut und stark fluktuierend, bei der Demenz schleichend, außer bei vaskulärer Demenz.

Woran erkennt man ein Medikamenten-Delir?

Als Hauptsymptom besteht eine Bewusstseinsstörung oder Somnolenz. Weiter finden sich Aufmerksamkeitsstörung, Merkfähigkeitsstörung, Desorientiertheit, psychomotorische Unruhe oder Apathie, optische Halluzinationen, Affektlabilität, Störung des Schlaf-Wach-Rhythmus, Wortfindungsstörungen, vegetative Entgleisungen mit massiver Blutdruckzunahme, Tachykardie, Fieber und ausgeprägtes Schwitzen. Ein Benzodiazepin-Delir kann mehrere Tage nach Absetzen des Medikaments auftreten.

Wie ist das typische Vorgehen beim Medikamenten-Delir?

Stationäre Einweisung. Alle Psychopharmaka oder weitere problematische Medikamente werden abgesetzt, Benzodiazepine jedoch nur langsam ausschleichend. Ist ein Sedativum notwendig, wird Clomethiazol (Distraneurin®) verabreicht, das wegen der Suchtgefahr nur im stationären Rahmen verordnet werden darf. Wichtig sind die Rund-um-die-Uhr-Überwachung der Patienten und die engmaschige Kontrolle der Vitalparameter.

Beschreiben Sie den typischen psychischen Befund eines demenziell Erkrankten.

Der Erkrankte ist zu Zeit und Person partiell desorientiert. Es besteht eine verlangsamte, affektiv eingeengte und depressive Grundstimmung mit adynamer Psychomotorik, gelegentlich eine gereizte Verstimmung, verbunden mit Schwierigkeiten zu lernen, zu erinnern oder Probleme zu lösen. Der Tag-Nacht-Rhythmus ist gestört. Es bestehen wahnhafte Störungen ohne Einschränkung der Bewusstseinslage und ohne Hinweis auf akute Suizidalität oder Tendenz zur Selbstverletzung.

Welche Zusatzuntersuchungen zur Klärung der Diagnose Demenz sind notwendig?

Die Diagnose Demenz wird nach dem psychischen Befund, dem Verlauf und der Befragung der Angehörigen zu stellen sein. Bei unklaren Zuständen kann eine neuropsychologische Testung mit dem MMSE (Mini Mental State Examination) oder mit der ADAS (Alzheimer's Disease Assessment Scale) sinnvoll sein.

- **hausärztliche Diagnostik:** Eine gute (Fremd-)Anamnese und eine gezielte körperliche Untersuchung sollten durch ein EKG und durch folgende Laborparameter ergänzt werden: Blutbild, TSH, Natrium, Kalium, Kalzium, Blutzucker, Urin-Teststreifen (vgl. DEGAM-Leitlinie Demenz). Spezielle Untersuchungen wie die Bestimmung von Vit. B$_{12}$ und Folsäure oder HIV-Antikörper, Borrelien-Titer oder toxische Substanzen können im Einzelfall erforderlich sein.

- **weiterführende Diagnostik:** Bei vaskulären Demenzformen sollten Doppler- und Duplex-Sonografie der zuführenden Gefäße und eine 24-Stunden-Blutdruckmessung durchgeführt werden, außerdem ein EEG und bei besonderen Hinweisen auf somatisch bedingte Demenzen ein CT, ggf. MRT bei Verdacht auf Demenz mit Levy-Körperchen. Eine Liquoruntersuchung ist nur notwendig, wenn eine entzündliche oder infektiöse Gehirnerkrankung ausgeschlossen werden soll.

Wie hoch ist die Prävalenz von Demenzen?

In Deutschland beträgt die Prävalenzrate bei den über 65-Jährigen 8–13 %, ab dem 90. Lebensjahr 40 %, bis zum 100. Lebensjahr 80 %. 30 % aller Altenheimplätze sind gegenwärtig mit Demenzkranken belegt. 50–80 % der stationären Pflegefälle sind demenzkrank. Zukünftig besteht eine große Bedeutsamkeit wegen der Veränderung der Altersstruktur. Die Demenz verläuft im Mittel nach 5–8 Jahren letal, allerdings mit einer großen Streuung von 1–20 Jahren.

FALLBERICHT

Eine 67-jährige Frau kommt mit ihrer Tochter in Ihre Allgemeinarztpraxis. Die Patientin berichtet, dass sie sich seit dem Tod ihres Mannes nicht wohlfühle. Sie finde Sachen in der Wohnung nicht mehr, weine bisweilen heftig und sei dann wieder heiter. Die Tochter, die umgezogen ist, erzählt von einem Besuch der Mutter in der neuen Wohnung, dass die Mutter sich dort kaum zurechtfände; sie suche das Besteck immer wieder. Die Mutter traue sich auch nicht mehr raus, weil sie fürchte, nicht zurückzufinden. Manche Worte fielen ihr nicht mehr ein und sie wirke ein wenig abwesend. Die körperliche Untersuchung ergibt keine Auffälligkeiten.

Um welche Demenzform handelt es sich wahrscheinlich?

Es handelt sich um eine Alzheimer-Demenz.

Was kennzeichnet eine Alzheimer-Demenz?

- Pathophysiologisches Äquivalent ist ein fortschreitender degenerativer Prozess spezifischer Areale der Hirnrinde. Das Absterben miteinander verbundener Nervenzellen führt zum sukzessiven Ausfall kognitiver Funktionen. Trotz der histopathologischen Veränderungen handelt es sich um ein Syndrom unklarer Genese.
- Der Beginn ist schleichend und langsam progredient. Anfangs zeigen sich Wortfindungsstörungen und Wortumschreibungen.
- Im mittleren Stadium kommt es zum grammatikalisch fehlerhaften und unvollständigen Satzbau, Wortverwechslungen, weitschweifiger Sprache und zunehmender Einschränkung des Sprachverständnisses.
- Im Spätstadium sieht man eine deutliche Reduktion der Spontansprache bis hin zum Mutismus. Hauptsymptome sind Gedächtnisstörungen, Verlangsamung des Denkvermögens sowie Einschränkung der Kritik- und Urteilsfähigkeit, der Orientierung, der Aufmerksamkeit, der visokonstruktiven Fähigkeiten z. B. im Uhrentest, des Rechenvermögens, der praktischen Fähigkeiten, des Erkennens von Gesichtern und exekutive Funktionen (Fähigkeit, komplexes zielgerichtetes Verhalten zu planen, zu initiieren und zu steuern).
- Akzessorische Symptome sind Wahn, Wahrnehmungsstörungen, affektive Störungen, Angst, innere Unruhe, Reizbarkeit und Tag-Nacht-Umkehr. Es kann im Spätstadium zu epileptischen Anfällen kommen.
- Alter ist der bedeutsamste Risikofaktor für Alzheimer-Demenz. Ein altersmäßig sehr früher Beginn ist selten. Außerdem werden genetische Ursachen diskutiert. Es erkranken mehr Frauen als Männer.

Welche weiteren Demenzformen kennen Sie?

Vaskuläre Demenz oder Multiinfarkt-Demenz:
- zweithäufigste Demenzform
- Für eine vaskuläre Demenz sprechen ein plötzlicher Beginn, die ungleiche Verteilung der Defizite höherer kognitiver Funktionen, der Nachweis einer fokalen Hirnschädigung und anamnestische Hinweise auf zerebrovaskuläre Krankheiten, z. B. Nachweis einer zerebralen Infarzierung.

19

Andere Demenzformen:

- Demenz bei M. Parkinson
- Demenz mit Levy-Körperchen: Ursächlich sind Aggregate des präsynaptischen Proteins α-Synuclein in Kortex und Hirnstamm. Hinweise auf die Erkrankung sind v. a. Defizite der Aufmerksamkeit/Wachheit und des optisch-räumlichen Vorstellungsvermögens zusätzlich zu anderen Demenzsymptomen, dazu eine Fluktuation der kognitiven Funktionen. Besonders hervorstechend sind wiederholte optische Halluzinationen und motorische Zeichen im Sinne eines rigid-akinetischen Parkinsonsyndroms. Zusätzlich ist die Diagnose wahrscheinlich, wenn Schlaganfälle in der Vorgeschichte sowie eine andere körperliche oder zerebrale Erkrankung vorlagen. Wichtig ist die Erkennung dieser Demenzform, da es zu schweren Komplikationen bei der Behandlung mit Neuroleptika gekommen ist.
- Weitere seltene Demenzformen sind: AIDS-Demenz durch HIV-Enzephalopathie, Chorea-Huntington-Demenz.

Nennen Sie somatische Symptome und Befunde der Alzheimer-Demenz.

Somatische Symptome und Befunde treten erst im fortgeschrittenen Stadium auf:

- Verlust des Gehvermögens und der Willkürmotorik
- gesteigerte Muskeleigenreflexe
- positiver Babinski-Reflex
- Steigerung des Muskeltonus
- Harn- und Stuhlinkontinenz
- Myoklonien
- Krampfanfälle.

Beschreiben Sie den Uhrentest bei Demenz und seine Ausprägungen.

Patienten können die Zeit auf einer analogen Uhr nicht ablesen. Wenn sie aufgefordert werden, in einen Kreis die Ziffern einer Uhr zu schreiben und eine angegebene Zeit einzuzeichnen, gelingt dies nicht oder mit unzureichenden Ergebnissen. Der Test kann zur Verlaufskontrolle eingesetzt werden.

Nennen Sie Schwierigkeiten und Lösungsansätze zur Betreuung Demenzkranker.

Ein Problem stellt die mangelnde Krankheitseinsicht vieler Demenzkranker dar. Die fortschreitende Einschränkung kognitiver Fähigkeiten erfordert oft eine Regelung der Rechtsvertretung: Betreuungen mit den Wirkungskreisen Aufenthaltsbestimmung, ärztliche Behandlung und Finanzen werden häufig notwendig.

Die Patienten sind wenig kooperativ und manchmal fremd- oder eigengefährdend. Angehörige sind mit der Pflege von Demenzkranken erheblich belastet und brauchen intensive Beratung und Hilfestellung. Das unsystematische, wenig einsichtige und ängstigende Verhalten Demenzkranker gegenüber nahen Angehörigen führt zur Enttäuschung über die Veränderung des meist geliebten Menschen. Für Angehörige ist die Pflege Demenzkranker eine große psychische, soziale und emotionale Aufgabe.

Entlastung und Unterstützung durch Pflegedienste, Kurzzeitpflege und Beurlaubung der Angehörigen sind wichtige Anregungen, die der betreuende Arzt geben muss. Die Versorgung durch pflegende Behandlungsinstitutionen und Angehörige sollte vernetzt sein und in therapeutischer Kontinuität stattfinden (vgl. DEGAM-Leitlinie „Pflegende Angehörige").

Nennen Sie Grundprinzipien der Pharmakotherapie der Demenz.

Die leichte und mittelschwere Alzheimer-Demenz wird unter der Hypothese eines cholinergen Transmitter-Defizits mit Cholinesterase-Hemmern behandelt: Donepezil, Rivastigmin, Galantamin. Es gibt erhebliche gastrointestinale Nebenwirkungen der Substanzen, außerdem Kopfschmerzen, Somnolenz oder Schlaflosigkeit und Erregtheit. Eine Wirksamkeit ist nachgewiesen.

Klassische Nootropika und Ginkgo-Extrakte sind nicht sicher wirksam.

Die medikamentösen Behandlungen zielen darauf, die Progression der Alzheimer-Erkrankung zu verhindern. Untersucht werden aktuell Substanzen, die den Amyloidstoffwechsel verlangsamen oder antiinflammatorisch wirken.

Akzessorische Symptome wie Depression, Angst und psychomotorische Unruhe können mit SSRI-Präparaten oder mit mittel- und niederpotenten Neuroleptika (Ausnahme Demenz mit Lewy-Körperchen) behandelt werden. Hochpotente Neuroleptika sollten nur für spezielle Störungen (Patienten mit Wahnvorstellungen oder mit schwerer Agitiertheit) und für kurze Zeit angewendet werden.

Warum ist es falsch, den Begriff Zerebralsklerose oder zerebrale Durchblutungsstörung synonym für Demenz zu verwenden?

Die Begriffe beschreiben ein vermutetes pathogenetisches Substrat der Erkrankung und nicht die neuropsychiatrischen Auswirkungen. Zerebralsklerose und zerebrale Durchblutungsstörungen müssen nicht mit Demenzsymptomen einhergehen.

Wieso kommt es bei vaskulärer Demenz zu nächtlichen Verschlechterungen?

Die Perfusion des Gehirns reicht nachts nicht aus und kann durch übermäßige medikamentöse Blutdrucksenkung weiter verschlechtert werden.

Was wird als präsenile oder senile Demenz bezeichnet?

Es gibt keine echten Untergruppen der Alzheimer-Demenz. Der Übergang ist fließend.

Demenzielle Erkrankungen, die im 4.–6. Lebensjahrzehnt beginnen, haben oft einen raschen, kontinuierlich progredienten Verlauf mit geringerer Lebenserwartung. Bei diesen Fällen sind gehäuft weitere demenzielle Erkrankungen in der Familie zu beobachten. Dies stützt die These einer genetischen Mitverursachung.

Die senile Erkrankungsform lässt sich bei vielen über 80-Jährigen in leichter Ausprägung feststellen. Mehr als 40 % der über 90-Jährigen haben Symptome eines demenziellen Syndroms.

Was sind soziotherapeutische Maßnahmen zur Behandlung Demenzkranker?

Bei leichten Formen helfen Alltagstraining, Realitäts-Orientierungs-Training, Erinnerungstherapie, Milieutherapie. Die Behandlung internistischer Erkrankungen und die Verordnung von Antidepressiva stützen die Behandlung. Ein Verbleiben in der häuslichen Umgebung mit Unterstützung der Angehörigen und Einbeziehung von ambulanten Pflegediensten sollte angestrebt werden.

Wie sollte die Umgebung Demenzkranker gestaltet sein?

Demenzkranke sollten soweit möglich in ihrer bekannten Umgebung belassen werden. Bei Heimunterbringung sollten Gegenstände des täglichen Gebrauchs, Erinnerungsstücke, Bilder und Alltagsutensilien mitgenommen werden, auch wenn die Patienten sie scheinbar nicht zur Kenntnis nehmen. Der Tagesablauf sollte „wie früher" strukturiert sein, die Mahlzeiten wie üblich angeboten werden, auch wenn die Patienten wenig essen. Die Umgebung sollte einerseits reizarm sein mit wenig Straßenlärm, aber auch Anregungen, Fernsehen, Radio und Lesestoff enthalten, die der normalen Lebenswelt des Kranken entsprachen. Verblüffend sind die Fähigkeiten dementer Patienten in Verbindung mit Musik. Patienten mit einer schweren Aphasie sind manchmal in der Lage mehrere Strophen eines bekannten Liedes fehlerfrei zu singen. Ergotherapeutische Angebote sind hier besonders hilfreich.

Gute Lichtverhältnisse tagsüber und Dunkelheit nachts verbessern die Tag-Nacht-Orientierung, aber Dunkelheit nachts verstärkt eventuell vorhandene Halluzinationen und bedeutet Sturzgefahr.

Angehörige müssen beruhigt werden, wenn ihre Zuwendung nicht in angemessener Weise erwidert wird. Kinder, Enkelkinder und Urenkelkinder können besser mit den Demenzkranken umgehen und finden einen leichteren Zugang als die pflegenden Angehörigen. Es kann sehr beglückend sein, Hochbetagte in kindlicher Art mit den Enkeln oder Urenkeln spielen zu sehen. Oft besteht danach über Tage eine heitere Grundstimmung. Auch kleinere Kinder dürfen deswegen in regelmäßigem Kontakt mit Demenzkranken stehen. Die Kinder nehmen keinen Schaden, sind anpassungsfähiger an intellektuelle Fehlfunktionen und ersetzen diese meist durch Berührung.

Kommunikation geschieht auch mittels Übergangsobjekten wie Schmusetieren. In Japan wird Demenzkranken ein elektronisch antwortendes Schmusetier gegeben, um die Pflege zu erleichtern und die Kranken zur interaktiven Kommunikation zu ermuntern.

LITERATUR
Benkert O, Hippius H, Anghelescu I: Kompendium der Psychiatrischen Pharmakotherapie. 9. Aufl. Springer, Berlin 2012
Brodaty H, Moore M: The clock drawing test for dementia of Alzheimer's type: A comparison of three scoring methods in a memory disorder clinic. Int J Geriatr Psychiatry 1997 (12): 619–627
DEGAM-Leitlinie Demenz. http://www.awmf.org/leitlinien/detail/II/053-021.html
Hautzinger M: Depression im Alter. Erkennen, bewältigen, behandeln. Ein kognitiv-verhaltenstherapeutisches Gruppenprogramm. Beltz – Psychologie Verlags Union, Weinheim 2000
Heuft G, Kruse A, Radebold H: Lehrbuch der Gerontopsychosomatik und Alterspsychotherapie. UTB, Stuttgart 2000
http://www.kompetenznetz-demenzen.de/

19.3 Angst

B. Sonntag

FALLBERICHT

Eine 30-jährige Frau kommt in die Praxis und klagt über anhaltende Ängste. Sie kann nicht mehr in ein Kaufhaus gehen, fürchtet dann „nie wieder rauszukommen". Sie zittert, schwitzt, klagt über Schwindel und verstärkte Muskelanspannung, Benommenheit, Herzklopfen und Oberbauchbeschwerden. Sie befürchtet, dass sie oder ihr Ehemann demnächst erkranken oder verunglücken werden. Die Ängste hätten begonnen, als ihr Mann und sie sich das Rauchen abgewöhnt haben. Sie hätte inzwischen wieder zu rauchen begonnen.

Die Angstsymptome bestehen seit 9 Monaten. Die Patientin berichtet außerdem, dass sie vor einem halben Jahr umgezogen sei und vor 10 Jahren eine Psychotherapie wegen einer Selbstwertstörung gemacht habe. Sie ist enttäuscht über die Mutter, die eine chronische Alkoholabhängigkeit habe, weil diese nicht geschätzt hat, dass sie, die Tochter, in die Entzugs- und Entwöhnungsklinik zu einem Familiengespräch gekommen ist. Sie wünscht eine homöopathische Behandlung ihrer körperlichen Symptome.

In der Hospital Anxiety and Depression Scale (HADS-D) erreicht sie für Angst einen Wert von 13 (Cut off = 8) und für Depression einen Wert von 10 (Cut off = 8).

Welche Verdachtsdiagnose stellen Sie?

Generalisierte Angststörung (F 41.1).

Was sagen Sie der Patientin über die Entstehung der Erkrankung?

Sie erklären die somatischen Symptome als eine Aktivierung des sympathischen Nervensystems. Der Körper ist auf Flucht oder Kampf eingestellt, ohne dass eine äußerlich sichtbare Bedrohung besteht. Die Ursachen sind vielfältig und nur in einem längeren individuellen psychotherapeutischen Prozess zu verstehen. Alkoholabhängigkeit der Mutter, vermutliche Bindungsstörungen, Schuld- und Verantwortungsgefühle, die sie schon früh für die Mutter empfand, vermischt mit Wut und Zorn, die nicht geäußert werden konnten, werden Thema einer psychodynamischen Psychotherapie sein.

Bei welchen anderen psychiatrischen Krankheitsbildern tritt Angst auf?

Depression, Sucht, Psychose, Persönlichkeitsstörung, Zwangserkrankung, posttraumatische Belastungsstörung, Delir.

Wie schätzen Sie die Schwere einer Angsterkrankung ein?

Die Beeinträchtigung des Alltags, die Dauer und Frequenz der Panikattacken und das Ausmaß des Vermeidungsverhaltens sind ausschlaggebend.

Welche therapeutische Option bietet eine Tagesklinik im Fall eines agoraphoben Vermeidungsverhaltens?

Auch wenn ein Patient kaum noch das Haus verlässt, sollte trotzdem eine tagesklinische Behandlung erwogen werden. Der Patient kann die Tagesklinik zunächst in Begleitung aufsuchen, in schwierigen Fällen mit dem Taxi. Durch den immer wieder notwendigen Gang zur Behandlung und wieder nach Hause kann der Patient lernen, Strategien zu entwickeln, seine Angst vor dem „Rausgehen" zu bewältigen. Meist findet sich in kurzer Zeit eine praktikable Lösung, z. B. Begleitung durch Mitpatienten, die den gleichen Weg haben.

Was deutet auf eine Agoraphobie unserer Beispiel-Patientin hin?

Ursprünglich bezog sich dieser Begriff nur auf die Angst vor offenen Plätzen. Heute wird er auch für die Schwierigkeit verwendet, sich in Menschenmengen aufzuhalten oder für die Angst, Geschäfte zu betreten oder allein in Bussen, Zügen oder Flugzeugen zu reisen. Nur das eigene Haus wird im Extremfall als sicher angesehen. In ausgeprägten Fällen können Patienten, anders als in diesem Fall, das Haus alleine nicht mehr verlassen.

Was versteht man in diesem Zusammenhang unter Reizkonfrontation?

In der kognitiven Verhaltenstherapie wird nach Etablierung der Therapeut-Patient-Beziehung und dem Erlernen eines Entspannungsverfahrens eine Angst-Hierarchie aufgestellt, beginnend mit der geringsten Angst. Bei der Vorstellung, z. B. in ein Kaufhaus zu gehen, wird in der therapeutischen Situation mithilfe des erlernten Entspannungsverfahrens geübt, die körperlichen Reaktionen der Angst zu kontrollieren und zu begrenzen. Nach Abarbeiten der angstbesetzten Vorstellungen kann es zur In-vivo-Konfrontation kommen, der Therapeut begleitet die Patientin ins Kaufhaus und schließlich kann sie sogar ohne Begleitung gehen. Häufig ist die konkrete Angstexposition nach den kognitiven Übungen in der Vorstellung nicht mehr nötig, die Patienten bewältigen die Situation ohne Begleitung des Therapeuten.

Beschreiben Sie die Charakteristika einer Panikattacke.

Eine Panikattacke dauert zwischen 10 und 30 Minuten, selten länger. Sie entsteht häufig ohne erkennbaren äußeren Anlass. In wenigen Minuten erreicht sie einen Höhepunkt mit Symptomen von Tachykardie, Hitzewallungen, Beklemmungsgefühlen, Zittern, Gefühlen der Benommenheit, Übelkeit, Schwitzen, Brustschmerzen, Atemnot oder Hyperventilation. Es besteht die Furcht, zu sterben oder verrückt zu werden. Die Alarmierung des Notarztes durch den Betroffenen oder Beobachter ist häufig.

Wie klären Sie Patienten auf, die eine erste Panikattacke überwunden haben?

Sie informieren den Patienten über das Krankheitsbild und erklären ihm, dass er in einem solchen Angstzustand keinen körperlichen oder seelischen Schaden nehmen kann und er sich auch ohne Medikamente durch Begleitung von Angehörigen oder Freunden beruhigen kann. Sie teilen dem Patienten mit, welche Untersuchungen zum Ausschluss körperlicher Ursachen geeignet sind.

Die Vermittlung in eine Psychotherapie und das Erlernen eines Entspannungsverfahrens werden empfohlen.

Bei wiederholt auftretenden Panikattacken sollte die Verordnung eines Antidepressivums überlegt werden, da die „Geschwister" Angst und Depression mit gleichen oder ähnlichen zerebralen Botenstoffen assoziiert sind. In der Akutbehandlung oder bei unklarer Diagnose und anhaltender massiver Angst sollten Benzodiazepine unter Beachtung einer Suchtgefährdung erwogen werden. Bei Gefährdungsmomenten, z. B. Alkoholabhängigkeit, Drogenerfahrung oder unkritischem Medikamentengebrauch, kann Promethazin (Atosil®) versucht werden. Es ist ähnlich wirksam wie Diazepam.

19

Nennen Sie Zusammenhänge zwischen Angststörung, posttraumatischer Belastungsstörung und Zwang.

Bei der posttraumatischen Belastungsstörung ist Angst ein Symptom von wiederholtem Erleben des Traumas und sich aufdrängenden Erinnerungen oder Träumen (Flash backs). Dazu kommen Gefühle des Betäubtseins, emotionaler Stumpfheit, Gleichgültigkeit und Teilnahmslosigkeit gegenüber anderen Menschen und der Umgebung.

Aktivitäten und Situationen, die Erinnerungen an das Trauma hervorrufen, werden vermieden. Stichworte, Bilder, Gerüche, die an das ursprüngliche Trauma erinnern, lösen Angst- und Panikstörungen aus.

Ein zu frühes Missdeuten von Angststörungen als generalisierte, unerklärbare und von innen kommende Angst lässt die Patienten mit dem Trauma allein. Patienten erinnern sich teilweise an die traumatische Situation genau, verbinden sie aber nicht mit der Angststörung, die mit einer manchmal jahrelangen Latenz auftreten kann.

Das sorgfältige Explorieren, die Aufmerksamkeit für Auslösesituationen, die geschulte Selbstbeobachtung des Patienten mit Symptomtagebüchern führen im Verlauf von länger dauernden psychodynamisch orientierten Psychotherapien oft zum „Auftauchen" von Erinnerungen an ein traumatisches Erleben in der Vergangenheit oder eine komplexe Traumatisierung, z. B. jahrelangen sexuellen Missbrauch.

Das alleinige Postulat einer Traumasituation mit Amnesie – „es wird sicher ein Trauma, eine sexuelle Belästigung usw. gegeben haben" – bleibt ohne die sichernde Diagnostik unsinnig.

Bei Zwangserkrankungen tritt massive Angst auf, wenn der Patient an den Zwangshandlungen (z. B. Waschen oder das Vollziehen bestimmter Rituale vor Verlassen eines Raums) gehindert wird. Die Behandlung des Zwangs ist komplex und langwierig bei großer Neigung zur Chronifizierung. Es darf also nicht allein die auftretende Angst behandelt werden.

Erläutern Sie die Pharmakotherapie bei Angststörungen.

Benzodiazepine helfen schnell und effektiv. Sie dürfen Patienten im Akutstadium bei einem akuten Angstanfall nicht unter Hinweis auf die Suchtgefährdung vorenthalten werden. Strenge Indikationsstellung gilt jedoch bei Alkoholabhängigkeit, Drogenerfahrung oder unkritischem Medikamentengebrauch; Behandlungsdauer nicht über 4 Wochen.

Bei gemischten Störungen mit Angst und Depressionen haben sich Antidepressiva und hier speziell SSRI- oder SNRI-Präparate als wirksam erwiesen. Die Wirksamkeit von β-Blockern, die häufig bei herzbezogenen Ängsten oder entsprechenden somatoformen Störungen eingesetzt werden, ist nicht belegt. Allerdings mindern sie die adrenergen Auswirkungen der Angst auf das kardiovaskuläre System.

Welche Antidrepessiva sind für Angststörungen zugelassen?

Escitalopram, Pregabalin und Paroxetin.

Welche anderen Formen der Angststörung gibt es?

- **soziale Phobie** (F 40.1): Die Symptome zentrieren sich um die Furcht vor prüfender Betrachtung durch andere Menschen in verhältnismäßig kleinen Gruppen – nicht in Menschenmengen – und führen schließlich zur Meidung solcher Situationen. Die Befürchtungen können klar abgegrenzt sein und betreffen z. B. Essen oder Sprechen in der Öffentlichkeit oder Treffen mit dem anderen Geschlecht. Sie gehen mit dem Gefühl von niedrigem Selbstwert und Furcht vor Kritik einher. Die Phobie kann sich in körperlichen Symptomen wie Erröten, Händezittern, Übelkeit oder Drang Wasser zu lassen, äußern. Es findet sich sogar die Angst, in der Öffentlichkeit zu erbrechen.
- **spezifische Phobien** (F 40.2): Hier handelt es sich um spezifische Situationen, die beschränkt sind z. B. auf die Nähe bestimmter Tiere, Höhen, Donner, Dunkelheit, Fliegen oder geschlossene Räume.
- **Panikstörung** (F 41.0): Wiederkehrende schwere Angstattacken, die nicht vorhersehbar sind. Typisch ist der plötzliche Beginn mit Herzklopfen, Brustschmerz, Erstickungsgefühl, Schwindel und Entfremdungsgefühlen (Depersonalisation oder Derealisation). Sehr häufig geht es um Kontrollverlust, die Furcht, zu

sterben oder wahnsinnig zu werden. Die Anfälle dauern einige Minuten, manchmal länger. Die Patienten verlassen fluchtartig den Ort.

LITERATUR

Leichsenring F, Winkelbach C, Leibing E: Psychoanalytisch orientierte Fokaltherapie der generalisierten Angststörung. Ein Manual. Psychotherapeut 2005 (50): 258–264

Rink K: Kognitive Verhaltenstherapie bei phobischer Angst vor dem Erbrechen. Psychotherapeut 2006 (51): 223–228

19.4 Halluzinationen und Paranoia

B. Sonntag

FALLBERICHT

Ein 26-jähriger Patient kommt zum Hausarzt, weil er Sicherheit und Schutz vor der amerikanischen CIA sucht. Seit einem Monat werde er verfolgt, er wisse nicht was er verbrochen habe. Manchmal sei er euphorisch, weil er die Verfolger abgeschüttelt habe, dann aggressiv. Schließlich habe er bemerkt, dass es in der Wohnung seltsam riechen würde und er sei sicher, dass er durch die Steckdosen abgehört würde. Wenn er das Haus verlasse, werde er beobachtet, spüre einen Blick von hinten. Jetzt sei er sicher, dass der Gasgeruch in seiner Wohnung zugenommen habe und dass er vergiftet worden sei. Seine Mutter, die ihn besucht habe, habe er aus der Tür gestoßen – Stimmen sagten ihm, dass sie ihn umbringen wolle. Andere Stimmen hätten ihn sogar zum Selbstmord aufgerufen.

Welche Diagnose stellen Sie und warum?

Verdacht auf paranoid-halluzinatorische Schizophrenie. Es bestehen Verfolgungs- und Vergiftungswahn, akustische und olfaktorische Halluzinationen sowie eine erhebliche Affektlabilität. Der Patient ist aggressiv gegen andere und die Gefahr einer Suizidhandlung besteht.

Welche wichtigen somatischen Ausschlussdiagnosen gibt es?

Durch fremdanamnestische Erhebung oder toxikologische Untersuchungen klären Sie, ob der Patient Drogen oder Medikamente eventuell auch in suizidaler Absicht eingenommen hat. Sie klären, ob körperliche Symptome oder Erkrankungen in der Vergangenheit bekannt waren, die den Zustand erklären könnten.

In welche Behandlung vermitteln Sie den Patienten?

Es handelt sich um ein akutes Krankheitsbild, das die sofortige psychiatrische Behandlung notwendig macht. Bei fehlender Krankheitseinsicht oder fehlender Bereitschaft, sich in einer psychiatrischen Klinik vorzustellen, erwägen Sie wegen Fremd- und Selbstgefährdung durch imperative Stimmen, die ihn zum Suizid auffordern, eine Einweisung in eine geschützte Station gegen den Willen des Patienten. Manchmal reicht eine aus dem Wahn gespeiste Motivation zur stationären Behandlung, z. B. zum „Schutz vor der CIA", aus und verhindert Zwangsmaßnahmen. Es kann unter stationären Schutzbedingungen in wenigen Tagen gelingen, ein Vertrauensverhältnis zu dem Patienten aufzubauen. Im Akutstadium stehen die hoch dosierte Pharmakotherapie, die Reizabschirmung und der Aufbau eines Behandlungsbündnisses mit dem Patienten im Vordergrund.

Wie hoch ist die Suizidrate bei schizophrenen Erkrankungen?

Die Suizidrate ist mit 5–10 % besonders im akuten Stadium hoch. Sie bleibt auch bei Abklingen der Symptomatik und nach vollständiger Remission weiter erhöht.

19

Wie lange muss der Patient in stationärer Behandlung bleiben?

Bei der Erstmanifestation einer schizophrenen Psychose liegen die Behandlungszeiten zwischen 6 Wochen und 6 Monaten. Tagesklinische Behandlung ist bei guter sozialer Einbindung und entsprechender Remission möglich und indiziert.

Was sind Leibhalluzinationen oder Könästhesien?

Der Patient stellt sich vor, dass in seinem Körper etwas geschieht. Er wird bestrahlt, etwas wird abgesaugt oder dem Körper wird Energie entzogen. Die Beschreibung ist bizarr, wenig nachvollziehbar und unterscheidet sich deutlich von den Vorstellungen körperlich kranker oder somatoform erkrankter Patienten. Beim Untersucher löst ein solcher Patient Angst vor dem Patienten oder Angst um den Patienten aus. Dies ist ein wichtiges Kriterium bei präpsychotischen Zuständen, das in der hausärztlichen Praxis dazu ermuntern sollte, den Patienten schnell und unmittelbar einem Psychiater vorzustellen.

Was wird unter Symptomen ersten und zweiten Rangs verstanden?

- **Symptome ersten Rangs** sind akustische Halluzinationen (Stimmen), leibliche und andere Beeinflussungserlebnisse mit dem Gefühl des „gemachten" Gedankenentzugs, Gedankenausbreitung, Gedankeneingebung, Wahnwahrnehmung. Die akustischen Halluzinationen kommen in Form von dialogisierenden, kommentierenden oder imperativen Stimmen vor. Manchmal nehmen Patienten nur ein Murmeln oder andere Geräusche wie Pfeifen, Lachen oder Schritte wahr. Sie sind im akuten Stadium völlig von der Existenz der akustischen Halluzinationen überzeugt.
- **Symptome zweiten Rangs** sind Halluzinationen auf anderen Sinnesgebieten, Wahneinfälle, Ambivalenz, Störungen der Affektivität. Neben anderen akustischen und optischen Halluzinationen sind besonders bei drogeninduzierten Psychosen Geruchs- und Geschmackseinbildungen häufig, auch im Zusammenhang mit Vergiftungsideen. Die Patienten meinen z. B., es rieche nach Gas.

Was wird unter Ambivalenz bei schizophren Erkrankten verstanden?

Der Erkrankte kann sich bei widersprüchlichen Gefühlen oder Bestrebungen nicht entscheiden. Die Gefühle bleiben unvereinbar nebeneinander stehen, was zu völliger Ratlosigkeit und Handlungsunfähigkeit führen kann. Der Patient kann sich z. B. nicht entschließen, ob er sich anziehen soll oder nicht.

Nennen Sie zwei typische Störungsmuster der Psychomotorik bei schizophrenen Patienten.

Es kann zu Bewegungsstürmen oder völliger Bewegungslosigkeit kommen.

- In der **katatonen Erregung** kommt es zu starker motorischer Erregung, einem ungezielten Bewegungssturm, in dem der Patient hin und her rennt, sich die Haare rauft, sich die Kleider zerreißt, tobt und schreit.
- Im **katatonen Stupor** kann keine Bewegung mehr aktiv ausgeführt werden. Der Patient ist mutistisch und spricht nicht. Behandlung mit hoch dosierten Neuroleptika, Tranquilizern und Intensivpflege ist notwendig, manchmal Ernährung durch eine Sonde.

Was sind erwünschte pharmakologische Wirkungen bei Kombination von Neuroleptika und Tranquilizern vom Diazepam-Typ bei einer akuten Psychose?

- Neuroleptika: Verringerung der Wahnüberzeugungen und Sedierung innerhalb weniger Stunden, Reduzierung der kognitiven Beeinträchtigung und der formalen Denkstörungen
- Tranquillanzien vom Diazepam-Typ: Anxiolyse, Sedierung, Myotonolyse.

Welche Wahnthemen findet man bei schizophrenen Patienten?

Es finden sich bizarre, magisch-mystische, manchmal religiöse Wahninhalte. Die Ausgestaltung des Wahns ist von der Persönlichkeit des Patienten und seinem kulturellen Hintergrund bestimmt. Weitere

Wahnthemen sind Beziehungs- und Verfolgungswahn, Größenideen und körperbezogene Wahninhalte (Könästhesien).

In der Remissionsphase sind die Erläuterung des Krankheitsbilds, die Integration der Wahninhalte und das Bearbeiten schuldhaften Erlebens anderen gegenüber (z. B. Arbeitgebern und Angehörigen) wichtig zur Rezidivprophylaxe und zur Erhaltung der Behandlungsmotivation des Patienten.

Nennen Sie die Prävalenzraten der Schizophrenie. Unterscheiden sich die Prävalenzen in unterschiedlichen Ländern und Kulturen?
Die Prävalenzrate beträgt etwa 1 %. Frauen und Männer sind gleich häufig betroffen. Das Prädilektionsalter liegt bei 21 Jahren. Psychosen von Jugendlichen mit Beginn in der Pubertät sind bekannt. 90 % der Patienten erkranken vor dem 30. Lebensjahr. Die Prävalenzrate ist unabhängig vom soziokulturellen Hintergrund und weltweit etwa gleich.

Welche Ursachen für die Entstehung der Schizophrenie sind bekannt?
Es wird von einer multikausalen Pathogenese ausgegangen. Es besteht eine gewisse Vulnerabilität der Patienten für Schizophrenie. Neben genetischen Komponenten spielen dabei neurobiologische und psychosoziale Faktoren eine Rolle. Umweltfaktoren, Stress und Drogen lassen sie die Erkrankungsschwelle überschreiten. Die Früherkennung und Beratung von Patienten, in deren Familien gehäuft psychische Störungen oder Schizophrenien auftreten, vermindern die Erkrankungshäufigkeit in diesen Familien. Die Patienten und ihre Angehörigen sollten über die Erkrankung, eine vorsichtige Lebensweise und eventuelle prophylaktische Pharmakotherapie aufgeklärt werden.

Was versteht man unter postpsychotischer Depression?
Nach Abflauen der produktiv-floriden Plussymptomatik verfallen die Patienten in eine postpsychotische Depression, die Wochen bis Monate anhalten kann und von Antriebsstörung und Minussymptomatik gekennzeichnet ist. Als Ursache wird auch die Erhaltungsmedikation mit Neuroleptika diskutiert.

Was versteht man unter Minussymptomatik?
Den Mangel an normalem Fühlen und Erleben, wie z. B. flacher Affekt, Antriebsmangel, Mutismus oder sozialer Rückzug nach der akuten Phase.

Was versteht man unter Positivsymptomatik?
Mehrerleben im Vergleich zum Gesunden. Halluzinationen, Ängste, Wahn und Könästhesien.

Was ist eine Ich-Störung?
Die Grenze zwischen Ich und Außenwelt ist nicht mehr eindeutig für die Patienten spürbar. Patienten glauben z. B., dass ihr Gegenüber Gedanken lesen kann. Es kommt zu Phänomenen wie Depersonalisation, Derealisation, Erleben von Gedankenentzug, Gedankenlesen und Gedankeneingebung und Fremdbeeinflussungserleben. Die Patienten können oft beschreiben, dass sich ihre Umwelt in dieser Weise verändert habe. Es müssen nicht Symptome einer Psychose sein. Auch bei massiven Angstzuständen tritt ein ähnliches Gefühl auf. Depersonalisations- und Derealisationserlebnisse treten auch bei Patienten mit Borderline-Störungen auf.

Was ist ein hochpotentes Neuroleptikum?
Ein hochpotentes Neuroleptikum hat in niedriger bis mittlerer Dosierung eine gute antipsychotische Wirksamkeit ohne deutliche Sedierung, z. B. Haloperidol, Benperidol.

Nennen Sie zwei niederpotente Neuroleptika.
Levomepromazin, Perazin.

19

Was ist ein atypisches Neuroleptikum?

Sog. atypische Neuroleptika oder Atypika haben seltener extrapyramidale Nebenwirkungen und eine gute antipsychotische Wirksamkeit. Sie sollen den „klassischen" Neuroleptika hinsichtlich Negativsymptomatik und Therapieresistenz überlegen sein. Beispiele für Atypika sind Olanzapin, Amisulprid, Risperidon. Atypika sind teuer, können aber über Sonderziffern außerhalb des Arzneimittelbudgets verordnet werden.

Bitte beschreiben Sie die typischen extrapyramidalen Nebenwirkungen von Neuroleptika. Wie behandeln Sie diese?

Die klassischen Neuroleptika haben extrapyramidale Nebenwirkungen wie Parkinsonoid mit Hypomimie, Tremor, Rigor, Akathisie, generelle Sitz- und Stehunruhe, außerdem Verkrampfungen der Augen-, Zungen- und Schlundmuskulatur, die willkürlich nicht gelöst werden können.

Blick- und Zungenstarre gelten als Zeichen von Frühdyskinesien, die manchmal mit epileptischen Krämpfen verwechselt werden. Die Behandlung erfolgt mit Biperiden (Akineton®), das oral oder i. v. verabreicht werden kann. Die Symptome klingen nach intravenöser Gabe innerhalb weniger Sekunden ab. Biperiden hat eine stimulierende psychotrope Wirkung, es macht „high", und sollte deshalb nicht prophylaktisch verordnet werden. Die Akathisie kann durch Biperiden nicht gebessert werden.

Spätdyskinesien treten nach längerer Einnahme auch niedrig potenter neuroleptischer Medikamente auf. Es handelt sich um choreatisch anmutende Dyskinesien der Hals- und Gesichtsmuskulatur, die zu nicht kontrollierbaren Grimassen führen. Sie stigmatisieren den Patienten und sind nur geringgradig zu bessern. Ein Absetzen der Neuroleptika muss versucht werden, um die Ursache zu beseitigen.

LITERATUR

Bohus M, Schmahl C: Psychopathologie und Therapie der Borderline-Persönlichkeitsstörung. Dtsch Arztbl 2006; 103 (49): A-3345

Dörner K, Plog U, Teller C: Irren ist menschlich. Lehrbuch der Psychiatrie und Psychotherapie. 3. Aufl., Psychiatrie-Verlag, Bonn 2007

Finzen A, Hoffmann-Richter U: Medikamentenbehandlung bei psychischen Störungen. Einführung in die Therapie mit Psychopharmaka. Psychiatrie-Verlag, Bonn 2004

Kernberg OF, Buchheim P, Dulz B: PTT 40. Pharmakotherapie und Psychotherapie. Schattauer, Stuttgart 2006

Laux G, Dietmaier O, König W: Praktische Psychopharmakotherapie. 6. Aufl. Urban & Fischer, München 2012

Möller HJ, Laux G, Deister A: Psychiatrie und Psychotherapie. Thieme, Stuttgart 2005

Schäfer U, Rüther E: Psychopharmakotherapie. Indikationen und Wirkweisen bei psychischen Störungen. Vandenhoeck & Ruprecht, Göttingen 2006

19.5 Sucht

D. Jobst

FALLBERICHT

Ein 39-Jähriger sucht sie sichtlich strapaziert und übernächtigt auf. Er hat nach eigener Aussage die Nacht im Krankenhaus zugebracht, um sich nach Betrinken mit zwölf Flaschen Wein vor sich selbst zu schützen. Der Mann, der sich selbst als Quartalssäufer bezeichnet, ist Ihnen seit einem Jahr als trocken bekannt. Er hatte zuvor eine längere Reha-Maßnahme in einer Klinik absolviert, die auf Suchterkrankungen spezialisiert ist.

Was tun Sie?

Zuhören.

Der Patient berichtet über lange Minuten den Verlauf des Rückfalls, seine Gründe, seinen Kummer und verliert sich in Details. Schließlich fragt er Sie, was Sie ihm raten.

Was leistet das Suchthilfesystem?

(Rückfällige) Süchtige benötigen fast immer eine systematische Suchthilfe als Schutz gegen ihre Abhängigkeits-erkrankung. Die Suchthilfe kann bei der Aufarbeitung der bisweilen gravierenden finanziellen, partnerschaftli-chen, beruflichen oder rechtlichen Probleme helfen, fachliche, meist sozialarbeiterische Lösungen zu erarbeiten (sog. Suchthilfeplan). Ein in Suchtfragen bewanderter Arzt stellt einen Teil des Suchthilfesystems dar.

Was kann ein Hausarzt für Suchtkranke tun?

Im gesamten Prozess bleibt der Hausarzt eine Anlaufstelle: Hier wird die Diagnose beschrieben, die Kranken-hauseinweisung, die Berentung auf Zeit veranlasst. Es werden Kontakte zum Rententräger, zu Sucht- und Schuldnerberatungen, zu Gruppen der Anonymen Alkoholiker, zur Familie geknüpft. Der Hausarzt kann Trost, Stütze und Ermahnung geben – wenn mehr Zeit und Erfahrung vorhanden sind, gemeinsame Ziele formulieren und dorthin begleiten. Immer wieder finden Gespräche statt, bisweilen unter Einbezug der Le-benspartner – auch und gerade mit Suchtgefährdeten, noch nicht manifest Abhängigen. Ein Instrument hier-zu ist die sog. Kurzintervention. Chronischer Alkoholismus, wie auch andere Suchtformen, verlaufen in Zyk-len. Geschulter ärztlicher Umgang mit Suchterkrankungen hilft, die Frequenz und die Dynamik der Sucht-wiederkehr zu verlangsamen.

Der Hausarzt wird sich außerdem um die Stabilisierung der Physis kümmern. Interkurrente und chronische organische Leiden werden versorgt. Die Kontrolle einiger Laborwerte kann einen Ankerpunkt für einen regel-mäßigen Kontakt darstellen. Die zeitlichen Abstände sollen sich nach der Dynamik der Krankheit richten.

Wie kann Sucht in der hausärztlichen Praxis erkannt werden?

Alkoholkranke präsentieren eher unspezifische Gesundheitsprobleme, die häufig erst *nach* einer Diagnose-stelle in ein Schädigungsmuster eingepasst werden können (➤ Tab. 19.1). Die Präsentation von Körperbe-schwerden dient auch dem Verdecken und Leugnen der eigentlichen Ursache: Suchtkrankheiten werden häufig sehr lange verheimlicht.

19

Tab. 19.1 Körperliche Beschwerden/Symptome bei Alkoholabhängigkeit.

Symptome der alko-holinduzierten Gastritis	neurovegetative Störungen	nachlassende kör-perliche Leistungs-fähigkeit	Entzugsäquiva-lente	mentale Beein-trächtigung
Inappetenz bis Gewichts-verlust	Taubheitsgefühl in den Extremitäten	Atemnot	Schwitzen	Interesselosigkeit bis zur Apathie
Übelkeit, Brechreiz, Singul-tus	unruhiger Schlaf	Kreislaufstörungen bis zur Kollapsneigung	Angst- und Unru-hezustände	Merk- und Konzentra-tionsstörungen
Völlegefühl, Meteorismus	Reizbarkeit und Ner-vosität	Zerschlagenheit	Herzunruhe	Blackouts
Druckschmerz unter dem Rippenbogen	Störungen der Libido und Potenz	stechende Schmerzen in den Beinen	Durstgefühl	Nachlassen des Ge-dächtnisses
modifiziert nach Herrmann et al. (2012)				

Was bezeichnet die Kielholz-Trias?

Suchtverhalten kann sich etablieren, wenn die persönlichen Eigenschaften, der soziale Hintergrund und der Suchtstoff in einem kritischen (= handlungsinduzierenden) Verhältnis zueinanderstehen.

Welche therapeutischen Möglichkeiten können Sie einem heroinabhängigen Patienten anbieten?

- stationären Entzug, nachfolgende Langzeit-Entwöhnungsmaßnahme, Kodein-Tabletten zur Linderung eines akuten Entzugs (nur noch selten in der Langzeit-Substitution verwendete Substanz)
- Überweisung zu einem Arzt mit der Fachkunde Suchtmedizin
- Ihre eigene Konsultation eines suchtmedizinisch bewanderten Kollegen mit dem Vorsatz, den Patienten selber mit einem Opiat-Ersatzstoff dauerhaft und (zunächst) täglich zu behandeln.

Welches sind die zugelassenen Opiat-Ersatzstoffe?

DL-Methadon, L-Polamidon, Buprenorphin, Buprenorphin mit Naloxon, ausnahmsweise Kodein.

Welche Voraussetzungen müssen geklärt werden, bevor eine Substitutionsbehandlung beginnen kann?

Das Behandlungsziel sollte benannt werden, z. B. clean werden (Abstinenz-Orientierung) oder Konflikte mit dem Gesetz vermeiden/umgehen (Harm-Reduction). Eine Drogenberatungsstelle muss vom Abhängigen aufgesucht werden, um die obligate psychosoziale Betreuung zu gewährleisten. Im Urin sollten keine problematischen anderen Suchtmittel nachweisbar sein.

Schätzen Sie bitte, wie viele (ältere) Menschen in Deutschland durch Alkohol und Medikamente gefährdet sind?

Der Drogen- und Suchtbericht der Bundesregierung 2012 geht von bis zu 1,9 Millionen medikamentenabhängigen Menschen in der gesamten Erwachsenenbevölkerung aus. Etwa 400.000 Menschen über 65 Jahre – 28 % der Männer und 17 % der Frauen – trinken Alkohol in gesundheitsgefährdenden Mengen. Zudem sind schätzungsweise 14 % der älteren Menschen, die ambulant oder in Heimen betreut werden, von einem missbräuchlichen Alkohol- oder Medikamentenkonsum betroffen (Drogen- und Suchtbericht der Bundesregierung 2012).

Wie wirkt sich ärztliches Verschreibungsverhalten in diesem Zusammenhang aus?

Ärztliches Verschreibungsverhalten ist ursächlich mit der Medikamentenabhängigkeit verbunden. So erhielten von Juli 2005 bis Juni 2006 78.456 Hamburger auf insgesamt 294.143 Rezepten kassenärztliche Verschreibungen von Benzodiazepinen und nicht benzodiazepinhaltigen Schlafmitteln. Bei 15,6 % der Hamburger Patienten lag eine tendenzielle Dauerversorgung von Benzodiazepinen mit relevant hoher Dosierung vor (0,5–1 DDD über mindestens 2 Monate). Vor allem Frauen und ältere Personen über 70 Jahre bekamen Benzodiazepine überproportional häufig verschrieben (aus Drogen- und Suchtbericht der Bundesregierung 2012, S. 26).

Welche Möglichkeiten bestehen in Ihrer hausärztlichen Tätigkeit, einen Medikamentenmissbrauch zu vermuten, nachzuweisen und zu kontrollieren?

- Hinweise ergeben sich aus einer Diskrepanz zwischen den Befunden und dem Verschreibungsbegehren von Patienten. Eine gut geführte Arzneimitteldatei für jeden Patienten schützt vor unbemerkten Mehrfachverordnungen. Jedes Praxis-Computerprogramm bietet entsprechende Kontrollmöglichkeiten. Zukünftig wird die elektronische Krankenchipkarte einen Teil dieser ärztlichen Kontrollverantwortung erleichtern.
- Zittern, Tachykardie, Schwitzen, Bauchkrämpfe, tränende Augen können Entzugsäquivalente sein. Abhängigkeitserkrankungen werden allerdings oft über lange Zeit von den Abhängigen getarnt und negiert.
- Im Einzelfall kann der Nachweis von Arzneimittelmetaboliten im Urin helfen, eine Suchtvermutung zu erhärten.

Wie stellen Sie sich verantwortungsvolle hausärztliche Verordnungen von Medikamenten vor?

Jede Verordnung und insbesondere deren Wiederholung sollte unter verschiedenen Gesichtspunkten erwogen werden: Die Rezept-Unterschrift des Arztes muss immer ein Beleg seiner positiv abgeschlossenen Erwägungen sein. Hierbei helfen auch die Kriterien der Arzneimittelverordnungsrichtlinien und das SGB V (Sozialgesetzbuch V). Danach haben Verordnungen *ausreichend, zweckmäßig und wirtschaftlich* zu sein (SGB V, § 12 [1]).

Konsequenz hieraus: keine Unterschrift, bevor man den Text nicht wahrgenommen und erwogen hat. Keine Blanko-Unterschriften!

LITERATUR

Drogen- und Suchtbericht der Bundesregierung (2012): www.bundesregierung.de

Drugcom.de: Projekt der Bundeszentrale für gesundheitliche Aufklärung (BZgA): www.drugcom.de

Ginko: Landeskoordinierungsstelle Suchtvorbeugung NRW: www.ginko-ev.de

Fachstelle Prävention: Verein Arbeits- und Erziehungshilfe e. V. in Frankfurt a. Main: www.fachstelle-praevention.de

Herrmann M, Hesse E, Schwantes U, Lichte Th: Umgang mit riskantem Konsum und Sucht. In: Kochen MM: Allgemein- und Familienmedizin. Thieme, Stuttgart 2012, S. 257–266

19.6 Depressive Symptomatik

B. Sonntag

FALLBERICHT

Ein 32-jähriger Web-Designer klagt über Konzentrationsstörungen, Schlafstörungen mit Wach-Liegen beim Einschlafen und mehrmaliges längeres nächtliches Erwachen, verminderten Appetit, vermindertes Selbstwertgefühl und Selbstvertrauen. Er hat 4 kg an Gewicht verloren. Eine körperliche Ursache für die geschilderten Beschwerden wurde nicht gefunden. Auf Nachfrage gibt er an, auf der Autobahn schon überlegt zu haben, gegen einen Brückenpfeiler zu fahren. Dieser Gedanke habe ihn erschreckt, weil er ihm noch nie zuvor gekommen sei. Er habe das Interesse an Kontakten mit Freunden verloren und sei andauernd müde. Die Stimmung sei „im Keller".

Welchen Befund erheben Sie?

Patient ist allseits orientiert, die Stimmung ist gedrückt, es besteht eine Antriebsstörung, der Patient sieht übernächtigt aus, es bestehen Suizidabsichten ohne akute Suizidalität.

Welche Diagnose stellen Sie?

Mittelgradige depressive Episode (F 32.1).

Was bestimmt das weitere Vorgehen bei der Diagnose depressive Episode?

Die Abklärung der Suizidalität ist vordringlich.

Wie kann die Suizidalität geprüft werden?

Ein zurückliegender Suizidversuch, auch wenn er als harmlos dargestellt wird, erhöht das Risiko eines Suizids. Eine definitive Suizidplanung (Medikamente, bestimmte Brücke ausgesucht) und das Ordnen der Angelegenheiten (Testament, Abschiedsbrief verfasst) weisen auf eine akute Gefährdung hin. Sie sollte aus forensischen Gründen mit dokumentiert werden.

Wie gehen Sie bei Suizidalität vor?

Sie sprechen die bestehende Suizidalität offen an und explorieren die Angaben des Patienten. Die konkrete Frage nach Suizidabsichten darf nicht vermieden werden. Sie erhöht das Risiko eines Suizides nicht. Sie verbessert die Beziehung in der Regel, weil der Patient sich in seiner Not verstanden fühlt. Einfühlsames und verständnisvolles Vorgehen ohne moralische Bewertung ist hierfür immer eine Voraussetzung.

19

Der Begründungszusammenhang sollte sorgfältig exploriert werden. Beispielsweise erfordern imperative Stimmen, die eine Suizidhandlung befehlen, ein anderes Vorgehen als der geplante Bilanzsuizid eines alten Menschen. Banale, oberflächliche Ratschläge wie „denken Sie doch an die Kinder/Enkel" sollten vermieden werden. Ziel ist nicht das Überreden des Patienten. Der verlässliche, akzeptierende und ernst nehmende Kontakt schützt den suizidalen Patienten aktuell mehr vor Suizidhandlungen als die Erinnerung an z. T. problematische Beziehungskonstellationen, die durch Enttäuschung und Entwertung geprägt sein können. Die Qualität der Arzt-Patient-Beziehung ist ein wichtiger protektiver Faktor.

Ein stattgehabter Suizidversuch erhöht das Risiko erheblich. Protektive Faktoren in der Vergangenheit – „Was hat Ihnen nach ihrem ersten Suizidversuch geholfen, es nicht wieder zu versuchen?" – lassen sich eventuell auf die jetzige Situation übertragen. Zukunftsplanungen, sogar ein fester Folgetermin beim Arzt sind ebenfalls protektiv wirksame Faktoren. In Abhängigkeit von der Diagnose und dem psychopathologischen Befund ist die Unterbringung auf einer geschützten Station – am besten mit Einverständnis des Patienten – das mögliche Ergebnis eines solchen Gesprächs.

Was ist zu tun bei Suizidankündigungen durch das Telefon?

Das Gespräch wird nach den gleichen Prinzipien wie oben geführt. Es sollen früh Aufenthaltsort und soziale Situation des Anrufers erfragt werden. Wichtige Bezugspersonen können ans Telefon gebeten werden. Ist der Anrufer allein und droht akute Suizidalität, sollte parallel zum Anruf von einer Hilfsperson die Polizei benachrichtigt werden. Die Polizeibeamten sind in solchen Situationen erfahren und zur Hilfe verpflichtet. Auch der Notarzt kann wegen der vitalen Bedrohung des Patienten oder stattfindenden Suizidhandlungen zugezogen werden, dies kann aber auch zur Eskalation der Situation beitragen.

Was ist bei akuter Suizidalität noch zu tun?

Eine stationäre psychiatrische Behandlung muss sofort eingeleitet werden. Ist der Patient dazu nicht bereit, sollte ein Facharzt für Psychiatrie zugezogen werden oder eine Einweisung gegen den Willen des Patienten erfolgen.

Wann ist eine gerichtliche Einweisung gesetzlich möglich?

Wenn die Gefahr für Leib und Leben des Patienten oder anderer besteht und diese nicht anders als durch eine gerichtliche Einweisung abgewendet werden kann.

Wer kann eine gerichtliche Einweisung veranlassen?

Nur Ärzte können eine gerichtliche Einweisung veranlassen. Ordnungsamt, Polizei und Gesundheitsamt wirken mit. Eine Zwangseinweisung muss innerhalb von 24 Stunden gerichtlich überprüft werden. Fristen und Ablauf sind in Ländergesetzen geregelt.

Wie häufig sind Depressionen?

Die Punktprävalenz aller depressiven Störungen beträgt mehr als 10 %. Schwere, behandlungsbedürftige Depressionen weisen eine Punktprävalenz von 2–7 % und eine Lebenszeitprävalenz von 7–18 % auf, bipolare Störungen eine Lebenszeitprävalenz von nur 1–2 %. Dysthymie (F 34.1, s. u.) und Zyklothymie (F 34.0) manifestieren sich bereits in der Jugend. Depressive Episoden verteilen sich über die gesamte Lebenszeit mit einem Häufigkeitsgipfel in der Mitte des 3. Lebensjahrzehnts. Die Episoden dauern Wochen bis Monate an, 15–20 % mehr als 12 Monate. Das Wiedererkrankungsrisiko beträgt 50–75 % nach einer depressiven, 80 % nach einer manischen Phase.

Wie kommt es zum Nicht-Erkennen von Depressionen, falschem Umgang und mangelnder Therapie bei Depressionen in der ärztlichen Allgemeinpraxis?

Depressivität ist eine ausgesprochen häufige Begleiterin somatischer Erkrankungen oder negativer Lebensumstände. Diagnostisch kann dies bei Chronifizierung als Dysthymie (F 34.1) bezeichnet werden.

Depressionen hingegen zeigen sich in der Allgemeinpraxis häufig als körperliche Störungen (somatisches Syndrom, s. u.). Um Depressionen als eigenständige Krankheit zu begreifen, sollten Allgemeinärzte den zeitlichen Verlauf, die Wiederkehr und ggf. die Polarität von depressiven Phasen bei der Beurteilung von Depressivität beachten. Die Anwendung eines Kurzfrage-Instruments zum Screening umfasst die Fragen nach verdüsterten Zukunftsaussichten, nachlassender Freude am Leben, nach dem Vernachlässigen von Interessen und nach Verschlechterung des inneren Antriebs. Bei zwei oder mehr bejahenden Antworten sollte die Diagnose einer Depression in Betracht gezogen werden.

Ärzte im Bereich der somatischen Medizin bagatellisieren depressive Symptome oftmals oder zeigen Hilflosigkeit. Folgende **Fehler** in der ärztlichen Interaktion sollten vermieden werden – ein erhöhter Gewissensdruck bei den Patienten und das Verschweigen von Suizidalität könnten sonst die Folgen sein:

* Suggestion, häufig auch durch Fernsehberichte oder Bücher gestützt: Patient soll „positiv denken" ohne Berücksichtigung der subjektiven Möglichkeiten des Patienten
* Deutung und Spiegelung von Aggressivität: die Folge sind Mobilisierung von Autoaggressivität und Verstärkung von Schuldgefühlen
* laienhafte Suche nach auslösenden Ereignissen und problematischen biografischen Konstellationen ohne Berücksichtigung von Befinden und Möglichkeiten des Patienten: „sicher schwere Kindheit gehabt"
* gut gemeinte Ratschläge, ohne dass die Realisierbarkeit der Ratschläge verfolgt oder ausreichend geprüft wird.

Ein **Behandlungsfehler** ist das Nichtverordnen einer antidepressiven oder auch sedierenden Medikation bei gesicherten mittelgradigen und schweren Depressionen.

Durch frühzeitige Psychotherapie kann in Populationen mit einem erhöhten Depressionsrisiko, z. B. bei älteren Menschen oder Kindern von depressiven Eltern, das Erkrankungsrisiko vermindert werden.

Erwiesen ist die Wirksamkeit der interpersonellen Psychotherapie und der kognitiven Verhaltenstherapie. Bei genügend langer Psychotherapie sind die erzielten Erfolge stabiler als unter Pharmakotherapie.

Psychotherapie muss den Patienten auch auf das Rückfallrisiko vorbereiten. „Erhaltungstherapien", d. h. die Weiterführung therapeutischer Sitzungen in niedriger Frequenz über einen Zeitraum von 8–12 Monaten nach Ende der eigentlichen Therapie, können Rückfallraten deutlich reduzieren.

Wie lauten die Diagnosekriterien für eine depressive Episode?

Patienten mit depressiven Episoden leiden gewöhnlich unter gedrückter Stimmung, Interessenverlust, Freudlosigkeit und einer Verminderung des Antriebs. Die Verminderung der Energie führt zu erhöhter Ermüdbarkeit und Aktivitätseinschränkung. Deutliche Müdigkeit tritt bereits nach kleinen Anstrengungen auf.

Häufige Symptome sind verminderte Konzentration und Aufmerksamkeit, vermindertes Selbstwertgefühl und Selbstvertrauen, Schuldgefühle und Gefühle von Wertlosigkeit, negative und pessimistische Zukunftsperspektiven, Suizidgedanken, Selbstverletzung oder Suizidhandlungen, Schlafstörungen, verminderter Appetit.

In einigen Fällen stehen Angst, Gequältsein und motorische Unruhe mehr im Vordergrund als die Depression. Zusätzlich können Reizbarkeit, exzessiver Alkoholgenuss, histrionisches Verhalten, Verstärkung früher vorhandener phobischer oder zwanghafter Symptome oder hypochondrische Grübeleien auftreten. Die Symptome sollen mindestens 2 Wochen bestehen (F 32).

Nennen Sie die Kriterien für die Einteilung in leichte, mittelgradige und schwere depressive Episode in der ICD-10.

Eine **leichte depressive Episode** (F 32.0) geht mit depressiver Stimmung, Verlust von Interesse oder Freude und erhöhter Ermüdbarkeit einher. Mindestens zwei der vorangehend genannten Symptome der Kategorie F 32 sollten vorhanden sein. Kein Symptom sollte besonders ausgeprägt sein. Die Mindestdauer für eine Episode beträgt 2 Wochen.

Für eine **mittelgradige depressive Episode** (F 32.1) sollten mindestens zwei der bei leichter depressiver Episode aufgeführten Symptome und mindestens drei, besser vier, der unter F 32 aufgeführten Symptome bestehen. Einige Symptome sollten in ihrem Schweregrad besonders ausgeprägt sein.

Bei einer **schweren depressiven Episode** (F 32.2) zeigt der Patient meist erhebliche Verzweiflung und Agitiertheit. Verlust des Selbstwertgefühls, Gefühle von Nutzlosigkeit oder Schuld sind meist vorhanden. In besonders schweren Fällen besteht ein hohes Suizidrisiko.

Ein somatisches Syndrom liegt bei schweren depressiven Episoden sehr häufig vor. Patienten sind während einer schweren depressiven Episode allenfalls sehr begrenzt in der Lage, soziale, häusliche oder berufliche Aktivitäten fortzuführen.

Was ist ein somatisches Syndrom und wie wird es definiert?

Vier der folgenden Symptome müssen eindeutig feststellbar sein:

- Interessenverlust oder Verlust der Freude an normalerweise angenehmen Aktivitäten
- mangelnde Fähigkeit, auf eine freundliche Umgebung oder freudige Ereignisse emotional zu reagieren
- morgendliches Erwachen 2 oder mehr Stunden vor der gewohnten Zeit
- Morgentief
- der objektive Befund einer psychomotorischen Hemmung oder Agitiertheit
- deutlicher Appetitverlust
- Gewichtsverlust (häufig mehr als 5 % des Körpergewichts im vergangenen Monat)
- deutlicher Libidoverlust (auch als Anhedonie bezeichnet).

Das somatische Syndrom kann bei allen depressiven Episoden auftreten und wird im ICD-10 in der 4. Ziffer mit 1 codiert. Beispiel: leichte depressive Episode mit somatischem Syndrom (F 32.01).

Nennen Sie andere Depressionsdiagnosen und erläutern Sie die Krankheitsbilder.

- **reaktive Depression** (F 43.2):
  Anpassungsprozess nach einer entscheidenden Lebensveränderung, nach einem belastenden Lebensereignis oder nach einer schweren körperlichen Erkrankung, die über die übliche Reaktion bei diesem Krankheitsbild hinausgeht. Beginn innerhalb eines Monats nach dem belastenden Ereignis, Symptome halten nicht länger als 24 Monate bei längeren depressiven Reaktionen (F 43.21) an.
- **Dysthymie** (F 34.1):
  chronische depressive Verstimmung, die nicht die Kriterien für eine leichte oder mittelgradige rezidivierende depressive Verstimmung erfüllt. Patienten fühlen sich meistens monatelang müde und depressiv, alles ist für sie eine Anstrengung und nichts wird genossen. Dazwischen liegen Perioden vergleichsweiser Normalität. Synonyme: neurotische Depression, depressive Persönlichkeit, depressive Neurose.
- **bipolare Depression** (F 31.-):
  Bei 5 bis 10 % der Patienten muss nach Auftreten einer depressiven Episode mit der Manifestation einer manischen Episode im Langzeitverlauf gerechnet werden. Dann wird die Diagnose einer bipolaren Störung gestellt. 75 % der Störungen beginnen mit einer depressiven Episode. Die Dauer beträgt etwa 6–8 Monate. Im Akutstadium einer Manie erfolgt die Behandlung mit Neuroleptika und Sedativa. Es kann auch initial ein Phasen-Prophylaktikum verordnet werden. Häufig kommt es zu manischen Rezidiven, wenn die Patienten zu früh oder ohne Begleitung durch den ambulant behandelnden Arzt das Phasen-Prophylaktikum z. B. Lithium absetzen.
- Nicht in der ICD-10 aufgeführt sind die Begriffe „chronische Depression", „depressive Entwicklung" und „depressive Persönlichkeitsstörung". Sie beschreiben Patienten, die langwierig krank sind.

Was ist eine agitierte Depression? Welche Medikation wählt man?

Leitsymptome sind psychomotorische Unruhe, Anspannung, Gequältheit, Nervosität.

Als Medikation sollte ein sedierendes Antidepressivum (Amitriptylin, Doxepin, Mirtazapin) oder ein schwach potentes Neuroleptikum (Chlorprothixen) gewählt werden.

Nennen Sie Grundprinzipien medikamentöser antidepressiver Therapie.

Grundsätzlich kann jedes depressive Syndrom, auch psychogener Ursache, mit Antidepressiva behandelt werden. Eine Kombination mit Psychotherapie ist wirksamer als die alleinige Medikation mit ärztlichem Gespräch.

Die Responder-Rate auf Antidepressiva ist abhängig vom Schweregrad der depressiven Störung. Sie nimmt mit dem Schweregrad zu. Bei leichtgradigen Depressionen findet sich in Studien keine signifikante Überlegenheit des Antidepressivums gegenüber Placebos. Die Kriterien zur Auswahl des Antidepressivums sind:
- früheres Ansprechen auf das betreffende Medikament
- Akzeptanz/Präferenz des Patienten
- Nebenwirkungsprofil in Abhängigkeit vom Patientenrisiko – somatische Risikofaktoren wie Prostatahyperplasie, Hypertonie, koronare Herzkrankheit und Glaukom müssen beachtet werden
- aktuelles klinisches Bild (Schlafstörungen, Unruhe, Zwangssymptomatik o. Ä.)
- Schweregrad der Erkrankung
- Kosten (SSRI-Präparate sind teurer als Trizyklika)
- bei deutlichen Schlafstörungen oder psychomotorischer Agitiertheit sind sedierende Antidepressiva indiziert (Amitriptylin, Doxepin, Mirtazapin)
- eher aktivierend wirken Maprotilin, Citalopram, Sertralin.

Bei psychotischen Depressionen ist eine kombiniert antidepressive neuroleptische Behandlung im klinischen Setting oder durch erfahrene Fachärzte für Psychiatrie ambulant indiziert.

Welche verschiedenen Gruppen von Antidepressiva können verordnet werden?
- **Trizyklika**: z. B. Amitriptylin, Doxepin, Trimipramin, Clomipramin
- **selektive Serotonin-Wiederaufnahme-Hemmer** (SSRI): z. B. Fluoxetin, Paroxetin, Citalopram, Sertralin
- spezifische Noradrenalin-(und Seretonin-)Wiederaufnahme-Hemmer: z. B. Mirtazapin, Reboxitin, Nefazodon, Venlafaxin
- **MAO-Hemmer** (selten wegen erheblicher Nebenwirkungen): z. B. Tranylcypromin
- **Phytopharmaka**: Johanniskrautextrakt ist bei mittelgradiger depressiver Episode zulasten der GKV verordnungsfähig.

19

Auf welche Nebenwirkungen müssen Sie zur Verhinderung von Compliance-Problemen vor der Verordnung hinweisen?
Trizyklische Antidepressiva:
- Anticholinerge Nebenwirkungen sind Mundtrockenheit, Obstipation, Akkommodations- und Miktionsstörungen, Tachykardie sowie Blutdrucksenkung.
- Gravierende Nebenwirkungen können anticholinerges Delir, epileptische Anfälle, kardiale Reizleitungsstörungen, orthostatischer Kollaps mit Sturz (Gefahr der Oberschenkelhalsfraktur), Harnverhalt und Ileus sein.
- Kontraindiziert sind sie bei Engwinkelglaukom, frischem Myokardinfarkt, schwerer koronarer Herzkrankheit, Alkohol- oder Psychopharmaka-Intoxikation.
Serotoninselektive Antidepressiva:
- global bessere Verträglichkeit als Trizyklika. Typisch sind gastrointestinale Nebenwirkungen, Nausea, Schlafstörungen, Gewichtszunahme und Obstipation.

Alle Antidepressiva können zu sexuellen Dysfunktionen bei Männern und Frauen führen. Die Nebenwirkungsprofile sollten beachtet werden, aber nicht zur Unterdosierung von Antidepressiva führen.

Welche Bedeutung hat die Wirklatenz bei Antidepressiva?

Patienten müssen vor Behandlungsbeginn auf die Wirklatenz hingewiesen werden. Die Wirkung tritt mit zwei- bis dreiwöchiger Verzögerung ein. Allerdings bessern sich in 70 % der Fälle innerhalb der ersten 3 Behandlungswochen Schlaf, Angst und Unruhe (Responder), noch nicht so sehr die Depressivität. Ein Präparatewechsel sollte erst erfolgen, wenn das Antidepressivum „aufdosiert" wurde und keine Wirkung in den ersten 4 Wochen auftrat.

Was sagen Sie zur Suizidalität unter Antidepressiva?

Bei manchen Patienten bessert sich die Antriebsstörung vor der Stimmung. Das kann dazu führen, dass bestehende Suizidimpulse in die Tat umgesetzt werden. Besonders fatale Verläufe wurden bei Jugendlichen gesehen. Für SSRI-Präparate besteht deswegen ein Anwendungsverbot bei Kindern und Jugendlichen.

Erläutern Sie die Grundprinzipien der kognitiven Verhaltenstherapie bei Depressionen.

Am Anfang steht eine sorgfältige Analyse der depressiv verzerrten Wahrnehmungen und Einstellungen mithilfe protokollierter Selbstbeobachtungen. Ziel ist das Überwinden von Rückzug und einseitig belastenden Tätigkeiten, die Verbesserung der interpersonellen Beziehungsgestaltung, des Sozialverhaltens und das Erkennen und Ändern dysfunktionaler Überzeugungen und Haltungen bezüglich des Selbst, der Umwelt und der Zukunft (sog. negative kognitive Triade) sowie der Aufbau eines Bewältigungs- und Problemlöseverhaltens.

Das Erlernen eines Entspannungsverfahrens wie progressive Muskelrelaxation (PMR) oder autogenes Training (AT) kann hilfreich sein.

Was versteht man unter psychodynamischer Depressionstherapie?

Zentrum der psychodynamischen Psychotherapie depressiver Patienten ist die Suche nach einem zugrunde liegenden Konflikt. Es ist häufig der Typus melancholicus als Persönlichkeit zu konstatieren: Asthenische, unsicher abhängige Züge resultierend aus symbiotischer Abhängigkeit, abgewehrte aggressive Impulse, abnorme Kränkbarkeit, Überanpassung. In der Therapie wird dem Patienten über die Betrachtung und Untersuchung der therapeutischen Beziehung und der sich entwickelnden Übertragung- und Gegenübertragungsreaktion bewusst, welche Bedeutung das Entstehen seiner Depression auf dem Hintergrund der Lebensgeschichte hat.

Nennen Sie weitere Depressionsbehandlungsformen außer Antidepressiva und Psychotherapie.

Die **Lichttherapie** ist eine gute Ergänzung von Pharmako- und Psychotherapie in der Behandlung saisonal abhängiger Depressionen. Beratungen der Patienten mit (abklingenden) Winterdepressionen über Urlaubsreisen „in die Sonne" sind hilfreich.

Die Beratung über **Schlafhygiene** (körperliche Betätigung über Tag, Bettruhe nur bei Müdigkeit, kein Fernsehen oder Lesen im Bett, kein Alkohol als Schlaftrunk, allgemeiner Schlaf-Wach-Rhythmus gemäß den Tageszeiten und Lichtverhältnissen, bei Schlafstörungen erneutes Aufstehen möglich usw.) ist ein notwendiger Behandlungsinhalt beim Allgemeinarzt.

Seit den 1960er-Jahren ist die Behandlung der Depression/Melancholie durch **Schlafentzug** bekannt. Patienten mit ausgeprägtem Morgentief sprechen signifikant besser auf Schlafentzug an als Patienten ohne deutliche Tageschwankungen. In der Regel wird Schlafentzug für einige Nächte im stationären Setting durchgeführt und begleitet.

Selten wird bei schweren, therapieresistenten Depressionsformen die **Elektrokonvulsionstherapie** (EKT) durchgeführt. Der Wirkungsmechanismus ist unbekannt und mit Schädigungen des Gehirns einhergehend, es gibt aber Behandlungserfolge bei malignen Verlaufsformen.

Woran ermessen Sie eine Besserung der Depression unter antidepressiver Medikation und/oder Psychotherapie?

Der Patient berichtet, dass er besser durchschlafen könne. Die Beurteilung des Schlafs ist ein Indikator für die Wirksamkeit der Pharmako- und der Psychotherapie. Die innere Unruhe nimmt ab, er betrachtet alles etwas optimistischer, die Antriebsstörung bessert sich später. Wenn die Tagesmüdigkeit nach einigen Monaten medikamentöser Behandlung zunimmt, sollte ein Absetz- oder Reduktionsversuch gemacht werden.

Was ist die wichtigste Maßnahme zur Rückfallprophylaxe bei Depressionen?

Die Fortführung antidepressiver Medikation über 2–3 Monate nach Besserung der Depression, länger bei rezidivierender depressiver Störung (Rezidivraten s. o.).

Welche andere medikamentöse Behandlung muss bei rezidivierenden Depressionen und auch bei bipolaren Störungen erwogen werden?

Bei rezidivierenden Depressionen kann die Gabe eines „Phasenprophylaktikums" erwogen werden: Lithium, Carbamazepin, Valproinsäure. Die Behandlung sollte in psychiatrischer Verantwortung erfolgen.

LITERATUR
Beck AT, Rush AJ, Shaw BF, Emery G: Kognitive Therapie der Depression. 2. Aufl. PVU/Beltz, Weinheim 2010
Beutel ME: Der frühe Verlust eines Kindes. Bewältigung und Hilfe bei Fehl-, Totgeburt und plötzlichem Kindstod. 2. Aufl. Hogrefe, Göttingen 2002
Bronisch T (Hrsg.): Psychotherapie der Suizidalität. Thieme, Stuttgart 2002
Ebel H, Beichert K: Depressive Störungen bei Patienten der Allgemeinmedizin: Früherkennung und therapeutische Ansätze. Dtsch Arztbl 2002; 99 (3): A-124
Hautzinger M: Kognitive Verhaltenstherapie bei Depressionen. 5. Aufl., PVU/Beltz, Weinheim 2000
Hoffmann N, Schauenburg H (Hrsg.): Psychotherapie der Depression. 2. Aufl. Thieme, Stuttgart 2007
Rudolf G, Grande T, Henningsen T (Hrsg.): Die Struktur der Persönlichkeit. Schattauer, Stuttgart 2004
Rudolf S, Bermejo I, Schweiger U, Hohagen F, Härter M: Diagnostik depressiver Störungen. Dtsch Arztbl 2006; 103 (25): A-1754
Schramm E (Hrsg.): Interpersonelle Psychotherapie nach Klerman und Weissman. 3. Aufl. Schattauer, Stuttgart 2010
Shea MT, Elkin I, Amber SD, Sotsky SM, Watkins JT, Collins JF et al.: Course of depressive symptoms over follow-up: findings from the National Institute of Mental Health Treatment of Depression Collaborative Research Program. Arch Gen Psychiat 1992 (49): 782–7
http://www.kompetenznetz-depression.de/

19

19.7 Funktionelle und somatoforme Beschwerden
B. Sonntag

FALLBERICHT

Eine 19-jährige Patientin kommt mit seit 3 ½ Jahren bestehenden grauenhaften Unterbauchbeschwerden. Kein pathologischer gynäkologischer Befund. Der Verdacht auf eine Endometriose hatte sich nicht bestätigt. Keine Dyspareunie, nicht regelabhängige Schmerzen, Patientin nimmt die Pille, keine Auffälligkeiten in der Sexualanamnese. Vor 6 Monaten war eine Appendektomie bei relativer Indikation durchgeführt worden, Oberbauch-CT ohne Befund. Die Schmerzen sind unspezifisch und fluktuierend. Eine diagnostische Laparoskopie ist geplant. Keine Entzündungszeichen, kein Tastbefund.
Die Patientin fürchtet zudem, an einer schweren Erkrankung zu leiden. Auf Nachfrage gibt sie Todesängste an und hat die Vorstellung, an Krebs, einem Hirntumor oder an einem unentdeckten Infekt zu sterben. Sie gibt außerdem ein unspezifisches Erregungsgefühl an, die Unfähigkeit still zu sitzen und zu entspannen.
Es bestehen schwere Auseinandersetzungen mit der Mutter, bei der sie wohnt, weil sie die krankheitsbezogenen Sorgen und Ängste ihrer Tochter abwertet und nicht ernst nimmt. Die Eltern wurden vor 4 Jahren geschieden. Sie haben sich seit

dem Scheidungstermin nicht mehr gesehen. Es gibt heftige, schwere Vorwürfe der Eltern untereinander, die über die Tochter ausgetragen werden. Die Patientin ist mit ihrem Körper unzufrieden, hat mehrmals in der Schule gefehlt und fürchtet, das Abitur wegen der Beschwerden und einer plötzlichen schweren Erkrankung nicht durchstehen zu können.

Welche Fragen stellen Sie der Patientin, welche Untersuchungen führen Sie durch?

- Was glauben Sie selbst, woher die Schmerzen stammen?
- Was denken Sie im Zusammenhang mit den Schmerzen?
- Ergibt die einfache körperliche Untersuchung und die Rücksprache mit dem Gynäkologen keinen Befund von Krankheitswert, wird keine weitere apparative Diagnostik empfohlen und ein Aussetzen der geplanten Laparoskopie angeraten.

Welche Erkrankung liegt wahrscheinlich vor?

- anhaltende somatoforme Schmerzstörung (F 45.4)
- Verdacht auf depressive Reaktion (F 43.21).

Die vorherrschenden Beschwerden sind Schmerzen, die nicht ausreichend auf pathophysiologische Umstände oder eine körperliche Ursache zurückzuführen sind. Der Schmerz tritt in Verbindung mit emotionalen Konflikten oder psychosozialen Problemen auf. Als Ursachen sind (unbewusste) Konflikte, Traumatisierung oder psychische Belastungen anzusehen. Als anamnestische Hinweise sind häufig ein Erkrankungsbeginn vor dem 35. Lebensjahr, wenig Geborgenheit im Elternhaus, wenig Verständnis des Partners für die Schmerzsymptomatik, eine geringe Qualität der Paarbeziehung und erhöhte Kindheitsbelastungsfaktoren festzustellen. In der Schmerzbeschreibung werden vermehrt affektive Begriffe (mörderisch, grauenhaft, unvorstellbar) verwandt.

Was meint der Begriff somatoforme autonome Funktionsstörung (F 45.3)?

Bei dieser Störung sind die körperlichen Beschwerden auf Organe beschränkt, die vollständig vegetativ kontrolliert werden. Diese Diagnose muss gestellt werden, wenn vegetative Symptome von Patienten als Erkrankung gedeutet werden und diese einem Organsystem (z. B. Herzkreislaufsystem, Magen-Darm-Trakt) zugeordnet werden ("Wenn ich meinen Körper spüre, bin ich krank").

Zusätzlich müssen zwei oder mehr vegetative Symptome wie Palpitation, Schweißausbruch, Hauttrockenheit, Hitzewallungen, Erröten, Druckgefühl im Epigastrium, Kribbeln oder Unruhe im Bauch und weitere Symptome wie Brustschmerz, Dyspnoe oder Ermüdbarkeit vorhanden sein.

Wie hoch ist die Prävalenz von somatoformen Störungen?

Die Lebenszeitprävalenz beträgt 12,9 % und ist die dritthöchste der psychischen Störungen nach Suchterkrankungen und Angststörungen. International wird die Prävalenz somatoformer Störungen mit 9–20 % in der Allgemeinbevölkerung angegeben.

In der Allgemeinarztpraxis betreffen 16–31 % der Konsultationen somatoforme Beschwerden. Durch Mehrfachdiagnostik, häufige Hospitalisierungen und Krankheitstage entstehen hohe Kosten für die Sozialversicherung. Im ambulanten Bereich verursachen diese Patienten 14-fach höhere Kosten, die stationären Kosten belaufen sich auf das Sechsfache. Patienten mit somatoformen Störungen gehören zu den sog. "High Utilizern" des Gesundheitssystems. Die Komorbidität von somatoformen Störungen mit depressiven Störungen liegt bei 75–90 %, mit Angststörungen bei 10–70 %.

Beschreiben Sie die Ätiologie somatoformer Störungen.

Es gibt kein einheitliches Konzept zur Ätiologie und Pathogenese somatoformer Störungen. Folgende Faktoren werden diskutiert: Dysbalance zwischen Risiko- und Schutzfaktoren in der Kindheit, ungünstiges Modelllernen bezüglich Krankheit in der Familie, veränderte zentrale Stressverarbeitung und emotional belastende aktuelle Lebensereignisse, Persönlichkeitsfaktoren und Bindungsstile mit Einfluss auf das maladaptive Krankheitsverhalten der Patienten.

Iatrogene Faktoren: Das Nichterkennen psychischer Beschwerden, Überdiagnostik und Überbewertung von Bagatellbefunden verbunden mit hohen Ansprüchen an die eigene Tätigkeit, die Übernahme der Erwartungen der Patienten und latente Versprechen sind mitverursachende ätiologische Faktoren aufseiten des Arztes.

Enttäuschung bei Patient *und* Arzt sind ein diagnostisch wichtiger Fingerzeig auf somatoforme Störungen.

Nennen Sie Synonyma, die im klinischen Alltag für die Erkrankung verwendet werden.
Funktionelle Störung, psychogene Störung. Die Begriffe Konversionsstörung oder Konversionsschmerz weisen auf einen bestimmten Entstehungsmechanismus gemäß der psychoanalytischen Methodenlehre hin.

Wie lautet die Definition einer somatoformen Störung?
Charakteristikum der somatoformen Störung (F 45.-) ist die wiederholte Darbietung körperlicher Symptome in Verbindung mit hartnäckigen Forderungen nach medizinischen Untersuchungen trotz wiederholter negativer Ergebnisse und Versicherung der Ärzte, dass die Symptome nicht körperlich begründbar sind.

Sind aber körperliche Symptome vorhanden, dann erklären sie nicht Art und Ausmaß der Symptome oder das Leiden und die innerliche Beteiligung des Patienten. Wenn Beginn und Fortdauer der Symptome eine enge Beziehung zu unangenehmen Lebensereignissen, Schwierigkeiten oder Konflikten aufweisen, widersetzt sich der Patient gewöhnlich dem Versuch, die Möglichkeit einer psychischen Ursache zu diskutieren; sogar bei offensichtlichen Depressions- und Angst-Symptomen ist das zu erreichende Verständnis für psychische Verursachung der Symptome häufig für Patient und Arzt enttäuschend.

Welche Differenzierung der psychogenen somatoformen Störungen macht die ICD-10?
* **Somatisierungsstörung** (F 45.0): multiple, wiederholt auftretende und häufig wechselnde körperliche Symptome, die meist bereits seit einigen Jahren bestanden haben, lange und komplizierte Anamnese mit vielen negativen Untersuchungen und ergebnislosen Operationen, der Verlauf ist chronisch. Nach DSM-IV muss das erste Auftreten der Symptome vor dem 30. Lebensjahr liegen, die Beschwerden müssen mindestens 2 Jahre vor Diagnosestellung bestanden haben.
* **hypochondrische Störung** (F 45.2): Hypochonder sind überzeugt, eine oder mehrere bestimmte Krankheiten zu haben. Patienten mit somatoformen Störungen hingegen nennen Symptome ohne Krankheiten.
* **somatoforme autonome Funktionsstörung** (F 45.3, s. o.): wird weiter nach Organsystemen differenziert. Beispiele sind Herzneurose, Colon irritabile, psychogene Diarrhö. Diese Erkrankungen können auch unter der Psychosomatik des jeweiligen Organs verschlüsselt werden.
* **anhaltende somatoforme Schmerzstörung** (F 45.4, s. o.): Andauernder schwerer und quälender Schmerz, der durch einen physiologischen Prozess oder eine körperliche Störung nicht vollständig erklärt werden kann, der Schmerz tritt in Verbindung mit emotionalen Konflikten oder psychosozialen Problemen auf, die Schmerzen sollen mindestens 6 Monate bestehen.
* **chronische Schmerzstörung mit somatischen und psychischen Faktoren** (F45.41): Im Vordergrund stehen seit 6 Monaten bestehende Schmerzen in einer oder mehreren Körperregionen durch einen physiologischen Prozess oder eine körperliche Störung. Psychischen Faktoren wird eine wichtige Rolle für Schweregrad, Exazerbation oder Aufrechterhaltung der Schmerzen beigemessen, jedoch nicht als Ursache. Der Schmerz verursacht in klinisch bedeutsamer Weise Leiden und Beeinträchtigungen in sozialen, beruflichen oder anderen wichtigen Bereichen. Er wird nicht absichtlich erzeugt oder vorgetäuscht (wie bei der Simulation). Schmerzstörungen im Zusammenhang mit einer affektiven, Angst-, Somatisierungs- oder psychotischen Störung sind hier nicht gemeint.
* **Neurasthenie** (F 48.0) („Nervenschwäche"): Es wird geklagt über vermehrte Müdigkeit, abnehmende Arbeitsleistung, unangenehmes Eindringen ablenkender Assoziationen oder Erinnerungen, Schwindelge-

fühle, Spannungskopfschmerz, Gefühl einer allgemeinen Unsicherheit. Es besteht Sorge über abnehmendes geistiges oder körperliches Wohlbefinden: Reizbarkeit, Freudlosigkeit, Schlafstörungen oder Hypersomnie.

- **psychologische Faktoren und Verhaltensfaktoren bei anderenorts klassifizierten Krankheiten** (F 54): Diese Kategorie soll verwendet werden, um psychische oder Verhaltenseinflüsse zu erfassen, die wahrscheinlich eine wesentliche Rolle in der Manifestation körperlicher Krankheiten spielen, die in anderen Kapiteln der ICD-10 klassifiziert werden. Die Störungen sind meist lang anhaltend (Sorgen, emotionale Konflikte, Erwartungsangst), rechtfertigen aber nicht die Zuordnung zu einer anderen Kategorie des ICD-10 F. Die Kategorie F 54 hat eine große Bedeutung bei der gutachterlichen Beurteilung von körperlichen Erkrankungen. Besonders wenn deswegen eine Psychotherapie begonnen wird, führt sie zur Höherbewertung des körperlich verursachten Leidens.
- In der anstehenden Revidierung der Diagnose-Systeme von ICD-11 und DSM-V könnte die Bezeichnung somatisches Stresssyndrom eingeführt werden.

Wie behandelt der Allgemeinarzt Patienten mit somatoformen Störungen, wenn eine Psychotherapie – wie es häufig geschieht – vom Patienten abgelehnt wird?

Die Aufgabe des Allgemeinarztes, der eventuell die Zusatzbezeichnung „Psychosomatische Grundversorgung" besitzt, ist es, die Klage entgegenzunehmen und die Erkrankung ernst zu nehmen. Eine hohe Chronifizierungstendenz, langfristige Arbeitslosigkeit und Berentung sind gesicherte sozialmedizinische Folgen der Erkrankung.

Nach Beiziehung aller bereits erhobenen Befunde in Krankenhäusern, bei Fachärzten und vorbehandelnden Ärzten wird die Diagnostik angemessen komplettiert. Den Patienten wird das Krankheitsbild „somatoforme Störung" erläutert und klargemacht, dass es sich aller Wahrscheinlichkeit nach nicht um eine körperliche Störung handelt, dass aber trotzdem eine schwere Erkrankung vorliegt. Diese Ursachenüberzeugung muss im gesamten Praxisteam durchgehend vertreten werden.

Dem Patienten wird angekündigt, dass – nachdem ihm alle Befunde noch einmal erläutert wurden – von nun an keine apparative oder laborchemische Untersuchung mehr vorgenommen wird, wenn der Arzt nicht überzeugt ist, dass es sich um eine neu aufgetretene Symptomatik handelt, die der diagnostischen Abklärung bedarf.

Trotzdem erhält der Patient regelmäßige Termine in der allgemeinen Sprechstunde mit vorher festgelegter Dauer. An diesen Terminen werden die Klagen des Patienten angehört, und es findet eine körperliche Untersuchung dort statt, wo die Beschwerden angegeben werden. Nach der körperlichen Untersuchung wird dem Patienten als Ergebnis der Untersuchung versichert, dass keine körperliche Störung vorliegt und keine Zusatzuntersuchung (keine Blutabnahme, kein Röntgen, keine Überweisung zum Facharzt) notwendig ist. Auf den vorher geschlossenen „Behandlungsvertrag" wird verwiesen.

Ziel ist es, die zugrunde liegende Beunruhigung (Arousal) des Patienten durch ärztliche Zuwendung und Vertrauen zumindest bis zum nächsten Vorstellungstermin zu mindern.

Notfalltermine sollten vermieden oder zeitlich ultrakurz gestaltet werden. Sollte der Patient zu viele Notfalltermine in Anspruch nehmen, sollte die Bestellfrequenz erhöht werden. Das von Ärzten bei diesen Patienten manchmal gefürchtete, manchmal sogar gewünschte „Doktor-Shopping" findet nur bei einem geringen Teil der Patienten statt. Die haltgebende Beziehung und Entängstigung trotz geäußerter Unzufriedenheit mit dem Behandlungssetting reicht oft aus.

Was bedeutet eine verfrühte Überweisung zum Psychotherapeuten bei diesen Patienten?

Eine vorzeitige Überweisung solcher Patienten zum Psychologen oder zum ärztlichen Psychotherapeuten scheitert oft. Erst wenn die somatischen Ursachenüberzeugungen und der falsche Gesundheitsbegriff („wenn ich meinen Körper spüre, bin ich krank") verändert sind, was ein bis zwei Jahre der Betreuung beim Hausarzt bedeuten kann, ist dem Patienten eine psychotherapeutische Vorgehensweise vorzuschlagen. Einigen Patienten fällt es leichter, zu ärztlichen Psychotherapeuten überwiesen zu werden, da sie sich dort ein besseres Verständnis erhoffen. Der Psychotherapeut muss bereit und in der Lage sein, ausführlich über körperliche Beschwerden und ihre meist somatisch vermutete Ursache in der Psychotherapie zu sprechen. Parallel sollte die Behandlungsfrequenz beim Allgemeinarzt aufrechterhalten bleiben.

Nach welcher Zeit sehen die AWMF-Leitlinien bei Fortbestehen somatoformer Störungen die Indikation zur stationären Krankenhausbehandlung in einer psychosomatischen Klinik vor?

Wenn die Beschwerden nach 6 Monaten immer noch sistieren oder sich weiter verschlimmern, bei drohender Chronifizierung oder Durchführung von unsinnigen Behandlungen oder Operationen ist eine stationäre Behandlung in einem Krankenhaus für psychotherapeutische Medizin oder Psychosomatik indiziert. Eine Überpüfung des Befunds alle 3 Monate wird angeraten. In der Leitlinie finden sich detaillierte Vorgehensweisen für Hausärzte.

Die Patienten sind meist schwer zu einer stationären psychosomatischen Behandlung zu motivieren, dies kann den Patienten durch eine 14-tägige Probebehandlung, Kontakt mit Patienten mit ähnlichen Störungen und körperorientierte Psychotherapie erleichtert werden.

Was ist ein Behandlungsziel des Allgemeinarztes bei somatoformen Störungen?

Neben dem Sistieren bzw. der Abschwächung der Symptome ist die Aktivierung der Patienten ein vordringliches Behandlungsziel. Dazu gehören körperliche Bewegung, z. B. durch das Anschaffen eines Hundes, die Wiederaufnahme eines Tanzkurses oder Fahrradfahren trotz Schmerzen sowie der Besuch von Veranstaltungen oder privaten Einladungen trotz bestehender Beschwerden.

Solche Leistungen müssen dem Patienten gegenüber als großer Erfolg gewertet werden. Symptome und Schmerzen haben ihren Hinweischarakter verloren: Entgegen dem Gefühl der Beschwerlichkeit, der Schmerzverschlimmerung oder der Bedrohung durch die gewählten Aktivitäten folgt der Patient den Anregungen des Arztes.

Welche Erkrankungen treten häufig zusammen mit somatoformen Störungen auf?

Häufigste Zusatzerkrankungen bei der somatoformen Störung sind Ängste und Depressionen. Der Philosophie der ICD folgend, sollten sie als Zweitdiagnose klassifiziert werden. Eine medikamentöse Therapie mit Antidepressiva zur Schlafregulierung, zur Behandlung der Antriebsstörung und manchmal auch zur Klärung der Diagnose ist indiziert. Es gibt Hinweise, dass somatoforme Störungen auch ohne Vorliegen einer manifesten Angst oder Depression erfolgreich mit SSRI zusätzlich zur Psychotherapie behandelt werden können.

Welche im Arztverhalten zu suchenden Ursachen somatoformer Störungen gibt es?

Bei Beginn einer somatoformen Störung hat der Patient meist eine psychogen-somatisch gemischte Ursachenüberzeugung. Er passt sich dann durch das Arztverhalten der These an, dass zunächst die somatische Ursache von Beschwerden abgeklärt werden muss und dann eine psychische Ursache in Erwägung gezogen werden sollte. Hier hat sich der Begriff der Simultan-Diagnostik für das gleichzeitige Abklären somatischer und psychischer Ursachen bewährt. Gerade bei der Somatisierungsstörung ist bei jüngeren Patienten die psychische Genese der Beschwerden die wahrscheinlichste. Dies sollte in der Arzt-Patient-Kommunikation bei noch ungeklärter Ursache von vornherein als Möglichkeit angenommen werden. Mögliche Ursachen und Auslösesituationen sollten mit den Patienten früh im Behandlungsprozess erörtert werden. Symptomtagebücher (nicht nur bei Schmerz) helfen den Patienten, Auslöser selbst aktiv zu identifizieren.

Was ist eine dissoziative Störung und wie ist sie von einer somatoformen Störung abgegrenzt?

Bei der dissoziativen Störung handelt es sich um eine Störung von Identität, Gedächtnis oder Bewusstsein. Es kommt zum Verlust der Kontrolle über Körperbewegungen oder Störungen der Wahrnehmung und der Erinnerung. Es handelt sich um echte psychogene Störungen. Somatoforme Störungen betreffen Schmerzen oder Missempfindungen in autonom innervierten Organsystemen wie Herz, Gastrointestinaltrakt, respiratorisches System oder urogenitales System.

19

Wie unterscheiden sich hypochondrische Störungen und somatoforme Störungen?

Der hypochondrische Patient sagt dem Arzt die Krankheit. Der somatoforme Patient schildert Symptome. Hintergrund beider Erkrankungen ist das somatisch ausgestaltete Arousal, d. h. die ängstliche Besorgtheit und Erregung in Bezug auf den Körper, die der Patient somatisiert.

LITERATUR

Barsky AJ, Orav EJ, Bates DW: Somatization increases medical utilization and costs independent of psychiatric and medical comorbidity. Arch Gen Psychiatry 2005; 62 (8): 903–10

Egle UT, Nickel R, Schwab R, Hoffmann SO: Die somatoforme Schmerzstörung. Dtsch Arztbl 2000; 97 (21): A1469–73.

Gast U, Rodewald F, Hofmann A, Mattheß H, Nijenhuis E, Reddemann L, Emrich HM: Die dissoziative Identitätsstörung – häufig fehldiagnostiziert. Dtsch Arztbl 2006; 103 (47): A-3193

Hermann E, Beichert K: Depressive Störungen bei Patienten der Allgemeinmedizin: Früherkennung und therapeutische Ansätze. Dtsch Arztbl 2002; 99 (3): A-124

Henningsen P, Hartkamp N, Loew T, Sack M, Scheidt CE, Rudolf G: Somatoforme Störungen: Leitlinien und Quelltexte. Schattauer, Stuttgart 2002

Hoffmann SO, Hochapfel G, Eckhardt-Henn A: Neurotische Störungen und Psychosomatische Medizin. Schattauer, Stuttgart 2004

Küchenhoff J, Ahrens S: Somatoforme autonome Funktionsstörung. In: Ahrens S (Hrsg.): Lehrbuch der Psychotherapie und Psychosomatischen Medizin. Schattauer, Stuttgart 2002

Rief W, Hiller W: Toward empirically based criteria for the classification of somatoform disorders. J Psychosom Res 1999; 46 (6): 507–18

Reid S, Crayford T, Patel A, Wessely S, Hotopf M: Frequent attenders in secondary care: a 3-year follow-up study of patients with medically unexplained symptoms. Psychol Med 2003; 33 (3): 519–24

Rudolf G, Henningsen P: Psychotherapeutische Medizin und Psychosomatik. Ein einführendes Lehrbuch auf psychodynamischer Grundlage. Thieme, Stuttgart 2006

Rudolf G, Horn H: Strukturbezogene Psychotherapie. Schattauer, Stuttgart 2006

Sauer N; Eich W: Somatoforme Störungen und Funktionsstörungen. Somatoform and functional disorders. Dtsch Arztbl 2007; 104 (1–2): A-45

Sonntag B: Psychisch bedingter Schmerz – Somatoforme Störungen, Procedere und Bewertung bei Gutachten. In: Kügelgen B, Hanisch L (Hrsg.): Begutachtung von Schmerzen. Gentner, Stuttgart 2001

Wittchen HU, Muller N, Pfister H, Winter S, Schmidtkunz B: Affektive, somatoforme und Angsstörungen in Deutschland – Erste Ergebnisse des bundesweiten Zusatzsurveys „Psychische Störungen". Gesundheitswesen 1999 (61): 216–22

Wöller W, Kruse J: Tiefenpsychologisch fundierte Psychotherapie. Basisbuch und Praxisleitfaden. Schattauer, Stuttgart 2005

19

Patientengruppen in der Allgemeinmedizin

KAPITEL

20 Kinder und Jugendliche

―――――――――――――― Inhalt ――――――――――――――

20.1 Besonderheiten bei der Beratung von Kindern und Jugendlichen

B. Hemming

20.1.1 Enuresis nocturna/Scheidungsfamilie

FALLBERICHT

Die Mutter von Marvin, der 6 Jahre alt wird, sucht Ihre Sprechstunde auf, nachdem sie Marvin in den Kindergarten gebracht hat. Sie klagt, dass er ein halbes Jahr vor seiner geplanten Einschulung noch mindestens in jeder dritten Nacht einnässe. Während er bei Kindergartenbeginn mit 3 Jahren tagsüber trocken gewesen sei, seien alle elterlichen Versuche fehlgeschlagen, ihn zum nächtlichen Toilettengang zu bewegen.

Die Eltern sind seit 3 Jahren getrennt. Was die Mutter besonders ärgert, ist die Behauptung des Vaters, Marvin sei bei ihm (jedes zweite Wochenende) immer trocken.

An welche Erkrankung denken Sie, wie ist sie definiert und wie häufig ist sie?

An eine Enuresis nocturna. Von einer Enuresis nocturna spricht man, wenn ein Kind im Alter von 5 Jahren noch mehr als zweimal pro Woche nachts einnässt (s. a. ➤ Kap. 15.3).

Da das Sauberwerden ein physiologischer Prozess mit sehr hoher Variationsbreite ist, wirkt der Diagnose-Zeitpunkt etwas willkürlich. Mit 5 Jahren nässen noch 20 % der Kinder nachts ein, mit 7 Jahren noch 7 %.

Welche Arten der Enuresis nocturna kennen Sie? Definieren Sie diese.

- Eine primäre Enuresis liegt vor, wenn das Kind nie länger als 6 Monate trocken war.
- Eine sekundäre Enuresis liegt vor, wenn nach einer längeren Phase das Kind erneut einnässt.

Was wissen Sie über die Ursachen der Enuresis nocturna?

Bei der primären Enuresis besteht eine Vererbung für diese Störung. Hierfür sind eine kleine Blasenkapazität, nächtliche Polyurie durch ADH-Mangel und Störungen der Weckmechanismen als somatische Ursachen im Gespräch. Bei der sekundären Enuresis kommt dem psychosozialen Umfeld eine hohe Bedeutung zu, v. a. Orts- oder Wohnungswechsel, Scheidungen und Todesfälle von Bezugspersonen als auslösende Faktoren.

Welche Diagnostik ist erforderlich?

- Anamnese (inkl. Familien- und Sozialanamnese)
- körperliche Untersuchung, ggf. inkl. psychometrische Testverfahren zur mentalen Entwicklungsreife
- Urinstatus (Sediment, spezifisches Gewicht, Kultur)
- Sonografie (Restharn, Blasenwanddicke, Fehlbildungen)
- Miktionsprotokoll (insbesondere nach Infekten).

Sollten die Untersuchungen Auffälligkeiten zeigen, ist eine Überweisung erforderlich.

Welche Therapieoptionen haben Sie und wie beurteilen Sie deren Wirksamkeit?

Aufgrund des häufig selbstlimitierenden Charakters der sekundären Enuresis (s. o.) sollte erst ab dem 7. Lebensjahr überhaupt mit einer Therapie begonnen werden.

- Der Nutzen ist am besten belegt für den Enuresis-Alarm (Klingelmatte). Insbesondere im Langzeiteffekt ist diese Therapie allen anderen überlegen. Zwei Drittel der Kinder werden innerhalb von 3–6 Monaten trocken, wiederum zwei Drittel bleiben nach Beendigung der Therapie trocken.
- Der Nutzen von Desmopressin, intranasal appliziertem ADH (antidiuretisches Peptidhormon), ist ebenfalls belegt. Bis zu 48 % der Patienten werden kontinent – allerdings besteht in seltenen Fällen das Risiko einer Wasserintoxikation.
- Anticholinergika können die Blasenkapazität verbessern. Sie sind in Kombination mit einer Klingelmatte besonders wirksam.
- Die klassische Therapie mit trizyklischen Antidepressiva (z. B. Imipramin) hat eine schlechtere Langzeitwirkung und ist aufgrund der geringen therapeutischen Breite bei Kindern nicht ungefährlich.
- In Fällen, in denen psychische Ursachen als Auslöser angesehen werden, kann eine Psychotherapie indiziert sein.

Welche Empfehlungen geben Sie in unserem Fallbeispiel?

Zunächst müsste das Spannungsfeld der Elternauseinandersetzung entschärft werden. Besteht ein gemeinsames Sorgerecht, sollte von Anfang an versucht werden, beide Eltern in die Diagnostik und die notwendigen Therapiemaßnahmen mit einzubinden.

Im Fall von Marvin stände sicherlich das Aufklären über die zu erwartende Spontanremission an erster Stelle. Das Fehlen der Symptome beim Aufenthalt beim Vater sollte als Zufall erklärt werden (das Kind ist häufiger und länger bei der Mutter), um Schuldzuschreibungen zu verhindern. Eine Therapie wäre – wenn überhaupt – erst ab dem 7. Lebensjahr mit der Klingelmatte/-hose sinnvoll. Da diese Therapie aber die Kooperation aller Beteiligten erfordert, wird möglicherweise schon im Vorfeld die Konsultation eines Kinderpsychiaters (im Idealfall mit familientherapeutischer Ausrichtung) erforderlich.

20.1.2 Sucht/riskantes Verhalten

FALLBERICHT

Frau H. kommt am Montagnachmittag mit ihren beiden Kindern, den Zwillingen Chantal und Marcel (15 Jahre alt) in die Praxis. Sie ist alleinerziehend und arbeitet als Krankenschwester in der Dauernachtwache für 3–4 Nächte pro Woche inkl. der Wochenenden.

Sie ist sehr gestresst und auch wütend: Ihre Tochter Chantal hatte sich mit ihrer Freundin am Samstagabend getroffen, um bei ihr zu übernachten. Dabei hatten beide wohl in einer Wasserpfeife des volljährigen Bruders der Freundin eine Kräutermischung geraucht und daraufhin massive Rauschzustände gehabt. Chantal habe sich überall in der Wohnung der Eltern der Freundin erbrochen und sei in ihrem Erbrochenen liegen geblieben. Deren Eltern hätten Chantal nachts in die Klinik gefahren. Chantal sei erst am Sonntagnachmittag halbwegs zu sich gekommen und auch heute noch extrem müde.

Marcel ist zum Fädenziehen nach einer Stirnplatzwunde mitgekommen. Er war nicht mehr nüchtern Freitag vor einer Woche nachts gestürzt.

Im Gespräch ohne die Mutter sagte Chantal, dass sie schon öfter mit der Freundin in der Wasserpfeife etwas geraucht habe, diesmal sei die Kräutermischung in einem Zellophantütchen gewesen, auf dem „Spice" (engl. Gewürz) gestanden habe.

Marcel hingegen gibt an, so einen gefährlichen Schwachsinn nie zu machen. Er würde mit seinen Freunden am Wochenende ein paar Bier und manchmal auch etwas Schnaps trinken, aber sicherlich nie irgendwelchen Drogen nehmen.

Wie schätzen Sie die Drogeneinnahme (Spice) von Chantal ein?

Akut durchaus als riskant. Spice ist zwar in der Tat eine Kräutermischung, allerdings ergänzt um synthetische Cannabinoide. Es ist seit 2009 verboten, aber teilweise im Internet noch erhältlich. Synthetische Cannabinoide sind ca. 40- bis 50-mal stärker als Haschisch und führen zu massiven, die Patienten durchaus bedrohenden Rauschzuständen. Ähnlich dem Cannabis-Konsum sind schon nach wenigen Kontakten psychotische Zustände bei Jugendlichen möglich und beschrieben worden. Der Konsum von Haschisch und synthetischen Cannabinoiden muss daher bei Jugendlichen als deutlich gefährlicher als bei Erwachsenen gesehen werden. Dazu kommt, das diese Drogen typischerweise den Einstieg in den Konsum anderer Drogen und damit in eine Abhängigkeit darstellen.

Wie schätzen Sie die Drogeneinnahme (Alkohol) von Marcel ein?

Sicherlich als deutlich problematischer als bei seiner Schwester. Offensichtlich wird hier regelmäßig Alkohol getrunken, mit der Absicht einen Rauschzustand zu erreichen. Dabei werden die körperliche Gefährdung und der soziale Konflikt in Kauf genommen. Der Übergang vom Missbrauchs- zum Abhängigkeitsverhalten ist nur ein kleiner Schritt. Gerade bei Alkohol wird häufig die Gefahr der Abhängigkeitsentwicklung unterschätzt. Die Zahl der Problemfälle durch sog. Komatrinken nimmt noch immer zu. Mit dem Konsum von Alkohol wird das Rauchen als zusammengehörendes Suchtverhalten erlernt. Dieses Muster zeichnet sich auch bereits bei Kindern ab.

Welche Faktoren der Suchtgefährdung kennen Sie?

Nach Kielholz sind dies:
- Suchtstoff
- Persönlichkeit
- soziale Umgebung.

Führen Sie diese Faktoren weiter aus.

- **Suchtstoff:** Die Einstiegsdrogen sind charakterisiert durch ihre einfache Verfügbarkeit und ihre gesellschaftliche Akzeptanz. Beides ist gegeben bei Alkohol, Zigaretten, Medikamenten und beim Internet-Gebrauch als Beispiel für nichtstoffliche Sucht.
- **Persönlichkeit:** Beim Übergang vom Kind zum Jugendlichen werden erwachsene Vorbilder bzw. erwachsene Zerrbilder und fremdes Verhalten adaptiert, z. B. von Cliquen Jugendlicher, die nur wenig älter sind (externale Kontrollüberzeugung). Die häufig bestehende Sprachlosigkeit hinsichtlich der eigenen Veränderung führt zu einer unzureichenden und falschen Auseinandersetzung mit den Veränderungen, die in und um die Kinder herum vor sich gehen, und wird nicht selten kompliziert durch negative Körpereinstellungen mit exzentrischer Kleidung, invasivem Körperschmuck, Verwahrlosung oder Essstörungen bzw. Magersucht.
- **soziale Umgebung:** In den Familien trifft man auf Drogenprobleme der Eltern und materielle Armut (häufige Folge des Alleinerziehenden-Status) und/oder emotionale Armut. Dies führt u. a. zu Langeweile, Einsamkeit und mangelnder Kontrolle der Kinder. In der Schule bestehen Leistungs- und Disziplinprobleme.

20

Wie stellen Sie sich die optimalen Ziele einer erfolgreiche Suchtvorbeugung vor?

- **Primärprävention:** Steigerung der Kompetenz auf folgenden Ebenen:
  - kommunikativ: vernünftige, sachbezogene Verständigung
  - emotional: situationsbezogene Kontrolle, aber authentische Spontaneität
  - kognitiv: kritisches Denken und Urteilen
  - sozial: soziale Beziehungen eingehen können
  - moralisch: sein Handeln verantwortungsvoll zu reflektieren
  - Genuss: Klärung, ob wirklich Genuss die Ursache für den Konsum ist
- **Sekundärprävention:** Grundwissen über Wirkungsweisen, Risiken, Notfallsituationen und risikomindernde Gebrauchsmuster. Hinzu kommt die Information über Beratungsangebote etc. und die Ermunterung, diese Dienste frühzeitig zu nutzen.

Schildern sie konkret Ihre Vorgehensweise im Fallbeispiel.

Die Mutter muss über die ärztliche Einschätzung der Suchtgefährdung informiert werden. Sie kann sicher nur noch begrenzt Einfluss auf die Gefährdung nehmen, möglicherweise sind aber psychosoziale Hilfsangebote für Alleinerziehende oder Selbsthilfegruppen für coabhängige Angehörige vorhanden. Viele Kommunen unterhalten z. B. mit den Sozialdiensten Caritas und Diakonie ein tief gestaffeltes Angebot der Drogenhilfe – zunehmend auch für Kinder und Jugendliche und deren Eltern.

Das ärztliche Gespräch mit den Kindern sollte altersgerecht den Prinzipien der motivierenden Gesprächsführung bzw. der Kurzintervention folgen:

- Empathie zeigen
- Rückmeldung geben (sich als kompetenten Gesprächspartner präsentieren)
- Selbstwirksamkeitsüberzeugung stärken (Kompetenzen und Ressourcen der Kinder aufzeigen und betonen)
- Alternativen aufzeigen (ihnen dabei selbst die Wahl lassen)
- Eigenverantwortung betonen
- konkrete Ratschläge geben
- klare, realistische Ziele vereinbaren
- Verträge schließen.

20.1.3 Infektanfälligkeit/Erziehungskonflikt

FALLBERICHT

Peter, 3 Jahre und 10 Monate alt, kommt erstmals in Ihre Praxis. Der aktuelle Grund ist ein akuter Luftwegsinfekt. Eigentlich sind die Eltern aber zu Ihnen gewechselt, weil Peter „laufend krank sei". Er habe seit dem Eintritt in den Kindergarten vor zehn Monaten bereits zum 7. Mal eine Mittelohrentzündung, zum 6. Mal einen Magen-Darm-Infekt, und eigentlich sei er permanent erkältet und würde husten. Auf Nachfrage erfahren Sie, dass Peter im Kindergarten sozial noch nicht integriert sei. Morgens sei es immer sehr schwierig, ihn dazu zu bewegen, in den Kindergarten zu gehen bzw. dort zu bleiben. Mit Bitterkeit berichtet die Mutter, dass ihre berufliche Situation (Halbtagsstelle) durch die häufigen Krankheiten ihres Sohnes wegen ihrer „Unzuverlässigkeit" (durch die häufigen Fehltage) immer schlechter würde.

Was ist überhaupt eine erhöhte Infektanfälligkeit und wie häufig liegt Sie vor?

Hier muss die physiologische von der pathologischen Infektanfälligkeit unterschieden werden. Für 3- bis 4-jährige Kinder werden bis zu acht Luftwegsinfekte pro Jahr als noch normal angesehen. Ursachen sind wohl am ehesten Reifungsprozesse des Immunsystems.

Erkranken Kinder öfter an Atemwegsinfekten, spricht man von einer erhöhten Infektanfälligkeit. Ursachen sind genetisch bedingte Immundefekte mit einer Inzidenz von ca. 1 : 10.000. Häufiger sind weltweit exogene Ursachen, wobei die Unterernährung die wichtigste Ursache ist, gefolgt von HIV-Infektionen und umweltbelastenden Emmissionen.

Welche Allgemeinmaßnahmen zur Infektionsprävention kennen Sie? Welche Vorstellung haben Sie von ihrem Nutzen?

- **Stillen**: Der Nutzen des Stillens (länger als 4 Monate) zur Abwehr gastrointestinaler Infekte und Otitis media ist gut belegt.
- **Rauchvermeidung**: Ohne Passivrauch-Exposition sinkt die Inzidenz der Atemwegsinfekte um 30 %.
- Vermeidung von **Infektionsexposition**: Ein Drittel aller Infekte ließe sich bei Vermeidung des Kindergartens verhindern, aus psychosozialer Sicht ist dies jedoch nicht sinnvoll.
- **Impfungen**: Impfpräventable Erkrankungen können sicher verhindert werden, wenn die Impfungen zeitgerecht durchgeführt wurden.
- **roborierende Maßnahmen**: Nebenwirkungsfreie Maßnahmen wie Sport, gesunde Ernährung oder Kneipp-Anwendungen können empfohlen werden.

Welche medikamentösen Maßnahmen zur Immunstimulation kennen Sie? Welche Vorstellung haben Sie von ihrem Nutzen?

- Echinaceae: Nutzen bei Kindern nicht ausreichend geklärt
- Vitamin C: bei normal ernährten Kindern kein Effekt auf die Infektionsinzidenz
- bakterielle Extrakte, z. B. Ribomunyl: Effekte sind belegt
- Homöopathie: in mehreren Studien kein Nutzen gegenüber Placebo.

Wie schätzen Sie den Einfluss der sozialen Situation von Peter auf seine Infekthäufung ein? Begründen Sie Ihre Aussage.

Sehr hoch. Die Infekte haben für Peter einen mehrfachen Gewinn. So kann der wenig geliebte Kindergartenbesuch vermieden und der Kontakt zur Mutter intensiviert werden. Leider kann dadurch aber auch ein Teufelskreis entstehen, denn durch die beruflichen Auswirkungen der Fehltage der Mutter wird der Entscheidungskonflikt immer heftiger und die Integration in den Kindergarten verzögert sich weiter.

Welche Empfehlungen können Sie der Mutter geben bzw. wie gehen Sie in der weiteren Betreuung weiter vor?

- Zunächst sollte die Mutter über das „Normale" (bis 8 Erkältungen/Jahr) aufgeklärt werden und Allgemeinmaßnahmen wie Rauchvermeidung angeregt werden.
- Eine Mutter-Kind-Kur könnte einen mehrfachen Nutzen bringen, sowohl zur (fraglichen) Immunstabilisierung als auch zur Festigung der Mutter-Kind-Beziehung („Ich bin auch bei Dir, wenn du gesund bist").
- Die Arbeitssituation sollte geklärt werden, z. B. jeden zweiten Tag Vollzeit, statt täglich halbtags. Dies könnte zur besseren Integration im Kindergarten durch tageweise Ganztagsbetreuung führen und die Mutter ermuntern, mit ebenso betroffenen Müttern wechselseitige Betreuungskonzepte im Krankheitsfall aufzubauen.
- Eine medikamentöse Prophylaxe mit z. B. bakteriellen Extrakten kann sinnvoll sein, um auch im Infektfall restriktiver mit Antibiotika umgehen zu können (➤ Kap. 20.2).

20

20.1.4 Anorexia nervosa/Pubertätskonflikte

FALLBERICHT

Franziska, 15 Jahre alt, Größe 1,76 m, Gewicht 38 kg, BMI 12,25 kg/m² kommt mit ihrer Mutter in die Praxis, weil seit einem Jahr die Regelblutung ausgeblieben sei.

Sie kennen die Familie seit Jahren: Die Eltern sind beide Wirtschaftsprüfer und haben sich während des Studiums kennengelernt, wobei die Mutter Jahrgangsbeste und der Vater eher Mittelfeld war. Nach dem Studium mussten sie heiraten, da Franziska geboren wurde. Die Mutter hat eine vielversprechende Stelle bei einer Unternehmensberatung abgebrochen. Der Vater ist Controller in einem größeren Klinikum. Die ganze Familie ist sehr sportlich, körperbewusst und immer elegant gekleidet. Franziska wuchs sehr behütet auf und wurde schon früh durch Musikschule, Tennisclub und Schwimmverein intensiv gefördert. Fehlendes Talent gleicht sie durch hohen Fleiß aus und hat ihren Eltern bisher „keine Schande" gemacht, wie es die Mutter einmal ausgedrückt hat. Probleme gab es nie, Franziska bewegte sich auf dem katholischen Mädchengymnasium „in den richtigen Kreisen" (Zitat der Mutter) und war auch gesundheitlich nie auffällig. Umso auffälliger ist jetzt eine unterschwellige Spannung zwischen Mutter und Tochter. Während die Mutter irritiert ist, stört Franziska das Ausbleiben der Regel gar nicht. Im Gegenteil „für den Sport sei das besser". Auf ihre Magerheit angesprochen antwortet sie, sie sei schon immer schlank gewesen, sie könne wirklich nicht mehr essen und wolle auf keinen Fall so aus dem Leim gehen, wie zwei ihrer Freundinnen, die jetzt „nur noch mit ihren Hintern vor den Jungen herwackeln würden".

Pubertätskonflikt oder Krankheit? Was meinen Sie?

Die zunehmend eigenen Ansichten zum körperlichen Erscheinungsbild sind normale Entwicklungsschritte. Aufgrund der hier vorliegenden Symptome und der gesamten Familiensituation muss allerdings von einer Anorexia nervosa ausgegangen werden.

Wie häufig tritt eine Anorexia nervosa auf?

Sie liegt in westeuropäischen Ländern mit einer Pävalenz von 7/1.000 (Mädchen) bzw. 1/1.000 (Jungen) bei einer jährlichen Inzidenz von 19/100.000 (Mädchen) bzw. 2/100.000 (Jungen) vor. Der Inzidenzgipfel liegt zwischen dem 13. und 19. Lebensjahr.

Welche diagnostischen Kriterien sind zur Differenzierung erforderlich?

- Körpergewicht von 15 % unter dem erwarteten Wert oder ein BMI $\leq$ 17,5 kg/m²
- Der Gewichtsverlust wird durch geringe Kalorienaufnahme, hohe körperliche Aktivität, selbstinduziertes Erbrechen oder Gebrauch von Laxanzien, Diuretika, Schilddrüsenhormonen etc. herbeigeführt und stabilisiert.
- Körperschemastörung und problematische Überzeugung: Die Angst zu „fett" zu werden, obwohl bereits Untergewicht vorliegt, ist zur fixen Idee geworden.
- Durch die Gewichtsreduktion wird eine hormonelle Störung mit der Folge einer Amenorrhö bzw. Sistieren der weiteren Körperentwicklung ausgelöst.

Welche Vorstellung haben Sie von der Entstehung einer Anorexia nervosa?

Es besteht ein komplexes Wechselspiel aus familiären, biologischen, sozialen und kulturellen Ursachen. So findet sich neben einem niedrigen Geburtsgewicht auch eine genetische Komponente, die aber stark durch familiäre Einflüsse modifiziert wird. Jugendliche wie im Fallbeispiel erleben sich häufig als minderwertig und können sich den hohen Leistungsanforderungen der Eltern nur durch äußerste Anstrengung annähern. Sexualität und auch die eigene Sexualentwicklung werden als Bedrohung erlebt. Das extreme Untergewicht wird zum Ideal der Körperkontrolle, mit dem eine vermeintlich bedrohliche Entwicklung aufgehalten werden kann.

Wie ist der weitere Verlauf? Wie ist die Prognose?

Studien zum unbehandelten Verlauf gibt es kaum. Unter Behandlung werden 43 % (7–86 %) wieder gesund, 36 % (1–69 %) bessern sich und 20 % (0–43 %) bleiben chronisch essgestört. Das Mortalitätsrisiko ist hoch.

An der Anorexia nervosa versterben ca. 20 % der Patientinnen. Bei einem Gewicht < 35 kg ist das Sterberisiko 15-mal höher als in der Normalbevölkerung. Prognostisch günstig sind frühes Erkrankungsalter und frühes Einsetzen der Therapie, v. a. aber die Stabilität der sozialen Kontakte.

Welche Therapieoptionen gibt es? Wie könnte hier der Therapieaufbau aussehen?

Für keine Behandlungsform ist der Nutzen eindeutig nachgewiesen. Sowohl analytische als auch familientherapeutische und verhaltenstherapeutische Verfahren werden eingesetzt. Antidepressiva sind umstritten, da sie zusammen mit den Unterernährungsschäden zu kardiovaskulären Komplikationen führen können. Ebenso muss das erhöhte Risiko von Suiziden bei der Anwendung von Antidepressiva im Jugendalter berücksichtigt werden. Wichtig ist sicher im o. g. Fallbeispiel, eine Einsicht in die Therapienotwendigkeit bei Mutter und Tochter zu erzielen. Gerade dies stellt das größte Problem dar, da die Mütter häufig die Therapie abbrechen, wenn eine familiäre Genese angesprochen wird, und die Kinder sich nicht als krank erleben, sondern im Gegenteil den Anstieg des Körpergewichts als Bedrohung ansehen. Um eine Einsicht in die Therapienotwendigkeit zu erzielen, kann eine Loslösung aus dem häuslichen Umfeld unter intensiver psychotherapeutischer Betreuung sinnvoll sein.

Eine Therapie ist aufgrund der deutlich erhöhten Mortalität dringend erforderlich.

20.1.5 Kopfschmerz/Depression

FALLBERICHT

Paul, 12 Jahre alt, ist bereits seit geraumer Zeit bei Ihnen in Behandlung. Er wird jetzt von den Eltern akut vorgestellt, weil er mindestens einmal alle zwei Wochen, z. T. aber auch mehrmals in der Woche, über sehr starke Kopfschmerzen klagt und deshalb schon wiederholt den Unterricht versäumte. Der Kopfschmerz wird eher einseitig und begleitet von Übelkeit geschildert. Eine Ablenkung ist nicht möglich. Paul ziehe sich dann auf sein Zimmer zurück und wolle weder essen noch trinken.

Paul habe sich nach einer Darmgrippe vor einem halben Jahr nicht richtig erholt. Er habe keinen Appetit, schlafe sehr schlecht, käme morgens nicht aus dem Bett und würde nichts mehr unternehmen.

Im Gespräch wirkt Paul teilnahmslos und distanziert. Er sei manchmal wie aus Stein und habe auch keine Lust mehr am Fußballspielen, das er früher mit Leidenschaft betrieben habe.

Wie oft etwa kommen Kopfschmerzen bei Kindern vor?

Bei 25–30 % aller Kinder.

An welche Krankheiten denken Sie. Wie häufig kommen sie vor?

- Migräne: Unter einer klassischen Migräne leiden (je nach Schärfe der Definition) ca. 4–10 % der Kinder.
- Depression: Diese manifestiert sich u. a. mit dem Symptom Kopfschmerzen in ca. 0,5–1 % der Fälle vor dem 18. Lebensjahr.
- Tumor- oder Stoffwechselerkrankungen: selten, aber wichtig.

Welche anamnestischen Angaben müssen Sie erfragen, um die Diagnose einer Migräne zu erhärten?

Mindestens 2 der folgenden Kriterien müssen vorliegen:
- visuelle Aura: als Wellen- oder Zackenlinien bis zum Skotom
- Hemikranie: Nur in 50 % liegt ein halbseitiger Kopfschmerz vor.
- Übelkeit/Erbrechen: häufigstes Symptom der Migräne im Kindesalter. Teilweise dominiert bei nur kurzem Kopfschmerz die abdominale Symptomatik das Bild.
- Familiarität: Ob eine echte genetische Ursache oder überwiegend erlerntes Verhalten in der Familie vorliegt, ist noch ungeklärt.

Welche anamnestischen Angaben müssen Sie erfragen, um die Diagnose einer Depression zu erhärten?

Im **Kleinkindalter** (1–3 Jahre):
- ausdrucksarmes Gesicht, wirkt traurig
- erhöhte Irritabilität
- gestörtes Essverhalten
- Schlafstörungen
- selbststimulierendes Verhalten: Jactatio capitis, exzessives Daumenlutschen
- genitale Manipulationen
- reduzierte Kreativität und Ausdauer im Spielverhalten: Spielunlust, mangelnde Phantasie.

Im **Vorschulalter** (3–6 Jahre):
- trauriger Gesichtsausdruck
- verminderte Gestik und Mimik
- leicht irritierbar und äußerst stimmungslabil
- mangelnde Fähigkeit, sich zu freuen
- introvertiertes, aber auch aggressives Verhalten
- vermindertes Interesse an motorischen Aktivitäten
- Essstörungen bis zu Gewichtsverlust/-zunahme
- Schlafstörungen: Alpträume, Ein- und Durchschlafstörungen.

Bei **Schulkindern**:
- verbale Berichte über Traurigkeit
- suizidale Gedanken
- Befürchtungen, dass Eltern nicht genügend Beachtung schenken
- Schulleistungsstörungen.

Im **Pubertäts- und Jugendalter**:
- vermindertes Selbstvertrauen
- Apathie, Angst, Konzentrationsmangel
- Leistungsstörungen
- zirkadiane Schwankungen des Befindens
- psychosomatische Störungen
- psychische und somatische Symptome bereits früher vorhanden
- Kriterien der depressiven Episode.

Welches sind die Kriterien einer depressiven Episode bei Kindern und Jugendlichen?

Für Kinder und Jugendliche gibt es bislang keine einheitlichen Kriterien bzgl. der Definition, der Symptome und des Verlaufs depressiver Störungen (AWMF-Leitlinie 028/005, 2007).

Nach der ICD-10 wird für das Vorliegen einer depressiven Episode das Bestehen der Symptomatik für mindestens 2 Wochen gefordert. Kürzere Zeiträume können berücksichtigt werden, wenn die Symptome ungewöhnlich schwer oder schnell auftreten. Die Leitsymptome drücken sich in emotionalen und vegetativ-körperlichen Störungen aus, wobei die ersten 3 Items für die Diagnosestellung immer vorhanden sein müssen:
- Gedrückte Stimmung ohne deutliche Abhängigkeit von bestimmten Lebensumständen
- Verlust von Interesse oder Freude
- erhöhte Ermüdbarkeit
- Verlust von Selbstvertrauen oder Selbstwertgefühl
- unbegründete Selbstvorwürfe
- wiederkehrende Gedanken an den Tod oder an Suizid oder suizidales Verhalten
- Änderung der psychomotorischen Aktivität (Agitiertheit oder Hemmung), verminderter Antrieb
- Kopfschmerzen, gastrointestinale Beschwerden

- Schlafstörungen (typisch sind Ein- und Durchschlafstörungen sowie Früherwachen)
- Störungen des Appetits
- vermindertes Denk- oder Konzentrationsvermögen.

Welche Therapieoptionen haben Sie bei der Migräne?

Zunächst muss die Frage der Therapiewürdigkeit geklärt werden. Allgemeinmaßnahmen, wie Reizabschirmung und Vermeiden von Auslösesituationen, die vorab anamnestisch geklärt werden (z. B. übermäßiges Fernsehen, zu langer Schlaf, extremer Sport), können schon eine gute Besserung erbringen.

Die Führung eines Kopfschmerzkalenders ist dabei für die Diagnosestellung und den Therapieerfolg von entscheidender Bedeutung.

Für die Akuttherapie sollte (wie beim Erwachsenen) nach Gabe eines Antiemetikums (Dimenhydrinat) eine Schmerztherapie mit Paracetamol oder bei älteren Kindern (> 16 Jahre) Acetylsalicylsäure erfolgen.

Zolmitriptan-Nasenspray (5 mg) und -Schmelztablette (2,5 mg) sowie Rizatriptan 5 und 10 mg sind zur Behandlung von Migräneattacken im Kindes- und Jugendalter wirksam (AWMF-Leitlinie 2008). Hier muss jedoch die Alterszulassung beachtet werden. In der Langzeittherapie werden außerdem Akupunktur und Homöopathie eingesetzt. Ihr Nutzen ist jedoch nicht belegt.

Welche Therapieoptionen haben Sie bei der Depression?

Gerade die kindliche Depression spricht relativ gut auf eine Psychotherapie, ggf. Familientherapie an. Insbesondere bei schweren Formen kann jedoch auch medikamentös mit trizyklischen Antidepressiva oder selektiven Serotonin-Wiederaufnahmehemmern therapiert werden. Allerdings muss das erhöhte Risiko von Suiziden bei der Anwendung von Antidepressiva im Jugendalter berücksichtigt werden. Bei leichten Formen ist mit regelmäßigem Sport, klarer Tagesstruktur und evtl. Johanniskrautgabe ein Nutzen zu erwarten.

20.1.6 Sport/Überforderung

FALLBERICHT

Sandra, 16 Jahre alt, 1,78 m, 60 kg, BMI 19 kg/m², wird von ihrer Mutter in die Praxis gebracht. Sandra ist Leistungsschwimmerin und trainiert neunmal in der Woche (täglich Abendtraining und dreimal Frühtraining) mit täglichen Schwimmstrecken von 5–7 km. Vorstellungsgrund sind die Deutschen Meisterschaften in 3 Monaten. Sandra habe trotz bester Leistungen im Training während Wettkämpfen immer wieder Stimmungsschwankungen und Leistungseinbrüche. Ihre sehr seltene Regel (2- bis 3-mal pro Jahr) träte immer im unpassenden Moment auf. Weitere Symptome seien bisher nicht aufgetreten. Die Trainerin habe vorgeschlagen, Sandra solle ein Hormonpräparat einnehmen.
Zusätzlich brauche sie noch eine Befreiung vom Sportunterricht, da dort nur Volleyball gespielt würde und Sandra eine Verletzung im Moment „nun wirklich nicht gebrauchen könne".

An welche Erkrankungen denken Sie? Welche Diagnostik führen Sie durch?

Die geschilderten Beschwerden entsprechen einem Übertraining.

Die Amenorrhö oder Oligomenorrhö ist für die Diagnose richtungweisend, da etwa 12 % der Schwimmerinnen und über 40 % der Langläuferinnen eine Amenorrhö aufweisen. Eine Anorexie (unter Athletinnen ebenfalls weit verbreitet) ist hier aufgrund des BMI unwahrscheinlich. Eine Depression wäre Teil des Übertrainingssyndroms.

Welche Therapie schlagen Sie vor?

In erster Linie sollte eine drastische Trainingsreduktion erfolgen. Ob ein kompletter Trainingsstopp Vor- oder Nachteile bringt, wird kontrovers diskutiert. Für ausreichenden Schlaf ist zu sorgen. Alle anderen Stressfaktoren in Schule, Beziehung, Familie sollten ebenfalls reduziert werden. Sollte nach drei Wochen keine

Besserung eintreten, ist eine weitere Diagnostik angezeigt. Anschließend kann das Training langsam wieder aufgebaut werden, allerdings im Umfang reduziert (z. B. Wegfall jedes zweiten Frühtrainings). Eine hormonelle Substitution ist kritisch zu beurteilen und muss auch unter Dopinggesichtspunkten gesehen werden, kann aber aufgrund erwünschter Nebeneffekte (hormonelle Kontrazeption) sinnvoll sein.

Wie gehen Sie mit dem Wunsch nach Schulsportbefreiung um?
Schulsport ist ein Pflichtfach, ein Fernbleiben verstößt gegen die Schulpflicht. Eine erhöhte Verletzungsgefahr ist sicher im Sportunterricht gegeben. Diese besteht jedoch für alle Schüler und kann deshalb kein Grund für eine Freistellung sein. Eine Freistellung kann nur krankheits- oder verletzungsbedingt erfolgen. Da Schüler am nichtpraktischen Teil fast immer teilnehmen können und je nach Krankheit oder Verletzung einzelne Sportarten durchaus möglich und sinnvoll sind, ist eine Teilfreistellung immer vorzuziehen, aber auch in diesem Fall nicht angeraten.

Wie entwickeln sich Ausdauer, Koordination und Kraft im Kindes- und Jugendalter?
Altersabhängig unterschiedlich lassen sich Ausdauer und Koordination bereits im Grundschulalter trainieren. Die Kraftentwicklung baut sich hingegen erst langsam auf, so beträgt der Muskelanteil der 7- bis 9-Jährigen 23 % und der 13- bis 14-Jährigen 33 % des Körpergewichts. Maximalkrafttraining ist daher erst ab dem 13.–14. Lebensjahr sinnvoll. Vor Abschluss der Geschlechtsreife sind die Wachstumsfugen der Knochen noch offen, sodass hier mit einer erhöhten Gefährdung zu rechnen ist.

Welche Vor- und Nachteile sehen Sie durch Sport im Kindes- und Jugendalter?
Neben der Verbesserung der motorischen Grundfunktionen lässt sich die Körperzusammensetzung (mehr Muskeln, weniger Fett) und die Herz- und Lungenfunktion verbessern. Präventivmedizinisch findet sich eine Verbesserung der Knochendichte nur bei Mädchen, ein positiver Effekt auf zukünftige Aktivität und Rückenschmerzen, sowie deutliche Effekte auf Selbstvertrauen und Sozialverhalten.

Schäden sind u. a. bei einem Übermaß an Sport, durch erhöhte Verletzungsgefahr, Überlastungsschäden, Ernährungsstörung, Entwicklungsverzögerungen, Kälte-/Hitzeschäden und durch Doping zu erwarten.

LITERATUR
AWMF-Leitlinien für Diagnostik und Therapie. Kinder- und Jugendpsychiatrie und -psychotherapie: http://leitlinien.net/
AWMF-Leitlinie 028/005 der Deutschen Gesellschaft für Kinder- und Jugendpsychiatrie und -psychotherapie, 2007: Depressive Episoden und rezidivierende depressive Störungen, anhaltende affektive Störungen: http://www.awmf.org/uploads/tx_szleitlinien/028005_S1_Depressive_Episoden_und_rezidivierende_depressive_Stoerungen__F32__F33___Anhaltende_affektive_Stoerungen__F34__11-2006_11-2011.pdf
Bassler D, Forster J, Antes G: Evidenz-basierte Pädiatrie. Praxisnahes EBM-Handbuch für die pädiatrische Diagnostik und Therapie. Thieme, Stuttgart 2001
Berg IK: Familien-Zusammenhalt(en). Ein kurz-therapeutisches und lösungsorientiertes Arbeitsbuch. verlag modernes lernen, Dortmund 2002
Berger C: Enuresis – Diagnostik und Therapie. Journal für Urologie und Urogynäkologie 2009; 16 (Sonderheft 5; Ausgabe für Österreich) 27–28
Betke K, Künzer W, Schaub J (Hrsg.): Lehrbuch der Kinderheilkunde. 6. neu bearb. u. erweiterte Aufl. Thieme, Stuttgart 1991
Bruch, H: Der goldene Käfig. Das Rätsel der Magersucht. 15. Aufl. Fischer, Frankfurt/M. 1998
Bundesministerium für Gesundheit: Drogen- und Suchtbericht des BMG 2007. http://www.bmg.bund.de
Dilling H, Mombour W, Schmidt MH: Internationale Klassifikation psychischer Störungen ICD-10 Kapitel V (F). Klinisch-diagnostische Leitlinien. 5. durchges. und erg. Aufl., Verlag Hans Huber, Bern 2005
Dirix A, Knuttgen HG, Tittel K (Hrsg.): Olympiabuch der Sportmedizin. Deutscher Ärzte-Verlag, Köln 1989
Hebestreit H, Ferrari R, Mayer-Holz J, Lawrenz BK et al. (Hrsg.): Kinder- und Jugendsportmedizin. Thieme, Stuttgart 2002
Klimt F: Sportmedizin im Kindes- und Jugendalter. Thieme, Stuttgart 1992
Klocke A, Hurrelmann K: Armut und Gesundheit. Inwieweit sind Kinder und Jugendliche betroffen? Z f Gesundheitswiss, 1995 (2): 138–151
Ministerium für Frauen, Jugend, Familie und Gesundheit NRW (Hrsg.): Suchtvorbeugung in der medizinischen Praxis. Düsseldorf 1999

Monto AS et al.: The tecumseh study of respiratory illness. Am J Epidemiol 1971; 94 (3): 269–279
Niessen KH: Pädiatrie. VCH Verlagsgesellschaft, Weinheim 1989
Ollenschläger G et al. (Hrsg.): Kompendium evidenzbasierte Medizin. 6. Aufl. Verlag Hans Huber, Bern 2007
Pothmann R (Hrsg.): Chronische Schmerzen im Kindesalter. Hippokrates-Verlag, Stuttgart 1995
Uexküll T (Hrsg.): Psychosomatische Medizin. 7. Aufl. Urban & Fischer, München 2010

20.2 Infektionen
C. Marzi

20.2.1 Fieber

FALLBERICHT

Am Freitagvormittag stellt Frau M. ihre 3½-jährige Tochter Sabrina in der Sprechstunde vor, da die Kleine seit der Nacht aus heiterem Himmel Fieber bis 40 °C habe. Über die erlebte Anamnese wissen Sie, dass Sabrina ein ansonsten gesundes Kind ist, keine Geschwister hat und seit drei Monaten in den Kindergarten geht. Alle Impfungen sind der Altersgruppe entsprechend durchgeführt.

Wie gehen Sie vor?
- **genaue Befragung:** Bei einem fremden Kind (dieses Kind ist jedoch bekannt) muss die medizinische Vorgeschichte erfragt werden. Leidet das Kind unter chronischen Krankheiten? Wurde evtl. eine Impfung durchgeführt, die Fieber auslösen kann? Nimmt das Kind spezielle Medikamente ein? Die aktuelle Anamneseerhebung fragt aktiv nach zusätzlichen Symptomen von Erkrankungen, die mit Fieber verbunden sind (häufige Symptome einer fieberhaften Infektion sind Schnupfen, Husten, Halsschmerzen, Ohrenschmerzen, Übelkeit, Erbrechen, Durchfall, Bauchweh, Brennen beim Wasserlassen, Hautausschläge, Kopf- und Gliederschmerzen). Seit wann bestehen die Beschwerden? Hat sie diese öfter?
- **gezielte Untersuchung:** Je jünger das kranke Kind ist, umso weniger ergiebig sind die anamnestischen Informationen, dementsprechend umfassend muss die Untersuchung sein. Bei Kindern mit Fieber und Leitsymptomen muss dem führenden Symptom diagnostisch nachgegangen werden, um Komplikationen zu erkennen (z. B. Peritonsillarabszess bei Tonsillitis oder Pyelonephritis beim Harnwegsinfekt).
- Bei nicht vorhandenem Leitsymptom werden primärdiagnostisch Ohren- und Racheninspektion, Lungenauskultation, Palpation der zervikalen und nuchalen Lymphknoten, Palpation des Abdomens, Inspektion der Haut und Beobachtung des kindlichen Verhaltens und Allgemeinzustands (Meningismus?) sowie eine Urinuntersuchung durchgeführt. Je älter das Kind ist und je ausführlicher die Befragung erfolgen kann, desto gezielter kann der Arzt diagnostisch vorgehen.

Welches sind die häufigen Ursachen für kindliches Fieber?
Virusinfektionen der Atemwege, des Gastrointestinaltrakts, also Pharyngitis, Bronchitis, Gastroenteritis. Konjunktivitis, Stomatitis aphtosa, Herpangina, Mononukleose. Bakterielle Infektionen der oberen und unteren Atemwege mit Sinusitis, Otitis media, Tonsillitis (z. B. Scharlach), Bronchitis, Pneumonie, Harnwegsinfektionen, superinfizierte Wunden z. B. nach Traumata, infizierte Insektenstiche mit Lymphangitis, Impetigo contagiosa. Die typischen Kinderkrankheiten wie Masern und Windpocken sind dank der Impfungen relativ selten geworden. Beim häufigen sog. fieberhaften Infekt zeigt das Kind oft nur Fieber und Allgemeinsymptome wie Abgeschlagenheit und Gliederschmerzen.

20

Sabrina kommt ohne Hilfe, frei gehend ins Sprechzimmer und klettert selbstständig auf die Untersuchungsliege. Sie ist gut ansprechbar, macht jedoch einen matten Eindruck. Sie habe heute kaum essen wollen, hätte aber normal getrunken; weitere Symptome seien nicht aufgefallen, sagt die Mutter. Bei der Untersuchung ist die Haut warm und gerötet, Herz und Lungen sind auskultatorisch unauffällig, die Trommelfelle sind leicht gerötet, aber klar, spiegelnd, der Rachen ist frei, kleine zervikale Lymphknoten sind beidseits tastbar. Beim Abtasten des Bauches sind die Bauchdecken weich, es bestehen keine Hepatosplenomegalie, kein Druckschmerz, keine Resistenzen. Der Harnschnelltest ist unauffällig. Es bestehen keine Exsikkosezeichen.

Warum sollte das Fieber rektal gemessen werden?

Axilläre, orale oder Gehörgangsmessungen unterliegen erheblichen Schwankungen und liegen 0,3–0,6 °C unter dem rektalen Wert.

An welche gefährlichen Krankheitsverläufe müssen Sie denken?

Bei einem fiebernden Kleinkind ohne weitere Leitsymptome muss besonders auf eine mögliche Exsikkose geachtet werden. Schon eigentlich harmlose fieberhafte Infekte können eine Exsikkose auslösen. Zeichen einer Austrocknung sind schlechter Allgemeinzustand, Schwäche, Adynamie, eingefallene, halonierte Augen, eingesunkene Fontanellen bei Säuglingen, trockene Haut und Schleimhäute, „stehende" Hautfalten, Tachykardie, Tachypnoe, acetonämischer Fötor ex ore.

Sicher muss eine Meningitis mit Meningismus ausgeschlossen werden. Eine Meningitis kann bei Fieber und Nackensteife mit Kopfschmerzen vorliegen. Ein Kind, das eine gute Spontanmotorik zeigt, alleine geht und auf die Untersuchungsliege klettern kann, sich selbstständig hinlegen und aufrichten kann, wird höchstwahrscheinlich keine Meningitis haben. Ist das Kind aber verdächtig immobil, steif, muss getragen werden, kann den Kopf weder aktiv noch passiv bewegen, könnte eine meningeale Reizung vorliegen. Kleinkinder, die jünger als ein Jahr sind, sollten bei unklarem Fieber über 39 Grad stationär kontrolliert und behandelt werden.

Andere Fieberkrankheiten ohne weitere Leitsymptome sind selten, z. B. eine akute Leukämie oder andere maligne Erkrankungen, Intoxikationen (Anticholinergika, Atropin), Drug-Fieber, systemischer Lupus erythematodes, Anfangsstadium eines Kawasaki-Syndroms, Diabetes insipidus (nach Schädel-Hirn-Trauma, bei Thalamustumoren oder Mittelhirnschädigungen), hereditäres Mittelmeerfieber.

Oft bei Kleinkindern schwer zu erkennende Beschwerden sind Gelenkschmerzen bei rheumatischem Fieber oder Knochen- und Gelenkaffektionen bei Koxitis, Ostitis, Osteomyelitis, da kleine Kinder diese Schmerzen schlecht lokalisieren und angeben können. Hier hilft nur die gründliche, ggf. wiederholte Untersuchung des entkleideten Kindes mit Beobachtung der Spontanmotorik und Prüfung der Gelenke zur Diagnosestellung.

Eine nicht seltene Komplikation von hohem Fieber im Kleinkindesalter ist der Fieberkrampf. Handelt es sich wirklich um einen fieberausgelösten generalisierten Krampfanfall, verliert sich die Neigung hierzu nach dem 4. Lebensjahr. Bei wiederholten Anfällen ist aber immer eine neurologische Sekundärdiagnostik und Sekundärtherapie zur Anfallsprophylaxe nötig.

Wie schätzen Sie den Fall jetzt ein?

Im Fallbeispiel spricht wohl alles für einen fieberhaften Virusinfekt. Es ergibt sich zunächst kein Hinweis auf einen abwendbar gefährlichen Verlauf, da das Kind keine anderen Risiken hat, weder exsikkiert ist, auch gut trinkt, in gutem Zustand ist und keine Hinweise auf eine Meningitis zeigt.

Wie gehen Sie therapeutisch bei einem fieberhaften Virusinfekt vor? Erläutern Sie dabei die allgemeinmedizinische Arbeitsmethode des „abwartenden Offenhaltens" anhand des vorliegenden Falles.

Sie erklären der besorgten Mutter, dass sich zurzeit keine Hinweise auf eine gefährliche Erkrankung ergeben. Im Rahmen der Gesundheitsbildungsfunktion des Hausarztes ist dies eine Gelegenheit, der Mutter zu erklären, dass ca. 80 % der fieberhaften Infekte bei Kindern durch Viren ausgelöst werden, die oft nur Fieber (mit und ohne Erkältungserscheinungen) auslösen und unter einer lindernden, „symptomatischen" Therapie abklingen. Abgesehen davon – auch das ist eine mögliche Botschaft für die Mutter – existieren nur für das Frühstadium spezieller Viruserkrankungen Medikamente. Die meisten Virusinfekte verlaufen selbstbegrenzend ohne spezielle Behandlung.

Folgende unterstützende Maßnahmen können empfohlen werden: Sabrina sollte sich körperlich schonen, also keinen Kindergarten besuchen, keine Ausflüge am Wochenende unternehmen, nicht kalt, nicht nass werden. Sie sollte ausreichend trinken (1 l; Urin sollte nicht konzentriert, muss aber auch nicht wasserklar sein). Sie sollte z. B. Tees, Mineralwasser, aber auch Fruchtsäfte und leichte Kost zu sich nehmen. Eine Kontrolle auf Besserung in einem bestimmten Zeitrahmen ist stets zu verabreden.

Welche fiebersenkenden Maßnahmen empfehlen Sie der Mutter/den Eltern?
Bei Fieber > 39 °C werden Wirkstoffe wie Paracetamol oder Ibuprofen, meist in Suppositorienform, bei älteren Kindern als Saft oder Tabletten entsprechend dem Körpergewicht verabreicht. Die Anwendung dieser Wirkstoffe hat den Vorteil, auch Schmerzen zu lindern: Die Medikamente können dabei aber die Entwicklung von schmerzhaften Symptomen (z. B. Ohrenschmerzen) verschleiern. Daher sind genaue Kontrolluntersuchungen nötig. Acetylsalicylsäure wird im Kindesalter wegen der Gefahr eines Reye-Syndroms nicht eingesetzt. Metamizol sollte nur eingesetzt werden, wenn die anderen Wirkstoffe effektlos bleiben, da Allergie- und Agranulozytoserisiken bestehen. Die Eltern müssen aufklärt werden, dass Fieber eine natürliche und sinnvolle Reaktion des Körpers bei Infektionen ist, aber deutlich anzeigt, dass eine Infektionserkrankung vorliegt.

Zusätzlich oder alternativ wird das fiebernde, überwärmte Kind gekühlt, in dem es nur leicht angezogen und leicht zugedeckt wird, die Zimmertemperatur durch Lüften und Abschalten der Heizung gesenkt wird. Ist die Haut überwärmt, werden kühlende Umschläge und/oder kühlende Waschungen durchgeführt, wobei die Wassertemperatur nicht wirklich kalt sein darf – im Fieber besteht häufig eine unangenehme Überempfindlichkeit der Haut, nicht selten zusammen mit Gelenk- und Muskelschmerzen –, sondern nur unterhalb der kindlichen Hauttemperatur liegen sollte, sodass Wärme graduell entzogen wird.

Ist die Haut in der Phase des Fieberanstieges jedoch kühl und fröstelt das Kind, sollten keine kühlenden Wickel angelegt werden. Hier darf durch warm-heißen Tee und warmes Zudecken die Phase des unangenehmen Fröstelns (Zähneklappern, Schüttelfrost) verkürzt werden.

Wie sollten Sie die Mutter beraten?
Der behandelnde Arzt erklärt, warum zum aktuellen Zeitpunkt kein Hinweis auf eine bakterielle Infektion vorliegt, sodass der Einsatz eines Antibiotikums für das Kind eine starke, aber unwirksame Therapie mit möglichen Nebenwirkungen und Komplikationen bedeuten würde und dass Antibiotika keine fiebersenkenden Mittel darstellen, was in der Bevölkerung ein weit verbreitetes Missverständnis ist. Auch sollten Antibiotika nicht vorbeugend eingesetzt werden.

Wichtig ist jedoch, dass die Mutter den Zustand ihres Kindes über das Wochenende im Auge behält. Im Rahmen der Langzeitbetreuungsfunktion und der erlebten Anamnese kennt der betreuende Arzt das Gesundheitsverhalten seiner Patienten meist sehr gut und kann abschätzen, ob die jeweilige Familie mit der Kontrolle des weiteren Verlaufs überfordert ist oder nicht. In diesem Fall erscheint die Ausgangssituation so unkompliziert, dass die Mutter mit der Betreuungsaufgabe nicht überfordert ist und bei einer deutlichen Verschlimmerung oder Veränderung des Krankheitsbildes den Bereitschaftsdienst aufsuchen wird, ansonsten am Montag zur Kontrolle in die Praxis kommt. Es wird die Verlaufskontrolle verabredet, der Fall wird abwartend offen gehalten, bis das Kind wieder gesund ist. Der Mutter wird erklärt, was sie zuhause machen kann, wenn weitere Symptome auftreten, um Hilfen zur sinnvollen Selbsthilfe zu geben, aber auch um mögliche Komplikationen zu erkennen und zu reagieren (Gesundheitsbildungsfunktion).

Am folgenden Montag stellt Frau M. Sabrina in der Sprechstunde vor und berichtet, dass die Tochter noch bis zum Vortag Fieber hatte, jetzt aber fieberfrei sei. Die kleine Patientin ist jetzt erkältet, schnupft und hustet leicht, ist dabei munter und bei gutem Befinden. Es hat sich also offensichtlich eine Besserung eingestellt.

Wie führen Sie den Fall weiter?

Das Kind wird nochmals wie oben beschrieben untersucht. Bestätigt sich die Besserungstendenz auch nach der körperlichen Untersuchung, ändert sich an der zuvor eingeschlagenen Strategie nichts und kann weiter beobachtet werden. Der Arzt empfiehlt wegen der Erkältungserscheinungen weiterhin Schonung, Trinken, abschwellende Nasentropfen und evtl. schleimlösenden Hustensaft und bittet um eine Wiedervorstellung, falls die Beschwerden nicht im Laufe der nächsten Tage komplett abklingen oder falls sie sich verschlimmern. Eine Sekundärdiagnostik (Labor, Sonografie, Röntgendiagnostik, stationäre Einweisung usw.) ist hier nicht nötig.

20.2.2 Exanthem

FALLBERICHT

Daniel, 2 Jahre alt, wird von seiner Mutter in der Praxis vorgestellt. Sie hat einen Hautausschlag festgestellt und macht sich Sorgen, da Daniel in den letzten Tagen hohes Fieber hatte.

Wie baut sich Ihre Primärdiagnostik im Rahmen der Stufendiagnostik auf?

- **gezielte Befragung:** Symptome? Zeitlicher Ablauf des Auftretens der Beschwerden? Zeigen andere Kinder in der Umgebung Ausschläge? Allergien bekannt?
- **gezielte Untersuchung** des entkleideten Kindes:
  - Allgemeinzustand: Ist das Kind exsikkiert, schlapp, hypoton, überwärmt oder zittrig-kühl?
  - Inspektion des Exanthems nach Art und Ausbreitung, auch unter der Windel. Ohren-, Augen-, Racheninspektion
  - Auskultation der Lunge
  - Palpation des Abdomens und der Lymphknoten
  - Prüfung auf Meningismus
  - Suche nach hämorrhagischen Hautveränderungen und Gelenkschwellungen.

Wie können Sie die erlebte Anamnese nutzen?

Chronische Krankheiten, Allergien, regelmäßige Medikamenteneinnahme sind bekannt, genauso wie die Verlässlichkeit der Mutter in der Versorgung und Einschätzung des Gesundheitszustands des Kindes.

Daniels Mutter, die noch zwei weitere Kinder im Alter von 4 und 7 Jahren hat, berichtet, er habe vor 3 Tagen aus heiterem Himmel und ohne andere Beschwerden begonnen, bis 39,5 °C zu fiebern. Da er munter und vergnügt gewesen sei, und es sich um ein Wochenende gehandelt habe, habe sie erst einmal selbstständig versucht, das Fieber mit Paracetamol-Zäpfchen 250 mg zu senken. Heute Morgen sei ihr dann erstmals der Ausschlag aufgefallen, gefiebert habe Daniel nicht mehr.

Daniel war Ihnen bislang als gesundes Kind bekannt. Die Vorsorgeuntersuchungen bis zur U6 zeigten eine normale Entwicklung.

Die körperliche Untersuchung ergibt folgenden Befund: Daniel ist in einem guten Allgemein- und normalem Ernährungszustand. Es besteht kein Meningismus, keine Exsikkose, kein fassbarer pathologischer Untersuchungsbefund außer dem deutlichen makulopapulösen, teilweise konfluierenden, generalisierten Exanthem.

Nach der allgemeinmedizinischen Epidemiologie sollten Sie an welche Ursachen für fieberhafte Ausschläge denken?

Die häufigste fiebrige Erkrankung mit Ausschlag bei Kindern in der Praxis ist das Exanthema subitum (Dreitagefieber), was in diesem Fall wohl am ehesten vorliegen wird.

Weiterhin sehr häufig sind Varizellen (Windpocken), Exanthema infectiosum (Ringelröteln), Scharlach, Röteln, Mononukleose (Pfeiffersches Drüsenfieber), Hand-Fuß-Mund-Krankheit und unspezifische Ausschläge als Begleitreaktion bei verschiedenen anderen Virusinfektionen. Superinfizierte Schürfwunden oder Insektenstiche mit Erysipel und Lymphangitis sowie großflächige allergische Exanthme zählen ebenfalls zu den fieberauslösenden Hautreaktionen.

Wesentlich seltener sind Masern, Herpes simplex, Herpes zoster, Hepatitis B, Erythema anulare, Lyme-Borreliose, Salmonellosen mit Hautausschlag (meldepflichtig), Meningokokkensepsis, Purpura Schönlein-Henoch, Periarteriitis nodosa, Kawasaki-Syndrom und die tropischen Krankheiten wie Malaria, Fleckfieber, Gelbfieber, hämorrhagisches Fieber.

Immer wieder sieht man auch Arzneimittelexantheme, z. B. nach Amoxicillin.

An welche abwendbar gefährlichen Verläufe müssen Sie denken? Was heißt „abwendbar gefährlich"?

Abwendbar gefährlich heißt, dass die Erkrankung erkannt werden oder konkret ausgeschlossen werden muss, da eine spezielle Behandlung zur Vermeidung von Komplikationen nötig ist. Dies ist der Fall z. B. bei Meningitiden, septischen Verläufen (z. B. Meningokokkensepsis, Endokarditis, Fieberkrämpfen), hoch ansteckenden Erkrankungen (z. B. Masern, Hepatitis B), antibiotikapflichtigen Infektionen, wie Scharlach, Erysipel, Lyme-Borreliose und Zuständen, die eine Exsikkose auslösen. Auch eine Varizellenerkrankung und der Impetigo contagiosa können durch die Wundinfektion zu einem septischen Zustand führen. Liegt ein allergisches Arzneimittelexanthem vor, muss der auslösende Wirkstoff abgesetzt werden, um eine mögliche Anaphylaxie zu vermeiden. Ist der Zustand des Kindes unklar kritisch ohne schnelle Besserungstendenz bei täglichen Kontrollen, muss die stationäre Weiterbehandlung in einer Kinderklinik veranlasst werden.

Wie sieht die primäre Therapie bei Daniel aus?

Das Dreitagefieber und viele andere fieberhafte Virusinfektionen, die selbstlimitierend sind, werden symptomatisch/lindernd behandelt: Die Behandlungsprinzipien entsprechen den zuvor genannten bei fieberhaften Erkrankungen. Ein Pruritus kann mit Antihistaminika oder Salben und Tinkturen behandelt werden. Eine entsprechende Beratung und Aufklärung der Mutter ist eine wesentliche therapeutische Maßnahme für das erkrankte Kind.

Wie würden Sie in diesem Fall die allgemeinmedizinische Arbeitsmethode „abwartendes Offenhalten des Fals" diskutieren?

Beim unselektierten Krankengut in der Allgemeinmedizin kann man sich einer Diagnose nur selten sicher sein. Bis das Kind wieder gesund ist, werden der weitere Verlauf kontrolliert und Entscheidungen offen gehalten. In jedem Zweifelsfall sind Kontrolluntersuchungen zu vereinbaren und mit den Eltern auch abzusprechen, wie sie sich bei akuten Verschlimmerungen des Zustands zu verhalten haben. Oft wird das Kind nach Beginn der Primärbehandlung ohne Probleme gesund, sodass sich die primär gestellte Diagnose dann bestätigt. Nicht selten kann man jedoch die Diagnose erst nach mehreren Kontrolluntersuchungen stellen. Erst nach mehreren Tagen entwickelt sich das typische Ringelrötelnexanthem, der Ausschlag beim Exanthema subitum, der typische Tonsillenbelag bei Mononukleose, die Lymphangitis bei Wundinfektionen, das Hautbild beim Herpes zoster.

Was ist der erste Schritt in der Sekundärdiagnostik bei einem unklar fiebernden Kind mit Hautausschlag? Begründen Sie Ihre Aussage.

Laboruntersuchungen, um zu klären, wie stark die Infektion ist, ob eher viral oder bakteriell, und ob Stoffwechselentgleisungen stattfinden: Blutbild, CRP, Natrium, Kalium, Kreatinin, Blutzucker, Serologie zum Er-

20

regernachweis, Urintest auf Ketone, Nitrit, Protein, Rachen-Nasen-Abstriche und Stuhluntersuchungen für mikrobiologische Untersuchungen auf Krankheitserreger bei Durchfällen.

> Wie verabredet, meldet sich Daniels Mutter am Folgetag in der Praxis. Daniel sei fieberfrei geblieben und der Hautausschlag sei nur noch schwach ausgeprägt. Daniels Allgemeinzustand ist weiterhin gut, die körperliche Untersuchung unauffällig.

Welche Koordinationsaufgaben können in einem solchen Fall auf den Hausarzt zukommen?

Bei fiebrigen Erkrankungen mit Exanthem muss der Hausarzt entscheiden, ob eine *Ansteckungsgefahr* besteht. Dies ist besonders wichtig für Kindergarten- und Schulkinder. Das Dreitagefieber verliert seine Ansteckungsgefahr nach Ausbruch des Exanthems, eine Isolierung ist nicht nötig. Kinder mit Varizellen, Scharlach, Ringelröteln, Röteln, Masern, Mononukleose, Mumps, Salmonellosen, Stomatitis aphthosa mit Hand-Fuß-Mund-Krankheit, Konjunktivitis epidemica dürfen nicht in Kindergarten, Schule oder andere Gemeinschaftseinrichtungen.

Nach dem Ende der Kontagiosität muss in den meisten Fällen ein ärztliches Attest darüber ausgestellt werden, dass das Kind wieder frei von ansteckenden Krankheiten ist.

Bei Masern, Hepatitis B, Schweinegrippe und HUS (hämolytisch-urämisches Syndrom bei enterohämorrhagischer E. coli-[EHEC-]Infektion) muss schon der Verdacht auf diese Erkrankung dem Gesundheitsamt gemeldet werden (siehe jeweils aktuelle Informationen des Robert-Koch-Instituts und der Gesundheitsämter).

Bei berufstätigen Eltern kann eine Arbeitsbefreiung eines der beiden Elternteile zur Betreuung des erkrankten Kindes veranlasst werden (➤ Kap. 6).

Nennen Sie die Dauer der Kontagiosität bei den wichtigsten Infektionskrankheiten im Kindesalter.

- Varizellen: 1 Tag vor bis ca. 1 Woche nach Exanthemausbruch
- Scharlach: bis 2 Tage nach Beginn der Antibiose
- Röteln: ca. 1 Woche
- Masern: ca. 1 Woche
- Ringelröteln: bis das Exanthem ganz abgeklungen ist
- Mononukleose: bis sich der Rachenring normalisiert hat
- Stomatitis aphthosa: bis alle Aphthen abgeheilt sind
- Salmonellose: bis der Durchfall völlig abgeklungen ist (dies gilt auch für andere Durchfallerkrankungen)
- Mumps: ca. 1 Woche, die Schwellung der Parotis muss abgeklungen sein
- Dreitagefieber: bis zum Ausbruch des Exanthems
- Pertussis: klingt im Laufe der Antibiotikatherapie über 2 Wochen ab.

Welche Aufgaben im Rahmen der Präventivmedizin von kindlichen Infektionskrankheiten hat der Hausarzt?

Die Primärprävention von kindlichen Infektionskrankheiten durch Impfungen wird bis zum Verschwinden der epidemischen Erkrankungen als der beste Schutz angesehen. Bezüglich der Impfungen sollte der Hausarzt aufklärend und überzeugend auf die Eltern einwirken.

Der Hygiene, gerade der Hände, kommt eine wichtige Rolle in der Krankheitsprävention zu. Dies gilt für Kinder wie für Erwachsene und besonders bei bestehenden infektiösen Erkrankungen. Desinfektionsmaßnahmen in Haushalten sind hingegen nur auf Anweisung des Gesundheitsamtes erfoderlich.

Nennen Sie die kindlichen Impfungen, die lt. Ständiger Impfkommission (STIKO) als Standard gelten.

Impfungen gegen Diphtherie, Tetanus, Poliomyelitis, *Haemophilus influenzae*, Keuchhusten, Hepatitis B, Pneumokokkenpneumonie, Meningokokkenmeningitis ab dem 3. Lebensmonat, gegen Masern, Mumps, Röteln, Varizellen ab dem 11. Lebensmonat, HPV-Infektion ab dem 12. Lebensjahr. Für Risikokinder, z. B. bei Asthma bronchiale, Herz-Stoffwechselkrankheiten, Influenzaimpfung.

20.2.3 Husten

FALLBERICHT

Der 2-jährige Pascal wird morgens in der Sprechstunde vorgestellt. Seine Mutter berichtet aufgeregt und übernächtigt, Pascal habe fast die ganze Nacht gehustet. Manchmal habe er richtig schlecht Luft bekommen, sodass sie sich große Sorgen gemacht habe. Sie wollte schon in die Kinderklinik fahren. Jetzt habe sie Angst um den Jungen.

Wie baut sich Ihre Stufendiagnostik auf?

- **genaue Befragung:** Seit wann ist das Kind erkrankt? Ist der Husten trocken oder schleimig? Hustet Pascal häufig oder nur vereinzelt, tags oder nachts oder beides? Sind bestimmte Geräusche beim Atmen und Husten zu hören? Besteht Luftnot, Kurzatmigkeit? Zyanose? Besteht Fieber? Hat das Kind ähnliche Beschwerden früher schon einmal gezeigt?
- **gezielte Untersuchung**:
  - Inspektion des Kindes, um den Allgemeinzustand beurteilen zu können. Bestehen Lippenzyanose, Tachypnoe oder Dyspnoe, thorakale Einziehungen, Mund- oder Nasenatmung? Wie ist der Hustentyp z. B. trocken, bellend, spastisch, verkrampft, produktiv-schleimig? Ist das Kind gleichzeitig verschnupft, fiebrig mit roten Wangen? Ist es munter, vital, wenig krank wirkend oder matt, blass, apathisch?
  - Auskultation der Lungen
  - Ohren-, Racheninspektion
  - Tastbefund der zervikalen Lymphknoten.

Welchen Stellenwert hat die erlebte Anamnese in diesem Fall bei der Primärdiagnostik?

Da der Hausarzt das Kind und die Familie kennt, weiß er die Antworten auf folgende Fragen: Besteht ein hyperreagibles Bronchialsystem? Ist das Kind bislang durch Allergien aufgefallen? Liegt ein allergisches Asthma bronchiale vor? Entstammt das Kind einer Allergikerfamilie? Sind die Eltern Raucher? Ist der Junge bislang stets gesund und fit gewesen? Diese Vorkenntnisse erleichtern und beschleunigen die diagnostische Arbeit.

Pascal ist in der Praxis durch die Vorsorgeuntersuchungen und Impfungen bekannt. Bis auf unproblematische interkurrente Infekte war er bislang immer gesund. Die Mutter berichtet, er sei am Vortag etwas verschnupft gewesen. Er sei mit einem bellenden, trockenen Husten in der ersten Nachthälfte wach geworden, beim Einatmen habe er deutlich gepfiffen und nach Luft gerungen. Er habe geweint und sei sehr ängstlich gewesen. Pascal sei dann in ihren Armen eingeschlafen, während sie mit ihm auf dem Balkon auf und ab gewandert sei. Im Laufe der Nacht sei es zu weiteren Hustenattacken gekommen.

An welche Ursache sollten Sie differenzialdiagnostisch am ehesten denken?

Der akute Beginn aus heiterem Himmel in der ersten Nachthälfte ohne pulmonale Vorgeschichte, mit bellendem, trockenen Husten und inspiratorischem Stridor, spricht am ehesten für einen sogenannten Pseudo-Krupp, eine Laryngitis.

Bei der Untersuchung am nächsten Morgen ist die Atmung völlig normal, die Lunge ist auskultatorisch frei, Rachen und Trommelfelle sind unauffällig, es bestehen weiterhin Schnupfen und subfebrile Temperaturen. Der Allgemeinzustand des Kindes ist gut.

20

An welche anderen Erkrankungen müssen Sie denken und durch Ihre Primärdiagnostik ausschließen oder erkennen? Diskutieren Sie das Für und Wider Ihrer Überlegungen bez. der häufigeren Differenzialdiagnosen.

Fremdkörperaspiration, z. B. von Spielzeug, Epiglottitis, Asthmaanfall, Bronchopneumonie, Keuchhusten. Ferner allergische Reaktion mit Glottisödem, z. B. bei Medikamentenallergie (Penicillin?), Spontanpneumothorax. Längerfristig Tuberkulose, zystische Fibrose.

- Eine Fremdkörperaspiration aus dem Schlaf heraus ist unwahrscheinlich.
- Eine Epiglottitis ist mit hohem Fieber, schlechtem Allgemeinzustand und starken Halsschmerzen verbunden. Sie klingt nicht ohne weitere Maßnahmen ab.
- Gegen einen ersten Asthma-bronchiale-Anfall spricht der inspiratorische Stridor.
- Alle anderen Infekte mit Husten bereiten eher anhaltenden als attackenartigen Husten und bauen sich langsamer auf. Ca. 80 % der Atemwegsinfekte sind Virusinfekte, also selbstlimitierend, mit guter Prognose.
- Keuchhusten zeigt eine ansteigende Häufigkeit. Die meisten Kinder werden routinemäßig in den ersten zwei Lebensjahren gegen Pertussis geimpft (Diphtherie-Tetanus-Poliomyelitis-HIB-Hepatitis-B-Pertussis-MMR-Varizellen). Der Impfschutz gegen Keuchhusten lässt aber schon im Jugendalter nach, sodass eine Auffrischung nach dem 14. Lebensjahr zusammen mit der Tetanus-Diphtherieimpfung von der STIKO empfohlen wird.
- Akut allergischer Husten mit/ohne Glottisödem benötigt den Zusammenhang mit dem Auslöser, der oft fassbar ist, wie z. B. der Insektenstich oder die Medikamenteneinnahme. Es bestehen zuvor keine Infektzeichen.
- Der Spontanpneumothorax klingt nicht quasi von alleine wieder ab, sondern steigert sich eher.
- Tuberkulose und Mukoviszidose entwickeln ihre Symptome auch eher langfristig und dann dauerhaft.

Wie würden Sie in diesem Fall die allgemeinmedizinische Arbeitsmethode „abwartendes Offenhalten" diskutieren?

Bei sehr vielen hustenden Kindern ist das Offenhalten der Diagnose mit Verlaufsbeobachtung eine ausreichende Strategie. Meist erfolgt unter symptomatischer Therapie die Restitutio ad integrum ohne belastende weiterführende Sekundärdiagnostik innerhalb einer Woche. Durch Kontrolluntersuchungen lässt sich ein gefährlicher Verlauf oft vom harmlosen Fall unterscheiden. Beim Pseudo-Krupp-Anfall werden die Beschwerden höchstwahrscheinlich bald verschwinden. Entwickelt sich aus einer einfachen Virusbronchitis eine Bronchopneumonie, wird dies durch die Verlaufsbeobachtung erkannt und einer weiterführenden Diagnostik und Therapie zugeführt.

Was schlagen Sie therapeutisch vor?

Verständliche Beratung und Aufklärung der Mutter über das Krankheitsbild Pseudo-Krupp/Laryngitis. Da der inspiratorische Stridor häufig auch in der Folgenacht auftritt, werden folgende Maßnahmen besprochen:

- Anwendung der verordneten Medikamente (Kortisonzäpfchen 100 mg, Epinephrin-Aerosol-Inhalation, schleimlösende Hustensäfte, abschwellende Nasentropfen, evtl. leichte Sedierung z. B. mit Chloralhydrat)
- kühl-feuchtes Inhalieren und Beruhigung des Kindes
- Erklärung, dass sie bei Verschlechterung des Zustands oder wenn sie selbst unsicher ist, einen Arzt aufsuchen muss
- Der Hausarzt sollte – im Rahmen seiner Gesundheitsbildungsfunktion – beim ersten Anfall mit der Mutter besprechen, was zu einem Pseudo-Krupp führen kann, wie es zu der Krankheitsbezeichnung kommt und wie diese Krankheit üblicherweise verläuft, sie auch auf die Bedeutung einer rauchfreien Umgebung des Kindes hinweisen. Eine empathische Gesprächsführung beugt Ängsten vor.

In der folgenden Nacht beginnt Pascal wieder verstärkt zu husten. Seine Mutter gibt ihm, wie besprochen, frühzeitig ein 100-mg-Kortisonzäpfchen, nimmt ihn wieder auf den Arm und geht auf den Balkon, wo das Kind die kühle feuchte Nachtluft einatmet. Der Husten klingt nach einer halben Stunde ab und Pascal schläft wieder ein. Die Kontrolluntersuchung am nächsten Morgen ist unauffällig, kein Hinweis auf Komplikationen. Unter symptomatischer Therapie mit schleimlösendem Hustensaft, abschwellenden Nasentropfen, ausreichender Trinkmenge und körperlicher Schonung wiederholt sich der Anfall in der dritten Nacht nicht mehr und die Erkältung klingt dann in wenigen Tagen ab. Die Mutter behält aber die Kortisonzäpfchen zu Hause vorrätig, um bei späteren Pseudo-Krupp-Episoden gerüstet zu sein. Sie ist beruhigt.

Unter welchen Umständen müsste eine Stufendiagnostik durchgeführt werden?

Bestünde aufgrund der Kontrolluntersuchungen der folgenden Tage der Verdacht auf Komplikationen der Atemwegsinfektion, müssten Laboruntersuchungen (Blutbild, CRP), bei V. a. Pneumonie oder Sinusitis evtl. eine radiologische Diagnostik durchgeführt werden.

Bei klinischem (auffällig protrahierter Verlauf, Verschlimmerungen) oder laborchemischem Verdacht auf eine bakterielle Infektion müsste man orale Antibiotika nach der lokalen Resistenzlage einsetzen. Wenn sich der Zustand des Kindes unter der verstärkten Therapie normalisiert, könnten Sie auf radiologische Kontrollen verzichten.

Beim V. a. Allergien und/oder neues Asthma bronchiale (selten zystische Fibrose u. a.) müsste man das Kind zur weiteren Klärung zum Pulmologen überweisen.

Was unternehmen Sie, wenn Sie als hausärztlicher Notdienst zu einem schweren kindlichen Atemnotsyndrom gerufen werden?

Besteht V. a. Fremdkörperaspiration, Epiglottitis oder schweren Asthmaanfall muss sofort eine Notfalleinweisung mit Notarzt und Rettungswagen erfolgen. Bis zur Ankunft des Rettungsteams müssen alle notwendigen, notfallmedizinischen Maßnahmen ergriffen werden, z. B. Versuch der Fremdkörperextraktion, Beatmung durch Beutel oder Intubation, Tracheotomie, Gabe von Medikamenten über i. v. Zugang (ggf. Cortison, β2-Sympathomimetika, Suprarenin, Sedierung), Sauerstoffgabe. Bei V. a. Epiglottitis darf keine weitergehende Racheninspektion durchgeführt werden, da durch die Manipulation das Restlumen noch weiter zuschwellen könnte. Hier nur feucht kühle Halsumschläge anlegen lassen und in Intubationsbereitschaft zum Krankenhaus begleiten.

20.2.4 Erbrechen

FALLBERICHT

Die 4-jährige Anna musste vom Kindergarten abgeholt werden, da sie plötzlich über Übelkeit klagte und sich dann stark erbrach. Ihre Mutter stellt sie etwas hilflos auf dem Heimweg vom Kindergarten in der Sprechstunde vor, um sich zu erkundigen, wie sie die kleine Tochter versorgen solle.

Was fragen Sie Mutter und/oder Kind?

Seit wann erbricht das Kind? Wie ist die Art des Erbrechens (Aufstoßen, Spucken, schwallartiges Erbrechen, schlaffes Erbrechen, Erbrechen beim Husten, Erbrechen zusammen mit Durchfall)? Wie sieht das Erbrochene aus? Ist Blut dabei? Bestehen Begleitsymptome (Fieber, Durchfall, Bauchschmerzen, Husten, Schnupfen)?

Vorgeschichte: Erbricht das Kind häufiger? Verdächtige Mahlzeit? Mögliche Intoxikation? Bekannte Unverträglichkeiten oder Allergien?

20

Welche Untersuchungen führen Sie durch?

- **körperliche Untersuchung**:
  - Inspektion: Wie ist der Allgemeinzustand des Kindes? Zeichen einer Dehydratation? Blässe? Schwäche?
  - Palpation und Auskultation des Abdomens: akutes Abdomen? Peritonismus? Meteorismus? Resistenzen? Hepatosplenomegalie? Leisten- oder Umbilikalhernie? Peristaltik?
  - Auskultation der Lunge: trockene oder feuchte Rasselgeräusche? Hinweise auf Pneumonie?
  - Rachen- und Ohreninspektion: Tonsillitis? Otitis?
- **Laboruntersuchungen:** Urinschnelltest, Hinweise auf eine Harnwegsinfektion? Ketonnachweis als Hinweis auf Dehydratation? Glucosurie? Porphyrie?

> Anna ist in der Praxis durch regelmäßige Vorsorgeuntersuchungen und Impfungen bekannt. Sie wurde im letzten Jahr adenektomiert und bekam Paukenröhrchen beidseits wegen häufiger Otitiden. Danach hatte sich ihr Appetit wesentlich verbessert und aus dem zunächst sehr zierlichen Kind mit häufigen Infekten der oberen Atemwege und schlechtem Appetit entwickelte sich im letzten Jahr ein stabiles Kindergartenkind. Bei der körperlichen Untersuchung zeigt sich Anna in gutem Allgemeinzustand; sie ist nicht exsikkiert. Sie klagt über Bauchschmerzen um den Nabel herum und über Übelkeit. Die Bauchdecken sind weich, etwas meteoristisch. Es besteht ein Druckschmerz in allen vier Quadranten, aber kein Peritonismus, keine Resistenzen. Die Peristaltik ist lebhaft. Die Lungen sind auskultatorisch frei von Rasselgeräuschen. Rachen und Trommelfelle zeigen sich unauffällig. Im Urin finden sich Ketone.

Wie lautet Ihre Verdachtsdiagnose?

Da es sich um ein vierjähriges Kind ohne abdominale Vorgeschichte handelt, sprechen Anamnese und Befund für eine infektiöse Gastroenteritis, die häufig initial ohne Durchfall auftritt.

Welche Erkrankungen müssen bei der genannten Symptomatik erkannt oder ausgeschlossen werden (abwendbar gefährliche Verläufe)? Begründen Sie Ihre Aussage.

Bei Anna müssen zunächst eine Appendizitis, eine Intoxikation und eine Stoffwechselentgleisung durch Dehydratation ausgeschlossen werden.

Auch eine Pneumonie, eine Tonsillitis und ein Harnwegsinfekt dürfen nicht übersehen werden, da diese Erkrankungen speziell behandelt werden müssen, um Komplikationen abzuwenden. Im weiteren Verlauf müssen ernste Infektionskrankheiten ausgeschlossen werden (EHEC, Salmonellen etc.).

Eher selten sind Gastritis, Pankreatitis, Hepatitis, Nahrungsmittelallergien, Meningitis, Enzephalitis, Hirntumor, angeborene Stoffwechselstörungen (z.B. Porphyrie, Diabetes mellitus Typ I, adrenogenitales Syndrom, Ahornsirupkrankheit), Stenosen oder Atresien des Magen-Darm-Trakts. Bei diesen Erkrankungen sind Sekundärdiagnostik und Sekundärtherapie notwenidg. Hier übernimmt der Hausarzt die Koordinations- und Nachbetreuungsfunktion, die spezielle Diagnostik und Therapieeinleitung übernehmen meist Spezialisten.

Was schlagen Sie therapeutisch vor?

Unter der Verdachtsdiagnose einer akuten Gastroenteritis wird die Mutter wie folgt beraten:
- Schonkost, am besten zunächst Nahrungskarenz, bis die Übelkeit ganz abgeklungen ist
- Ein Kostaufbau beginnt erst, wenn die Bauchbeschwerden deutlich gebessert sind.
- Wichtig ist eine ausreichende Flüssigkeitsaufnahme durch schluckweises Trinken von gesüßtem Tee, stillem Mineralwasser und/oder Elektrolytlösungen.
- Falls Brechreiz und Erbrechen eine adäquate Flüssigkeitsaufnahme verhindern, werden Antiemetika, z.B. Dimenhydrinat als Zäpfchen eingesetzt. Evtl. muss Flüssigkeit intravenös appliziert werden. Nicht empfehlenswert sind in diesem Fall orale Antiemetika. Metoclopramid sollte erst ab dem 12. Lebensjahr verordnet werden.
- körperliche Schonung, lokale Wärme, evtl. Paracetamol oder Ibuprofen gegen Fieber und Schmerzen.

Mit der Mutter wird vereinbart, dass sie sich in der Praxis melden bzw. die Kinderklinik aufsuchen muss, wenn sich der Zustand des Kindes verschlechtert oder sie sich unsicher fühlt. Ansonsten wird ein Kontrolltermin für den Folgetag festgelegt, falls noch Beschwerden vorliegen.

Bei der Kontrolluntersuchung am nächsten Tag berichtet die Mutter, Anna habe sich noch mehrmals erbrochen und etwas Durchfall und Fieber bis 39,5 °C entwickelt. Seit den Abendstunden habe Anna sich erholt und das Elektrolytgetränk auch nicht mehr erbrochen. Feste Kost habe sie noch nicht zu sich genommen.
Bei der körperlichen Untersuchung erscheint die kleine Patientin noch sehr matt, blass, geschwächt, ist aber gut ansprechbar. Sie klagt weiter über Bauchschmerzen, die im Bauch wandern, anschwellen und wieder abklingen. Es bestehen weder Durchfall noch Miktionsstörungen. Der Bauch ist weich, der Druckschmerz diffus, aber ohne Abwehrspannung, die Peristaltik sehr lebhaft. Weitere Befunde: feuchte Zunge, keine Hautfalten, aber acetonämischer Foetor ex ore. Ketone im Urin sind weiterhin positiv. Da sich der Zustand im Vergleich zum Vortag etwas verbessert hat und Anna trinken kann, bleibt die Behandlung weiterhin ambulant unter Kontrolle der Mutter, die erneut instruiert wird. Damit die berufstätige Mutter ihr Kind zuhause betreuen kann, erhält sie eine ärztliche Bescheinigung für den Bezug von Krankengeld bei Erkrankung eines Kindes (➤ Kap. 6).

Diskutieren Sie mögliche Sekundärdiagnostik oder -therapie im Rahmen der Stufendiagnostik.

Akute Gastroenteritiden mit Erbrechen klingen meist nach 3–5 Tagen unter symptomatischer Therapie ab. Bessert sich das Erbrechen nicht kurzfristig, müssen ernstere Differenzialdiagnosen in Erwägung gezogen werden (Appendizitis, Invagination, Intoxikation, Pylorospasmus, hochtoxische Krankheitserreger). Kinder geraten schnell in eine Exsikkose, die auch lebensbedrohlich sein kann und sich folgendermaßen äußert: Gewichtsverlust von mehr als 5 % des Körpergewichts, metabolische Azidose, Schwäche, Kreislaufdepression, Oligurie bis Anurie, seltener Lidschlag, halonierte Augen, tiefe, pausenlose Atmung. In einer solchen Situation sollten die weitere Abklärung (Sekundärdiagnostik) des offensichtlich unklaren Erbrechens und die Therapie mit parenteraler Rehydrierung stationär erfolgen, da das Risiko einer schnellen weiteren Verschlechterung des Zustands hoch ist (abwendbar gefährlicher Verlauf).

Welche Untersuchungen veranlassen Sie ambulant i. S. einer sekundären Diagnostik?

- Laboruntersuchungen in Serum und Urin (Blutbild, Amylase, Lipase, Leberwerte, CRP, Kreatinin, Kalium, Kalzium, Eisen, Glukose, Ketone und Nitrit im Urin)
- Sonografie des Abdomens (Dilatierte Darmschlingen? Pendelperistaltik? Freie Flüssigkeit? Kokarden? Gallen-/Nierensteine?)
- Röntgenuntersuchungen (Röntgen-Thorax, Abdomenübersicht im Stehen)
- Endoskopien (Gastritis, Ulkus, Kolitis, Zöliakie?)
- mikrobiologische Stuhluntersuchungen
- Haemoccult®
- auch an eine psychologische Diagnostik ist bei ungeklärtem Erbrechen zu denken (M. Crohn, Colitis ulcerosa, Bulimie, Anorexia nervosa, Reizmagen, Reizdarm).

Bei der ambulanten Stufendiagnostik werden stets zunächst erfolgversprechende, aber weniger invasive vor invasiven Maßnahmen eingesetzt.

Welche Differenzialdiagnosen wären im Neugeborenenalter, welche im Säuglingsalter relevant?

- *Im Neugeborenenalter:* Spucken durch Reflux, viel seltener Stenosen des Gastrointestinaltrakts, Malrotation;
- *Im Säuglingsalter:* Spucken durch physiologischen Reflux, Gastroenteritis, Pylorusstenose, Harnwegsinfektionen, Invagination, Ernährungsfehler, Intoxikationen.

20

20.2.5 Bauchschmerzen

FALLBERICHT

Sandra, 13 Jahre, stellt sich montags in Begleitung ihrer Mutter mit dem kleinem Bruder Dennis, 3 Jahre, in der Sprechstunde vor. Über das ständige Quengeln von Dennis hinweg berichtet Sandras Mutter, dass die Tochter jetzt seit fast 2 Wochen Bauchschmerzen mit Übelkeit habe. In der letzten Woche seien die Bauchschmerzen verstärkt aufgetreten, sodass sie kaum noch nachts schlafen und seit einer Woche die Schule nicht mehr besuchen konnte. Schon zweimal seien sie, jeweils am Wochenende, im Heimatkrankenhaus gewesen, da die Schmerzen sich gesteigert hätten. Nach den Untersuchungen sei sie jeweils wieder nach Hause entlassen worden. Sandra ist Ihnen seit der Kindergartenzeit gut bekannt. Sonst ist sie immer munter und gut gelaunt und bislang nie als „Mimose" aufgefallen. Heute sieht sie blass und abgespannt aus, bewegt sich langsam und spricht leise – Sie werden aufmerksam.

Wie gehen Sie vor?

- **gezielte Befragung**:
  - Beschreibung der Schmerzart: Seit wann? Wo? Wie häufig? Dauerschmerz oder rezidivierend?
  - Besteht Übelkeit, Erbrechen, Durchfall oder normale Verdauung? Wann war der letzte Stuhlgang?
  - Frage nach Miktionsstörungen
  - Frage nach der Monatsblutung: Hat sie schon Monatsblutungen? Wann war die letzte? Ausfluss?
  - Frage nach abdominalen Vorerkrankungen. Bauchtrauma? Wurde Fieber gemessen? Bestehen Infekte der Atemwege? Haben andere Familienmitglieder ähnliche Beschwerden? Wie waren die Untersuchungsergebnisse im Krankenhaus?
- **gezielte Untersuchung:** Palpation des Abdomens, Auskultation des Abdomens, Racheninspektion, Blutdruckmessung, rektale Untersuchung, Urinuntersuchung, fakultativ Sonografie des Abdomens.

Alle Untersuchungsergebnisse werden in einen Zusammenhang mit der Anamnese des Mädchens gesetzt.

Anamnese: Seit ca. einem Jahr habe sie öfters kurzfristig Bauchschmerzen verspürt, die aber nach einem Tag wieder verschwunden seien. Manchmal hingen die Schmerzen auch mit der Periode zusammen. Jetzt werden die Schmerzen aber anhaltender und stärker. Sie habe häufiger Durchfall gehabt in diesem Jahr, derzeit aber nicht. Sie kann sich nicht erinnern, wann der letzte Stuhlgang war, er läge aber sicher einige Tage zurück und sei normal gewesen. Der Bauch würde überall schmerzen, sie wisse gar nicht richtig wo. Ihr sei übel, erbrochen habe sie nicht. Sie habe keine Miktionsbeschwerden. Die letzte Periode sei vor zwei Wochen gewesen und normal abgelaufen. Im Krankenhaus sei sie gynäkologisch untersucht worden und laut Kurzarztbrief war gynäkologisch alles in Ordnung.

Befund: Bei der körperlichen Untersuchung zeigt sich ein deutlicher Druckschmerz im rechten Unterbauch, jedoch keine Abwehrspannung. Es ist kaum Peristaltik zu hören. Die rektale Untersuchung ergibt keine Vorwölbung des Douglas-Raums und keinen Portioschiebeschmerz. Es bestehen keine Inguinalhernie, keine vergrößerten Leistenlymphknoten, kein Harnwegsinfekt. Der Blutdruck liegt bei 90/60 mmHg. Die Zunge ist feucht, die Schleimhäute sind blass. Der Urin ist unauffällig. Die Sonografie des Abdomens ergibt keine freie Flüssigkeit, keine Darmkokarde, keine Nierenstauung, keine Nieren- oder Gallensteine, keine Ovarialzyste, aber kaum Peristaltik.

An welche Ursachen sollten Sie differenzialdiagnostisch am ehesten denken? Bitte diskutieren Sie Für und Wider in Ihren Überlegungen.

Nach der Häufigkeit geordnet, muss man zunächst an eine chronisch-rezidivierende Appendizitis denken. Eine Appendizitis lässt sich oft laborchemisch nicht ausschließen, nicht immer besteht eine Leukozytose oder CRP-Erhöhung. Auch die unauffällige Sonografie gibt keine diagnostische Sicherheit, sondern dient lediglich als Ausschlussdiagnostikum für andere Erkrankungen. Hier hilft nur die wiederholte körperliche Untersuchung weiter.

Eine Pankreatitis kann man laborchemisch ausschließen, sie würde eher Oberbauchbeschwerden auslösen.

Eine Obstipation mit Koprostase erscheint auch unwahrscheinlich, da Sandra sonst nicht verstopft ist.

Viele Kinder leiden unter schmerzhaftem Meteorismus. Die Schmerzen treten abrupt, intermittierend auf, keine Verschlimmerungstendenz, viele freie Intervalle, keine organischen Befunde außer Meteorismusnachweis in der Sonografie. Ein Essprotokoll deckt oft die Zusammenhänge zwischen Nahrung und Beschwerden auf.

Welche Leitsymptome würden Sie bei einer Gastroenteritis erwarten?

Eine Gastroenteritis, die ja die häufigste Ursache für kindliche Bauchschmerzen darstellt, sollte nach zwei Wochen längst abgeklungen sein und führt zu deutlicherer Übelkeit, Erbrechen, meist noch Durchfall.

Wo befindet sich der Schmerz bei einer Gastritis-Duodenitis?

Eine Gastritis-Duodenitis macht eher epigastrische Schmerzen.

Welche Erkrankungen könnten Symptome ähnlich einer Appendizitis aufweisen?

Der Symptomatik einer Appendizitis würde auch einer Adnexitis rechts, Meckel-Divertikulitis, eine Ileitis terminalis, Lymphadenitis mesenterica, einer Yersiniose ähneln; diese Erkrankungen treten aber wesentlich seltener auf.

> Als Hausärztin wissen Sie, dass Sandras Lebenssituation belastet ist. Die erste Ehe der Mutter wurde geschieden, der wesentlich jüngere Bruder stammt aus der neuen Ehe, der ältere Bruder hat erhebliche Schulschwierigkeiten, beide Eltern sind berufstätig. Die Mutter ist ständig im Stress, abgearbeitet, erschöpft, besonders durch den kleinen Dennis, der überaktiv ist. Sandra erscheint dabei oft überangepasst, versucht der Mutter zu helfen und eine „gute" Tochter zu sein.

Wie schätzen Sie die Möglichkeit psychogener Bauchschmerzen ein?

Eine psychosomatische Erkrankung mit Bauchschmerzen ist nicht auszuschließen. Sandra kann sich durch rezidivierende Bauchschmerzen möglicherweise Ruhepausen schaffen, um sich aus dem familiären und auch schulischen Pflichtprogramm ausschalten und zurückziehen zu können. Die Mutter kümmert sich sofort mehr um sie, sie verspürt unbewusst einen Krankheitsgewinn.

Für diese Differenzialdiagnose spricht darüber hinaus, dass außer dem Druckschmerz keine pathologischen Befunde zu erheben sind, dass der Verlauf rezidivierend schon über ein Jahr geht. Aber dies träfe auch alles weiterhin für eine Appendizitis zu.

Erst wenn sich der Verdacht einer Appendizitis nicht bestätigt, sollte Sandra auf psychosomatische oder funktionelle Bauchbeschwerden hin exploriert und betreut werden.

Wie würden Sie bei diesem Fall die allgemeinmedizinische Arbeitsmethode „abwartendes Offenhalten" diskutieren?

Da die Bauchschmerzen nicht abklingen, sondern rezidivieren und stärker werden, sich der Allgemeinzustand der Patientin deutlich verschlechtert, andere Ursachen ausgeschlossen sind bzw. eher unwahrscheinlich sind, sollte jetzt nicht weiter abgewartet werden.

Trotzdem ist das abwartende Offenhalten bei vielen Bauchschmerzpatienten sinnvoll und nötig. Viele abdominale Erkrankungen klingen unter symptomatischer Behandlung (Schonkost, Spasmolytika, Prokinetika, evtl. Antidiarrhoika) ab, und durch eine engmaschige Verlaufsbeobachtung lässt sich der gefährliche Verlauf vom harmlosen Fall i. d. R. gut unterscheiden. Auch die Krankenhauskollegen haben bereits diese allgemeinärztliche Methode angewendet und abgewartet.

Was schlagen Sie hausärztlich therapeutisch vor?

Sandra sollte mit dem Verdacht auf eine rezidivierende, chronische Appendizitis stationär eingewiesen werden. Wichtig sind eine gute Beratung, Erklärungen und auch die Beruhigung von Patientin und Mutter sowie ein Hinweis, dass Sandra jetzt nichts mehr essen und trinken solle, damit eine baldige Operation möglich sei.

20

Hilfreich ist auch die telefonische Ankündigung der Patientin im Krankenhaus mit Beschreibung der Vorgeschichte für die chirurgischen Kollegen.

Sandra wird nach dieser Entwicklung der Beschwerden noch am gleichen Tag laparoskopisch operiert. Der intraoperative Befund entspricht einer akuten Appendizitis mit histologisch nachweisbaren chronischen Veränderungen der Appendix. Der postoperative Verlauf ist ungestört, sie wird am 4. postoperativen Tag nach Hause entlassen.

Wie betreuen Sie das frisch operierte Mädchen weiter?

Die Wundkontrolle erfolgt jeden 2. Tag, die Wunden sollten trocken bleiben (Folie oder immer wieder trockenes Pflaster). Die Fäden oder Klammern werden ab dem 8. Tag entfernt. Die Schülerin bleibt maximal zwei Wochen zuhause, wobei die Eltern die Schulentschuldigung erstellen können. Nur in speziellen Ausnahmefällen kann die Schule auf einem ärztlichen Attest bestehen. Schulsport und andere körperliche Belastungen sollten mindestens drei Wochen lang vermieden werden. Eine Schonkost ist nicht nötig. Sobald die Verdauung wieder regelmäßig erfolgt und keine Übelkeit mehr besteht, dürfen die Operierten eine gesunde, leichte Normalkost zu sich nehmen und sollten ausreichend trinken (2 l/Tag).

Sandra mit Mutter und kleinem Bruder Dennis stellen sich in der 2. Woche nach der Operation wieder vor, einmal zur Wundkontrolle, dann aber auch, weil sie seit dem Vortag unter Übelkeit, Erbrechen, Bauchschmerzen, Fieber und nichtblutigem Durchfall leidet. Die Mutter und beide Brüder haben ähnliche Beschwerden. Sandra ist dabei erstaunlich wenig beeinträchtigt, zwar blass und ruhig, aber aufgeschlossen und kooperativ. Bei der Untersuchung ist der Bauch meteoristisch, aber weich. Es besteht ein diffuser geringer Druckschmerz ohne Abwehrspannung. Die Darmgeräusche sind sehr lebhaft. Der Blutdruck beträgt 90/60 mmHg. Es bestehen reizlose Wundverhältnisse. Die Haut ist warm, febril.

Wie schätzen Sie diese neuerliche Erkrankung nach der oben geschilderten Anamnese ein?

Die Symptomatik ohne Ileus, Stuhlverhalt oder Erbrechen spricht nicht für eine postoperative Komplikation. Der Durchfall ist nicht blutig oder schleimig. Da auch andere Familienmitglieder betroffen sind, der Untersuchungsbefund des Abdomens ohne Besonderheiten erscheint und kein schlechter Allgemeinzustand besteht, scheint eine infektiöse Gastroenteritis vorzuliegen, was kurz nach einer Darmoperation natürlich ungünstig ist. Eine engmaschige Kontrolle auf Besserung ist nötig. Gefahren sind Nahtinsuffizenz mit Peritonitis, Kreislaufdekompensation mit Exsikkose, Kollaps.

Welche Kost empfehlen Sie bei einer Gastroenteritis? Wie lange muss sie verabreicht werden?

Fettfreie Schonkost, nur verdünnte Fruchtsäfte, keine Milchprodukte, dafür aber gesüßten Tee und kohlensäurefreies Mineralwasser. Wenn die Übelkeit abgeklungen ist, beginnt ein vorsichtiger Kostaufbau mit Weißbrot, Toastbrot, Zwieback, Bouillon, Gemüsebrühe, gekochten Speisen wie Nudeln, Reis, Kartoffeln in kleinen Portionen. Das Grundprinzip der Schonkost bei einer Gastroenteritis lautet: Reizarme Nahrungsmittel, die den verminderten intestinalen Enzymbesatz und die gestörten Verdauungsvorgänge nicht stark fordern und trotzdem leicht resorbierbar sind (vergleichbar Formuladiäten).

Schonkost ist notwendig, solange der Stuhlgang noch nicht normalisiert ist.

Was meinen Sie zur Nahrungsversorgung von Säuglingen und Kleinkindern mit Gastroenteritis?

Gestillte Säuglinge und Kleinstkinder werden unverändert weiter gestillt. Kranke Kleinkinder dürfen grundsätzlich normal weiter essen, wenn Übelkeit und Erbrechen abgeklungen sind. Bewährt haben sich auch industriell hergestellte Heilnahrungen bei Durchfallerkrankungen im Kleinkindalter, die als Flaschennahrung oder Brei angeboten werden. Verweigern Kleinkinder und Schulkinder die Kost, kann dies als meist unproblematisch vorübergehend akzeptiert werden. Jedoch sollte auf die Flüssigkeitsaufnahme Wert gelegt werden.

Welche (medikamentösen) Maßnahmen empfehlen Sie gegen Flüssigkeitsverluste bei Erbrechen und Durchfall, um einer Exsikkose vorzubeugen?

Um zu starke Flüssigkeitsverluste zu vermeiden, werden Elektrolytgranulate eingesetzt, die Mineralstoffe und Kohlenhydrate substituieren sowie z. T. auch Antidiarrhoika enthalten (z. B. Oralpädon®, Infectodyspept®). Vielen Kindern schmecken diese Granulate nicht, hier müssen die Eltern Überzeugungsarbeit leisten.

Gerät das Kind dennoch in eine drohende Exsikkose (Verlust von mehr als 5 % des Körpergewichts), sollte es stationär weiterbehandelt werden, um die Flüssigkeit kurzfristig parenteral zu substituieren.

Welche (medikamentösen) Maßnahmen setzen Sie gegen Fieber, Erbrechen und Durchfälle ein?

Um zu verhindern, dass Kinder durch hohes Fieber noch mehr Flüssigkeit verlieren, sollte Fieber > 39 °C gesenkt werden. Dies lindert auch gleichzeitig die Bauchschmerzen.

Übelkeit und Erbrechen lassen sich meist durch die Gabe von Dimenhydrinat-Suppositorien (40 mg bis 25 kg KG, 70 mg ab 25 kg KG bis zum 14. Lebensjahr, 150 mg ab dem 14. Lebensjahr, zwei- bis viermal täglich) lindern und stoppen. Bei älteren Kindern eignet sich auch Metoclopramid in Tropfen- oder Suppositorienform (0,1 mg/kg KG als Einzeldosis, maximale Tagesdosis 0,5 mg/kg KG). Durchfallmittel wie Loperamid sollten im Kindesalter nicht angewendet werden. Geeignet sind stattdessen probiotische Präparate mit Saccharomyces boulardii (z. B. Perenterol® oder Perocur®) und/oder pflanzliche oder pharmazeutische Adsorbenzien wie Apfelpectine (z. B. Diarrhoesan®), Eichenrindeextrakte, Siliciumdioxid (z. B. Entero-Teknosal®), Tanninalbuminat, Ethacridinlaktat (z. B. Tannacomp®), Kaolin (z. B. Kaopromt®) und Kamillenblütenextrakte.

Antibiotika werden auch bei hartnäckigen, z. B. durch Salmonella enteritidis ausgelösten Gastroenteritiden nur bei septischem Verlauf, blutigen Stühlen und anderen Ausnahmefällen gegeben.

> In der 2. Woche, am 10. postoperativen Tag, stellt sich Sandra zum Fädenziehen in der Sprechstunde vor. Es gehe ihr wieder gut, sie möchte wieder zur Schule, damit sie nicht zu viel verpasse. Sie scheint fast wieder „die Alte" zu sein. Anders steht es um Dennis, den 3-jährigen Bruder. Trotz Schonkost und biologischen Durchfallmitteln hat er weiterhin wässrigen Durchfall und rezidivierende krampfartige Bauchschmerzen, allerdings kein Erbrechen mehr, kein Fieber. Er habe in den letzten fünf Tagen 2 kg abgenommen.

Bitte diskutieren Sie, ob und wie Sie eine erweiterte Diagnostik durchführen.

Grundsätzlich gilt, dass die primären Basisuntersuchungen *stets wiederholt werden* sollten, da bei kindlichen Bauchschmerzen in jedem Alter der körperliche Untersuchungsbefund im Rahmen der Verlaufsbeobachtung aussagekräftiger ist als die Ergebnisse apparativer Untersuchungen. Die Dauer von Dennis' Beschwerden unter Therapie ist jedoch auffallend.

Daher sollten folgende **weiterführende Untersuchungen** durchgeführt werden:

- Stuhluntersuchung auf Salmonellen, Shigellen, Yersinien, Lamblien, E. coli (EHEC), Adenoviren, Rotaviren, Noroviren, Campylobacter und Clostridien
- Laboruntersuchung mit Blutbild, CRP, Blutzucker, Natrium, Kalium, Kreatinin, GOT, GPT, γ-GT
- Urinschnelltest auf Ketone, um den Energiehaushalt abschätzen zu können
- Sonografie des Abdomens, um freie Flüssigkeit, dilatierte Darmschlingen, Darmkokarden, Hyperperistaltik oder Darmparalyse, Harnaufstauung, Meteorismus, Gallensteine, Nierensteine, vergrößerte Lymphknoten auszuschließen.

Von welchen mitbestimmenden Faktoren würden Sie die Entscheidung zu einer weiteren häuslichen Versorgung von Dennis abhängig machen?

Bei Eltern, die bislang kaum in der Lage waren, dem sich wehrenden Kleinkind ein Suppositorium zu applizieren, wird man früher zur stationären Einweisung gezwungen sein, als bei Eltern, die hier robuster und auch leidensfähiger sind. Ein bislang gesundes, stabiles Kind kann natürlich einen protrahierten Bauchschmerz-/Durchfallzustand länger aushalten als ein labiles, vorgeschädigtes Kind.

Die Aufgabe des Hausarztes ist es, zu erkennen, dass eine komplizierte Ursache der Beschwerden vorliegt, bei der spezialisierte Untersuchungen und Therapieverfahren nötig werden. Er muss dies den Eltern und dem Kind erklären, beratend und trotz allem beruhigend einwirken und an die dafür geeigneten Kliniken in der Region verweisen.

Welche anderen Erkrankungen kommen bei anhaltenden Bauchschmerzen mit und ohne Durchfall in unseren Breiten in Frage?

Bei Kindern, die anhaltende Bauchschmerzen mit und ohne Durchfall haben, muss man neben der infektiösen Gastroenteritis und den oben schon genannten Erkrankungen noch denken an: Invaginationen, Zöliakie (Glutenunverträglichkeit), Harnwegsinfektionen bis hin zur Pyelonephritis, Inguinalhernien, Hodentorsionen, Gastritiden, Pankreatitiden, M. Crohn, Colitis ulcerosa, Parasiten wie Oxyuren, Purpura Schönlein-Henoch, Laktoseintoleranz, irritables Kolon, Obstipation, M. Hirschsprung, Bauchtrauma, Nahrungsmittelallergien. Auch extraintestinale Ursachen, wie Tonsillitis und Pneumonie, sind möglich.

Seltene Ursachen für rezidivierende Bauchschmerzen bei Kindern sind akute intermittierende Porphyrie, abdominale Migräne, abdominale Epilepsie, Enzymdefekte, Sichelzellanämie mit hämolytischer Krise, abdominale Tumoren. Diese Diagnosen werden meist stationär eingekreist und gestellt.

20.2.6 Halsschmerzen

FALLBERICHT

Die 12-jährige Lisa wird von ihrer Mutter in der Sprechstunde mit Fieber und starken Halsschmerzen vorgestellt. Seit dem Vortag fühle sich das Mädchen schlecht, in der Nacht habe sie vor Kälte gezittert und wegen Halsschmerzen kaum schlafen können. Jetzt habe sie zusätzlich Kopfschmerzen, eigentlich würde alles wehtun. Sie spricht leise, mit kloßiger Sprache und wirkt leidend.

Was ist für Sie als Hausarzt von Interesse zur Klärung des Krankheitsbildes?

- **genaue Befragung:** Seit wann? Mit welchen Begleitsymptomen? Fieber? Kontakt mit anderen erkrankten Personen? Schmerzen nur beim Schlucken oder dauernd? Heiserkeit? Luftnot? Husten? Bekannte Immundefekte? Bekannte Allergien? Neigung zur Halsentzündung? Ist das Kind in der Praxis bekannt?
- **gezielte Untersuchung:**
  - Racheninspektion (Beläge? Rötung? Schwellungen? Schleim?)
  - Inspektion der Trommelfelle (Belüftungsstörung? Otitis media? Paukenerguss?)
  - Palpation der Halslymphknoten
  - Klopfschmerz über den Nasennebenhöhlen? Schmerzhafte Nervenaustrittspunkte? Kalottenklopfschmerz?
  - Nackensteife, Meningismus
  - Auskultation der Lunge
  - Abdomenpalpation
- **Labor:** Falls vorhanden und/oder bei diagnostischer Unsicherheit können BSG, Blutbild, CRP und Schnelltests auf A-Streptokokken, Epstein-Barr-Virus durchgeführt werden.

Lisa und ihre Familie mit zwei jüngeren Geschwistern sind in der Praxis durch Vorsorgeuntersuchungen, Impfungen und die Behandlung eher seltener interkurrenter Infekte gut bekannt. Bei Lisa sind keine chronischen Erkrankungen und keine

Allergien bekannt. Vor zwei Jahren wurde sie wegen einer akuten Appendizitis appendektomiert. Jetzt dominiert ein akuter, fiebriger Halsschmerz mit reduziertem Allgemeinzustand. Es besteht weder Luftnot noch Stridor. Bei genauer Betrachtung fällt ein zartrotes, stammbetontes Exanthem am ganzen Körper auf, die Leisten und Wangen sind frei. Die zervikalen Lymphknoten sind auf beiden Seiten deutlich vergrößert. Der Rachenring, der hintere Gaumenabschnitt, die Uvula und die Tonsillen sind hochrot geschwollen, ohne eitrigen Belag. Keine Himbeerzunge. Die Otoskopie und die Auskultation der Lunge sind unauffällig. Es besteht kein Meningismus. Die Palpation des Abdomen ergibt keine Hepatosplenomegalie und keine Resistenzen.

An welche Ursachen sollten Sie differenzialdiagnostisch am ehesten denken? Bitte diskutieren Sie Für und Wider in Ihren Überlegungen.

Der akute Beginn mit starken, lokalisierten Schmerzen im Hals, Fieber, reduziertem Allgemeinzustand, Exanthem und hochrotem Rachenbefund weist am ehesten auf eine bakterielle Halsinfektion hin. Das zarte, stammbetonte Exanthem spricht für eine Scharlachinfektion mit Streptokokken-A-Tonsillopharyngitis, auch wenn das Exanthem in den Leisten und an den Wangen noch nicht deutlich und die Zunge nicht himbeerartig ist.

Wegen des Exanthems und der zervikalen Lymphknoten muss differenzialdiagnostisch auch an eine Mononukleose (Pfeiffersches Drüsenfieber) gedacht werden. Jedoch fehlen bei Lisa die typischen Tonsillenbeläge. Es besteht keine Hepatosplenomegalie und der Altersgipfel der Erkrankung betrifft eher Jugendliche und junge Erwachsene.

Eine Stomatitis aphthosa oder Gingivostomatitis herpetica durch Herpes-simplex-Viren ist ein häufiges Problem mit Fieber, Halsschmerzen, Schluckbeschwerden, fakultativem Exanthem, oft begleitet von neuralgieartigen Ausstrahlungen in Richtung Ohren und Wangen, sogar schmerzbedingter Trink- und/oder Nahrungsverweigerung bei Kleinkindern. Es besteht ein typischer Befund mit Aphthen der Mund- und Rachenschleimhaut, der hier aber fehlt.

Andere exanthematische Erkrankungen (s. o.) sind eher unwahrscheinlich, da sie wesentlich seltener (auch Dank der Standardimpfungen gegen Masern, Röteln) und nicht mit starken Halsschmerzen verbunden sind.

Andere Virusinfektionen können eine zarte Erythrodermie auslösen (Adeno-, Coxsackie-, Herpangina-, Echo-, Parainfluenzaviren u. a.), sind aber meist nicht mit den geschilderten starken Krankheitsbeschwerden, speziell starken Halsschmerzen mit Tonsillopharyngitis verbunden. Eine Diphtherie (Standardimpfung) oder eine Angina Plaut-Vincent sind i. d. R. nicht mit einem Exanthem verbunden und treten nur sehr selten auf.

Wegen der sehr starken Halsschmerzen, des Fiebers und der kloßigen Sprache muss auch an eine Epiglottitis durch Haemophilus influenzae B (HIB) gedacht werden. Bei der vorsichtig durchzuführenden Racheninspektion ohne Mundspatel (**cave:** Glottisverschluss durch den Reiz der Manipulation) taucht die Epiglottis in diesen Fällen manchmal schon geschwollen ähnlich einer Kirsche auf. Die Kinder sind schwer krank, meist besteht schon ein inspiratorischer Stridor durch die angeschwollene Epiglottis (s. u.). Ein Exanthem findet sich nicht. Dank der Standardimpfung gegen HIB tritt diese Erkrankung nur noch selten auf.

Worauf könnten die zervikalen Lymphknotenschwellungen hinweisen, wenn keine Infektionszeichen und Halsschmerzen bestünden?

Deutliche, zervikale Lymphknotenschwellungen, aber ohne direkte Infektionszeichen oder Halsschmerzen, müssen auch an eine Toxoplasmose, an Hodgkin- und Non-Hodgkin-Lymphome, an eine Leukämie denken lassen.

Nennen Sie weitere relevante Differenzialdiagnosen bei Schmerzen im Gesichts-Schädel-Bereich.

Sinusitis, Parotitis epidemica mit deutlicher Schwellung der Parotis, evtl. mit abstehenden Ohrläppchen; Zahninfektionen mit Begleitabszessen bei Kindern (werden durch verbesserte Mundhygiene seltener), Herpes zoster, Trigeminusneuralgie.

20

Unter dem V. a. auf Scharlach (Exanthem, Tonsillitis, Pharyngitis, hohes Fieber) wird Lisa Penicillin V verordnet. Doch schon am übernächsten Tag ist Lisa wieder in der Sprechstunde. Es geht ihr nicht besser. Die Mutter meldet sich verabredungsgemäß vorzeitig zur Kontrolle, da ihr der Zustand des Kindes nicht gefällt. Sie mache sich große Sorgen: Normalerweise wirke ein Antibiotikum bei Angina doch schnell, aber Lisa habe weiterhin Fieber und sehr starke Halsschmerzen. Bei der Untersuchung ist sie in einem deutlich reduzierten Allgemeinzustand und kann kaum schlucken. Das Penicillin scheint nicht zu wirken. Bei der Racheninspektion sind beide Tonsillen jetzt grau-weiß belegt, die zervikalen Lymphknoten sind noch deutlicher sichtbar und tastbar vergrößert. Die Zunge ist belegt. Das Exanthem ist kaum noch sichtbar. Bei der Palpation des Abdomens ergibt sich der Verdacht auf eine Splenomegalie.

Bitte erläutern Sie die sinnvollen Schritte der Sekundärdiagnostik und -therapie im Rahmen des allgemeinmedizinischen Stufenvorgehens.

Statt der erwarteten Besserung verstärkten sich die Krankheitssymptome. Das klinische Bild hat sich konkretisiert. Klinisch besteht der Verdacht auf ein Pfeiffersches Drüsenfieber. Septische Temperaturen sind nicht aufgetreten.

Die Halsbeschwerden sind stark und behindern die Flüssigkeitsaufnahme. Neben der körperlichen Untersuchung werden Laboruntersuchungen durchgeführt: Differenzialblutbild (häufig Monozytose bei Leukopenie), CRP (meist stark erhöht), Leberwerte (erhöht), Kreatinin, Blutzucker, Kalium, Schnell-Tests auf Epstein-Barr-Virusinfektion, Sonografie des Abdomens, Urinuntersuchung auf Ketone.

Vor dem Eintreffen aller Laborergebnissen muss entschieden werden, ob das Kind ambulant oder stationär weiterzubehandeln ist. Die Behandlung einer Mononukleose ist in fast allen Fällen, trotz reduziertem Allgemeinzustand und protrahiertem Heilungsverlauf, ambulant möglich. Die aktuellen oder am Folgetag eintreffenden Laborergebnisse bestätigen oder falsifizieren die Vorgehensweise. Im Vordergrund der Therapie steht die Schmerztherapie mit Paracetamol, Ibuprofen, seltener Metamizol, damit genügend Flüssigkeit aufgenommen werden kann. Da es sich um eine Virusinfektion handelt, kann das Antibiotikum grundsätzlich abgesetzt werden. Besteht jedoch der Verdacht auf eine Superinfektion im Zuge des protrahierten Infekts, bleibt ein Antibiotikum weiter indiziert. Amoxicillin sollte vermieden werden, da es häufig Arzneimittelexantheme auslöst. Unter körperlicher Schonung muss der weitere Verlauf gut kontrolliert werden. Sportverbot besteht, bis die Splenomegalie abgeklungen ist.

Unter dem dringenden Verdacht auf Mononukleose wird das Antibiotikum bei Lisa abgesetzt. Unter symptomatischer Therapie mit viel Ruhe, Analgesie mit Paracetamol und/oder Ibuprofen, regelmäßigem, kontrolliertem Trinken und flüssiger Kost mit Vitaminen bessert sich der Allgemeinzustand des Kindes langsam, aber kontinuierlich. Eine stationäre Therapie zur parenteralen Flüssigkeitssubstitution wird nicht nötig. Die Laborergebnisse bestätigen bald den Verdacht, die getastete Splenomegalie bestätigt sich sonografisch.

Was können Sie den Eltern über die Prognose der Erkrankung sagen?

Die Prognose ist günstig, da die Mononukleose bei immunkompetenten Menschen selbstlimitierend ist. Der Verlauf ist aber deutlich länger als bei der üblichen Streptokokkentonsillitis.

Bei welchen kindlichen Infektionskrankheiten sollten die Eltern veranlasst werden, ihre Kinder vorübergehend nicht in Gemeinschaftseinrichtungen zu schicken?

Wegen der Ansteckungsgefahr dürfen Kinder mit Scharlach oder Streptokokkentonsillitis, Varizellen, Mononukleose, Dreitagefieber, Masern, Mumps, Röteln, Ringelröteln, Stomatitis aphthosa und Konjunktivitis den Kindergarten sowie die Schule nicht besuchen.

LITERATUR

Comberg HU, Klimm HD: Allgemeinmedizin. 4., überarb. u. erw. Aufl. Thieme, Stuttgart 2004
Illing S, Claßen M: Klinikleitfaden Pädiatrie. 8. Aufl. Urban & Fischer, München 2009

Kochen MM: Allgemein- und Familienmedizin. 3., kompl. neu bearb. Aufl. Thieme, Stuttgart 2006
Mader FH, Weißgerber H: Allgemeinmedizin und Praxis. 5., vollst. überarb. u. erw. Aufl. Springer, Heidelberg 2005

20.3 Chronische Krankheiten
B. Hemming

20.3.1 Adipositas im Kindesalter

FALLBERICHT

Katharina, 12 Jahre alt, kommt in Begleitung ihrer Mutter in die Praxis. Die Mutter stellt sie mit den Worten vor: „Katharina ist viel zu fett. Sie wird im Schwimmunterricht jetzt so massiv gehänselt, dass sie permanent den Unterricht schwänzt und schon eine Klassenkonferenz mit dieser Thematik abgehalten wurde."
Während dieser Aussage steht Katharina teilnahmslos und desinteressiert neben der Mutter.
Katharina wiegt 65 kg bei einer Größe von 1,63 m. Die körperliche Entwicklung ist unauffällig. Sie befindet sich in ihrer sexuellen Entwicklung im Thanner-Stadium 3–4, sowohl bei der Pubesentwicklung als auch Axillarbehaarung. Sie hatte vor einem Monat erstmals ihre Regelblutung. Bei der Inspektion der Haut fällt auf, dass sie im Bereich der Hüften und des Gesäßes und auch im Bereich der recht ausgeprägten Brust (Thanner 4–5) zahlreiche blassrosa Striae aufweist.
Die Mutter ist dagegen schlank, legt großen Wert auf ihr Äußeres, ist geschminkt und sehr gepflegt. Sie hat sich seit einem halben Jahr von ihrem Ehepartner und Vater von Katharina getrennt und arbeitet halbtags erfolgreich in einem teuren Modegeschäft.

Wie wird die Diagnose einer Adipositas gestellt?

Die frühere Definition der Adipositas als Gewicht, das 20 % oberhalb des für die Größe normalen Gewichts liegt, wurde verlassen zugunsten einer Einstufung in den Perzentilen des Body-Mass-Indexes.

Der BMI berechnet sich wie folgt: $BMI = Gewicht\ (kg)/Körperlänge^2\ (m^2)$.

Ein Übergewicht liegt vor bei einem BMI oberhalb der 90. Perzentile, eine Adipositas bei einem BMI oberhalb der 97. Perzentile.

Welche Differenzialdiagnosen zum alimentären Übergewicht fallen Ihnen bei dem oben geschilderten Fallbeispiel ein? Was spricht im o. g. Fall gegen, was für die einzelnen Differenzialdiagnosen?

- Cushing-Syndrom als Nebennierenrindenüberfunktion: Hierfür würden die Striae sprechen. Dagegen spricht jedoch die Körpergröße im oberen Perzentilenbereich. Die Diagnose kann gestellt werden durch eine Kortisolbestimmung in Blut und Urin, wobei der Einzelwert wenig interessant ist, sondern vielmehr ein Tagesprofil, da insbesondere der Kortisolanteil im Morgenurin wichtig ist.
- Ullrich-Turner-Syndrom als genetischer X0-Defekt: Hier spricht jedoch die Körpergröße eindeutig gegen eine solche Diagnose, zumal beim Ullrich-Turner-Syndrom auch die Geschlechtsentwicklung deutlich verzögert ist und eine primäre Amenorrhö vorliegt.
- Hypothyreose: Bei der Hypothyreose liegen Ödeme vor und ein weniger ausgeprägtes Übergewicht. Bei länger bestehender Hypothyreose sind die Kinder auch eher kleinwüchsig und wirken verlangsamt.
- Psychische Ursachen, v. a. eine Depression können vermehrt zu einer alimentären Adipositas führen und stellen damit eine mögliche Mitursache dar.

Warum stellt ein Übergewicht im Kindesalter überhaupt eine Therapieindikation dar?

- Wie auch im oben geschilderten Fallbeispiel kommt es in hohem Maße zu psychosozialen Beeinträchtigungen. So werden dicke Kinder häufig für dümmer gehalten und im sozialen Kontakt eher gemieden.

20

- Das spätere kardiovaskuläre Risiko ist bei Übergewicht im Kindesalter möglicherweise deutlich erhöht. Ca. ⅓ aller zu dicken Kinder werden auch dicke Erwachsene. Hier besticht das Modell des BMI, da die 97. Perzentile im Alter von 18 Jahren einem BMI von 30 kg/m² entspricht. Bei diesem BMI-Wert besteht beim Erwachsenen bereits ein erhöhtes kardiovaskuläres Risiko.
- Bereits im Kindesalter können typische Folgeerkrankungen einer Adipositas, wie eine Leberzellverfettung, die Entwicklung eines Typ-II-Diabetes und eine kindliche Arthrose auftreten.

Welche Therapieprinzipien gibt es? Wie ist Ihre Einschätzung der Wirksamkeit?
Therapieprinzipien sind:
- kalorienarme Ernährung
- Erhöhung der körperlichen Aktivität
- Verbesserung der psychosozialen Kompetenz.

Bezogen auf den Langzeiterfolg haben alle z.T. auch sehr aufwändig durchgeführten Therapiemaßnahmen eine schlechte Erfolgschance. Häufiger sind unspezifische Maßnahmen bei Wechsel der Lebensentwicklung deutlich erfolgreicher, z.B. in der Pubertät, wenn der Druck der Peer Group deutlich steigt.

Welche Prinzipien werden bei der kalorienreduzierten Ernährung befolgt?
Deutliche Reduktion des Fettanteils in der Nahrung, wobei hier insbesondere die tierischen Fette zu meiden sind. Insgesamt sollten aber auch die Kohlenhydrate reduziert bzw. an das Ausmaß der körperlichen Aktivität angepasst werden. Fasten über einen längeren Zeitraum ist (für Kinder) ernährungsphysiologisch unsinnig. Insgesamt sollte die Nahrung umgestellt werden auf eine optimierte Mischkost.

Wie könnte das Therapiekonzept einer sportgestützten Bewegungstherapie aussehen?
In der Durchführung eines moderaten Ausdauersports, der an das bestehende Körpergewicht und den bestehenden Bewegungsumfang angepasst sein muss. Der Schwimmsport ist sicherlich hier an erster Stelle zu nennen, weil hierbei das Körpergewicht als Bewegungshindernis weitgehend aufgehoben wird. Aufgrund der großen Bedenken der Jugendlichen, sich in Schwimmkleidung zu zeigen, sollte eine Schwimmstunde mit gleichaltrigen, ebenfalls adipösen Kindern organisiert werden.

Als ähnlich wirksam – ohne die Gelenke gewichtsabhängig zu sehr zu belasten – sind sportliches Radfahren, Roller-Skaten, Tanzen, Rudern oder Skilanglauf anzusehen. Je öfter Sportarten für 30 Minuten dreimal die Woche durchgeführt werden, desto effektiver ist eine Kalorienreduktion zu erreichen.

Wie sieht das Therapiekonzept zur Steigerung der psychosozialen Kompetenz aus?
Die Kinder müssen stark gemacht werden, den immer verfügbaren Kalorienquellen zu widerstehen. Wichtig ist die Einhaltung einer klaren Tagesstruktur, die Mahlzeiten und Zeiträume für ausreichende körperliche Bewegung vorgibt. Die Gewichtsreduktionsziele müssen anfangs klein gewählt werden, sodass auch in relativ kurzer Zeit ein Erreichen möglich ist, um über kleine Erfolgserlebnisse eine Steigerung des Selbstwertgefühles zu erreichen. Häufig sind bei solchen Kindern Belohnungsstrukturen über das Essen geregelt. Dies muss abgelöst werden durch „kalorienfreie" Belohnung. Entscheidend ist eine Änderung des Ernährungsverhaltens der gesamten Familie.

20.3.2 Behinderung im Kindesalter

FALLBERICHT

Max, 4 Jahre alt, ein Zwillingskind, wird vorgestellt, weil er im letzten halben Jahr durch Rückzugstendenzen auffällt. Max und sein Zwillingsbruder Moritz waren Frühgeborene. Nach der Geburt waren sie mehrere Monate auf der Intensivstation (Hirnblutungen, Beatmung) und anschließend auf der Normalstation, auf der sie mehrere Infektionen durchmachten. Im Alter von 3 bzw. 4 Monaten wurden sie nach Hause entlassen. Die weitere Entwicklung war zeitlich bei beiden verzögert, jedoch hatte Moritz zum Abschluss des ersten Lebensjahres die Entwicklung fast aufgeholt, wohingegen Max etwas weiter zurück war. Später war die motorische Entwicklung jedoch weitgehend unauffällig. Max ist inzwischen geschickt und klettert viel. Allerdings ist er ausgesprochen einsilbig, spricht nur wenig und auch eher verwaschen. Während Moritz viele Freunde hat, spielt Max überwiegend allein, ist vor allem scheu in größeren Kindergruppen. Moritz ist der musikalischere von beiden, während Max völlig unmusikalisch ist, dafür aber besser malen kann als sein Bruder.

Was könnte sich hinter diesen Defiziten verbergen?

Zunächst muss aufgrund der Hirnblutung an eine mögliche Organveränderung mit psychomotorischer Retardierung gedacht werden. Außerdem muss eine zentrale Hörstörung ausgeschlossen werden.

Welche Diagnostik führen Sie bei jedem Verdacht auf eine psychomotorische Retardierung durch?

- Weiterleitung an einen spezialisierten Kinderarzt oder Neurologen zur Durchführung einer entwicklungsneurologischen Untersuchung oder alternativ direkte Zuweisung an ein sozialpädiatrisches Zentrum
- Durchführung eines MRT des Schädels zur Abklärung des Ausmaßes des Hirndefekts bzw. eines Hydrozephalus nach Hirnblutung.

Welche Diagnostik führen Sie durch bei Verdacht auf eine Hörstörung?

HNO-ärztliche Abklärung durch eine Hörprüfung, ggf. Direktvorstellung in einem pädaudiologischen Zentrum zum Ausschluss einer zentralen Hörstörung. Eine Schädigung durch die Hirnblutung oder durch die Aminoglykosidgabe zur Therapie der Infekte in der Neugeborenenzeit soll geklärt werden.

Wie gehen Sie therapeutisch beim Vorliegen einer zentralen Hörstörung vor?

Zunächst wird abgeklärt, inwieweit eine Hörgerätversorgung eine Besserung erbringen kann. In jedem Fall wird eine intensive logopädische Betreuung veranlasst, um für Max Kompensationsmöglichkeiten zu schaffen.

Falls eine ausgeprägte psychomotorische Retardierung vorliegt, wie gehen Sie therapeutisch vor?

Rascher Aufbau eines umfangreichen therapeutischen Netzes über eine logopädische und ergotherapeutische Betreuung, ggf. Vorstellung in den Frühförderstellen in der Umgebung.

Wie unterscheiden Sie geistige, körperliche und psychische Behinderungen? Warum ist die Unterscheidung wichtig?

Durch Diagnostik in allen drei Teilbereichen. Die Diagnosestellung wird für die Einschulung in die verschiedenen Sonderschultypen bzw. die Förderbereiche integrierter Klassen wichtig sein, aber auch für die Abtrennung ähnlich erscheinender Krankheitsbilder aus sozialer Ursache, etwa aus Vernachlässigung, Deprivation oder mangelnder Entwicklungsmöglichkeit.

Wie beurteilen Sie die Aufgabe des Hausarztes bei der Betreuung von Max in den kommenden Jahren?

Der Hausarzt führt die langfristige Betreuung durch. Er hat Einblicke in das psychosoziale Umfeld. Idealerweise sollten bei ihm alle Befunde zusammenlaufen, um ggf. Aktivitäten in diagnostischer oder therapeutischer Hinsicht der einzelnen Spezialisten koordinieren zu können. Der Hausarzt stellt die Anlaufstelle bei allen nicht auf diese Behinderung bezogenen Erkrankungen dar, die er unter Berücksichtigung dieser Behinderung entsprechend diagnostizieren, werten und therapieren kann. Ebenso vermittelt er den Kontakt zu örtlichen nicht-medizinischen Förderstrukturen in den Bereichen Lernbehinderung und Entwicklungsverzögerung.

Wie kann die Familie in die Therapie einbezogen werden?

Wichtig ist vor allem zu klären, welchen Stellenwert eine Behinderung in der Familie hat, weil nur dann sinnvolle Kompensationsmechanismen angestrebt und in die Wege geleitet werden können. In der ärztlichen Gesprächsführung ist darauf zu achten, dass keine schuldhaften retrospektiven Betrachtungen angestellt

20

werden, sondern vielmehr die familiäre Ausrichtung positiv auf den zukünftigen Umgang mit den Kindern und der Situation ausgerichtet ist. Sämtliche sozialen Rahmenbedingungen werden anfangs deutlich von der Familie geprägt und vom Umgang der Familie mit der Erkrankung beeinflusst.

20.3.3 Asthma im Kindesalter

FALLBERICHT

Robin, 5 Jahre alt, Größe 110 cm, Gewicht 22 kg, leidet jetzt mittlerweile seit acht Wochen unter einem hartnäckigen, anfallsartigen Hustenreiz, der in stark verrauchten Räumen, bei Wechsel von kalt nach warm und bei Anstrengung tagsüber, vor allem aber nachts auftritt. Ähnliche Hustenattacken hatte er bereits über mehrere Wochen im Frühjahr, im Sommer war es dann etwas besser, um im Herbst jetzt erneut wieder aufzutreten. Die Mutter leidet unter einer Neurodermitis. Der Vater hat wohl verschiedene Lebensmittelallergien. Beide Eltern sind kräftige Raucher. Robin litt schon als kleines Kind unter Infekten – überwiegend Mittelohrentzündungen. Dadurch bedingt wurde er geschont, bewegte sich wenig und liebt sowohl zu Hause als auch in der Kita das ruhige Spiel bzw. den Fernsehkonsum.
Die Mutter sucht Sie jetzt gemeinsam mit Robin auf, um zu klären, was hinter diesem Husten stecken könnte und sowohl kurzfristige als auch langfristige Maßnahmen mit Ihnen durchzusprechen.

An welche Krankheit denken Sie und beschreiben Sie warum.

In erster Linie muss hier an ein Asthma bronchiale im Kindesalter gedacht werden. Dieses ist gekennzeichnet durch den wiederholt auftretenden, anfallsartigen, oftmals nächtlichen Husten mit Atemnot. Ebenfalls typisch sind die jahreszeitliche Variabilität der Symptome und die positive Familienanamnese. Beide Eltern sind Atopiker und zudem noch Raucher. Differenzialdiagnostisch kämen bei sehr kleinen Kindern nicht erkannte bronchiale Fremdkörperaspirationen in Frage. Ebenfalls kann an Keuchhusten (Pertussis) gedacht werden, hierfür würden insbesondere die nächtlichen Anfälle sprechen. Diese sind jedoch typischerweise durch eine „Reprise"-Symptomatik (Reprise = massiver inspiratorischer Stridor mit anschließenden Hustenstößen) gekennzeichnet und treten nicht über mehrere Jahre saisonal gehäuft auf.

Definieren Sie das Asthma bronchiale.

Asthma bronchiale ist eine chronisch entzündliche Erkrankung der Atemwege, charakterisiert durch eine bronchiale Hyperreagibilität mit einer variablen Atemwegsobstruktion. Allergien sind der stärkste prädisponierende Faktor bei der Entwicklung von Asthma im Kindesalter, es besteht eine genetisch bedingte Reagibilität gegen Umweltallergene (z. B. Pollen, Hausstaubmilbe, Pilze oder Tierproteine).

Bei Säuglingen und Kleinkindern handelt es sich anfangs häufig um eine infektgetriggerte, rezidivierende, obstruktive Ventilationsstörung. Erst später kann dann sekundär die allergische Genese in den Vordergrund rücken.

Wie ist die Epidemiologie des Asthma bronchiale im Kindesalter?

Asthma ist eine der häufigsten chronischen Erkrankungen im Kindesalter, die bei ca. 10 % der Kinder in Deutschland vorkommt.

Wie wird die Diagnose im Kindesalter gesichert?

Zur Sicherung der Diagnose sollte eine Lungenfunktionsdiagnostik – auch in forcierter Exspiration – durchgeführt werden oder mit einem von der Kooperation der Kinder unabhängigen Verfahren. Bei einem dieser Verfahren kann der Nachweis einer Obstruktion durch eine Provokation mit einem bronchokonstriktorischen Stimulus, z. B. Kaltluftinhalation durchgeführt werden, hierbei wird ein Abfall der 1-Sekunden-Kapazität (FEV_1) über 15 % gefordert. Ebenso kann der Nachweis durch eine Abnahme des Atemwegswiderstandes um mehr als 50 % nach Inhalation eines kurz wirksamen β_2-Sympathomimetikums erbracht werden. Anzumerken ist hierzu, dass diese Provokationstests im Kindesalter wegen der Möglichkeit einer Spätreaktion nur stationär durchgeführt werden sollten.

Wie ist die Schweregradeinteilung des kindlichen Asthma bronchiale?

Schildern Sie die medikamentöse Stufentherapie des Asthmas bei Kindern und Jugendlichen.

Generell gilt die Devise: So viel wie nötig, so wenig wie möglich (➤ Tab. 20.1)!

- **Stufe 1, intermittierendes Asthma:** Bedarfstherapie mit inhalativ rasch wirksamem β_2-Sympathomimetikum
- **Stufe 2, geringgradig persistierendes Asthma**: Beibehalten der Bedarfstherapie, zusätzliche Dauertherapie mit niedrigdosierten inhalativen Kortikosteroiden. Alternativtherapien: Cromoglicinsäure, Leukotrien-Antagonisten
- **Stufe 3, mittelgradig persistierendes Asthma:** ergänzend zur Bedarfs- und Dauertherapie inhalative Kortisonsprays mit Dosisanpassung nach oben, evtl. plus inhalativ lang wirksames β_2-Sympathomimetikum oder Theophyllin und Leukotrien-Antagonisten
- **Stufe 4, schwergradig persistierendes Asthma** bedarf zusätzlich zur Bedarfstherapie als Dauertherapie inhalative Kortisonsprays in hoher Dosierung plus ein inhalativ lang wirksames β_2-Sympathomimetikum, ggf. als feste Kombination, und evtl. zusätzlich retardiertes Theophyllin oder ein systemisches Kortikosteroid, intermittierend oder dauerhaft in der niedrigsten effektiven Dosis.

Tab. 20.1 Klassifikation der Asthmaschweregrade (Kinder und Jugendliche)

Schweregrad	Kennzeichen vor Behandlung	
Kinder und Jugendliche	Symptomatik	Lungenfunktion[d]
IV schwergradig persistierend[b]	anhaltende tägliche Symptome, häufig auch nächtlich	• $FEV_1 < 60\,\%$ des Sollwertes oder PEF < 60 % PBW • PEF-Tagesvariabilität > 30 %
III mittelgradig persistierend[b]	an mehreren Tagen/Woche[c] und auch nächtliche Symptome	• auch im Intervall obstruktiv • $FEV_1 < 80\,\%$ des Sollwerts • und/oder MEF25–75 bzw. MEF50 < 65 % • PEF-Tagesvariabilität > 30 %
II geringgradig persistierend[b] (episodisch symptomatisches Asthma)	Intervall zwischen Episoden < 2 Monate	nur episodisch obstruktiv, Lungenfunktion dann pathologisch: • $FEV_1 < 80\,\%$ des Sollwertes und/oder MEF25–75 bzw. MEF50 < 65 % • PEF-Tagesvariabilität 20–30 %
		Lungenfunktion im Intervall meist noch ohne path. Befund: • $FEV_1 > 80\,\%$ des Sollwertes und/oder MEF25–75 bzw. MEF50 > 65 % • PEF-Tagesvariabilität < 20 %
I intermittierend (intermittierende, rezidivierende, bronchiale Obstruktion)[a]	intermittierend Husten, leichte Atemnot, symptomfreies Intervall > 2 Monate	nur intermittierend obstruktiv; Lungenfunktion oft noch normal: • $FEV_1 > 80\,\%$ des Sollwerts • MEF25–75 bzw. MEF50 > 65 % • PEF-Tagesvariabilität < 20 % Im Intervall ohne path. Befund

[a] Chronische Entzündung und Vorliegen einer Überempfindlichkeit der Bronchialschleimhaut nicht obligat. Somit definitionsgemäß dann noch kein Asthma. Z. B. Auftreten der obstruktiven Ventilationsstörung bei Säuglingen und Kleinkindern infektgetriggert vor allem in der kalten Jahreszeit und bei Schulkindern nach sporadischem Allergenkontakt (z. B. Tierhaarallergie).

[b] Von einer bronchialen Überempfindlichkeit auch im symptomfreien Intervall ist bei den Schweregraden II, III u. IV auszugehen.

[c] Z. B. bei alltäglicher körperlicher Belastung.

[d] Individuelle Maximalwerte sind zu berücksichtigen. Ggf. Überblähung beachten (FRC > 120 % des Sollwerts).

Lungenfunktion im Säuglings- und Kleinkindalter nur in Spezialeinrichtungen messbar.

Quelle: Ärztliches Zentrum für Qualität in der Medizin, http://www.asthma.versorgungsleitlinien.de/

20

> **Anmerkung**
>
> Zur Inhalationstherapie sollten für Kinder bis zu fünf Jahre Treibgasdosieraerosole mit Spacer für die Inhalation von β_2-Sympathomimetika oder Kortikosteroide bevorzugt werden. Eine Gesichtsmaske ist so lange notwendig, bis ein Kind nachweislich durch das Mundstück eines Spacers atmen kann.

Schildern Sie die nichtmedikamentösen Maßnahmen bei Asthma und schätzen Sie diese speziell auf die Situation von Robin ein.

Es sollte eine strukturierte verhaltensbezogene Schulung der Familie durchgeführt werden.

Regelmäßiger Ausdauersport wirkt sich nachweislich positiv auf den weiteren Verlauf des Asthma bronchiale aus. Deshalb sollten Schulkinder mit Asthma unter besonderer Berücksichtigung der individuellen und aktuellen Leistungsfähigkeit regelmäßig auch am Schulsport teilnehmen.

Unbedingt muss vom Hausarzt auf die Problematik des Tabakrauches hingewiesen werden. Ein passiv rauchendes Kind ist durch eine deutliche Verschlechterung des Asthmas gefährdet. Die besondere Chance des Hausarztes liegt in der Möglichkeit, bei allen Familienmitgliedern intensiv auf eine Tabakentwöhnung hin zu arbeiten. Bei übergewichtigen Asthmatikern sollte eine Gewichtsreduktion durchgeführt werden, starke Evidenz gibt es hierfür jedoch nicht.

Die psychosoziale Komponente bei Exazerbationen des Asthmas ist gerade im Kindesalter sehr hoch. Es sollten (insbesondere verhaltenstherapeutische) Maßnahmen ergriffen werden, damit sich ein Asthma bronchiale und eine Erziehungsproblematik nicht bedingen und gegenseitig verstärken.

Wie sieht das Management des Asthmaanfalls bei Kindern über zwei Jahren aus?

Ein mittelschwerer Anfall liegt vor, wenn der Peak flow unter 80 % des Bestwertes sinkt, bzw. ein längerer Satz während eines Atemzuges nicht vollendet werden kann.

Ein schwerer Anfall, wenn der Peak flow unter 50 % des Bestwertes sinkt oder ein Unvermögen zu sprechen oder Nahrung aufzunehmen vorliegt.

Die Gabe eines β_2-Sympathomimetikums ist im akuten Anfall Mittel der ersten Wahl. Dabei sollte ein Dosieraerosol mit Spacer eingesetzt werden, möglichst mit Maske. Bei schwerem Asthma ist auch die Verabreichung über einen Inhalator oder Vernebler möglich. Die frühzeitige orale Gabe von Kortikosteroiden ist wichtig, um der Gefahr einer erneuten Verschlechterung vorzubeugen. Die Gabe sollte 1 bis 2 mg pro kg KG betragen. Bei Erbrechen kann es auch intravenös (durch den Notarzt) gegeben werden. Theophyllin ist bei Kindern üblicherweise nicht indiziert. Wenn überhaupt, sollte es Intensivstationen vorbehalten bleiben. Die routinemäßige Verabreichung von Antibiotika ist nicht indiziert.

Ab wann muss ein Kind mit Asthma stationär aufgenommen werden?

Generell sollte bei einem Peak-flow-Wert unter 30 % des persönlichen Bestwertes über längere Zeit eine stationäre Aufnahme angestrebt werden. Außerdem beim Versagen der o. g. Initialtherapie, z.B. wenn sich der klinische Zustand nach Gabe eines β_2-Sympathomimetikums nicht sofort deutlich gebessert hat.

20.3.4 Atopische Dermatitis im Kindesalter

> **FALLBERICHT**
>
> Julian, ein Säugling im Alter von knapp einem Jahr, wird Ihnen in der Praxis von der Mutter wegen starken Juckreizes vorgestellt. Julian kratze sich blutig. Sie könne es nicht mehr ertragen. Es müsse irgendetwas passieren.
> Bei Julian bestand ein ausgeprägter Milchschorf. Später zeigten sich Ekzeme in allen Beugefalten, insbesondere im Halsbereich, zuletzt auch auf dem Handrücken.

Sie kennen die Mutter bereits seit Jahren. Sie war auch schon als junges Mädchen in Ihrer Betreuung. Bei ihr besteht ein ausgeprägter Heuschnupfen. In der Anamnese fand sich vor der Pubertät ein kindliches Asthma. Sie wurde von ihrem Partner verlassen, als Julian drei Monate alt war, und wirkt seitdem sehr gestresst. Sie hat einen deutlichen sozialen Niedergang hinnehmen müssen und versucht, sich jetzt mit Gelegenheitsjobs über Wasser zu halten.

Julian ist ein quengeliges Kind, das an der Mutter hängt und ständig Gespräche stört. Die Mutter geht auf jede dieser Störungen ein und nimmt Julian häufig auf ihren Schoß.

Die Untersuchung zeigt folgendes Bild: Die Ekzeme zeigen eine deutlich Zunahme. Die Haut ist gerötet, rissig, an vielen Stellen entzündet und von zahlreichen Kratzartefakten entstellt. In den nicht akut entzündeten Bereichen ist die Haut verdickt und lichenifiziert. Der Windelbereich ist frei.

Welche Krankheit liegt vor? Wie häufig ist diese Krankheit?

Eine Neurodermitis oder ein atopisches Ekzem. Häufigkeit: 5–21 % aller Schulkinder sollen betroffen sein. In Industrienationen und Großstädten kommt die Erkrankung häufiger vor.

In welchem Alter beginnt die Erkrankung meist? Wie ist der Verlauf?

80 % der betroffenen Patienten erkranken im 1. Lebensjahr. In ca. 60 % der Fälle bildet sich die Erkrankung im Erwachsenenalter zurück, aber Rückfälle sind häufig.

Welche typischen klinischen Diagnosekriterien gibt es für diese Erkrankung?

Allgemein gebräuchlich sind die Diagnosekriterien nach Williams:

- obligates Hauptkriterium: ausgeprägter Juckreiz
- mindestens drei Nebenkriterien:
  - Ekzem mit typischem Verteilungsmuster (s. nächste Frage)
  - Beginn vor dem 2. Lebensjahr
  - trockene Haut
  - bekannte Atopien in der Familie (Verwandte 1. Grades).

An welchen Stellen entsteht typischerweise das Ekzem?

Häufig entsteht bei Kleinkindern der sog. Milchschorf am behaarten Kopf und an den Wangen, nach dem 2. Lebensjahr beginnt die Neurodermitis in den Beugefalten. Der Windelbereich ist typischerweise nicht betroffen. Häufig findet sich eine zweite Lidfalte.

Was ist Ihnen über die Ursache dieses Ekzems bekannt?

Die Ursache ist unklar!

Erbliche Veranlagung besteht in ca. 80 % der Fälle. Allergene oder Nahrungsmittel, gehobener sozialer Status, kleine Familien und häufiger Antibiotikagebrauch sollen das Erkrankungsrisiko erhöhen. Pathophysiologisch wird zur Zeit ein Modell favorisiert, in dem eine defekte bzw. unzureichende zelluläre Immunantwort (T-Zellsystem) auf der einen Seite und eine überschießende humorale Immunantwort vom Soforttyp auf der anderen Seite besteht, bei gleichzeitigem Defekt der Lipidbarriere der Haut.

Welche auslösenden Faktoren sind Ihnen bekannt?

Starkes Schwitzen, intensiver Stress, Allergenbelastung (kontrovers diskutiert), überwiegend Nahrungsmittel mit starken Gewürzen, säurehaltige Nahrung. Im jugendlichen Alter scheinen Inhalationsallergene zu überwiegen. Direkte Hautreize, eine trockene Haut, der Kontakt mit Detergenzien, bevorzugt beim Tragen von Wolle oder Synthetikstoffen und bei Superinfektionen der Haut, bevorzugt in den Wintermonaten.

20

Welche Vorstellungen haben Sie, wie Stress zu den typischen Symptomen führen kann?

Unter Stress (sympathomimetische Phase) kommt es zu einer überschießenden humoralen Immunreaktion und einer unzureichenden Reaktionsverarbeitung in der Haut mit vermehrter Ausschüttung von Entzündungsmediatoren. Dadurch entsteht eine Dermatitis. Nach dem Stress (parasympathomimetische Phase) entsteht im betroffenen Areal der Juckreiz, der zum Kratzen provoziert. Das Kratzen wird bis zum Schmerz als überlagerndem Phänomen durchgeführt. Dadurch entsteht der Circulus vitiosus auf der körperlichen Ebene, da erneut durch die offenen Wunden eine Entzündungsreaktion entsteht. Grundsätzlich führen das blutige Ekzem und der massive Juckreiz zu einem Höchstmaß an direkter Zuwendung zum Kind. Auch dies führt über die psychische Ebene zu einer Verstärkung der Symptome.

Wie ist das Therapiekonzept der Lokaltherapie?

Wichtiges Prinzip ist das Rückfetten in der entzündungsfreien Zeit z. B. durch Badezusätze oder die direkte Applikation von Olivenöl etc. Häufig sind in der hochakuten Phase bei blutigen Ekzemen lokale Kortisonapplikationen erforderlich. Eine Überlegenheit bestimmter Präparate gibt es jedoch nicht. Diese sollten jedoch nur kurzfristig angewandt werden. Des Weiteren gilt es, lokale Hautreize zu meiden, z. B. durch entsprechende Kleidung. Eine Hilfe ist schon erreichbar durch Wenden („auf links drehen") der Kleidung, damit die Synthetiknähte bei Baumwollkleidung außen liegen.

Welche Therapieprinzipien gibt es bei der allergenreduzierten Therapie?

Die Nahrung sollte allergenarm und säurearm sein. Eine ganz restriktive Ernährung scheint jedoch nur bei einigen wenigen Kindern von Vorteil zu sein. Die Umgebung sollte rauchfrei sein. Auch die entsprechende Verwendung von Raumtextilien sollte auf ein Mindestmaß beschränkt werden, um Allergene über Hausstaubmilben oder Tierhaare zu meiden.

Wie sieht das Therapiekonzept der psychischen Therapie aus?

In erster Linie besteht die Therapie in einer deutlichen Stressreduktion. Am erfolgreichsten sind klare Regeln mit einem Höchstmaß an Konsequenz, damit durch klare eindeutige Grenzziehung möglichst kein Stress beim Kind entsteht. Wichtig ist auch, dass Verstärkungen, wie Zuwendung bei massivem Juckreiz oder blutigen Ekzemen, eher vermieden werden sollen. Im Gegenteil sollte die Zuwendung völlig unabhängig vom Vorliegen von Symptomen erfolgen, was für die Eltern allerdings in der konsequenten Durchführung extrem schwierig ist.

LITERATUR

Berger M (Hrsg.): Diabetes mellitus. Urban & Fischer, München 2000
Hürter P, Danne Th: Diabetes bei Kindern und Jugendlichen. 6. Aufl. Springer, Berlin 2005
McDaniel S, Hepworth J, Doherty WJ: Familientherapie in der Medizin. Carl Auer Verlag, Heidelberg 1997
Peock K, Hacke W: Neurologie. 12. Aufl. Springer, Stuttgart 2006
Nationale Versorgungsleitlinie Asthma (2011): http://www.versorgungsleitlinien.de/themen/asthma/pdf/nvl_asthma_lang.pdf
Stricher (ed.): Handbook of Behavioral Neurobiology. Plenum Publishing Corp., New York 1990
Wabitsch M, Kunze D (2002): Leitlinien verabschiedet auf der Konsensus-Konferenz der Arbeitsgemeinschaft Adipositas im Kindes- und Jugendalter (AGA) am 4.10.2002: www.a-g-a.de
Wahn U, Seger R, Wahn V, Holländer GA (Hrsg.): Pädiatrische Allergologie und Immunologie. 4. Aufl. Urban & Fischer, München 2005

20.4 Soziokulturell vermittelte Störungen, Probleme, Übergriffe
C. Marzi

Vorbemerkung: In den vergangenen Jahren lässt sich eine bemerkenswerte Veränderung in der hausärzt-lich-familienärztlichen Betreuung von Kindern und Jugendlichen feststellen. Lange Zeit dominierten Be-handlung und Prophylaxe organischer, meist infektiöser, bisweilen akut lebensbedrohlicher Erkrankungen den Praxisalltag.

Heutzutage sind Früherkennung, Behandlung, Betreuung, Beratung bei folgenden Problemen mindestens genauso wichtig und machen ca. 40 % des Zeitaufwands aus:
- kindliche Entwicklungsstörungen
- psychosoziale Probleme
- Verhaltensstörungen
- Lernstörungen
- Teilleistungsstörungen (z. B. Sprachentwicklungsstörungen, Hörstörungen, Sehstörungen, Störungen von Fein- und Grobmotorik, Lese-Rechtschreibschwäche),
- psychiatrische Erkrankungen (Depression, affektive Störungen, Phobien, Angst-, Zwangs-, Essstörungen)
- Präventivmedizin (Vorsorgeuntersuchungen, Impfungen, Gesundheitsberatungen).

Für den Umgang mit akuten Erkrankungen kann man weitere 40 %, für die Betreuung chronisch kranker oder behinderter Kinder die restliche Zeit (20 %) veranschlagen.

Soziale Belastungsfaktoren wie elterliche Arbeitslosigkeit, Suchtkrankheiten, Trennung der Eltern, Über-fluss oder Armut, Medienüberflutung, kulturelle Unterschiede, Gruppendruck, sexueller Missbrauch, kör-perliche Misshandlungen, aber auch Verwahrlosung-Deprivation u. a. sind neue, Kinder krankmachende Faktoren in unserer Gesellschaft.

20.4.1 Leistungsabfall, Adynamie

FALLBERICHT

Die zwölfjährige Sabine sitzt mit ihrer Mutter zum wiederholten Male vor Ihnen. Es soll endgültig abgeklärt werden, warum das Mädchen im vergangen Jahr stark in ihren schulischen Leistungen nachgelassen hat und warum sie seit ca. einem Jahr vermehrt über Bauchschmerzen klagt. Die Stimmung der Mutter schwankt zwischen der Sorge, Sabine könne ernsthaft erkrankt sein, und dem Verdacht, Sabine täusche die Bauchschmerzen vor, um nicht in die Schule gehen zu müssen. Die Mutter verarbeitet ihre Unsicherheit und Ratlosigkeit, indem sie zunehmend Druck auf den Hausarzt ausübt und und zu weiterer Abklärung drängt.

An welche Ursachen sollten Sie differenzialdiagnostisch am ehesten denken? Begründen Sie Ihre Aussage. Bitte diskutieren Sie Für und Wider in Ihren Überlegungen.
Da Sabine keinen fassbaren Krankheitsgewinn durch ihre Bauchschmerzen zu haben scheint, im Gegenteil durch die häufigen Fehlzeiten beginnt, schulisch Nachteile einzustecken, die ihr wiederum familiären Druck einbringen, muss zunächst eine organische Ursache der Beschwerden ausgeschlossen werden. Es könnte eine chronisch rezidivierende Appendizitis, eine Ovarialzyste, eine Adnexitis oder eine verschleppte Harnwegsin-fektion vorliegen. Weniger häufig, aber nicht wirklich selten, treten bei älteren Schulkindern Gastritiden, Nephro- oder Cholezystolithiasis, Yersiniosen, Wurmerkrankungen, Meckel'sche Divertikel, ein M. Crohn, eine Colitis ulcerosa, Diabetes mellitus Typ I, Porphyrie, abdominale Lymphome oder eine Splenomegalie durch hämatologische Erkrankungen wie Leukämie auf.

Lässt sich keine organische Erkrankung feststellen, liegen funktionelle Bauchbeschwerden (synonym für Reizmagen, Reizdarm, Colon irritabile, Dyspepsie und andere Begriffe) vor, die häufig durch Leistungsdruck in Schule und Familie ausgelöst werden. Es kommt auch immer wieder vor, dass Kinder unbewusst durch Somatisierung mehr Aufmerksamkeit ihrer anderweitig sehr beschäftigten Eltern auf sich ziehen wollen.

Welche abwendbar gefährlichen Verläufe sind aktiv zu erkennen oder auszuschließen?

Alle genannten Erkrankungen müssen erkannt werden, da ein Nichterkennen zu akuten oder chronischen Komplikationen führen kann. Auch das Nichterkennen einer funktionellen Erkrankung ist längerfristig sehr ungünstig, da sich die ungelöste, da nicht erkannte, psychische Situation teufelskreisartig verschlimmert und auch den körperlichen Allgemeinzustand immer weiter reduziert (Chronifizierung).

Nennen Sie einige Schwierigkeiten, die sich für einen Hausarzt in der Diagnostik funktioneller Erkrankungen ergeben.

Da funktionelle und psychosomatische Erkrankungen im Kindes- und Jugendalter häufig sind und viele Kinder unter psychosozialen Belastungen leiden, muss der Hausarzt überaus vorsichtig sein, keiner falschen Fährte zu folgen und zu viel oder zu wenig Sekundärdiagnostik zu betreiben. Gerade hier hat der Haus- und Familienarzt die besten Chancen, da er Kind und Familie kennt, beobachtet, betreut.

Es gibt jedoch das Phänomen, dass sich psychosozial belastete Familien in dem Moment zurückziehen, in dem sie sich erkannt und durchschaut fühlen. Der Hausarzt wird evtl. gewechselt, er verliert die Einflussmöglichkeiten. Dies ist besonders gravierend und ungünstig, wenn Kindesmisshandlung/Kindesmissbrauch u. Ä. vorliegen könnten. Es muss also mit der vertrauensvollen Patient-Arzt-Beziehung ganz vorsichtig taktierend umgegangen werden (Beziehungsmedizin).

Wie gehen Sie hausärztlich weiter diagnostisch und therapeutisch vor?

Da die Beschwerden unter symptomatischer Therapie über ein Jahr nicht verschwunden sind, die Primärdiagnostik zwar viele Erkrankungen ausgeschlossen hat, aber auch keine Klärung ergab, sollte sich die Sekundärdiagnostik sofort anschließen.

> Bei der sofort durchgeführten Sonografie des Abdomens zeigt sich eine große Ovarialzyste (4 cm Durchmesser) mit inhomogenem Inhalt. Pankreas, Leber, Gallenwege, Gallenblase, Nieren, Milz, Uterus, Lymphknoten-Stationen und Gefäße sind unauffällig. Laborbefunde: Leukozyten 11.000/μl, CRP-Erhöhung auf 25 mg/l, die übrigen Werte sind im Normbereich.
> Sie überweisen Sabine zum Gynäkologen, der diesen Befund als operationsbedürftig einschätzt und Sabine ins Krankenhaus einweist. Sie wird am Folgetag laparoskopisch operiert, wobei eine große phlegmonöse Ovarialzyste rechts exstirpiert wird. Der postoperative Verlauf gestaltet sich unkompliziert. Sie wird nach kurzer Zeit entlassen und stellt sich zur Wund- und allgemeinen Nachbehandlung wieder in der Sprechstunde vor.

Was sind die hausärztlichen Aufgaben im weiteren Verlauf?

Der Hausarzt beobachtet kurzfristig, ob sowohl die direkten Operationsfolgen abklingen, als auch längerfristig, ob die Bauchschmerzen nicht mehr auftreten und die Schulprobleme wieder ins Lot kommen. Jeden zweiten Tag wird eine Wundkontrolle durchgeführt, ab dem 10. Tag können die Fäden gezogen werden (wenn keine resorbierbaren Fäden benutzt wurden). Der Schulbesuch ist meist nach 2 Wochen postoperativ wieder möglich. Schulsportfähigkeit besteht meist ab der 4. postop. Woche. Da eine komplizierte Adnexitis bei einem 12-jährigen Mädchen ungewöhnlich ist, muss der weitere Verlauf gut beobachtet werden.

> Sabine erholt sich gut von der laparoskopischen Operation. Nach 6 Wochen stellt sie sich mit Dysurie und Pollakisurie erneut vor und wird wegen der Harnwegsinfektion antibiotisch behandelt. Auf Nachfragen berichtet die Mutter, dass Sabine weiterhin häufig Unterbauchbeschwerden beklage und immer wieder in der Schule tageweise fehle. Auf den Arztbesuch habe sie verzichtet, da es ja „doch nichts bringe". Auf behutsames Nachfragen, ob die Mutter mittlerweile eine eigene Idee zur Ursache der Beschwerden habe, meint diese, „es könne doch mit der Pubertät zu tun haben", das

würde auch ihr Ex-Mann immer sagen. Auf weiteres, ruhiges Nachfragen stellt sich heraus, dass Sabine nach den Besuchs-wochenenden bei ihrem Vater oft traurig, ernst und unzugänglich sei. Sabine selbst reagiert, auf ihren Vater angespro-chen, abweisend und aufgeregt. Im weiteren Verlauf wird das Jugendamt eingeschaltet, juristisch wird der Kontakt zum Vater unterbunden, da sich der V. a. sexuelle Übergriffe durch den Vater erhärtet. Sabine stabilisiert sich nach jahrelanger Psychotherapie.

20.4.2 Verhaltensauffälligkeiten

FALLBERICHT

Eine Mutter kommt mit ihren beiden Söhnen (Martin, sieben Jahre und Hans, elf Jahre) in Ihre Praxis, da sich Hans zum wiederholten Mal eine Schädelprellung mit deutlicher Schürfwunde an der linken Schläfe zugezogen habe. Mitschüler hätten ihn auf dem Schulhof gestoßen und er sei gefallen. Die Mutter möchte nun ein ärztliches Attest.
Die Familie, die vor einem Jahr zugezogen ist, ist Ihnen durch mehrere Besuche in Ihrer Praxis bekannt. Sie wissen, dass Martin den Schulwechsel gut weggesteckt hat, Hans aber immer noch große Probleme in seiner neuen Klasse hat. Hans ist ein dünner, großer, blasser Junge, der schon mehrfach wegen einer obstruktiven Bronchitis bei Ihnen war.
Die Mutter erklärt Ihnen zum wiederholten Mal wild gestikulierend und lautstark, dass ihr Sohn ständig gehänselt würde, die Lehrerin – und überhaupt alle Lehrer an der Realschule – ungerecht seien, weshalb sie ihnen schon mehrfach „gehö-rig den Marsch geblasen hätte". Eigentlich habe sie ja keine Zeit, sich zu ärgern und auch noch zum Arzt zu gehen, da sie nach dem Umzug einen Kiosk übernommen habe. Während des Gesprächs nehmen die beiden Jungen lautstark und unbeeindruckt von den Schimpftiraden ihrer Mutter Ihr Sprechzimmer auseinander und inspizieren den Inhalt Ihres Müll-eimers. Sowohl die Mutter wie auch die Kinder sind von Konsultation zu Konsultation verhaltensauffälliger geworden.

Wie gehen Sie hausärztlich mit diesem Fall um?

Die Untersuchung, Behandlung und Dokumentation der Schädelprellung mit Schürfwunde bei bestehendem Tetanusschutz ist offensichtlich die Nebensache.

Es handelt sich um eine psychosoziale Konfliktlage ohne erkennbare Selbstregulation. Bei dem Kind be-steht der Verdacht auf eine Verhaltensstörung, ausgelöst durch familiäre Faktoren bei einer überforderten, nervösen, selbstbezogenen Mutter und erkennbaren erzieherischen Defiziten. Sollte der weitere Verlauf sich nicht positiv entwickeln, müssen regelmäßige stützende Gespräche mit Kind(ern) und Mutter über mögliche psychomentale Störungsfaktoren geführt werden (s. u.). Evtl. muss das Kind einem Schulpsychologen oder Kinder- und Jugendpsychiater vorgestellt werden.

Nennen Sie einige typische Symptome, die Sie als Indikatoren psychischer oder psychosozialer Störungen erkennen sollten.

Unruhe, Daumenlutschen, Nägelkauen, Tics, Phobien, Zwänge, Schlafstörungen, Schulverweigerung, Bett-nässen, Essstörungen, Aggressivität, Drogenkonsum, Delinquenz u. v. m. Aufmerksam werden sollte man bei rezidivierenden, dramatisch vorgetragenen Schilderungen über nosologisch nicht zusammenhängende Be-schwerdebilder. Die Körpersprachen von Kind und Eltern zeigen oft den Kontrollverlust in Richtung Depres-sion oder Manie. Bei übermäßig klagenden Müttern (seltener Vätern) muss auch an das Münchhausen-Stell-vertreter-Syndrom gedacht werden, bei dem psychisch kranke Mütter ihre Kinder manipulativ krank ma-chen (aktiv oder mit Worten). Hier nimmt das Kind Schaden durch viele unnötige diagnostische und thera-peutische Maßnahmen.

Was wissen Sie über die Prognose von Aufmerksamkeitsdefizit-Syndromen?

Aufmerksamkeitsdefizit-Syndrome mit oder ohne die genannten Symptome haben eine schlechte Prognose, wenn die Erkrankung nicht bald erkannt und psychologisch, psychiatrisch und medikamentös behandelt wird.

20

Wie sieht die hausärztliche Therapie aus?

Explorative Gespräche mit dem Kind und den Erziehungsberechtigten müssen die chronologische Entwicklung der Verhaltensstörung aufdecken, um evtl. Auslösefaktoren zu erkennen (z.B. Geburt eines Geschwisterkindes, Trennung der Eltern, neuer Partner der Mutter, Missbrauch, Schulwechsel, Tod eines Elternteils oder anderer Familienangehöriger). Als Koordinator der Therapie sorgt der Hausarzt für eine baldige *Zusammenarbeit* mit einem Kinder- und Jugendpsychologen oder -psychiater. Je nach Fortbildung des Hausarztes kann er im Rahmen der Fachkunde „Psychosomatische Grundversorgung" selber stützende therapeutische Gespräche und auch Entspannungstechniken durchführen. Die Zusatzbezeichnung „Psychotherapie" ermöglicht dem Hausarzt auch eigene systemische, verhaltenstherapeutische und tiefenpsychologische Maßnahmen.

Sehr häufig muss nicht nur das Kind, sondern die ganze Familie über Monate oder Jahre hinweg psychotherapeutisch betreut werden. Aber schon regelmäßige lösende, klärende, stützende, empathische Gespräche ohne psychotherapeutischen Anspruch helfen den betroffenen Kindern und Familien, die Phase der Instabilität besser zu überstehen (Beziehungsmedizin).

Wie therapieren Sie Aufmerksamkeitsdefizit-Probleme mit Hyperkinesie? Begründen Sie Ihre Aussage.

Beim hyperkinetischen Syndrom hat sich die medikamentöse Therapie mit Methylphenidat (Ritalin®) bewährt, jedoch nur in Kombination mit Psychotherapie bzw. Verhaltenstherapie. Methylphenidat heilt nicht, sondern lindert die Unruhe, damit das Kind der Verhaltenstherapie besser zugänglich ist und im Alltag (Schule!) wieder Fuß fassen kann. Wichtige Ziele der Psychotherapie sind Verbesserung der Selbststeuerung, Training sozialer Kompetenz, Stabilisierung der emotionalen Befindlichkeit, verträglicheres Kontaktverhalten, Steigerung des Selbstwertgefühls durch Erfolgserlebnisse.

Es ist eine Langzeitbehandlung nötig. Unter der Methylphenidattherapie müssen Größenwachstum, EKG und Leberwerte sowie das Blutbild regelmäßig kontrolliert werden.

> Sie führen mit der Mutter und ihrem älteren Sohn etliche Gespräche bei kleineren und größeren Anlässen und haben das Gefühl, Sie könnten alleine durch Ihre gute Beziehung Verständnis und Introspektion bei der Mutter bewirken, um beide für eine Psychotherapie zu motivieren. Dann verschwindet die Familie ganz plötzlich ohne Ankündigung aus Ihrem Einflussbereich. Sie sind ihnen wohl viel zu nahe gekommen. Ca. 2 Jahre später, Hans ist nun 13 Jahre alt, erscheinen Mutter und Sohn wieder in der Praxis und bitten um Hilfe. Hans ist mittlerweile in der Hauptschule gelandet, körperlich in schlechtem Allgemeinzustand. Unruhe, Konzentrationsstörungen, aggressive Ausbrüche machen ihn zum Außenseiter und Schulversager. Die Mutter hat ihren Kiosk aufgegeben, weil sie es nicht mehr schaffte, Familie und Kiosk unter einen Hut zu bringen. Sie habe viel nachgedacht und sei nun doch mit einer Psychotherapie für beide einverstanden. Leider verstreichen drei Monate, bis Sie geeignete Therapeuten in Ihrer Region finden; Hans wird neben der Verhaltenstherapie auf Methylphenidat eingestellt. Nach einem weiteren Jahr geht es Hans wesentlich besser. Er muss die Schule nicht verlassen und zeigt bessere Leistungen, kommt sozial wesentlich besser zurecht. Auch der Zustand der Mutter hatte sich fühlbar stabilisiert. Der hausärztliche Einsatz zuvor hat sich doch gelohnt.

20.4.3 Zustände nach traumatischen Erlebnissen

FALLBERICHT

> Jan, 13 Jahre, sitzt kleinlaut und verstimmt vor Ihnen. Er ist in Begleitung seiner Mutter, die sorgenvoll, ratlos und verunsichert ist. Jan fällt durch zunehmende Aggressivität, Antriebsüberschuss, Distanzlosigkeit, planlose Umtriebigkeit, übersteigertes Selbstwertgefühl, überhöhte Selbsteinschätzung bis hin zur Delinquenz auf. Er wurde beim „Kiffen" ertappt. Dass er raucht, akzeptiert seine Mutter mittlerweile stillschweigend. Er ist der Anführer einer Clique Gleichaltriger, die ihn wegen seines Wagemuts bewundern. Jetzt möchte die Mutter einen regelmäßigen „Drogentest" machen lassen, um Jan besser kontrollieren zu können. Jan habe in den letzten Wochen wiederholt impulsiv mit Selbstmord gedroht, was sie sich nur mit Drogenkonsum erklären könne.

Aus der erlebten Anamnese wissen Sie, dass Jan seinen Vater mit 5 Jahren unerwartet verloren hat. Der Vater war nach einem Myokardinfarkt beim morgendlichen Training mit seinem Rennrad gestürzt. Jan und sein älterer Bruder hatten seinen leblosen Körper nach langer Suche am Wegrand gefunden. Jan und seine Mutter waren danach über Jahre auffallend ruhig und beherrscht geblieben. Bis Jan anfing, wiederholt in tollkühnem Übermut beim Skaten, Rad fahren, Raufen zu verunglücken. Seine Mutter berichtet, sie habe mit Jan nie über den Tod seines Vaters sprechen können, und Jan habe auch nie gefragt. Die regelmäßigen Kontakte und körperlichen Untersuchungen, auch im Rahmen von Vorsorge und Impfungen, lassen eine organische Ursache seiner Verhaltensauffälligkeiten sehr unwahrscheinlich erscheinen. Rein organisch ist das Kind fit und vital.

Würden Sie organdiagnostische Maßnahmen einleiten? Begründen Sie Ihre Aussage.
Nein. Eine erneute Organdiagnostik würde auf die falsche Fährte führen.

Wie lautet Ihre Verdachtsdiagnose?
Es scheint sich am ehesten um eine posttraumatische Belastungsreaktion mit emotionaler Symptomatik und Schwierigkeiten, Gefühle wahrzunehmen und zu äußern, zu handeln.

An welche Differenzialdiagnosen müssen Sie denken?
An eine Anpassungsstörung, affektive Störung, Persönlichkeitsstörung oder eine manische Phase einer bipolaren Depression muss gedacht werden. Hier bestehen auch fließende Übergänge.

Bei Kindern von 10–11 Jahren betrug die Häufigkeit schwerer affektiver Störungen 0,14–1,5 % (N = 2.199, Rutter et al. 1976).

Ca. 20–40 % der Jugendlichen mit schwerer Depression entwickeln trotz Therapie innerhalb von 5 Jahren eine bipolare Störung.

Welche Maßnahmen ergreifen Sie? Begründen Sie Ihre Aussage.
Da bei schwerer psychischer Auffälligkeit Delinquenz und Suizidalität drohen, muss akut eine weitergehende Selbst- und Fremdgefährdung verhindert werden.

Eine stationäre Behandlung, am besten in einer kinder- und jugendpsychiatrischen Abteilung, ist notwendig. Sowohl der Mutter als auch dem Patienten muss klargemacht werden, warum eine solche intensive Maßnahme erforderlich ist, um beider Kooperation zu sichern. Dies muss in einem ausführlichen und verständlichen Gespräch erfolgen. Der Hausarzt muss dabei sein ganzes Gewicht im Rahmen der Beziehungsmedizin einbringen.

Wie hoch schätzen Sie die Rückfallquote?
Die Rückfallraten sind mit 40–70 % erschreckend hoch.

Wie verfahren Sie in weniger gravierenden Fällen?
In weniger gravierenden Fällen sollte möglichst umgehend eine ambulante Psychotherapie und eine Erziehungsberatung veranlasst werden. Hier ist die psychosomatische Grundversorgung durch den Hausarzt alleine sicher zu schwach, aber in Kombination mit spezialistischer Therapie eine gute Ergänzung.

Neben der Verhaltens-/Psychotherapie müssen bei gesicherten psychiatrischen Diagnosen meist Medikamente eingesetzt werden (Antidepressiva, wie selektive Serotonin-Wiederaufnahmehemmer, Neuroleptika, Sedativa). Persönlichkeitsstörungen sind Medikamenten nicht, gelegentlich aber sozialem Training zugänglich.

Worin liegt die Aufgabe des Hausarztes beim Umgang mit psychisch gestörten jungen Patienten?
Die Aufgabe des Hausarztes liegt in Früherkennung und Langzeitbetreuung psychisch gestörter junger Patienten, Stützung und Beratung der belasteten Familien und Überweisung an bzw. Konsultation von speziali-

20

sierten Zentren, wenn nötig (Koordinationsfunktion). Sozialmedizinische Aufgaben des Hausarztes für seine psychisch kranken jungen Patienten sind Beratung zur Berufswahl, genetische Beratung, Antrag auf Minderung der Erwerbsfähigkeit beim Versorgungsamt bzw. auf Rente.

20

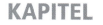

21

M. Küster

Patienten mit akuten und chronischen Schmerzen

Inhalt

21.1 Therapeutische Überlegungen

21.1.1 Grundlagen zum Schmerzverständnis

FALLBERICHT

Ein 52-jähriger, adipöser, seit 1 Jahr arbeitsloser Bürokaufmann leidet seit 8 Jahren an Diabetes mellitus IIb. Vor 3 Jahren sollte er bereits auf Insulin eingestellt werden, lehnte dies aber trotz der Bemühungen des Hausarztes aus „Angst vor der Spritzerei" rigoros ab. Seit 6 Monaten quälen ihn teils unerträgliche, brennende Taubheitsgefühle an beiden Füßen. Nachts seien die Beschwerden besonders ausgeprägt. Vor 3 Wochen kam ein Geschwür am Fußballen dazu, dem er bisher wegen nur geringer Schmerzen kaum Beachtung geschenkt hat.

Wie können Sie einer Chronifizierung diabetisch-polyneuropathischer Schmerzen entgegenwirken?

- frühzeitige konsequente Therapie der polyneuropathischen Schmerzen mit Analgetika und, je nach Symptomatik, mit entsprechenden „Neuromodulatoren", z. B. mit Amitriptylin, Carbamazepin, Gabapentin, Pregabalin oder Duloxetin. Eine ischämische Komponente ist abzuklären bzw. auszuschließen.
- konsequente Therapie des Diabetes mellitus (Gewichtsabnahme, körperliche Bewegung, Diät, normnahe Blutzucker-Einstellung).

Nennen Sie eine geläufige Definition des Begriffs „Schmerz".

Eine Definition des Begriffs „Schmerz" ist aufgrund seiner Multidimensionalität sehr schwierig. Die weitestgehende Definition stammt von der IASP (International Association for the Study of Pain): „Schmerz ist ein unangenehmes Sinnes- und Gefühlserlebnis, das mit aktueller oder potenzieller Gewebsschädigung verknüpft ist oder mit Begriffen einer solchen Schädigung beschrieben wird. Schmerz ist immer subjektiv" (IASP 1979).

Die internationale Gesellschaft zum Studium des Schmerzes (International Association for the Study of Pain, IASP) hat ihren Sitz in Seattle, USA, wurde 1973 gegründet und hat 15.000 Mitglieder aus über 120 Ländern.

Wie wird der physiologische Schmerz von der Peripherie zum Gehirn geleitet?

Die Schmerzleitung von der Peripherie zum Gehirn (aufsteigende Bahnen) verläuft folgendermaßen:

Gewebeschädigung/Entzündungsreaktion → Freisetzung körpereigener, schmerzauslösender (algogener) Substanzen (z. B. Serotonin, Acetylcholin, Histamin, H^+- und K^+-Ionen) und Bildung von Prostaglandinen und Kininen → Erregung bzw. Sensibilisierung von Schmerzrezeptoren (Nozizeptoren) → Entstehung von Aktionspotenzialen → Weiterleitung der Aktionspotenziale aus der Peripherie über schnell leitende A-δ-Nervenfasern (epikritischer Sofortschmerz) und langsam leitende C-Fasern (protopathischer Zweitschmerz) → Umschaltung des ersten Neurons auf das zweite Neuron im Rückenmark (WDR-Neuron, Wide-Dynamic-Range-Neuron) → Kreuzung zur Gegenseite und Aufstieg über den kontralateralen Vorderseitenstrang zu den Thalamuskernen im Gehirn, hier Umschaltung auf das dritte afferente Neuron → vom Thalamus aus bestehen Verbindungen, z. B. zum Hirnstamm (Atem- und Kreislaufzentrum), zum somatosensorischen Kortex (Lokalisation des Schmerzes), zum limbischen System (Bewertung des Schmerzes) und zur Hypophyse (β-Endorphin-Freisetzung).

Die Schmerzleitung und -verarbeitung kann im ZNS auf verschiedenen Ebenen moduliert werden: *physiologisch* (z. B. durch Ausschüttung von Endorphinen, Serotonin, GABA) oder *schmerztherapeutisch* (Pharmakotherapie, Elektrostimulation, „therapeutische Deafferenzierung" (z. B. durch Neurolysen oder Nervenblockaden)). Es werden dabei zwei grundsätzlich unterschiedliche körpereigene Schmerzhemmsysteme unterschieden: auf Rückenmarksebene das System der *„segmentalen Hemmung"* (Endorphine, Gamma-Aminobuttersäure [GABA] etc., Mikroglia) sowie das System der *„deszendierenden Hemmung"* über noradrenerge und serotoninerge Bahnen. Die Ausschüttung der beiden Transmitter am synaptischen Spalt reguliert die Weiterleitung von Schmerzimpulsen vom ersten auf das zweite afferente Neuron.

Wie können Schmerzen nach ihrer Ätiologie eingeteilt werden? Nennen Sie Beispiele und Behandlungsoptionen.

- **Nozizeptorschmerz:** Bei einer traumatischen, entzündlichen, ischämischen oder tumorösen Gewebeschädigung werden Nozizeptoren (= Schmerzrezeptoren), die in Haut, Muskulatur, Knochen und Eingeweiden liegen, direkt durch bei Gewebeschädigung freigesetzte algogene Substanzen erregt.
  → Typische Indikation für Analgetika vom Typ der NSAR.
- **viszeraler Schmerz** (Sonderform des nozizeptiven Schmerzes): Der Entstehungsort liegt z. B. im Brust- und Bauchraum. Meist ist der Schmerz dumpf, tief, schlecht lokalisierbar (z. B. verdrängende Tumoren, Herzinfarkt, Kapselschmerz bei Lebererkrankungen). Auch hier sollte man Analgetika vom Typ der NSAR verwenden und ggf. bei Kapselspannung von Organen durch KortiKoide ergänzen.
- **neuropathischer Schmerz** gilt als krankhafte Schmerzform. Infolge direkter Schädigung von Nervenstrukturen in ihrem Verlauf kommt es auch ohne Erregung von Nozizeptoren zur Schmerzempfindung im Versorgungsgebiet. Das schmerzauslösende Aktionspotenzial entsteht im entsprechenden peripheren (ersten) Neuron oder im zentralen Nervensystem (zweites oder drittes Neuron). Auslöser der Schmerzempfindung sind z. B. Bandscheibenvorfall, Karpaltunnelsyndrom, Polyneuropathien oder Trigeminusneuralgie.
  Eine Therapie erfolgt v. a. mit „Neuromodulatoren", wie z. B. bestimmten Antidepressiva und Neuroleptika. Nerven-„Blockaden" mit einem Lokalanästhetikum und frühzeitig eingesetzte Opioide sind weitere Optionen. Klassische Analgetika vom Typ des NSAR haben meist wenig Erfolg. Eine chirurgische Ursachenbehebung ist nicht immer möglich.
- **Deafferenzierungsschmerz** (Sonderform des neuropathischen Schmerzes): nach Nervendurchtrennung (z. B. Phantomschmerz, PNP, postzosterische Neuralgie). Häufig anfallsartiger, brennender, einschießender Charakter
  → Therapie v. a. mit „Neuromodulatoren" vom Typ der Antikonvulsiva (Carbamazepin, Clonazepam, Gabapentin), Antidepressiva (Amitriptylin) oder mit Kortikosteroiden, TENS, Opioiden
- **reflektorischer Schmerz: durch Muskelverspannung:**
  → Eigenständiger Schmerztyp: Der Schmerz entsteht durch einen muskulären Gewebeschaden mit nachfolgender Ischämie, beginnt nach einmaliger oder repetitiver Überlastung oder nach extensiver Überdeh-

nung des Muskels (z. B. Schleudertrauma) oder direktem Trauma des Muskels. Wir finden sog. Trigger-punkte (innerhalb eines Muskels befindliche, tastbare erbsen- bis bohnengroße Knoten, die das Korrelat eines hypoxisch, viskoelastisch lokal erhöhten Tonus durch Kontraktur weniger Muskelfasern sind), „Taut-Bänder" (verkürzt und verspannt gestrafftes Muskelfaserbündel im Bereich eines Triggerpunkts), übertragenen Schmerz (physiologische Belastung oder Druck lösen lokalen und fortgeleiteten Schmerz mit typischem Ausbreitungsmuster), das „jump sign" (schnelle unwillkürliche Ausweichbewegung nach schmerzhafter Triggerpunktstimulation) und eine schneller Reduktion der Schmerzen nach spezifischer Triggerpunkttherapie (z. B. Neuraltherapie).
- Eine entscheidende Komponente bei der Entstehung von Muskelschmerzen sind im Gegensatz zum Nozizeptorschmerz zusätzliche afferente Impulse aus Dehnungsrezeptoren und Muskelspindeln, die reflektorisch die zunehmende lokale Muskeltonuserhöhung als Ausdruck des muskulären Gewebeschadens bewirken.
- Schmerz als **Somatisierungsstörung, somatoforme Schmerzstörung** : Neigung, körperliche Beschwerden (z. B. Schmerzen) als Antwort auf psychosoziale Belastungen zu erfahren und zu vermitteln und medizinische Hilfe dafür in Anspruch zu nehmen. Die inadäquate Fokussierung auf körperliche Symptome dient dazu, psychosoziale Probleme zu verleugnen. Die Behandlung ist schwierig. Manchmal gelingt sie durch Änderung der Lebensführung und psychologisch-psychotherapeutische Verfahren, ggf. unterstützend durch Psychopharmaka.

Wie kommt es zur Ausbildung eines „Schmerzgedächtnisses"?

Dazu besteht folgende Vorstellung: Werden Schmerzen nicht von Beginn an konsequent behandelt, können auf zellulärer Ebene bleibende Veränderungen im ZNS resultieren (sog. Neuroplastizität). Dabei kommt es sowohl zu Veränderungen am Nozizeptor (Phosphorylierung von Natriumkanälen) als auch zu Veränderungen an den Umschaltstellen vom ersten zum zweiten und den weiteren Neuronen. Am WDR-Neuron z. B. bilden sich vermehrt Ionenkanäle und Rezeptoren aus, die schon bei schwachen Reizen oder ohne jeglichen Reiz Schmerzsignale an das Gehirn weiterleiten. Auch die Mikroglia scheint eine entscheidende Bedeutung bei der Chronifizierung auf Rückenmarkebene zu spielen. Weitere Störungen können hinzukommen, z. B. ein insuffizientes Endorphinsystem. Um diese Verselbstständigung des Schmerzes zu vermeiden, ist eine frühzeitige, konsequente Schmerztherapie geboten.

Was sind Zeichen und Folgen einer Chronifizierung von Schmerzen?

Nach der Definition der IASP wird ein Schmerz als chronisch bezeichnet, der den zu erwartenden Zeitraum, in dem üblicherweise eine Heilung stattfindet, überdauert. Bei chronischen Schmerzen kann es zu unterschiedlicher und wechselnder Lokalisation kommen, bei einem hohen Chronifizierungsgrad schwankt die Schmerzintensität nur noch gering oder besteht ein Dauerschmerz, gelegentlich auch ein Ganzkörperschmerz (Panalgesie). Dies führt zu teils massiven psychosozialen Beeinträchtigungen in der Lebensführung des Patienten. Die Patienten wechseln oft den Arzt, es kommt zu einer Häufung schmerzbedingter Krankenhausaufenthalte, Operationen und Reha-Maßnahmen. Definitionen, nach denen „chronische Schmerzen" erst dann bestehen, wenn sie mindestens 6 Monate vorliegen, sollten abgelehnt werden.

Was sind die häufigsten Beschwerden in der deutschen Bevölkerung?

Schmerzen zählen zu den häufigsten Symptomen überhaupt. In einer Rangliste der zehn häufigsten Beschwerden in der deutschen Bevölkerung (Prävalenz im Jahr 2004) rangieren Kopf- (69,4%), Rücken-(63,5%) und Nackenschmerzen (52,3%) auf den ersten drei Plätzen. Dahinter folgen Symptome wie Müdigkeit, Mattigkeit, Schlafbedürfnis und Gliederschmerzen (European Pain Survey 2004).

Wie hoch schätzen Sie den Anteil von Schmerzpatienten bei niedergelassenen Ärzten?

Der Anteil der Patienten mit akuten und chronischen Schmerzen bei niedergelassenen Hausärzten liegt bei ca. 25%. Chronische Schmerzen am Skelettsystem (ca. 65%) machen den wesentlichen Anteil von Schmerz-

21

zuständen in der Allgemeinarztpraxis aus; die größte Untergruppe bilden Patienten mit Rückenschmerzen (Sohn und Heringshaus 1996).

Nennen Sie die Elemente einer Schmerzanamnese beim chronischen Schmerz.
- biografische Daten, biopsychosoziale Anamnese und bisherige Diagnostik
- Angaben zum Schmerz: Lokalisation (evtl. mit Skizze), Dauer und Verlauf, Qualität, Intensität (immer mittels visueller oder verbaler Ratingskalen [Maßzahlen] mit einer Skalierung von 0–10, Dokumentation der Schmerzen in Schmerzfragebögen oder Schmerztagebüchern), Abfragen dieser Werte bei jeder Konsultation
- Begleitsymptome
- Verhalten bei Schmerz inkl. Exploration der Stimmungslage
- bisherige Behandlungsmethoden (auch Selbstmedikationen), deren Erfolge und Misserfolge
- Erhebung einer Fremdanamnese wenn möglich, besonders bei V. a. somatoforme Schmerzstörungen.

21.1.2 Nichtpharmakologische Optionen

FALLBERICHT

Eine 37-jährige Arzthelferin entwickelte nach der Trennung von ihrem Freund Rückenschmerzen, die sie ausschließlich mit Analgetika zu kupieren versuchte. Die Schmerzen breiteten sich aus, wechselten die Muskelgruppen. Vegetative Störungen (Schwitzattacken), permanente Müdigkeit, Schlafstörungen, Kopfschmerzen, Antriebs- und Störungen im psychosozialen Verhalten (wechselnde Beziehungen, permanente Unzufriedenheit etc.) traten hinzu. Sämtliche organische Untersuchungen ergaben keinen pathologischen Befund, sodass sich die Diagnose einer Fibromylagie nach den S-III-Leitlinien (2012) stellen ließ.

Welche nichtpharmakologischen therapeutischen Optionen haben Sie?
- Patientin über Genese und Prognose der Erkrankung ausführlich aufklären, z. B. dass keine Gelenkdestruktionen oder Lähmungen zu befürchten sind, Setzen realistischer Therapieziele; auch Aufklärung darüber, dass es sich wie z. B. beim Diabetes um eine lebensbegleitende Erkrankung handelt, um die sich die betroffenen Patienten auch lebenslang kümmern müssen.
- therapeutisches Bündnis mit der Patientin schließen, dem Ärztehopping entgegenwirken
- Krankengymnastik zur Verbesserung der Beweglichkeit der HWS, Schulter- und Kniegelenke, v. a. aber zum Erlernen geeigneter Heimgymnastik
- mind. zweimal wöchentlich sportliches körperliches Ausarbeiten (Erschöpfungssport)
- ggf. Thermotherapie (Wärme), Infrarotbehandlungen (Kabine)
- Schmerzbewältigungstraining und Entspannungsverfahren, z. B. progressive Muskelrelaxation nach Jacobson (PMR)
- unabdingbar im Therapiekonzept: psychologische Verfahren, insbesondere Verhaltenstherapie
- transkutane elektrische Nervenstimulation (TENS).

Wie erklären Sie der Patientin die progressive Muskelrelaxation nach Jacobson?
Sie dient dem Abbau von Stress und soll den Teufelkreis durchbrechen: Schmerz – Verspannung – Vermeidungsverhalten – Angst – Depressionen – mehr Schmerz. Die Selbstwahrnehmung für körperliche Vorgänge wird gefördert.

Ablauf: In entspannter Lage wird zunächst unter Anleitung, beginnend an Händen, Unter- und Oberarmen, Muskelgruppe für Muskelgruppe bewusst angespannt und wieder entspannt. Nach kurzer Einführung kann die progressive Entspannung meist schnell selbstständig durchgeführt werden (z. B. mithilfe von Tonbandkassetten). Hilfreich ist immer das Erlernen dieses Verfahrens in Gruppen.

Welches andere Entspannungsverfahren könnten Sie der Patientin anbieten? Welche Voraussetzung müsste sie dazu haben?

Autogenes Training, katathymes Bilderleben, Bilderreise. Voraussetzungen sind gutes Vorstellungsvermögen, erhöhte Suggestibilität und positive Grundeinstellung zum Verfahren. Progressive Muskelrelaxation eignet sich eher für rational betonte Schmerzpatienten.

Bei welchen Patienten denken Sie im Rahmen der Schmerztherapie an psychologische Behandlungsverfahren? Begründen Sie Ihre Aussage.

Generell können alle Patienten mit chronischen Schmerzen von schmerzpsychologischer Diagnostik und Behandlung profitieren, ohne dass eine psychische Erkrankung im eigentlichen Sinne vorliegen muss. Das biopsychosoziale Schmerzmodell postuliert (hypothetisch) somatische, psychische und soziale Faktoren bei der Entstehung und Aufrechterhaltung von chronischen Schmerzen. Durch ein multidimensionales Therapiekonzept soll versucht werden, auf alle Bestandteile dieses Regelkreises einzuwirken. Nicht selten fördert der Kontrollverlust über den Schmerz Angst und Depression, die es gilt z. B. durch „Schmerzbewältigungsstrategien" (psychologische Schmerztherapie) zu durchbrechen. Zwingend erforderlich ist die Psychotherapie bei primär somatoformen und somatisierenden Schmerzstörungen sowie der Fibromyalgie.

Wie wird nach bisherigem Wissen die Wirkung von TENS und Akupunktur erklärt?

Es kommt zu einer Beeinflussung segmentaler Hemm-Mechanismen (die Aktivierung von A-β-Fasern, die Berührungs- und Druckempfinden vermitteln, führt zur Aktivierung hemmender Interneurone) und zur Stimulation der zentralen Endorphinfreisetzung. Diese Verfahren sind Gegenstimulationsverfahren.

Welche physikalischen Therapiemaßnahmen kennen Sie?

Thermo-, Kryo-, Elektrotherapie (Kurzwelle, Mikrowelle, Stangerbad u. a.), Ultraschall, Vibrationsplatte.

In welchen Fällen ist die Thermotherapie indiziert, in welchen Fällen kontraindiziert?

Indiziert ist sie z. B. bei Myalgien, chronischen Gelenkerkrankungen und Insertionstendinopathien, kontraindiziert bei akuten, entzündlichen Erkrankungen, Dermatosen und den meisten Tumoren.

Bei welchen Schmerzzuständen können Sie Kryotherapie einsetzen?

Bei postoperativen Reizzuständen, akuten Verletzungen, Muskelverspannungen und entzündlichen Prozessen, teilweise bei radikulären Schmerzen.

Welche Wirkungen zeigt eine Behandlung mit Ultraschall?

Sie wirkt durchblutungsfördernd, muskelrelaxierend und analgetisch.

Empfehlen Sie Ihren chronischen Schmerzpatienten außer Entspannungsverfahren weitere aktive Maßnahmen?

Ja! Bei der Therapie chronischer Schmerzen sollten möglichst immer aktive Therapiemaßnahmen bevorzugt oder ergänzend eingesetzt werden, z. B. Krankengymnastik, insbesondere bei chronischen muskuloskelettalen Schmerzen. Besonders wichtig sind aber die aktivierenden Maßnahmen, die der Patient täglich und selbstständig zu Hause anwenden kann, Eigengymnastik, Übungen mit Thera-Band oder Flexi-Bar etc.

Worin liegt das Problem der aktiven Maßnahmen bei chronischen Schmerzpatienten?

Schmerzpatienten fürchten – nicht immer zu Unrecht – eine Verschlechterung durch körperliche Anstrengung. Leider ziehen dadurch viele Patienten passive Verfahren wie Lokalanästhesien, Massagen, Bäder und Analgetikaeinnahme vor. Gerade dieses Vermeidungsverhalten ist jedoch ein Schritt im Circulus vitiosus der Entstehung chronischer Schmerzen.

21

21.1.3 Peripherer und zentraler Angriff von Analgetika des WHO-Stufenschemas

Nach welchem Ordnungsprinzip werden Schmerzmittel unter klinischem Aspekt eingeteilt?
- Nichtopioidanalgetika (antipyretische Analgetika)
- Analgetika vom Opioid-Typ
- über andere Mechanismen analgetisch wirkende Substanzen.

Wie sieht das Stufenschema der Weltgesundheitsorganisation (WHO) aus? Nennen Sie Beispiele von Medikamenten zu den einzelnen Stufen.
Ursprünglich für die Therapie von Tumorschmerzen (1996) entwickelt, gilt das Stufenschema mit einigen Modifikationen auch für die Behandlung von Nichttumorschmerzen.
   Eine Übersicht über das Stufenschema bietet ➤ Abbildung 21.1.

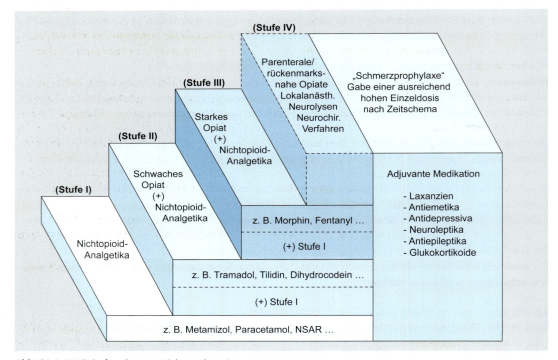

Abb. 21.1 WHO-Stufenschema zur Schmerztherapie

Was sollten Sie generell vor oder in Verbindung mit einer Analgetikatherapie beachten?
- Die Möglichkeiten einer kurativen Therapie sind zu prüfen, z. B. die Hüftoperation bei Koxarthrose.
- Die Motivation des Patienten zur Mitwirkung und Mitverantwortung soll gefördert werden, z. B. durch Aufklärung und Wissensvermittlung über die Genese des Schmerzes, gemeinsames Aufstellen von Behandlungsstrategien und -zielen.
- Die Möglichkeiten nichtmedikamentöser Behandlungsformen sollten geprüft und mit dem Patienten besprochen werden.
- Chronische Schmerzzustände werden multidimensional behandelt, z. B. durch Anleitungen zu aktiven Bewegungsübungen, durch physikalische Therapie, Entspannungsverfahren, Schmerzbewältigungstrainings, Regionalanästhesie etc.

Nennen Sie einige Details der medikamentösen Schmerztherapie: Beste Applikationsform, Analgetika für akute und chronische Schmerzen, Kombinationsschmerzmittel, Einnahmehilfe und Kontrolle.

- Nichtinvasiven Therapieformen (oral, sublingual, rektal oder transdermal) ist der Vorzug zu geben.
- Die Auswahl des Analgetikums soll sich nach der zugrunde liegenden Pathophysiologie des Schmerzes richten.
- Bei *akuten* Schmerzen sind Pharmaka mit relativ kurzer Wirkungsdauer und schnellem Wirkungseintritt indiziert, die nach Bedarf gegeben werden können.
  Bei sich intermittierend akut verstärkenden chronischen Schmerzen sollte man zusätzliche Bedarfsmedikation mit schnellem Wirkungseintritt verordnen, z. B. zur Einnahme vor körperlicher Belastung.
- Bei *chronischen* Schmerzen sind lang wirkende Substanzen oder Retardpräparate einzusetzen. **Cave:** Insbesondere bei älteren Menschen Kumulationsgefahr berücksichtigen! Dabei niemals die Schmerzspitzenmedikation vergessen, für die orientierend gilt: ca. ⅕ bis ⅙ der durchschnittlichen Tagesdosis des Retardpräparats. Dabei sind die Einnahmehäufigkeit zu notieren und bei regelmäßiger Einnahme der Schmerzspitzenmedikation diese eventuell auf die Tagesdosis der Retardpräparate umzulegen.
- Der Therapieplan sollte mit dem Patienten erläutert und stets in schriftlicher Form mitgegeben werden. Die Medikamente werden bei *chronischen* Schmerzen nach einem Zeitplan entsprechend ihrer Wirkungsdauer eingenommen.
- Es gibt nur wenige sinnvolle Kombinationspräparate, z. B. auf Stufe II die Kombination von Kodein und Paracetamol. Es sollte auf Monopräparate zurückgegriffen werden, da diese bezüglich des Wirk- und Nebenwirkungsprofils überschaubarer sind, eine bessere Steuerung ermöglichen und das Abhängigkeitsrisiko vermindern. Kombinationspräparate von Analgetika mit Barbituraten, Ascorbinsäure oder Koffein sind heute obsolet bzw. ohne rationale Begründung. Der Einsatz sogenannter Koanalgetika sollte jedoch stets bei speziellen chronischen Krankheitsbildern bedacht werden.
- Vor Präparate- oder Stufenwechsel ist es sinnvoll, die Einzel- bzw. Tagesdosis unter Berücksichtigung der Nebenwirkungen bis zur zugelassenen Maximaldosis zu erhöhen, soweit keine Kontraindikationen bestehen.
- Bei unbefriedigendem analgetischem Effekt soll der Therapeut Indikation und Diagnose überdenken, ggf. die analgetischen Maßnahmen modifizieren und potenziell chronifizierende psychosoziale Risikofaktoren ausschließen.
- Unkritische Langzeitverschreibungen und nichtsteroidale Antirheumatika (= NSAR oder NSAD) in der Langzeittherapie sind zu vermeiden.

Stellen Sie kurz den Wirkmechanismus der Nichtopioidanalgetika dar.

Paracetamol, ASS, Ibuprofen und Diclofenac sowie verwandte Wirkstoffe entfalten ihre analgetische Wirkung in der Körperperipherie, einige Substanzen haben auch zentrale Effekte der Schmerzbeeinflussung. Offensichtlich greifen sie aber nicht am Opiatrezeptor an, daher werden sie Nichtopioidanalgetika genannt. Durch die nichtsteroidalen Antirheumatika (NSAR) – in geringem Ausmaß auch durch die nichtsauren Analgetika – kommt es zur Hemmung der Bildung von Entzündungsmediatoren (Serotonin, Bradykinin, Histamin und Prostaglandine). Die Nichtopioide haben eine unterschiedlich ausgeprägte antiphlogistische, analgetische und antipyretische Wirksamkeit. Metamizol wirkt auch spasmolytisch auf die glatte Muskulatur und dämpft die zentrale Schmerzperzeption, zudem aktiviert es auch die deszendierende Schmerzhemmung. Eine Sondergruppe stellen die Nichtopioidanalgetika ohne antipyretische und antiphlogistische Wirkung dar: Flupirtin und Nefopam.

Welches sind die Hauptwirkungen der Nichtopioide?

Eine Übersicht über die Hauptwirkungen der Nichtopioide bietet ➤ Tabelle 21.1.

Tab. 21.1 Hauptwirkungen der Nichtopioide bei äquipotenter Dosierung

Substanz	analgetisch	antiphlogistisch	antipyretisch	spasmolytisch
NSAR (z. B. Diclofenac, Ibuprofen)	++	+++	+	−
Salizylate (ASS)	++	+	++	−
Anilinderivate (Paracetamol)	+	(+)	++	−
Pyrazolonderivate (z. B. Metamizol)	++	+	+++	+
selektive COX-2-Hemmer (z. B. Rofecoxib, Celecoxib)	++	+++	+	−
Flupirtin, Nefopam	++	−	−	muskelrelaxierend

+ Stärke der Wirksamkeit (von gering + bzw. mit Einschränkung [+] bis stark wirksam +++)

− keine Wirkung

Welches sind typische therapeutische Einsatzgebiete für NSAR?
Sie sind Mittel der Wahl bei entzündlichen Schmerzen und Reizzuständen, Tumorschmerzen, insbesondere bei osteoklastischen Knochenmetastasen. Bei akuten Schmerzen sind NSAR mit kurzer HWZ (Diclofenac, Ibuprofen) zu verordnen, für längerfristige Medikation sind NSAR mit längerer HWZ (Naproxen, Piroxicam) günstiger. ASS sollte gar nicht eingesetzt werden. Ist ein längerer Einsatz geplant, so sollten wegen des günstigeren Nebenwirkungsspektrums COX-2-Hemmer eingesetzt werden.

Welches sind typische unerwünschte Arzneimittelwirkungen der NSAR?
Magenschmerzen, Übelkeit, Ulzerationen bis zu lebensbedrohlichen Blutungen (**cave:** gleichzeitige Einnahme oraler Antikoagulanzien!), Hautreaktionen, Hemmung der Thrombozytenaggregation, Blutbildveränderungen, Störungen der Nierenfunktion, Ödemneigung, Elektrolytstörungen, Blutdruckerhöhung, Lebertoxizität, pseudoallergische Reaktionen mit Bronchospasmus.

Welche nichtsauren antipyretischen Analgetika kennen Sie?
Metamizol, Paracetamol.

Welcher Effekt steht bei den nichtsauren antipyretischen Analgetika im Vordergrund?
Der analgetische und nicht der antiphlogistische Effekt.

Wie erklärt sich ihre analgetische Wirkungsweise?
Ihre analgetische Wirkungsweise ist nicht ganz geklärt. Zunächst wurde angenommen, dass beide Substanzen die Prostaglandinsynthese in der Umgebung aktivierter Nozizeptoren hemmen und eine ausschließlich periphere Wirkung haben. In den letzten Jahren mehren sich jedoch Hinweise auf zusätzliche zentrale Angriffspunkte beider Analgetika (s. o.), z. B. COX-2-Hemmung im ZNS durch die nichtsauren antipyretischen Analgetika.

Welches sind typische therapeutische Einsatzgebiete und Probleme von Paracetamol?
Wegen seiner guten Verträglichkeit ist Paracetamol bei Patienten mit gastrointestinalen Problemen eine Alternative zu den NSAR und auch für Kinder geeignet. Wegen seiner Nebenwirkungen sollte Paracetamol jedoch zeitlich begrenzt und sparsam eingesetzt werden. Paracetamol birgt ein kumulativ hepatotoxisches sowie nephrotoxisches Risiko bei hohen Dosen oder bei langfristiger Applikation. Insbesondere ist bei Vorschädigung der Leber auf Metamizol zu wechseln. Die zugelassene Tagesmaximaldosis (ca. 30 mg/kg KG) ist nicht zu überschreiten.

Welches sind typische Anwendungsgebiete und unerwünschte Arzneimittelwirkungen von Metamizol?
Metamizol findet wegen seiner spasmolytischen Komponente auch Einsatz bei kolikartigen und bei Krebsschmerzen als Alternative zu den schwach wirksamen Opiaten, zudem wirkt es weit besser bei viszeralen Schmerzen als alle anderen Nichtopioidanalgetika.

Sehr selten tritt eine Agranulozytose auf und wird fast ausschließlich nach rascher und unverdünnter intravenöser Gabe beobachtet, daher ist diese Applikationsform nicht zugelassen.

Wonach sollte sich der Einsatz unterschiedlicher NSAR in der Schmerztherapie richten?
Hinsichtlich ihrer analgetischen Potenz ergeben sich kaum Unterschiede, daher erfolgt die Auswahl unter Berücksichtigung der Nebenwirkungen und pharmakokinetischer Aspekte. Bei nicht zufriedenstellender Wirkung eines NSAR kann durch einen Wechsel zu einem anderen NSAR keine Problemlösung erwartet werden. Der therapeutische Stellenwert der COX-Hemmer v. a. bei chronischen Schmerzen muss gegen kardiale Risiken abgewogen werden, dies gilt für alle noch auf dem Markt befindlichen COX-Hemmer gleichermaßen.

21.1.4 Opiate und Äquivalente

FALLBERICHT

Ein 64-jähriger Pensionär leidet seit Jahren an progredienten Rückenschmerzen, ein Bandscheibenschaden ist bekannt. Seit 6 Monaten entwickelt er Symptome einer Spinalstenose mit Einschränkung der Gehstrecke. Eine OP lehnt er derzeit ab, er nimmt 4 × 600 mg Ibuprofen und 3 × 30 Tropfen Tramadol sowie 10 mg Amitriptylin zur Nacht, ist jedoch darunter nur selten schmerzfrei. Sie schlagen dem Patienten vor, wegen unzureichender Wirkung und Kontraindiktion (TCA + Tramadol) ein Morphinderivat einzusetzen. Der Patient ist daraufhin stark verunsichert und hat Angst, morphiumsüchtig zu werden, darunter nicht mehr seinen Tagesablauf regeln zu können. Und überhaupt sei das doch nur etwas für Sterbenskranke.

Wie können Sie dem Patienten diese Ängste nehmen?
Sie erkären ihm, dass starke Opioide wie Morphium bei vielen Menschen noch immer zu Unrecht mit einem Mythos behaftet sind. Opioide sind semi- oder vollsynthetische „Nachahmer" der körpereigenen Morphine, der Endorphine, und binden an exakt den Stellen, an denen der menschliche Körper auch diese Endorphine bindet. Wir ahmen also ein körpereigenes Prinzip nach.

Opioide können auch bei nicht tumorbedingten Schmerzen eingesetzt werden, ohne dass der Patient in seinem Alltag wesentlich beeinträchtigt wird. Für einige Opioide liegen sogar entsprechende justiziable TÜV-Gutachten vor, die die Fahrtüchtigkeit unter Medikation mit diesen Opioiden belegen.

Die WHO spricht auch nicht mehr von „Sucht", sondern von physischer und psychischer Abhängigkeit bzw. Gewöhnung. Die physische Abhängigkeit ist ein natürliches Phänomen der Opiattherapie und kann z. B. zu körperlichen Entzugssymptomen bei Absetzen der Substanzen führen. Die psychische Abhängigkeit ist das, was gemeinhin als „Sucht" bezeichnet wird, und kennzeichnet den euphorisierenden Effekt und das Verlangen nach gesteigerter Zufuhr dieser Substanzen, obwohl dies zur Schmerzbehandlung nicht erforderlich ist.
Eine physische und psychische Abhängigkeit wird vermieden,
- wenn retardierte Opioide eingesetzt und nichtretardierte Opioide vermieden werden (Ausnahme: Schmerzspitzenmedikation bei Tumorschmerz),
- wenn die Opioide regelmäßig nach Zeitschema entsprechend dem Wirkintervall eingenommen werden (lang wirksame, retardierte orale oder transdermale Formen sind immer zu bevorzugen), wobei Unterdosierungen zu vermeiden sind,
- wenn das Medikament *nicht* schlagartig abgesetzt, sondern „ausgeschlichen" wird.

21

Man erklärt den Patienten, dass sie bei Einhaltung dieser Maßnahmen nicht die euphorisierende Wirkung und keine psychischen Entzugserscheinungen, sondern die analgetische Wirkung des Opioids verspüren.

Erläutern Sie die Begriffe „opioidsensitiv" und „opioidbedürftig/-pflichtig"!

Unterschieden wird der Begriff der „opioidsensitiven" vom Begriff der „opioidpflichtigen" oder besser „opioidbedürftigen" Schmerzen.

- „Opioidsensitive Schmerzen" sind Schmerzen, die sich mit Opioiden therapieren lassen. Es kann jedoch nicht vorhergesagt werden, welche Schmerzen auf Opioide reagieren, daher ist ggf. ein individueller Behandlungsversuch zur Testung der Sensitivität unverzichtbar.
- Bei „opioidpflichtigen oder -bedürftigen Schmerzen" sind Nichtopioidanalgetika wegen ihrer Nebenwirkungen unzumutbar, wirken alleine auch bei Erreichen des oberen Dosislimits nicht ausreichend oder es besteht eine Kontraindikation.

Nennen Sie einige Kriterien für eine Opioidtherapie.

- Eine Opioidtherapie sollte nur im Rahmen eines schmerztherapeutischen, interdisziplinären Gesamtkonzepts, das auch nichtmedikamentöse Verfahren beinhaltet, durchgeführt werden.
- Die Entscheidung für eine Opioidtherapie ist gewissenhaft zu stellen, z. B. bei chronischen Schmerzen, die mit anderen Mitteln nicht suffizient behandelt werden können.
- Der Schmerz muss opiatsensibel sein.
- Eine psychiatrische Erkrankung mit dem Leitsymptom Schmerz sollte ausgeschlossen werden.
- Eine relative Kontraindikation ist eine bestehende oder frühere Suchterkrankung.
- Es muss beachtet werden, dass Opioide die Motivation für psychotherapeutische Therapieverfahren erschweren.

Nennen Sie einige Indikationen und Kontraindikationen für eine Opioidtherapie beim Nichttumorpatienten.

- **Indikationen:**
  - akut, z. B. bei Herzinfarkt, schweren Verletzungen oder nach Operationen
  - chronisch, z. B. bei schweren degenerativen Gelenkerkrankungen, Osteoporose, therapieresistenten Rückenschmerzen, neuropathischen Schmerzen
- **relative Kontraindikationen:** chronischer Spannungskopfschmerz, Fibromyalgie, somatoforme Schmerzstörungen, Somatisierungsstörungen, Gallen- oder Nierenkoliken (außer Piretramid), zentrale Atemdämpfung, paralyt. Ileus
- **absolute Kontraindikationen:** Allergie gegenüber einzelnen Opioiden/vorbekannter Bronchospasmus bei bestimmten Opioiden.

Was wissen Sie über den Verlauf der Nebenwirkungen von Morphin?

Unerwünschte Nebenwirkungen, wie Müdigkeit und Übelkeit, lassen nach einer Anpassungsphase in der Regel nach, die Obstipationswirkung durch Motilitätsverringerung und erhöhte Passagezeit des Darms jedoch nicht. Opioide haben keine organschädigende Wirkung.

Wie ermitteln Sie die benötigte Tagesdosis des Opioids?

Bei einer Vorbehandlung mit 600 mg Tramadol/Tag liegt die Anfangsdosis von Morphin bei ca. 60 mg/Tag. Der Patient erhält morgens und abends je 30 mg Morphin ret. Als Bedarfsmedikation erhält er nichtretardierte Morphin-Tropfen. Über die Summe der Dauer- und Bedarfsmedikation (retardiertes + nichtretardiertes Morphin) errechnet sich der Gesamtbedarf über 24 Stunden, der dann auf die Retarddosis morgens und abends verteilt wird. Bei Umstellung auf andere Opiate sind Umrechnungstabellen zu berücksichtigen.

Können Sie beispielhaft einige schwache und starke Opioide nennen?

- **schwache Opiode** (nicht BtM-pflichtig): Tramadol ret., Tilidin ret. + Naloxon, Dihydrocodein ret
- **starke Opioide** (BtM-pflichtig): Morphin ret., Oxycodon, Hydromorphon, Fentanyl, Buprenorphin, seit 1.1.2013 auch Tilidin-Tropfen.

Eine kurze Übersicht über Dosierung, Dosisintervall, maximale Tagesdosis und relative Potenz bei parenteraler Gabe gibt ➤ Tabelle 21.2.

Tab. 21.2 Verordnungshilfe zum Umgang mit Opioiden, Beispielsubstanzen

Substanz	Dosis in mg	Dosisintervall in Stunden	empfohlene max. Tagesdosis (in mg)	relative Potenz bei parenteraler Gabe
Schwache Opioide (nicht BtM-pflichtig)				
Tramadol ret.	100–200	8–12	400(–600)	0,1
Tilidin ret. + Naloxon	100–300	8–12	600	0,1–0,2
Dihydrocodein ret.	60–120	8–12	360	0,2
Starke Opioide (BtM-pflichtig)				
Morphin ret.	10–*	8–12	*	1
Oxycodon	10–*	8–12	*	0,7
Hydromorphon	4–*	12	*	6
Tapentadol	50–250 mg	12	500 mg	--
Fentanyl-Pflaster	0,6–* (25 µg/Std.–*)	72	*	80–100
Buprenorphin-Pflaster	0,8–* (35 µg/Std.–*)	72	4–5 (Ceiling-Effekt)	40–50

* die Dosis kann entsprechend Wirksamkeit und Verträglichkeit gesteigert werden; pro Anwendungstag aber nicht mehr als ein Zehntel der verschreibungsfähigen Höchstmenge für den Bedarf von bis zu 30 Tagen (jeweilige Fachinformation beachten), außer in begründeten Ausnahmefällen!

Nennen Sie Besonderheiten des stark wirkenden Opioidanalgetikums Buprenorphin.

Das synthetische Buprenorphin bindet *agonistisch* nur an einen Typ der Opioidrezeptoren, am Kappa-Rezeptor in Abhängigkeit von der Dosis *antagonistisch* und gehört daher zu den Partialagonisten. Aufgrund seiner enorm starken Rezeptorbindung kann es (im Gegensatz zu allen anderen Opioiden) nicht durch Naloxon antagonisiert werden. Buprenorphin unterliegt ab einer Tagesdosis von ca. 4 mg dem Ceiling-Effekt, d.h., dass es durch eine weitere Dosissteigerung zu keiner weiteren Wirkungszunahme, jedoch zur Zunahme der Nebenwirkungen kommt. Daher sollte bei unzureichender Wirkung unter Berücksichtigung der äquianalgetischen Dosis (siehe Umrechnungstabellen) auf einen reinen Agonisten, z.B. Morphin, umgestellt werden. Die gleichzeitige Gabe von Buprenorphin und Morphin ist wegen des partiellen antagonistischen Wirkungsmechanismus zu vermeiden. Der partielle Antagonismus von Buprenorphin wird in der Substitutionsbehandlung von Heroinabhängigen genutzt.

Warum gibt es das schwache Opioid Tilidin nur in Kombination mit Naloxon?

Naloxon ist ein Opioidantagonist, der bei oraler Therapie in üblicher Dosierung in der Leber sofort abgebaut und unwirksam wird. Bei hohen Dosen der Kombination Tilidin/Naloxon wird Naloxon wirksam, verdrängt Tilidin vom Opioidrezeptor und es kommt zu Entzugssymptomen. So soll einem Missbrauch vorgebeugt werden.

Was sind häufige Nebenwirkungen einer Opioidtherapie?

Meist in der Anfangsphase und bei Dosiserhöhung kann es zu Übelkeit, Erbrechen, Müdigkeit, Euphorie, Harnverhalt und Juckreiz kommen. Obstipation tritt fast regelhaft auf. Sehr selten kommt es zu Bronchospasmus und bei Überdosierung zur Atemdepression.

21

Was tun Sie gegen die Nebenwirkungen der Opioide?

Zusätzlich zu den Opioiden werden gegen deren Nebenwirkungen Adjuvanzien eingesetzt, bei fehlender Besserung und Persistenz nach der Initialphase sollte ggf. auf ein anderes Opioid im äquipotenten Bereich gewechselt werden („Opioidrotating"). Empfehlenswerte, weil akzeptanzverbessernde Begleitmedikationen gegen Übelkeit, Erbrechen, Müdigkeit, Euphorie, Harnverhalt und Juckreiz können im Verlauf meist abgesetzt werden. Die Obstipationsprophylaxe muss hingegen bei oraler Opioidtherapie i. d. R weitergeführt werden. Mehrere Studien sprechen aber dafür, dass unter transdermaler Applikation von Fentanyl Laxanzien deutlich eingespart werden können. Sollte unter einer oralen Opioidmedikation die Obstipation nicht zu beherrschen sein, gilt die Umstellung auf das transdermale Fentanyl als indiziert.

21.1.5 Komedikation in der Schmerztherapie

Welche Medikamente bezeichnet man in der Schmerztherapie als Koanalgetika? Nennen Sie Beispiele.

Koanalgetika sind Medikamente, die nicht zu den eigentlichen Analgetika gehören, aber zu deren Einsparung und Wirkungsverstärkung beitragen. Dazu gehören Antidepressiva, Neuroleptika, Antikonvulsiva, Benzodiazepine, Muskelrelaxanzien, Kortikosteroide, Spasmolytika, Kalzitonin, Bisphosphonate.

Warum und bei welchen Indikationen wirken Antidepressiva in der Schmerztherapie?

Sie haben eine schmerzdistanzierende Wirkung und werden häufig additiv, teilweise auch alleine oder in verschiedenen Kombinationen eingesetzt, zur Einsparung oder als Ersatz von Analgetika, z. B. bei:

- Depressionen
- Angstzuständen
- neuropathischen Schmerzen
- chronischem Kopfschmerz vom Spannungstyp
- chronischen Rückenschmerzen.

Die trizyklischen Antidepressiva und die SSNRI haben zudem durch Aktivierung der serotoninergen und adrenergen deszendierenden Schmerzhemmsysteme einen direkten analgetischen Effekt.

Psychopharmaka ersetzen nicht die menschliche Zuwendung und das persönliche Gespräch!

Welche Antidepressiva werden in der Schmerztherapie angewendet?

Am besten dokumentiert sind die Effekte für die klassischen trizyklischen Antidepressiva: Amitriptylin, Clomipramin (wissenschaftlich gesicherte antinozizeptive Wirkung), Doxepin, Desipramin und Imipramin.

Für die Serotonin-Wiederaufnahmehemmer SSRI (z. B. Fluoxetin, Fluvoxamin, Paroxetin) gibt es bisher weniger Wirksamkeitsbelege bei dieser Indikation.

Bei Unverträglichkeit der „klassischen" Substanzen oder fortgeschrittenem Alter und Vorliegen eines depressiven Syndroms könnten die moderneren Noradrenalin-/Serotonin-Wiederaufnahmehemmer (SSNRI) (nicht jedoch die nichtselektiven Serotonin-Wiederaufnahmehemmer SSRI) verwendet werden.

Bei der Postzosterneuralgie und der schmerzhaften diabetischen Polyneuropathie sowie weiteren neuropathischen Schmerzformen ist die Wirksamkeit von Duloxetin und Venlafaxin in validierten Studien belegt.

Worauf sollten Sie den Patienten bei der Verschreibung von Amitriptylin in der Schmerztherapie aufmerksam machen?

- Der Patient muss auf zu erwartende Nebenwirkungen aufmerksam gemacht werden: Müdigkeit, Mundtrockenheit, Sehstörungen, Schwindel, besonders beim Aufrichten, Blasenentleerungs- bzw. Harnstrahlschwäche. Diese unerwünschten Wirkungen lassen meist nach 7–10 Tagen deutlich nach.

- Man muss dem Patienten erklären, dass das Medikament in diesem Fall nicht zur Behandlung psychischer Auffälligkeiten gegeben wird, sondern zur Minderung der Schmerzempfindung, daher ist die zu erwartende Dosis im Rahmen der koanalgetisch beabsichtigten Applikation auch meistens deutlich geringer als die antidepressiv wirksame Dosis der Substanz.
- Bei zeitgleichem Einsatz von Opioiden müssen identische Nebenwirkungen unbedingt beachtet und als relative Kontraindikation eingestuft werden.
- Trizyklische Antidepressiva eignen sich wegen anticholinerger UAW nicht zur Behandlung hochbetagter Patienten.

Wie beginnen Sie eine schmerztherapeutische Begleitmedikation mit Amitriptylin?

Die Behandlung wird in Abhängigkeit von Gewicht, Konstitution und Begleitmedikation einschleichend mit einer Einmaldosis zur Nacht begonnen: Bei Älteren initial 10 mg, ansonsten 25 mg. Für sehr empfindliche Patienten kann auch das Einschleichen mit Tropfen in niedrigster Dosis (z. B. 2 mg Amitriptylin zur Nacht) empfohlen werden. Unter Berücksichtigung von Verträglichkeit und klinischem Effekt wird die Dosis langsam auf 50–75 mg zur Nacht gesteigert oder eine zusätzliche Tagesdosis (z. B. 10–10–50 mg) verordnet. Bei Dosierungen von 50 mg und höher empfiehlt sich die Retardform, falls eine schlafanstoßende Wirkung nicht erwünscht ist. Für eine antidepressive Wirkung werden häufig höhere Dosen benötigt.

Welche Indikationen und Wirkstoffe von Neuroleptika kennen Sie in der Schmerztherapie?

Typische Indikationen sind Schlafförderung und vegetative Entspannung durch nieder- bis mittelpotente Neuroleptika (z. B. Promethazin, Thioridazin, Levomepromazin). Hochpotente Neuroleptika sollen nur bei psychotischen Erkrankungen in Kooperation mit einem Psychiater verabreicht werden. Eine Ausnahme bildet niedrig dosiertes Haldol als Antiemetikum mit sedierender und antipsychotischer Wirkung. Neuroleptika bei chronischen Schmerzpatienten erfordern grundsätzlich spezielle Indiktionen!

Was sollten Sie bei der Anwendung von Antidepressiva und Neuroleptika regelmäßig kontrollieren?

Neben Wirkung und Verträglichkeit sind vor Beginn und im Verlauf regelmäßige Kontrollen von EKG, Blutbild, Leber- und Nierenwerten durchzuführen.

Was müssen Sie beim Einsatz von Benzodiazepinen beachten?

Wegen nachlassender Wirkung und hohem Abhängigkeitspotenzial werden Benzodiazepine bei chronischen Schmerzzuständen zurückhaltend eingesetzt. Eine längerfristige Behandlung (über 4 Wochen) chronischer Schmerzpatienten ist obsolet; dies gilt auch für Präparate mit muskelrelaxierender Wirkung (z. B. Tetrazepam).

Bei welchen Erkrankungen denken Sie an den schmerztherapeutischen Einsatz von Kortikosteroiden?

Wegen antiphlogistischer und antiödematöser Wirkung sind Kortikosteroide insbesondere bei entzündlichen und raumfordernden Erkrankungen indiziert, z. B. bei:

- Arthritiden, aktivierten Arthrosen
- Tumoren (z. B. bei Hirnmetastasen, Leberkapselspannungsschmerz)
- Knochenmetastasen
- Nerven-, Plexus- oder Rückenmarkskompressionen.

Welches ist bei Tumorpatienten das Kortikosteroid erster Wahl? Wie dosieren Sie?

Dexamethason. Je nach klinischer Situation beginnt man initial mit einer hohen Dosierung von 8–32 mg/Tag. Nach ca. einer Woche sollte langsam auf eine Erhaltungsdosis von 2–4 mg/Tag reduziert werden.

21

Welche Nebenwirkungen müssen Sie bei der Gabe von Kortikoiden beachten?

Bei initialer Hochdosierung kann es wegen peripherer Adrenalinfreisetzung zu Schlafstörungen, Euphorie oder Angst- und Unruhezuständen kommen – unter der Erhaltungsdosis eher zu somatischen Komplikationen, z. B. Ulcus ventriculi, Cushing-Syndrom, Osteoporose, Diabetes mellitus, Abwehrschwäche.

Was bezeichnet man in der Schmerztherapie als Adjuvanzien?

Adjuvanzien sind Medikamente zur Begleitmedikation, die v. a. der Prophylaxe oder Therapie der Nebenwirkungen, insbesondere von Opioiden, dienen. Sie haben keine schmerzreduzierenden Effekte und verstärken auch nicht die Wirkung von Analgetika, sondern steigern deren Verträglichkeit bzw. senken die Nebenwirkungswahrscheinlichkeit. Dazu gehören z. B. Antiemetika, Laxanzien, Antazida und Neuroleptika.

FALLBERICHT

Eine 64-jährige Raumpflegerin hat vor 2 Wochen aufgrund einer fortgeschrittenen Koxarthrose rechtsseitig eine Totalendoprothese erhalten. Postoperative Schmerzen beeinträchtigten ihr Wohlbefinden und die krankengymnastische Mobilisierung deutlich. 2 Tage nach Ansetzen von 4 × tgl. 400 mg Ibuprofen und 2 × tgl. 100 mg Tramadol ret. waren die Schmerzen gut gelindert. Die Patientin klagt aber nun in Ihrer Praxis über eine seitdem aufgetretene Übelkeit, die sie auf ihren empfindlichen Magen zurückführt. Einmal habe Sie bereits erbrochen.

Was ist die wahrscheinlichste Ursache für die Übelkeit?

Am wahrscheinlichsten ist die Übelkeit durch Tramadol bedingt. Diese tritt häufig während der ersten Tage der Therapie auf und ist bei Tramadol ausgeprägter als bei anderen Opioiden. Andere mögliche Ursachen müssen abgegrenzt werden, z. B. Gastroenteritis, metabolische Störungen, neurologische Erkrankung.

Wie können Sie die opioidinduzierte Übelkeit behandeln?

Ca. 30–60 Minuten vor einer Opioidgabe sollte ein Antiemetikum eingenommen werden, z. B. 10 mg Metoclopramid p. o. – die zugelassene Maximaldosis von 5 × 60 Tropfen ist zu beachten!

Welche alternativen antiemetischen Therapien sind Ihnen bekannt?

- Haloperidol, z. B. 3 × 0,5–1 mg p. o., ggf. auch in Kombination mit Metoclopramid
- Dimenhydrinat, z. B. 3–4 × 1 Supp. à 80 mg/Tag
- Domperidon, z. B. 3 × 10 mg/Tag (First-Line-Medikament bei Kindern, bei denen MCP bekanntermaßen kontraindiziert ist)
- bei Übelkeit aufgrund von Chemotherapie z. B. Ondansetron.

Nennen Sie weitere Nebenwirkungen von Tramadol.

Appetitlosigkeit, Schwitzen, Mundtrockenheit, deutliche Obstipation, Senkung der Krampfschwelle. **Cave**: Kombination mit trizyklischen Antidepressiva, da diese auch die Krampfschwelle senken.

FALLBERICHT

Ein Patient mit einem metastasierenden Prostatakarzinom klagt eine Woche nach Beginn einer Schmerztherapie mit einem retardierten Morphin, dass er seit 4 Tagen keinen Stuhlgang mehr habe.

Was wurde bei diesem Patienten wahrscheinlich versäumt?

Wahrscheinlich wurde sowohl die Aufklärung über die fast regelmäßig unter Opioiden auftretende Obstipation wie auch die Obstipationsprophylaxe versäumt. Die Obstipationsprophylaxe gehört von Beginn an zum schmerztherapeutischen Gesamtkonzept.

Nennen Sie Beispiele für eine Obstipationsprophylaxe.

- diätetische Empfehlungen: erhöhte Flüssigkeitszufuhr (unter Berücksichtigung von Begleiterkrankungen, z. B. einer Herzinsuffizienz), Zufuhr ballaststoffreicher Kost mit Quellstoffen, wie geschrotete Leinsamen, Weizenkleie (nach der Mahlzeit mit reichlich Flüssigkeit einnehmen)
- Laxanzien, z. B. Laktulose 1–3 Esslöffel morgens, 2–3 Esslöffel Flohsamenschalenkraut oder Macrogol 3.350 plus Elektrolyte 1–3 × 1 Btl. (Vorteil: gute Verträglichkeit, Nachteil: hoher Preis)
- Gleitmittel, z. B. Paraffin 10–30 ml oder Paraffinsuppositorien als rektale Entleerungshilfe
- stimulierende Substanzen, z. B. Bisacodyl 1–2 Drg. á 5 mg oder 1 Supp. à 10 mg
- bei mangelhafter Prophylaxewirkung therapeutisch Klysmen, z. B. Sorbitol (1 Klysma)
- manuelles Ausräumen des Enddarms von Kotsteinen als Ultima Ratio (ggf. Patienten sedieren).

Was müssen Sie insbesondere bei Patienten mit Gastritisanamnese und/oder Einnahme oder Injektion von Antikoagulanzien anlässlich der Verordnung von NSAR beachten?

Es besteht die Gefahr von schwerwiegenden gastrointestinalen Komplikationen (Ulzerationen, Blutungen).

In Studien zeigte sich eine Reduktion der Inzidenz klinisch signifikanter Ulzerationen unter NSAR bei zusätzlicher Gabe von Protonenpumpenhemmern (PPI) oder Misoprostol (synthetisches Prostaglandin), wobei Misoprostol mehr Nebenwirkungen hat (Diarrhö, Bauchschmerzer). H_2-Blocker haben sich als weniger wirksam erwiesen. Die klinische Relevanz dieser Ergebnisse bleibt aber aufgrund methodischer Mängel bei fast allen vorliegenden Studien umstritten. PPI können keine Blutungen im Dünndarm unter NSAR verhindern – diese treten nur unter Celecoxib nicht auf.

21.1.6 Betäubungsmittel-Verschreibungsverordnung (BtMVV)

FALLBERICHT

Abends nach der Sprechstunde um 20:30 Uhr besuchen Sie eine 68-jährige Patientin, eine pensionierte Politikerin mit einer chronischen Polyarthritis. Sie leidet unter schmerzhaften, destruierenden Veränderungen der Knie- und Handgelenke. Trotz Therapie mit Methotrexat, nichtsteroidalen Antiphlogistika und niedrig potenten Opioiden (500 mg Tramadol/Tag) klagt sie über quälende klopfende, bohrende Schmerzen. Sie entschließen sich gemeinsam mit der Patientin zur Umsetzung von Tramadol auf Morphin, haben aber kein BtM-Rezept dabei.

Welche Möglichkeit der Morphin-Verordnung haben Sie?

Die zur Behebung des Notfalls erforderliche Menge kann auf einem Normalrezept verschrieben werden. Das Rezept ist mit „Notfall-Verschreibung" zu kennzeichnen.

Müssen Sie dann kein BtM-Rezept mehr ausstellen?

Doch. Ein gleichlautendes BtM-Rezept ist der abgebenden Apotheke schnellstmöglich nachzureichen und mit dem Buchstaben „N" zu versehen.

Was müssen Sie tun, wenn Sie eine gewisse Menge an BtM-pflichtigen Opioiden in der Praxis vorrätig haben wollen?

Auf dem BtM-Rezept muss „Praxisbedarf" anstelle der Patientenzuordnung vermerkt sein, es darf bis zu einer Menge des durchschnittlichen 2-Wochen-Praxisbedarfs rezeptiert werden.

Was beinhaltet die Betäubungsmittel-Verschreibungsverordnung (BtMVV)?

Die Rezeptierung starker Opioide (historisch „Betäubungsmittel") unterliegt speziellen gesetzlichen Regelungen. Die BtMVV schreibt bestimmte Formulare, den Wortlaut, Archivierungsbedingungen, Höchstverschreibungsmengen etc. vor. Demnach müssen BtM-Rezepte gesichert aufbewahrt und ihr Verbleib dokumentiert werden. Sie dürfen nur an Praxisvertreter übertragen werden. Ein Verlust muss sofort dem Bundesinstitut für Arzneimittel und Medizinprodukte (BfArM) unter Angabe der Rezeptnummer mitgeteilt werden.

Wofür sind die einzelnen Teile des dreiteiligen BtM-Rezepts bestimmt?
- Blatt 1: Teil II, für die Apotheke zur Verrechnung
- Blatt 2: Teil III, für den Verschreibenden
- Blatt 3: Teil I, zum Verbleib in der Apotheke.

Teil I und II erhält der Patient zur Vorlage in der Apotheke, Teil III (mittleres Blatt!) muss 3 Jahre in der Praxis aufbewahrt werden (auch fehlerhaft ausgefüllte Rezepte).

Welche Angaben müssen Sie beim Ausstellen eines BtM-Rezepts machen?
- Name, Vorname, Geburtstag und vollständige Anschrift des Patienten eintragen, Krankenkasse ankreuzen, Versicherungsstatus des Patienten sowie der Sitz der Krankenkasse
- Ausstellungsdatum
- Arzneimittelbezeichnung, außerdem zusätzlich: Bezeichnung und Gewichtsmenge des enthaltenen Betäubungsmittels je Darreichungsform, falls diese durch die Arzneimittelbezeichnung nicht eindeutig bestimmt ist
- Menge des verschriebenen Arzneimittels in Gramm oder Milliliter, Stückzahl oder Größe und Anzahl der Packungseinheiten
- Gebrauchsanweisung: gem. separater schriftl. Anw. Man muss den Patienten immer eine schriftliche Einnahmeanweisung geben.
- Name des verschreibenden Arztes, seine Berufsbezeichnung und Anschrift einschließlich Telefonnummer
- Unterschrift des verschreibenden Arztes, im Vertretungsfall Vermerk „i. V."
- Jeder Arzt erhält auf schriftliche Anforderung beim BfArM individualisierte, arztbezogene BtM-Rezepte. Ausnahmsweise können diese BtM-Rezepte auch von einem ärztlichen Vertreter verwendet werden.

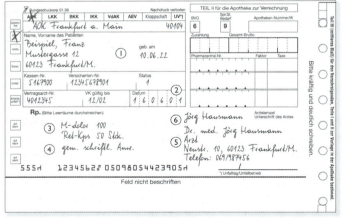

Abb. 21.2
① Patientenangaben
② Ausstellungsdatum
③ Arzneimittelbezeichnung
④ Gebrauchsanweisung
⑤ Name, Anschrift, Telefonnummer des Arztes
⑥ eigenhändige Unterschrift des Arztes, im Vertretungsfall handschriftlich mit Vermerk „in Vertretung".
Alle Angaben zu den Punkten 1–5 können jetzt auch durch eine andere Person oder über EDV erfolgen.

Die Angaben zu den ersten 6 Punkten können mit dem Drucker ausgefüllt werden, die Unterschrift ist handschriftlich vorzunehmen (ein Beispiel zeigt ➤ Abb. 21.2).

Gibt es Höchstmengenbegrenzungen? Erläutern Sie Ihre Aussage näher!

Ja. Es gilt eine Höchstmengenbegrenzung für den Verschreibungszeitraum innerhalb von 30 Tagen (für Morphin beträgt diese Menge 20.000 mg). Dabei können bis zu zwei unterschiedliche Betäubungsmittel verschrieben werden. In begründeten Einzelfällen (schwerer chronischer Schmerzzustand) darf die festgesetzte Höchstmenge und die Anzahl der verschriebenen Betäubungsmittel überschritten werden. Das BtM-Rezept muss dann mit „A" (Ausnahme) gekennzeichnet werden.

21.2 Schmerzen mit eigenständigem Krankheitswert

21.2.1 Chronischer Rückenschmerz

FALLBERICHT

Ein 45-jähriger Gas- und Wasserinstallateur leidet seit 3 Tagen an Schmerzen im unteren Rückenbereich mit Schmerzausstrahlung rechts und links der Wirbelsäule und in die linke Gesäßhälfte. Das Lasègue-Zeichen ist negativ. Sie finden keine neurologischen Ausfälle. Beim Gehen kommt es zu einer leichten Besserung der Beschwerden. Die bisherige Selbstmedikation mit Paracetamol habe nicht geholfen.

Was können Sie in der Frühbehandlung gegen eine Chronifizierung von Rückenschmerzen tun?

Rückenschmerzen sind mit einem hohen Chronifizierungsrisiko behaftet! Um dieses zu senken und langfristig Folgekosten zu vermeiden (z. B. lange AU-Zeiten, Frühberentungen) sollte von Beginn an eine konsequente Therapie erfolgen. In Anlehnung an die Empfehlungen einer Expertengruppe der Deutschen Gesellschaft für Schmerzmedizin (DGS) sind folgende Punkte zu beachten:

- Patienten über gutartigen Verlauf der Erkrankung informieren
- falls vorliegend, radiologische Befunde nicht überbewerten
- frühzeitige, konsequente Analgesie, zeitkontingente Verabreichung der Analgetika
- Patienten die eigene Verantwortung für die nichtärztlichen Therapiemaßnahmen klar machen, also darauf hinweisen, dass er für das tägliche Heimübungsprogramm bzw. den Sport verantwortlich ist
- Aktivierungs- und Mobilisierungsprogramm mit Hinweisen zu wirbelsäulengerechten Alltagsbewegungen (Aufstehen aus dem Bett, Sitzen etc.); wenn überhaupt, nur kurze Phase der Bettruhe (1–2 Tage), Erlernen von Heimübungen, die tgl. durchgeführt oder besser noch in den Alltag mit eingebaut werden sollen
- psychosoziale Faktoren berücksichtigen (z. B. Arbeitsplatzprobleme, sekundärer Krankheitsgewinn, Depressionen)
- bei Hinweisen auf Chronifizierung frühzeitig interdisziplinäre Therapie verwirklichen (mit physiotherapeutischen und psychologischen Behandlungsmethoden).

Diese Empfehlungen entsprechen der DEGAM-Leitlinie „Rückenschmerz".

Welche Indikatoren kennen Sie, die auf eine Chronifizierung von Rückenschmerzen hinweisen können?

- inaktives Patientenverhalten
- Dauer des Rückenschmerzes länger als 3 Monate trotz medizinischer Behandlung

- Dauer der AU wegen akuter Rückenschmerzen länger als 4 Wochen an einem Stück
- hohe Rezidivrate von Rückenschmerzepisoden
- radikuläre Schmerzen
- Z. n. vorhergehenden Bandscheiben-OP
- psychosoziale Faktoren (z. B. Belastungen und Unzufriedenheit im privaten und beruflichen Bereich, Rentenwunsch, geringer Bildungsstand, Depression).

Was wissen Sie über die Epidemiologie von chronischen Rückenschmerzen?

40 % der Erwachsenen leiden derzeitig unter Rückenschmerzen (Punktprävalenz), lediglich 10–20 % bleiben während ihres Lebens davon verschont (Lebenszeitprävalenz 80–90 %). Frauen sind häufiger betroffen als Männer. Bei 10 % der Patienten nehmen die Rückenschmerzen einen chronischen Verlauf. Jede 5. Krankschreibung und jeder 2. Frührentenantrag erfolgt aufgrund dieses Symptoms.

Welche Formen von Rückenschmerzen werden unterschieden? Charakterisieren Sie die einzelnen Formen kurz.

- **pseudoradikuläre Schmerzen** (z. B. Lumbago) durch Irritation von nozizeptiv innervierten Strukturen wie Bändern, dem Periost, Muskel- oder Bindegewebe oder Gelenkflächen: der häufigste und gleichzeitig gutartigste Rückenschmerztyp. Eine Wurzelläsion wird lediglich imitiert, der Schmerz ist i. d. R. regional mit unscharfer, dermatomübergreifender Ausstrahlung begrenzt. Es besteht keine neurologische Symptomatik, ein negatives Lasègue-Zeichen, unterschiedlich ausgeprägte Funktionsstörungen der Wirbelsäule.
- **radikuläre Schmerzen** (z. B. Lumboischialgie) durch Irritation/Läsion einer oder mehrerer Nervenwurzeln (z. B. bei Bandscheibenvorfall, Spinalkanalstenose): dermatombezogene Ausstrahlung, neurologische Symptomatik, positives Lasègue-Zeichen
- **komplizierte Rückenschmerzen**, z. B. durch Frakturen, Tumoren, Infektionen, Spondylodiszitis.

Welche medikamentösen Optionen empfehlen sich besonders bei der Behandlung chronischer Rückenschmerzen?

- **NSAR** sollten wegen zunehmender Gefahr von Nebenwirkungen nur befristet eingesetzt werden, bei Langzeittherapie besser schwache Opioide verwenden. Metamizol sowie COX-2-Hemmer sind nur unzureichend evaluiert, Paracetamol gibt man nur kurzfristig. Als am wenigsten gefährlich gelten Ibuprofen (max. 2 × 400 mg) und Diclofenac (max. 2 × 50 mg), aber auch diese Substanzen sollte nur zeitlich begrenzt gegeben werden.
- **Opioidanalgetika** in Retardform: zunächst Tilidin/Naloxon (oder Tramadol) einsetzen, erst bei unzureichender Wirkung auf stärker wirksame Substanzen, z. B. Morphin, wechseln.
- **Antidepressiva**: Amitriptylin, Doxepin und Clomipramin haben einen gesicherten Indikationsbereich bei chronischen Rückenschmerzen, besonders bei gleichzeitig vorliegender Depression. Tramadol und Amitriptylin sollen nicht gemeinsam gegeben werden, typische UAW s. oben, außerdem besteht eine gewisse Gefahr von Krampfanfällen!
- Keine Injektion von NSAR (➤ Kap. 16.6)! Zur Unterbrechung chronifizierender Prozesse können therapeutische Lokalanästhesien und Nervenblockaden erwogen werden.

Welche nichtmedikamentösen Behandlungsformen bei chronischen Rückenschmerzen kennen Sie?

Es sind multimodale Therapieprogramme einzusetzen, neben den bisher genannten Empfehlungen und der medikamentösen Therapie eignen sich:

- manuelle Therapie und physikalische Therapie, z. B. Hitze- und Kälteanwendungen, Ultraschall (nur vorübergehend einsetzen, da Krankheitserleben sonst verstärkt wird), Träbert-Reizstrom beim Lumbago, es gibt jedoch keine gesicherte Evidenz für den Einsatz solcher Maßnahmen in den ersten vier Wochen!
- Rückenschule
- Verhaltenstherapie

21

- Krankengymnastik (auch zusammen mit Schmerz- und Verhaltenstherapie), regelmäßige Heimgymnastik
- TENS (auch zusammen mit Aktivierungs- und Verhaltenstherapie)
- Akupunktur
- körperliche Aktivierung, Eigenübungen, postisometrische Relaxation (Anspannung der Muskeln ohne Längenveränderung, dann nach Entspannen Muskeln leicht dehnen).

Bei einigen der genannten Verfahren wird das Ausmaß des Nutzens widersprüchlich bewertet.

Wie schätzen Sie den Stellenwert bildgebender Verfahren in der Diagnostik von Rückenschmerzen ein?

Die Aussagekraft wird meist überschätzt. Bei unkomplizierten Rückenschmerzen bringen bildgebende Verfahren keinen diagnostischen Mehrwert. Zum Beispiel hat fast die Hälfte der Personen mit röntgenologisch nachgewiesenen degenerativen Veränderungen der Wirbelsäule keine Rückenschmerzen, darüber hinaus fand man bei beschwerdefreien Menschen in über 60 % der Fälle lumbale Bandscheibenprotrusionen im MRT.

Beschreiben Sie die Klinik des Zervikobrachialsyndroms mit Wurzelbeteiligung.

Es kommt zu radikulären Nacken-Arm-Schmerzen, nächtlichen Parästhesien, je nach beteiligtem Spinalnerv auch zu einer Schmerzausstrahlung in Daumen (C6), in Zeige- bis Ringfinger (C7, auch Abschwächung TSR, Daumenballenatrophie) oder Kleinfinger (C8).

Welche therapeutischen Möglichkeiten haben Sie?

Es handelt sich um ein primär chronisches Erkrankungsbild, daher sind einfache Behandlungsmaßnahmen wie chirotherapeutische Maßnahmen oder Extensionen je nach Ursache des Zervikobrachialsyndroms selten dauerhaft wirksam, teilweise sogar kontraindiziert. Interdisziplinäre, multimodale Behandlungstechniken, wie die Kombination von medikamentöser Therapie, Gegenirritationsverfahren (TENS, Akupunktur, lokales Quaddeln), Physiotherapie und/oder Entspannungstechniken (z. B. PMR nach Jacobson) sind zu bevorzugen. Darüber hinaus können invasive Behandlungsverfahren wie Spinalwurzelblockaden eingesetzt werden.

Was ist das „Failed-Back-Surgery-Syndrom"? Welche Ursachen kennen Sie?

Nach bandscheiben- oder segmentstabilisierenden Operationen können Rückenschmerzen weiterbestehen. Dieser Umstand wird nach Bandscheiben-Operationen auch Postnukleotomie-, nach segmentstabilisierenden Operationen auch „Failed-back-surgery-Syndrom" genannt. Häufig findet man dann bilaterale, gemischt pseudoradikuläre/radikuläre Zeichen und ein beidseits positives Lasègue-Zeichen. Die Ursachen sind vielfältig: Narbenzug, übersehener Sequester bzw. inkomplette Ausräumung der Bandscheibe, sequestrierte, aber nicht ausgeräumte angrenzende Etage, intraoperative Nervenwurzelläsionen oder eine fehlerhafte Indikation zur OP, z. B. psychogenes Schmerzsyndrom.

Wie behandeln Sie das „Failed-Back-Surgery-Syndrom"?

Multimodal, z. B. Krankengymnastik, Entspannungsverfahren, symptomorientiertes Schmerzbewältigungstraining, soziotherapeutische Interventionen, welche die somatischen, psychischen und sozialen Anteile berücksichtigen hilft, körperl. Aktivierung, Anleitung zu Heimgymnastik.

21.2.2 Neuralgien

FALLBERICHT

Ein 51-jähriger Lehrer leidet seit Jahren an einem chronischen Clusterkopfschmerz. Seit 2 Monaten bemerkt er nun andersartige und sehr starke attackenartige Schmerzen im rechten Ober- und Unterkiefer, die nur Sekunden dauern, aber

21

mehrfach täglich auftreten, besonders beim Essen. Sie finden kein neurologisches Defizit, bei der Untersuchung lösen Sie aber eine Schmerzattacke aus.

Welche Erkrankung ist am wahrscheinlichsten zum Cluster hinzugetreten?
Eine Trigeminusneuralgie. Der Fall beschreibt die typische Klinik.

Was wissen Sie über die Häufigkeiten und das Verteilungsmuster der Trigeminusneuralgie?
Die jährliche Inzidenz beträgt 3–6/100.000, wobei die Häufigkeit bei Frauen höher liegt als bei Männern (insbesondere 50- bis 80-jährige Frauen). Die rechte Gesichtshälfte ist doppelt so häufig betroffen wie die linke, und zwar meistens der 2. oder 3. Ast des N. trigeminus (V_2, V_3).

Welche Formen der Trigeminusneuralgie kennen Sie? Beschreiben Sie kurz die Charakteristika.
* **idiopathische Form** (durch Mikrotraumen aus pulsierenden Gefäßschlingen kommt es zu Myelinschäden): Auftreten meist nach dem 50. Lebensjahr. Die Schmerzen sind auslösbar in Triggerzonen oder z. B. durch Kälte, Sprechen, Niesen, Berührung.
* **symptomatische Form** (seltener): Vorkommen meist vor dem 40. Lebensjahr. Ursachen sind z. B. Erkrankungen von Augen, Zähnen oder Kiefernhöhlen, Traumata, Infektionen, Tumoren, Intoxikationen, vaskuläre Erkrankungen oder eine multiple Sklerose.

Welches sind obligate Untersuchungen bei V. a. Trigeminusneuralgie?
Obligat sind die Anamnese (typische Klinik), ein neurologischer Status und die Durchführung eines MRT (zum Ausschluss von Tumoren, Entmarkungsherden etc.).

An welche anderen Erkrankungen müssen Sie differenzialdiagnostisch denken?
An Deafferenzierungsschmerzen nach zahnärztlichen Eingriffen, Riesenzellarteriitis, Clusterkopfschmerz, an das seltene SUNCT-Syndrom (**S**hort-lasting **U**nilateral **N**euralgiform headache attacks with **C**onjunctival injection and **T**earing), paroxysmale Hemikranie, multiple Sklerose (Gesichtsschmerz meist bilateral), Tumoren (z. B. Akustikusneurinom) und andere Gesichtsschmerzformen.

Welche anderen Formen von Gesichtsschmerzen kennen Sie?
* orofaziales Schmerzdysfunktionssyndrom
* Glossopharyngeusneuralgie (Auslöser: Schlucken kalter Getränke)
* Tolosa-Hunt-Syndrom (schmerzhafte Ophthalmoplegie)
* Okzipitalisneuralgie
* atypischer Gesichtsschmerz (Ausschlussdiagnose).

Welche therapeutischen Optionen haben Sie bei der Behandlung einer Trigeminusneuralgie?
Die Therapie erfolgt primär konservativ, z. B. mit Antikonvulsiva: 90 % der Patienten sprechen auf Carbamazepin an, das dadurch Mittel erster Wahl ist. Man beginnt z. B. mit 1 Retard-Tablette 100 mg, steigert dann rasch die Dosis je nach Verträglichkeit um je 50 mg bis Schmerzfreiheit erreicht wird oder nichttolerable Nebenwirkungen auftreten. Die Erhaltungsdosis beträgt ca. 3×200 mg oder 2×400 mg ret. Wegen Enzyminduktion wird im Verlauf häufiger eine Dosissteigerung notwendig. In schweren Fällen sollte das Antikonvulsivum stets mit einem Opioid (z. B. Tilidin ret.) kombiniert werden.

Alternativen sind Oxcarbazepin (wahrscheinlich effektiver als Carbamazepin), Lamotrigen, Topiramat, eine Kombination von Carbamazepin mit Baclofen, die Therapie mit Gabapentin oder Clonazepam, selten Phenytoin.

Nur therapierefraktäre Neuralgien sollten operativ angegangen werden („vaskuläre Dekompression", perkutane Kryoläsion, Ballonkompression u. a.).

Welche Therapieoptionen sind nicht zu empfehlen?

Einfache Analgetika, Antiphlogistika und Neuroleptika können nicht empfohlen werden. Psychotherapeutische Verfahren sind wirkungslos.

Was sind typische Nebenwirkungen von Carbamazepin?

Müdigkeit, Übelkeit, Erbrechen, zerebelläre Ataxie, Knochenmarkdepression, Leberfunktionsstörungen (Blutbild- und Leberenzymkontrollen), Hautreaktionen.

21.2.3 Kopfschmerzen

In welche großen Gruppen werden Kopfschmerzen eingeteilt?

In primäre Kopfschmerzen ohne Strukturläsionen, sekundäre (= symptomatische) Kopfschmerzen mit Strukturläsionen und inkraniale Neuralgien, zentraler und primärer Gesichtsschmerz und andere Kopfschmerzformen (IHS-Klassifikation II, International Headache Society).

Nennen Sie Beispiele für primäre Kopfschmerzen.

- Migräne
- Spannungskopfschmerz
- episodisch/chronisch paroxysmale Hemikranie
- Cluster
- idiopathische Trigeminusneuralgie und andere trigeminoautonome Kopfschmerzen.

Nennen Sie Beispiele für sekundäre (symptomatische) Kopfschmerzen, die akut auftreten.

- Subarachnoidalblutung
- intrazerebrale Blutung
- Hirninfarkt (im Versorgungsgebiet der A. cerebri posterior)
- Sinusvenenthrombose
- hypertensiver Notfall
- Karotisdissektion
- Glaukomanfälle
- Sinusitis
- symptomatische Trigeminusneuralgie (z. B. bei Gefäßanomalien, Entzündungen)
- Herpes zoster
- epidurales Hämatom.

Nennen Sie Beispiele für sekundäre (symptomatische) Kopfschmerzen, die chronisch auftreten.

- Arteriitis temporalis
- medikamenteninduzierter Dauerkopfschmerz
- chronisch subdurales Hämatom
- zerebrale Raumforderungen
- Liquorzirkulationsstörungen.

Welche beiden wichtigsten Formen der Migräne werden unterschieden?

- Migräne ohne Aura
- Migräne mit Aura.

21

Wie ist die Migräne ohne Aura definiert?

- Von folgenden Hauptkriterien müssen mindestens zwei zutreffen (nach IHS-Klassifikation II):
  - Einseitigkeit
  - pulsierender klopfender Schmerzcharakter
  - mittlere oder starke Intensität
  - Zunahme bei körperlicher Bewegung
- Von folgenden Nebenkriterien muss mindestens eins zutreffen:
  - Übelkeit und/oder Erbrechen
  - Lichtempfindlichkeit und/oder Geräuschempfindlichkeit.

Außerdem treffen folgende Faktoren auf die Migräne zu:
- Die Dauer beträgt unbehandelt 4–72 Stunden.
- Es müssen wenigstens fünf Attacken vorausgegangen sein.
- Internistische und neurologische Untersuchungen sind unauffällig.

Nach welchen Kriterien wird der Spannungskopfschmerz diagnostiziert?

- Von den folgenden Hauptkriterien müssen mindestens zwei zutreffen (nach IHS-Klassifikation II):
  - Schmerzqualität drückend bis ziehend, nicht pulsierend
  - leichte bis mäßige Schmerzintensität
  - beidseitige Lokalisation
  - keine Verstärkung bei körperlicher Aktivität
  - Tagesaktivität nicht beeinträchtigt
- weitere Charakteristika:
  - keine Übelkeit, kein Erbrechen, Appetitlosigkeit darf aber vorhanden sein
  - Licht- oder Geräuschempfindlichkeit können vorhanden sein, nicht aber beides gleichzeitig
  - Dauer unbehandelt zwischen 30 Minuten und 7 Tagen
  - wenigstens zehn vorausgegangene Kopfschmerzepisoden.

Nennen Sie die Charakteristika des Cluster-Kopfschmerzes.

- sehr starker Schmerz orbital, supraorbital und/oder temporal
- außerdem wenigstens eines der folgenden Zeichen:
  - ipsilaterale konjunktivale Injektion
  - ipsilaterale Lakrimation
  - ipsilaterale Kongestion der Nase
  - ipsilaterale Rhinorrhö
  - starkes Schwitzen an Stirn und im Gesicht
  - Miosis
  - Ptosis
  - Lidödem
- weitere Charakteristika:
  - Dauer: 15 Minuten bis 3 Stunden
  - vor Diagnosestellung mindestens fünf Attacken!
  - Attackenfrequenz: eine Attacke jeden 2. Tag bis acht Attacken/Tag
  - internistische und neurologische Untersuchungen normal
  - 90 % der Betroffenen sind Männer.

Wie gehen Sie vor, wenn ein Patient keine eindeutige Schilderung der Kopfschmerzen geben kann?

Man fordert ihn auf, ein Kopfschmerztagebuch zu führen mit Angaben zu Häufigkeit, Dauer, Charakter und Intensität der Kopfschmerzen, Begleiterscheinungen und Medikamenteneinnahme, z. B. „Kieler Kopfschmerzkalender" (www.dmkg.de), der in Anlehnung an die IHS verfasst wurde.

Wann ist die Indikation zur Computertomografie (CT) gegeben?

Folgende Faktoren gelten als Indikationen zur CT:
- erstmaliges Auftreten heftiger, unerträglicher Kopfschmerzen, insbesondere nach körperlicher Anstrengung (Ausschluss intrazerebraler Blutung, Subarachnoidalblutung) oder bei Patienten jenseits des 60. Lebensjahrs
- Fieber mit Meningismus (Ausschluss Hirnabszess, komplikative Sinusitis)
- Kopfschmerzen mit neurologischen Herdsymptomen oder zusätzlichem Auftreten epileptischer Anfälle
- Hirndruckzeichen (tendenziell zunehmende Kopfschmerzen mit Betonung im Liegen und Brechreiz bzw. Erbrechen)
- kontinuierliche Verschlechterung der Kopfschmerzen unter adäquater Therapie, bei Änderung des Schmerzcharakters und nach Ausschluss eines medikamenteninduzierten Kopfschmerzes
- Auftreten psychopathologischer Auffälligkeiten
- eine relative Indikation besteht, wenn man eine „Karzinophobie des Patienten" ausräumen möchte.

Welche Aurasymptome kennen Sie?
- Lichtblitze
- visuelle Lichterscheinungen (Fortifikation)
- Flimmerphänomene
- Skotome mit langsamer Ausbreitung
- Hypästhesie und Hypalgesie
- Sprach- und Sprechstörungen
- Hemiparesen.

Wie behandeln Sie einen Migräneanfall?
- leichter Migräneanfall:
  - Metoclopramid 30 Tr. (10 mg) oral, auch perlingual anwendbar oder als Suppositorium oder Domperidon 1 ml (10 mg) oral
  - 500–1.000 mg ASS oder 500–1.000 mg Paracetamol oder 400–800 mg Ibuprofen p. o., Diclofenac-Kalium (Voltaren Migräne)
  - Hydergin und Mutterkornalkaloide sind in der Therapie obsolet, auch COX-2-Hemmer werden nicht eingesetzt.
- mittelschwere und schwere Migräneanfälle: Triptane oral, intranasal, rektal und s. c., alternativ insbesondere im Notfall (bei möglichem kardiovaskulärem Risiko) Metoclopramid 10 mg und 500–1.000 mg Lysinmonoacetylsalicylat
- beim Status migraenosus (> 72 h) sofort Klinikeinweisung oder Notfallvorstellung beim Schmerztherapeuten.

Nennen Sie die Indikationen einer Migräneprophylaxe.
- drei oder mehr Migräneattacken im Monat, die nicht ausreichend behandelbar sind
- wenn regelmäßige Attacken mit einer Dauer von mehr als 48 Stunden auftreten und wenn nach Einnahme spezifischer Migränemittel regelmäßig der Kopfschmerz wieder auftritt
- bei unerträglicher Schmerzintensität
- bei Lähmungen oder anhaltenden neurolog. Symptomen (z. B. familiäre hemiplegische Migräne)

21

- bei nichttolerablen Nebenwirkungen der Akuttherapie
- bei gehäuft auftretenden, lang andauernden Migräne-Auren.

Welche Medikamente finden in der Migräneprophylaxe Verwendung? Wie werden sie dosiert?

Migräneprophylaktika erster Wahl sind β-Rezeptorenblocker, Flunarizin, Topiramat und Valproinsäure.

- β-Rezeptorenblocker:
  - Propranolol: Anfangsdosis 20–40 mg, Enddosis bei der Frau 120–180 mg, beim Mann 160–200 mg
  - Metoprolol: Anfangsdosis 25–50 mg, Enddosis bei der Frau 100–150 mg, beim Mann 150–200 mg
  - Man sollte die Therapie langsam und niedrig dosiert einschleichen. Bei Hypotonie vor dem Einschlafen in retardierter Form (z. B. Metoprolol ret.®) verordnen. Dann werden die β-Blocker bei langsamer Dosissteigerung meist gut vertragen.
- Flunarizin: Dosis 5 mg, evtl. auch 10 mg
- Valproinsäure: Tagesdosis 600–1.800 mg, langsam aufdosieren
- Topiramat: Dosis bis Tagesdosis 100 mg, langsam aufdosieren.

Migräneprophylaktikum zweiter Wahl sind Amitriptylin, Venlafaxin, Pestwurz (in Deutschland als Medikament nicht mehr im Handel).

Was sind die häufigsten Fehler bei der Therapie mit β-Rezeptorenblockern?

Zu schneller Dosisanstieg, zu geringe Dosierung, zu kurze Behandlungszeit für die Prophylaxe.

Nennen Sie nichtmedikamentöse Behandlungsmethoden der Migräne.

- Identifizierung und Beeinflussung von auslösenden Faktoren
- Beibehalten des Schlaf-Wach-Rhythmus und des Koffeinkonsums am Wochenende
- Stressvermeidung und -bewältigung
- Vermeiden von Alkohol und von Lebensmitteln, die als Triggerfaktoren bekannt sind
- Ausdauersport (mind. 2× wöchentlich für mindestens 30 min)
- progressive Muskelrelaxation nach Jacobson, Biofeedback-Verfahren
- Teilnahme an Patientenseminaren zu Kopfschmerz-Migräne (Migräneschule).

Wann wird von einem episodischen Spannungskopfschmerz, wann von einem chronischen Spannungskopfschmerz gesprochen?

Ein episodischer Spannungskopfschmerz besteht an weniger als 15 Tagen des Monats bzw. an weniger als 180 Tagen im Jahr.

Ein chronischer Spannungskopfschmerz besteht an mehr als 15 Tagen des Monats.

Wie wird der episodische Spannungskopfschmerz behandelt?

- Pfefferminzöl lokal (10 g Pfefferminzöl in Äthanol 90-prozentig ad 100): großflächige Anwendung auf Stirn und Schläfe, dreimal im Abstand von 10 min
- ASS 500–1.000 mg
- Paracetamol 500–1.000 mg
- Ibuprofen 200–400 mg oder Naproxen 250–500 mg
- fixe Kombination von 250 mg ASS + 250 mg Paracetamol + 65 mg Koffein (Thomapyrin).

Eine medikamentöse Behandlung sollte nur bei sehr starken Schmerzen erfolgen.

Wie sehen die therapeutischen Erfolgsaussichten bei chronischen Spannungskopfschmerzen aus?

Ein Verschwinden der Kopfschmerzen kann in etwa der Hälfte der Fälle erreicht werden. Auch durch eine optimale Kombination medikamentöser und nichtmedikamentöser Maßnahmen gelingt bei der anderen Hälfte meist nur eine Reduktion der Kopfschmerzintensität um 30–50 %.

Welche untypischen Schmerzmittel werden beim chronischen Spannungskopfschmerz eingesetzt, wie werden sie dosiert und wie wirken sie?

Trizyklische Antidepressiva, z. B. Amitriptylin 50–100 mg, Amitriptylinoxid 30–90 mg (Mittel erster Wahl), Clomipramin 50–100 mg, Imipramin 75–100 mg (Mittel zweiter Wahl), Doxepin 50–100 mg, Maprotilin 50–100 mg. Die therapeutischen Dosen liegen bei ¼ bis ½ der antidepressiven Dosis.

Vorstellung zum Wirkmechanismus: Beeinflussung serotonerger und noradrenerger schmerzmodulierender Systeme in Hirnstamm und Zwischenhirn, Aktivierung des körpereigenen Schmerzhemmsystems. Amitriptylin hat auch direkt analgetische Effekte.

Welche nichtmedikamentösen Behandlungsmethoden werden beim chronischen Spannungskopfschmerz eingesetzt?

Progessive Muskelrelaxation nach Jacobson, Verhaltenstherapie, Vermeidung von muskulärem Stress (z. B. Sitz- und Arbeitshaltung), Krankengymnastik, Wärme- und Kältetherapie, Massagen.

Wie sieht ein mögliches Behandlungsregime des medikamenteninduzierten Kopfschmerzes aus?

- Medikamentenentzug: Alle Medikamente werden abrupt abgesetzt; der dann auftretende Entzugskopfschmerz wird mit 2–3 × 500 mg Naproxen unter Magenschutz behandelt.
- gegen Übelkeit und Erbrechen als Bedarfsmedikation Metoclopramid in Tropfen- oder Zäpfchenform
- gleichzeitig Einleitung einer Migräne-Prophylaxe (s. o.) bei einer ursprünglich zugrunde liegenden Migräne und Amitriptylin in niedriger Dosierung bei einem ursprünglich zugrunde liegenden Spannungskopfschmerz.

Wie erklärt man sich das Zustandekommen eines medikamenteninduzierten Dauerkopfschmerzes?

Die Medikamente binden an Rezeptoren, die mit zunehmender Substanzzufuhr ihre Empfindlichkeit reduzieren. Diese Rezeptoren regulieren u. a. auch die Schmerzempfindlichkeit. Das antinozizeptive System wird nicht richtig gesteuert und es kommt zu einem ungehinderten Einströmen von Schmerzinformationen in das Bewusstsein.

Charakterisieren Sie den zervikogenen Kopfschmerz, auch „Kopfschmerz bei zervikaler Muskelverspannungen" genannt.

- streng einseitige Lokalisation
- vom Nacken ausgehend in die Parietalregion einstrahlend
- stechender, drückender Schmerzcharakter durch bestimmte Kopfhaltungen oder Kopfbewegungen ausgelöst
- Reproduzierbarkeit.

Wie stellen Sie die Diagnose eines „Kopfschmerzes bei zervikalen Muskelverspannungen"?

Nach Blockade der C2-Wurzel mit einem Lokalanästhetikum verschwindet der Kopfschmerz für 1–2 Tage. Dieser Effekt sollte mehrfach reproduzierbar sein.

Wie sieht die Therapie des Kopfschmerzes bei zervikaler Muskelverspannungen aus?

Therapieversuch mit NSAR, auslösende Dauerhaltung oder auslösende Kopfbewegungen vermeiden, Nackenmuskulatur dehnen und auftrainieren, orthopädische Statik prüfen.

21

Der Kopfschmerz bei zervikaler Muskelverspannung ist streng definiert. Häufig führt allein die Lokalisation eines nuchal bzw. okzipital betonten Kopfschmerzes zur falschen Diagnose eines zervikogenen Kopfschmerzes, z. B. bei einer nach den IHS-Kriterien definierten Migräne in 40–60 % der Fälle. Ähnliches gilt für nuchal betonte Spannungskopfschmerzen.

Welche Untersuchungen führen Sie bei erstmals auftretenden Kopfschmerzen durch?

- körperliche Untersuchung mit Messen des Blutdrucks und Prüfung auf Meningismus
- neurologische Untersuchung mit Prüfung auf Herdsymptome und Funktion der Augen
- Körpertemperatur messen bei Hinweisen auf Entzündungsgeschehen (Infekt, Meningismus, Enzephalitis)
- Laborwerte bei entsprechenden Hinweisen (Niereninsuffizienz, BKS)
- CT obligat bei Meningismus und neurologischen Herdsymptomen bzw. Bewusstseinsstörungen.

Nennen Sie die Charakteristika der Arteriitis temporalis.

- Beginn meist einseitig, später beidseitig
- durch Befall der A. ophthalmica bzw. A. centralis retinae erst funktionelle, dann bleibende Sehstörung bis zur Erblindung
- A. temporalis häufig geschwollen, druckempfindlich und überwärmt
- Labor: BKS und CRP sind deutlich erhöht.

Welche Untersuchung sollte man durchführen, wenn die Diagnose klinisch nicht zu sichern ist?

Eine temporale Biopsie.

Wie therapieren Sie eine Arteriitis temporalis?

- Prednison 1 mg/kg Körpergewicht
- bei Sehstörungen für 5 Tage 1 g Prednison, dann Reduzierung der Dosis in einem Zeitraum von 4–8 Wochen
- Erhaltungstherapie unter BKS- und CRP-Kontrolle.

Wann treten posttraumatische Kopfschmerzen auf? Nennen Sie typische Charakteristika.

- Kopfschmerzen nach Kommotio:
  - dumpf-drückende Kopfschmerzen im Bereich von Stirn und Schläfe bzw. im Bereich des Anpralls
  - Zunahme bei körperlicher Anstrengung
  - schlechtes Ansprechen auf Analgetika
- Kopfschmerzen nach Schädel-Hirn-Trauma 2. Grades (Contusio cerebri): Neigung zu fokal-neurologischen oder neuropsychologischen Ausfällen
- Kopfschmerzen nach Schleudertrauma der Halswirbelsäule:
  - beschwerdefreies Intervall zwischen Unfallzeitpunkt und Auftreten der Kopf- und Nackenschmerzen, Dauer: mehrere Stunden bis Tage
  - Lokalisation: Nacken und Hinterkopf, Ausstrahlung bis in die Stirn möglich
  - Zunahme bei körperlicher Anstrengung.

Wie therapieren Sie Kopfschmerzen nach einem Schleudertrauma der Wirbelsäule?

- Das Tragen einer Halskrawatte über 1–4 Tage ist umstritten und sollte falls nötig auf wenige Tage begrenzt werden.
- ausreichende und frühzeitige Gabe von Analgetika z. B. NSAR oder nichtsaure Antipyretika
- lokale Anwendung von Wärme oder Kälte
- Erlernen der progressiven Muskelrelaxation nach Jacobson
- bei Kopfschmerzen > 4 Wochen: thymoleptische Schmerztherapie durch antidepressive Trizyklika wie beim Spannungskopfschmerz.

21.2.4 Tumorschmerzen

FALLBERICHT

Sie betreuen einen 67-jährigen pensionierten Gastwirt mit einem fortgeschrittenen Bronchialkarzinom. Es finden sich bereits Metastasen in Hals- und Lendenwirbelsäule, in der 4./5. Rippe rechts und in der rechten Hüfte, die unter Chemotherapie und Radiatio nicht rückläufig waren. Des Weiteren besteht eine Niereninsuffizienz. Der Patient wurde aus dem Krankenhaus mit infauster Prognose nach Hause entlassen. Er leidet insbesondere unter starken Schmerzen im Lendenwirbelbereich (Stärke auf einer visuellen Analogskala = 8), dumpfer bis brennender schmerzhafter Ausstrahlung in beide Beine und Schmerzen mit Taubheitsgefühl im rechten Arm. Er befindet sich in einem sehr reduzierten Allgemeinzustand. Der Patient wird nun von seiner Ehefrau und der ambulanten Pflegestation unter Ihrer ärztlichen Beteiligung zu Hause versorgt.

Was sollte am Anfang aller Ihrer Bemühungen stehen?

Die Betreuung sollte sich nicht auf die Verordnung von Medikamenten und die Durchführung therapeutischer Maßnahmen beschränken.

An oberster Stelle steht das behutsame, ausführliche und offene Gespräch mit dem Patienten und ggf. den Angehörigen über seine Krankheit, den zu erwartenden Verlauf und ggf. über das Sterben. Die grundsätzliche Offenheit sollte auch einen impliziten oder geäußerten Wunsch des Kranken einbeziehen, keine Details seiner Krankheit erfahren zu wollen. Man sollte keine Illusionen hervorrufen, aber Hoffnungen offen lassen! Man muss nicht unbedingt alles sagen, was man weiß, aber was man sagt, sollte wahr sein.

Darüber hinaus erfolgt die gemeinsame Planung von weiteren Maßnahmen, u. a. der Behandlung mit Schmerzmitteln. Hierzu gehören auch eine qualifizierte psychosoziale Unterstützung und die Berücksichtigung physikalischer Maßnahmen. Vor Auswahl der Analgetika sollte eine sorgfältige Schmerzanalyse und körperliche Untersuchung des unbekleideten Patienten durchgeführt werden.

Stellen Sie beispielhaft einen Therapieplan für diesen Patienten auf.

Die Therapie erfolgt unter Berücksichtigung des WHO-Stufenschemas (➤ Kap. 21.1), das selbstverständlich nicht immer mit einer Monotherapie auf Stufe I beginnen muss.

In diesem Fall werden z. B. 4 × 500 mg Metamizol (wegen Nierenschaden keine NSAR) und 2 × 30 mg Morphin ret. gegeben. Die Dosierung wird unter Berücksichtigung der benötigten Bedarfsmedikation während der nächsten Tage auftitriert. Initial sollten Antiemetika, z. B. Metoclopramid oder Haldol, gegen Übelkeit verordnet werden. Stets und auch dauerhaft ist die Gabe von Laxanzien erforderlich, da eine Gewöhnung gegenüber der obstipierenden Wirkung der Opioide nicht stattfindet.

Welche Antikonvulsiva eignen sich als Koanalgetikum gut gegen die neuropathischen Schmerzen?

Insbesondere Carbamazepin und Gabapentin. Wegen des Nierenschadens sollte hier das kostenintensivere Gabapentin bevorzugt werden (Dosis an die Niereninsuffizienz anpassen, z. B. langsame Aufdosierung auf 3 × 500 mg/Tag). Bei überwiegend brennendem Schmerz ist Duloxetin eine sinnvolle Alternative, Studien belegen die Wirksamkeit.

➤ Tabelle 21.3 zeigt exemplarisch einen individuellen Therapieplan für den Patienten.

Tab. 21.3 Exemplarischer Therapieplan des 67-jährigen Gastwirts mit metastasierendem Bronchialkarzinom

Medikament	Einnahmezeiten					Indikation
	7:00 h	11:00 h	15:00 h	19:00 h	23:00 h	
Morphin ret. 30 mg	1			1		Schmerzen, Sedierung
Metamizol 500 mg	1	1	1		1	Schmerzen, Tumorzerfall- bzw. paraneoplastisches Fieber

21

Tab. 21.3 Exemplarischer Therapieplan des 67-jährigen Gastwirts mit metastasierendem Bronchialkarzinom (Forts.)

Medikament	Einnahmezeiten			Indikation
Gabapentin 500 mg	1	1	1	neuropathische Schmerzen
Dexamethason 4 mg	1	1		zum Abschwellen
MCP Tropfen	20		20	Prokinetikum bei Übelkeit
Bifiteral	1 EL			gegen Verstopfung
Zusatzmedikation				
Morphinsulfat 10 mg	1 Tabl. so oft wie nötig			bei Schmerzattacken

Was sollten Sie dem Patienten noch verordnen?

Tumorschmerzpatienten sollten zur regelmäßigen Therapie zusätzlich eine nichtretardierte Bedarfs- oder Zusatzmedikation erhalten, die sie bei Schmerzzunahme oder -attacken jederzeit einnehmen können (z. B. auch zur rechtzeitigen Einnahme vor Pflegemaßnahmen). Diese Bedarfsmedikation sollte ca. ⅙ bis ⅓ der Tagesdosis des retardierten Opioids betragen (z. B. Morphin in kurz wirksamer Form als orale Lösung, Suppositorium oder Tablette, z. B. 10 mg schnell wirkendes Morphinsulfat).

Welche erweiterten schmerztherapeutischen Möglichkeiten haben Sie?

Bei mutmaßlicher Prognose von mehreren Monaten kann eine peridurale oder intrathekale Applikation von Opioiden und Nichtopioiden durch die Implantation eines entsprechenden Katheters erfolgen, der mit einem subkutanen Port- oder Pumpensystem verbunden ist (PDK). Zu erwägen sind ggf. auch die palliative Chemo- oder auch Strahlentherapie, bei einem Ileus ggf. auch ein palliativer Anus praeter.

Was wissen Sie über die Epidemiologie von Tumorschmerzen? Wie viele Patienten im Finalstadium behandelt ein Hausarzt im Schnitt?

Ca. 70 % der Patienten mit einer fortgeschrittenen Krebserkrankung leiden an Schmerzen.

Im Schnitt behandelt ein Hausarzt ca. vier krebskranke Patienten im Finalstadium pro Jahr und wird daher regelmäßig mit der Behandlung von schweren Krebsschmerzen konfrontiert (Schindler et al. 2000).

Wie wird chronischer Schmerz bei Patienten mit Krebs klassifiziert?

- **tumorbedingt** (ca. 60–90 %): Auftreten am Primärtumor oder an Metastasen (Knochen- und/oder Weichteilinfiltration, Kompression von Nerven-, Blut- und Lymphgefäßen)
- **therapiebedingt** (ca. 10–25 %): sekundär auftretend in Bezug zu einer Chemotherapie (Entzündung, periphere Neuropathie), Radiatio (Fibrose, Neuropathie, Strahlenosteomyelitis), Operation (Vernarbung, Nervenläsion)
- **tumorassoziiert** (ca. 10 %), z. B. Lymphödem, Dekubitus, Thrombose, Zosterneuralgie, paraneoplastisches Syndrom bei humoral aktiven Tumoren
- **tumorunabhängig** (ca. 10 %): Spannungskopfschmerz, Migräne, Arthrosen.

Was wissen Sie über transdermale Applikationsformen von Opioiden?

Sogenannte „transdermale therapeutische Systeme" (TTS) sind in den letzten Jahren verbessert worden, z. B. als sog. „Matrixsysteme" (SMAT), die über 72 Stunden kontinuierlich Fentanyl abgeben, das über die Haut resorbiert wird. Nach trägem Serumspiegelanstieg stabilisiert sich die Serumkonzentration innerhalb von ca. 12–24 Stunden. Frühestens nach 24 Stunden kann beurteilt werden, ob die gewählte Dosierung ausreichend ist. Die erreichten Serumkonzentrationen sind proportional der Größe des TTS (10, 20, 30 oder 40 cm² entsprechend

25, 50, 75 oder 100 µg Fentanyl pro Stunde). Aufgrund langer Wirkdauer und geringerer gastrointestinaler Nebenwirkungsrate (mit Abstand geringste Obstipationsrate) ist die Compliance hoch. Allerdings kann es bei Überdosierung wegen der langen HWZ nur schwierig mit Naloxon antagonisiert werden (in diesem Fall stationäre Überwachung). Bei Umstellung von oralen Opioiden auf Fentanyl-TTS müssen entsprechende Umrechnungstabellen beachtet werden. Hinweise zum praktischen Vorgehen müssen berücksichtigt werden (z. B. trockenes, unbehaartes, unverletztes, nicht bestrahltes Hautareal an Oberkörper, Brust oder Oberarm auswählen). Die Handhabung des Fentanyl-Pflasters bedarf einer ebensolchen Kontrolle wie die Einnahme von Morphin.

Es steht ferner ein Buprenorphin-Pflaster zur Verfügung, das jedoch nur bis zu einer bestimmten Dosis zugelassen ist (140 µg/h) und dessen Inhaltsstoff nicht antagonisierbar ist. Die Umstellung auf ein anderes Opioid erfordert wegen des partiellen Agonisten/Antagonisten einen zeitlichen Abstand.

LITERATUR

Arbeitskreis zur Erarbeitung von diagnostischen und therapeutischen Empfehlungen bei akuten und chronischen Schmerzen. BDA-Manual Schmerz. Kybermed GmbH & Co., Emsdetten 2002
Braun R: Manual der Schmerztherapie. Thieme, Stuttgart 1999
DEGAM-Leitlinie Nr. 4: Kreuzschmerzen. Düsseldorf 2005
Egle UT et al.: Spezielle Schmerztherapie. Leitfaden für Weiterbildung und Praxis. Schattauer, Stuttgart 1999
Godlee F: Clinical Evidence. Die besten Studien für die beste klinische Praxis. Verlag Hans Huber, Bern 2000
IASP (International Association for the Study of Pain): Pain terms: A list with definitions and notes for usage. Pain 6: 249–252, 1979
Kanner R: Pain Management Secrets. Hanley & Belfus, Inc. Philadelphia 2003
Kayser H et al.: Behandlung chronischer Schmerzzustände in der Praxis. 1. Aufl. UNI-MED, Bremen 2001
Schindler T et al.: Krebskranken ein Sterben zu Hause ermöglichen. Dt Ärztebl 2000 (97): A2688–2692
Schumacher J, Brähler E: Prävalenz von Schmerzen in der deutschen Bevölkerung. Schmerz 1999 (13): 375–384
Sohn W, Heringhaus C: Basisdiagnostik und -therapie durch den Hausarzt. Schmerz 1996 (10): 8
Striebel HW: Therapie chronischer Schmerzen. Schattauer, Stuttgart 2002
Zenz M, Jurna I: Lehrbuch der Schmerztherapie. Wiss. Verlagsgesellschaft, Stuttgart 2001

KAPITEL

22 Chronisch Kranke

22.1 Chronisch Kranke in der ambulanten Medizin
K. Weckbecker

22.1.1 Definition „chronisch krank"

Wie definieren Sie den Begriff „chronisch krank" im allgemeinmedizinischen Arbeitsfeld?

Chronische Krankheiten werden durch länger andauernde krankhafte Veränderungen verursacht. Diese Veränderungen sind zumeist nicht reversibel und begleiten den Patienten oft lebenslang. Hieraus ergibt sich ein besonderes Verhältnis der Patienten zu ihrer Krankheit, aber auch zu ihren Ärzten. Während bei akuten Krankheiten, wie z. B. der Appendizitis, meist durch Interventionen das Problem gelöst wird, ist bei chronischen Erkrankungen wie der arteriellen Hypertonie das ursächliche Problem oft nicht ermittelbar und vor allem nicht komplett lösbar. Somit muss der Patient ein Konzept entwickeln, wie er mit der Krankheit umgeht und weiterlebt. Hier sind Ärzte gefordert, den Patienten ein Leben mit der Erkrankung zu ermöglichen. Die patientenzentrierte Allgemeinmedizin spricht vom „chronisch Kranksein", was das Erleben, das Krankheitskonzept und den Umgang der Patienten mit ihrer Krankheit meint. Dieser Begriff ist umfassender als die u. g. Definition des Gemeinsamen Bundesausschusses der Ärzte und Krankenkassen.

Welche Bedeutung haben salutogenetische Vorstellungen für die Betreuung chronisch Kranker?

Nach Antonovskys Idee der Salutogenese hat jeder Mensch kranke und gesunde Anteile. So verfügen auch Multimorbide noch über (gesunde) Ressourcen, die es zu stärken gilt. Wir Ärzte legen das Augenmerk eher auf die kranken Anteile unserer Patienten. Gesunde Anteile dagegen werden als selbstverständlich angesehen und wenig thematisiert. Die gesunden Anteile können die Lebensqualität und die Gesundheit der chronisch Kranken verbessern, besonders wenn Ärzte sie stärken. Regelhaft und systematisch geschieht dies im hausärztlichen Gespräch und in der medizinischen Rehabilitation (➤ Kap. 1.5).

FALLBERICHT

Sie betreuen seit Jahren einen jungen Versicherungsangestellten, der sich immer wieder mit wechselnden Symptomen vorstellt. Neben Kopfschmerzen treten Bauchschmerzen mit und ohne Durchfall oder Übelkeit auf. Der Verdacht einer Colitis ulcerosa wurde geäußert, konnte aber endoskopisch nicht bestätigt werden. Die Beschwerden sind u. a. auslösbar durch Konflikte am Arbeitsplatz.

Welche Arbeitshypothese würden Sie stellen? Liegt eine chronische Erkrankung vor? Welche Aufgabe hat der Hausarzt in dieser speziellen Situation?

Vermutlich liegt eine somatoforme Störung vor, deren Ausprägung durch das Erleben und den Umgang des Patienten mit seiner Krankheit bestimmt wird. Selbstverständlich ist dies eine chronische Erkrankung. Hier liegt die Aufgabe des Hausarztes in der Begleitung, Koordination der Diagnostik und Therapie. Nicht indizierte Untersuchungen oder die Wiederholung bereits durchgeführter Untersuchungen gilt es zu vermeiden (quartäre Prävention). In hausärztlichen Gesprächen kann mit dem Patienten der Zusammenhang zwischen psychischen Belastungen und dem Auftreten somatischer Symptome thematisiert und eine psychosomatische Mitbehandlung eingeleitet werden.

Wie hat der Gemeinsame Bundesausschuss der Ärzte und Krankenkassen (GBA) den Begriff „chronisch krank" definiert?

Chronisch krank ist nach dessen Definition jeder Patient, der mindestens einen Arztkontakt pro Quartal wegen derselben Krankheit an vier aufeinanderfolgenden Quartalen hatte. Zusätzlich muss eine Pflegebedürftigkeit Stufe 2 oder 3, ein Grad der Behinderung oder eine Minderung der Erwerbsfähigkeit von jeweils mindestens 60 % vorliegen oder ohne ärztliche Behandlung eine Verschlechterung der Gesundheit oder der Lebensqualität zu befürchten sein (GBA 2004). In der Praxis führt vor allem das letzte Kriterium meist zur Anerkennung der Chronifizierung. Bei fast jedem Patienten mit einer Pflegebedürftigkeit oder einem Grad der Behinderung von über 60 % wird andererseits eine kontinuierliche, ärztliche Behandlung zur Vermeidung einer Verschlechterung notwendig sein.

FALLBERICHT

Sie betreuen seit 2 Jahren einen jungen Mann mit einer arteriellen Hypertonie. Der Patient stellt sich jedes Quartal einmal zur Blutdruckkontrolle und Verordnung seiner Medikamente vor. Er ist völlig beschwerdefrei und bereitet sich auf seinen dritten Marathonlauf vor.

Liegt eine chronische Erkrankung im Sinne des Gemeinsamen Bundesausschusses (GBA) vor?

Ja, zum einen war der Patient an mindestens vier aufeinanderfolgenden Quartalen wegen der arteriellen Hypertonie beim Arzt. Zum anderen ist eine kontinuierliche ärztliche Versorgung zur Vermeidung einer Verschlechterung des Gesundheitszustands durch Komplikationen wie Apoplex oder Herzinfarkt notwendig.

FALLBERICHT

Sie behandeln die Mutter des Hochdruckpatienten seit 6 Monaten wegen eines Pankreaskopfkarzinoms und führen häufig Hausbesuche bei der im Sterben liegenden Patientin durch.

Liegt eine chronische Erkrankung im Sinne des Gemeinsamen Bundesausschusses (GBA) vor?

Nein, die Krankheit muss seit vier Quartalen der Anlass für die Arztkonsultation sein.

Anmerkung: Hier wird deutlich, dass insbesondere das gewählte Zeitkriterium wenig sinnvoll ist. Die Definition des Gemeinsamen Bundesausschusses dient neben der Gebührenordnung EBM auch der Festlegung der Belastungsgrenze für Zuzahlungen. Für die ärztliche Beurteilungen einer Krankheitschronizität erscheint sie ungeeignet.

22.1.2 Betreuung von chronisch Kranken

FALLBERICHT

Sie diagnostizieren im Rahmen einer Gesundheitsuntersuchung bei einem 42-jährigen Bauunternehmer eine essenzielle Hypertonie WHO Grad 3. Der Patient ist sehr überrascht und berichtet, dass er sich sehr wohl fühle. Anlass für die Untersuchung sei das Drängen seiner Ehefrau gewesen, auch mal an seine Gesundheit zu denken.

Was müssen Sie bei der Einleitung der Therapie beachten?

Bei der Betreuung von chronisch Kranken ist die Förderung der Compliance entscheidend. Die Patienten müssen langfristig Medikamente einnehmen, obwohl die damit behandelte Krankheit – wie in unserem Beispiel – nicht immer Beschwerden hervorruft. Die Therapie dient dann in erster Linie der Reduktion des Risikos und führt im Gegensatz zur Erkrankung manchmal sogar zu ersten Beschwerden. So wäre es durchaus denkbar, dass der Bauunternehmer nach Einleitung der Therapie Symptome wie Schwindel, Müdigkeit, Erektionsstörungen oder Husten verspürt. Die Problematik muss mit dem Patienten ausführlich besprochen werden. Durch einschleichende Dosierungen können die Nebenwirkungen der Medikation vermindert werden. Anzustreben ist eine Medikation mit möglichst wenigen Tabletteneinnahmen und einer möglichst einmaligen Einnahme am Morgen. Insbesondere für berufstätige Patienten ist die Einnahme von Medikamenten zum Mittag und/oder am Abend schwierig und führt zu Unregelmäßigkeiten.

An welche Maßnahmen sollten Sie nach erfolgreicher Einstellung der arteriellen Hypertonie denken?

Der Patient sollte langfristig seine Medikamente einnehmen. Immer wieder unterbrechen Patienten die eingeleitete Therapie und begründen dies mit fehlenden Beschwerden. Im genannten Beispiel sollten regelmäßige Kontrolluntersuchungen vereinbart werden. Gegebenenfalls können Langzeitblutdruckmessungen zur Dokumentation der erzielten Therapieerfolge eingesetzt werden. Bei diesen Kontakten wird der Hausarzt den Patienten immer wieder auf die Nachhaltigkeit und Wichtigkeit der Behandlung ansprechen und nach Nebenwirkungen fragen. Die DEGAM-Patienteninformationen sind ein weiteres Instrument zur Verbesserung der Mitarbeit des Patienten. Spezielle Flyer zu den einzelnen Risikofaktoren informieren die Patienten z. B. über den Risikofaktor arterielle Hypertonie mit dem Motto „Druck auf Gefäße und Herz senken!" (www.degam.de). Er wird auch auf die erzielten Erfolge hinweisen und so die Zusammenarbeit verbessern. Die Compliance wird durch tabellarische Verordnungsanweisungen gefördert. Zusätzlich sollten die erhobenen Befunde in Patientenpässen dokumentiert werden (in diesem Fall im Hochdruckpass). Der Hausarzt kann als Familienarzt auch weitere Familienmitglieder in die Therapie einbinden. So kann – vorausgesetzt, der Mann ist damit einverstanden – ein gemeinsames Gespräch mit Patient und Ehefrau unnötige Sorge ausräumen und eine sinnvolle Unterstützung durch die Ehefrau einleiten. An dieser chronischen, internistischen Erkrankung zeigt sich, wie wichtig neben der medikamentösen Therapie auf Grundlage von pathophysiologischen Überlegungen der allgemeinmedizinische Ansatz des „chronisch Krankseins" ist. Nur durch Einbindung des Krankheitskonzepts des Patienten ist eine dauerhafte Therapie möglich.

FALLBERICHT

Sie betreuen seit 20 Jahren eine 84-jährige Patientin mit Herzinsuffizienz, schwerer COPD, gesicherter koronarer Herzkrankheit, Osteoporose mit Z. n. Wirbelkörperfraktur sowie einem Rückenschmerzsyndrom. Die Patientin wohnt in einem eigenen, kleinen Haus. Die im Nachbarhaus wohnende Tochter hat zusammen mit dem Schwiegersohn das Erdgeschoss so umgebaut, dass sich jetzt Bad, Schlaf- und Wohnzimmer mit kleiner Küche auf einer Ebene befinden. Die Patientin konnte so ihre Eigenständigkeit erhalten und hat Ihnen und den Arzthelferinnen bis zum letzten Jahr immer Neujahrswaffeln gebacken. Aufgrund einer fortgeschrittenen und schmerzhaften Fingergelenkarthrose war es ihr in diesem Jahr aber nicht mehr möglich.

Was müssen Sie bei der Therapie beachten?

Bei älteren, multimorbiden Patienten ist eine Therapie aller Erkrankungen kaum möglich und selten sinnvoll. Eine Wiederherstellung der Gesundheit kann nicht mehr erreicht werden. Im Vordergrund stehen die Symptome der Patientin und deren persönliche Wünsche als realistische Anhaltspunkte, um gemeinsame Therapieziele zu finden – oft in Form einer Prioritätenliste. Im vorliegenden Fall wäre es denkbar, dass die Schmerzkontrolle im Vordergrund steht, während Symptome der COPD kaum wahrgenommen werden. In solch einer Konstellation wird eine Behandlung der COPD nur bedarfsweise durchgeführt.

22

Wie gehen Sie vor?

Zunächst ist eine symptomatische Schlafstörung auszuschließen. In der Anamnese sind Hinweise auf regelmäßigen Alkoholkonsum, Schilddrüsenstörungen, Hochdruck, Schlafapnoesyndrom u. a. m. zu ermitteln. Nach Ausschluss einer symptomatischen Schlafstörung wird die Patientin über Maßnahmen der Schlafhygiene informiert (Riemann 2003):

- Bewegen Sie sich ausreichend entsprechend Ihrer eigenen Belastungsfähigkeit. „Machen Sie sich müde!"
- Beenden Sie Ihre Aktivitäten nicht zu spät. Die Stunde vor dem Zubettgehen sollte eine ruhige, entspannte Stunde sein.
- Nur leichte Abendmahlzeiten sind empfohlen, Sie sollten aber nicht hungrig ins Bett gehen. Abends keinen Kaffee, keinen oder wenig Alkohol trinken.
- Halten Sie regelmäßige Wach- und Schlafzeiten ein. Ihr Mittagsschlaf vermindert Ihren Nachtschlaf. Nicht im Bett lesen oder fernsehen!
- Passen Sie die Schlafzeiten Ihrem Alter an. Der Schlafbedarf nimmt im Alter ab.
- Sorgen Sie für kühle, frische Luft im Schlafzimmer und ein warmes Bett.

Solche Beratungen über nichtmedikamentöse Allgemeinmaßnahmen sind ein wichtiger Bestandteil der hausärztlichen Therapie und führen bei leichten Verlaufsformen häufig schon zu Erfolgen.

Beim zweiten Kontakt berichtet Ihnen die pensionierte Lehrerin, dass sie seit 6 Jahren jeden Abend eine halbe Tablette Bromazepam einnehme. Sie habe damit vor Jahren begonnen, als sie in der Schule Konflikte mit einem neuen und jüngeren Schuldirektor gehabt habe. Damals habe ihre Hausärztin ihr die Tabletten aufgeschrieben, „damit sie zur Ruhe komme".

Welche medikamentösen Therapien würden Sie der 65-jährigen Lehrerin empfehlen?

Kurzfristig und zeitlich befristet auf max. 2 Wochen war der Einsatz von Benzodiazepinen evtl. sinnvoll. Allerdings hätte die Patientin auf das Suchtpotenzial dieser Substanzen hingewiesen werden müssen. Jetzt muss von einer Low-Dose-Abhängigkeit ausgegangen werden. Die schwierige Situation und die Nachteile einer Abhängigkeit von Benzodiazepinen mit Sturzneigung und Morgenmüdigkeit sollten mit der Patientin besprochen werden. Nach ausführlicher Aufklärung kann ihr die Umstellung auf Diazepamtropfen angeboten werden. Diese könnten dann schrittweise reduziert werden (Ashton 2005).

Die Patientin besteht auf der Verordnung einer N3-Packung Bromazepam und weist darauf hin, dass sie als Privatpatientin Anspruch auf solche Verordnungen habe. Als diese Forderung nicht erfüllt wird, verlässt sie aufgebracht die Praxis. Nach einem Jahr erscheint sie erneut in Ihrer Praxis. Sie berichtet, dass nach einem Sturz eine künstliche Hüfte notwendig wurde. In der chirurgischen Klinik habe Sie noch Schlafmittel erhalten. In der anschließenden Rehabilitationsmaßnahme habe sie sich aber nicht getraut, die Einnahme von Bromazepam anzugeben. Nach einer Woche sei sie unruhig und ängstlich geworden und habe sich gegen ärztlichen Rat selbst entlassen. Jetzt wolle sie sich behandeln lassen. Sie sei zwar sicher, nicht abhängig zu sein, aber die Umstellung auf Tropfen könne ja auch nicht schaden.

Wie gehen Sie vor?

Im Gespräch wird die Patientin darauf hingewiesen, dass sie selbst Entzug erlebt und die Entzugssymptome geschildert hat. Die Verantwortung und Entscheidung über das weitere Vorgehen teilen sich Arzt und Patientin. Durch Anwendung von Elementen der motivierenden Gesprächsführung nach Miller und Rollnick wird analysiert, dass sich die Patientin im Stadium der Handlungsvorbereitung befindet.

FALLBERICHT

Die Patientin wählt den Weg der schrittweisen Dosisreduktion – auch weil sie Angst vor der Abhängigkeit hat, obwohl sie die Diagnose einer Sucht für sich ablehnt.

In diesem Fall ist erst im zweiten Anlauf eine Arzt-Patient-Beziehung entstanden, die einen Therapieversuch zulässt. Die Beziehung ist jetzt aber so belastbar, dass die Patientin konsequent die Dosis reduziert und nach 16 Wochen abdosiert ist. Rückblickend ist sie dankbar und führt eine Verbesserung ihres Schlafs und ihrer Stimmung auf das Ausschleichen des Benzodiazepins zurück.

FALLBERICHT

Sie betreuen seit Jahren eine 78-jährige Patientin. Die Patientin ist rüstig und bisher beschwerdefrei. Jetzt berichtet sie erstmals von Herzrasen und Herzstolpern. Im Ruhe-EKG diagnostizieren Sie ein Vorhofflimmern. Auf Nachfrage berichtet die Patientin, dass sie vor 2 Wochen für 2 Stunden eine Schwäche in der linken Hand verspürt hätte.

Besteht die Indikation zur Antikoagulation? Welche Substanz würden Sie einsetzen?

Bei permanentem Vorhofflimmern und weiteren Risikofaktoren wie hohem Alter, arterieller Hypertonie und vergrößertem linken Vorhof besteht ein deutlich erhöhtes Schlaganfallrisiko. Dies allein rechtfertigt eine Antikoagulation. Zusätzlich ergeben sich in diesem Fall Hinweise auf eine durchgemachte transitorische ischämische Attacke. Ohne Antikoagulation liegt das Schlaganfallrisiko bei dieser Konstellation pro Jahr bei ca. 12 %. Da die Behandlung mit ASS dieses Risiko nur auf ca. 8 % senkt, sollte eine Therapie mit einem Vitamin-K-Antagonisten (Warfarin oder Phenprocoumon) angestrebt werden, der das Risiko auf unter ca. 4 % senken kann. Für die Risikoabschätzung stehen unterschiedliche Scores (CHADS2 oder CHA2DS2-VASc) zur Verfügung. Der deutliche Vorteil der Antikoagulation muss dem Risiko einer Blutung gegenübergestellt werden. Zielwert ist eine International Normalized Ratio (INR) zwischen 2 und 3. Als Kontraindikation gelten fehlende Mitarbeit, z. B. bei einer Demenz, eine bekannte Blutungsursache, z. B. beim Ulcus ventriculi oder einer Tumorerkrankung. Das Alter allein ist keine Kontraindikation. Im Gegenteil: Ein Alter über 65 Jahren ist ein eigener Risikofaktor für den Schlaganfall.

Die alte Dame beugt sich etwas zögernd Ihren Argumenten. Sie konnte noch die vorübergehende Schwäche ihrer linken Hand erinnern und wusste, dass dies bei einer ihrer Freundinnen der Vorbote eines Hirnschlags mit Halbseitenlähmung gewesen war. Die Therapie mit Phenprocoumon gestaltet sich problemlos. Die Patientin erscheint bei stabilen Werten alle 3 Wochen zur INR-Kontrolle. Nach 6 Monaten fragt sie, wie sie sich bei einer geplanten Zahnextraktion verhalten soll.

Wie gehen Sie vor?

Die Situation muss mit dem behandelnden Zahnarzt besprochen werden. Gerade bei einer älteren Patientin sind Extraktionen von defekten Zähnen meist nur mit einem geringen Blutungsrisiko verbunden. Die Antikoagulation kann unverändert fortgesetzt werden. Sollte der Zahnarzt das Risiko einer Blutung als hoch einschätzen, muss mit der Therapie 3–5 Tage vor dem Eingriff pausiert werden. Nach Rücksprache mit dem Zahnarzt, je nach Verlauf des Eingriffs, kann die Therapie rasch wieder begonnen werden. Eine Überbrückung mit Vollheparinisierung durch niedermolekulares Heparin ist bei Patienten ohne TIA in der Vorgeschichte nicht indiziert. Im vorliegenden Fall muss bei V. a. TIA in der Vorgeschichte Nutzen und Risiko des Bridging sorgfältig abgewogen werden (Keeling 2011).

22

Wie gehen Sie vor, wenn im oben genannten Fallbericht aufgrund einer künstlichen Mitralklappe und Vorhofflimmerns das Schlaganfallrisiko deutlich höher ist?

In diesem Fall sollte der Zielbereich des INR zusammen mit dem behandelnden Kardiologen festgelegt werden, z. B. INR 3,5 bis 4,5. Vor dem geplanten Eingriff ist die überlappende Umstellung auf eine Vollheparinisierung notwendig. Auch hierbei ist die Rücksprache mit dem Kardiologen sinnvoll, da die niedermolekularen Heparine für diese Indikation nicht zugelassen sind. Es muss abgewogen werden zwischen einer ambulanten Off-Label-Verordnung eines niedermolekularen Heparins und der stationären intravenösen Heparinisierung mittels Perfusor. Eine Endokarditisprophylaxe mit Amoxicillin 2 g oral, Penicillin oder Ampicillin 2 g intravenös ist zusätzlich erforderlich (Positionspapier Deutsche Ges. f. Kardiologie 2007).

22.1.3 Begleitung chronisch Kranker

FALLBERICHT

Eine 82-jährige Patientin stellt sich nach erfolgreicher PTCA mit Stent bei koronarer Zweigefäßstenose und diffuser Koronarsklerose in Ihrer Praxis vor. Die Patientin ist jetzt beschwerdefrei und spielt zweimal pro Woche Tennis. Außer einem jetzt eingestellten Zigarettenkonsum und dem hohen Alter sind keine Risikofaktoren bekannt.

Welche Medikamente sollte diese Patientin einnehmen?

- β-Blocker wegen gesicherter KHK; allerdings sollte bei einer 82-jährigen Patienten sehr niedrig dosiert werden
- Acetylsalicylsäure wegen gesicherter KHK
- Clopidogrel nach Stentimplantation zeitlich befristet nach Vorgabe des Interventionszentrums
- CSE-Hemmer werden bei gesicherter KHK mit folgenden Zielwerten empfohlen: Gesamtcholesterin < 200 mg/dl, LDL-Cholesterin < 100 mg/dl
- evtl. ACE-Hemmer zur optimalen Blutdruckeinstellung und nach nachgewiesener Ischämie (Remodeling) (NVL chronische KHK 2012).

Welche Kontrolluntersuchungen halten Sie für sinnvoll?

Bei gesicherter KHK ist eine optimale Blutdruckeinstellung auch bei einer 82-jährigen Patientin wünschenswert. Ambulante Blutdruckkontrollen sind sinnvoll. Unter β-Blockertherapie sollte die Herzfrequenz kontrolliert werden. Zum Ausschluss eines AV-Blocks unter β-Blockertherapie ist ein EKG in Ruhe sinnvoll. Die Patientin wird angewiesen, sich bei neu auftretenden Beschwerden sofort bei einem Arzt vorzustellen. Zusätzlich wird ein Termin zum Belastungs-EKG vereinbart, bevor die Patientin ihr Tennisspiel wieder aufnimmt.

Nach 4 Wochen stellt sich die Patientin erneut vor. Alle Zielwerte (Cholesterin, LDL, RR) wurden erreicht. Das EKG in Ruhe ist regelrecht bei einer Frequenz von 64/min ohne Anhalt für eine AV-Blockierung. Die Patientin berichtet, dass die kardiologische Abteilung ihr einen Termin zur Kontrollangiografie vorgeschlagen habe. Sie lehnt dies ab, da sie Angst vor der Untersuchung habe und jetzt beschwerdefrei ist. Auf der anderen Seite fühlt sie sich dem Krankenhaus verpflichtet, weil ihr dort so gut und rasch in der Not geholfen wurde.

Welchen Rat geben Sie Ihrer Patientin in dieser Situation?

Bei chronisch Kranken muss der Hausarzt seine Patienten sowohl vor Über- als auch vor Unter- oder Fehlversorgung schützen. Dies ist oft ein schmaler Grat. Insbesondere ist es oft nicht möglich, den Verlauf vorherzusehen. Wichtig ist eine gemeinsame Entscheidungsfindung mit den Patienten. Hier können Kriterien der Evidence-Based-Medicine eine wichtige Grundlage der Überlegungen sein. So fehlt der wissenschaftliche Nachweis, dass eine Koronarangiografie bei beschwerdefreien Patienten sinnvoll ist. In dieser Situation ist eine gemeinsame Entscheidung unter Einbindung des kardiologischen Zentrums anzustreben.

> Die Patientin entscheidet sich gemeinsam mit Ihnen gegen eine erneute invasive Diagnostik. 3 Monate später stellt sie sich mit neu aufgetretener typischer Angina pectoris vor. In der daraufhin durchgeführten Angiografie wird eine neu aufgetretene RCX-Stenose mit einem Stent versorgt. Interessanterweise verteidigt die Patientin die gemeinsam gefasste Entscheidung. Sie ist sich sicher, dass sie sonst die neu aufgetretenen Beschwerden nicht ernst genommen und den Arzt nicht direkt aufgesucht hätte. Allerdings wäre auch ein anderer Verlauf denkbar, indem Patientin und Klinik das Vorgehen rückblickend kritisieren; daher ist es stets wichtig, getroffene Entscheidungen nachvollziehbar zu dokumentieren.

FALLBERICHT

> Sie betreuen einen 75-jährigen Patienten mit bekannter ischämischer Globalherzinsuffizienz. Der Patient wurde aufgrund eines Kammerflimmerns reanimiert und hat seither ein hirnorganisches Psychosyndrom mit Wesensveränderungen und ausgeprägter Störung der Erinnerungsfähigkeit, wahrscheinlich aufgrund eines hypoxischen Hirnschadens. Jetzt lebt der Patient zusammen mit seiner Frau in einer ebenerdigen Etagenwohnung und kommt regelmäßig in die Praxis.

Wie kann die Ehefrau bei der Behandlung helfen?

Neben der Bestimmung von Blutdruck und Puls ist das Gewicht ein wichtiger Verlaufsparameter bei Patienten mit Globalherzinsuffizienz. Gewichtszunahme von > 1 kg über Nacht oder > 2 kg innerhalb von 3 Tagen oder > 2,5 kg pro Woche sprechen für eine Wassereinlagerung und der Patient sollte sich beim Arzt vorstellen (DEGAM Leitlinie Herzinsuffizienz). Gerade bei Patienten, die aufgrund einer Hirnschädigung Beschwerden wie Luftnot nicht bemerken oder nicht äußern können, kann die Dosisanpassung eines Schleifendiuretikums bei plötzlicher Gewichtszunahme sinnvoll sein. Darüber hinaus kann die Frau Zeichen der Luftnot bei Belastung oder Beinödeme beobachten und bei den Kontrolluntersuchungen berichten.

An welche anderen Komplikationen müssen Sie denken?

Die Wesensveränderung bei einem hirnorganischen Psychosyndrom erschwert die Betreuung. Da der Patient zeitweise aggressiv und situativ nicht orientiert ist, kann es zu Konflikten mit der Ehefrau kommen. Dies sollte gezielt bei der Ehefrau erfragt werden.

> Auf Nachfrage berichtet die Ehefrau des Patienten unter Tränen über seine nächtliche Unruhe. Ihr Mann wolle immer wieder aufstehen und zur Arbeit gehen. Sie habe dann große Probleme mit ihm, er schreie sie an und habe sie auch schon geschlagen.

Wie gehen Sie weiter vor?

Der Ehefrau sollte Verständnis für ihre schwierige Situation signalisiert werden mit der Betonung, dass der Hausarzt auch für diese Probleme ein Ansprechpartner ist. Nach der DEGAM Leitlinie Nr. 6 (2005) „Pflegende Angehörige" sind zur Verminderung der Pflegebelastung folgende Schritte denkbar:

- entlastende Einrichtungen (stationäre Kurzzeitpflege, Tagespflege, professionelle häusliche psychiatrische Pflege)
- Entlastungstechniken (Seminare, Anleitung)
- Hilfsmittelberatung und -beschaffung
- familiäre Pflegebereitschaft (z. B. Sohn, Schwiegertochter)
- Pflegeplanung vor Krankenhausentlassung
- Kooperation aller medizinischen Helfer und Versorgenden.

Daneben bleibt eine enorme emotionale Belastung bestehen.

22

Nach Verordnung eines sedierenden Neuroleptikums wird eine Wiedervorstellung nicht nur zur klinischen Kontrolle vereinbart, sondern auch zur Erfolgskontrolle der sedierenden Medikation. Zusätzlich werden die Möglichkeiten einer Entlastung der Ehefrau gemäß der Leitlinie besprochen. Die weitere Begleitung durch Gespräche und organisatorische Hilfe zeichnet die biopsychosozialen Dimensionen der hausärztlichen Tätigkeit aus.

LITERATUR

Asthon H: The diagnosis and management of benzodiazepine dependence. Current Opinion in Psychiatry 2005; 18(3) 249–255
DEGAM Leitlinie Nr. 9: Herzinsuffizienz 2006. Omikron Verlag. AWMF Registernummer 053–014
Gemeinsamer Bundesausschuss (GBA), Bundesanzeiger Nr. 18 (S. 1343) vom 28.1.2004
Keeling D et al. British Committee for Standards in Haematology Guidelines on oral anticoagulation with warfarin – fourth edition. British Journal of Haematology 2011; 154 (3) 311–324
Nationale Versorgungsleitlinie: Chronische KHK 2012, AWMF Registernummer NVL-004
Positionspapier der Deutschen Gesellschaft für Kardiologie – Herz- und Kreislaufforschung und der Paul-Ehrlich-Gesellschaft für Chemotherapie: Prophylaxe der infektiösen Endokarditis. 2007. AWMF Registernummer 019–012
Riemann D, Voderholzer U, Berger M: Nichtererholsamer Schlaf und Insomie. Der Nervenarzt 2003: Volume 74, Issue 5, S. 450–469

22.2 Management medizinischer Versorgung bei häuslicher und Heimpflege

D. Jobst, M. Hermann

Die Betreuung multimorbider und alter Patienten gehört zu den arbeitsintensivsten Bereichen der hausärztlichen Versorgung.

Auftrag des Hausarztes ist nach der Weiterbildungsordnung u. a.:

- Integration medizinischer, psychischer und sozialer Belange im Krankheitsfall
- langzeit- und familienmedizinische Betreuung
- interdisziplinäre Koordination einschließlich der Einbeziehung weiterer ärztlicher, pflegerischer und sozialer Hilfen in Behandlungs- und Betreuungskonzepte, insbesondere bei multimorbiden Patienten
- Behandlung von Patienten in ihrem familiären Umfeld und häuslichen Milieu, in Pflegeeinrichtungen sowie in ihrem weiteren sozialen Umfeld einschließlich der Hausbesuchstätigkeit
- Erkennung, Beurteilung und Behandlung der Auswirkungen von umwelt- und milieubedingten Schäden einschließlich Arbeitsplatzeinflüssen.

Nach dem EBM 2008 beinhaltet die Vergütungspauschale u. a.:

- allgemeine und fortgesetzte ärztliche Betreuung eines Patienten in Diagnostik und Therapie bei Kenntnis seines häuslichen und familiären Umfelds
- Koordination diagnostischer, therapeutischer und pflegerischer Maßnahmen, insbesondere auch mit anderen behandelnden Ärzten, nichtärztlichen Hilfen und flankierenden Diensten
- Einleitung präventiver und rehabilitativer Maßnahmen sowie die Integration nichtärztlicher Hilfen und flankierender Dienste in die Behandlungsmaßnahmen.

22.2.1 Zusammenarbeit mit örtlichen Pflegediensten und Physiotherapeuten

FALLBERICHT

Ein arbeitsloser Kellner, 57 Jahre alt, den Sie länger nicht gesehen haben, bittet Sie zu einem Hausbesuch. Er öffnet Ihnen im Rollstuhl sitzend und raucht dabei eine Zigarette. Mehrere Klinikberichte liegen bereit. Wegen einer Drei-Gefäß-Obliteration am rechten Unterschenkel war eine Gefäßrekonstruktion versucht worden. Eine sekundäre Wundheilung mit noch sezernierender tiefer Wunde ist jetzt zu versorgen.

Wie können Sie unter Hinzuziehen des örtlichen Pflegedienstes dem Patienten helfen?

Wie bei anderen chronischen Wunden mit dauerhafter Versorgungspflicht sollte man bei einem gemeinsamen Hausbesuch mit dem Pflegedienst die Behandlungsstrategie besprechen. Im Beispielfall muss täglich ausgeduscht und saugfähig steril verbunden werden. Die Durchblutungssituation der Peripherie bei Schmerzen oder Abblassen des Fußes muss überprüft werden. Bei purulentem Sekret und Allgemeinreaktion (Fieber, Schüttelfrost) ist ein Abstrich zu nehmen. Täglich soll Heparin s. c. verabreicht werden. Man sollte eine entsprechende Verordnung zur häuslichen Krankenpflege ausstellen, wenn es dem Patienten nicht möglich ist, die Heparingabe selbst zu applizieren. Bei infizierten Gefäßprothesen und körperfremdem Material ist die Wundheilung problematisch und es sollte eine Klinikeinweisung überlegt werden.

Wer nimmt den Abstrich vor? Wer evaluiert die Verfärbung des Fußes?

Dies sind ärztliche Aufgaben. Vom Ergebnis des Abstrichs hängt die richtige Wahl eines Antibiotikums ab. Der Abstrich muss entnommen werden, bevor eine Antibiose eingeleitet wird, die dann ggf. nach Erhalt des Kulturergebnisses zu modifizieren ist. Der Doppler bestätigt bei klinischen Hinweisen ggf. eine verschlechterte Perfusion, die möglicherweise durch gefäßchirurgische Maßnahmen zu verbessern ist.

Welche hausärztlichen Aufgaben sollten Sie außerdem wahrnehmen? Denken Sie an Ihre Beratungsfunktion, aber auch an die Grenzen Ihrer Möglichkeiten.

- Man versucht weiterhin auf den Patienten einzuwirken, seinen Zigarettenkonsum zu drosseln.
- Die Verordnung und Überwachung von Antikoagulanzien ist Aufgabe des Arztes.
- Aus der häuslichen Versorgung heraus wird der Patient bedarfsweise oder nach Plan einem angiologisch tätigen Chirurgen vorgestellt.

Wie erhalten Sie Kenntnis von der Tätigkeit des Pflegedienstes?

Pflegedienste und -heime unterliegen umfangreichen Qualitätssicherungs- und Dokumentationsvorschriften. Für jeden Patienten legt der Pflegedienst eine Akte zum Verbleib an. Sie umfasst u. a. persönlichen Daten des Patienten, ein Tätigkeitsprotokoll, ein Verordnungsblatt, Verlaufs- und Kommunikationsblätter. Diese Akte ist bei Hausbesuchen stets zu konsultieren und es sind ggf. Änderungen der Verordnung einzutragen. Dennoch empfiehlt sich regelmäßig ein persönlicher Kontakt zu den Pflegern, weil sich Änderungen im persönlichen Eindruck oft nicht in der Akte widerspiegeln. Der Pflegedienst wird auch darauf achten, dass alle Anordnungen persönlich vom Arzt abgezeichnet werden.

Ändert sich Ihre hausärztliche Tätigkeit, wenn der Patient in ein Pflegeheim übersiedelt?

In den Heimen herrscht oft Personalknappheit. Oft ist der verantwortliche Stationspfleger nur „nach Aktenlage" über „unsere" Patienten informiert. Deshalb ist es wichtig, den Patienten persönlich und gründlich zu untersuchen. Es besteht die Notwendigkeit, je nach Situation mit den Heimkräften und zusätzlich mit einem evtl. externen Pflegedienst Kontakt zu halten, sofern im Heim die Behandlungspflege (z. B. Heparin-Injektionen oder Dekubitusversorgung) nicht erbracht wird. Dies gilt insbesondere dann, wenn es um Verhaltensmodifikationen (Konsum von Alkohol und Zigaretten), Diätetik und die Verabreichung von Medikamenten im Heim geht, eine (Wund-)Pflege und Physiotherapie jedoch von außerhalb stattfindet. Kritisch zu betrachten ist die Arbeit von Pharmareferenten, die sich als „Wundexperten" den Heimen anbieten und Wundauflagen der eigenen Firma zur Verordnung „empfehlen".

22

FALLBERICHT

Eine 68-jährige Patientin lebt trotz langjähriger chronischer Polyarthritis (cP) zu Hause. Sie ist auf den Rollstuhl angewiesen. Ihre 30-jährige Tochter, bei der es auch unter Behandlung einige Male zur akuten Verschlechterung einer schizophrenen Psychose gekommen ist, lebt mit ihrer Mutter zusammen. Die nach außen fragil erscheinende Versorgungs- und Unterstützungssituation erweist sich lediglich in den Psychoseschüben der Tochter als nicht mehr tragfähig.

Welche Möglichkeiten sehen Sie zur Überbrückung für die rheumakranke Mutter bei Abwesenheit der Tochter?

In diesem Fall hat sich die sog. stationäre Kurzzeitpflege bewährt. Wurde bereits eine Pflegestufe genehmigt, kommt die Pflegeversicherung für die entstehenden Kosten auf. Die ärztliche Versorgung obliegt in dieser Zeit weiterhin dem Hausarzt.

Dem Impuls, das Mutter-Tochter-Paar zu einer dauerhaften Übersiedlung in ein Heim zu bewegen, sollte man widerstehen. Man sollte als betreuender Hausarzt die Autonomie-Wünsche von Patienten weitgehend mittragen, auch wenn jede häuslich instabile Situation einen ärztlichen Mehreinsatz fordert.

22.2.2 Verordnung häuslicher Physiotherapie zur Mobilisierung und zur Rehabilitation

Nennen Sie einige chronische progrediente Erkrankungen, bei denen Sie Physiotherapie (PT) mit Hausbesuch beim Kranken verordnen würden. Nennen Sie Ihre Indikationsvorstellungen bzw. das Therapieziel.

- **spastische Hemiparese**: zur Schmerzlinderung durch Detonisierung, zur Ergänzung oder Einsparung der antispastischen Medikation, zur Prävention von Gelenkkontrationen
- **M. Parkinson**: zur Schulung von bewussten Bewegungsabläufen, insbesondere Beginn und Ende eines Gangs zu Fuß, des Aufrichtens aus liegender oder sitzender Position, des An- und Auskleidens
- **MS:** zur Schulung und Kräftigung von Ersatzfunktionen der noch funktionsfähigen Muskulatur, z. B. der Armmuskeln zur Rollstuhlbedienung, der Augenmuskeln zur Verständigung mittels Augenalphabet, der Atemhilfsmuskulatur. Zur antispastischen Detonisierung mittels neurophysiologischer Verfahren z. B. der propriozeptiven Neurofazilitation (PNF). Zur Intensivierung einer bisher ambulanten Physiotherapie nach passagerer Verschlechterung im Sinne eines enzephalomyelitischen Schubs. Zur Aufrechterhaltung einer Wochenstruktur und der Hoffnung auf Besserung
- **kongenitaler Hirnschaden mit Para- oder Tetraspastik**: zur Schmerzlinderung durch Detonisierung, zur Ergänzung oder Einsparung der antispastischen Medikation, zur Prävention von Gelenkkontrationen
- **fortgeschrittene Gelenkerkrankungen**, etwa M. Bechterew, chronische Polyarthritis, Osteoarthrose: zum Erhalt von Gelenkfunktionen.

Finden Sie bitte Argumente für und gegen Physiotherapie zur Aufrechterhaltung einer Wochenstruktur und der Hoffnung auf Besserung bei MS.

- *kontra:* Physiotherapie sollte nicht als kommunikativer Zeitvertreib missbraucht werden. Sie würde in dieser Zeit Erkrankten vorenthalten, deren Erkrankung heilbar sind.
- *pro:* Kommunikation während der Physiotherapie muss als ein wesentliches Element der Hilfe, des Beistands und der Hoffnung auf Besserung, wenn nicht der Heilung, gesehen werden.

Welcher Hilfsmittel bedienen sich Physiotherapeuten bei fortgeschrittenen Gelenkerkrankungen?

Häufig kommen Kälte- und Wärmeanwendungen oder Hilfsgeräte zum Einsatz. Beim progredienten M. Bechterew Atemtotraumvergrößerer oder PEEP-(positiv endexpiratory pressure-)ähnlicher Atemwiderstand. Bei der Polyarthrose Knetmasse und Sandsäckchen, kleine Hanteln oder Gewichtbänder. Dieses Material wird von den Physiotherapeuten mitgebracht.

22.2.3 Wichtigkeit mobilisierender Maßnahmen

FALLBERICHT

Zwei über 70-jährige Damen, Schwestern, Privatpatientinnen, bewohnen ein großes altes Haus, das sie geerbt haben. Die jüngere Schwester fühlt sich nach Implantation eines Herzschrittmachers nicht mehr rüstig und zeigt zunehmende Symptome einer Parkinson-Krankheit mit beginnender Demenz.

Ihre hochgradig schwerhörige Schwester wurde bereits einmal wegen eines ausgedehnten Basalioms der Kopfhaut bestrahlt.

Die dem Hausarzt zunächst zugedachte Funktion entsprach der eines „Leibarztes": Hausbesuche nach Vereinbarung, Verordnungen nach Wunsch. Medikamente, aber nur die harmlosen. Akzeptieren häuslicher Regeln (hier: Kommunikation über die Haushälterin, jüngere Schwester als erste Ansprechpartnerin). Hinnehmen der jährlichen stationären Behandlungswünsche beim örtlichen Chefinternisten auf Eigeninitiative der Patientin.

Welche ärztlichen Fragen bewegen Sie?

- Sind die Hausbesuche häufig genug?
- Sind die Parkinson-Mittel ausreichend? Werden sie richtig eingenommen?
- Welcher Art ist die Demenz? Handelt es sich um eine Begleiterscheinung oder um ein eigenes Krankheitsbild?
- Funktioniert der Herzschrittmacher einwandfrei?
- War die Bestrahlung des Basalioms ausreichend?
- Muss man mehr tun, als den Patientinnen lieb ist?

Binnen 3 Jahren werden beide zu Pflegefällen. Die Parkinson-Kranke wehrt sich in Verkennung der Lage meist gegen pflegerische und physiotherapeutische Mobilisation, begibt sich aber noch täglich in ihren Sessel. Die Schwester erblindet und verhält sich fortan autistisch. Nach einer weiteren Radiatio bleibt das Basaliom im Zentrum stationär, breitet sich aber peripher über das Ohr aus.

Nach einem Wechsel des ambulanten Pflegedienstes und nach einer urlaubsbedingten Pause der ärztlichen Besuche treffen Sie die parkinsonkranke Patientin bewegungsstarr mit versteiften Gelenken und Dekubitus bettlägerig an. Sie erkennt sie nur mühsam. Ein binnen Tagen eingeleiteter physiotherapeutischer Mobilisierungsversuch unter Analgetikagabe misslingt. Die Haushälterin, jetzt in der Position der Hausdame, spricht sich entschieden gegen „die Quälerei" aus, zumal die Patientin dabei laut schreit.

Wurden Fehler gemacht? Wenn ja, welche und wie hätten diese verhindert werden können?

Ja. Als problematisch, wenn nicht fehlerhaft, stellt sich die Unregelmäßigkeit der Hausbesuche heraus. Die zunehmende Verschlechterung der Situation wurde dadurch nicht erkannt. Das Engagieren eines neuen Pflegedienstes stellte ein Signal nach außen dar, aber ein gemeinsamer Termin im Haus der Patientin wurde nicht verabredet. Die Einsichtsfähigkeit der Patientinnen wäre zu prüfen und ggf. eine gesetzliche Betreuung anzuregen gewesen.

Der Hausarzt nahm Rücksicht auf die Distanzwünsche der Patientin. Bei den Hausbesuchen wurde zwar gesprochen, aber es fanden keine Untersuchungen statt, etwa im Sinne eines Screenings. Die jährlichen, von der Patientin initiierten stationären Aufenthalte gaben eine falsche Sicherheit. Ein Neurologe hätte auch gegen Widerstand hinzugezogen werden können.

Entwickeln Sie bitte ergänzend eine Sichtweise, die nicht auf die Frage nach hausärztlichen Fehlern, sondern auf die Wahrung einer Patientenautonomie fokussiert.

Vor Eintritt einer Demenz kann ein betreuender Arzt nur auf dem Wege medizinisch begründbarer Anregungen Autonomie- und Distanzwünsche von Patienten einschränken. Er wird, außer in akuten Notfällen, wenig Druck ausüben. Der richtige Zeitpunkt zu forcierterem Handeln wird nur bei großer Patientennähe, manchmal auch nur von außen durch Verwandte oder Vertretungsärzte erkannt. Dieser Interventionszeitpunkt kann i. d. R. den Verlauf einer Parkinson-Erkrankung und einer Demenz nicht verändern, sondern allenfalls verzögern.

Die frühzeitige Operation oder Bestrahlung eines Basalioms ist kurativ. Auch sie kann jedoch nicht ohne Zustimmung oder nur im Betreuungsfall erzwungen werden.

FALLBERICHT

Eine 51-jährige Steuerfachgehilfin erleidet als Folge eines Auffahrunfalls eine Karotisdissektion mit nachfolgender hochgradiger Hemiparese rechts mit Rigor und Spastik sowie einer nahezu kompletten sensomotorischen Aphasie.
Trotz voller Berufstätigkeit möchte der Ehemann die Patientin nicht in einem Heim unterbringen, sondern zu Hause betreuen (lassen). Der erwachsene Sohn verlässt kurz nach dem Unglück das Haus der Eltern.

Welche Versorgung kommt für die Patientin infrage?
Stationäre Rehabilitation, ambulante Rehabilitaton, Erstellen eines Pflegegutachtens. Physiotherapie, Ergotherapie, Logopädie. Hausärztliche Betreuung interkurrenter und altersentsprechender zusätzlicher Erkrankungen. Fachärztliche Betreuung der reaktiven Depression (Anpassungsstörung) und der neurologischen Probleme, insbesondere der Muskelspastik. Orthopädisch fachärztliche Betreuung bei Kontrakturen und neurogenen Fehlstellungen.

Wonach bemisst sich die Betreuungsintensität?
- nach dem Leiden der Betroffenen
- nach dem Ausmaß der Behinderung
- nach den familiären Möglichkeiten
- nach den Kenntnissen des Arztes
- nach der Rehabilitationsfähigkeit
- nach dem Umfang der gesetzlich vorgesehenen und kassenfinanzierten Maßnahmen.

Welche Möglichkeiten der (vorübergehenden) Heimunterbringung sind Ihnen bekannt?
Stationäre Kurzzeit- oder Tagespflege, stationäre Rehabilitation, Wohnheime für Körperbehinderte (z. B. Lebenshilfe e. V.), MS-Pflegestationen.

Wer bezahlt die Unterbringung?
Die Betroffene oder deren Familie. Bei Kurzzeit- oder Tagespflege decken die Geldmittel aus der Pflegeversicherung z. T. die Aufwendungen. Die stationäre oder ambulante Reha bezahlt die Rentenversicherung, die Krankenversicherung, das Arbeitsamt, die BG (bei Arbeits- und Wegeunfällen), die Versicherung des Unfallverursachers oder ggf. das Sozialamt.

22.2.4 Tumorkranke und Patienten mit einer tödlich verlaufenden Erkrankung

Nennen Sie die zuerst von Kübler-Ross formulierten Phasen menschlicher Auseinandersetzung mit einem nicht abwendbaren Schicksal (nach Kübler-Ross).
- Phase 1: Verleugnung
- Phase 2: Auflehnung
- Phase 3: Hoffnung, Verhandlung
- Phase 4: Resignation
- Phase 5: Einwilligung.
Nicht alle Phasen laufen chronologisch ab. Manche werden übersprungen.

FALLBERICHT

Eine 38-jährige Frau mit einem diffusen hepatozellulären Karzinom wendet sich mit der Bitte um Hilfe an Sie, da Sie den Zusatztitel „Naturheilverfahren" führen. Eine zuvor angewandte Therapie mit 5-Fluorouracil (5-FU) hatte unerwartet zu einer nahezu tödlichen Knochenmarksdepression geführt.

Beschreiben Sie beispielhaft eine kritische ärztliche Einstellung gegenüber einer ergänzenden naturheilkundlichen Tumortherapie.

Arztkollegen, die eine solche Tumortherapie ablehnen, könnten etwa folgende Gründe nennen:

- Das Wesen von soliden Tumoren lasse keine Immuntherapie zu. Eine Immuntherapie, etwa mit Thymus, habe Ähnlichkeit mit Schrotschüssen im Dunkeln, weil sich die Immunsituation mit vertretbaren Mitteln nicht messen lasse und die Tumormasse viel zu groß sei. Es müsse erst der Tumor durch „Stahl" oder „Strahl" verkleinert werden.
- Homöopathie sei wegen hoher Verdünnung unwirksam, die Mistelwirkung nicht belegt, ebenso wenig die Wirkung von Vitaminen oder Spurenelementen als Radikalenfänger. Oder es wird auf die lebensverkürzende Wirkung von Vitaminsupplementen in Doppelblindstudien hingewiesen.

Die Patientin erlebte eine solche Einstellung bei Ihrem Hausarzt. Wie alle Menschen mit einer eigenen Zielvorstellung suchte sie anderweitig Unterstützung. Sie plante eine Hyperthermiebehandlung.

Was ist Ihnen über die Hyperthermiebehandlung von Tumoren bekannt?

Dieses von M. v. Ardenne inaugurierte Verfahren setzt auf eine Schwächung der Tumorbiologie durch Übersäuerung bei Gewebstemperaturen um 42 °C, in der Peripherie bis 46 °C. Die Erwärmung im Spulenfeld wird ergänzt durch gleichzeitige Zytostatikagabe. Es handelt sich also nicht um eine ergänzende naturheilkundliche Tumortherapie, sondern um ein Alternativverfahren auf physikalisch-pharmakologischer Basis. Es ist als Therapie nicht kassenüblich.

Die Patientin erhielt Unterstützung durch Atteste und Wirksamkeitsbelege der durchführenden Kölner Privatklinik. Die Krankenkasse übernahm zwei Drittel der Behandlungskosten im Sinne eines Heilversuchs. Der Versuch misslang in zweierlei Hinsicht: Die Patientin erlitt mittelgroße Verbrennungen im unteren Rückenbereich und der Tumor zeigte eine weitere Progression.

Wie zu erwarten, reagierte die Patientin mit Resignation. Sie wurde von ihrer 68-jährigen Mutter und dem um einige Jahre jüngeren Freund liebevoll betreut, da sie zunächst weder sitzen noch auf dem Rücken liegen konnte. In der Folge klagte sie über zunehmend schmerzhaften Druck im rechten Oberbauch und wollte kaum noch essen. Die Mutter, eine nach dem Tumortod ihres Mannes alleinstehende Hausfrau, benötigte in dieser Zeit vermehrt Schmerzmittel wegen ausgeprägter Lumbalgien auf osteochondrotischer und spondylarthrotischer Basis.

Mit welchen Reaktionen der Angehörigen eines Tumorkranken oder eines Patienten mit einer tödlich verlaufenden Erkrankung sollte der betreuende Arzt rechnen?

Das soziale Umfeld eines Tumorkranken oder eines Patienten mit einer tödlich verlaufenden Erkrankung reflektiert dessen Gemütsverfassung. Gleichzeitig besteht häufig eine stille Übereinkunft, den leidenden Betroffenen aufzumuntern, um die Situation erträglicher zu machen. Die Betroffenen ihrerseits versuchen oft, ihren Kummer und ihr Leiden zu verbergen. So entsteht nicht selten ein Stillstand in der mentalen Bewältigung des bevorstehenden Endes.

22

Versuchen Sie, die denkbaren Anliegen der Betroffenen und der Angehörigen an einen betreuenden Hausarzt zu nennen.

- Auskunft über das Wesen der Krankheit und die Prognose, Abgleich mit anderen Wissensquellen
- Unterstützung bei der Wahl eines Behandlungszentrums, eines Palliativ-Pflegedienstes beim Verzicht auf eine Standardbehandlung oder bei der Wahl einer Alternativbehandlung
- Zusicherung des hausärztlichen Beistands und der Verfügbarkeit auch zur Unzeit
- Beratungen (und schriftliche Attestierung des Gesundheitszustands) zur Lohnfortzahlung, zur Gewährung einer MdE, einer Pflegeleistung u. a. m.
- Begleittherapie gegen Schmerzen, Übelkeit, Obstipation
- Zeit für Hausbesuche, Gespräche und Trost
- Empfinden und Empfänglichkeit für angemessene Lösungen.

Beschreiben Sie die konkreten hausärztlichen Aufgaben im angeführten Fall.

- regelmäßige Hausbesuche
- Verbandswechsel
- Analgesie nach Stufenplan
- Empfehlungen zur Ernährung
- Blutuntersuchung zur Abschätzung der Gerinnungssituation und der Wahl des Schmerzmittels
- seelische Unterstützung
- Gespräche über den Zeitpunkt des Ablebens und die Umstände.

Wozu wird der Hausarzt noch benötigt?

Der Arzt wird benötigt bei akuten Schmerzen, starker Übelkeit und Erbrechen, Bewusstseinsstörungen, Blutungen.

Die ärztlichen administrativen Möglichkeiten sind weniger akut, aber kaum weniger dringlich gefordert: Zu rezeptieren sind etwa ein Krankenbett zur Pflege, eine Toilettenranderhöhung oder ein Toilettenstuhl, eine Antidekubitusauflage, bisweilen Sondenkost und Inkontinenzhilfen, Physiotherapie und der medizinische Teil der Pflege.

Die innerärztliche Kommunikation und Koordination wird notwendig, wenn es um Verlegungen in eine Akutabteilung, in eine Palliativstation oder in ein Hospiz geht. Bescheinigungen und Atteste, sei es für Reise- oder Tagegeldversicherungen oder Rehabilitationsmaßnahmen sind auszustellen.

Schließlich kommt der Arzt auch ans Sterbebett oder nach Eintritt des Todes zur Todesfeststellung.

Welches sind die konkreten Aufgaben und Belastungen der Angehörigen?

Organisation, Versorgung, Beistand sind die konkreten Aufgaben, Depression, Trauer und Mehrarbeit die Belastungen.

Welche Möglichkeiten der Entlastung kennen Sie?

Entlastung erfährt die Situation durch die Verteilung von Arbeit und Trauerarbeit auf viele Schultern. Im Belastungsmittelpunkt steht die professionelle Hilfeleistung, die jeweils am dringendsten benötigt wird:

- Krankenpflege (mittels Pflegestufe, Verordnung häuslicher Krankenpflege)
- Palliativkrankenpflege durch speziell weitergebildetes Pflegepersonal
- Betreuung durch ambulanten Hospizpflegedienst
- Konsultationen mit palliativmedizinisch weitergebildeten Ärzten (palliativmed. Konsiliarärzte)
- Seelsorge (durch psychosoziale Dienste der Sozialträger, z. B. Diakonie, Caritas; Pfarrer, Gemeindeschwester)

- Physiotherapie (Krankengymnast, Masseur)
- Körperpflege (Fußpflege, ambulanter Friseur)
- Hausarzt (Allgemeinarzt, Internist).

Von jedem beteiligten Profi lernen Angehörige und Betroffene i. d. R. schnell, was sie wissen müssen, was sie an Hilfen erwarten können.

Beschreiben Sie die konkreten hausärztlichen Belastungen.

Ein vom Tumortod bedrohter, nicht mehr kurativ zu behandelnder Patient ist für den betreuenden Hausarzt eine seelische Belastung. Zum Unwohlsein über die eigene Unzulänglichkeit, was die Heilung angeht, kommt die Beklommenheit, was der Verlauf wohl bringen wird. Der administrative und kommunikative Bereich nimmt breiteren Raum ein, die Hausbesuche nehmen mehr Zeit in Anspruch als bei anderen beherrschbaren Patientenproblemen. Die Fragen und Klagen erschöpfen das eigene Reservoir an Gelassenheit und Zuversicht. Trauer und Sinnfragen beschäftigen auch den betreuenden Hausarzt.

> Die 38-Jährige erholte sich von ihrer Resignation und bat um Erwägung einer weiteren Behandlung. Es wurden drei vergebliche stationäre Versuche einer regionalen Chemoembolisation durchgeführt. Noch während dieser Behandlung erlitt die Mutter der Patientin einen Darmverschluss wegen eines Dickdarmkarzinoms. Sie wurde in demselben Krankenhaus hemikolektomiert und mit einem Kolostoma versehen.
> Die Tochter verstarb in dieser Zeit an den Folgen einer erneut durchgeführten Behandlung mit 5-FU.

Welche Hilfemöglichkeiten sehen Sie für das Leiden der Mutter?

Die Hilfemöglichkeiten hängen sehr von der individuellen Reaktion unter dieser außergewöhnlichen Belastung ab. Psychische und physische Belastungsreaktionen sollten einzeln erfasst werden, um über Hilfen zu entscheiden.

Welche Hilfen sind denkbar bei einer akuten Belastungsreaktion und bei einer reaktiven Depression?

Psychotherapie, antidepressive Medikamente. AHB-Verfahren (stationäre Anschlussheilbehandlung) unmittelbar nach dem Klinikaufenthalt, Unterstützung von helfenden Personen aus dem sozialen Umfeld nach Absprache mit der Patientin.

Welche Hilfen sind denkbar für den Umgang mit dem Stoma?

- noch während der Wundheilung: Einbezug eines Stomatherapeuten
- Versorgung mit Unterlagen, feuchten und trockenen Kompressen und Watteträgern zur Reinigung, ggf. Einmalrasierern, Stomasystemen und -beuteln oder Octenisept-Lösung
- Anleitung zum behutsamen Entfernen der Haftmasse und Reinigung des Stomarands
- Anleitung zu Maßnahmen bei entzündlichen Hautveränderungen
- Ernährungsberatung, Verdauungsregulierung
- Ermuntern zu körperlicher Aktivität.

Beschreiben Sie Ihre hausärztlichen Aufgaben nach Überwinden der akuten Störungen.

- supportives Bearbeiten von Trauer und Kränkung im Rahmen der psychosomatischen Grundversorgung
- Versuch, einem Rückzug in die frühzeitige Involution entgegenzuwirken
- Lindern der körperbezogenen Einschränkungen und Symptome, hier insbesondere der Rückenprobleme
- Untersuchungen auf Zeichen der Tumorprogression, auch in kürzeren Intervallen, wenn von der Patientin erbeten.

22.3 Behinderte in Heimen
D. Jobst

Was versteht man unter dem Begriff „psychische Behinderung"?
Wenn eine psychische Krankheit chronisch besteht, etwa Autismus, oder immer wieder einsetzt, wie bei der schizophrenen oder bei der bipolaren Psychose, kann dies als psychische Behinderung bezeichnet werden. Viele der psychisch behinderten Menschen haben Mehrfachbehinderungen, meist mit körperlichen Komplikationen. Oft leiden sie unter einer verminderten sozialen Teilhabe.

Welche psychischen Funktionen und täglichen Aktivitäten können als Ausdruck psychischer Behinderung gestört sein (WHO-Kriterien)?
Störung von Antrieb, emotionaler Stabilität, Denken und Wahrnehmung. Störung der Kommunikation, der zwischenmenschlichen Beziehungen, der Bewältigung von Ausbildungs- oder Arbeitsanforderungen, der Selbstversorgung.

Wie würden Sie den Begriff „geistige Behinderung" definieren?
Der Begriff *geistige Behinderung* (im nichtmedizinischen Bereich zunehmend auch *kognitive Behinderung*) bezeichnet einen andauernden Zustand deutlich unterdurchschnittlicher kognitiver Fähigkeiten eines Menschen sowie damit verbundene Einschränkungen seines affektiven Verhaltens. Geistige Behinderung ist keine Krankheit. Selbstverständlich geraten aber auch geistig Behinderte in psychische Krisen und können psychiatrische oder physische Erkrankungen haben.

Nennen Sie Beispiele für das gleichzeitige Vorliegen von geistiger und körperlicher Behinderung.
- kongenitale (tetra-)spastische Lähmungen mit Intelligenzminderung
- Residualzustände nach Meningitis
- Hemiparesen mit sensomotorischer Aphasie und kognitiven Störungen nach Apoplexie
- hirnorganische Veränderungen mit Epilepsie, z. B. nach Schädel-Hirn-Trauma, Hirntumor oder Hirnblutung
- fortgeschrittene neurodegenerative Erkrankungen wie M. Parkinson, Alzheimer-Demenz.

> Nicht die Diagnose, sondern die Ausprägung der Behinderung bestimmt die notwendige medizinische und integrative Versorgung. Dies bezieht sich z. B. auf die Selbstversorgung und Körperpflege, Kommunikation und soziale Kontakte, Arbeit und Schule sowie die Teilnahme am sozialen, kulturellen und religiösen Leben.

Welche Möglichkeiten der Unterbringung von Behinderten kennen Sie?
Pflegefamilien, betreute Wohngemeinschaften, generationenübergreifende Wohngruppen, offene und geschlossene Wohnheime, (Zwangs-)Unterbringung in geschlossenen Abteilungen, Einrichtungen mit hoher Spezialisierung, z. B. für Autisten.

Unter welchen Umständen kommt eine Heimunterbringung von Menschen mit Behinderung beispielsweise infrage?
- bei Hilflosigkeit bei alltäglichen Verrichtungen
- bei Aggressivität oder Autoaggressivität
- bei erhöhtem oder besonderem Pflegebedarf
- bei Verlust oder Nichtvorhandensein von Angehörigen, bei gesetzlich betreuten Behinderten oder Minderjährigen

22

- wenn Heimunterbringung ein sozialpädagogisches Ziel ermöglicht, z. B. Lösung aus einer prekären Familiensituation oder Erlangen sozialer Kompetenz in einer Gruppe.

Welche Funktionen erfüllt der Allgemeinarzt für Behinderte in Heimen?

Hausärztliche Funktionen in der Betreuung behinderter Menschen ähneln der sonstigen Krankenversorgung. Der Hausarzt wird als (selbstverständlicher) Teil der Sorge für und Versorgung von Behinderten angesehen.

Welche Besonderheiten erwarten den Hausarzt?

Körperlich bedingte Krankheitsbilder bei geistig oder psychisch behinderten Menschen sind oft schwierig zu erkennen. Dies liegt besonders an der erschwerten Kommunikation, die am besten über die Bezugspersonen abläuft. Zusätzlich behindern Antiepileptika, Neuroleptika und Tranquillanzien, die nicht selten in Kombination eingesetzt werden, den Blick auf interkurrente Erkrankungen sowie die Beurteilung einer eventuellen psychischen Veränderung.

Übliche Diagnostik, gar stationäre Aufenthalte, gestalten sich z. T. sehr schwierig. Ältere Behinderte sind Neuland in der ärztlichen Versorgung, da erstmals größere Gruppen von behinderten Menschen ein hohes Alter erreichen. Hausärzte müssen in hohem Maße bereit sein, mit gesetzlichen Betreuern, mit Ergotherapeuten und Logopäden, mit sozialtherapeutischem/-pädagogischem Betreuungspersonal, mit amtlichen Stellen, mit Neurologen, Psychiatern und Orthopäden, mit Kostenträgern und Heimträgern interdisziplinär zusammenzuarbeiten.

FALLBERICHT

Der 34-jährige Max hat eine Trisomie 21. Früher wurde er als König der Ausreißer bezeichnet. Seine Minderbegabung, sein Hang zur Flucht aus der Gemeinschaft und die Behandlungspflicht wegen einer Epilepsie waren der Anlass für eine geschlossene Unterbringung in einer Einrichtung des Landschaftsverbands Rheinland.

Seit Monaten verhält er sich sehr ruhig. Oft zu ruhig – er ist manchmal zu schwach zum Essen –, er leidet zunehmend unter einer Mitralinsuffizienz mit einem ziemlich großen Druckgradienten (Pendelvolumen). Bei einer Kurvenvisite fällt eine krasse Unterdosierung des kardiologisch empfohlenen ACE-Hemmers auf – nunmehr werden 3 × 12,5 mg statt zuvor 3 × 1,25 mg tgl. verabreicht. Leider bleibt der Erfolg der angepassten Medikation aus.

Bei weiteren Untersuchungen wird ein überhöhter Carbamazepin-Spiegel im Blut festgestellt. Eine Verminderung der Dosis auf nunmehr 600 mg tgl. lässt Max deutlich wacher und wieder handlungsfähig werden.

FALLBERICHT

Martin H. ist 53 Jahre alt und lebt seit seinem 4. Lebensjahr in geschlossener psychiatrischer Betreuung. Er wurde fachärztlich-psychiatrisch als schwachsinnig eingestuft. Er war erst spät kontinent, lernte nicht sprechen und zeigte nur ein geringes Sprachverständnis. Autoaggressive Tendenzen und teils ausgeprägte Unruhe wurden mit neuroleptischen Medikamenten gedämpft. Er besuchte von 1978–1981 eine Förderschule, die seiner psychiatrischen Klinik angeschlossen war. Nach Schulabschluss mit 23 Jahren begann er mit leichten Tätigkeiten in den Werkstätten für behinderte Menschen, die er bis heute durchhält. 1980 siedelte er in ein heilpädagogisches Dorf mit geschlossenen und offenen Wohngruppen um. Ein Gutachten auf Beschluss des Amtsgerichts ersucht den betreuenden Hausarzt zu klären, „ob weiterhin die geschlossene Unterbringung des Betroffenen, …, erforderlich ist." Vom neurologisch-psychiatrischen Kollegen wird aktuell eine „schwere Intelligenzminderung mit deutlichen Verhaltensstörungen, die Beobachtung oder Behandlung erfordern (F72.1 lt. ICD-10)" als Hauptdiagnose genannt.

Der Hausarzt resümiert im Gutachten: In den letzten Jahren sind die Selbstverletzungen wie Kopfplatz- und Bisswunden an der Hand nicht mehr vorgekommen. Zwangshandlungen können aber jederzeit beobachtet werden, z. B. multiple Toilettengänge ohne dringende Ursache, forciertes Zeitungblättern, auch im Dunkeln, schattengleiches Verfolgen von Besuchern begleitet von Schnalzlauten. M. stellt den gefüllten Kaffeebechern von Mitbewohnern und Behinderten in einem Maße nach, das kaum toleriert wird.

In der Vergangenheit ist M. gelegentlich aus dem Gelände entwichen. Einmal wurde er aus einer Kneipe zurückgebracht. Ein andermal lag er in der Badewanne eines der Häuser in der Nachbarschaft und wurde von der Polizei zurückgebracht.

22

Erscheint Ihnen die geschilderte Katamnese und die Diagnose F72.1 lt. ICD-10 ausreichend für eine Entscheidung? Was fehlt Ihnen als weitere Entscheidungsgrundlage?

Es sollte der Grad der Selbst- und Fremdgefährdung bestimmt und gegen ein (kontrolliertes) Maß an Freiheit abgewogen werden.

Zitat aus dem Gutachten:

„Herr H. ist nicht zeitlich oder zum Ort orientiert. Er kann nicht rechnen, schreiben, nicht telefonieren oder mit Geld um-gehen. Er ist hilflos für Dinge des täglichen Lebens wie jahreszeitlich angepasste Kleidung oder das selbstständige Zurück-finden nach Hause von einem ihm prinzipiell bekannten Ausgangspunkt.

M. H. kann nicht auf anderen Menschen verständliche Art auf eine Notlage aufmerksam machen, sie auch nicht antizi-pieren oder abwehren. Es ist aus hausärztlicher Sicht zu befürchten, dass Herr H. eine offene Unterbringung nicht verste-hen und sich durch Entfernen ohne Abmelden in erhebliche Gefahr bringen könnte. Ebenfalls ergäben sich aufsichtsrecht-liche Konsequenzen für die Betreuer mit für den Fall, das M. das Gelände allein verlassen und verunfallen würde. Allerdings praktiziert die Wohngruppe derzeit bei guter Personallage das zeitweilige Öffnen der Ausgangstür, da außer M. H. nur ein weiterer Bewohner Fluchttendenzen zeigt. Auf diese Art könnte sich für Herr H. durch eine Gewöhnung an mehr Freizügigkeit zukünftig eine geschlossene Unterbringung erübrigen."

22.4 Lebensberatung und Betreuung Behinderter
D. Jobst

FALLBERICHT

Kai, ein Junge mit Down-Syndrom, der seit Jahren zusammen mit seiner Familie von Ihnen hausärztlich betreut wird, verlässt mit 16 Jahren die Förderschule für geistig- und lernbehinderte Kinder mit einem Hauptschulabschluss. Die Eltern fragen Sie um Rat bez. der zukünftigen gesundheitlichen, sozialen und beruflichen Maßnahmen für ihren Sohn.

Was können Sie den Eltern raten?
- **gesundheitliche Maßnahmen**:
  - Fortführung und Abschluss einer kieferorthopädischen Behandlung
  - ergotherapeutische Intervention bei Koordinationsstörungen wie Gangunsicherheit u. a.: altersassoziierte Verschlechterungen der ZNS-Leistung kommen beim Down-Syndrom (vom 30. Lebensjahr an obligat) vor
  - regelmäßige Beachtung bekannter gesundheitlicher Störungen, z. B. bei Z. n. Verschluss eines Ventri-kel-Septum-Defekts
  - orthopädische Kontrolle der Hüftgelenke und der Wirbelsäule, ggf. Verordnung physiotherapeutischer Übungen
  - Kontrolle und Ergänzung des Impfstatus
- **soziale Maßnahmen**: Eine wesentliche Entscheidung stellt der Verbleib oder das Verlassen des Eltern-hauses dar. Letzteres kann im Rahmen einer beruflichen Förderung oder Ausbildung notwendig werden. In den letzten 25 Jahren hat die Heimunterbringung aller behinderten Menschen zugunsten einer „ge-meindenahen" Lebensführung stark abgenommen. Eine betreute Wohngemeinschaft oder Wohngruppe wäre für den Jungen eine erste Möglichkeit der Lösung vom Elternhaus.
- **berufliche Maßnahmen:** Die halbstaatlichen Berufsförderungswerke nehmen eine zentrale Stellung ein. Sie bieten Berufsberatung, Berufsvorbereitung und berufsfördernde Maßnahmen, Ausbildung und beruf-liche Weiterbildung an. Die Arbeit selber – häufig einfache, repetitive zeitreduzierte Tätigkeit – findet in beschützten Werkstätten oder betrieblichen Einzelmaßnahmen statt. Es gelten ähnliche Rechte wie bei re-gulären Angestelltenverhältnissen, aber verminderte Pflichten. Der Verdienst fällt dafür geringer aus. Das Gesetz über die berufliche Eingliederung Behinderter zeigt bei stagnierendem Arbeitsmarkt wenig Effekte in der freien Wirtschaft. Bundes- und Landesbehörden stellen jedoch häufiger behinderte Menschen ein.

Mit 21 Jahren erleidet Kai, der inzwischen in den Gewächshäusern einer Gartenbaufirma arbeitet, eine inkomplette Querschnittslähmung durch einen Sturz von einer Leiter. Nach einer Neuro-Rehabilitation ist er auf einen Rollstuhl angewiesen. Sie besuchen Kai in seiner neuen Wohnung, einem pädagogisch geführten Heim für schwerst Mehrfach-Behinderte. Er klagt über Beschwerden im rechten Glutealbereich und Spannungsgefühle in der Blase. Sie untersuchen ihn und sehen eine Rötung über dem Sitzhöcker, die vermutlich mit der Faltenbildung einer modisch tief sitzenden Hose und einer bröseligen Sitzpolsterung des Rollstuhls zusammenhängt.
Im Ablaufbeutel des Dauerkatheters sehen Sie etwas trüb erscheinenden Urin.

Was können Sie für Kai tun?

- einen kleinen Sitzring zur Entlastung des Sitzbeins und ein Gel-Sitzpolster für den Rolli (so nennen Behinderte liebevoll ihre Gefährte) rezeptieren
- die Pfleger (die hier Betreuer heißen) auf den Umstand der Faltenbildung der Hose hinweisen
- einen kleinen ambulanten Eingriff zur Anlage eines suprapubischen Blasenkatheters veranlassen
- ein Antibiotikum zur Behebung des Blaseninfekts austesten
- ein späteres Blasen- und Kontinenztraining für Kai und einen erneuten Hausbesuch zur Verlaufskontrolle der glutealen Entzündung gedanklich notieren.

F A L L B E R I C H T

Eine 42-jährige langzeitig AIDS-kranke Drogenabhängige wird von Ihnen betreut. Sie lebt in einem Hospiz und erhält regelmäßig neben Methadon eine HAART (Medikamentenkombinationen bei AIDS). Sie wiegt 42 kg bei einer Größe von 165 cm – eine Anorexie ist bekannt. Die Patientin bittet Sie um Unterstützung für den Plan eines „Tapetenwechsels". Da sie von der Sozialhilfe lebt, kann sie sich aber keine Reise leisten.

Was können Sie für die Patientin tun?

- Antrag auf Krankenkostzulage beim Sozialamt stellen
- Patientin zur regelmäßigen Fortführung ihrer psychosozialen Begleitung im Rahmen der Substitutionsbehandlung ermuntern
- der Patientin empfehlen, einen Antrag bei der AIDS-Stiftung auf „Urlaubs-Fördermittel" zu stellen
- bei Reiseantritt eine Substitutionsbescheinigung auf einem BtM-Formular ausstellen, sodass sie am Urlaubsort weiterhin mit Methadon substituiert werden kann – natürlich nur, wenn diese Ersatzbehandlung bisher gut verlaufen ist.

Würden Sie es als Indikator für einen schlechten Verlauf der Methadonsubstitution halten, wenn Sie in der Routine-Urinkontrolle auf Drogen THC (Tetrahydrocannabinol) nachweisen können?

Methadon wirkt nur als Rezeptorkonkurrent für Heroin. Cannabisprodukte besitzen (wie Diazepam) eigene Rezeptoren im ZNS. Der Cannabiskonsum darf für Heroin- bzw. polytoxikomane Abhängige als normal gelten. Er erzeugt selten körperliche Abhängigkeit, ist jedoch wegen der Inhalation von Kondensat so schädlich einzuschätzen wie Zigarettenrauch. Da THC zentralnervös Appetit auslöst, sollte man den Cannabisgebrauch bei dieser Patientin tolerieren.

22

F A L L B E R I C H T

Herr F., 66 Jahre, war Polier und wurde mit 62 Jahren wegen einer Lungengerüsterkrankung (Asbestose) vorzeitig berentet. Obwohl seit seiner Berentung auch nikotinfrei – er war über 35 Jahre lang Raucher – klagt er in der letzten Zeit vermehrt über Luftnot. Er nimmt an, dass seine Umsiedlung in ein Seniorenheim zu dieser Verschlechterung geführt hat. Zumal sich jetzt auch noch ein offenes Bein am linken Unterschenkel gebildet hat, „obwohl der auch nicht mehr Krampfadern als der rechte hat". Sie haben den Patienten, der zugezogen ist, neu übernommen.

Was können Sie ihm therapeutisch anbieten, nachdem er sie angeschaut und gesagt hat: „Ever nit widder Tabletten, ne Jung!!"

Eine Blutgasanalyse und eine rheologische Untersuchung des Beins veranlassen. Thoraxuntersuchung mit Röntgen oder CT zum Ausschluss eines Mesothelioms. Lungenfunktionstest oder Peak-Flow.

Was erwarten Sie? Welche Maßnahmen erwägen Sie? Begründen Sie Ihre Aussage.

- Veränderung der Blutgaswerte: Eine Lungenfibrose führt sukzessive zu einem deutlich verminderten Gasaustausch. Wenn der pO_2 dauerhaft unter 60 mmHg liegt und der pCO_2 tagsüber kompensatorisch um nicht mehr als 8 mmHg vermindert ist, kommt eine Sauerstoff-Langzeit-Therapie infrage. Zu Hause wird dies mit einem O_2-Konzentrator über 12–18 Stunden täglich möglich – also ohne Tabletten, wie erbeten.
- gestörte Rheologie: Unterschenkelulzera entwickeln sich häufig aus einer chronisch venösen Stase und mangelnder arterieller Hauternährung. Nicht selten führt eine Unterbindung der insuffizienten Perforansvene bzw. eine operative Sanierung der chronisch venösen Insuffizienz zu Abheilung; auch ein Kompressionsverband oder -strumpf kann der venösen Stase abhelfen, sofern der arterielle Druck ausreicht.
- Die Tatsache, dass ein neu übernommener Patient darum bittet, keine Tabletten verordnet zu bekommen, gibt mir als Hausarzt die Chance, durch tablettenfreie Maßnahmen die Compliance des Patienten deutlich zu erhöhen – was für stundenlange O_2-Insufflationen und dauerhafte Kompressionsbehandlung der Beine auch erforderlich ist!

22.5 Palliativmedizinische Versorgung und Hospize

M. Hermann

Palliativmedizinische Versorgung dient der Symptomkontrolle bei i. d. R. präfinal erkrankten Patienten. Ziel ist die Sicherung der Lebensqualität und die Linderung oder Vermeidung von Beschwerden durch Krankheit oder Therapie.

FALLBERICHT

Die 55-jährige Frau S. erkrankte vor 18 Monaten erstmals an einem Karzinom im mittleren Drittel des Ösophagus, das durch eine sechsmonatige Chemotherapie behandelt wurde und anschließend nicht mehr nachweisbar war. Vor einem halben Jahr kam es zu einem Rezidiv mit Lungen- und Lebermetastasen. Die Patientin hatte sich eine PEG wieder entfernen lassen, weil man ihr gesagt hatte, dass sie damit den ganzen Tag über die Magensonde ernährt werden müsse und stattdessen eine parenterale Ernährung über Port erhalten. Sie wurde mit oraler Medikation entlassen und klagt nicht über Schmerzen. Allerdings stört sie der Husten sehr. Sie führt ihnen vor, wie sie einen Schluck Wasser trinkt und das Wasser unmittelbar danach abhustet. Im Übrigen bewegt sie sich frei in der Wohnung und sagt, sie habe sich mit dem bald bevorstehenden Tod abgefunden.

Was können Sie unterstützend tun?

- orale Medikation wegen der offensichtlich bestehenden ösophagobronchialen Fistel absetzen und Kodein supp. geben, um den Hustenreiz zu lindern
- mit Gastroenterologen über die Möglichkeit eines Fistelverschlusses sprechen
- die Speichelproduktion bremsen, z. B. durch Scopoderm-Pflaster oder Vomex supp.
- die notwendigen Formulare für die Portversorgung, Infusionslieferungen etc. ausstellen
- einige Portnadeln in der Wohnung hinterlegen für den Fall, dass eine Nadel herausrutscht
- einen ambulanten Hospizpflegedienst einschalten
- ggf. Angehörige mit den Hilfsmitteln unterweisen und aufklären

- eine Kopie des letzten Klinikberichts in der Wohnung hinterlegen für den Fall, dass ein ärztlicher Notdienst gerufen wird
- mit Patientin, Angehörigen und Pflegekräften über mögliche Komplikationen oder Zwischenfälle sprechen und die dann erforderlichen Maßnahmen planen (Blutung, Schmerzattacke, Luftnot, Pneumonie …)
- Ihre Erreichbarkeit besprechen (Telefonnummern, Handy), zu welchen Tages- oder Nachtzeiten ein Rückruf möglich ist.

Welchem Ziel dienen diese Maßnahmen?
- der Patientin und den Angehörigen Sicherheit zu geben, dass sie mit auftretenden Problemen nicht allein dastehen
- der Vermeidung unnötiger Krankenhauseinweisungen
- der Sicherung der Lebensqualität (gemessen als schmerzfreie und behandlungsfreie Tage).

FALLBERICHT
Frau S., 59 Jahre, leidet an einem großflächigen kleinknotig-exulzerierenden Mamma-Ca mit Lungen- und Lebermetastasen sowie Aszites und Pleuraerguss. Sie wird in einem Hospiz gepflegt und kam bisher mit je 4 × 30 Tr. Novalgin und Tilidin comp. als Schmerzbehandlung aus. Es bestehen Sickerblutungen aus den Ulzerationen und sie klagt zunehmend über Luftnot.

Was können Sie palliativ tun?
- Sie lassen eine wundverträgliche Salbe mischen mit je etwa 1 Amp. Adrenalin 1 : 1.000 pro 20–30 g Salbe, um eine periphere Blutstillung zu erreichen.
- Da die Schmerzbehandlung im Bereich der max. Tagesdosen liegt und eine Zusatztherapie für Schmerzdurchbrüche problematisch wird, stellen Sie um auf z. B. 3 × 20 mg Morphin ret. oral und ggf. 3 × 500 mg Novalgin, sodass für Schmerzdurchbrüche 5–10 mg Morphin s. c., i. v. oder i. m. gegeben werden kann.
- Zur Aszitesbehandlung wäre neben Spironolacton und Xipamid oral ggf. eine Punktion möglich.
- Bei Opiattherapie ist immer an Laxanzien zu denken: Rizinusöl, Bisacodyl, Macrogol etc.
- Eine Kopie des letzten Klinikberichts hinterlegen für den Fall, dass ein ärztlicher Notdienst gerufen wird.
- Mit Patientin, Angehörigen und Pflegekräften über mögliche Komplikationen oder Zwischenfälle sprechen und die dann erforderlichen Maßnahmen planen (Blutung, Schmerzattacke, Luftnot …)
- Ihre Erreichbarkeit besprechen (Telefonnummern, Handy), zu welchen Tages- oder Nachtzeiten ein Rückruf möglich ist
- Immer auch daran denken, Angehörige, Seelsorger, Sozialarbeiter einzuschalten, um Gelegenheit zu geben, letzte Dinge zu regeln.

Welche besonderen Möglichkeiten bietet ein Hospiz?
- besonders geschulte Pflegekräfte, die mit Schmerztherapie, Opiatgabe etc. vertraut sind und einen günstigeren Personalschlüssel haben, somit mehr Zeit für den einzelnen Patienten aufbringen können
- Pflegekräfte, die durch Supervision und Erfahrung mit den besonderen Belastungen der Pflege Sterbender vertraut sind
- eine ruhige und angenehme Umgebung für den Patienten, der seine letzten Tage oder Wochen nicht im häuslichen Umfeld verbringen kann
- eine barrierefreie und behindertengerechte Ausstattung mit Hilfsmitteln und Möglichkeiten, sich mit Angehörigen zu treffen etc.
- Angebote für Nachsorge und Trauerbegleitung.

Welche besonderen Möglichkeiten bietet eine Palliativstation?
- einen besseren Personalschlüssel als andere Krankenhausabteilungen
- entsprechend geschultes Personal wie im Hospiz

22

- ständige ärztliche Betreuung bzw. Bereitschaft
- die diagnostischen und therapeutischen Möglichkeiten des Krankenhauses für mögliche Zwischenfälle und Komplikationen mit dem Ziel, die Patienten möglichst in die häusliche Umgebung zu entlassen.

Welche besonderen Möglichkeiten bietet ein ambulanter Hospizdienst?

Psychosoziale Betreuung: Gespräche, Entlastung der Angehörigen, Trauerbegleitung, aber keine medizinisch-pflegerische Versorgung.

Wie unterscheidet sich davon ein ambulanter Palliativ-Pflegedienst?

- beschäftigt überwiegend palliativmedizinisch geschulte Fachpflegekräfte
- übernimmt die pflegerische Betreuung von Palliativpatienten einschließlich der angeordneten Schmerztherapie, Symptomüberwachung in enger Zusammenarbeit mit dem Palliativmediziner
- darf andere Pflegedienste bei der palliativmedizinischen Betreuung beraten.

LITERATUR

AkdÄ (Arzneimittelkommission der deutschen Ärzteschaft): Handlungsleitlinie Herzinsuffizienz aus Empfehlungen zur Therapie der chronischen Herzinsuffizienz (3. Aufl.), Arzneiverordnung in der Praxis, 2007; 34 (3): www.akdae.de/35/65-Herzinsuffizienz-2007-3Auflage1-K.pdf

Ashton HC: The diagnosis and management of benzodiazepine dependence. Curr Opin Psychiatry 2005; 18 (3): 249–55

Assmann G, Cullen P, Schulte H: Simple scoring scheme for calculating the risk of acute coronary events based on the 10-year follow-up of the prospective cardiovascular Munster (PROCAM) study. Circulation 2002, 22; 105 (3): 310–5

Donner-Banzhoff N, Popert U et al.: ARRIBA-HERZ: Absolutes und Relatives Risiko – Individuelle Beratung in der Allgemeinpraxis. 2005: www.uni-marburg.de/fb20/allgprmed/arriba/arriba_broschuere

Dörner K: Der gute Arzt, Lehrbuch der ärztlichen Grundhaltung. 2. überarb. Aufl. Schattauer, Stuttgart 2003

Frommelt P, Grötzbach H: Neuro-Rehabilitation. Blackwell, Berlin 1999

Gemeinsamer Bundesausschuss der Ärzte und Krankenkassen (GBA) nach § 91 SGB V: Chronikerregelung und Krankentransportrichtlinien 2004: www.g-ba.de/downloads/34-215-47/2004-01-22-gba-PM3.pdf

Grinspoon L, Bakalar JB: Marihuana. Die verbotene Medizin. Zweitausendeins, Frankfurt 1994

Hankemeier U, Schüle-Hein K, Krizantis F: Tumorschmerztherapie, 2. Aufl. Springer, Heidelberg 2001

Hien P: Praktische Pneumologie. Springer, Heidelberg 2000

Miller WR, Rollnick S: Motivierende Gesprächsführung. Lambertus-Verlag, Freiburg 2005

Murken J, Dietrich-Reichardt E (Hrsg.): Down-Syndrom – aktuelle Bezeichnung für Mongolismus. R. S. Schulz, Starnberg-Percha 1990

Nationale Versorgungsleitlinien bei der Bundesärztekammer, Diabetes mellitus Typ 2, 2002: www.bvnd.de/download/nvlldiabetes.pdf

Rebhandl E, Rabady S, Mader F (Hrsg.): Evidence based Medicine-Guidelines für Allgemeinmedizin, Deutscher Ärzte Verlag, Köln 2006

Riemann D: Vom Schlaftagebuch bis zum Hypnotikum. Endlich ruhig schlafen – was Sie Ihren Patienten raten können. MMW Fortschr Med, 2005 (17): 147; Spec No 2: 7–11

Schwandt P, Parhofer K (Hrsg.): Handbuch der Fettstoffwechselstörungen. 3., vollständig überarb. u. erw. Aufl., Schattauer, Stuttgart 2007: http://82.139.217.185/schatt/gv/pdf/3794.523.709/schwandt_kap24.pdf

23

D. Jobst

Hausärztliche Versorgung geriatrischer Patienten

23.1 Altersbilder

Was bedeutet der Ausspruch, jemand sei „unter der Last der Jahre gebeugt"?

Dies ist ein prägnantes sprachliches Bild vom Alter. Es bezeichnet die körperliche Altersveränderung mit einem Rundrücken, der durchaus Folge eines langzeitigen oder früh beginnenden Lastentragens sein kann oder auch eines M. Scheuermann, eines M. Bechterew oder einer Osteopenie.

Das Bild nimmt auch die übertragene Bedeutung jahrelanger Belastungen durch Arbeit, Sorge für die Familie, Kummer und Geldnöte auf. Es beschreibt die nachgelassene Körperspannung einer gealterten, verkürzten und müden Muskulatur, der die zentralnervösen Impulse quasi abhanden gekommen sind.

Welche Ressourcen besitzt nach heutiger Vorstellung auch ein alter Mensch, um der Last der Jahre entgegenzuwirken?

- Selbstverantwortung in der Alltagsgestaltung und Lebensplanung
- Aktivität im Sinne der Ausübung persönlich bedeutsamer Aufgaben
- Offenheit für neue Erfahrungen und Anregungen
- Fähigkeit zur Aufrechterhaltung und Gründung tragfähiger sozialer Beziehungen
- Fähigkeit zum reflektierten Umgang mit Belastungen und Konflikten
- Fähigkeit zur psychischen Verarbeitung und Kompensation bleibender Einschränkungen und Verluste

(gekürzt nach Kruse 1999, aus dem 2. Altenbericht der Bundesregierung).

FALLBERICHT

Herr B. lebt seit 52 Jahren mit seiner Frau zusammen, einer ehemaligen Altenpflegerin. Sie war lange das soziale und initiative Element ihrer innigen Ehe. Ihn kennzeichneten – im Erleben des langjährig betreuenden Hausarztes – ein vorsichtig-kritischer Standpunkt zu politischen und religiösen Fragen, seine Leseleidenschaft und das Rauchen von Zigarillos. Außerdem sorgte er sich ständig um die Gesundheit seiner Frau, die wegen den Folgen einer Brustentfernung (Mamma-Karzinom), einer hypertensiven Herzkrankheit und eines Diabetes Typ II in hausärztlicher Behandlung war.

Auch seine eigene Gesundheit nahm Herr B. ernst, stellte sich jährlich und pünktlich den Krebsvorsorgen und absolvierte andere präventive Untersuchungen und Impfungen. Eine COPD, ein Prostataadenom und ein villöses Kolonadenom

wurden diagnostiziert. Er war ängstlich besorgt. Erst recht fühlte er sich krank, als seine sexuelle Fähigkeit abnahm. Zweimal erlitt er eine spontane osteoporotische Wirbelkörperfraktur, welche ihn passager in ein Korsett zwang.
Später nahmen die gesundheitlichen Sorgen durch eine demenzielle Veränderung von Frau B. noch zu. Ohne dass ein einschneidendes zerebrales Ereignis passierte, spricht sie kaum noch, ist nicht immer orientiert und äußert kaum Gefühle oder Körperempfindungen. Ihre zunehmende Stuhlinkontinenz wurde zunächst als Durchfall interpretiert; nun trägt sie Windelhosen. Nur mühsam kann Herr B. sie noch zu kleineren Gängen bewegen, was er besonders bedauert, da die Eheleute vorher fast täglich viele Kilometer zu Fuß unterwegs waren.
Aber Herr B. hat die Kraft, seine Frau zu betreuen und stellt seine eigene Gesundheit in den Hintergrund. Mit Unterstützung durch einen Pflegedienst, Essen auf Rädern und etwas Hilfe durch Kinder und Enkel versorgt und pflegt er sie mit Hingabe. Er misst und notiert Blutdruck- und Blutzucker-Werte und verabreicht dementsprechend Insulin. Die geliebte große Wohnung hat er trotz innerer Widerstände aufgegeben und ist mit seiner pflegebedürftigen Frau in ein ebenerdiges Altenappartement gezogen. Mager geworden und äußerlich gebeugt sitzt er auf der ebenerdigen Terrasse, lächelt auf die Frage, wie es ihm in der neuen Situation gehe, stößt eine Qualmwolke aus und meint: „Ich werde mich daran gewöhnen. Solange ich meine Frau und meine Bücher und meine Zigarillos habe, will ich mich nicht beschweren."

23.2 Multimorbidität und Pflegebedürftigkeit

Wie stehen Sie zu der Aussage, dass Alter mit Krankheit gleichzusetzen sei?

Diese Aussage trifft vor allem auf den letzten Lebensabschnitt zu, der auch als viertes Lebensalter bezeichnet wird – weniger auf die 10–15 Jahre, die auf das Erreichen der beruflichen Altersgrenze folgen (sog. 3. Lebensalter, aktiver Altersherbst). Über die Zunahme der alters- und krankheitsbedingten Einschränkungen im vierten Lebensalter besteht kein Zweifel (➤ Tab. 23.1).

Tab. 23.1 Die sechs häufigsten Krankheiten bei älteren Menschen und die Anteile Hilfe- und Pflegebedürftiger

Krankheiten	65–79 Jahre		80 Jahre und älter	
	Rang	davon hilfs- und pflegebedürftig (%)	Rang	davon hilfs- und pflegebedürftig (%)
Gelenkerkrankungen	(1)	40	(1)	74
Herzerkrankungen	(2)	31	(2)	64
Sehbehinderungen	keine Angabe		(3)	77
Krankheiten der Blutgefäße (insb. Arteriosklerose)	(5)	35	(4)	70
Hirngefäßkrankheiten (insb. Schlaganfall)	(6)	61	(5)	81
Stoffwechselerkrankungen (insb. Diabetes)	(4)	29	(6)	59
Krankheiten des Nervensystems	(3)	59	keine Angabe	
Quelle: Schneekloth et al. 1996, aktualisiert nach dem vierten Altenbericht der Bundesregierung (2002)				

Was kennzeichnet die Multimorbidität im Alter?

Die gleichzeitige Einschränkung der funktionellen Reserven mehrerer Organe und Systeme; die Chronizität der Erkrankungen, die Anfälligkeit für Komplikationen sowie akute neu erworbene Erkrankungen und Unfälle.

Geht der Anstieg der Lebenserwartung mit einer gestiegenen Häufigkeit und längeren Dauer von Krankheit und Behinderung im Alter einher?

Nein. Nach Untersuchungen von Dinkel (Mikrozensus-Daten, zitiert nach Bundesministerium für Familie, Senioren, Frauen und Jugend 2001) hat sich in den Jahren 1978 bis 1995 in Deutschland die Gesundheit der

23

Hochbetagten deutlich verbessert, sodass nicht nur von einer „Kompression der Mortalität", sondern auch von einer zukünftig gleich bleibenden Rate pflegebedürftiger alter Menschen ausgegangen wird.

Was meint der Ausdruck „Kompression der Mortalität"?

Eine allgemein hohe Lebenserwartung mit einer zunehmenden Konzentration der Sterblichkeit auf hohe Altersjahre. Hierzu tragen biologische, psychologische, soziale und wirtschaftliche Faktoren bei sowie Konzepte zum Hinauszögern funktioneller Einschränkungen und zur Verringerung von sozialen und Umweltproblemen älterer Menschen.

Faktoren, Konzepte und präventive Maßnahmen, die das Auftreten von Krankheiten so weit verzögern, dass der Tod vor Beginn gravierender Krankheiten eintritt, standen im Mittelpunkt des sog. fünften Rahmenprogramms der europäischen Kommission 1998–2002.

Was meint der Ausdruck „gleichbleibende Rate Pflegebedürftiger"?

Er bezeichnet einen stabil bleibenden Anteil Pflegebedürftiger in jeder Altersklasse. Da die Menschen aber in höheren Altersklassen zahlenmäßig zunehmen werden, steigt die absolute Zahl der zu Pflegenden doch an. 1998 betrug sie 1,8 Mio., 2010 2,34 Mio., für 2030 wird mit 2,9 bis 3,3 Mio. pflegebedürftigen Menschen gerechnet (Statist. Bundesamt).

Nimmt die Häufigkeit der Depressionen im Alter ebenso zu wie die Demenz?

Die Häufigkeit der Depressionen bleibt im Alter nach Angaben der Berliner Altersstudie stabil (Bundesministerium für Familie, Senioren, Frauen und Jugend, 2001). Andere Quellen rechnen mit einem Anstieg von 5 % auf eine Prävalenz von 10–15 % bei älteren Menschen (Burton 2001).

Die Demenzhäufigkeit verdoppelt sich dagegen ab dem 65. Lebensjahr in jeder Lebensdekade (Demenzen ➤ Kap. 19.2).

Wie denken Sie über eine Medikation mit antidepressiven Medikamenten im Alter?

Neuere Untersuchungen ergeben, dass antidepressive Medikamente, neben den bekannten UAW, eine geringere Wirksamkeit haben, als es der üblichen ärztlichen Einschätzung entspricht. Dies gilt für die älteren und die moderneren Antidepressiva gleichermaßen. Für geriatrisch tätige Hausärzte bedeuten diese Erkenntnisse, dass sie sich stärker um nicht-pharmakologische Alternativen in der Therapie der Depressionen bemühen müssen. Hier sind insbesondere tagesstrukturierende Maßnahmen mithilfe von Sozialpädagoginnen, Physiotherapeuten und ehrenamtlich Tätigen zu nennen – in über 90 % sind es Frauen – wenn nicht die Familienangehörigen stärker eingebunden werden können. Auch Psychotherapie kommt in Frage, wenn keine erschwerenden psychiatrischen Störungen wie Demenz oder Psychosen ihr entgegenstehen. Es gibt keine Evidenz für die Annahme, dass eine Psychotherapie durch die mangelnde mentale Plastizität des Erlebens und Verhaltens im Alter kontraindiziert ist.

23

23.3 Geriatrisches Assessment, präventive Hausbesuche

Mehrere Studien haben gezeigt, dass bei älteren Patienten, die einer integralen Diagnostik organischer, funktioneller, psychischer und sozialer Faktoren unterzogen wurden, ein geringeres Risiko für eine Einweisung in ein Pflegeheim in den darauf folgenden 12–24 Monaten bestand. Wie nennt man eine solche Diagnostik des alten Menschen?
(Mehrdimensionales) geriatrisches Assessment oder geriatrische Funktionsbewertung.

Nennen Sie einige Parameter, die in ein geriatrisches Assessment (GA) einfließen sollten.
- Medikamenteneinnahme
- Blutdruck
- Ernährungssituation
- Sehvermögen
- Hörvermögen
- Ausscheidung
- alltagspraktische Kompetenz
- Mobilität
- kognitive Fähigkeiten
- affektive und emotionale Situation
- Wohnungszustand und Wohnumfeld
- soziale Einbettung.

Wer führt ein geriatrisches Assessment durch?
Das geriatrische Assessment ist Teil der EBM-Gebührenordnung von 2004 im sog. Hausarztkapitel und wird entsprechend von Hausärzten durchgeführt. Die Erkenntnisse des Pflegepersonals und von Sozialarbeitern sollten in die ärztliche Einschätzung einfließen, ebenfalls die Befunde konsultierter ärztlicher Fachdisziplinen wie Augenärzte, Neurologen und Psychiater, Orthopäden oder Ärzte für Rehabilitationsmedizin.

Welche Zwecke verfolgt ein geriatrisches Assessment?
- systematische Funktionsbewertung in Ergänzung zu Anamnese und körperlicher Untersuchung
- Strukturierung und Systematisierung eines Behandlungsplans
- Planung von Rehabilitationsmaßnahmen
- Entscheidungsgrundlage für eine weitere Versorgung
- Korrektur von Fehlbewertungen
- Erleichterung der Kommunikation mit Ämtern und anderen Professionen.

Nenne Sie einige Tests, die ein geriatrisches Assessment ermöglichen bzw. abrunden.
- geriatrisches Screening nach Lachs
- Barthel-Index
- Assessment für Hörfähigkeit
- Tinetti-Test A und B zur Ermittelung des Sturzrisikos
- Nosger-Skala.

Weitere Assessment-Instrumente für die Geriatrie finden sich im Internet unter „Kompetenz-Centrum Geriatrie" (www.kcgeriatrie.de).

Welches praktische Vorgehen ermöglicht dem Hausarzt eine Bestandsaufnahme als Vorstufe zu einem geriatrischen Assessment?

Hausbesuche. Werden sie mit dem Ziel einer Assessment-Erstellung durchgeführt, bezeichnet man sie auch als präventive Hausbesuche.

Welche Vorteile sehen Sie in regelmäßigen Hausbesuchen?

- soziale Funktionen: Sich-Kümmern, Teil einer verlässlichen Wochenstruktur eines Kranken, sein Beistand
- Monitorfunktion, z. B. gezielte Beeinflussung des Lebensstils zur Minderung von Risikofaktoren und (neuen) Erkrankungen
- organisatorische Erleichterung für Patienten.

Welche ärztlichen Zielvorstellungen haben Sie, wenn Sie folgende Befunde erheben: Multimedikation, ungenügende Übersicht des Patienten, ungenügende Behandlung für das hohe Alter, ungeeignete Medikamente?

- Priorisierung und Anpassung der medikamentösen Therapie bzgl. Dosis und Dosierung
- Compliance-verbessernde Maßnahmen wie die Verwendung eines Medi-Dosetts, Erstellen eines strukturierten Medikamentenplans, angemessene Hilfe oder Kontrolle der Medikamenteneinnahme, z. B. durch einen Pflegedienst.
- Austausch ungeeigneter Medikamente unter Berücksichtigung der Priscus-Liste.

Was ist die Priscus-Liste?

Die Idee einer Bewertung von Medikamentengefahren im Alter wurde in einem geförderten BMBF-Projekt von der Universität Witten-Herdecke aufgegriffen. Analog zur amerikanischen Beers-Liste veröffentlichten Thürmann et al. 2010 die auf die deutschen Verordnungsgewohnheiten bezogene sog. Priscus-Liste. Priscus (lat.) meint auf deutsch „alt, verletzlich".

Welche Möglichkeiten bietet die Priscus-Liste?

- Vemeiden nicht altersgerechter Medikamente
- relative Kontraindikationen (auch außerhalb der Altersproblematik)
- Ersatzvorschläge durch Wirkstoffe, die als weniger problematisch eingeschätzt werden
- Schutzmaßnehmen für die Behandelten und Kontrollempfehlungen für die Behandler, wenn sich problematische Wirkstoffe nicht umgehen lassen (http://www.priscus.net).

Was verstehen Sie unter einer Priorisierung anlässlich von multiplen Leiden und Diagnosen eines Patienten?

Abgrenzen wichtiger Behandlungsziele gegenüber nachrangigen Zielen in einer Rangfolge.
  In die Abgrenzung fließen u. a. ein:
- Patientenleid und Patientenwunsch nach Lebensqualität (z. B. Schmerzbehandlung)
- Gesamtbelastung für kurative Behandlungsabsichten (z. B. Elektrokonversion/Elektro-Ablation bei VH-Flimmern vs. Antikoagulation)
- Abwägung von UAW (z. B. Schlafmittelverordnung vs. Sturzgefahr)
- Dringlichkeit quoad vitam (z. B. akute Atemnot, Hypoglukämie mit Bewusstseinsstörungen)
- sonstige Dringlichkeit (z. B. Blut-Glukosewerte über 300 mg%).

Welche ärztlichen Zielvorstellungen haben Sie, wenn Sie folgende Befunde erheben: Protein-/Kalorienmangelernährung, Fehlernährung, ungenügende Flüssigkeitszufuhr, Adipositas?

- regelmäßige Gewichtskontrolle (einmal pro Monat)
- regelmäßige Kontrolle des Kauapparats (1 × pro Jahr) nach Sanierung

23

- Anpassung der Ernährung an individuelle Bedürfnisse
- Erleichterung der Flüssigkeitsaufnahme.

Welche ärztlichen Intentionen haben Sie, wenn Sie Einschränkungen des Seh- und Hörvermögens feststellen?

- Hilfsmittel zur Korrektur von Refraktionsfehlern (z. B. Brille, Lupe, Spot-Beleuchtung als Lesehilfe, Vergrößerungsbildschirm, akustische Signale, Vibrationssignale) verordnen
- Augendruckkontrolle und -behandlung
- spezifische Therapie behandlungsbedürftiger Katarakte
- Umgebungsanpassung (z. B. Beseitigung von Sturzquellen, Adaptation von Lichtquellen)
- Entfernen von Cerumen obturans
- hörapparative Versorgung
- Ersatzkommunikation zeigen und Übungen hierzu veranlassen bzw. beschriftete Pappen vorbereiten (lassen).

Bitte nennen Sie einige Risikofaktoren für Stürze im Alter.

- weibliches Geschlecht, Alter > 80 Jahre, Untergewicht
- funktionelle Einschränkung in allen ADL-Bereichen (Activities of Daily Living): Störungen der Balance, Störung des Gangbildes, Sehstörung
- vorausgegangene Stürze und Frakturen
- Parkinson-Syndrom, Schlaganfall, Demenz
- Alkoholabhängigkeit, Depression'
- Einnahme von Neuroleptika, trizyklischen Antidepressiva, lang wirkenden Benzodiazepine, Antihypertensiva und Antidiabetika
- häusliche Gefahrenquellen: Küche, Bad, Toilette, Treppen, Beleuchtung, Stolperfallen, Teppiche und Telefonschnur
- synkopale Stürze durch Ursachen im Herz-Kreislauf-System (< 10 % der Stürze).

FALLBERICHT

Ein Sportkollege bittet Sie, sich um die „ewig kranke" Mutter zu kümmern. Er hat vor allem Bedenken, die alte Dame von 78 Jahren erhalte zu viele Medikamente, die sie zusätzlich krank machten und ihre Depressionen förderten.

Sie finden anlässlich Ihres ersten Hausbesuchs bei Frau K. eine leicht gebeugte, normalgewichtige Frau mit faltigen, fahlen Gesichtszügen und unsicherem Gang vor, die Sie aus kleinen Augen anschaut. Dabei kneift sie die Lider zusammen. Obwohl Privatpatientin, trägt sie verschlissene, teils fleckige Kleidung.

Sie berichtet lebhaft, dass ihre Beine nächtlich zuckten und krampften und auch tagsüber bisweilen wie von einem Schraubstock umschlossen schmerzten. Mit ihrem Kopf sei einiges nicht in Ordnung, immerzu fahre darin ein Karussell spazieren und häufig herrsche auch ein Gefühl der Leere und Unsicherheit. Daher stehe sie morgens manchmal gar nicht auf. Sie habe Schmerzen in ihrer gesamten Wirbelsäule. Immer sei sie erkältet, müsse viel husten und leide dann unter Luftnot, wenn Sie ihr Asthmaspray nicht benutze. Sie sei Allergikerin.

Sie bitten die alte Frau, Ihnen kurz ihre häusliche und familiäre Situation zu schildern.

Sie berichtet, dass Sie im eigenen Häuschen lebe. Sie versorge sich selber. Ihr Mann, ein ehemaliger Beamter, sei seit vielen Jahren tot. Vor ca. 2 Jahren sei ihr ältester Sohn nach seiner Scheidung wieder eingezogen. Der sei aber meistens nicht da. Ihr anderer Sohn lebe auch in der Stadt. Man sehe sich nicht sehr oft. Sie selber stamme vom Land, habe dort aber wegen einer Heu- und Tierhaar-Allergie immer auf dem „Kontor" gearbeitet. Sie halte nicht viel von Ärzten – sie müsse viele Medikamente einnehmen, ohne dass sich dadurch etwas bessere.

Bevor Sie die ärztlichen Vorbefunde und Unterlagen einsehen, notieren Sie gedanklich: Visusprobleme, Restless Legs, Gangunsicherheit, evtl. Vitamin-B_{12}-Mangel, chronisch obstruktiver Husten, morgendliche Anlaufprobleme, chronischer Rückenschmerz – und denken an das geriatrische Assessment.

Welche Krankheiten werden Sie in den Arztberichten niedergelegt finden?

Wie erwartet finden Sie folgende Diagnosen:

- Involutionsdepression
- allergisches Asthma bronchiale
- periphere Neuropathie
- Restless Legs.

Außerdem finden Sie dort komplizierend:

- Diabetes mellitus Typ II
- arterielle Hypertonie.

Wenden Sie auf den komplexen Fall die Parameter des geriatrischen Assessments an.

- **Medikamenteneinnahme:** Den Diagnosen entsprechend weist der Medikamentenplan elf verschiedene Arzneimittel auf, von denen die Patientin vor allem den „Spray" (β_2-Mimetikum) und die Anti-Parkinson-Mittel wegen ihrer „schnellen Wirkung" schätzt. Alle anderen Tabletten und Dosierinhalate nimmt sie nach Gutdünken. Als orale Prednisolon-Dauerbehandlung nimmt sie mal 5 mg, mal 10 mg, auch mal 15 mg oder auch keine Tablette ein.
- **Blutdruck:** Sie messen mehrfach in und nach der Konsultation Werte um 105/60 mmHg bds., P rasch, regelmäßig, ca. 90/min. Keine Knöchelschwellungen. Sie nehmen sich vor, die bestehende Enalapril-Medikation von 40 mg auf 20 mg zu reduzieren und evtl. einen frequenzsenkenden Kalzium-Antagonisten einzusetzen (Senken der pulmonale Hypertonie). Sie denken daran, die Nierenwerte zu prüfen und die bestehende Zusatzmedikation von Hydrochlorothiazid ggf. auf ein Schleifendiuretikum umzusetzen oder zu ergänzen.
- Sie bestimmen folgende **Blutwerte:** kleines Blutbild, HbA_{1c}, BZ, Kreatinin, Harnstoff, Harnsäure, Na, K, Ca, Cholesterin, Triglyzeride, TSH, γ-GT.
- **Ernährungssituation:** Bei 172 cm und 78 kg besteht eine Betonung des Körperstamms mit gering ausgeprägter Muskulatur der Extremitäten. Hier wirken Alter, Kortikoide und Bewegungsmangel erkennbar zusammen. Frau K., die ein Gebiss trägt, isst regelmäßig, berichtet sie, und kocht gelegentlich, vor allem, wenn ihr Sohn zuhause sei. Ihre wenigen aufgezeichneten BZ-Messwerte liegen meist über 200 mg%, etliche auch über 300 mg%.
- **Sehvermögen:** Frau K. beklagt ihr schlechtes Sehvermögen, trägt aber keine Brille.
- **Hörvermögen:** Frau K. könne gut hören, sagt sie. Spätere Telefonate mit ihr bestätigen dies.
- **Ausscheidung:** Es wird eine chronische Darmträgheit berichtet, gegen die meist Backpflaumen, Milchzucker oder Haferkleie helfen. Eine Inkontinenz bestehe nicht, allenfalls bei starken Hustenattacken fließe unkontrolliert ein bisschen Urin.
- **alltagspraktische Kompetenz:** Offensichtlich hat sich Frau K. bisher mit einiger Anstrengung selber versorgt und organisiert. Ihre Kleidung und ihre ausgelatschten Schlappen belegen jedoch Defizite. Die Körperpflege sei kein Problem. Sie habe Mühe, ihre vielen komplizierten Arztrechnungen zu bezahlen.
- **Mobilität:** Seit einigen Wochen sei sie so unsicher auf den Beinen, dass sie das Haus praktisch nicht mehr verlassen habe. Sie schauen sich die Füße genauer an: Die Fußpulse sind kräftig. Es besteht ein Plattfuß bds. mit ausgeprägter Valgusstellung der Großzehe re. > li. sowie Hammerzehen mit Hyperkeratosen (Clavi).
- **kognitive Fähigkeiten:** Im späteren Kontakt beweist Frau K. ein ausgezeichnetes Kurzzeitgedächtnis, eine unverminderte Auffassung und Kombinatorik und macht aus ihrer kritischen Sicht auf ärztliche Maßnahmen keinen Hehl. Auch der vorherige Hausarzt, ein Internist, bleibt davon nicht verschont.
- **affektive und emotionale Situation:** schwankend, meist pessimistisch. Bei den Hausbesuchen teils zugewandt und hoffnungsvoll, dann auch schwingungsfähig und aufnahmebereit. Mit mehr Leidensdruck durch Schwäche, Schmerzen oder Luftnot griesgrämig, schwunglos-deprimiert und eingeengt mit einer gewissen Todessehnsucht.

23

- **Wohnungszustand und Wohnumfeld:** Das kleine Reihenhaus ist Eigentum. Es wirkt innen etwas dunkel, aber altmodisch-gemütlich. Teppiche und Kleinmöbel bilden Stolperfallen. Die Treppe zu den Schlafräumen ist für Frau K. ein Problem.
- **soziale Lebenslage:** Die kleine Wohngemeinschaft hat ein gespanntes Verhältnis. Mutter und Sohn sind eigentlich aufeinander angewiesen, aber in mehreren Situationen und Gesprächen zeigt es sich, dass gegenseitige Hilfen weder gern gegeben noch gerne angenommen werden.

Wie würden Sie unter Berücksichtigung des geriatrischen Assessments weiter vorgehen?

- Aufschreiben der wichtigen anamnestischen Details
- Lesen der Arztbriefe
- Telefonat mit dem vorhergehenden Hausarzt
- Erheben des Körperstatus (ganzkörperliche Untersuchung)
- Gespräch mit den Angehörigen in Anwesenheit der Patientin
- Reduktion und Umstellung der Antihypertensiva
- Versuch, die orale Kortikoidgabe zu verringern oder zu beenden
- die Patientin um ein aktuelles Ernährungsprotokoll und enge BZ-Kontrollen für ca. 1 Woche bitten, nachdem Sie das BZ-Messgerät einer Funktionsprobe unterzogen und geeicht haben und Frau K. einmal bei der Selbstmessung assistiert haben
- Vorstellung bei einem Arzt für Neurologie und Psychiatrie (Einschätzung der Depression, Frage nach optimierter Therapie von M. Parkinson und Restless Legs, Mitbehandlung einer peripheren Neuropathie), sowie bei einem Lungenfacharzt (Optimierung der Medikation, O_2-Langzeittherapie) – als auch bei einem Augenarzt und bei einem Orthopädie-Schuhmacher
- Kontakt zu einem Pflegedienst für Hilfen bei der häuslichen Versorgung; alternativ Ermunterung zum Anstellen einer Putzfrau mit der zusätzlichen Aufgabe, die Einkäufe und die Wäsche zu übernehmen
- Physiotherapie-Rezept zur Gehschule, ggf. mit Stütze oder Rollator
- diabetikergeeignete Haus- und Straßenschuhe und Verordnung von Weichbettung und Schmetterlingsrolle als Sohleneinlagen

> Epikrise: Die Kooperation mit dem Hausarzt überdauerte nur ein dreiviertel Jahr. Die vorgeschlagenen, bei den Hausbesuchen wiederholt vorgetragenen Maßnahmen wurden nur z. T. angenommen und zu wenig umgesetzt. Im Winter kam es zu Atemnotphasen und vermehrtem Husten. Die angebotene häusliche Infusionstherapie nahm die Patientin dankbar an. Der Zusammenhang zwischen Kortisongebrauch, Infektbereitschaft und Blutzuckerhöhe, zwischen Adrenalinspray und Herzarbeit, zwischen Trinkmenge und Obstipation etc. konnte jedoch nicht ausreichend vermittelt werden. Ein gemeinsames Gespräch mit dem mitbewohnenden Sohn führte nicht zu weiteren häuslichen Hilfen oder Absprachen. Die Patientin wich auf einen anderen Hausarzt aus.

Die Erkenntnisse aus diesem Bericht sind vielfältig. Der potenzielle Gegensatz zwischen den Behandlungsanweisungen des Arztes und dem Autonomiebestreben von Patienten wurde schon angesprochen. Weitere mögliche Erkenntnisse sind:

- Identifikation der und Beschränkung auf die relevanten Probleme sind notwendig.
- Depressivtät kann ein schwer überwindliches Hemmnis bedeuten.
- Das Tempo der Veränderungen soll dem Tempo der Kranken angepasst werden.
- Es gibt Grenzen der ärztlichen Verantwortung und Einflussnahme.
- Patienten suchen sich einen Arzt, der (zu) ihnen passt.

23.4 Geriatrische Rehabilitation

Welche Ziele beschreibt die geriatrische Rehabilitation?

Ältere Menschen sollen nach einem Unfall oder einer Krankheit so lange wie möglich in ihrer gewohnten Umgebung leben und die Chance erhalten, aktiv am Leben teilzunehmen. Die Ziele lauten: Soziale Integration sowie Erhalt bzw. Wiederherstellung von Selbstständigkeit, Selbstverantwortung und spezifischen Fertigkeiten.

Für wie effektiv halten Sie eine geriatrische Rehabilitation?

Eine Vielzahl von internationalen Studien hat die Effektivität von alters- und problemspezifischen Rehabilitationsmaßnahmen erwiesen. Daher wurde der Grundsatz „Rehabilitation vor Pflege" in den deutschen Sozialgesetzbüchern V und IX festgelegt. Durch das GKV-Wettbewerbsstärkungsgesetz 2007 entstand ein Rechtsanspruch auf Rehabilitation.

Wer sind die Träger einer geriatrischen Rehabilitation?

Leistungen der Pflege werden von der Pflegekasse übernommen. Die Leistungen der geriatrischen Rehabilitation werden von der Krankenkasse übernommen.

Wie verläuft die Entscheidungsfindung für eine geriatrische Rehabilitation? Wer begutachtet die Patienten, die hausärztlich für eine geriatrische Rehabilitation vorgeschlagen werden?

Den Gang der Entscheidung erläutert ➤ Abbildung 23.1. Hieraus geht hervor, dass es neben der geriatrischen auch die indikationsspezifische Rehabilitation, z. B. kardiologische oder orthopädische Reha zu berücksichtigen gilt, dass die Reha-Fähigkeit und die Reha-Prognose positiv beurteilt werden müssen und schließlich eine Entscheidung über die ambulante vs. stationäre Reha-Maßnahme zu treffen ist. Dies ist Aufgabe des MDK der Krankenkassen.

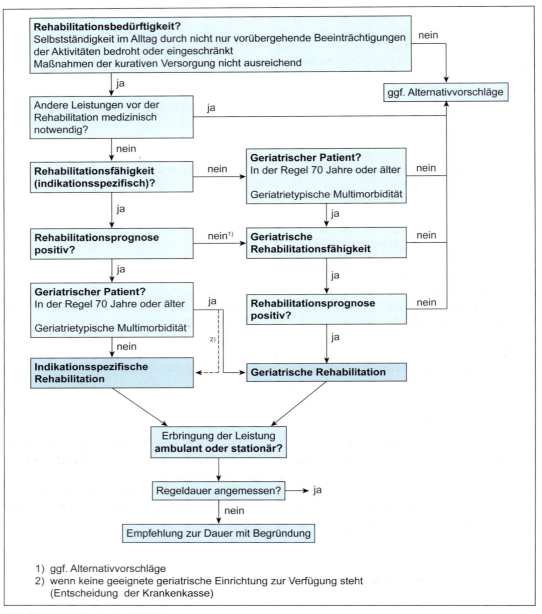

Abb. 23.1 Rehabilitationsbedürftigkeit

Wann ist eine positive Rehabilitationsprognose anzunehmen?

Mindestens eines der nachfolgenden Kriterien soll zutreffen:

- Alltagsrelevante Verbesserungen der Aktivitätsbeeinträchtigung(en) und der Selbsthilfefähigkeit sind erreichbar.
- Kompensationsmöglichkeiten sind mit nachhaltigem Erfolg trainierbar.
- Adaptionsmöglichkeiten zur Teilhabe am Alltagsleben können erfolgreich eingeleitet werden.

An welchen Orten kann die geriatrische Rehabilitation durchgeführt werden?

- zu Hause
- in Tages- oder Kurzzeitpflege
- in geriatrischen Tageskliniken bzw. Reha-Abteilungen.

FALLBERICHT

Sie schlagen einem 85-jährigen ehemaligen Postzusteller, der nach einer Hüftfraktur das Laufen nicht wieder erlernt hat, eine teilstationäre Rehabilitation vor.

Welche Behandlungsziele möchten Sie für den Patienten erreichen?

Ziele sind die allgemeine und spezielle Mobilisierung. Spezielle Mobilisierung meint in diesem Fall:

- Erreichen der Stehfähigkeit
- Erreichen des Bett-Rollstuhl-Transfers
- Verbesserung der Rollstuhlfähigkeit
- Erreichen des Toilettengangs/persönliche Hygiene
- Gehfähigkeit über mehrere Treppenstufen.

Welche Disziplinen werden in einer geriatrischen Rehabilitation tätig?

Physio- und Ergotherapie, Logopädie, physikalische Therapie, Neuropsychologie, Sozialdienst. In einer geriatrischen Tagesklinik sollten darüber hinaus eine gewisse apparative Diagnostik und eine aktivierende therapeutische Pflege zur Verfügung stehen.

Der ehemalige Postzusteller steht dem von Ihnen empfohlenen Programm skeptisch gegenüber und glaubt nicht daran, dass er das Gehen wieder erlernen könne oder dass es im Umgang mit dem Rollstuhl etwas zu erlernen gebe. Er findet eine Tagesklinik zu umständlich und möchte „seine Ruhe".

Was können Sie tun?

Viele alte Menschen reagieren auf den Vorschlag aktivierender Maßnahmen abwehrend. Man sollte versuchen, an frühere Aktivitäten des Patienten anzuknüpfen, Details der Rehabilitationsmaßnahmen schildern und eine zu erreichende Besserung in den Mittelpunkt der Gespräche stellen.

Bei anhaltender Ablehnung ist es günstig, eine Physio- oder Ergotherapie zum häuslichen Üben zu verordnen. Der betreuende Therapeut kann die Fähigkeiten des Patienten einschätzen und ähnliche Ziele wie die geriatrische Rehabilitation erreichen, ggf. auch Angehörige anlernen.

23.5 Pharmakotherapie im Alter

Welche allgemeinen körperlichen Veränderungen kennzeichnen das Altern?

- Zunahme des Körperfetts
- Abnahme der Körperflüssigkeit
- Abnahme der Muskelmasse
- Abnahme des Grundstoffwechsels
- Abnahme der Temperaturregulation.

Was bedeuten diese Veränderungen z. B. für die Temperaturregulation und die Wirkung von Medikamenten?

- Möglichkeit der unbemerkten Unterkühlung
- Zunahme des Volumens zur Verteilung fettlöslicher Medikamente
- Abnahme des Volumens zur Verteilung wasserlöslicher Medikamente.

Nennen Sie weitere gesicherte Altersveränderungen in Bezug auf die Medikamentenwirkung.

- verminderte Nierenperfusion, eingeschränkte glomeruläre Filtrationsrate und tubuläre eingeschränkte Sekretion
- Verminderung der Lebersynthese- und Leber-Clearing-Leistung durch Organverbrauch, Organumbau und verminderte Durchblutung
- enterale Resorptionsminderung
- erniedrigtes Plasmaalbumin
- vermindertes Herzzeitvolumen.

Hier einige Beispiele pharmakologischer Wirkungsverschiebungen durch die einzelnen genannten Altersveränderungen:

- Durch die Zunahme von Körperfett und die Abnahme des Gesamtkörperwassers kommt es zu einer höheren Plasmakonzentration hydrophiler und amphiphiler Substanzen, z. B. von Sulfonylharnstoffen, NSAR und Digitalisglykosiden.
- Lipophile Substanzen wie Benzodiazepine lagern vermehrt im Fettgewebe, sodass mit Kumulation und verlängerter Freisetzung gerechnet werden muss.
- Bei Medikamenten mit niedriger therapeutischer Breite und ausschließlicher renaler Elimination, etwa Acetyldigoxin, Lithium, Aminoglykoside, Cimetidin, Amantadin und Penicillin, wird eine Dosierung nach Nierenleistung erforderlich. Zur Bestimmung der Nierenleistung kann man die Kreatinin-Clearance nach Cockroft und Gault heranziehen:

$$\text{Kreatinin-Clearance [ml/min]} = \frac{(140 - \text{Alter}) \times \text{Körpergewicht [kg]}}{72 \times \text{Serumkreatinin [mg/dl]}} \; (\times \, 0{,}85 \text{ bei Frauen})$$

Jedoch auch noch bei Anwendungn dieser Formel wird die Clearance überschätzt, u. a. wegen mangelnder Berücksichtigung der tubulären Sekretion.

- Die First-Pass-Elimination, z. B. von Morphin, die biliäre Exkretion, z. B. von Propranolol, und die hepatische Clearance, z. B. für Diazepam und Diazepoxid, nehmen ab. Die resultierende Wirkungsverstärkung durch eine verminderte Clearance fällt bei alkoholbedingten oder zirrhotischen Veränderungen noch stärker aus.
- Eine enterale Resorptionsverschlechterung resultiert nicht nur aus Altersveränderungen, sondern auch aus altersassoziierten Erkrankungen, etwa bei Insuffizienz des (rechten) Herzens durch venösen Rückstau im Intestinum oder bei atrophischer Gastritis durch Mangel an Intrinsic-Faktor. Medikamente müssen in diesen Fällen perkutan, per Injektion oder Infusion gegeben werden.
- Die Serumalbuminkonzentration nimmt vom 20. zum 80. Lebensjahr um ca. 20 % ab. Acetazolamid, Diflunisal, Naproxen, Valproinsäure und Acetylsalicylsäure liegen mit einer um über 50 % erhöhten Serumkonzentration des ungebundenen Wirkstoffs vor, Clomethiazol, Diazepam, Disopyramid, Fluphenacin mit einer um 25–50 % erhöhten Serumkonzentration.

23

Der Hausarzt wird mit geringen und langsam zu steigernden Medikamentendosen unter Berücksichtigung der Priscus-Liste arbeiten und zusätzliche Medikation möglichst vermeiden. Neben die pharmakologischen Besonderheiten treten Fragen nach der Indikationsstellung, wie sie nachfolgend beschrieben werden.

Verordnen Sie bei therapiebedürftigem M. Parkinson initial L-Dopa oder einen Dopaminantagonisten?

Die Entscheidung richtet sich nach der Schwere der Symptomatik. Klinische Ergebnisse sprechen für eine bereits initiale Dosistitration mit L-Dopa.

Verbessern sich Lungenfunktions-Parameter und Häufigkeit der Exazerbationen einer COPD durch die (Dauer-)Gabe von Ambroxol oder ACC?

Nein!

Nennen Sie nicht-medikamentöse Therapieverfahren bei schmerzhafter Kniegelenksarthrose.

Nadelakupunktur (kassenüblich bei Nachweis der Fachkunde); Aufsetzen von Blutegeln; Quarkwickel bei aktivierter Arthrose.

Wie lange sollten Sie Ihren osteoporotischen Patienten Bisphosphonate verschreiben? Welche Komplikation muss befürchtet werden?

Nach einer Verordnungsdauer von 3 bis max. 5 Jahren tritt eine Verschlechterung der Knochenstabilität ein, obwohl messtechnisch die Knochendichte weiter zunimmt. Es ist unklar, wie lange und in welchem Ausmaß die Osteoklastenhemmung nach einer Behandlung mit Bisphosphonaten andauert. Es wurden vermehrt Knochennekrosen im Kiefer behandelter Patienten nachgewiesen.

Was sollten Sie bei der Verordnung von Antihypertensiva bei älteren Patienten beachten?

- Blutdruckwerte unterhalb von 120/90 mmHg sollten bei Patienten mit KHK und bei Patienten mit Symptomen einer Hypotension inkl. Zeichen von zerebral-kognitiven Störungen vermieden werden.
- AT_1-Rezeptorblocker sind ACE-Hemmern in der Wirksamkeit und in der Verhinderung kardiovaskulärer Ereignisse nicht überlegen.
- Schnell wirkende Kalziumantagonisten sind nicht angezeigt bei akuter Blutdruckerhöhung, insbesondere nicht bei bekannter KHK.
- Kalziumantagonisten können im Zusammenwirken mit NSAR oder ASS zu verstärkten gastrointestinalen Blutverlusten und Nachblutungen bei Eingriffen führen.
- Dauerhaft verordnete Diuretika führen zu einer Reihe möglicher UAW, von denen Elektrolytstörungen und eine verschlechterte Nierenfunktion besonders beachtet werden müssen.
- Ein chronisches Vorhofflimmern mit absoluter Arrhythmie verläuft am günstigsten unter Frequenzkontrolle und Antikoagulation, z. B. mit β-Blockern und Phenprocoumon.
- β-Blocker sollten zurückhaltend verordnet werden bei COPD und pAVK.
- Eine Kombination von β-Blockern mit Digitalispräparaten und Verapamil soll vermieden oder begründet werden, ebenso eine Kombination mit anderen überleitungsverzögernden Medikamenten.
- α-Blocker können zu orthostatischen Beschwerden, zu Miktionsstörungen und zu zentralnervösen Störungen führen.

Was sollten Sie bei der Verordnung von nitrathaltigen Koronarmitteln bei älteren Patienten beachten?

- Orale Sprays fluten besser an als Kapseln, die vor der Applikation zur (besseren) Wirkstofffreisetzung mit einer großlumigen Nadel angestochen oder aufgeschnitten werden sollten.
- Nitrate können zu arterieller Hypotension bis hin zur sogenannten Nitratsynkope führen.

Inwiefern profitieren 70- bis 80-Jährige von der Verordnung eines CSE-Hemmers?

Laut HPS- und Prosper-Studie kommt es auch in diesem Alter durch die Sekundärprävention mit Simvastatin oder Pravastatin zur Reduktion von Angina-pectoris-Ereignissen und Herzinfarkten. In der LIPID-Studie wird sogar eine deutliche Senkung der kardiovaskulären Sterblichkeit (bei 65- bis 75-Jährigen) gezeigt.

23

Welche Wirkstoffe sollten Sie beim Einsatz von Urospasmolytika bei der Dranginkontinenz meiden, welche bevorzugen? Warum?

Vermieden werden sollten Oxybutinin und Solifenacin sowie nichtretardiertes Tolterudin wegen anticholinerger Nebenwirkungen und QT-Zeit-Verlängerung. Empfehlenswert ist das (verhaltenstherapeutische) Blasentraining, als Medikament der Wirkstoff Trospiumchlorid.

Was sollten Sie bei der Verordnung von oralen Antidiabetika bei älteren Patienten beachten (> Kap. 13)?

- Die Wirkung von Sulfonylharnstoffen wird verstärkt durch ASS in höherer Dosierung, wahrscheinlich auch durch ACE-Hemmer und Ranitidin. β-Blocker sollen eine Hypoglykämie maskieren können. Sulfonylharnstoffe setzen über mehrere Tage Insulin aus dem β-Inselzellorgan frei.
- Metformin sollte im Kreatinin-Bereich von 1,2–1,5 mg/dl nur kontrolliert, darüber hinaus nicht mehr angewendet werden.
- Eine zu straffe Blutzucker-Einstellung verdoppelt in etwa das Risiko schwerer Hypoglykämien. Ein HbA_1 von 7,0 bis 8,0 mg/% wird inzwischen bei Diabetes-Typ-II-Patienten über 65 Jahren als akzeptabel angesehen.

Was sollten Sie bei der Verordnung von nicht zentral wirksamen Schmerzmitteln bei älteren Patienten beachten?

- Dauerverordnungen von ASS und anderen NSAR führen dosisabhängig zu permanenten gastrointestinalen, klinisch oft nicht imponierenden Blutverlusten.
- Dies gilt nicht für Paracetamol. Paracetamol-Dosen brauchen nicht altersadaptiert zu werden. Ein Leberschaden gilt jedoch als Kontraindikation. Paracetamol wirkt kaum antiphlogistisch.
- ASS in höherer Dosierung muss als ebenso nephrotoxisch eingeschätzt werden wie Paracetamol in äquipotenten Dosen.
- Omeprazol in Dosen von 20 mg und Ranitidin in Dosen von 300 mg täglich reduzieren die Rate von Blutungen oder Ulzera im Gastroduodenum deutlich. Auch die Zahl der notwendigen operativen Eingriffe nach einer oberen gastrointestinalen Blutung und der Nachblutungen reduziert sich um ca. 50 %.
- Bei mangelnder Wirkung von NSAR in empfohlener Dosierung erhöhen höhere Gaben den Schaden, verbessern jedoch nicht die erwünschte Schmerzlinderung (Ceiling-Effect). 75 bis max. 150 mg Diclofenac entsprechen ca. 4 g ASS.
- Topisch (perkutan) angewendete NSAR (nicht Salicylate) sind im Vergleich mit Placebo als wirksam anzusehen. Bei akutem Schmerzgeschehen beträgt die NNT fünf, bei chronischen Schmerzen drei Patienten.
- Ticlopidin wegen höherer Toxizität und Prasugrel wegen erhöhter Blutungsneigung bei Personen > 75 Jahren werden in den Listen potenziell ungeeigneter Medikamente (z. B. Priscus-Liste) nicht empfohlen, stattdessen die Verwendung von ASS und/oder Clopidogrel.

Was sollten Sie allgemein bei der Verordnung von Psychopharmaka bei älteren Patienten beachten?

- Die Behandlung mit Psychopharmaka kann in manchen Fällen zu zentralnervösen und mentalen Nebenwirkungen führen, die denen ähneln, die man zu behandeln wünscht, etwa psychomotorische Unruhe, affektive Spannung, Aggressivität, Störungen des Schlaf-Wach-Rhythmus und sogar produktive psychotische Symptome wie Wahnvorstellungen und Halluzinationen.
- Die Behandlung mit Psychopharmaka findet häufig ohne direkten Patientenauftrag statt. Die Gründe liegen v. a. in sozialer Auffälligkeit, wie mangelnder Einfügung in die Familie oder Pflegestation, aufgehobenem Tag-Wach-Rhythmus oder Kommunikationsproblemen.
- Psychische Störungen hängen bei älteren Patienten häufiger mit einer Polymedikation und/oder körperbedingten Ursachen zusammen. Dieses differenzialtherapeutische Puzzle zu lösen gehört zu den schwierigen Aufgaben hausärztlicher Behandlung.

Was sollten Sie bei der Verordnung von Benzodiazepinen bei älteren Patienten beachten?

- Benzodiazepine führen zum Hangover mit Benommenheit, Konfusion, Gedächtnisstörungen und koordinativen Störungen und zu körperlicher und seelischer Abhängigkeit. Alprazolam, Brotizolam, Lormetazepam und Lorazepam weisen mit 4–25 Stunden die kürzesten Halbwertszeiten auf! In der Prisus-Liste wird geraten, alle Benzodiazepine durch andere schlafanstoßende Medikamente und Maßnahmen wie Schlafhygiene zu ersetzen. Gleiches gilt für Chloralhydrat, Diphenhydramin und Doxylamin sowie Zopiclon und Zolpidem in höherer Dosierung. Benzodiazepine sind kontraindiziert bei respiratorischer Insuffizienz, Schlafapnoe, Leberinsuffizienz und Myasthenie.
- Vor, während und nach einem Krankenhausaufenthalt stieg die Häufigkeit einer Benzodiazepin-Einnahme auf das Doppelte (Daten aus den Niederlanden).

Was sollten Sie bei der Verordnung von Antidepressiva bei älteren Patienten beachten?

- Die traditionellen Antidepressiva (Trizyklika) sind aufgrund sedativer, anticholinerger und kardiovaskulärer (orthostatischer) UAW für alte Menschen in der Regel ungeeignet.
- Weniger UAW erzeugen selektive Serotonin-Wiederaufnahme-Hemmer (SSRI). Empfohlen werden hier Citalopram, Sertralin oder Mirtazapin – nicht Fluoxitin (u. a. wg. Hyponatriämie, Schlafstörungen und Übelkeit). Zu Behandlungsbeginn kommt es allerdings bei der gesamten Substanzgruppe häufiger zu reversibler Übelkeit, gelegentlich zu Kopfschmerz, Schweißausbruch, Tremor, Schläfrigkeit oder Schlafstörungen.
- Eine Alternative zu Benzodiazepinen bei Angststörungen und Depressivität stellt Buspiron dar, ein Serotonin-Agonist. Es besitzt keine sedierenden oder abhängigkeitsfördernden Wirkungen. UAW sind Benommenheit, Übelkeit, Kopfschmerzen, Nervosität, Schwindelgefühl.
- Es sollte wegen der bekannten Arzneimittel-Interaktionen nach einer Selbstbehandlung mit Johanniskraut-Extrakten gefragt werden.

Was sollten Sie bei der Verordnung von Neuroleptika bei älteren Patienten beachten?

- Auch niederpotente Neuroleptika können zu Akathisie, Akinese, chorea- oder parkinsonähnlichen Bewegungsstörungen führen. Das gilt ebenso für die atypischen Neuroleptika Clozapin oder Risperidon. Neben der Psychomotorik kann die kognitive Leistungsfähigkeit stark eingeschränkt sein, das Sturzrisiko nimmt zu.
- Die Indikation zur neuroleptischen Behandlung sollte zusammen mit einem gerontopsychiatrisch bewanderten Spezialisten gestellt werden.

23.6 Ärztliche Begleitung in den Tod

Aufgabe des Arztes ist es, unter Beachtung des Selbstbestimmungsrechts der Patienten Leben zu erhalten, Gesundheit zu schützen und wieder herzustellen sowie Leiden zu lindern und Sterbenden bis zum Tod beizustehen (Bundesärztekammer 2004).

In welchen Situationen sind Diagnostik und Therapieverfahren nicht mehr angezeigt, sodass die palliativmedizinische Versorgung in den Vordergrund tritt?

- Wenn der Eintritt des Todes in kurzer Zeit zu erwarten ist.
- Bei Kranken und Verletzten mit irreversiblem Versagen einer oder mehrerer vitaler Funktionen.
- Wenn lebenserhaltende Maßnahmen das Leiden nur verlängern würden.

23

Welches sind die basalen Ziele einer palliativmedizinischen Versorgung?

Menschenwürdige Unterbringung, Zuwendung, Körperpflege, Lindern von Schmerzen, Atemnot und Übelkeit sowie Stillen von Hunger und Durst.

Wann dürfen Maßnahmen zur Verlängerung des Lebens unterlassen oder brauchen nicht weitergeführt zu werden? Wie wird eine solche Unterlassung bezeichnet?

Wenn nur der Todeseintritt verzögert würde und die Krankheit in ihrem Verlauf nicht mehr aufgehalten werden kann – in Übereinstimmung mit dem (mutmaßlichen oder dokumentierten) Patientenwillen. Dies gilt auch für Menschen mit apallischem Syndrom (Wachkoma), deren Zustand vergleichbar schlecht ist. Bei Neugeborenen mit schwersten Fehlbildungen oder Stoffwechselstörungen oder weitgehender Zerstörung des Gehirns sowie bei extrem unreif geborenen Kindern – jeweils im Einvernehmen mit den Eltern.

Lebensverlängernde Maßnahmen zu unterlassen oder in Kauf zu nehmen, dass palliative Maßnahmen wie Opiatgaben oder Sedativa das Sterben beschleunigen, wird als *passive Sterbehilfe* oder *Sterben lassen* bezeichnet.

Wie nennt man eine gezielte Lebensverkürzung durch Maßnahmen, die den Tod herbeiführen oder das Sterben beschleunigen sollen?

Aktive Sterbehilfe. Sie ist in Deutschland unzulässig und ebenso wie die Tötung auf Verlangen mit Strafe bedroht. Hingegen wird die (ärztliche) Beihilfe zum Suizid nicht bestraft, wenn die Taterrschaft eindeutig beim Patienten liegt.

Wie ermittelt man den Patientenwillen bei Bewusstlosen oder nicht entscheidungsfähigen Patienten?

Durch Berücksichtigung einer gültigen/aktuellen Patientenverfügung oder Vorsorgevollmacht (➤ folgender Fallbericht). Aus Erklärungen von nahen Verwandten, Betreuern oder Bevollmächtigten des Patienten. Aus den Gesamtumständen unter Einbeziehen von Angehörigen und nahe stehenden Personen.

Wenn Vertreter des betroffenen Patienten ärztlich indizierte lebenserhaltende Maßnahmen ablehnen – darf der Arzt diese Ablehnung befolgen?

Ärzte sollen sich in solchen Fällen an das zuständige Vormundschaftsgericht wenden und in der Zwischenzeit die Behandlung durchführen. Meist ist das Vormundschaftsgericht im Amtsgericht des Ortes ansässig.

Wenn entscheidungsfähige Patienten eine Behandlung, sogar lebenserhaltende Maßnahmen ablehnen, darf der Arzt dieser Ablehnung folgen?

Wenn entscheidungsfähige Patienten trotz angemessener Aufklärung eine Behandlung ablehnen, müssen Ärzte dem folgen und sogar begonnene lebenserhaltende Maßnahmen abbrechen.

Was versteht man unter einer Betreuungsverfügung?

Eine Betreuungsverfügung ist eine Willensäußerung des betroffenen Patienten an das Vormundschaftsgericht für den Fall einer angeordneten Betreuung.

FALLBERICHT

Herr B. ist ein 87-jähriger Patient, der bis zum Alter von 83 Jahren noch täglich mit dem Fahrrad in die Stadt zum Einkaufen fuhr und fast sämtliche Handwerksarbeiten in Haus und Garten selbst erledigte.

Seit mehr als 20 Jahren trägt er einen Herzschrittmacher wegen einer Bradyarrhythmia absoluta bei Vorhofflimmern, verweigerte jedoch stets eine Antikoagulation.

Trotz der Einnahme von ASS zur Thrombozytenaggregationshemmung kam es nach mehreren transitorisch-ischämischen Attacken zu einem ischämischen Apoplex mit fast vollständiger Lähmung seiner linken Körperhälfte und einer passageren Sprachstörung.

23

Zunächst konnte der Patient nach Krankenhausaufenthalt und Rehabilitation noch 2 Jahre lang zu Hause von der Ehefrau mithilfe eines ambulanten Pflegedienstes versorgt werden.

Die Hauptprobleme des Patienten sind nun die Lähmung seiner Führseite (der Patient ist Linkshänder), seine buchstäblich lahm gelegte Kreativität, massive abdominale Koliken bei aufgetriebenen Darmschlingen sowie Stuhl- und Urininkontinenz. Er verfällt in länger anhaltende depressive Phasen mit Todeswünschen.

Welche Maßnahmen können das Leben des Patienten erträglicher machen?

- Hilfsmittelversorgung mit Rollstuhl, Krankenbett mit Aufrichthilfe, Toilettenwagen, Besteck für einhändiges Essen und Fixierbrett für Teller und andere Gebrauchsgegenstände, Beutel inkl. Beingurt für den suprapubischen Dauerkatheter, Windelhosen und Darmrohre
- Verordnung einer Ergotherapie im Haus. Die Ergotherapie knüpft an die verbliebenen Stärken an (z. B. an die nahezu wiederhergestellte Sprache).
- Krankengymnastik, um die Stehfähigkeit des Patienten wiederzugewinnen und Gelenkkontrakturen zu begegnen.
- Häusliche Pflege 2 × am Tag: Neben dem Hygieneprogramm erfolgt auch die Patientenaktivierung im Rollstuhl bzw. auf der Bettkante.
- Antidepressivum in niedriger Dosierung: Die Niedergeschlagenheit und die Todeswünsche sollen abnehmen.
- Ein mikrobiologisches Präparat mit aktiver Darmflora sollte ebenfalls zur Linderung der Darmbeschwerden beitragen.

Bei allmählich schwindenden körperlichen und emotionalen Kräften der Ehefrau wird ein Umzug des Ehepaars in den Wohnbereich eines Altenheims am Ort geplant.

Wie können Sie behilflich sein?

Die meisten Sozialämter der Städte und Kreise verfügen über eine zentrale Heimverwaltung. Da auch die Heimaufsicht von dort aus vorgenommen wird, kennen deren Leiter meist die Verhältnisse in privaten Seniorenheimen und -residenzen.

Wie wird das Altenheim bezahlt?

Zu den Mietkosten eines Altenappartements kommen die Pflegekosten hinzu. Sie betragen stets ziemlich genau den Satz, den die Pflegekasse bezahlt. In unserem Fallbeispiel kämen z. B. ein Altenappartement für die Ehefrau und ein auf die Pflege eingerichtetes Zimmer für den Ehemann infrage, bei geringeren Geldmitteln auch ein gemeinsames Appartement.

Reichen die Renten und Vermögensrücklagen nicht aus, werden die nächsten Angehörigen, also die Kinder beteiligt. Wenn zu wenig Geldmittel oder keine Kinder vorhanden sind, bezahlt das Sozialamt dem Altenheim den Differenzbetrag aus der sog. Grundsicherung. Städte und Kreise unterhalten eigene Altenheime für einkommensschwache Menschen.

Was ist in der Zeit vor dem Umzug zu tun?

Dem Altenheim muss ein Pflegebericht erstattet werden. Dieser wird vom bisherigen ambulanten Pflegedienst erstellt. Der medizinische Dienst der Pflegekasse wird um ein neues Pflegegutachten gebeten, um mit dem aktuellen Pflegebedarf auch die Pflegestufe zu bestimmen.

Der Hausarzt wird vom Altenheim um eine strukturierte Auskunft über Diagnosen, Behinderungen und Therapiemaßnahmen gebeten (Formblatt, Vordruck).

Die Auflösung der Wohnung und das Sichten der persönlichen Dinge aus vielen Lebensjahren löst bei allen Beteiligten Emotionen aus, sodass das betagte Ehepaar Sie als Hausarzt mehrfach konsultiert.
Bei einer dieser Konsultationen geht es um Vorsorgevollmachten und Patientenverfügungen.

Erläutern Sie bitte die beiden Begriffe.

Eine **Patientenverfügung** ist die Willensäußerung eines einwilligungsfähigen Patienten zur zukünftigen Behandlung. Sie erläutert in schriftlicher Form dem behandelnden (Krankenhaus-)Arzt unerwünschte oder erwünschte medizinische Maßnahmen für den Fall, dass der Betroffene sich nicht äußern kann. Seit 2009 gilt eine gesetzliche Bindung der Mediziner an den dokumentierten Willen der Patienten. Eine Patientenverfügung kann mit einer Vorsorgevollmacht kombiniert werden.

Mit einer schriftlichen **Vorsorgevollmacht** wird eine oder werden mehrere Personen bevollmächtigt, Entscheidungen für konkret benannte Handlungsbereiche zu treffen, wenn sich der Vollmachtgeber nicht mehr äußern kann. Dieser muss zum Zeitpunkt der Erteilung einer Vollmacht geschäftsfähig sein.

Einige Monate später im Seniorenheim entwickelt Herr B. Schmerzen und Taubheitsgefühle in der rechten Hand bei Z. n. Operation eines Karpaltunnelsyndroms 18 Jahre zuvor. Bei der Untersuchung sehen Sie eine gerötete Schwellung über der Narbe, ein Ödem der Finger und des Handgelenks. Durch Druck können Sie starke ausstrahlende Schmerzen auslösen. Nach Gesprächen mit Pflegekräften am Haus stellen Sie fest, dass die gewohnten Techniken des Patienten beim Fortbewegen des Rollstuhls und beim Zu-Bett-Legen das Handgelenk stark belastet haben.
Unter lokaler Kältetherapie mit Auftragen von Antiphlogistika (in der Phase der reaktiven Hyperämie), Schonung und Physiotherapie aus der Schiene, später manueller Lymphdrainage, ließ sich eine Re-Operation vermeiden. Eine Handgelenkschiene sorgte anschließend für den nötigen Schutz und die nötige Stabilität.

Wie erhält der Patient eine adäquate Schiene?

Mittelhand-Unterarm-Orthesen sind wie Schienen, Einlagen, Mieder und Korsette aller Art auf einem Kassenrezept verordnungsfähig, wenn sie im *Hilfsmittel*-Verzeichnis der Krankenkassen aufgeführt sind und wenn eine entsprechende Diagnose angegeben wird. Da vergleichbare Produkte zu Festpreisen abgegeben werden, existiert kein Budget.

Alle Hilfsmittel-Produkte besitzen eine zehnstellige Positionsnummer. Wenn man die Schiene einer bestimmten Firma meint, sollte man diese Position angeben. Will man eine Auswahl ermöglichen, sollte man die Positionsnummer nur siebenstellig angeben. Die genaue Bezeichnung der Schiene mit der genauen Diagnose ist jedoch ebenfalls ausreichend.

Herr B. verliert inzwischen die Orientierung zu Ort und Zeit. Er habe genug im Leben erlitten und wolle sich nun nicht länger quälen. Er mag das Bett nicht mehr verlassen, nimmt nur noch wenig zu sich und verweigert die Tabletteneinnahme. Er fordert seinen Sohn auf, ihm eine „finale" Spritze zu geben, damit er endlich erlöst werde. Er ist häufig zu Tränen gerührt und spricht mit seinen Angehörigen über sein Testament.

Was signalisiert der Patient?

Er weiß vermutlich, dass eine „finale" Spritze nicht statthaft und erlaubt ist. Mit seinem Wunsch signalisiert er Todesnähe und Einverständnis mit dem Lebensende. Er sorgt intuitiv dafür, dass ihn mühevolle Dinge, wie Aufstehen, Sitzen, Tabletteneinnahme und Verdauung (Essensverzicht!), nicht mehr quälen.

Wie sollen, wie können Sie sich verhalten?

Die Todesnähe weckt in unserer Kultur Ängste, Aktionismus und Fluchtgedanken. Ärzte sind nicht frei davon. Alle, die ihre Fluchtreflexe überwinden, bedeuten prinzipiell durch ihr Dasein am Bett des Kranken einen Beistand. Er wird sprechen, wenn er will und kann – ein großer Teil der Kommunikation verläuft jedoch wie immer nonverbal.

Welche pflegerischen Maßnahmen können einem Sterbenden Erleichterung bringen?

Die Gabe von Fruchtsaft mittels Strohhalm oder auch in geeister Form bewahrt den Mund vor Austrocknung und stimuliert den Speichelfluss. Eine pneumatische Antidekubitus-Matratze verhindert schmerzende Druckstellen. Mundpflege, Rasur, Frisurpflege, Hautpflege. Waschen in kleineren Abschnitten mit sofortigem Abtrocknen. Professioneller Umgang mit der Ausscheidung durch Verwendung saugfähiger Unterlagen und beschichteter Kontinenzhilfen.

Wie hilft die medizinische Seite, vertreten durch Sie?

Sie akzeptiert den Sterbenswunsch durch Unterlassen von Manipulationen und Diagnostik, durch Verzicht auf Infusionen und auf Magensonden. Schmerzen und Atemnot können durch Morphinpflaster, ggf. durch eine Morphininjektion gelindert werden.

Was antworten Sie, wenn die Tochter Sie um Einweisung des Sterbenden ins Krankenhaus bittet, weil er ja eh mit einem Herzschrittmacher nicht zu Hause sterben könne?

Alle wissen, dass der Tod auch Herzschrittmacher-Träger ereilt. Er tritt allerdings nicht durch einfachen Herzstillstand ein. Eine Krankenhauseinweisung würde daran nichts ändern, wenn man keine Manipulationen unterstellt.

Die Frage der Tochter enthält auch eine Bitte um die eigene Entlastung; das Sterben soll sich nicht so lange hinziehen. Sie fühlt sich in der (Anwesenheits-)Pflicht, muss auch der Mutter beistehen, hat vielleicht eine Familie zu versorgen.

Eine Entscheidung für eine späte stationäre Einweisung spricht oft die Sprache der psychophysischen Dekompensation. Kann dieser Punkt, z. B. durch verstärkte pflegerische Hilfe von außen und organisatorische Entlastung bez. der Anwesenheit überwunden werden, kann der Tod auch ins Heim kommen – und trifft auf das Einverständnis der Beteiligten.

September

von Hermann Hesse
Der Garten trauert,
kühl sinkt in die Blumen der Regen.
Der Sommer schauert
still seinem Ende entgegen.
Golden tropft Blatt um Blatt
nieder vom hohen Akazienbaum.
Sommer lächelt erstaunt und matt
in den sterbenden Gartentraum.
Lange noch bei den Rosen
bleibt er stehen, sehnt sich nach Ruh.
Langsam tut er die großen,
müdgewordenen Augen zu.

LITERATUR

AOK Bundesverband: Rahmenempfehlung zur mobilen geriatrischen Rehabilitation: www.aok-gesundheitspartner.de (2007)
Arzneimittel-Telegramm Berlin, 36. und 37. Jahrgang (2005, 2006)
Barton S: Clinical Evidence 5/2001. BMJ-Verlag, London 2001
Bundesärztekammer: Grundsätze der Bundesärztekammer zur ärztlichen Sterbebegleitung. Deutsches Ärzteblatt 2004 (19): A-1298–9: www.bundesaerztekammer.de/downloads/Sterbebegl2004.pdf
Bundesärztekammer: Information und Formulare zu Patientenverfügung, Vorsorgevollmacht und Betreuungsverfügung: www.bundesaerztekammer.de

23

Bundesministerium für Familie, Senioren, Frauen und Jugend: Alter und Gesellschaft: Dritter Bericht zur Lage der älteren Generation in der Bundesrepublik Deutschland: www.bmfsfj.de (2001)

Bundesministerium für Familie, Senioren, Frauen und Jugend: Vierter Bericht zur Lage der älteren Generation in der Bundesrepublik Deutschland: Risiken, Lebensqualität und Versorgung Hochaltriger – unter besonderer Berücksichtigung demenzieller Erkrankungen: www.bmfsfj.de (2002)

Bundesministerium für Familie, Senioren, Frauen und Jugend: Zweiter Altenbericht der Bundesregierung über das Wohnen im Alter (2000)

Dinkel, R: Demographische Entwicklung und Gesundheitszustand. Eine empirische Kalkulation der Healthy Life Expectancy für die Bundesrepublik auf der Basis von Kohortendaten. In H. Häfner (Hrsg.): Gesundheit – unser höchstes Gut? Akademie Verlag, Berlin 1999

European Comission, Directorate-General for Research: Key Action 6, The Ageing population and disabilities 1999–2002: ftp://ftp.cordis.lu/pub/life/docs/bookofabstract.pdf

Füsgen I: Der ältere Patient. 3. Aufl. Urban & Fischer, München 2000.

Hager K: Stürze im Alter, Ärztekammer Hannover: www.geriatrie-hannover.de/geriatrie-hannover/Kurs_Allgemeinmedizin/04_kurs_aerztek_2005_sturz.pdf (2005)

Holt S, Schmiedl S, Thürmann PA: Die Priscus-Liste. Dtsch Arztebl Int. 2010; 107(31–32): 543–551

KBV (Kassenärztliche Bundesvereinigung): Arztgruppen EBM Hausarzt: www.ebm2000plus.de/8170.html (2007)

Kompetenz-Centrum Geriatrie beim Medizinischen Dienst der Krankenversicherung Nord: www.kcgeriatrie.de

Kruse A: Gesundheit im Alter: www.zfg.uzh.ch/static/2001/kruse_gesundheit.pdf (2001)

Kruse A: Regeln für gesundes Älterwerden – Wissenschaftliche Grundlagen: www.weltgesundheitstag.de/1999publikationen.htm (1999)

Mayer KU, Baltes PB (Hrsg.): Die Berliner Altersstudie. 2. Aufl. Akademie Verlag, Berlin 1999

Parker MJ, Gillespie WJ, Gillespie LD: Effectiveness of hip protectors for preventing hip fractures in elderly people: systematic review. BMJ 2006 (332): 571–574

Schmiedebach HP, Woellert K: Sterbehilfe, Patientenautonomie und Palliativmedizin. Bundesgesundheitsblatt – Gesundheitsforschung – Gesundheitsschutz 2006 (49): 1132–1142

Schwabe U, Paffrath D: Arzneiverordnungsreport 2012. Springer, Heidelberg 2012

Sirtori GR: Clinical Pharmacology. McGraw-Hill, Maidenhead 2000

The European Comission Community Research: Quality of Life and Management of Living Resources (1998–2002): http://cordis.europa.eu/life/

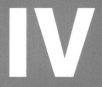

Kleine Chirurgie

IV

A. Klement und K.-H. Bründel

Verbrennungen, Verletzungen, chronische Wunden

Inhalt

24.1 Verbrennungen

In Deutschland erleiden jährlich 700.000 Menschen Verbrennungen und chemische Verletzungen (Verätzungen) der äußeren Körperoberfläche I. bis II Grades (Inzidenz ca. 1: 100). Sieben von zehn Verbrennungen entstehen zu Hause oder in der Freizeit, zwei am Arbeitsplatz und eine bei Verkehrsunfällen. Jährlich müssen aufgrund schwerer Brandverletzungen 16.000 Personen in Verbrennungszentren behandelt werden (Inzidenz 1: 50.000).

Nennen Sie Fläche, Gewicht und wesentliche Funktionen der Haut.

Fläche 1,6–2 m^2 bei Erwachsenen, Gewicht bis zu ⅙ des Körpergewichts.
Funktionen:

- Verhindern des Verlusts von Körperflüssigkeiten
- Schutz vor dem Eindringen von Mikroorganismen ins Körperinnere
- Abwehr von Stoß, Druck und Schlag durch hohe mechanische Belastbarkeit
- Abwehr von UV-Licht und Chemikalien
- Wärmeregulation
- Sinnesorgan: Druck, Berührung, Vibration, Temperatur und Schmerz, Regeneration und Reparation.

Erinnern Sie sich an den Aufbau der Haut?

1. Epidermis mit Basalzellschicht (Stratum basale) und Hornhautschicht (Stratum corneum)
2. Dermis (Korium mit Fibrozyten, Nerven, Blutgefäßen und Muskelzellen)
3. Subkutis (Gefäße/Fettgewebe)
4. Sinnesorgane: Meißner-Körperchen (Berührung/Druck), Vater-Pacini-Körperchen (mechanische Reize, Vibration), Krause-Endkolben (Kälte), Ruffini-Körperchen (Wärme)
5. Haare, Nägel, Talg, Schweiß-Duftdrüsen.

Welche Ursachen von Thermotraumen kennen Sie?

Ursachen thermischer Verletzungen sind neben Verbrühungen durch feuchte (Flüssigkeiten) oder trockene Hitze (Flammen, heiße Gegenstände, Reibung) auch elektrischer Strom (z. B. Lichtbogen) und Strahlenwirkung (z. B. Sonne, Röntgen, Laser) sowie chemische Substanzen (Säuren, Basen, Reiz- und Kampfstoffe).

Welche Vorgänge bestimmen die Wirkungen einer Verbrennung?

- Gewebezerstörung
- Mediatorfreisetzung
- Mikrozirkulationsstörungen
- systemische Entzündungsreaktion.

Welche Faktoren bestimmen das Ausmaß und die Schwere einer Verbrennung?

Die örtliche thermische Gewebsschädigung hängt von der Höhe und Einwirkungsdauer der Temperatur ab. Schon unter 50 °C treten Gewebeschäden auf, die Gefäßpermeabilität steigt. Ab 60 °C denaturiert Zelleiweiß und es tritt der Zelltod ein. Die Beurteilung von Verbrennungen hängt ab von der Schädigungstiefe (Verbrennungsgrad) und der Größe des betroffenen Hautanteils in Prozent der Gesamtkörperoberfläche.

Nennen Sie bitte die vier Schweregrade von Verbrennungen (➤ Tab. 24.1).

Tab. 24.1 Schweregrade von Verbrennungen.

Grad I	funktionelle Schädigung der oberen Epidermisschicht (Stratum corneum), Resultat ist ein Erythem	Rötung, keine Blasen
Grad II a	Die Epidermis wird bis zur Basalschicht zerstört, es kommt zur Blasenbildung	Rötung wegdrückbar, Blasenbildung, Wundgrund feucht, schmerzhafte Wundflächen
Grad II b	Die Zerstörung reicht schon teilweise in die Dermis	Rötung nicht wegdrückbar, Blasen, Schmerzempfinden vermindert
Grad III	Zerstörung der Epidermis und Dermis in das subkutane Gewebe ggf. bis auf die Faszien reichend mit trockenen Hautfetzen und grau-schwarzen Nekrosen	trocken, weißlich-grau bis zur beginnenden Verkohlung, fehlende oberflächliche Schmerzwahrnehmung
Grad IV	Verkohlungen tiefer Strukturen wie Muskeln, Sehnen und Knochen („full thickness burn")	verkohlt

FALLBERICHT

Ein 56-jähriger Patient, Koch von Beruf, war in seiner Sauna eingeschlafen. Als er erwachte, verspürte er starke Schmerzen in beiden Gesäßhälften, konnte nicht mehr sitzen und wurde in die Praxis gebracht.
Die Inspektion ergibt folgenden Befund: Beide Gluteahälften sind dunkelrot verfärbt. Es sind deutlich Blasen zu erkennen, links mehr als rechts. Insgesamt liegen zumindest zweitgradige Verbrennungen von ca. 4–5 % der Körperoberfläche vor.

Welche Therapie leiten Sie bei diesem Patienten ein?

- Blasen steril eröffnen
- große feuchte und nichtadhäsive Wundverbände (z. B. Hydrokolloid) einsetzen
- Druckentlastung, z. B. durch einen Sitzring
- Analgetikaverordnung (vorzugsweise Ibuprofen oder Paracetamol)
- Tetanusprophylaxe
- tägliche Kontrolle von Allgemeinbefinden und Lokalbefund.

Welche Komplikationen können auftreten?
Initial Kreislaufstörungen mit Schockgefahr, später Verbrennungskrankheit, Wundinfektion, narbige Defektheilung.

Welche weiteren Kriterien sind wichtig bei der Einschätzung der Prognose und Therapieplanung?
Die Vitalzeichen und die Schmerzintensität sind zu beachten. Neben dem Schweregrad, der sich nur auf die Tiefe der Verletzung bezieht, ist die Fläche der verbrannten Haut wichtig.

Mit welcher Regel wird die verbrannte Fläche berechnet?
Mit der Neuner-Regel nach Wallace (➤ Abb. 24.1).

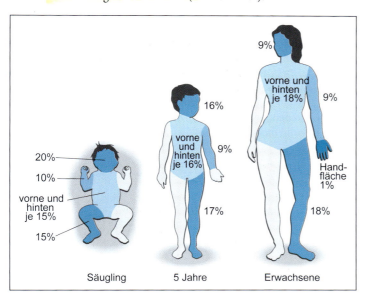

Abb. 24.1 Neuner-Regel nach Wallace

Wie lässt sich die Fläche alternativ abschätzen und welche häufigen Fehleinschätzungen kommen vor?
Man vergleicht die Handfläche (Palma) des Verletzten, die ca. 1 % der Körperoberfläche (KOF) entspricht, mit der verbrannten Fläche. Die Schweregrade der Verbrennung werden oft unterschätzt, die betroffene Körperoberfläche aber überschätzt.

F A L L B E R I C H T
Familie Meier hat ihre Nachbarn zu einer Grillparty in den neu gestalteten Garten eingeladen. Der Hausherr grillt, seine 9-jährige Tochter steht neben dem Grill und hilft beim Verteilen der Grillwürste. Der Vater gerät unter Zeitdruck und gießt Brennspiritus in die Holzkohle. Eine Stichflamme erfasst das Kind.

Erstmaßnahme?
- Löschen der noch brennenden Kleidung mit einer (Woll-)Decke, möglichst nicht mit Synthetik-Fasern
- Abkühlung der Verbrennung durch 15–20 °C kaltes Wasser (z. B. Gartenschlauch, feuchte saubere Kompressen aus Geschirrhandtüchern)
- Beachtung der Atmung (Inhalationstrauma durch Rauchgas?)
- Dienstarzt/Notarzt verständigen.

Sie wohnen in der Nachbarschaft und werden herbeigeholt. Was tun Sie?

- Ergänzung zur Anamnese
- Ausmaß der Verbrennung abschätzen
- Vitalzeichenkontrolle (Blutdruck/Herzfrequenz, Freiheit der Atemwege)
- Kind beruhigen und trösten lassen
- Schmerzbekämpfung (z. B. Ibuprofen oder Paracetamol)
- Abdecken der Brandwunden
- Tetanusschutz erfragen
- Indikation zur Krankenhauseinweisung (z. B. wegen V. a. Inhalationstrauma) prüfen.

Wie intensiv sollte mit Wasser gekühlt werden?

Etwa 10 Minuten mit 15–20 °C kühlem Wasser von maximal 5 % der Körperoberfläche. Längeres Kühlen ist nicht mehr sinnvoll, denn der Wärmeerhalt hat Vorrang (Knuth und Sefrin 2006). Der Kühlprozess kann mehrfach mit geringerer Kühlintensität wiederholt werden, falls zur Schmerzlinderung notwendig.

Warum und wann nicht?

Mit dem Kühlen werden Schmerzen gelindert und das sog. Nachbrennen (Eiweißdenaturierung bei Gewebstemperaturen > 45 °C innerhalb der ersten 24 Stunden) wird reduziert. Die Blasen- und Narbenbildung fällt dadurch geringer aus. Kaltwasseranwendung ist beim thermomechanischen Kombinationstrauma (z. B. nach Verkehrsunfällen) kontraindiziert.

> Die Diagnose bei dem schwer brandverletzten Kind lautet:
> - Verbrennung I. Grades der rechten Gesichtshälfte, Teilverlust der Haare rechte Stirn/Schläfe
> - Verbrennung II. Grades am rechten Arm
> - Verbrennung III. Grades mit Nekrosen der Epidermis, Dermis und Teilen der Subkutis des rechten Unterschenkels, des rechten Arms sowie des Gesichts
> - verbrannte Körperoberfläche ~ 25 %.

Was veranlassen Sie weiter?

Ab 10 % verbrannter Körperoberfläche (Grad II > 20 % KOF; Grad III > 10 % KOF) und abhängig vom Lebensalter (bei Kindern ab Grad II > 5 % KOF) erfolgt die notfallmäßige stationäre Behandlung im nächsten Krankenhaus. Bei ausgedehnten Verbrennungen mit Gefahr von Komplikationen wie in diesem Fall ist der arztbegleitete Transport in eine Verbrennungsabteilung notwendig. Zur Absicherung des Transports ausreichend kalibrierten i. v.-Zugang legen und Vollelektrolytlösung (z. B. Ringerlaktat nach Brooke: 2–4 ml pro kg KG × % verbrannte KOF/24 h) geben.

Welche Komplikationen drohen bei offenen Brandwunden?

- Infektion und/oder Sepsis
- Verbrennungsschock: hypovolämischer Schock bei großflächiger Verbrennung, Aus- und Unterkühlung
- Verbrennungskrankheit: hypovolämischer Schock, akutes Nierenversagen, reflektorischer Ileus, akute respiratorische Störungen (u. a. Lungenödem), Katabolie, Wundinfektion.

24.2 Insektenstiche

FALLBERICHT

Ein 30-jähriger Lehrer arbeitet nach der Schule im Garten und wird von einer Biene in den Unterarm gestochen. Er verspürt starken Schmerz, später Juckreiz und bemerkt Rötung und Schwellung um die Einstichstelle. Den Stachel belässt er. Seine Frau bringt ihn in Ihre Praxis.

Was tun Sie zunächst?

- Entfernung des Stachels, ohne die Giftdrüse auszudrücken, mit Splitterpinzette
- Desinfektion der Hautoberfläche (v. a. bei zusätzlichen Verschmutzungen)
- Kühlung der Haut mit einem Cold-Pack oder feuchten Kompressen
- Lokaltherapie: Histaminantagonisten (z. B. Dimetinden in Fenistil Gel®) oder Glukokortikoid-Lotion (z. B. Advantan-Lotio®).

Noch während Sie den Patienten versorgen, dehnt sich die Schwellung proximal bis zum Ellenbogen und distal bis zum Handgelenk aus. Wie gehen Sie vor?

Wegen der gesteigerten Lokalreaktion (Ausdehnung über zwei Gelenke) werden zusätzlich zu den Lokalmaßnahmen orale H_1-Antagonisten (z. B. Loratadin 10 mg) gegeben. Bei zusätzlicher Urtikaria-Reaktion (Blasenbildung) ist über einen i. v.-Zugang die Injektion eines Kortikosteroids (Methylprednisolon 1 mg/kg KG) und anschließende Überwachung, ggf. stationäre Einweisung notwendig.

Über welchen abwendbar gefährlichen Verlauf klären Sie den Patienten auf?

- über eine mögliche Infektion mit Lymphgefäßentzündung (meist innerhalb von 48 h nach dem Stich)
- über die die mögliche Entwicklung eines anaphylaktischen Schocks (meist bis 2 h nach dem Stich).

Nennen Sie Leitsymptome des anaphylaktischen Schocks.

Graues Gesicht, kalter Schweiß, Somnolenz, Tachykardie, Blutdruckabfall, Dyspnoe mit Bronchospastik.

Welche Sofortmaßnahmen ergreifen Sie beim anaphylaktischen Schock?

Schaffen und Sichern eines i. v. Zugangs; Anlegen einer Elektrolyt-Lösung, dann H1-Antagonist, z. B. Dimetinden (Fenistil®) 4 mg i. v. und Methylprednisolon 250–500 mg i. v.; inhalative Gabe eines Beta-2-Sympathikomimetikums (z. B. Salbutamol 2 × 0,1 mg/Hub), abhängig von Puls, Atemfrequenz und Blutdruck ggf. zusätzlich Adrenalin 1 : 10.000 1–3 ml repetitiv i. v.; Freimachen und Freihalten der Atemwege; Notarzt verständigen (➤ Tab. 24.2 und ➤ Kap. 27.11).

Was geschieht beim Insektenstich und welche Reaktionen können unterschieden werden?

Viele Insekten lösen durch Stiche oder Bisse lokalisierte Hautrötungen als Reaktionen auf eingebrachte bioaktive Substanzen („Insektengifte") aus. Die Gifte enthalten biogene Amine bzw. Proteine und können toxische, allergische und inflammatorische Reaktionen auslösen. Systemische allergische Reaktionen (IgE-vermittelt) können besonders bei Bienen- und Wespenstichen vorkommen.

Welches Gift von Bienen, Wespen und Hornissen ist für die systemische Reaktion verantwortlich zu machen?

Das wichtigste Bienengiftallergen ist die Phospholipase A2 (PLA2). Je Bienenstich werden 50–100 µg Trockengewicht eingebracht, je Wespenstich (Vespula vulgaris) 10 µg.

Für wie häufig halten Sie Lokalreaktionen, für wie häufig Systemreaktionen?

Lokalreaktionen bei 2–19 %, systemische Überempfindlichkeitsreaktion bei 0,8–5 % der Bevölkerung.

24

Wie beurteilen Sie eine Reaktion mit einem Durchmesser von mehr als 10 cm und einem Nachweis über 24 Stunden?

Es handelt sich um eine *lokale* allergische Reaktion.

Bei welchen Symptomen denken Sie an eine systemische Reaktion?

Es können generalisierte Hautveränderungen sein:

- ausgedehntes Erythem
- generalisierte Urtikaria
- Quincke-Ödem.

oder:

- respiratorische
- kardiovaskuläre
- gastrointestinale Symptome bis zum allergischen Schock.

Wie wird die Insektengiftallergie behandelt?

- durch eine spezifische Immuntherapie (Hyposensibilisierung)
- durch Anwendung eines Notfallsets zur Verfügung des Patienten (Adrenalin-Fertigspritze, z. B. Jext® 0,3 mg).

Was raten Sie Ihren Allergikern, aber auch Ihren anderen Patienten zur Prophylaxe von Insektenstichen?

- kein Parfüm im Sommer
- kein Fallobst aufheben
- feste Schuhe und Handschuhe bei der Gartenarbeit tragen
- keine Speisen im Freien essen, keine hastigen Bewegungen in Gegenwart von Wespen oder Bienen
- nicht aus geöffneten Limonadendosen trinken, die im Garten standen
- kein Barfuß-Laufen über Wiesen oder Rasen
- Meiden von Aufenthalten in der Nähe von Wespennestern oder Bienenstöcken.

Welche Medikamente sollten Patienten mit einer Wespen-/Bienengiftallergie nicht erhalten?

- β-Rezeptorenblocker
- ACE-Hemmer.

Welche Medikamente haben Sie zur Behandlung von allergischen Reaktionen in Ihrer Bereitschaftstasche?

- Antihistaminikum (H_1-Blocker)
- Glukokortikoid zur intravenösen Anwendung
- Glukokortikoid Supp. (z. B. Rectodelt®-Zäpfchen 100 mg)
- β_2-Sympathomimetikum
- H_2-Blocker
- Adrenalin-Fertigspritze (z. B. Jext® 0,3 mg).

FALLBERICHT

Sommer-Kindergeburtstag. Plötzlich weint ein 7-jähriges Mädchen. Beim Abbeißen vom Kuchen wurde sie von einer Wespe in die Zunge gestochen. Der Stachel ist nach Auskunft der Mutter, die Sie notfallmäßig per Telefon konsultiert, nicht mehr in der Zunge.

Erstmaßnahme: Sie raten zu einem Kaltumschlag des Halses und dem Lutschen eines Eiswürfels.

Sie fahren sofort los und sind vor dem Notarzt da. *Was tun Sie?* Kind beruhigen, dann schonende **Inspektion der Mundhöhle:** Zunge deutlich geschwollen. Atmung noch frei, Schlucken noch möglich.

Zugang legen: 1 Amp. z. B. Fenistil® 2 mg i. v., Methylprednisolon 50 mg i. v., Salbutamol DA 0,1 mg 1–2 Hub. Falls kein i. v.-Zugang möglich : Prednisolon Supp. (z. B. Rectodelt®-Zäpfchen 100 mg).
Die Zunge schwillt innerhalb weniger Minuten nach, eine beginnende Uvula-Mitreaktion ist gerade noch sichtbar. Inzwischen ist die Notärztin eingetroffen, sie lässt das Kind in den NAW bringen und intubiert es.

Ist mit einem derartig dramatischen Verlauf zu rechnen?
Ja. Bei einer allergischen Lokalreaktion der Zunge auf einen Wespenstich kann es innerhalb von Minuten zum Larynxödem kommen. Uvulaödem – hier im Verlauf erkennbar – und Larynxödem treten häufig gemeinsam auf.

Tab. 24.2 Klinik und Therapie der anaphylaktischen Reaktion.

Klinik	Therapie
Stadium 0: Lokalreaktion	
auf den Kontaktort begrenzte (z. B. kutane) Reaktion	• Allergenzufuhr unterbrechen • Kühlen • ggf. lokales Antihistaminikum (z. B. Fenistil®-Gel) • ggf. H_1-Blocker, z. B. Loratadin 10 mg oral
Stadium I: leichte Allgemeinreaktion	
• disseminierte kutane Reaktion (Flush, Urtikaria, Pruritus) • beginnende respiratorische Symptome (Rhinorrhö, Dysphonie, leichte Dyspnoe) • zentralnervöse Symptome (Unruhe, Zephalgie)	1. Allergenzufuhr unterbrechen, ggf. Tourniquet, ggf. s. c.-Umspritzung mit Adrenalin (z. B. 0,05–0,1 mg) 2. i. v.-Zugang 3. i. v. Antihistaminika (H_1-Blocker: z. B. 1 Amp. Fenistil) 4. Volumengabe (z. B. 500 ml Ringer-Laktat) 5. ggf. O_2-Gabe (5–10 l/min.) 6. Schocklagerung, Überwachung von Puls, RR, Atmung
Stadium II: ausgeprägte Allgemeinreaktion	
• generalisierte kutane Reaktion (s. o.) • respiratorische Symptome (Dyspnoe, Stridor, Larynxödem, beginnender Bronchospasmus) • kardiovaskuläre Dysregulation (Hypotonie, Tachykardie, Arrhythmie) • gastrointestinale Symptome (Übelkeit, Erbrechen, Stuhldrang) • zentralnervöse Symptome (Angst)	1. i. v. Kortison (z. B. Methylprednisolon 250–500 mg) 2. β_2-Sympathomimetika (z. B. Salbutamol DA 2 × 0,1 mg Hub) 3. ggf. i. m. Adrenalin (z. B. Jext® 0,3 mg)
Stadium III: bedrohliche Allgemeinreaktion	
• generalisierte kutane Reaktion (s. o.) • schwere respiratorische Symptome (Bronchospasmus mit bedrohlicher Dyspnoe) • schwere hämodynamische Reaktion (Schock mit Hypotension und Blässe) • gastrointestinale Symptome (akutes Abdomen, Erbrechen, Stuhl- und Urinabgang) • zentralnervöse Symptome (Bewusstseinstrübung bis Koma)	1. i. v. Adrenalin (z. B. Suprarenin®) 0,1 % (Verdünnung 1 mg Adrenalin auf 10 ml Aqua) davon 0,5–1 ml sehr langsam intravenös unter Monitoring; Wiederholung wenn nötig nach 5–10 min. 2. Volumengabe (z. B. 500 ml HES 6 %, 1.000 ml Ringer-Laktat) 3. i. v. Kortison (z. B. Methylprednisolon bis zu 1.000 mg) 4. β_2-Sympathomimetika (z. B. Salbutamol DA 2 × 0,1 mg Hub) 5. i. v. Theophyllin (3–5 mg/kg KG langsam i. v.) 6. Schocklagerung, Monitoring, Intubations-, Koniotomie- bzw. Tracheotomiebereitschaft 7. ggf. bei akuter Atemnot Versuch der Inhalation mit Epinephrin-Pumpspray (InfectoKrupp Inhal®) und symptomspezifische Medikation (z. B. Analgetika)
Stadium IV: vitales Organversagen	
Atem- und Kreislaufstillstand	Reanimationsmaßnahmen mit Intubation bzw. Koniotomie

24.3 Muskel- und Sehnenverletzungen

FALLBERICHT

Ein 45-jähriger Verwaltungsangestellter, Nichtraucher, nicht sehr gut trainiert, spielt, ohne sich aufzuwärmen, mit seiner Frau Tennis. Nach einem Aufschlag kurz nach Spielbeginn verspürt er einen heftigen Schmerz in der rechten Wade.

Welche Untersuchungen nehmen Sie bei dem Patienten vor?

- Untersuchung der Wadenmuskulatur durch Palpation
- Schmerzprovokation, Widerstandstest, Bewegungstest
- Dokumentation von Motorik, Durchblutung und Sensibilität.

Die Untersuchung ergibt kein Hämatom am Schmerzpunkt der Wade.

An welche Diagnose denken Sie?

Da noch kein Hämatom am Schmerzpunkt der rechten Wade zu erkennen ist, denkt man zunächst an eine Muskelzerrung. Wenn die palpierende Hand jedoch eine Mulde ertastet, liegt vermutlich ein Muskelfaserriss vor.

Wie sieht die Therapie eines Muskelfaserrisses aus?

- Kühlung
- Hochlagerung
- Ruhigstellung für 1–2 Tage, dann Mobilisation in Teilbelastung, elastischer Verband
- Abgabe von oder Rezept über Gehhilfen
- Thromboseprophylaxe nach Risikogruppen der Leitlinienempfehlung (➤ Kap. 3.1).

Auf welchen möglichen Verlauf machen Sie den Patienten aufmerksam?

Auf die mögliche Entwicklung eines Muskelkompartmentsyndroms. Denkbar ist auch ein zweizeitiger Riss, z. B. bei zu frühzeitiger Belastung, oder die Entwicklung einer tiefen Venenthrombose des Unterschenkels.

Wie entsteht ein Muskelkompartmentsyndrom?

Jeder Muskel oder jede Muskelgruppe ist in ein Kompartment (Muskelfach aus Bindegewebsschlauch, Perimysium) eingeschlossen. Das Kompartment erlaubt dem Muskel kaum Ausdehnung, u. a. auch wegen der knöchernen Widerlager. Vergrößert sich das Volumen durch eine Verletzung (Blutung, Flüssigkeit), steigt der Druck im Kompartment. Die im Vollbild entstehenden ischämischen Dauer-Schmerzen sind unerträglich und mit peripheren Analgetika nicht zu beeinflussen. Sensorische und motorische Ausfälle sind ein bedrohliches Druckzeichen auf den betroffenen Gefäß-Nervenstrang. Ein begrenzter Muskelfaserriss führt nur selten zum Kompartmentsyndrom.

24.4 Kontusionen, Distorsionen

FALLBERICHT

Ein 13-jähriger Fußballspieler hinkt am Montagmorgen in Ihre Praxis. Er erzählt, er sei am Sonntagnachmittag beim Versuch, einen Fußball wegzuschießen, unglücklich über den Ball getreten und abgerutscht. Dabei habe er sich das rechte Sprunggelenk verdreht. Sein Trainer habe ihn vom Platz geholt und das Sprunggelenk sei gekühlt worden.

Worauf achten Sie bei der Untersuchung nach Sprunggelenkdistorsionen?
- Konnten unmittelbar nach Verletzung oder in der Erstkonsultation vier Schritte gemacht werden?
- Sind Motorik, Durchblutung und Sensibilität gestört, liegen Begleitverletzungen vor?
- Ist das Gelenk geschwollen, die Gelenkkapsel/Knochenvorsprünge druckschmerzhaft? (→ Gelenkerguss, Kapselzerrung oder Verdacht auf Innen- und/oder Außenbandruptur, lokaler Druckschmerz)
- Ist die passive/aktive Bewegung/Belastung schmerzhaft? (→ Abschätzung des Gesamtschadens)
- Liegt eine Fehlstellung vor? Wie sieht die Gegenseite aus? (→ Fraktur, Luxation, Bandverletzung)
- Besteht ein lokaler Druckschmerz am Innen- und/oder Außenknöchel (und Fibulaschaft) bzw. an der Basis des Os metatarsale V und/oder über dem Os naviculare?
- Liegt ein „tiefer" (Druck-)Schmerz des distalen Unterschenkels zwischen Fibula und Tibia vor? (→ V. a. Ruptur der Syndesmose)
- Liegen Risikofaktoren für eine erhöhte Thrombosegefahr vor? (Alter, Übergewicht, Komorbidität etc.)

Wie therapieren Sie den Patienten?
- Ruhigstellung („Pause") in Hochlagerung
- Kühlung
- Analgesie, Antiphlogese
- elastischer Verband, Tape-Verband oder Orthese (z. B. Aircast-Schiene), wenn eine Bandverletzung nicht auszuschließen ist.

Bei welchen Befunden sollte nach OSG-Distorsion eine Röntgenaufnahme des oberen Sprunggelenks in zwei Ebenen durchgeführt werden?
„Ottawa ankle rules" (Sensitivität für Frakturen ca. 95 %, Spezifität ca. 30–40 % bei Erwachsen und Schulkindern) reduzieren unnötige Röntgenaufnahmen um ca. 35 %:
- Die Belastungsfähigkeit bei voller Körperbelastung: Kann der Patient vier Schritte, auch hinkend, gehen?
- Die sorgfältige Palpation (ausgeprägter lokaler Druckschmerz oder Krepitation?) der dorsalen Kanten des lateralen oder medialen Malleolus (ca. 6 cm) und der Fußwurzel (v. a. Os naviculare) und des Mittelfußes (v. a. Basis Os metatarsale V).

Zusätzlich: Palpation der proximalen Fibula und des Vorfußes (Begleitverletzungen?) – die geschwollene Region ist vom Ligamentum fibulotalare anterius her zu beurteilen (Palpation mit Abstand zur Verletzung beginnen).

Wie denken Sie über eine gehaltene Aufnahme? Begründen Sie Ihre Aussage.
Erst bei wiederholten Supinationstraumata (bei jüngeren Menschen und/oder sportlicher/beruflicher Belastung) bzw. bei Einklemmungen rupturierter Bandanteile ist eine operative Bandrekonstruktion erwägenswert. Eine gehaltene Röntgenaufnahme setzt also sowohl eine Vorgeschichte als auch eine planmäßige Konsequenz voraus.

Distorsionen (Zerrungen und Verstauchungen) sind häufige Verletzungen. Welche Gelenke sind bevorzugt betroffen?
Am häufigsten ist das Sprunggelenk betroffen, gefolgt vom Kniegelenk, dann Schulter und Ellenbogen.

24

Nennen Sie Wiederherstellungsziele bei Kapselband- und Bandverletzungen!
- gute Gelenkbelastbarkeit bei ausreichender Beweglichkeit
- Gelenkstabilität, d. h. die feste Führung der korrespondierenden Gelenkflächen auch unter Belastung, um einer posttraumatischen Arthrose vorzubeugen
- Meidung von Immobilisationsrisiken (Muskelatrophie, Propriozeptionsminderung, Thrombose) durch frühe funktionelle Beübung u. a. mithilfe von Orthesen (z. B. AirCast).

24.5 Wunden und Wundarten

24.5.1 Akute Wunden

Wie definieren Sie eine Wunde?
Wird die Integrität des natürlichen Gewebezusammenhangs an äußeren oder inneren Gewebeoberflächen mit oder ohne Gewebeverlust verletzt, spricht man von einer Wunde. Werden zusätzlich Sehnen, Nerven, Blutgefäße, Skelettanteile oder innere Organe verletzt oder Körperhöhlen eröffnet, spricht man von einer komplizierten Wunde.

Welche Wundarten kennen Sie? Nennen Sie Beispiele.
- mechanische bzw. traumatische Wunden (z. B. Riss-, Quetsch-, Platz-, Dekubitus-, Bisswunden)
- thermische und chemische Wunden
- Wunden als Folge einer anderen Erkrankung ohne äußere Einwirkung (z. B. Ulcera cruris)
- aktinische = Strahlenwunden (z. B. durch Röntgenstrahlen oder Isotope).

Nennen Sie Behandlungsprinzipien akuter Wunden.
Man unterscheidet zwischen trockener und feuchter Wundversorgung. Die trockene Versorgung wird bei Wunden im Rahmen der Ersten Hilfe sowie bei primär heilenden und nahtverschlossenen Wunden angewendet. Die trockene Wundversorgung dient zur Aufnahme von Sickerblut, dem Schutz vor Sekundärinfektion und als Polsterschutz gegen mechanische Einwirkungen. Eine feuchte Wundbehandlung wird hauptsächlich bei sekundär heilenden und chronischen Problemwunden durchgeführt.

Welche Maßnahmen der akuten Wundversorgung erfolgen in Hausarztpraxen häufig?
Es lassen sich Maßnahmen einer provisorischen von einer definitiven Wundversorgung abgrenzen. Im hausärztlichen Versorgungsbereich werden häufig Maßnahmen der provisorischen Wundversorgung erfolgen, primäre Nahtversorgung oder Wundverschluss wird in der Regel nur bei kleineren unkomplizierten Gelegenheitswunden durchgeführt. Häufige Maßnahmen sind daher:
- Erste-Hilfe-Maßnahmen (z. B. Blutstillung)
- Anlegen eines Notverbands (Infektionsschutz, Transportmöglichkeiten schaffen)
- ggf. Ruhigstellung der verletzten Körperteile und Gliedmaßen
- zielgerichtete Überweisung/Einweisung in den spezialisierten ambulanten oder stationären Versorgungsbereich.

FALLBERICHT

Ein 50-jähriger Mann will eine Sprudelflasche öffnen. Plötzlich bricht der Flaschenhals ab und es kommt zu einer stark blutenden Schnittverletzung seiner linken Hohlhand.

Was tun Sie?
Die Länge und Tiefe der Wunde beurteilen, Motorik, Durchblutung und Sensibilität prüfen und dokumentieren.

> Bei der Inspektion ist zu erkennen, dass die Palmaraponeurose durchtrennt ist. Außerdem befinden sich Splitterreste in der Wunde.

Was tun Sie?
Den Patienten nach Anlegen eines sterilen (Kompressions-)Verbands zum Chirurgen zur definitiven Versorgung unter OP-Bedingungen ggf. unter Plexusanästhesie oder Vollnarkose überweisen/einweisen.

Wie lange dauert die primäre Heilung von Weichteilwunden?
Im Gesicht und an den Händen ca. 5 Tage, an Rumpf und Extremitäten 10–14 Tage.

Was versteht man dagegen unter einer Heilung per secundam intentionem?
Dazu kommt es bei klaffenden und/oder infizierten Wunden. Die Heilung erfolgt durch Granulationsgewebe mit Epithelialisierung vom Wundrand aus mit Narbenbildung.
Es lassen sich folgende Störungen der Narbenbildung unterscheiden:
- „unreife Narbe" (d. h. Rötung, Pruritus, Schmerz < 6 Monate nach Inzision/Trauma)
- „instabile Narbe" (d. h. chronische Entzündungszeichen/Ulzeration > 6 Monate nach Inzision/Trauma, Präkanzeroserisiko ca. 1 %)
- „hypertrophe Narbe" (d. h. Rötung, Pruritus und Narbenwachstum auf die Verletzung begrenzt)
- „Kelloidbildung" (d. h. Entzündungszeichen mit Narbenwachstum unter Beteiligung der umgebenden Haut).

Welche allgemeinen und internistischen Ursachen von Wundheilungsstörungen kennen Sie?
Alter, Anämie, Leberzirrhose, Kortisonbehandlung, Immunsuppression, Durchblutungsstörungen (u. a. Atherosklerose, Raynaud-Syndrom), Anämie, Diabetes mellitus, Mangelernährung.

Und welche lokalen Ursachen?
Lage der Wunde, tiefer Gewebeschaden, Ischämie, Infektion, Fremdkörper, schlechte Adaptation der Wundränder, Keloidneigung.

Wie behandeln Sie sekundär heilende Wunden?
Alle sekundär heilenden Wunden mit Gewebeaufbau profitieren von der feuchten Wundbehandlung, weil sie in allen Phasen der Wundheilung (Reinigungsphase, Granulationsphase, Epithelisierungsphase) positiv wirkt:
- wundreinigender Effekt, Wundbettsanierung
- Aktivierung immunkompetenter Zellen
- physiologisches Mikroklima
- Aufbau von Granulationsgewebe
- Migration und Mitosen von Epithelzellen.

Bewährt haben sich verschiedene Begleitmaßnahmen:
- Beachten und Ausgleichen von Mangelernährung (Volumen, Eiweiß, Vitamine), Immunstörungen, Stoffwechselerkrankungen, Beurteilen der psychosozialen Situation des Patienten
- hydroaktive Wundauflagen
- Vermeiden von Antiseptika, antibiotikahaltigen Salben, Farbstoffen, gefärbten Lösungen, da diese über ein wundheilungsstörendes Potenzial verfügen.

Was verstehen Sie unter einer Wundinfektion?
Besiedlung einer offenen Wunde mit Keimen nach Verletzung oder Operation, die eine bakterielle Entzündungsreaktion hervorrufen.

Welches klinische Bild finden Sie bei einer Wundinfektion vor?
Rubor, Dolor, Tumor, Kalor, evtl. Eiter oder eitriges Sekret.

Wie sieht Ihre Therapie bei einer Wundinfektion aus?
- (Wieder-)Eröffnen der Wunde
- Wundabstrich (Erreger- und Resistenzprüfung)
- Débridement (Entfernung von Nekrosen, Eiter)
- offene Wundbehandlung, Drainage, Salbengitter, lokale antimikrobielle Medikamente, biologische oder enzymatische Wundreinigung, weitere Maßnahmen je nach Fall (z. B. orale Antibiose).

24.5.2 Chronische Wunden und Ulkusbildung

Warum führen Gefäßschäden zu chronischen Wunden?
Gefäßschädigungen führen über Minderdurchblutung zur Ernährungsstörung der Haut und des Unterhautgewebes durch Hypoxie und Ischämie, es kommt zum Zellhydrops bis zum Zelltod mit Nekrose.

Nennen Sie Beispiele für chronische Wunden.
Ulcus cruris venosum, Ulcus cruris arteriosum, diabetisches Fußsyndrom (DFS), Strahlenulkus.

Welche Punkte sollten Sie beim Behandlungsablauf chronischer Wunden beachten?
Anamnese und Basisdiagnostik zur Abklärung der Ulkusursache.
Kausaltherapien:
- bestmögliche Wiederherstellung der Durchblutungsstörungen der Haut, z. B.
  - Bewegungstraining (regelmäßiges Gehen bzw. Physiotherapie)
  - konsequente Druckentlastung durch entstauende Maßnahmen (Kompressionsverbände/-strümpfe)
  - Abklärung und ggf. Beseitigung arterieller/venöser Durchblutungsstörungen
  - Abklärung und ggf. Behandlung von Stoffwechselstörungen (insbesondere Diabeteseinstellung)
  - Druckentlastung bei lokaler Durchblutungsstörung (z. B. Diabetikerschuhwerk)
- Wunddiagnostik/Assessment:
  - Wundbettsanierung/Reinigung (chirurgisch, feuchte Wundbehandlung, auch enzymatisch)
  - Wundkonditionierung/Granulationsaufbau und feuchte Wundbehandlung
- Wundverschluss:
  - durch Wundschrumpfung und Spontanepithelisierung vom Wundrand
  - Deckung durch Spalthauttransplantation
  - durch plastisch-chirurgische Verfahren (u. a. Haut-, Muskellappen).

Wie entstehen Dekubitalulzera?
Das Dekubitalulkus entsteht durch anhaltende lokale Druckeinwirkung (➤ Abb. 24.2). Es kommt zur lokalen Minderdurchblutung bis zur Nekrose. Hauptrisiken sind Bettlägerigkeit, Immobilität und Pflegemängel.

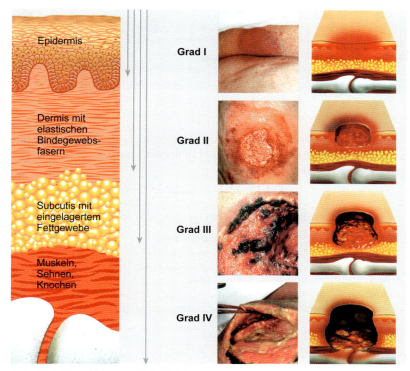

Grad I

Grad II

Grad III

Grad IV

Epidermis

Dermis mit elastischen Bindegewebs- fasern

Subcutis mit eingelagertem Fettgewebe

Muskeln, Sehnen, Knochen

Abb. 24.2 Hautschichten und Dekubitalulzera

Sie sind zur Fotodokumentation der Ulzera verpflichtet, falls sie eine chronische Wundbehandlung abrechnen wollen. Welches Hilfsmittel können Sie außerdem nutzen?
Einen Bogen „Wunddokumentation chronische Wunden", der alle chronischen Wunden in Lokalisation, Ausdehnung und Schweregrad erfasst (sollte in der Pflegedokumentation vorhanden sein) und meist auch die Norton-Skala enthält, die die Dekubitusgefahr bei Patienten einzuschätzen hilft.

Wie würden Sie das oberste Therapieprinzip bei der Behandlung des Dekubitalgeschwürs formulieren?
Wiederherstellung der Blutversorgung des geschädigten Hautgebiets durch eine vollständige Druckentlastung.

Schildern Sie die Behandlung beim Dekubitalulkus.
- **Kausaltherapie:** vollständige Druckentlastung während der gesamten Behandlungszeit bis zur Abheilung des Ulkus
- **lokale Debubitalulkustherapie**:
  - chirurgisches Débridement
  - feuchte Verbandsbehandlung
  - ggf. Infektionsbehandlung und plastisch-chirurgische Verfahren
- **begleitende Therapie**:
  - Allgemein- und Ernährungszustand verbessern
  - Schmerztherapie.

24

FALLBERICHT

Sie werden zu einem 81-jährigen Patienten gerufen, der wegen einer Halbseitenlähmung seit 4 Jahren bettlägerig ist und zu Hause durch Familienmitglieder und Hauskrankenpflege versorgt wird. Dem Hauskrankenpflegedienst war eine Veränderung über dem linken Trochanter aufgefallen.

Die Inspektion zeigt einen Trochanterdekubitus mit örtlicher Infektion (sichtbare Rötung, Ödem der Haut) und schwarzgelber Nekrosekruste.

Welche Informationen benötigen Sie noch?

Abgeklärt werden müssen Erkrankungen wie Diabetes mellitus, Anämie, Kortisonbehandlung, Immunsuppression. Beurteilt werden muss der Ernährungszustand. Zu erfragen ist der Betreuungsstatus bzw. die Einwilligungsfähigkeit des Patienten vor jeder invasiven Maßnahme.

Welche therapeutischen Maßnahmen ergreifen Sie?

Die Therapie des Dekubitalgeschwürs richtet sich nach der Pathophysiologie der Wundheilungsstörung:
- vollständige Druckentlastung, Lagerung und ggf. Mobilisation
- Débridement von Nekrosen
- Behandlung der Infektion
- Diagnostik von lokalen und allgemeinen Störungen der Wundheilung
- Optimierung der Ernährung und ggf. Schmerztherapie
- sorgfältige Verlaufskontrolle und Dokumentation (Foto- und Wunddokumentation).

Welche Art Ulkus fürchten Sie bei Diabetikern? Was müssen Sie deswegen regelmäßig tun?

Das Mal perforans bei diabetischem Fußsyndrom. Daher müssen die Füße der Diabetiker regelmäßig auf Schwielenbildung, Rhagaden, Hyperkeratosen, Mykosen, Hautmazerationen sowie Zeichen der peripheren Polyneuropathie und Durchblutungsstörungen untersucht werden (> Kap. 13.2.5).

24.5.3 Biss- und Stichwunden

FALLBERICHT

Eine 65-jährige Katzenliebhaberin wird von ihrer Katze beim Spielen in das mittlere Drittel des linken Unterarms gebissen. Die punktförmigen Perforationsstellen der Fangzähne scheinen nur oberflächlich die Haut verletzt zu haben. Aus dem mitgebrachten Impfausweis geht hervor, dass ein vollständiger Tetanusschutz besteht.

Welche Schritte unternehmen Sie mit dem Wissen, dass Bissverletzungen – auch durch menschliche Zähne verursacht – immer stark verkeimt sind?

- Wundsäuberung (z. B. nichtalkoholische Octenidin-Lösung)
- Offenlassen der Wunde unter feuchtem Verband (z. B. mit PVP-Jod-Salbe)
- Antibiotikagabe (umstritten, nur bei tieferen Verletzungen begleitend zu einer chirurgischen Revision)
- Wundkontrolle nach 24 und 48 h
- Überweisung in chirurgische Behandlung zur Wundrevision, wenn tiefere Strukturen betroffen (Faszien, Sehnen, Sehnenscheiden oder Gelenkkapseln) sind oder Wundheilungsstörungen auftreten.

Wie behandeln Sie eine sich entwickelnde Lymphangitis?

Chirurgische Versorgung der Ursache (z. B. Abszessbildung), Ruhigstellung auf Schiene, ggf. Antibiotikatherapie nach Ausschluss chirurgischen Behandlungsbedarfs.

Welche therapeutischen Maßnahmen ergreifen Sie bei einem sich entwickelnden Panaritium cutaneum?

Eröffnung des Eiterherds ("Entdeckelung"), Ruhigstellung, lokal antimikrobieller Salbenverband (z. B. PVP-Jod-Salbe), ggf. frühzeitige Überweisung in (hand-)chirurgische Mitbehandlung.

Welche Maßnahmen ergreifen Sie bei einem Panaritium articulare? Begründen Sie Ihre Aussage.

Bei einem Panaritium articulare sind Sehnen und Gelenke betroffen – es erfordert die Überweisung zum Chirurgen. Es drohen dauerhafte destruktive Schäden an den Gelenkflächen. Eine offen-chirurgische Versorgung (Eröffnung + Drainage) unter OP-Bedingungen ist notwendig.

Wie verhalten Sie sich, wenn sich eine Angestellte in der Praxis mit einer gebrauchten Kanüle sticht?

- Blutfluss fördern durch mäßigen Druck auf das Umgebungsgewebe (> 1 min); eine eventuelle Blutung sollte nicht behindert werden (www.rki.de).
- Wunde mit alkoholischen Desinfektionsmittel (Ethanol > 80 %, PVP-Jod-Lösung) spülen/reinigen und anschließend ein Pflaster mit PVP-Salbe auflegen.
- Aufbewahren gekühlter Serumproben aus Venenblut sowohl des verletzten Mitarbeiters als auch des Patienten, um den aktuellen Infektions- bzw. Immunitätsstatus (z. B. mittels HIV-Suchtest, Anti-HBs und Anti-HCV) zum Zeitpunkt der Verletzung festzuhalten (bzw. an D-Arzt mitgegeben).
- Der Berufsgenossenschaft wird eine Unfallmeldung erstattet (in der Regel A13-Bericht an BG für Gesundheitsdienst und Wohlfahrtspflege), der Unfallhergang wird im Unfallbuch dokumentiert und der Verletzte in der Regel dem D-Arzt vorgestellt.
- Die derzeit am meisten gefürchtete Infektion dürfte die HIV-Inokulation sein. Grundsätzlich kommt eine postexpositionelle Prophylaxe in Frage. Empfohlen werden die in ➤ Tabelle 24.3 genannten Kombinationen. Die Einnahme der antiviralen Medikamente, die hierfür allerdings nicht zugelassen sind, sollte möglichst rasch beginnen und 28 Tage lang fortgeführt werden. Bei unbekanntem HIV-Serostatus des Patienten, der mit der Kanüle behandelt wurde, bzw. wenn die klinische Diagnose einer HIV-Infektion nicht wahrscheinlich ist, sollten jedoch die Empfehlungen zurückhaltend gehandhabt werden, was besonders für Stichverletzungen bei Schwangeren gilt.
- Bei Inokulationsverdacht mit Hepatitis B hängt das weitere Vorgehen vom Anti-HBs-Titer des Mitarbeiters ab: Bei einem Anti-HBs-Titer zwischen 10 und 100 IU/ml impft man sofort ausschließlich aktiv. Liegt der Anti-HBs-Titer < 10 IU/ml oder kann er nicht innerhalb von 48 h bestimmt werden, impft man simultan aktiv und passiv (0,06 ml/kg KG). Bei einem Anti-HBs-Titer > 100 IU/ml ist keine Impfung nötig.
- Eine Postexpositionsprophylaxe bei Hepatitis-C-Inokulation ist nicht bekannt. Etwa die Hälfte aller frischen Hepatitis-C-Infektionen heilt spontan aus. Sollte dies nach 3 Monaten nicht der Fall sein, ergibt eine Interferonbehandlung in Kombination mit antiviralen Medikamenten wie z. B. Ribaverin hohe Heilungsraten. Weitere Maßnahmen werden vom D-Arzt der Berufsgenossenschaften veranlasst.

Wie hoch schätzen Sie das Infektionsrisiko nach perkutaner Stich-/Schnittverletzung?

Das Infektionsrisiko nach perkutaner Stich-/Schnittverletzung wird allgemein bei bekannt positivem Träger und bekannt negativem Empfänger für das HB-Virus mit 30 %, für das HC-Virus mit 3 % und das HI-Virus mit 0,3 % angegeben (www.infektionsschutz.gesundheitsportal.de).

Falls Standard-Medikamente nicht verfügbar sind, können auch andere zur HIV-Therapie zugelassene Medikamente eingesetzt werden – Abacavir (Ziagen®) und Nevirapin (Viramune®) sollten jedoch wegen der Möglichkeit akuter schwerer Nebenwirkungen nur in gut begründeten Ausnahmefällen für eine PEP eingesetzt werden.

Tab. 24.3 Standard-Kombinationen zur HIV-Postexpositionsprophylaxe (Robert-Koch-Institut 2008)

Standard-Kombinationen zur HIV-Postexpostions-Prophylaxe (PEP): Medikamente in Zeilen und in Spalten werden gemeinsam angewendet!	Lopinavir in Fixkombination mit Ritonavir (Kaletra® 2 × 400/100 mg)	Zidovudin (Retrovir® 2 × 250 mg)	Tenofovir (Viread ® 1 × 300 mg)	Efavirenz* (Sustiva®/Stocrin®1 × 600 mg)
Tenofovir + Emtricitabin (Truvada ® 1 × 300/200 mg)	wahrscheinlicher Vorteil: rascher Wirkungseintritt	möglich	nicht sinnvoll	möglich
Zidovudin + Lamivudin (Combivir® 2 × 300/150 mg)	möglich	nicht sinnvoll	möglich	möglich

*nicht in der Schwangerschaft.

24.6 Hämatome

FALLBERICHT

Ein 25-jähriger Mann, Mitglied der freiwilligen Feuerwehr, will auf dem jährlichen Feuerwehrfest zwei Streithähne trennen und erhält einen Schlag auf das linke Auge. Mit einem Monokelhämatom kommt er nun in Ihre Praxis.

An welche Begleitverletzungen muss man bei einem Monokelhämatom denken?
An Orbitahämatome, Blow-out-Frakturen, Bulbusverletzungen.

Was wissen Sie über Blutergüsse?
Hämatome entstehen durch Gefäßzerreißung unter Zug, Schlag, Quetschung oder Perforation, bei Gerinnungsstörungen und vulnerablen (Haut-)Venen auch spontan. Leichte bis mäßige Kompression und initiale Kühlung reduzieren die Blutung ins Gewebe. Hämatome wandern subkutan oder subfaszial in Richtung Schwerkraft. Subkutane Hämatome bereiten leichte bis mäßig starke Schmerzen. Wärmeapplikation führt postakut zur schnelleren Resorption, die jedoch immer viele Tage benötigt.

Größere Hämatome können sich infizieren oder bindegewebig organisieren oder resorbiert werden. Bisweilen verbleibt ein zystisches Reservoir mit klarer, bräunlich gefärbter Flüssigkeit. Knochenbrüche ohne Hämatombildung sind selten – Hämatome sind Teil einer klinischen Frakturdiagnose. Manchmal entwickeln sie sich jedoch erst langsam.

Wie behandeln Sie ein subunguales Nagelhämatom?
Trepanation des Nagels (1er-Kanüle, vorsichtiges Drehen über dem Hämatom unter Aussparung der Lunula, nach dem ersten Blutaustritt Nadel entfernen, evtl. zweiten Stichkanal anlegen). Steriler Verband.

24.7 Frakturen

FALLBERICHT

Auf dem Weg zur Kirche ist eine 78-jährige Dame bei Glatteis ausgerutscht. Sie stürzte mit gestreckten Armen. Jetzt schmerzt ihr rechtes Handgelenk. Es zeigt einen größeren zirkulären Bluterguss und eine Achsabweichung nach dorsal.

An welche Verdachtsdiagnose denken Sie?

An eine distale Radiusfraktur (Bajonett-Stellung = **Colles**-Fraktur).

Welche Strukturen können bei einem solchen Verletzungsmechanismus noch betroffen sein?

Die radioulnare Verbindung kann gesprengt, der Processus styloideus abgebrochen sein. Weiterhin könnte das Os naviculare gebrochen sein und zusätzlich ein subkapitaler Oberarmbruch vorliegen.

Komplizierend kann der Bruch disloziert sein: Eine Fehlstellung mit Achsenabweichung, Stufenbildung oder Infraktion kommt häufig vor. Der Bruchspalt kann auch nach intraartikulär verlaufen.

Wie wird ein nicht oder nur minimal dislozierter Speichenbruch behandelt?

Mit einem zirkulären Unterarmgips ohne Fingereinschluss für 4–6 Wochen unter Röntgenkontrolle (vor/nach Gipsanlage und nach 2 und 6 Wochen). Bei Dislokationsgefahr Anlage eines Drei-Punkte-Gipses zur Neutralisation von Rotationskräften. Bei stärkerer Schwellung müssen zirkulärer Gips und Polstermaterial vollständig gespalten werden. Als Alternative kommt eine radiale Schiene aus Gips-Longetten oder einem leichteren Kunststoff-Material infrage.

Welche Komplikationen müssen vermieden werden?

- Drucknekrosen und Kompressionssyndrom durch Schwellungen und/oder Gipsversorgung
- Fehlstellung mit späteren Funktionseinschränkungen
- komplexes regionales Schmerzsyndrom (CRPS, früher sog. M. Sudeck)
- Pseudarthrosenbildung
- Gelenkversteifung.

FALLBERICHT

Sie werden in ein Altenheim gerufen. Eine 82-jährige Frau ist ausgerutscht und liegt vor ihrem Bett. Vor Schmerzen im Bein kann sie nicht mehr aufstehen. Sie sehen eine Verkürzung und Außendrehung des rechten Beins.

Wie lautet Ihre Verdachtsdiagnose?

Es handelt sich wahrscheinlich um einen rechtsseitigen Oberschenkelhalsbruch.

Welche Maßnahmen ergreifen Sie?

- Schmerzbekämpfung
- Anlegen einer Infusion
- Lagerung auf Vakuummatratze/Stabilisierung mit Polsterrollen
- Einweisung in eine chirurgische/unfallchirurgische Klinik mit RTW.

Welche Versorgung erwarten Sie von den chirurgischen Kollegen?

Unterschiedliche osteosynthetische Operationsverfahren (z. B. Gamma-Nagel, Bündelnagel nach Ender, dynamische Hüftschraube) mit teils guter Früh-Belastbarkeit sorgen im Allgemeinen für eine schnelle Mobilisierung. Die früher übliche hohe Mortalität und Immobilität mit Pflegebedürftigkeit kann dadurch vermieden werden.

Bei fortgeschrittener Koxarthrose und/oder ausgeprägter Osteoporose wird häufig eine primäre Endoprothesenversorgung durchgeführt.

Wie häufig sind Oberschenkelhalsbrüche? Ursachen?

Ursachen sind Sturzneigung und verminderte Knochenfestigkeit.

- Inzidenz für Schenkelhalsfrakturen: 90/100.000 Einwohner/Jahr
- bei über 65-Jährigen: 600–900/100.000 Einwohner/Jahr
- Lebenszeitrisiko: 11–23 % bei Frauen, 5–11 % bei Männern.

Nach Operation und Entlassung aus der Rehabilitation betreuen Sie Ihre Patientin weiter. An welche Komplikationen nach Versorgung der Fraktur durch Osteosynthese denken Sie, wenn erneut Schmerzen und/oder Bewegungseinschränkungen auftreten?

- sekundäre Dislokation durch Lockerung der Osteosynthese
- Pseudarthrosenbildung trotz Osteosynthese (15 %)
- Hüftkopfnekrose (30 %)
- Thrombose bei unvollständiger Mobilisation
- erneutes Sturzereignis.

Was bedenken Sie zur Sekundärprophylaxe?

- Vitamin D, ggf. zzgl. Kalzium bei Hinweisen auf Osteoporoserisiko
- Sturzprophylaxe:
  - regelmäßige Bewegung, auch im Bewegungsbad
  - Beseitigen von Stolperfallen
  - Rollator, Gehhilfen
  - Optimierung von Begleiterkrankungen: z. B. Vorbeugung von Hypoglykämien, Tagesmüdigkeit (Sedativa), Sehstörungen, Bewegungsstörungen (M. Parkinson)
  - Reduktion von Polymedikation, Beachtung von Medikamenteninteraktionen.

LITERATUR

Arbeitsgemeinschaft der wiss. Medizinischen Fachgesellschaften (Leitlinie Ulcus cruris venosum): www.awmf.org
Bachmann LM et al.: Accuracy of ottawa ankle rules to exclude fractures of the ankle and midfoot. BMJ 2003; 326: 417
Nöldeke S (Hg.): Klinikleitfaden Chirurgische Ambulanz. Urban & Fischer, München 2009.
Berufsgenossenschaft für Gesundheitsdienst und Wohlfahrtspflege: www.bgw-online.de (Vorgehen bei Arbeitsunfällen/ Nadelstichverletzungen)
Hermann M, Quellmann T: Praxisleitfaden Ärztlicher Bereitschaftsdienst. Urban & Fischer, München 2004
Knuth P, Sefrin P: Notfälle nach Leitsymptomen. Deutscher Ärzteverlag, Köln 2006.
Raschke MJ et al.: Alterstraumatologie. Urban & Fischer, München 2008.
Robert-Koch-Institut: www.rki.de (Empfehlungen zur HIV-PEP)
Schumpelick V et al.: Chirurgie. Thieme, Stuttgart 2006.

25

A. Klement

Instrumentelle Techniken

Für alle folgenden chirurgischen Techniken gilt:
Bevor wir in der Praxis chirurgisch tätig werden, sollten wir uns fragen, ob eine fachchirurgische Versorgung zeitnah erreichbar und zumutbar ist. Die oberste Prämisse lautet auch hier, keinen vermeidbaren Schaden zu verursachen (primum nil nocere)!

25.1 Lokale und periphere Leitungsanästhesie

Ein 18-jähriger Schüler hat eine ca. 0,7 cm große halbkugelförmige Warze an der Beugeseite seines rechten Daumens, die bei Greifbewegungen stört. Konservative Therapieversuche waren erfolglos, nun bittet er Sie, diese zu entfernen. Wie gehen Sie vor?

- Dokumentation des Befunds, OP-Aufklärung inkl. individuelle Risiken (ggf. mit Standardaufklärungsbogen) mit Unterschrift (mind. 24 Stunden vor dem Eingriff)
- Infiltrationsanästhesie ohne Adrenalin-Zusatz (z. B. Lidocain 1 % 3–5 ml) durch Umspritzen und Unterspritzen der Warze
- Entfernen der Warze mittels Kürettage durch scharfen Löffel unter Druck und Drehung (vorher kreisförmiges Einritzen des Enukleationsareals mit Skalpell) oder Kauterisation mittels Elektro- bzw. Thermokauter bzw. Kryoablation. Eine Exzision mittels längselliptischer Ausschneidung im Verlauf der Hautspaltlinien kommt nur bei hohen Ansprüchen an das kosmetische Ergebnis (im Gesicht) in Betracht.
- Blutungsstillung durch Kompression und Hochlagerung (> 5 min); Verschorfen des Wundgrunds, z. B. mit Silbernitrat-Stift und anschließender PVP-Jod-Verband. Wundkontrolle nach 2 Tagen
- Einschicken des Exzidates zur histologischen Untersuchung (ggf. Verzicht auf die Histologie in der Aufklärung vermerken).

Der Kürettage sollten konservative Behandlungsversuche vorausgegangen sein: Betupfen mit 5-Fluorouracil-Lösung z. B. Verrumal® (nicht bei Schwangeren), Salizylsäurepflasterapplikation z. B. Guttaplast® (am Fuß) bzw. Salizylvaseline 3 %. Die konservative Therapie soll das umgebende Gewebe schonen (ggf. Abdecken durch Schutzpflaster) und ggf. wiederholt durchgeführt werden (nach 2 Tagen Salizylatpflaster erneuern, nach 4 Tagen dann ggf. erster Ablöseversuch) bis der Warzenwall sich nach einem Fußbad ablösen lässt oder die Warze aus der Haut herausgewachsen (Fluorouracil-Lsg.) ist.

Eine 36-jährige Patientin kommt mit einer schmerzhaften Paronychie am Nagelfalz des rechten Zeigefingers am späten Nachmittag in Ihre Sprechstunde. Da die Paronychie präperforant und schmerzhaft ist, muss sie eröffnet werden. Sie entschließen sich zur Durchführung des Eingriffs. Welche Schritte sind notwendig?

- zunächst Dokumentation und OP-Aufklärung (s. o.)
- Leitungsanästhesie nach Oberst oder sog. Mittelhandblock (mit max. 10 ml Lidocain 1 %)
- Blutsperre (z. B. Fingertourniquet aus steriler Kompresse knoten)
- Abschieben und Inzision des Nagelwalls mit einem Skalpell, Abfließen des Eiters durch leichten Druck auf die Kompresse unterstützen, ggf. Lascheneinlage
- steriler Verband über PVP-Jod-Salbe
- Schiene in Funktionsstellung der Hand
- täglicher Verbandswechsel in der Praxis.

Wonach fragen Sie Patienten vor einer Lokalanästhesie?

- ob bei einer vorhergegangenen Lokalanästhesie, z. B. beim Zahnarzt, unerwünschte Arzneimittelwirkungen aufgetreten sind
- ob eine Allergie gegen Lokalanästhetika, z. B. Novocain (Lokalanästhetikum mit Esterstruktur) oder Mepivacain (Lokalanästhetikum mit Amidstruktur) besteht
- ob Herzrhythmusstörungen (insbesondere eine Bradykardie) bekannt sind.

25.2 Wundversorgung, Wundbehandlung

FALLBERICHT
Ein 6-jähriges Kind hat sich beim Basteln im Kindergarten eine unter 1 cm lange Schnittverletzung des seitlichen Mittelgliedes des linken Zeigefingers zugezogen. Die Inspektion mit Wundspreizung zeigt, dass nur Haut und Fettgewebe verletzt sind.

Wie beurteilen Sie die Wunde?
Motorik, Durchblutung und Sensibilität sind intakt, der Tetanusimpfschutz besteht.
Da keine erhebliche Dehiszenz besteht und keine tieferen Strukturen verletzt sind, handelt es sich um eine einfache Wunde.

Wie versorgen Sie die Wunde?
Da es sich um eine kleine Wunde handelt, besteht die Behandlung (nach Desinfektion und Blutstillung durch Hochlagerung und Kompression ca. 5 min lang) in einer Pflasterstreifenadaptation (z. B. SteriStrip®) oder ggf. einer Einzelknopfnaht (z. B. Prolene® 5–0) nach Lokalanästhesie. Die Anwendung von Gewebekleber (z. B. Dermabond®) erfordert Übung, denn der Gewebekleber sollte nicht in die Wunde gelangen und die Wundränder müssen manuell bis zur Aushärtung (ca. 15–30 s) adaptiert gehalten werden. Der Kleber wird in zwei Lagen aufgebracht, danach die Wunde steril verbunden. Verbandswechsel in der Praxis nach 2 und 5 Tagen (dann ggf. Fadenentfernung).

FALLBERICHT
Ein 23-jähriger Mann hat sich bei Gartenarbeiten mit einer elektrischen Baumsäge am rechten Daumenballen und der Hohlhand verletzt und kommt mit einer ca. 8 cm langen Haut- und Unterhautgewebe durchtrennenden Riss-Schnitt-Wunde in Ihre Praxis. Die Wundränder sind teils gequetscht, teils gezackt und aus der Tiefe der Wunde sickert anhaltend hellrotes Blut in den provisorisch angelegten Verband.

Worauf achten Sie bei der Beurteilung der Wunde?

Es handelt sich um komplexe Wunden, wenn Begleitverletzungen der Nerven, Sehnen und Gefäße vorliegen. Daher muss zur Wundbeurteilung die Wunde exploriert und obligatorisch Motorik, Durchblutung und Sensibilität geprüft und dokumentiert werden. Komplexe Verletzungen sollten möglichst frühzeitig in spezialisierten Einrichtungen nach telefonischer Ankündigung vorgestellt werden.

Welche Maßnahmen ergreifen Sie bei komplexen Handverletzungen?

- steriles Abdecken der Wunde, Faustverband
- Schmerzbekämpfung i. v. oder ausnahmsweise i. m., nicht oral. Wenn der Patient einige Stunden lang nichts gegessen hat, könnte eine Intubationsnarkose durchgeführt werden. Als Schmerzmittel eignen sich z. B. Metamizol (1.000 mg i. m.) und/oder Morphin (z. B. 5–10 mg i. m. oder s. c.)
- sofortige Einweisung/Überweisung zur chirurgischen Versorgung unter OP-Bedingungen
- Transport in Begleitung. (Ein RTW ist nicht zwingend erforderlich, aber der Patient ist fahruntüchtig durch die Verletzung, durch applizierte Opiate und eine mögliche Kreislaufdepression!).

Welche Fragen müssen Sie generell noch bei Patienten mit Verletzungen stellen?

- Handelt es sich um einen Wege- oder Arbeitsunfall? (ggf. einen A13-Bericht erstellen!)
- Besteht durch die Verletzungsart (z. B. Tierbiss, Verschmutzung) eine zusätzliche Infektionsgefahr?
- Besteht ein ausreichender Tetanusschutz?

FALLBERICHT
Ein 6-jähriges Mädchen stürzt mit dem Fahrrad und zieht sich rechts eine ca. 8 × 10 cm große Schürfwunde des lateralen Unterschenkels zu. Die Haut ist, abgesehen von der Schürfung, intakt und die Wunde nicht sichtbar verschmutzt .

Wie versorgen Sie diese Wunde?

Nach Ausschluss von Begleitverletzungen: Wundsäuberung mit nichtalkoholischer Lösung (z. B. PVP-Jod-Lösung), bei nicht abwischbaren Schmutzspuren ist zur Vermeidung von „Schmutztätowierungen" eine Bürstenreinigung in Lokalanästhesie erforderlich. Wenn eine verschmutze Schürfwunde für eine Infiltrations- oder Feldblock-Lokalanästhesie (max. 10 ml Lidocain 1 % beim Erwachsenen) zu groß ist, sollte zur Wundreinigung die Überweisung in Allgemeinanästhesie angeboten werden. Als Verbandsmittel kommen Fettgaze (z. B. Oleotüll®) mit Mullkompressen oder wegen der Sekretionsneigung der Wunde auch Hydrokolloidauflagen (3 cm Randüberstand, Wechsel nach 3–7 Tagen) in Betracht.

FALLBERICHT
Ein 20-jähriger Mopedfahrer stürzt bei mittlerer Geschwindigkeit in der Nähe Ihrer Praxis. Sie werden gerufen und finden den folgenden Befund vor: Die Inspektion zeigt eine knöcherne Durchspießung der Haut des rechten Unterschenkels mit einer geringen Achsabweichung. Die Wunde ist nicht stark kontaminiert.

Welche Diagnose stellen Sie?

Es handelt sich um einen offenen Unterschenkelbruch.

Welche Maßnahmen ergreifen Sie?

- Bergen aus dem Gefahrenbereich, Vitalzeichenkontrolle, orientierende Untersuchung auf Begleitverletzungen
- Sichern der Unfallstelle (organisieren)
- Beauftragung eines anderen Ersthelfers mit der Verständigung des Rettungsdienstes
- sterile Abdeckung der Wunde

25

- Anlegen eines ausreichend dimensionierten Venen-Zugangs und ggf. Anlage der Infusionslösung (z. B. Ringer-Laktat)
- Schmerzbekämpfung, z. B. mit Metamizol 500–1.000 mg i. v. (z. B. Novalgin®) oder Morphin 10 mg s. c. oder i. m.
- Umlagern mit Schaufeltrage, ggf. Lagern des rechten Beins in einer Vakuummatratze bzw. Schaufel
- Einweisung ins Krankenhaus mit RTW/NAW (je nach Begleitverletzungen und Vigilanz).

25.3 Punktion, Inzision, Extraktion, Exstirpation, Probeexzision

FALLBERICHT

Ein 42-jähriger Mann ist im Skiurlaub auf sein linkes Hüftgelenk gefallen und stellt sich zwei Wochen später mit einer handtellergroßen fluktuierenden Schwellung oberhalb des Trochanter major vor. Die Haut zeigte keine Entzündungszeichen, der Druckschmerz ist gering und der Allgemeinzustand des Patienten ist unauffällig.

Welche Verdachtsdiagnose stellen Sie und warüber klären Sie den Patienten auf?

Es handelt sich um ein vermutlich bereits abgekapseltes Hämatom, das unter sterilen Kautelen punktiert oder offen-chirurgisch ausgeräumt werden könnte, um spätere Komplikationen wie sekundäre hämatogene Infektion, Verkalkung bzw. sog. „Pseudolipombildung" zu reduzieren. Eine eindeutige Therapieempfehlung für eine Punktion oder eine operative Ausräumung kann aber aufgrund insgesamt geringer Komplikationsraten nicht gegeben werden.

Was bezwecken Sie mit einer Punktion?

Die Entnahme von flüssigem Material z. B. aus Hämatomen, Zysten, Gelenken zu diagnostischen oder therapeutischen Zwecken. Während einer Punktion können auch Therapeutika instilliert werden.

Was sagen Sie Patienten vor einer Punktion?

Auch eine Punktion ist ein operativer Eingriff mit Komplikationsmöglichkeiten wie Infektion oder Nachblutung. Die Vorbereitungen einer Punktion (Aufklärung, Hygienemaßnahmen wie sterile Handschuhe, Desinfektion, steriles Abdecken und sterile Arbeitsmittel, Mund- und Nasenschutz etc.) entsprechen denen einer geplanten Wundversorgung. Bei Verwendung großvolumiger Punktionskanülen ist eine Stichinzision der Haut notwendig, hierzu sollte eine Stichkanalanästhesie durchgeführt werden (kontinuierliche intra- und subkutane Applikation von z. B. 1–3 ml Lidocain 1 % im Bereich des vorgesehenen Zugangswegs mit dünner und ausreichend langer Nadel). Ein schichtversetztes Punktieren (Verschieben der Nadel nach durchstochener Haut um ca. 1 cm) soll die Infektionsgefahr und einen evtl. Rücklauf des Injektats vermindern.

FALLBERICHT

Ein 66-jähriger Patient klagt über seit 3 Tagen zunehmende Schmerzen und Anschwellen der Haut zu einem ca. 3 cm dicken Knoten über dem rechten Schulterblatt. Sie tasten einen sehr druckschmerzhaften, zentral fluktuierenden Tumor, der über der Faszie frei verschieblich ist.

Wie gehen Sie bei der chirurgischen Versorgung eines Abszesses vor?

- zunächst Befunddokumentation und Ausschluss systemischer Entzündungszeichen (Einweisungsindikation!) und Aufklärung
- Desinfektion des OP-Gebiets ca. 20 × 20 cm, Leitungsanästhesie nach Möglichkeit, sonst Feldblock mit mindestens ca. 5 cm Abstand zum Entzündungsgebiet (max 10 ml Lidocain 1 %), ggf. plus Kuppenanästhesie; Auflage steriles Lochtuch

- über Mittelpunkt der Fluktuation kreuzförmige Schnittführung mit 11er-Klinge (jeweils ca. 2 × 2 cm) mit ausreichender Tiefe
- Kappen der zentralen Hautlappenspitzen, Spreizen der Wundränder mittels Pean-Klemme und Ausräumung des Abszesses durch scharfen Löffel. Bei einem abszedierten Atherom muss die Atheromkapsel sorgfältig mitentfernt werden.
- Einlage PVP-Jodsalben-Tamponade oder Gummilasche
- reichlich Kompressen auflegen, großzügiger Flächenpflasterverband mit leichter Kompression. Verbandswechsel und Tamponadenentfernung nach 1–2 Tagen, danach feucht-offene Wundbehandlung (kein Abstrich und kein Antibiotikum erforderlich).

Was verstehen Sie unter einer Extraktion? Wie wird eine Fingernagelextraktion durchgeführt?

Hierunter ist das Herausziehen eines Fremdkörpers oder krankhaften Gewebes ohne größeren Schnitt zu verstehen. Gebräuchlich ist dieser Ausdruck außer in der Zahnheilkunde (Zahnextraktion) noch im Zusammenhang mit der Entfernung von Fremdkörpern, Finger-/Zehennägeln, Augenlinsen (Katarakt-OP) und Resektatbergung nach laparoskopischen Eingriffen.

Nagelextraktionen sind heute selten durchgeführte Eingriffe bei Z. n. traumatischer Zerstörung des Nagels oder weitgehender mykotischer Zersetzung. In der Regel erfolgt eine Nagelextraktion in Oberst-Lokalanästhesie von distal nach proximal.

Zunächst wird der Nagel mittels Nagelzange oder Nadelhalter festgehalten, mit der Präparierschere stumpf unterminiert und vom Nagelbettepithel getrennt. Schließlich müssen mit halbkreisförmigen horizontalen Bewegungen die Nagelecken aus den Matrixtaschen gelöst und die Verbindung zur Kutikula und dorsalen Nagelfalz gelöst werden.

Was verstehen Sie unter einer Exstirpation?

Der Begriff bezeichnet die ganze oder teilweise Entfernung eines Organs oder Tumors aus dessen Hüllgeweben. In der Hausarztpraxis kommt dieses Vorgehen in Lokalanästhesie (Leitungs- oder Feldblock) nur bei kleinen, oberflächlichen und aller Voraussicht nach gutartigen Tumoren der Haut bzw. Unterhaut (Atherom, Fibrom, Lipom) in Betracht. Wesentlich ist hierbei die schichtgerechte Präparation des Tumors, was durch eine Unterspritzung des Befunds mit Lokalanästhetikum (z. B. beim Atherom zur Kapseldarstellung) und stumpfes Präparieren mit dem Stieltupfer erleichtert werden kann. Da es sich um planbare Eingriffe (sog. elektive Chirurgie) handelt, sind besondere Anforderungen an Aufklärung und apparativ-technische Ausstattung zu stellen. Trotz hoher Wahrscheinlichkeit von benignen Befunden wird auch aus forensischen Gründen die histologische Untersuchung von Exzitaten bzw. Exstirpaten empfohlen.

Was verstehen Sie unter einer Probeexzision (PE) und bei welchen Anlässen erfolgt sie?

Hierbei wird ein Gewebe oder Teile davon zur (erweiterten) Diagnostik, z. B. histologischen Untersuchung, entfernt. Die PE selbst ist dabei in der Regel nicht der kurative Eingriff, sondern bereitet diesen vor. Besonders bedeutsam sind ambulant durchgeführte PE im Zusammenhang mit dem Verdacht auf bösartige Erkrankungen der Haut und Schleimhäute, der weiblichen Brust und des Lymphsystems.

25.4 Infusionen

Unter Infiltrationsanästhesie erleidet ein Patient eine Kreislaufinsuffizienz mit Blutdruckabfall. Nachdem Sie den Patienten in Schocklage gebracht haben, legen Sie eine Infusion. Wie gehen Sie dabei vor?

- Nach Desinfektion und Anlegen einer Staubinde erfolgt die Punktion einer Vene mit dicklumiger Verweilkanüle (G18) am Handrücken oder Unterarm, nur ausnahmsweise in der Ellenbeuge.
- nach Lösen des Stauschlauchs Probeinjektion mit ca. 10 ml physiologischer Kochsalzlösung
- Fixierung des Zugangs mit Pflasterstreifen oder Schlitzpflaster (z. B. Aluderm®)
- Anstechen der Infusion mit Infusionssystem (= Schlauch mit belüfteter Tropfkammer)
- Herstellen des Spiegels in der Tropfkammer bei geschlossener Schlauchdrossel, evtl. Belüften, Herstellen der Verbindung zur Verweilkanüle
- Volumensubstitution mit Vollelektrolytlösung (z. B. Ringer-Laktat) mit anfangs maximaler Tropfgeschwindigkeit. Regulierung des Zulaufs mit der Schlauchdrossel.

Was ist eine Subkutaninfusion, wann und wie wird sie angewendet?

- Gabe von isotoner Flüssigkeit in die Subkutis per s. c.-Butterfly-Nadel, die im 45°-Winkel eingestochenen wird
- Infusionslösungen NaCl 0,9 % oder Glukose 5 % bis zu 1.000 ml/Tag, in der Regel nicht mehr als 100 ml/h und 1.000 ml/Tag und 500 ml pro Einstichstelle (seitliche Oberarme, Oberschenkel, Brust-/Bauchwand)
- Der einzelne Zugang kann bei steriler Verbandstechnik mehrere Tage (max. 7 Tage) belassen werden.
- Anwendung in der Behandlung von Exsikkose bei Pflegebedürftigen und in der Palliativmedizin. Eine Natriumüberladung bzw. Hyperglykämie kann durch die Verwendung sog. Halbelektrolytlösungen reduziert werden.

25.5 Verbandstechnik/Verbandswechsel

Welche Aufgabe der Haut übernehmen verschiedene Verbände bis zur Abheilung der Wunde?

- Schutz vor mechanischen Einflüssen (Druck, Stoß, Scheuern)
- Schutz vor Verschmutzung und chemischen Irritationen
- Schutz vor Sekundärinfektionen
- Schutz vor Wärmeverlusten
- Schutz vor Austrocknung der Wunde:
  - in der Reinigungsphase: Aufsaugen von Exsudat
  - in der Granulationsphase: Ermöglichen eines feuchten Wundmilieus, Schutz des Granulationsgewebes
  - in Epithelisierungsphase: Feuchthalten für die Epithelisierung, Verhüten der Austrocknung
  - Problem: Verkleben mit der Wunde, sodass beim Verbandswechsel Epithelzellen abgerissen werden.

Wann führt man eine trockene Wundbehandlung, wann eine feuchte durch? Wie behandeln Sie eine infizierte Wunde?

- trocken: Versorgung von Wunden im Rahmen der Ersten Hilfe, Versorgung primär heilender Wunden
- feucht: alle sekundär heilenden Wunden
- infiziert: z. B. silberhaltige Salbenkompressen mit breitem bakteriziden Wirkspektrum.

Wie hat ein Verbandswechsel unter sterilen Kautelen zu erfolgen?

Vorbereitung des Verbandswechsels auf Tablett oder Verbandwagen (➤ Tab. 25.1), weder Wunde noch Verband dürfen mit bloßen Händen berührt werden (Non-Touch-Technik).

Wichtig ist eine hygienische Händedesinfektion vor der Materialvorbereitung! 3–5 ml eines Händedesinfektionsmittels werden 30 s gründlich eingerieben.

Mund- und Nasenschutz bei großflächigen Wunden.

Was unterscheidet hiervon den Verbandswechsel bei septischen Wunden?

Bei einem Verbandswechsel bei septischen Wunden ist auf Folgendes zu achten:

- Händedesinfektion
- Anlegen von Schutzbekleidung (Einmal-Schürze und -Handschuhe, Mund- und Nasenschutz)
- sterile Abdeckung und Verwendung von Einmal-Besteck und sterilem Material (➤ Tab. 25.1)
- Abnahme und Kontrolle des Verbandes, diesen mit den Einmal-Handschuhen entsorgen
- erneute Desinfektion der Hände sowie Anziehen steriler Einmal-Handschuhe
- Wundbehandlung und Anlage eines neuen Verbands
- erneute Händedesinfektion.

Dabei ist jegliche Kontamination (z. B. Patient, Liege, Fußboden) zu vermeiden, die gebrauchten Materialien sind sicher zu entsorgen. Außerdem sollte abschließend eine Desinfektion der Arbeits- und Liegeflächen sowie die Flächendesinfektion des Fußbodens erfolgen.

Tab. 25.1 Verbands- und Wundversorgungsmaterialien

steriles Material	unsteriles Material
<ul><li>anatomische und chirurgische Pinzetten zur Verbandsabnahme, zum Débridement und zur Reinigung</li><li>Scheren und Skalpelle zum Débridement und zur Wundrandanfrischung</li><li>Klammerentferner</li><li>Nadelhalter, Nahtmaterial</li><li>Knopfkanülen und -sonden zum Sondieren der Wundtiefe und zum Spülen</li><li>Spritzen und Spülflüssigkeit (z. B. Ringer-Lösung), ggf. ein Wunddesinfektionsmittel, z. B. Betaisodona-Lösung®</li><li>Tupfer und Watteträger zur Wundreinigung und Abstrichentnahme</li><li>entsprechende Wundauflagen bzw. Tamponaden</li><li>Sterile Einmalhandschuhe und Abdecktücher</li></ul>	<ul><li>Fixiermaterialien wie Pflaster, Vliese, Binden, Netz- oder Schlauchverbände</li><li>unsterile Kompressen</li><li>Verbandscheren</li><li>Einmal-Handschuhe</li><li>Abfall- und Desinfektionsbehältnisse</li><li>Händedesinfektionsmittel</li><li>Schutzbekleidung wie Einmalschürze und Mund- und Nasenmaske, eventuell auch OP-Haube</li></ul>

Welche Verbandsmaterialien brauchen Sie?

Eine Verbandsschere, elastische Binden, Mullbinden (Breite 4, 6, 12 cm), Kurzzugbinden (Breite 8 cm), kleine mittlere und große (sterile) Mullkompressen, Fettgaze, Pflaster, Hydrokolloidplatten unterschiedlicher Größe, Steristrips, Klebepflaster, Schlauchverbände in verschiedenen Größen, (Cramer-)Schienen für Hände, Arme und Unterschenkel, Fingerschienen, ggf. (bei entsprechenden Kenntnissen und Tätigkeitsbereich) Material zum Gipsen (Polsterwatte, Gipsbinden, -longetten, -schere und -säge) und/oder zur Castfertigung.

Im Kühldepot sollten Sie stets ausreichend Tetanusimpfstoff und wenige Ampullen Tetanus-Immunglobulin 250 IE (TIG) bereithalten.

LITERATUR

Arbeitsgemeinschaft der wiss. Medizinischen Fachgesellschaften (Leitlinie Behandlung Akuter prä-, peri und postoperativer Schmerzen): www.awmf.org

Nöldeke S (Hg.): Klinikleitfaden Chirurgische Ambulanz. Urban & Fischer, München 2009
Gesenhues A, Ziesche R: Praxisleitfaden Allgemeinmedizin. Urban & Fischer, München 2006
Hermann M, Quellmann T: Praxisleitfaden Ärztlicher Bereitschaftsdienst. Urban & Fischer, München 2004
Knuth P, Sefrin P: Notfälle nach Leitsymptomen. Deutscher Ärzteverlag, Köln 2006
Raschke MJ et al.: Alterstraumatologie. Urban & Fischer, München 2008
Schumpelick V et al.: Chirurgie. Thieme, Stuttgart 2006
Zaun HO, Dill-Müller D: Krankhafte Veränderungen der Nägel. Spitta, Berlingen 2004.

V

Notfälle in der Allgemeinarztpraxis

V

26

K. Weckbecker und D. Jobst

Notfallmanagement

26.1 Merkmale des hausärztlichen Not- und Bereitschaftsdiensts

Die Tätigkeitsmerkmale im Notdienst (auch Bereitschaftdienst, Fahrdienst, Dienst) sind bestimmt durch die Organisationsform. Dabei ist der Arzt meist auf sich allein gestellt. Häufig arbeitet er Tag und Nacht unter Zeitdruck, da mehrere Notfälle zeitnah auftreten können. Im hausärztlichen Notdienst liegen seltener lebensbedrohliche Situationen vor; typisch sind dringlich behandlungsbedürftige Beschwerden und Erkrankungen. Häufig sind Angst und Unsicherheit der Betroffenen die Ursache für ihre dringliche Bitte um Hilfe. Trotz hoher Sorgfaltspflicht und Verantwortung müssen rasche Entscheidungen getroffen und Prioritäten gesetzt werden. In komplexen Situationen gibt ein strukturiertes Vorgehen, am besten nach Leitlinien und Standards, eine wichtige Orientierung (> Fallbericht).

Neben der notdienstlichen besitzt der vertragsärztliche (synonym kassenärztliche) Notdienst auch die Funktion einer kontinuierlichen Patientenversorgung („Bereitschafts"-Dienst). Beispielsweise sollen Verbandswechsel, Infusionen oder termingerechte Injektionen auch außerhalb der Öffnungszeiten niedergelassener Ärzte durchgeführt werden; Fragen zur Arzneieinnahme müssen beantwortet, beim Übergang vom Krankenhaus in den häuslichen Bereich soll geholfen werden. Dieser Versorgungsaspekt führt an Mittwoch- und Freitagnachmittagen, an Samstagen sowie an Sonn- und Feiertagen zur starken Inanspruchnahme der vertragsärztlichen Bereitschaftsdienste durch die Patienten.

Akut lebensbedrohliche Situationen sind dem notärztlichen Rettungsdienst vorbehalten. Die Leitstellen von Polizei und Feuerwehr sind für die Zuteilung und Veranlassung der unterschiedlichen ärztlichen Aufgaben durch die Patienten-Notrufe geschult. Die Tätigkeit als Notarzt ist an die Fachkunde Rettungsmedizin gebunden. Der Notarzt verfügt über mehrere nach DIN standardisierte Notarztkoffer. Das Team aus Notarzt und Rettungssanitäter sucht meist im Rendezvous-System mit dem Rettungswagen und seiner Besatzung den Einsatzort auf.

26

26.2 Organisationsform der Notfallversorgung

Die Organisationsformen im hausärztlichen Bereitschaftsdienst haben sich in den letzten Jahren verändert. Immer mehr Dienstbezirke werden durch zentrale Notfallpraxen versorgt, oft an Krankenhäuser angegliedert. Diese Praxen lösen meist mit einem in der Notfallpraxis fest stationierten sog. Sitzdienst und einem mobilen Fahrdienst die bisher aus der eigenen Praxis heraus tätigen niedergelassenen Ärzte ab. 2012 wurde bundesweit die einheitliche Rufnummer 116117 für den Notdienst eingeführt.

Alle kassenärztlich oder privat niedergelassenen Ärzte müssen grundsätzlich am Bereitschaftsdienst teilnehmen. Befreit sind lediglich Facharztgruppen, die für ihren Fachbereich in der Region einen eigenen Bereitschaftsdienst anbieten, wie z. B. HNO-Ärzte, Pädiater und Augenärzte. Die Befreiungsregelungen werden regional unterschiedlich gehandhabt. Zusätzlich gibt es vor allem in den Städten privatärztliche Notdienste, sodass parallele Notfallversorgungsstrukturen existieren.

Der eingeteilte niedergelassene Arzt kann sich vertreten lassen. Der Vertreter muss bei der Kassenärztlichen Vereinigung oder bei der Ärztekammer registriert werden. Je nach regionaler Regelung braucht der Bereitschaftsdienst-Vertreter kein Facharzt zu sein, sondern muss lediglich entsprechende klinische Tätigkeiten und Erfahrung nachweisen ("Facharzt-Standard"). Die meisten hausärztlichen Bereitschaftsdienste werden übrigens von Kollegen abgeleistet, die selber (noch) nicht niedergelassen sind, sondern sich in der Facharzt-Ausbildung befinden.

Welche Vorteile hat die Einrichtung von Notfallpraxen?

Zentrale Notdienstpraxen versorgen relativ große Dienstbezirke ab ca. 50.000 Einwohner. Durch die Zusammenlegung mehrerer Notdienstbezirke zu einem Notdienstpraxisbezirk sinkt die Anzahl der Dienste für die in diesem Bereich tätigen Ärzte. Der Anschluss eines ländlichen Dienstbezirks an eine Notdienstpraxis kann z. B. die Dienstbelastung von Hausärzten in ländlichen Gebieten massiv reduzieren und somit die ärztliche Arbeit auf dem Land attraktiver machen. Der in der Notdienstpraxis tätige Dienstarzt wird stark in Anspruch genommen und erwirtschaftet mehr Umsatz als die vorher auf kleinere Bezirke verteilten Dienstärzte.

26.3 Notfallausstattung

Welche Ausrüstung im Bereitschaftsdienst halten Sie für sinnvoll?

Im Gegensatz zum notärztlichen Rettungsdienst gibt es keine einheitliche Ausrüstung im Bereitschaftsdienst. Ärzte stellen eine Ausrüstung zusammen, die den Erfordernissen entspricht und in eine Tasche/einen Arztkoffer passt. Die therapeutischen Möglichkeiten sind daher eher beschränkt. Bewährt hat sich das Mitführen eines zusätzlichen Notfallkoffers nach DIN aus dem Rettungswesen. So ist die Versorgung lebensgefährlicher Zustände bis zum Eintreffen des Notarztes und des Rettungswagens gesichert. Darüber hinaus ist die Ausstattung an die regionalen Erfordernisse anzupassen. In einem Dienstbezirk mit chirurgischem Krankenhaus sind Platzwunden u. Ä. selten zu versorgen. Hingegen kann dies im ländlichen Gebiet einen erheblichen Teil der Arbeit im Dienst ausmachen. Es kann außerdem hilfreich sein, wenn der Bereitschaftsarzt Blasen-Dauerkatheter, Katheter-Gel, eine Blasenspritze und sterile Handschuhe mitführt, auch wenn diese urologischen Hilfsmittel selten benötigt werden (Fallbericht ➤ Kap. 26.5).

Neben den intravenösen Applikationsformen aller Medikamente zur Therapie akuter Erkrankungen gehört auch eine Auswahl oraler Darreichungsformen in die Bereitschaftstasche (Diazepamtropfen, MCP, Paracetamol, Diclofenac/Ibuprofen, sublinguales Nitrat, Prednisolon u. a. m.). Eine Mappe mit Formularen (Einweisung, Rezepte, Krankentransportschein, Visitenkarten, Todesbescheinigung) ist unverzichtbar – ebenso der aktuelle Dienstplan der örtlichen Apotheke. Die Erreichbarkeit der Dienstapotheke ist im ärztlichen Bereitschaftsdienst besonders wichtig!

FALLBERICHT

Im Bereitschaftsdienst werden Sie zu einem 72-jährigen Mann mit Schulterschmerz gerufen. Der stark übergewichtige Patient berichtet, dass er die linke Schulter seit Wochen nicht mehr richtig heben könne, nachdem er nächtens mit einem Türrahmen kollidiert sei. In den letzten Wochen habe der Hausarzt Infusionen gegeben. Er könne nicht sagen, welche Art von Infusionen er erhielt. Unter der Therapie hätten sich die Beschwerden gebessert. Jetzt am Wochenende habe er daher keine Schmerzmedikamente im Haus. Er wohne zehn Kilometer von der Dienstapotheke entfernt und habe aufgrund einer starken Sehverschlechterung seinen Führerschein abgegeben. Die Nacht zu Samstag sei schrecklich gewesen.
Schmerzen oder Beschwerden vom Herzen verneint der Mann: Ein Vorhofflimmern werde mit Phenprocoumon (Marcumar®) behandelt, gibt er an. In der Untersuchung sehen Sie eine nicht nur schmerzbedingt, sondern auch muskulär eingeschränkte Beweglichkeit der linken Schulter und tasten eine Lücke neben dem Akromion. Sie äußern den Verdacht auf eine Rotatorenmanschetten-Ruptur.

Wie gehen Sie vor?

Der Patient benötigt eine Schmerztherapie. Entscheidend ist, dass der Dienstarzt entsprechende Präparate in der Notfalltasche mitführt, da der Mann in dieser Nacht keine Möglichkeit hat, Medikamente zu besorgen. Man verordnet z. B. Naproxen 3 × täglich 250 mg und versorgt den Patienten mit Medikamenten aus dem mitgebrachten Bestand. Intramuskuläre Schmerzmittelinjektionen sind bei einer Phenprocoumon-Behandlung kontraindiziert und wegen der vorgeschriebenen langen Überwachungszeit sowie der Gefahr eines Spritzenabszesses nicht empfehlenswert. Intravenöse Gaben sind wegen schneller Abflutung der meisten Präparate ebenfalls nicht angezeigt.

26.4 Dringlichkeit von Hausbesuchen, Telefonberatung

Für einige der folgenden Beispielfälle wird angenommen, dass Sie vom Ort des ärztlichen Bereitschaftsdienstes, z. B. von Ihrer Praxis oder von einer Notdienstpraxis, aus Ihre Entscheidungen treffen und auch von dort aus Hausbesuche tätigen.

FALLBERICHT

Im kassenärztlichen Bereitschaftsdienst werden Sie zu einer 48-jährigen, Ihnen unbekannten Patientin gerufen, die sich nach dem Anheben des Sofas „nicht mehr bewegen kann". Die Freundin der Patientin bittet um einen sofortigen Hausbesuch.

An welchen abwendbar gefährlichen Verlauf (nach Braun) müssen Sie in diesem Fallbeispiel denken?

Am wahrscheinlichsten ist ein akuter Kreuzschmerz (= akute Lumbago, akute Lumbalgie, lower back pain), zumal eine unmittelbare, plausible Ursache mitgeteilt wird. Das Vorliegen einer gefährlichen Erkrankung ist sehr selten. Zu denken ist an eine Fraktur im Bereich der Wirbelsäule, Tumoren, eine Infektion oder Radikulopathien.

Wie klären Sie die Gefährdung der Patientin, wie, ob ein abwendbar gefährliche Verlauf vorliegt?

Bei einer bisher gesunden Frau liegt im hausärztlichen Bereich die Wahrscheinlichkeit einer gefährlichen Ursache des Rückenschmerzes unter 1 %. Am Telefon kann eine entsprechende Teilanamnese erhoben werden.

Warnsignale für das Vorliegen einer Ursache mit dringendem Handlungsbedarf werden auch als „Red Flag" bezeichnet. Entsprechend der nationalen Versorgungsleitlinie „Kreuzschmerzen" (2011) sind folgende „Red Flags" in der Anamnese zu berücksichtigen (➤ Tab. 26.1).

Tab. 26.1 Red Flags für das Vorliegen von dringendem Handlungsbedarf

Fraktur	Tumor	Infektion	Radikulopathien/Neuropathien
• schwerwiegendes Trauma, z. B. durch Autounfall oder Sturz aus größerer Höhe, Sportunfall • Bagatelltrauma (z. B. Husten, Niesen oder schweres Heben bei älteren oder potenziellen Osteoporose-patienten) • systemische Steroid-therapie	• höheres Alter • Tumorleiden in der Vorgeschichte • allgemeine Symptome: Gewichts-verlust, Appetito-sigkeit, rasche Er-müdbarkeit • Schmerz, der in Rückenlage zu-nimmt • starker nächtlicher Schmerz	• allgemeine Symptome, wie kürzlich aufgetretenes Fieber oder Schüttelfrost, Appetit-losigkeit, rasche Er-müdbarkeit • durchgemachte bakte-rielle Infektion • i. v.-Drogenabusus • Immunsuppression • konsumierende Grund-erkrankungen • kürzlich zurückliegende Infiltrationsbehandlung an der Wirbelsäule • starker nächtlicher Schmerz	• straßenförmig in ein oder beide Beine aus-strahlende Schmerzen, ggf. verbunden mit Gefühlsstörungen wie Taubheitsgefühle oder Kribbelparästhesien im Schmerzaus-breitungsgebiet oder Schwächegefühl • Kaudasyndrom: plötzlich einsetzende Bla-sen-/Mastdarmstörung, z. B. Urinverhalt, vermehrtes Wasserlassen, Inkontinenz • Gefühlsstörung perianal/perineal • ausgeprägtes oder zunehmendes neurolo-gisches Defizit (Lähmung, Sensibilitätsstö-rung) der unteren Extremität • Nachlassen des Schmerzes und zuneh-mende Lähmung bis zum kompletten Funktionsverlust des Kennmuskels (Ner-venwurzeltod)

Sie sprechen telefonisch mit der Patientin. Sie habe keine Gefühlsstörungen oder Lähmungen, aber seit einer Stunde starke Schmerzen „im Kreuz" mit Ausstrahlung in das Gesäß. Sie befinde sich mitten im Umzug und sei gerade erst im neuen Haus angekommen. Jetzt liege sie zwischen den Umzugskisten vor dem Sofa. Außer den fürchterlichen Schmerzen sei sie gesund, aber sehr verzweifelt.

Wie gehen Sie weiter vor? Warum liegt ein hausärztlicher Notfall vor?

Aus der Fallbeschreibung ergibt sich auch bei Ihren gezielten Fragen kein Hinweis auf eine akute Gefährdung (Red Flag). Unabhängig von dieser Einordnung aus Sicht des Arztes ist die Situation für die Patientin schmerzhaft und subjektiv bedrohlich; zudem entbindet die Telefonanamnese Sie nicht von der persönlichen Inaugenscheinnahme und Untersuchung!

Sie suchen also die Patientin auf und finden die Situation wie geschildert vor. Nach ergänzender Anamnese und Untersuchung wird der Beratungsanlass als Bild einer akuten Lumbalgie klassifiziert. Eine orale Thera-pie, z. B. mit Paracetamol, in zweiter Linie mit einem oralen NSAR, wird eingeleitet. Bei starken Muskelver-spannungen ist der Einsatz von muskelrelaxierenden Präparaten (kritisch) zu überlegen und wenn über-haupt nur zeitlich begrenzt sinnvoll. Auch lokale subkutane Quaddeln mit Lokalanästhetika scheinen hilf-reich zu sein. Zusätzlich sollte die Patientin über Allgemeinmaßnahmen informiert werden: Wärme, beque-me Lagerung, vorsichtige Bewegungen mit Unterstützung. Bei fehlender Besserung und besonders beim Auftreten von Lähmungen oder Störungen bei der Ausscheidung soll sich die Patientin wieder melden, bei Restbeschwerden nach 3 Tagen erneut ärztlich vorstellen.

Welche Schlüsse hätten Sie gezogen, wenn Sie beim Eintreffen in der Wohnung die Rückenschmerz-Patientin eingenässt vorgefunden hätten – die Patientin selber hatte den Urinabgang nicht bemerkt?
- Die Notfallsituation ist nun sehr dringlich, da es vermutlich zu einer Kompression im distalen Spinalkanal gekommen ist.
- Ein Notfalltransport in eine Neurochirurgie oder eine Unfallchirurgie muss unverzüglich organisiert werden, wenn die (Blasenshpinkter)-Lähmung reversibel sein soll.
- Fazit: Die Situation kann sich vor Ort anders darstellen als zuvor angenommen und sich auch kurzfristig zum Schlechteren geändert haben. Am Telefon ist nicht alles zu klären!

Die Patientin ruft nach drei Tagen in der Praxis an und berichtet, sie sei beschwerdefrei und sehr dankbar. Jahre später berichtet diese Patientin vor einem PJ-Studenten in der Praxis: „Der Doktor hat mir einmal in großer Not geholfen. So habe ich einen Hausarzt am neuen Wohnort gefunden!" Die Wahrnehmung der subjektiven Dringlichkeit – unabhängig von der Risikobeurteilung auf der Grundlage von Red Flags oder Leitlinien – ist ein wichtiger Aspekt des hausärztlichen Notdienstes und kann die Basis einer langjährigen Patienten-Hausarzt-Beziehung sein.

FALLBERICHT
Im Bereitschaftsdienst bittet eine 24-jährige Patientin um ihren Hausbesuch wegen Schmerzen beim Wasserlassen seit einem Tag. Auf Nachfrage gibt sie an, sie habe auch Fieber.

Führen Sie den angeforderten Hausbesuch durch?
Hausbesuche sind zeitintensiv und verzögern die Versorgung nachfolgender Patienten. Zudem ist die Diagnostik in der (Notfall-)Praxis wesentlich besser und einfacher durchzuführen. Mit diesen Argumenten gelingt es in der Regel, die Patienten zum Aufsuchen der Praxis zu motivieren. Auch die Tatsache, dass der Patient kein Fahrzeug oder keinen Fahrer zur Verfügung hat, bedingt nicht per se einen Hausbesuch. Die Fahrt mit einem Taxi zur Praxis ist eine prinzipiell mögliche Alternative, für die Krankenkassen auch einen Teil der Kosten tragen. Wenn der Patient dies jedoch ablehnt, muss sich der Bereitschaftsdienst *im Zweifel* und *bei klarer Aufforderung zum Hausbesuch* immer persönlich von der Situation überzeugen.

Die Patientin wird vom Freund in die Praxis gebracht. Im Spontanurin weisen Sie mit einem Streifentest Nitrit, Erythrozyten und Leukozyten sowie Eiweiß nach. Die sublingual gemessene Temperatur beträgt 39,5 °C. Ein Klopfschmerz besteht über dem linken Nierenlager.

Wie gehen Sie weiter vor?
Bei einem Harnwegsinfekt mit Klopfschmerzen über dem Nierenlager ist eine weitere Diagnostik sinnvoll, aber nicht dringlich. Eine ambulante Ultraschalluntersuchung kann unmittelbar durchgeführt oder später nachgeholt werden. Die Urinprobe wird aserviert und wenn möglich mit Bebrütungsmedien inkubiert. Es beginnt eine antibiotische Therapie unter der Vorstellung einer Zystitis mit beginnender Pyelonephritis (AWMF-Leitlinie Harnwegsinfektionen, 2010). Die Patientin ist für ca. 1 Woche nicht arbeitsfähig und sollte sich zu Wochenbeginn bzw. so bald wie sinnvoll und nötig bei ihrem Hausarzt vorstellen.

26.5 Schnittstelle zur stationären Versorgung

FALLBERICHT

Als Fahrdienst werden Sie zu einem 7 Jahre alten Jungen gerufen. Die Mutter berichtet, dass der Junge seit 2 Tagen fiebere. Initial habe er über Schmerzen im rechten Unterbauch geklagt. Einmalig habe er Durchfall gehabt, aber kein Erbrechen. Der Appetit sei vermindert.

Was untersuchen Sie?

Fiebernde Kinder mit Bauchschmerzen erfordern immer eine Untersuchung des gesamten Körpers, da differenzialdiagnostisch z. B. auch eine Pneumonie oder eine Otitis infrage kommen. Bei der Untersuchung des Abdomens muss vor allem nach Hinweisen auf eine Appendizitis gefahndet werden (Druckpunkte Lanz und McBurney, Rovsing-Zeichen, Psoas-Zeichen, Loslass-Schmerz im rechten Unterbauch und auch auf der Gegenseite [Blumberg-Zeichen], Temperaturdifferenz rektal/axillär, Proteinurie). Zur Diagnostik kann auch der international geläufige Alvarado-Score genutzt werden.

   Es fließen ein:
- Anamnese: Schmerz im rechten Unterbauch (1), Übelkeit/Erbrechen (1), Appetitlosigkeit (1)
- Untersuchung: Abwehrspannung rechter Unterbauch (2), Loslassschmerz rechter Unterbauch (1), erhöhte Temperatur (1)
- Labor: Leukozytose (2), leukozytäre Linksverschiebung (1) (Punktescore in runden Klammern).

Bei einem Score > 9 ist die Appendizitis sehr wahrscheinlich, bei einem Score von 7–8 wahrscheinlich, bei einem Score von 5–6 möglich, unterhalb von 5 unwahrscheinlich.

Der Junge wirkt krank und ausgetrocknet. Paraumbilikal tasten Sie eine fragliche Resistenz, der Bauch ist gespannt. Die Temperatur beträgt rektal 39 °C und axillär 38 °C. Der Ganzkörperstatus ist unauffällig.

Wie gehen Sie weiter vor?

Nach den Parametern des Alvarado-Score ist im Beispielfall bereits ohne Bestimmung des Blutbilds eine Appendizitis möglich. Zur Erhärtung der Diagnose wären die Bestimmung des Blutbilds und der Entzündungsparameter sowie eine Urindiagnostik notwendig. Da das Blutbild im Notdienst in der Regel nicht untersucht werden kann, besteht die Indikation zur Einweisung.

In der chirurgischen Ambulanz wird im Blutbild eine Leukozytose mit 19.900 Leukozyten und eine Linksverschiebung festgestellt. In der Sonografie des Abdomens besteht der dringende Verdacht auf freie Flüssigkeit, sodass eine diagnostische Laparoskopie durchgeführt wird. Intraoperativ zeigt sich eine Appendizitis, was sich im pathologischen Befund bestätigt.

FALLBERICHT

Sie werden zu einer 80-jährigen Patientin mit Z. n. Schlaganfall ins Pflegeheim gerufen. Die Altenpflegerin ist alarmiert, weil der Urin der Frau gerötet sei. Seit 6 Stunden sei kein Urin mehr abgeflossen. Vor 3 Stunden seien Schüttelfröste und nachfolgend Fieber bis 39,5 °C aufgetreten. Paracetamol hätte initial gut geholfen, dann sei das Fieber wiedergekommen. Die Patientin sei unruhig.
Nach dem Eintreffen stellen Sie fest, dass die Patientin bettlägerig und mit einer PEG-Ernährungssonde sowie einem Blasenkatheter versorgt ist.
Der Inhalt des Urinbeutels ist rot. Die Patientin ist unruhig, stöhnt und reagiert auf Druck im Unterbauch und auf die Palpation des rechten Nierenlagers mit Abwehrreaktionen. Im Unterbauch tasten Sie einen großen glatten Tumor. Die nächste urologische Abteilung liegt eine Autostunde entfernt.

Welches Krankheitsbild verursacht die Rotfärbung des Katheterurins?

Eine hämorrhagische Zystitis ist bei Heimpatienten mit transurethralem Katheter häufig, insbesondere wenn der Abfluss behindert ist. Eine aufsteigende Infektion würde das Fieber und den Druckschmerz im rechten Nierenlager erklären. Auch eine Verletzung der Blasenschleimhaut z. B. beim Katheterwechsel oder bei der Pflege kann eine Blutung auslösen. Da bei der Patientin aber die weniger infektionsanfällige transkutane Ableitung liegt, müssen Tumoren in Niere oder Blase als Blutungsquelle in Betracht gezogen werden. Auch Thrombozytenaggregationshemmer können Ursache für die Hämaturie sein.

Ist der Blutverlust vital bedrohlich?

Die Abschätzung des Blutverlusts ist schwierig. Klinische Zeichen einer massiven Anämie sind blasse Konjunktiven, anämische Haut- und Nagelbettfarbe sowie eine Hypotonie bei Tachykardie.

Was bedingt die fehlende Ausscheidung? Was ist zu befürchten?

In erster Linie ist an eine Verlegung des Katheters zu denken. Bei einer starken Harnverhaltung ist die überfüllte Blase als druckdolenter glatter Tumor im Unterbauch tastbar. Ein länger bestehender Harnstau kann ein akutes Nierenversagen verursachen. Als abwendbar gefährlicher Verlauf muss die Urosepsis befürchtet werden, die ein häufiger Einweisungsgrund bei Patienten aus Pflegestationen ist.

Differenzialdiagnostisch ist an ein prärenales Nierenversagen durch Volumenmangel oder Blutdruckabfall zu denken, was jedoch die Unterbauchschwellung nicht erklärt.

Wie gehen Sie vor?

Nach Untersuchung der Kreislaufverhältnisse und der Konjunktiven/des Nagelrots ergibt sich kein Anhalt für einen bedrohlichen Blutverlust, somit auch nicht für ein prärenales Geschehen. Unter der Annahme eines akuten Harnverhalts muss der Urinabfluss wieder hergestellt werden. Das Einführen eines großlumigen transurethralen Katheters (22–24 Char.) unter Belassen des suprapubischen Katheters ist erfolgreich – der gestaute Urin fließt ab. Gut, dass im Wagen in einer zweiten Bereitschaftstasche die notwenigen Utensilien vorhanden sind! Der zuvor deutlich tastbare Unterbauch-Tumor ist nicht mehr nachweisbar. Bei Hämaturie, Fieber und Harnverhalt ist ein Antibiotikum indiziert. Der Thrombozytenaggregationshemmer, den die Patientin erhält, wird ausgesetzt.

> Nach 4 Stunden wird vom Pflegeheim per Telefon mitgeteilt, dass der Urin nunmehr wieder fließt, aber immer noch rot sei.
> Bei der telefonischen Nachfrage nach 8 Stunden wird Ihnen eine deutliche Besserung des Allgemeinzustands übermittelt. Die Patientin sei wesentlich ruhiger und nicht mehr so schmerzgeplagt, der Urin fließe klarer.

FALLBERICHT

> An einem Karfreitag werden Sie zu einem 9 Jahre alten Mädchen mit 39,5 °C Fieber gerufen. Das Kind ist soeben von der Klassenfahrt zurückgekehrt und war bis zum Vortag gesund. Bei der körperlichen Untersuchung findet sich außer dem rektal gemessenen Fieber kein pathologischer Befund. Sie hören normale vesikuläre Atemgeräusche über beiden Lungen, tasten einen normalen Lymphknotenstatus, sehen einen unauffälligen Rachen und spiegelnde Trommelfelle. Auch die Untersuchung des Abdomens ist unauffällig. Sie klassifizieren das Krankheitsbild als einen fieberhaften Virusinfekt.

Welche Untersuchung des Thorax haben Sie bisher nicht durchgeführt?

Vergessen wurde die Perkussion des Thorax, die frühzeitig einen Hinweis auf einen Erguss, einen Zwerchfell-Hochstand oder einen Pneumothorax geben kann.

Welche therapeutischen Maßnahmen leiten Sie ein?

Fiebersenkende Therapie mit Wadenwickel und/oder Paracetamol. Sollte es zu einer Verschlechterung kommen oder das Kind nach 3 Tagen immer noch Fieber haben, sollen die Eltern sich melden.

> Nach 3 Tagen bittet die Mutter sehr besorgt um einen erneuten Hausbesuch. Sie sehen das Ihnen als lebhaft bekannte Kind in deutlich reduziertem Allgemeinzustand. Die Mutter berichtet über unveränderte Fieberzustände bis 39,5 °C. Im Untersuchungsbefund ergibt sich – unter schwierigen Untersuchungsbedingungen wegen vegetativer Begleitbeschwerden – weiterhin ein unauffälliger Befund von Rachen, Ohren und Lunge.

Wie gehen Sie am Ostermontag weiter vor?

Bei Fieber seit mehr als 3 Tagen, vegetativer Begleitsymptomatik und schlechtem Allgemeinzustand muss das ursprünglich als unkompliziert eingeschätzte Fieber nun als kompliziert bewertet werden. Eine Röntgenuntersuchung des Thorax und eine Laboruntersuchung mit BB, BKS und CRP sowie eine Urinuntersuchung sind daher indiziert. Diese Diagnostik ist nur im Krankenhaus verfügbar, daher weisen Sie das Kind – nach telefonischer Anmeldung beim Dienstarzt des Krankenhauses – zur weiteren Diagnostik ein, obwohl das gleiche Krankheitsbild während der Woche ambulant abgeklärt werden könnte – im Notdienst ist die notwendige Stufe 1 der High-Risk-Diagnostik nicht möglich und muss daher im Krankenhaus durchgeführt werden. Das standardisierte Vorgehen ist gerade im Notdienst wichtig, da auf diese Weise Fehler vermieden werden (➤ Abb. 26.1).

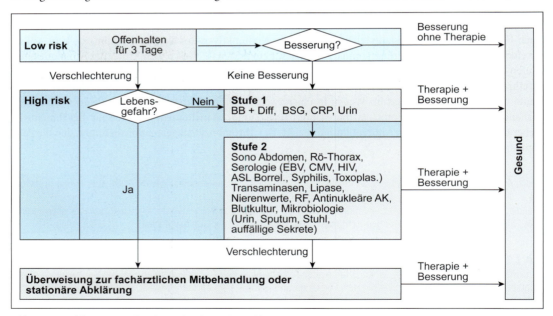

Abb. 26.1 Gefahrenpotenzial und Vorgehen bei Fieber unklarer Ursache

Was fällt Ihnen auf dem Röntgenbild auf (➤ Abb. 26.2)? Welche Therapie kommt infrage?

Radiologisch lässt sich eine Verschattung des linken Thorax unterhalb der Herztaille nachweisen, die als Unterlappenpneumonie gedeutet wird. Unter ambulanten Bedingungen wäre die orale Gabe eines Antibiotikums unter Verlaufkontrolle indiziert. Beim vorliegenden Gesamtbild sind jedoch sowohl die stationäre Aufnahme als auch die stationäre Behandlung gerechtfertigt. Retrospektiv überrascht das Fehlen von pulmonalen Symptomen, was aber – wie sich in diesem Fall zeigt – eine Pneumonie nicht ausschließt.

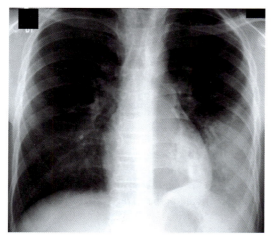

Abb. 26.2 Thorax-Röntgenbild eines 9-jährigen Mädchens. Status febrilis seit 3 Tagen.

26.6 Schnittstelle zum Notarztsystem

FALLBERICHT

Ein Ihnen seit vielen Jahren bekannter Patient stellt sich wegen seit Wochen störendem Schwindel im Notdienst in Ihrer Praxis vor. Aus der Vorgeschichte sind Ihnen eine arterielle Hypertonie, Kopfschmerzen sowie eine Somatisierungsstörung mit Angstsymptomen bekannt. Eine kardiologische Abklärung vor einem Jahr ergab keine weiteren Befunde. Im Rahmen der Abklärung führen Sie jetzt erneut ein Ruhe-EKG durch (➤ Abb. 26.3).

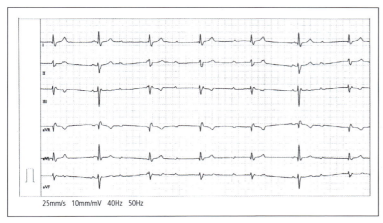

Abb. 26.3 Ruhe-EKG

Welches ist der entscheidende Befund?

Entscheidend ist das Vorliegen einer höhergradigen AV-Blockierung mit Notwendigkeit zur sofortigen Einweisung in Notarztbegleitung. Die EKG-Diagnose eines AV-Blocks 3. Grades ist schwierig, da der Ersatzrhythmus derzeit frequent ist und ungewöhnlich hoch im AV-Knoten liegt. Ein akuter Infarkt als Ursache der Reizleitungsblockade kann aus dem abgebildeten EKG nicht geschlossen werden.

Wie gehen Sie vor?

Sie informieren den Patienten, Ihre Arzthelferinnen und den Praxispartner über das Vorliegen eines potenziell lebensgefährlichen Notfalls. Zeitgleich fordert eine Helferin einen Rettungswagen (RTW) und einen Notarzt (NAW) an. Die Arzthelferin ist angewiesen, Ihnen die erfolgte Verständigung der Leitstelle zu bestätigen und eventuelle Probleme zu berichten. Eine weitere Arzthelferin kümmert sich währenddessen um den aufgeregten Patienten: Sie fühlt immer wieder den peripheren Puls, behält den EKG-Monitor im Auge und spricht beruhigend mit dem Patienten. Sie legen einen venösen Zugang – die Notfallmedikation mit Adrenalin und Atropin liegt bereit.

Zwischenzeitlich hat die Arzthelferin an der Anmeldung die Einweisung mit allen relevanten Dokumenten wie z. B. dem Notfallausweis des Patienten und einen Transportschein vorbereitet und andere Patienten im Wartezimmer informiert. Sie geht vor den Eingangsbereich der Praxis, räumt den Zugang von evtl. Hindernissen wie Fahrrädern und Kinderwagen frei und weist den RTW/NAW ein. Dieser Ablauf wurde von Ihnen mit den Arzthelferinnen eingeübt. Da der Patient kardiopulmonal stabil und im Liegen beschwerdefrei ist, sieht man von einer weiteren Therapie in der Praxis ab. Der Notarzt begleitet den Patienten ins nahe gelegene Krankenhaus.

Wieso war das Hinzurufen des Notarztes indiziert?

Aufgrund des höhergradigen AV-Blocks und der Symptome des Patienten ist eine Bradykardie mit kardialer Dekompensation oder sogar eine Asystolie jederzeit zu befürchten. Der Transport kann nur im RTW mit Arztbegleitung erfolgen. Die Anlage eines externen oder ösophagealen Schrittmachers muss sofort möglich sein.

FALLBERICHT

Während der Sprechstunde ruft Sie ein erregter Ehemann an und berichtet, dass seine Frau verwirrt sei und weglaufen wolle. Weder der Ehemann noch die Frau sind bisher von Ihnen behandelt worden.

Führen Sie den angeforderten Hausbesuch trotzdem durch?

Bei bisher unbekannten Patienten kann der Arzt die Situation schlecht einschätzen und ist verpflichtet, sich persönlich ein Bild zu machen. Im vorliegenden Fall ist eine Eigen- oder Fremdgefährdung möglich, sodass ein umgehender Hausbesuch auch während der Sprechstunde indiziert ist. Bei vitaler Gefährdung gilt jedoch, dass ein notärztlicher Kollege von Ihnen gebeten werden kann, den Hausbesuch unverzüglich vorzunehmen. Meist erfolgt dieser Kontakt über eine Leitstelle der Feuerwehr oder der Polizei.

26.7 Grenzbereiche: Lebensgefahr, Tod, Opiatsucht

Der in Notfällen regelmäßig herrschende Zeitdruck und die beschränkte medizinische Technik werden bei einer juristischen Beurteilung von Verfehlungen berücksichtigt. Sie wird sich daran orientieren, ob der Arzt sorgfältig und sachgemäß vorgegangen ist, ob eine Gefährdung durch die Behandlung abgewogen wurde und welche Versorgung situativ angemessen und möglich war. Auch in Notfallsituation gilt, dass der Dienstarzt trotz und gerade wegen der Schwierigkeiten der Notfallsituation einen Facharztstandard gewährleisten soll. Er trägt die volle Verantwortung, da er meist der einzig erreichbare Arzt des Bezirks ist.

F A L L B E R I C H T

Sie werden im Bereitschaftsdienst von der Ehefrau eines Patienten um einen Hausbesuch gebeten. Ihr Mann könne nicht ans Telefon kommen. Er sitze im Bett und ringe nach Luft, da er an einem nicht mehr behandelbaren Lungentumor leide. Er sei vor 2 Tagen erst aus dem Krankenhaus entlassen worden, weint sie, weil er mit nur 67 Jahren nicht im Krankenhaus sterben wolle.

Wie beurteilen Sie die Situation?

Trotz des an sich lebensbedrohlichen Symptoms Luftnot ist hier die Hinzuziehung des Notarztes nicht sinnvoll. Es besteht jedoch die Indikation zum sofortigen Hausbesuch.

Sie treffen einen kachektischen, auf der Bettkante sitzenden Patienten in schlechtem Allgemeinzustand an. Der Patient atmet schnell und berichtet gequält, dass er seit der Krankenhausentlassung zunehmende Luftnot habe. Im vorliegenden Arztbrief wird die Diagnose eines fortgeschrittenen kleinzelligen Bronchialkarzinoms ohne weitere Therapieoptionen beschrieben.

Wie gehen Sie vor?

Nach der Anamnese erfolgt eine symptomorientierte Untersuchung. Wie so häufig in der Hausbesuchssituation herrschen auch hier schwierige Untersuchungsbedingen: schlechte Lichtverhältnisse, räumliche Enge und niedrige Betten. Trotzdem werden die Vitalzeichen Herzfrequenz, Blutdruck und auch Atemfrequenz überprüft, die Lunge auskultiert und perkutiert mit der Frage nach klinischen Hinweisen auf Ergüsse oder spastische Atemgeräusche. Bei der Untersuchung fällt das zyanotisch-graue Hautkolorit des Mannes auf.

Folgende Befunde werden erhoben: Blutdruck 110/70 mmHg, Puls 124/min., Atemfrequenz 28/min. Im Sitzen sind beide Lungen seitengleich belüftet, die Lungengrenzen sind relativ hoch – Sie haben den Verdacht auf eine basale Dämpfung beidseits.

Welche therapeutischen Schritte leiten Sie jetzt ein?

Die Situation wird mit dem Patienten und seiner Frau besprochen. Das Angebot einer Einweisung in eine Palliativstation lehnt der Patient ab. Zur Minderung der Atemnot werden fraktioniert 20 mg Morphin i. v. und ein Antiemetikum über eine „Butterfly"-Nadel oder einen anderen venösen Zugang gespritzt.

Es ist wichtig, eine ruhige Atmosphäre zu schaffen, den Patienten und seine Ehefrau zu beruhigen, das Fenster zu öffnen, um dem Patienten auch das Gefühl der frischen Luft zu vermitteln. Gegebenenfalls ist eine zusätzliche Sedierung mit einem oralen Benzodiazepin notwendig.

Nach den Grundsätzen der Bundesärztekammer zur ärztlichen Sterbebegleitung (Deutsches Ärzteblatt 2011) besteht die Verpflichtung zur möglichst guten Symptomkontrolle, auch mit der Konsequenz, dass sich durch die Nebenwirkungen der Medikamente evtl. die Lebenserwartung vermindert. Zur Symptomkontrolle in palliativen Behandlungssituationen hat auch die Leitliniengruppe Hessen eine hausärztliche Leitlinie erstellt (Leitlinie Palliativversorgung 2009). De facto wird die Lebenserwartung dieses Patienten durch den Stress der Dyspnoe bestimmt, sodass die Morphingabe trotz der atemdepressiven Nebenwirkung eher nicht lebensverkürzend ist und einen weniger qualvollen Sterbeprozess ermöglicht. Es sollte geklärt werden, wann der nächste Hausbesuch durch den Hausarzt geplant ist und der Kollege am anderen Tag über den Besuch bei seinem Patienten informiert werden. Der Hinweis auf die Tätigkeit von Hospizvereinen kann hilfreich sein.

Auf der Website der deutschen Hospizgesellschaft (www.hospiz.net) finden sich die Adressen lokal tätiger Hospizvereine, die mit Hausbesuchen, nützlichen Hinweisen und Angehörigenbroschüren helfen können.

26

10 Minuten nach der Injektion wird der Patient deutlich ruhiger und bittet, ins Bett gelegt zu werden. Sie helfen der Ehefrau, die sie darauf aufmerksam macht, dass ihr Mann nicht mehr gut trinke und ausgetrocknet sei. In der Tat ist der Hautturgor vermindert und die Schleimhäute ausgetrocknet.

Welche therapeutischen Möglichkeiten haben Sie in der häuslichen Umgebung?

In dieser palliativen Situation ist eine verminderte Flüssigkeitsaufnahme allein kein Grund für therapeutische Maßnahmen. Da sich jetzt die Therapie allein an Symptomen orientiert, sollte der Patient gefragt werden, ob er Durst habe. Häufig verspüren Patienten am Ende ihres Lebens keinen Durst mehr. Oft steht eine Mundtrockenheit ohne Durstgefühl im Vordergrund. Diese lässt sich durch eine gute Mundpflege inkl. Flüssigkeits-Sticks oder einer Mischung aus Glyzerin und Ananassaft bessern.

Sollte der Patient allerdings Durst äußern und nicht mehr trinken können, ist die Anlage einer subkutanen Dauertropfinfusion auch unter den häuslichen Bedingungen möglich. Subkutaninfusionen können auch von Laien sicher entfernt werden, mit etwas Anleitung sind manche Angehörige sogar in der Lage, subkutane Infusionen anzulegen. Sollte es nicht möglich sein, die Beschwerden des Patienten in der häuslichen Situation zu mildern, ist eine spätere Verlegung in eine Palliativstation immer noch denkbar. Der Hausarzt erhält als Durchschlag eine Nachricht über ihre Tätigkeit bei seinem moribunden Patienten.

FALLBERICHT

Sie werden von der Leitstelle Ihres Dienstbezirks zu einem Mann gerufen, der tot aufgefunden wurde.

Sind Sie hierzu verpflichtet? Müssen Sie sich beeilen? Warum sollten Sie auch in die Ohren des Verstorbenen schauen?

Ja, auf Verlangen ist jeder Arzt verpflichtet, eine Leichenschau durchzuführen. Bei der Leichenschau muss nach sicheren Todeszeichen gesucht werden. Da diese erst nach 1–3 Stunden eintreten, sollte die Leichenschau auch erst zum entsprechenden Zeitpunkt erfolgen. Unter anderem muss der Arzt entscheiden, ob der Verdacht auf einen nichtnatürlichen Tod besteht. Hierzu muss der Leichnam vollständig entkleidet untersucht werden. In der Todesbescheinigung attestiert der Arzt, dass er sämtliche Körperöffnungen inspiziert hat. Bei Hinweisen auf einen nichtnatürlichen Tod ist die Kriminalpolizei hinzuzuziehen.

FALLBERICHT

Sie vertreten im Bereitschaftsdienst an einem Freitag einen niedergelassenen Allgemeinmediziner. Gegen 19:00 Uhr konsultiert Sie ein 22-jähriger Mann, der um einen Hustensaft bittet, da er seit 3 Tagen huste. Er sei selten krank und jetzt wolle er endlich mal wieder schlafen. Vor 2 Jahre habe ihm bei ähnlichen Beschwerden ein „Codi"-Saft geholfen.

Wie gehen Sie vor?

Zunächst wird die Anamnese mit der Frage nach Vorerkrankungen, Krankenhausaufenthalten und evtl. Dauermedikation vervollständigt, anschließend eine symptomorientierte Untersuchung durchgeführt.

Die Untersuchung der Thoraxorgane und des Nasenrachenraums ist unauffällig. Der Patient hat kein Fieber, schwitzt aber stark und ist unruhig. Im weiteren Verlauf drängt er auf das Rezept, dann komme er schon klar.

An welche Differenzialdiagnose müssen Sie denken?

Wenn Patienten eine Kodeinverordnung fordern, muss auch an eine Opiatabhängigkeit gedacht werden. Zeichen einer solchen Abhängigkeit wären evtl. enge Pupillen und auffälliges Verhalten und – bei intravenösem Konsum – Einstichstellen an den Venen.

Wie verhalten Sie sich, nachdem Sie an beiden Armen Einstichstellen nachgewiesen haben?

Der Patient sollte mit diesem Verdacht konfrontiert werden, es muss ihm klargemacht werden, dass eine Kodeinverordnung nicht erfolgen kann: Sucht ist immer eine chronische Erkrankung, kurzfristige medikamentöse Therapien mit Kodein sind weder zulässig noch sinnvoll, da die Symptome des Opiatentzugs mit Codein nicht zuverlässig behandelt werden können.

> Der Patient bestätigt Ihren Verdacht und bittet um Hilfe. Er sei völlig fertig und brauche Hilfe, sonst müsse er irgendwo einbrechen, um an Geld zu kommen. Dies wolle er aber nicht. Er verstünde, dass Sie kein Codein aufschreiben könnten, aber er brauche etwas zum Schlafen, sonst komme er nicht über die Nacht.

26

Wie gehen Sie vor? Was verschreiben Sie gegen die Schlafstörung?

Der Opiatentzug ist trotz Schweißausbrüchen, Herzjagen und Gliederschmerzen im Gegensatz zum Alkoholentzug in der Regel nicht gefährlich, wird aber von den Patienten als sehr unangenehm empfunden. Gemildert werden die Entzugssymptome nur durch Opiatgabe, die aber für diese Indikation gar nicht und nur unter bestimmten, in der Betäubungsmittel-Verschreibungsverordnung festgelegten Bedingungen für Opiatabhängige zulässig ist. Auch Benzodiazepine mildern den Opiatentzug nicht, erhöhen aber das Risiko einer Atemdepression und einer Zweitabhängigkeit. Zudem verkaufen die meisten Opiatabhängigen das verordnete Beruhigungsmittel auf dem Schwarzmarkt, um daraus Opiate zu erlösen. Vor diesem Hintergrund verordnen Sie kein Medikament. Sie weisen den Patienten jedoch auf die Möglichkeit einer stationären Opiatentgiftung hin und nennen entsprechende Kliniken.

Bei einer Opiatabhängigkeit ist nur ein langfristiges Therapiekonzept vertretbar, wie es z. B. in Zusammenarbeit mit den Drogenberatungsstellen durchgeführt wird. Hier ist dann individuell zu klären, welches Therapieangebot für den Patienten sinnvoll ist. Dies ist jedoch nicht Aufgabe des Bereitschaftsdienstes.

FALLBERICHT

Im gleichen Dienst erhalten Sie einen Anruf eines Patienten mit Z. n. Myokardinfarkt und Bypassoperation vor 2 Jahren. Der Patient hat seit 30 Minuten stärkste Thoraxschmerzen mit Ausstrahlung in den Kiefer und in den linken Arm.

Sind Sie jetzt auch zum Hausbesuch verpflichtet?

Durch die persönliche Alarmierung des Notarztes stellt der Bereitschaftsarzt sicher, dass eine adäquate Versorgung erfolgen kann. (Dies wäre bei eventuellen Beschwerden anhand der Protokolle der Leitstelle jederzeit zu belegen.)

Eine Alarmierung durch Dritte führt häufig zu Verzögerungen. Angehörige stehen unter Stress und kennen die Telefonnummern, die richtigen Bezeichnungen für die Rettungsmittel und die Verdachtsdiagnosen nicht. In ihrer Not rufen sie z. B. Nachbarn oder das örtlichen Krankenhaus an und werden dann wieder zum Dienstarzt, also zu Ihnen, verwiesen. Solche Verzögerung kann der Bereitschaftsarzt vermeiden, indem er persönlich den Notarzt alarmiert. Vor Gericht werden immer die besondere Verantwortung des Arztes und die oft eingeschränkte Handlungsfähigkeit der Angehörigen betont. Fahrlässig handelt nach der Rechtsprechung der Mediziner, der „das in Kreisen gewissenhafter und aufmerksamer Ärzte oder Fachärzte vorausgesetzte Verhalten unterlässt" (BGH, NJW 2000, 2737). Durch die persönliche Alarmierung des adäquaten Rettungsmittels – hier des Notarztes – dokumentiert der Dienstarzt ein „gewissenhaftes" Verhalten.

LITERATUR
Braun R: Die gezielte Diagnostik in der Praxis. Schattauer, Stuttgart 1957
Grundsätze der Bundesärztekammer zur ärztlichen Sterbebegleitung. Deutsches Ärzteblatt 2011; 108 (7); http://www.bundesaerztekammer.de/downloads/Sterbebegleitung_17022011.pdf
Hausärztliche Leitlinie Palliativversorgung, Version 1.09 vom 20.3.2009, (http://www.pmvforschungsgruppe.de/pdf/03_publikationen/palliativ_ll.pdf)

26

Nationale Versorgungsleitlinie Kreuzschmerzen, AWMF Register: NVL-007, 2011, (Kurzfassung August 2011: http://www.
  awmf.org/uploads/tx_szleitlinien/nvl-007k_S3_Kreuzschmerz_Kurzfassung_2011-08_01.pdf)
S3-Leitlinie Harnwegsinfektionen AWMF Register 043–044, 2010 (Kurzfassung 17. Juni 2010: http://www.awmf.org/
  uploads/tx_szleitlinien/043-044k_S3_Harnwegsinfektionen.pdf)

27

M. Hermann

Eilige und lebensbedrohliche Notfälle

Inhalt

27.1 Akute Dyspnoe

(➤ Kap. 11).

27.2 Akute Thoraxschmerzen

(s. a. ➤ Kap. 12).

FALLBERICHT

Im kassenärztlichen Notfalldienst am Wochenende werden Sie zu einer etwa 60-jährigen Patientin gerufen. Sie lebt allein in ihrer Wohnung und fühlt sich in letzter Zeit so schwach. Außer einer blassen Gesichtsfarbe finden Sie bei der ausführlichen körperlichen Untersuchung und Anamnese nichts Auffälliges. Sie war jahre- oder jahrzehntelang nicht beim Arzt und hat auch keinen Hausarzt. Sie vereinbaren daher mit ihr für den nächsten Montag einen Termin in Ihrer Praxis für weitere Untersuchungen. Sie trifft dort gegen 10:00 Uhr ein und nach etwa 20 Minuten fällt sie im Wartezimmer vom Stuhl und ist nicht mehr ansprechbar. Andere Patienten laufen aufgeregt zur Anmeldung, um den Notfall zu melden.

Beschreiben Sie Ihre nächsten Schritte.

- Patientin laut ansprechen, Reaktion prüfen, ggf. Schmerzreiz
- „Nach Atmung sehen, hören und fühlen" wurde aus dem Algorithmus entfernt, ggf. Atemwege freimachen
- Prüfung der Vitalitätszeichen: Atmet, hustet oder bewegt sich der Patient? Kontrolle des Kreislaufs: Periphere oder Karotispulse tastbar? Zeichen des Kreislaufstillstands? → Notruf 112 anrufen
- Lagern auf hartem Untergrund, meist Fußboden; anschließend 30 × Thoraxdruckmassage, Frequenz ca. 100 ×/min. mit dem Handballen auf der Mitte des Brustkorbs
- kardiopulmonale Wiederbelebung (CPR) im Rhythmus 30 : 2 wiederholen bis zum Erfolg oder zur Übernahme durch das Rettungsteam. Abwechselnde CPR bei zwei oder mehr Helfern
- Racheninspektion, Entfernen von Zahnprothesen. Wenn nötig, Freimachen der Atemwege mithilfe des Esmarch-Handgriffs
- danach Beatmung durch eine zweimalige Mund-zu-Mund- oder Mund-zu-Nase-Atemspende (oder Maskenbeatmung): Dauer jeweils 2 Sekunden, Atemzugvolumen (AZV) ca. 700–1.000 ml
- Falls ein Herzstillstand vorliegt und ein Defibrillator/AED greifbar ist, zuerst defibrillieren, dann ggf. CPR wie oben beschrieben.

Beschreiben Sie den Esmarch-Handgriff.

Vorziehen des Unterkiefers und damit Öffnen des Trachealeingangs.

Beschreiben Sie die Details der kardiopulmonale Reanimation (CPR).

- nach den ILCOR-Richtlinien 2010 jetzt C-A-B (Chest Compression – Airways – Breathing) statt A-B-C
- Die Thoraxkompression setzt unmittelbar nach erfolgter Atemspende, d. h. noch vor der Exspiration wieder ein. Die Herzdruckmassage kann nur in Rückenlage des Patienten auf einer festen Unterlage durchgeführt werden. Ein Helfer kniet in Thoraxhöhe unmittelbar neben dem Patienten und führt die Herzdruckmassage mit durchgestreckten Armen aus. Der untere Handballen der übereinandergelegten Hände wird in der Mitte des Brustkorbes platziert. Mit durchgestreckten, vertikal zur Brust platzierten Armen wird der Thorax mindestens 5 cm tief mindestens 100×/Minute komprimiert. Der erfahrenere Helfer sollte sich am Kopf des Patienten befinden, Anweisungen geben und die Maskenbeatmung durchführen. Es empfiehlt sich bei der Ein-Helfer-Methode die Position am Kopf einzunehmen und die Herzdruckmassage durch Beugen über Kopf und Oberkörper durchzuführen. Auf die richtige Position der Hände im Bereich des Abdomens und der Sternumspitze ist zu achten.
- Laien können ggf. auf die Atemspende verzichten, ausgebildete Helfer können Ambu-Beutel und Guedel-Tubus oder einen Larynx-Tubus verwenden
- Ein Combitubus kann ohne Sicht eingeführt werden und liegt immer mit einer seiner beiden Öffnungen in den Atemwegen.

Nennen Sie die beiden Indikationen zur Defibrillation.

Aufgrund welcher Überlegungen würden Sie eine Defibrillation vornehmen?

- Liegt Kammerflimmern/-flattern oder eine pulslose ventrikuläre Tachykardie vor?
- Für die Entscheidung zur Defibrillation ist die Ableitung eines einfachen Notfall-EKG über die Defibrillatorpaddel bzw. drei Klebeelektroden ausreichend. Solange Kammerflimmern mangels EKG-Ableitung nicht ausgeschlossen werden kann, erfolgt eine Frühdefibrillation *auch ohne* Nachweis von Kammerflimmern/-flattern und pulsloser ventrikulärer Tachykardie!

Moderne automatische Defibrillatoren führen die Ärzte und Rettungshelfer, z. T. mit stimmlicher Ansage, durch den Ablauf der Defibrillation. Ein Schock wird nur ausgelöst, wenn die einprogrammierte Rhythmusstörung vorliegt.

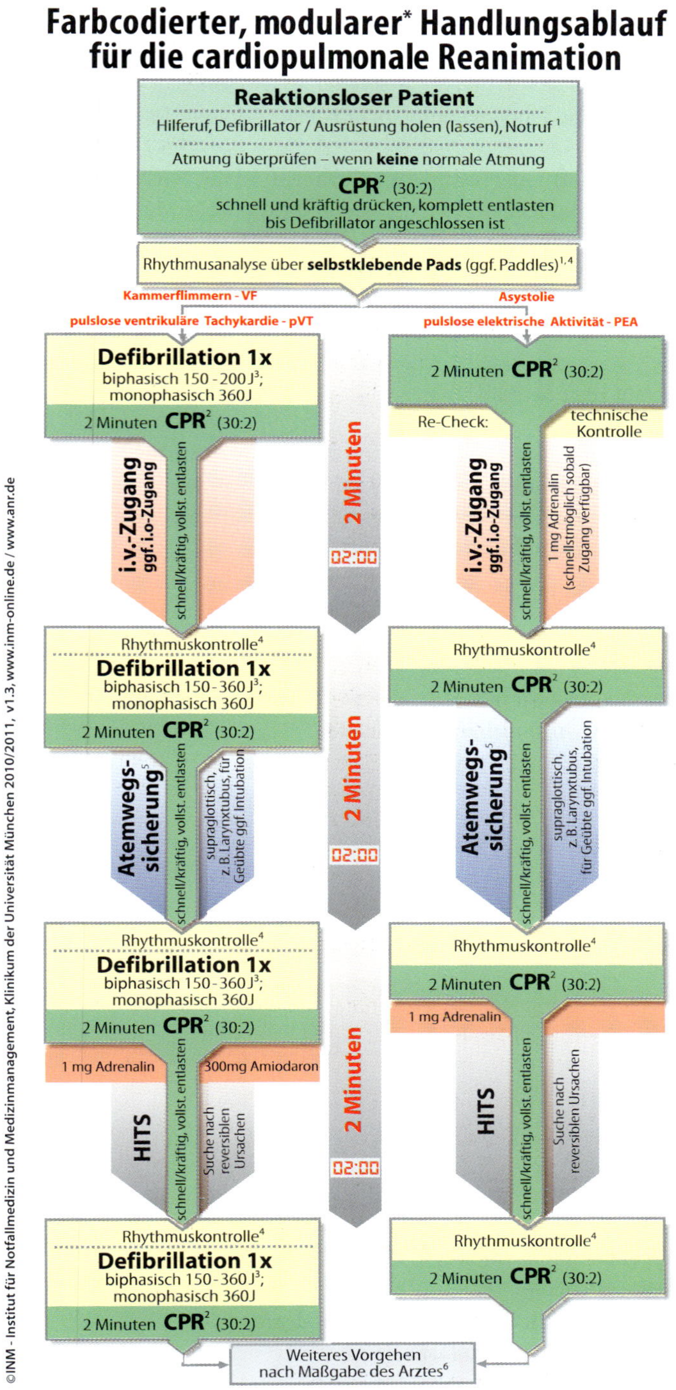

Farbcodierter, modularer* Handlungsablauf für die cardiopulmonale Reanimation

I|N|M *ANR*

Reaktionsloser Patient

Hilferuf, Defibrillator / Ausrüstung holen (lassen), Notruf [1]

Atmung überprüfen – wenn **keine** normale Atmung

CPR[2] (30:2)
schnell und kräftig drücken, komplett entlasten
bis Defibrillator angeschlossen ist

Rhythmusanalyse über **selbstklebende Pads** (ggf. Paddles)[1,4]

Kammerflimmern - VF

pulslose ventrikuläre Tachykardie - pVT

Defibrillation 1x
biphasisch 150 - 200 J[3];
monophasisch 360 J

2 Minuten **CPR**[2] (30:2)

i.v.-Zugang ggf. i.o-Zugang
schnell/kräftig, vollst. entlasten

2 Minuten 02:00

Defibrillation 1x
biphasisch 150 - 360 J[3];
monophasisch 360 J

2 Minuten **CPR**[2] (30:2)

Atemwegs-sicherung[5]
schnell/kräftig, vollst. entlasten
supraglottisch, z.B. Larynxtubus, für Geübte ggf. Intubation

2 Minuten 02:00

Rhythmuskontrolle[4]

Defibrillation 1x
biphasisch 150 - 360 J[3];
monophasisch 360 J

2 Minuten **CPR**[2] (30:2)

1 mg Adrenalin   300mg Amiodaron

HITS
schnell/kräftig, vollst. entlasten
Suche nach reversiblen Ursachen

2 Minuten 02:00

Rhythmuskontrolle[4]

Defibrillation 1x
biphasisch 150 - 360 J[3];
monophasisch 360 J

2 Minuten **CPR**[2] (30:2)

Asystolie

pulslose elektrische Aktivität - PEA

2 Minuten **CPR**[2] (30:2)

Re-Check: technische Kontrolle

i.v.-Zugang ggf. i.o-Zugang
schnell/kräftig, vollst. entlasten
1 mg Adrenalin (schnellstmöglich sobald Zugang verfügbar)

Rhythmuskontrolle[4]

2 Minuten **CPR**[2] (30:2)

Atemwegs-sicherung[5]
schnell/kräftig, vollst. entlasten
supraglottisch, z.B. Larynxtubus, für Geübte ggf. Intubation

Rhythmuskontrolle[4]

2 Minuten **CPR**[2] (30:2)

1 mg Adrenalin

HITS
schnell/kräftig, vollst. entlasten
Suche nach reversiblen Ursachen

Rhythmuskontrolle[4]

2 Minuten **CPR**[2] (30:2)

Weiteres Vorgehen nach Maßgabe des Arztes[6]

Handlungsablauf der Erwachsenen-Reanimation für medizinisches Fachpersonal

*Modularer Aufbau:
Variable Abfolge der Handlungssequenzen gemäß der individuellen Notfallsituation

Grundlagen:
Consensus on Science + Leitlinien 2010
▸ European Resuscitation Council (ERC)-Guidelines 2010 [Resuscitation 81 (2010): 1219 - 1451]
▸ German Resuscitation Council (GRC)-Guidelines 2010 [Notfall&Rettungsmedizin 13 (7) (2010): 515-744]
▸ CoSTR 2010: Resuscitation 81S (2010) e1 - e330

[1] Zeitpunkt des AED-/Defibrillatoreinsatzes
▸ sobald Gerät verfügbar
▸ möglichst selbstklebende Pads verwenden
▸ korrekte Elektrodenplatzierung (ausreichend lateral) unter laufender CPR
▸ bei beobachtetem Eintritt VF/VT ggf. 3 Schocks hintereinander

[2] Hinweise zur guten CPR
▸ qualitativ hochwertige CPR (30:2): mindestens 100/min (max. 120/min), mindestens 5 cm tief (max. 6 cm)
▸ komplett entlasten
▸ bei jeder Rhythmuskontrolle (alle 2 min) Helferwechsel
▸ während Laden des Defibrillators weiter CPR
▸ nach Defibrillation sofortige Wiederaufnahme der Thoraxkompression ohne Rhythmus- und Pulskontrolle
▸ möglichst keine Unterbrechungen durch die erweiterten Maßnahmen - vor einer Unterbrechung die Maßnahmen planen
▸ initial mit höchstmöglicher Sauerstoffkonzentration beatmen
▸ sollte eine endotracheale Intubation erfolgen kontinuierliche Herzdruckmassage (Sequenzen á 2 min.) und asynchrone Beatmung (10x/min)

[3] biphasische Defibrillationsenergie
▸ bei Unsicherheit maximale Energie wählen

[4] Maßnahmen bei Rhythmuskontrolle
▸ bei fraglicher Asystolie (DD feines KF) keine Defibrillation
▸ nur bei geordneter elektrischer Aktivität Pulskontrolle
▸ bei Unsicherheit bzgl. Puls: Wiederaufnahme der CPR
▸ bei zweifelsfrei tastbarem Puls weitere Stabilisierung ⇨ **Postreanimationsphase**

[5] Airway-Management
▸ keine Unterbrechung der Herzdruckmassage während der Insertion
▸ supraglottische Atemwegs-Sicherung ist Methode der Wahl (LT sollte gegenüber LMA bevorzugt werden)
▸ endotracheale Intubation nur für erfahrene Anwender mit regelmäßiger Übung
▸ Kapnographie zur Kontrolle der Tubuslage und der Effektivität der Herzdruckmassage

[6] Weiteres Vorgehen
▸ Weiterführen der CPR-Sequenzen mit Rhythmuskontrolle alle 2 min.
▸ Suche möglicher Ursachen und ggf. Kausaltherapie ⇨ „HITS"
▸ weitere Adrenalingabe 1 mg ungefähr nach jedem zweiten Zyklus (alle 3-5 min.)
▸ ggf. transkutanes Pacing (nicht bei Asystolie)

Differentialdiagnostische „HITS"
Überlegungen über mögliche Ursachen bzw. Co-Faktoren und Therapie:
H • Hypoxie → Atemwegsmanagement, Beatmung
• Hypovolämie → Volumensubstitution, Blutstillung
• Hypothermie → Vorgehen gemäß Leitlinien "Besondere Umstände"
• Hyper-/Hypokaliämie, sonst. metabol. Störungen → Elektrolytausgleich
• Herzbeuteltamponade → Punktion
I • Intoxikation → u. U. Antidot, Eliminationsverfahren
T • Thrombembolie → ggf. Thrombolyse (Lunge) oder PCI (Herz)
S • Spannungspneumothorax → Entlastungspunktion / Thoraxdrainage

Postreanimationsphase:
- Stabilisierung nach dem ABCDE-Schema
- Ziel-SpO$_2$ 94-98%, ggf. Sauerstoffgabe anpassen
- Zuweisung zu Diagnostik/Kausaltherapie (ggf. PCI)
- (schnellstmögliche) therapeutische Hypothermie
- normaler Blutzucker (<180 mg/dl bzw. 10 mmol/L)

27

Abb. 27.1 Medikamentengabe bei fehlendem Eigenrhythmus

Wie oft und mit welcher Energieabgabe führen Sie die initiale Defibrillation durch?

Nach den ILCOR-Richtlinien 2010 nach jedem CPR-Zyklus (30 : 2) nur noch 1 Schock mit 120–200 (je nach Gerät, im Zweifel maximale Dosis) Joule. Anschließend Karotispuls-Kontrolle.

Welche Medikamente geben Sie bei fehlenden Eigenaktionen im EKG trotz erfolgter Defibrillation? In welcher Dosierung?

- zunächst Adrenalin (Suprarenin, Epinephrin) 1 ml (entspricht 1 mg) auf 10 ml mit NaCl 0,9 % verdünnt i. v. oder (bei liegendem Beatmungstubus und fehlendem i. v. Zugang) die dreifache Menge endotracheal. Wiederholung alle 3–5 min
- Vasopressin i. v./i. o. Dosis: 40 E, kann die erste oder zweite Adrenalindosis ersetzen
- Amiodaron i. v./i. o. Dosis: Erstdosis 300 mg, danach jeweils 150 mg, Zyklus fortsetzen bis zum Erreichen eines stabilen Eigenrhythmus mit peripher tastbarem Puls und messbarem Blutdruck oder ca. 30 min ohne Reanimationserfolg.
- Den schematischen detaillierten Ablauf zeigt ➤ Abb. 27.1.

Warum sollten Sie mit einem Intubationsversuch bis zum Eintreffen der Sanitäter warten?

Vorbereitung und Durchführung der Intubation können nicht alleine bewältigt werden, ohne die Reanimation zu unterbrechen. Eine Ausnahme ist der sog. Combitubus, da er rasch und ohne Sicht eingeführt werden kann. Wirksam wird die Atemspende erst nach Auffüllen beider Cuffs.

Nennen Sie häufige Fehler bei der Reanimation.

Unzureichende Thoraxkompression, zu hohe oder zu niedrige Frequenz (Ziel: > 100/min).

Wie ist der präkordiale Faustschlag zu beurteilen?

Der Faustschlag ist in den ILCOR-Richtlinien 2010 nicht mehr enthalten.

27.3 Akute Bauchschmerzen

(s. a. ➤ Kap. 14).

FALLBERICHT

In der Vormittagssprechstunde stellt sich Ihnen ein 70-jähriger Rentner mit akuten Bauchschmerzen vor.

Welche Fragen zur Anamnese stellen Sie bei akuten Bauchschmerzen? An welche Krankheiten denken Sie dabei zum Beispiel?

Die Anamnese bei akuten Bauchschmerzen sollte das alters- und geschlechtsspezifische Vorkommen von möglichen (auch extraabdominellen) Erkrankungen abfragen (➤ Kap. 14):

- Z. n. abdominalen Operationen (Appendektomie, Cholezystektomie, Kolon-OP etc.)
- Stuhlverhalten (Obstipation, Koliken, Durchfälle)
- Z. n. Entzündungen: Divertikulitis, Appendizitis, M. Crohn, Gastroduodenitis
- Gefäßerkrankungen: Aortenaneurysma, Angina abdominalis
- Harnverhalt: Prostataadenom.

Nennen Sie weitere typische alters- und geschlechtsspezifische akute Erkrankungen des Abdomens.

Tab. 27.1 Geschlechts- und altersspezifische Erkrankungen des Abdomens

Alter/Geschlecht	Erkrankungen
Säugling	Nabelkoliken, Volvulus
Kleinkind	Invagination, Appendizitis, Harnwegsinfekt
Mädchen (Jugendliche)	Adnexitis, Appendizitis
jüngere Frau	Extrauteringravidität, Pyelonephritis
jüngerer Mann	Ulcus ventriculi, duodeni, Pankreatitis
ältere Frau	stielgedrehte Ovarialzyste, Tumore, Appendizitis, Adhäsionen
älterer Mann	Kolontumor, Divertikulitis, Aortenaneurysma, Überlaufblase, Tumore

27

Welche Untersuchungen führen Sie bei dem Rentner durch?
- Prüfung der Kreislauffunktion:
  - Puls, Blutdruck (Schocksymptomatik)
  - Hautdurchblutung (Oxygenisierung), Anämie?
- abdominelle Untersuchung:
  - Hinweise auf peritoneale Reizung (Loslassschmerz)?
  - tastbarer Tumor?
  - Hernie?
  - Darmatonie?
  - Klopfschmerz Nierenlager, Palpationsschmerz an Leber- oder Milzkante?
- rektale Untersuchung:
  - leere Ampulle?
  - Blut am Fingerling?
- Labor:
  - Leukozyten, CRP
  - Urinteststreifen etc.
- Temperaturmessung
- Sonografie.

Nennen Sie Krankheiten mit akuten Bauchschmerzen, die sonografisch erfasst werden können.
- mesenteriale Lymphadenitis
- Flüssigkeit in der Bauchhöhle
- Stenoseperistaltik
- Metastasen, Tumoren
- akute Appendizitis
- Invagination
- akuter Harnverhalt
- Hydronephrose
- Aneurysma der Aorta
- Extrauteringravidität
- Cholezystolithiasis
- Pankreasveränderungen
- Tuboovarialabszess
- Ovarialzyste.

27.4 Akuter Schwindel

(s. a. ➤ Kap. 9).

FALLBERICHT

Eine 73-jährige Rentnerin kommt erstmals in Ihre Praxis und erbricht sich in der Anmeldung. Sie gibt an, seit ca. 2 Stunden plötzlich Schwindel und heftige Übelkeit zu haben.

Was fragen Sie gezielt ab? Welche anamnestischen Angaben sind hilfreich?

Art des Schwindels: Karussellartiger Drehschwindel, Schwankschwindel (wie beim Kamelreiten) oder Schwarzwerden vor Augen, Sehunschärfe oder Doppelbilder? Hörstörungen und Ohrgeräusche?

Hilfreich sind anamnestische Hinweise auf:

- Intoxikationen (Lebensmittel, Erkrankungen im Umfeld, Medikamente)
- Traumata
- andere gastrointestinale Symptome (Durchfall, Schmerzen)
- andere neurologische Symptome (Visusstörungen, Lähmungen, Kopfschmerzen mit Nackensteife)
- Fieber
- Vorerkrankungen (vaskuläre Risikoerkrankungen, familiäre Belastungen, Bluthochdruck, Hypotonie, Tachykardie, Bradykardie).

Welche Untersuchungen führen Sie daraufhin durch?

- Fast alle Erkrankungen, die als Schwindelursache infrage kommen, haben Zusatzsymptome – bis auf den benignen Lagerungsschwindel (BLS). Sehr heftiger Schwindel – meist mit Erbrechen – ist eher vestibulär als zentral bedingt.
- Nystagmusprüfung: Spontannystagmus-Hinweis auf vestibuläre Störung (wird bei Geradeausblick geprüft). Einstell-Nystagmus bei extremer Blickeinstellung; wenn erschöpflich, dann physiologisch; ansonsten Hinweis auf vestibuläre Störung. Hörprüfung insbesondere bei Hinweisen auf vestibuläre Störung.
- Prüfung der Flüstersprache in 2–3 m Entfernung mit zugehaltenem re. und dann li. Ohr oder Stimmgabelversuch nach Rinne und Weber
- Puls- (Frequenz, Rhythmus) und Blutdruckmessung, Auskultation der Karotiden, ggf. Karotis-Druckversuch, EKG bei Hinweis auf Herzrhythmusstörungen
- orientierende neurologische Untersuchung (Romberg-Test, Unterberger-Tretversuch: zerebellär, spinal, vestibulär), Dysdiadochokinese (zerebellär), Finger-Nase-Versuch (zerebral, zerebellär), Vorhalteversuch (Ausschluss latenter Paresen); Visus, Gesichtsfeld, Anisokorie, Nystagmus, Augenmotilität; Vigilanz, Meningismus, Sensibilität an Beinen (Polyneuropathie: Stimmgabel).

Welches sind die häufigsten Schwindeldiagnosen und welches die wichtigsten Differenzialdiagnosen in der Allgemeinpraxis?

Bis zu 70 % der Schwindelzustände sind nicht ursächlich einzuordnen – ganz überwiegend verschwinden sie spontan. Darunter sind v. a.:

- psychogener (phobischer) Schwindel
- Schwindel im Alter: Schwindel, der durch das Zusammentreffen mehrerer, häufig leicht ausgeprägter Störungen der Gleichgewichtswahrnehmung zustande kommt.

Unter den 30 % mit definierter Dignose sind:

- 15 % durch den benignen Lagerungsschwindel (BLS) bedingt
- weitere 15 % durch die Diagnosen: zervikogener Schwindel, vestibulärer Schwindel (zusätzlich zu BLS), Orthostase, Polyneuropathie, Medikamentennebenwirkung, zerebrale Durchblutungsstörungen, Migräne, M. Menière (DEGAM-Leitlinie Schwindel, Kurzfassung, 2013).

> Die Patientin gibt ein Druckgefühl und ein tiefes Summen auf dem rechten Ohr an. Die orientierende Hörprüfung ergibt eine Hörminderung rechts. Die übrigen Befunde sind nicht richtungsweisend.

Welche Verdachtsdiagnose stellen Sie? Welche weiteren Maßnahmen ergreifen Sie?

Der Verdacht auf einen M. Menière erfordert folgende Maßnahmen:

- symptomatische Behandlung: Sedativa, Antiemetika, Antiverginosa, Betahistin, salzarme Kost (wg. endolymphatischem Hydrops), Reizabschirmung, ggf. Infusion mit Rheologika (alle ohne Evidenz)
- Reevaluation der Diagnose am nächsten Tag.

Welche Befunde würden Sie zu einer Überweisung zum HNO-Kollegen oder Neurologen veranlassen?

- Anhalten der Hörminderung
- andere neu aufgetretene neurologischen Ausfälle (Hyp-/Dysästhesien, Paresen, Visusstörungen, Anisokorie)
- untypischer bzw. unerwarteter Verlauf
- Vigilanzminderung.

Welche Verdachtsdiagnosen würden Sie zu einer notfallmäßigen Krankenhauseinweisung veranlassen?

- V. a. intrazerebrale Blutung, Insult, TIA
- Hirndruckzeichen
- V. a. Menigitis
- V. a. Intoxikation.

27.5 Unfall, Trauma

FALLBERICHT

> Sie werden zu einem Unfall vor Ihrer Praxis gerufen: Eine 30-jährige Hausfrau wurde beim Überqueren der Straße von einem Auto in Kniehöhe erfasst und liegt regungslos, aber wimmernd am Boden.

Welche Maßnahmen führen Sie bei der Patientin durch?

- Sicherung der Unfallstelle
- Ansprechen
- Erheben der Vitalzeichen (Puls, Atmung, Pupillen)
- Beruhigung
- Legen eines peripher-venösen Zugangs (immer frühzeitig!)
- „kranio-kaudaler Check" (orientierende Suche nach Verletzungsfolgen von Kopf, HWS, Thorax, Lunge, Abdomen, Wirbelsäule, Extremitäten innerhalb von max. 2 min), dabei Frage nach Schmerzen
- bei Schocksymptomatik Schocklage und Volumenersatz
- bei Schmerzen Analgesie
- bei offenen Wunden Wundabdeckung
- Festlegung des weiteren Prozedere je nach Befund.

Sie diagnostizieren bei der verletzten Frau eine offene Unterschenkelfraktur. Welche Gefahren bestehen? Beschreiben Sie das jeweilige Vorgehen.

- Schockgefahr: i. v. Zugang und zügige Infusion einer isotonischen NaCl-Lösung und Schmerzmittel (z. B. Dipidolor®), bei Bedarf Gabe eines Antiemetikums
- Infektionsgefahr: steriles Abdecken der Wunde
- Ischämiegefahr: Reposition der Fraktur durch Zug in Längsrichtung und Ruhigstellung des Beins in einer Vakuumschiene.

Mit welchem Blutverlust ist bei geschlossenen Frakturen zu rechnen? Nennen Sie Beispiele.

Bei Oberarm- oder Unterschenkelfrakturen kommt es zu einem inneren Blutverlust von bis zu 1 l, bei Oberschenkel-, Becken- und Hüftfrakturen können die Blutverluste in die Weichteile 3–5 l betragen.

Nennen Sie klinische Hinweise auf eine sich anbahnende hypovolämische Schocksymptomatik.

- Tachykardie (flacher schneller Puls)
- Blutdruckabfall
- Schockindex: Quotient aus Pulsfrequenz und systolischem Blutdruck weist bei manifestem Schock Werte über 1,0 auf
- Zeichen einer Zentralisierung (Gesichtsblässe, kalte und livide Akren, kalter Schweiß, Frösteln, Schwindel)
- Luftnot
- Vigilanzminderung
- negative Nagelbettprobe (normalerweise sekundenschnelle Reperfusion des Nagelbetts nach Kompression).

Welche Maßnahmen sind bei einem hypovolämischen Schock zu veranlassen?

- bei Blutung Blutstillung
- Beruhigung, Schocklagerung (Beine hoch lagern)
- Volumensubstitution, z. B. 1.000 ml Ringer®-Lsg., durch großlumige Zugänge, z. B. weiße Braunüle®
- Sauerstoffgabe per Nasensonde, z. B. 6 l/min.
- bei Schmerzen Analgesie (**cave:** Blutdruckabfall), z. B. 7,5 mg Dipidolor® i. v., 5–10 mg Morphin i. v.
- bei Unruhe Sedierung (**cave:** Blutdruckabfall), z. B. 5 mg Diazepam i. v.
- Wärmeerhaltung
- Kreislaufmonitoring, Dokumentation der infundierten Mengen.

Welche Symptome weisen unter Berücksichtigung des Unfallhergangs auf eine Rückenmarksläsion hin?

Hyp-/Dysästhesien, Paresen, Schmerzen in der Wirbelsäule, Harn-/Stuhlabgang. Ein spinaler Schock ist gekennzeichnet durch Tachy-/Bradykardie, Blutdruckabfall, inkomplette oder passagere Querschnittssymptomatik.

Welche Maßnahmen sollten bei V. a. eine Rückenmarksläsion veranlasst werden?

- Ruhigstellung (Halskrause, Vakuummatratze), keine HWS-Mobilisation
- exakte Dokumentation des initialen neurologischen Befunds
- Sauerstoffgabe, kontinuierliche Kontrolle der Vitalparameter, Analgesie
- keine unnötigen Umlagerungen, schonender Transport ohne Zeitverlust in eine neurochirurgische Klinik. Nicht nur bei längeren Transportwegen Hubschraubertransport anfordern.

27.6 Gynäkologische Notfälle

FALLBERICHT

Eine 24-jährige Friseurin in der 34. Schwangerschaftswoche ruft Sie während der Samstagssprechstunde an und klagt über Blutungen und ein „Ziehen" im Unterbauch. Bei der am Tag zuvor durchgeführten Routinekontrolle beim Frauenarzt sei alles noch „okay" gewesen.

Welche Differenzialdiagnosen erwägen Sie?

Normaler Geburtsbeginn bei unklarem Konzeptionsdatum, Frühgeburt, Plazentalösung.

Welche Maßnahmen veranlassen Sie, falls keine Klärung möglich?

Umgehende Klinikeinweisung im Liegen mit Beckenhochlagerung, Sauerstoffgabe über Nasensonde, Infusion kristalliner Lösungen, Beruhigung, Kreislaufmonitoring.

FALLBERICHT

Eine 21-jährige kaufmännische Angestellte stellt sich in der Nachmittagssprechstunde mit Unterbauchschmerzen vor.

Welches sind die drei häufigsten Ursachen von Unterleibsschmerzen bei jungen Frauen?

- urologische Ursache (z. B. Zystitis)
- gastroenterologische Ursache (z. B. Enteritis)
- gynäkologische Ursache.

Welche gynäkologischen Differenzialdiagnosen kommen in Betracht?

Ovulation, Menses, Adnexitis, Endometritis, extrauterine Gravidität.

Der Urin-Stix ist unauffällig, die Körpertemperatur beträgt 36,8 °C. Die Patientin sagt, sie sei seit Monaten mit keinem Mann zusammengewesen. Sie erheben folgenden Sonografiebefund (➤ Abb. 27.2).

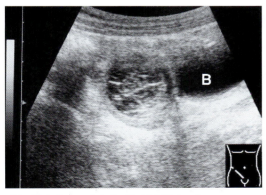

Abb. 27.2 Sonografiebefund bei 24-jähriger Frau

Wie lautet Ihre Verdachtsdiagnose? Welche Konsequenz ziehen Sie?

Der Verdacht auf eine Ovarialzyste macht eine Überweisung zum Frauenarzt erforderlich.

Wie würden Sie den Verdacht auf eine extrauterine Gravidität (EU) erhärten?

Die Anamnese sollte Hinweise geben: Hat ein Beischlaf stattgefunden? Besteht Kinderwunsch? Verhütet die Patientin? Gibt es anamnestische Hinweise auf eine Adnexitis, eine Gonorrhö oder einen Unterleibseingriff?
Als diagnosesichernd gilt der sonografische Befund bei positivem Schwangerschaftstest.

Wieso bedeutet die Diagnose einer EU einen abwendbar gefährlichen Verlauf?

Die Gefahr einer Ruptur der EU mit (inneren) Blutungen kann und muss durch einen zeitigen operativen Eingriff unterbunden werden. Die hausärztliche Diagnose, die Aufklärung der Patientin und eine stationäre Einweisung können einen gefährlichen Verlauf abwenden.

27.7 Akute Psychosen

FALLBERICHT

Sie werden notfallmäßig auf einen Bauernhof gerufen. Die Bäuerin berichtet, ihr 48-jähriger Mann fühle sich seit 3 Wochen verfolgt und beobachtet. Mal sei er verschlossen und grüblerisch, mal grundlos streitlustig. Nun habe er sich seit gestern Abend im Schlafzimmer eingeschlossen und antworte nicht mehr, man höre ihn jedoch ständig schimpfen.

Welche Erkrankungen kommen vor allem infrage?

Paranoide Psychose, hirnorganische Störungen, Delir, oft nach Unterbrechung einer psychiatrischen Dauermedikation.

An welche weiteren Erkrankungen könnte man denken, wenn entsprechende anamnestische Hinweise vorliegen?

Chronische Alkoholkrankheit, Ehekonflikt, körperliche Ursachen für psychische Ausnahmesituationen, wie z. B. eine Hyperthyreose.

Welche Maßnahmen erwägen Sie im Fallbeispiel? Welche Therapieoptionen gibt es generell?

Zunächst sollte versucht werden, ein Gespräch mit dem Bauern zu beginnen. Hierbei kann ein Bild über das Ausmaß der Wahrnehmungsstörung, der Orientierung und Situationsverkennung entstehen.

Oftmals gelingt es, die Situation zu entschärfen, indem man das Vertrauen des Patienten in einem ruhigen Gespräch gewinnt. Ein Eingehen auf seine Wahnvorstellungen kann dabei hilfreich sein.

Es gelingt Ihnen, den weiterhin agitierten Patienten zum Öffnen der Tür zu bewegen. Daraufhin versuchen Sie, ihn zur Einnahme einer Medikation zu bewegen.

Welche Medikamente kommen infrage?

- bei Erregung Tranquilizer z. B. 10–20 mg Diazepam (Valium®)
- sonst Neuroleptika, z. B. Haloperidol.

Im weiteren Verlauf ist der Bauer jedoch nicht bereit, Medikamente zu nehmen. Plötzlich fühlt er sich bedrängt, läuft in die Fütterungsanlage und versteckt sich unter einigen Getreidesäcken.

Welche Entscheidung müssen Sie treffen?
Eine Zwangseinweisung nach PsychKG.

Auf welcher Grundlage treffen Sie Ihre Entscheidung?
Das Psychisch-Kranken-Gesetz (PsychKG) der Bundesländer regelt die „Zwangseinweisung" i. S. des Unterbringungsgesetzes des Bundes. Notwendige Voraussetzungen sind erstens, dass ein Patient psychisch krank ist. Psychisch krank im Sinne des Unterbringungsgesetzes sind Personen, bei denen eine geistige oder seelische Krankheit, Behinderung oder Störung von erheblichem Ausmaß einschließlich einer physischen oder psychischen Abhängigkeit von Rauschmitteln oder Medikamenten vorliegt.

Die Patienten müssen außerdem unterbringungsbedürftig sein. Unterbringungsbedürftig sind psychisch Kranke, die infolge ihrer Krankheit ihr Leben oder ihre Gesundheit *erheblich* gefährden oder eine *erhebliche* gegenwärtige Gefahr für Rechtsgüter anderer darstellen. Die Gefährdung oder Gefahr kann nicht auf andere Weise abgewendet werden (➤ Tab. 27.2). Die Ausübung von Zwang gegen psychisch Kranke ist ein erheblicher Eingriff und sollte so selten wie möglich notwendig werden.

Tab. 27.2 Beispieltext der Einweisung nach PsychKG

Betreff: Sofortige Unterbringung gem. § 17 PsychKG
Herr/Frau ..., geb. ... leidet an einer psychiatrischen Erkrankung.
Ihr/Sein Verhalten ist: ...
Aufgrund ihres/seines akuten Krankheitszustands besteht Eigen-/Fremdgefährdung, zur erforderlichen stationären Behandlung ist er/sie nicht bereit.
Die genannte Gefährdung kann anders als durch eine Unterbringung nach § 17 PsychKG nicht abgewendet werden.

Es sollte der Text des jeweils in der Stadt/Kreis gültigen amtlichen Formulars verwendet werden. Als Begründung muss auf die akut drohende Fremd- oder Selbstgefährdung hingewiesen und diese geschildert werden.

Wann kommt es zu einer Zwangseinweisung? Was ist nichtärztliche Aufgabe?
Häufig kommt es zu Zwangseinweisungen, weil sich die Situation zuspitzt und die betroffenen Personen sich durch die hinzugerufenen Helfer weiter bzw. intensiver bedroht fühlen. Ein Entschärfen solcher Situationen kann oftmals eine Zwangseinweisung erübrigen. Gelingt dies dem Arzt und den Beteiligten nicht, ist der Ordnungsdienst der Kommune/des Kreises, außerhalb der Dienstzeiten die Polizei zu verständigen. Sie nehmen auf mündlichen und schriftlichen Rapport der Ärzte hin die Einweisung vor.

Schätzen Sie den Anteil von Patienten, die innerhalb von 48 Stunden die Klinik wieder verlassen.
Nahezu drei Viertel aller „Zwangseingewiesenen" verlassen auf richterlichen Beschluss nach 2 Tagen die Klinik.

Wodurch ist das Bild einer akuten schizophrenen (oder paranoiden) Psychose gekennzeichnet?
Die akute Psychose ist charakterisiert durch Wahrnehmungsstörungen, oft verbunden mit Halluzinationen und Verkennung der Umwelt, mit Angst, Aggressivität und krassem Fehlverhalten. Selten kann auch das Bewusstsein beeinträchtigt sein. Ferner findet sich häufig eine Desorientiertheit zu Zeit, Ort, Situation und eigener Person. Der Gedankenablauf ist inkohärent oder neigt zum Haften an einzelnen Gedanken („fixe Idee"). Manchmal findet sich eine psychomotorische Unruhe mit länger anhaltenden Erregungszuständen.

Welche Ursachen können akuten Psychosen zugrunde liegen?
Überwiegend endogene, nicht sicher geklärte Ursachen, aber auch Intoxikationen (z. B. Medikamente, Alkohol, Drogen [Amphetamine, Koffein, Kortison], Kohlenmonoxid), Schädel-Hirn-Traumen, hirneigene Erkrankungen (z. B. Entzündungen, Geschwülste, Gefäßerkrankungen).

27.8 Akute Suizidalität

FALLBERICHT

Eine 65-jährige Sekretärin kommt weinend und unruhig in Ihre Sprechstunde. Sie berichtet von mehreren Schicksalsschlägen in der letzten Zeit. Nun habe sie zudem ihr Partner verlassen. Sie ist verzweifelt und bittet um ein Schlafmittel, um sich zu beruhigen.

Welche Diagnosen erwägen Sie in dieser Situation?

Lebenskrise, depressive Episode, latente Suizidalität.

In welchen Konfliktsituationen kommt es gehäuft zu Suiziden?

Bei Liebeskonflikten, Berufs- oder Schulkonflikten, sozialer Isolierung, auch „Bilanzselbstmorden", wenn das gesamte Leben nicht mehr den Vorstellungen entspricht.

Risikoindikatoren:
- konkrete Durchführungspläne
- fehlende soziale Unterstützung, wenig Kontakte
- Häufung realer z. B. sozialer oder finanzieller Probleme
- die Probleme erscheinen dem Pat. subjektiv überwältigend und unlösbar
- höheres Alter.

Nennen Sie Vorboten eines Suizidversuchs.

Gefühle der Ausweglosigkeit, ohnmächtige Aggressionen, Einsamkeitsgefühle, Sinn- und Ausweglosigkeit, Selbstvorwürfe, Resignation, Suizidphantasien bestimmen suizidgefährdete Menschen. Zwei Drittel aller Suizidgefährdeten geben vor dem Versuch Signale oder reden sogar über ihre Selbstmordabsichten. Nicht selten sind reale Existenznöte, z. B. Schulden, Beziehungskrisen oder der Verlust eines Partners, manchmal auch Drogen oder Gerichtsverfahren, ursächlich. Oftmals wird kurz vor dem Suizid ein Abklingen der Nöte und Emotionen beobachtet.

Welche Möglichkeiten haben Sie hier konkret, einen Suizidversuch abzuwenden?

Empathisches Gespräch, Verbalisierung der Suizidgefahr, Abschluss eines sogenannten „Behandlungsvertrags", kurzfristige Wiedereinbestellung, evtl. Einbeziehung von Bezugspersonen in die Betreuung. In vielen Städten gibt es auch einen psychologischen Kriseninterventionsdienst, der telefonisch erreichbar ist und Gespräche anbietet.

Je nach Agitiertheit Mitgabe von wenigen Tabletten eines Benzodiazepins (z. B. 4 Tbl. Diazepam). Beim Eindruck einer starken Gefährdung oder konkreten Plänen stationäre Einweisung, evtl. als Zwangseinweisung.

FALLBERICHT

Im Notdienst werden Sie von der Polizei zu einer ca. 50-jährigen Patientin gebeten, die droht, sich in suizidaler Absicht von einer Brücke zu stürzen.

Wie sollten Sie sich verhalten?

Unter Beachtung des Selbstschutzes versucht man, die Patientin durch ein verständnisvolles Gespräch vom Sprung abzubringen bzw. abzulenken und so die Zeit bis zur Ankunft weiterer professioneller Helfer zu überbrücken (z. B. Polizeipsychologen).

Welche Möglichkeiten bietet der sogenannte psychiatrische Pflegedienst?

Der psychiatrische Pflegedienst bietet – auf die Verordnung eines Psychiaters hin – Unterstützung bei einer kurzfristig notwendigen intensiven Begleitung in einer krisenhaften Lebenssituation an, u. a. zur Sicherung der ambulanten ärztlichen Behandlung.

Er ermöglicht darüber hinaus eine dauerhafte fachkompetente pflegerische Begleitung mit dem Ziel, dem Betroffenen solange wie möglich ein eigenverantwortliches Leben in seinem häuslichen Umfeld bzw. dem eigenen Haushalt zu erhalten und stationäre Aufenthalte in einer psychiatrischen Klinik zu vermeiden.

Welche Zustände gehen mit einem erhöhten Suizidrisiko einher? Nennen Sie Risikogruppen.

Eine psychische Erkrankung erhöht das Risiko suizidaler Handlungen deutlich. Nach den vorliegenden epidemiologischen Befunden gilt für folgende Gruppen ein besonders erhöhtes Suizidrisiko:

- **Patienten mit Depressionen:** Die Suizidrate liegt je nach beurteiltem Schweregrad der depressiven Symptomatik zwischen 4 % bei allen depressiven Syndromen und 14–15 % bei depressiven Patienten, die wegen dieser Erkrankung stationär behandelt wurden. Insgesamt gehen 40–70 % aller Selbstmorde auf eine Depression zurück.
- **Patienten mit Schizophrenieerkrankungen:** In dieser Gruppe werden Suizidraten von bis zu 13 % geschätzt.
- **Alkoholiker:** Die Suizidrate beträgt etwa 2 % bei unbehandelten und bis zu 3,4 % bei behandelten Alkoholikern. Das Risiko einer Suizidhandlung scheint im mittleren Lebensalter höher zu sein als in jüngeren Jahren, es gibt einen weiteren Suizidalitätsgipfel nach etwa einem Jahr Abstinenz.
- **alte und vereinsamte Menschen:** Das Suizidrisiko nimmt mit dem Alter v. a. bei Männern zu.
- **Medikamenten- und Drogenabhängige:** Die Suizidgefährdung wird als bis zu 50-mal höher als die der Gesamtbevölkerung geschätzt.
- Personen mit **Suizidankündigungen**
- Personen, die schon einen Suizidversuch unternommen haben, weisen Suizidraten von 7–22 % auf.
- **chronisch Kranke** mit geringer oder fehlender Heilungsaussicht oder einem hohen Sterberisiko. Bei Dialysepatienten soll das Suizidrisiko 100- bis 400-mal größer sein als das der Normalbevölkerung, bei Magersucht 20-mal, bei HIV-Infektionen und AIDS-Erkrankungen 7-mal, bei Krebserkrankungen nach Schätzungen bis zu 20-mal.
- Personen in **Haft** – insbesondere in Untersuchungshaft
- Personen mit finanziellen und **sozialen Problemen**: Die Ergebnisse epidemiologischer Untersuchungen, die sich mit der räumlichen Verteilung von Suiziden und Wechselbeziehungen mit sozialen Indikatoren beschäftigen, deuten auf einen Zusammenhang zwischen Suizidhäufigkeit und finanziellen oder sozialen Problemen hin (Gesundheitsbericht für Deutschland 1998, 2006).

Warum ist es schwierig, genaue Zahlen über Suizide und Suizidversuche zu erhalten? Wie hoch schätzen Sie Suizide und Suizidversuche je 100.000 Einwohner und Jahr?

2011 starben in Deutschland 10.144 Menschen durch Selbstmord (12,4 je 100.000 Einwohner), 2007 waren es 9.402, 1980 jedoch noch 18.451 Menschen (23,6 je 100.000 Einwohner; Statistisches Bundesamt, Bonn 2013, www.gbe-bund.de). Die vorübergehende Rückläufigkeit des Phänomens wird mit einer Enttabuisierung psychischer Erkrankungen und einer geänderten methodischen Erfassung erklärt: Eine neue Kategorie ist die „unklare Todesursache"! Die Wiederzunahme der Suizide um ca. 9 % entspricht der Zunahme von depressiven und anderen psychischen Erkrankungen. Allgemein wird von einer statistischen Dunkelziffer von ca. 25 % ausgegangen – gerade unter den Drogentoten dürfte es eine Anzahl von Suiziden geben.

In welchen Altersgruppen kommt es gehäuft zu Suiziden?

Im Jugendalter ist der Suizid eine der häufigsten Todesursachen, ein zweiter Inzidenzgipfel findet sich im höheren Alter.

27.9 Drogennotfall

FALLBERICHT

Im Notdienst werden Sie zu einem 19-jährigen arbeitslosen Installateurlehrling gerufen, der sich nach Angaben seiner Freundin „einen Schuss" gesetzt hat. Die Wohnung und der Patient wirken verwahrlost. Sie finden ein Spritzenbesteck und typische Heroin-„Bubbles" (kleine Aufbewahrungssäckchen). Sie erheben folgenden Befund: Miosis, Koma Grad 1–2 (Glasgow-Coma-Scale), periphere Zyanose, Blutdruck 100/70 mmHg, Puls regelmäßig 60/min., Atemfrequenz > 15/min.

Welche Befunde sprechen für eine ausreichende zerebrale Perfusion?

Sauerstoffsättigung > 96 %, systolischer Blutdruck > 100 mmHg.

Sie halten eine vitale Gefährdung für mäßig wahrscheinlich, da der Patient regelmäßig und tief atmet und im Verlauf langsam aufklart. Die Zyanose bildet sich geringfügig zurück.

Wie gehen Sie weiter vor?

Warten, bis der Patient wieder ansprechbar ist. Dann sollten die Gründe für die verlängerte und vertiefte Drogenwirkung eruiert werden: Neuer, ungewöhnlich reiner „Stoff", versehentliche Fehldosierung, Versuch, einen Drogenersatzstoff (DL-Methadon, Buprenophin, Codein) zu überspritzen. Zusammenwirken mehrerer Drogen, z. B. Alkohol, Benzodiazepine und Heroin. Hohe Frustration, Suizidalität?

Mögliche weitere Maßnahmen werden durch folgende Fragen abgedeckt: Wie viele Drogen sind noch in der Wohnung? Ist der Abhängige der Patient eines „Drogenarztes"? Besteht Kontakt zu einer Drogenberatungsstelle? Besteht Suizidalität? Wenn ja, aus welchen Gründen?

Dann muss entschieden werden, ob die Polizei benachrichtigt werden muss, der Patient nach PsychKG eingewiesen wird oder ob mit dem behandelnden Kollegen bzw. mit der Drogenberatungsstelle Kontakt aufzunehmen ist.

Welche Maßnahmen ergreifen Sie bei vitaler Gefährdung durch eine Ateminsuffizienz?

Eine notärztliche Übernahme wird veranlasst. In der Zwischenzeit ist die Ventilation zu gewährleisten, z. B. mit Maskenbeatmung.

Was müssen Sie bei der Gabe von Naloxon als Antidot bei Atemlähmung erwarten?

Durch die Gabe von Naloxon kann ein schweres Entzugssyndrom auslöst werden (Wirkdauer bis zu 2 Stunden).

Wie denken Sie über die Anlage eines i. v.-Zugangs?

Ein peripherer i. v.-Zugang kann wegen der häufig schlechten Venenverhältnisse viel Zeit kosten und lenkt von der Atemspende ab. Bei Indikation zur Volumengabe kann man eine Punktion der V. jugularis externa versuchen.

Welche Komorbidität erwarten Sie bei Heroinabhängigkeit?

Hepatitis, HIV, Lues, Tuberkulose, Abszesse, COPD.

FALLBERICHT

Die Nachbarin einer 25-jährigen Studentin ruft Sie als KV-Notdienstarzt. Im Treppenhaus der Patientin hören Sie bereits Schreie aus der Wohnung. Sie finden die schwer verängstigte und halluzinierende junge Frau in der Ecke des Wohnzimmers.

Wodurch zeichnen sich Überdosierungen von Tetrahydrocanabinol (THC) manchmal aus?

Obwohl THC eine zentral dämpfende, mäßig euphorisierende und psychodelische Wirkung besitzt, sind bei Überdosierungen akute Psychosen mit Halluzinationen, gesteigerter Motorik, Tremor oder/und Angst bekannt. Klinisch finden sich Mydriasis, Tachykardie, Hyperreflexie, Hypersalivation, Ataxien.

Worin besteht die Hauptgefahr bei Intoxikationen mit Halluzinogenen?

Die Hauptgefahr besteht in erster Linie in einer Verkennung der Situation, in Unruhe und Erregung, die manchmal zur Fremd-/Eigengefährdung führen können.

Welche Maßnahmen sind im genannten Fall erforderlich?

Eine Sedierung z. B. mit Midazolam (Dormicum®) 2–5 ml kann notwendig werden. Eine häusliche oder stationäre Überwachung ist erforderlich.

FALLBERICHT

Am frühen Morgen werden Sie in eine Diskothek gerufen. In der Toilette finden Sie eine 16-jährige Schülerin. Sie ist ansprechbar und gibt an, Tabletten von einem Freund eingenommen zu haben. Neben einem Tremor der Hände finden Sie folgende Befunde: Tachykardie (124/min.), Blutdruck 190/100 mmHg, Mydriasis, trockene Schleimhäute sowie Muskelkrämpfe.

Wie lautet ihre Verdachtsdiagnose?

Intoxikation mit sogenannten Ecstasy-Tabletten (Methyldioxymethamphetamin).

Welche Komplikationen können auftreten?

Neben Krämpfen und Unruhezuständen sind hypertensive Krisen und Hyperthermien mit Exsikkose beschrieben.

Welche Maßnahmen müssen Sie ergreifen?

Stationäre Einweisung mit ärztlicher Begleitung zur weiteren Überwachung und Infusionsbehandlung, ggf. kühlende und antihypertensive Maßnahmen.

27.10 Vergiftungen

K. Weckbecker, M. Hermann

27.10.1 Vergiftungen in suizidaler Absicht

Welche Vergiftungen sind im hausärztlichen Bereich am häufigsten?

Im hausärztlichen Arbeitsbereich sind akute Vergiftungen meist Folge einer bewussten Einnahme des Gifts in suizidaler Absicht. Am häufigsten werden hierbei Überdosen vorhandener Medikamente verwendet. Vergiftungen mit Tiergiften, Pflanzen oder Chemikalien sind seltener. Die – versehentliche oder akzidentelle – Überdosierung mit Drogen ist eine Sonderform der Vergiftung. Obwohl die Vergiftungssymptome abhängig von den eingenommenen Substanzen sind, ist die Feststellung des Gifts nur aufgrund der Symptome meist nicht möglich. Hier kommt der Asservierung von Giftresten vor Ort eine herausragende Rolle zu.

Welche Schritte unternehmen Sie, wenn Sie den Verdacht auf eine Vergiftung haben?

Im ersten Schritt muss der Hausarzt die Vitalfunktionen sichern (➤ Kap. 27.2) und den Rettungswagen mit Notarztbegleitung hinzuziehen. Jeder Suizidversuch muss stationär weiterbehandelt werden, u. U. auch gegen den Willen des Patienten nach PsychKG (➤ Kap. 27.7). Die Provokation eines Erbrechens z. B. durch Sirup ipecacuanhae durch den Hausarzt ist vor Ort nicht sinnvoll, da meist Art, Dosis und Zeitpunkt der Einnahme des Gifts nicht sofort zu klären sind und die zusätzliche Gefahr der Aspiration besteht. Für kein Verfahren der primären Giftentfernung ist gesichert, dass die Prognose von vergifteten Patienten hierdurch verbessert wird (Manoguerra, Cobaugh 2005). Unter stationärer Überwachung kann die Magenspülung zur Giftelimination bei vitaler Bedrohung in der ersten Stunde nach Giftaufnahme indiziert sein (Buckley und Eddleston 2005).

Welche Fragen sollten unbedingt noch geklärt werden?

- Wichtig ist die Rekonstruktion der Gifteinnahme/-applikation, dazu gehört die Fremdanamnese der Angehörigen und Bekannten.
- Gibt es etwa einen Abschiedsbrief?
- Welche Substanzen wurden in welchen Mengen wann und wie eingenommen?
- Geben leere Medikamentenpackungen oder Giftreste im Umfeld Hinweise auf verwendete Substanzen und Mengen?
- Diese für die Weiterbehandlung wichtigen Informationen lassen sich nur vor Ort einholen. Die genaue Inspektion der Wohnung kann hier lebensrettend sein (Mülleimer in der gesamten Wohnung, Nachttisch, Bad mit allen Schränken). Möglichst sollte Material, das Auskunft über die Ursache der Vergiftung geben könnte, gesichert werden (einzelne Tabletten, Tablettenschachtel oder Pflanzenreste). Auch Giftreste wie Tabletten im Erbrochenen können wichtige Hinweise geben.

An welche Stellen können Sie sich im Vergiftungsnotfall wenden?

Nach möglichst genauer Ermittlung der verwendeten Substanzen und Menge kann mit diesen Informationen das weitere Vorgehen mit der Giftnotzentrale abgesprochen werden (www.giftnotruf.de, www.giz-nord.de, www.giftinformation.de u. a. m.). Die WHO führt ein Verzeichnis der weltweit verfügbaren Vergiftungszentralen, das sog. YellowTox (http://apps.who.int/poisoncentres/).

Der deutsche Giftnotruf ist 24 Stunden am Tag erreichbar und kann wertvolle Entscheidungshilfe leisten. Die dort Auskunft gebenden Kollegen haben umfangreiche Recherchemöglichkeiten zu Inhaltsstoffen, Mengen und möglichen Gegenmitteln zur Hand. Und im Zweifelsfall ist eine Beobachtung in der Klinik immer sicherer, weil oft nicht bekannt ist, wie viel Gift noch aus dem Magen resorbiert werden kann und ob der Höhepunkt der Vergiftung schon erreicht ist.

FALLBERICHT

Herr S. ist Ihnen seit Jahren bekannt. Unter anderem wird er wegen einer arteriellen Hypertonie und einer bekannten Depression regelmäßig und in Zusammenarbeit mit einem Psychiater behandelt. Jetzt werden Sie von der sehr aufgeregten Ehefrau gerufen, weil der Ehemann „alle Tabletten auf einmal" genommen habe.

Wie gehen Sie vor?

Aufgrund der Telefonanamnese ist der Einsatz des Rettungswagens mit Notarzt indiziert. Da der Patient seit Jahren bekannt ist und gerade in einer dramatischen Situation wie Suizidversuchen gewachsene Arzt-Patienten-Beziehungen wichtig sind, erscheint es angebracht und hilfreich, trotz notärztlichem Einsatzsignal selbst zum Patienten zu fahren.

Sie treffen vor dem RTW und Notarzt beim Patienten ein. Der Patient ist ansprechbar, aber benommen und berichtet, dass er vor 1,5 Stunden ca. 20 Tabletten Metoprolol 50 mg und 20 Tabletten Doxepin 25 mg eingenommen habe. Bei der Untersuchung fällt erwartungsgemäß eine Bradykardie von 46/min. auf.

Welche Maßnahmen ergreifen Sie vor Ort?

Sauerstoff über eine Nasensonde, Legen eines venösen Zugangs. Klärungsversuch: Was und wie viel wurde eingenommen? Evtl. bereits Kontakt mit einer Vergiftungszentrale. Die Ergebnisse dieser Vorarbeiten können unmittelbar an den notärztlichen Kollegen übergeben werden. Dann tritt der Hausarzt in den Hintergrund, der hausärztliche Beistand bleibt jedoch bis zur Abfahrt des Patienten präsent!

27.10.2 Alkoholintoxikation

FALLBERICHT

Am Donnerstagabend sucht Sie ein offensichtlich alkoholisierter Patient auf. Sie behandeln den stark übergewichtigen Patienten seit Jahren wegen eines Asthma bronchiale und einer Angststörung mit depressiven Phasen. Jetzt fallen Ihnen eine Gangunsicherheit und eine verwaschene Sprache auf. Im Gespräch wirkt der Patient auf Sie wesensverändert und fahrig. Sehr ausführlich und weitschweifig berichtet er, dass er seit Wochen bis zu sechs Flaschen Bier pro Tag trinke, am Wochenende auch mehr. Der Patient wirkt verzweifelt und will seine Situation ändern.

Wie gehen Sie vor? Welche Stadien der Intoxikation kennen Sie?

Eine leichte Alkoholintoxikation erfordert in der Regel keine Notfallbehandlung. Klinisch ist die Graduierung der Alkoholvergiftung schwierig. Die Bestimmung des Alkoholgehalts in der Atemluft oder im Blut ist daher sinnvoll (Leitlinie „Akutbehandlung alkoholbezogener Störungen"; http://www.sucht.de/leitlinien-und-therapiestandards.html).

- Bei der *leichten* Intoxikation (BAK 0,5–1,5 Promille) fallen ein unsicherer Gang und eine verwaschene Sprache mit Rededrang bis zur Distanzminderung auf.
- Die psychischen Störungen und Verhaltensänderungen nehmen bei der *mittelgradigen* Vergiftung (BAK 1,5–2,5 Promille) zu.
- Bei der *schweren* Intoxikation (BAK 2,5–4 Promille) tritt die Gang- und Standunsicherheit in den Vordergrund, bevor es ab ca. 4 Promille zur Dämpfung des Atemzentrums und zum Koma kommt.

An welche abwendbar gefährlichen Verläufe müssen Sie denken?

Gefürchtet ist die Mischintoxikation z. B. mit Benzodiazepinen oder Antidepressiva. So ist es denkbar, dass ein Patient mit bekannter Angststörung auch über Benzodiazepine zur Attackenbehandlung verfügt und diese jetzt missbräuchlich eingenommen hat. Daher sollte konkret nach weiteren Substanzen gefragt werden. Bei Mischintoxikationen treten die Vergiftungssymptome schon bei wesentlich niedrigeren Blutalkoholkonzentrationen auf. Daher ist bei einer akuten Vergiftung die Gabe von Benzodiazepinen auch bei erregten Patienten kontraindiziert.

Die Beurteilung von alkoholisierten Patienten birgt immer die Gefahr, dass neurologische Auffälligkeiten dem Alkohol zugeschrieben werden und so eine abwendbar gefährliche Ursache übersehen wird. Neben der schon erwähnten Wirkung weiterer Medikamente muss auch an internistische Ursachen wie eine Hypoglykämie oder eine hyperglykämische Entgleisung, Elektrolytverschiebungen oder auch an eine intrakranielle Blutung z. B. nach Sturz infolge der Gangunsicherheit gedacht werden.

27

Wie entscheiden Sie im konkreten Fall?

Im konkreten Fall kommt die stationäre Abklärung und Überwachung in einer psychiatrischen Abteilung infrage. Man lädt den Patienten ein, nach Abklingen der akuten Vergiftung für die weitere Betreuung und für Gespräche wieder die Praxis aufzusuchen (Scottish Intercollegiate Guidelines Network 2003; www.sign.ac.uk).

27.10.3 Medikamentenintoxikation

Welches sind die Ursachen für Medikamentenintoxikationen?

Zu den im Alltag häufigsten Intoxikationen kommt es durch Fehldosierung von Medikamenten, meist durch Verwechslung oder schlichte Unkenntnis. Für dramatische Notfalleinsätze sorgte z. B. die nicht selten tödliche Kombination von Sildenafil u. Ä. mit Nitro-Spray.

Aber auch die strikte Gabe „nach Plan" von verordneten Diuretika kann zu einer iatrogenen Exsikkose führen, wenn Fieber oder heißes Sommerwetter durch Schwitzen die Ausscheidung erhöhen oder der Patient aus anderen Gründen plötzlich weniger trinkt (➤ Fallbericht).

Schätzen Sie bitte, wie viele Menschen jährlich an Wechselwirkungen von Medikamenten versterben! Was ist zu tun?

Es wird vermutet, dass über 10.000 Menschen jährlich in Deutschland an Medikamenteninteraktionen versterben. Es ist also stets wichtig, die Wechselwirkungen von Medikamenten in die Verordnungspläne einzubeziehen. Hausarztverträge mit den Krankenkassen beteiligen inzwischen als Teil der vertraglichen Absprache die Apotheker an dieser Aufgabe. Auf nationaler und internationaler Ebene werden neu erkannte Gefahren der Arzneimittel(-interaktionen) einem Gefahrenplan in zwei Stufen unterworfen (Pharmakovigilanz, Stufenplan-Verfahren nach Arzneimittelgesetz § 62). Das BfArm ist in Stufe 2 des Stufenplans zu Schutzmaßnahmen verpflichtet. Meldungen über gefährliche Medikamentenwirkungen kann jeder erstatten (http://www.bfarm.de/DE/Pharmakovigilanz/stufenplanverf/functions/stufenplanverf-node.html).

Ein zweiter wesentlicher Punkt beim Zusammenstellen von Verordnungsplänen ist die Kenntnis der renalen Clearence der (alten) Patienten und der Medikamenten-Elimination.

> **FALLBERICHT**
>
> Im Bereitschaftsdienst werden Sie in ein Altenheim gerufen. Ihre 84-jährige Patientin wurde vor 2 Wochen stationär wegen einer dekompensierten Herzinsuffizienz behandelt. Jetzt werden Sie durch die Pflegekräfte alarmiert, denen ein niedriger Puls aufgefallen ist. Zudem ist die Patientin in den letzten Tagen immer schwächer geworden. Die Patientin nimmt seit der Entlassung folgende Medikamente: Furosemid 20 mg 3 × 1, wurde wegen starkem Wasserlassen auf 1 × 1 reduziert, Spironolacton 50 mg 1 × 1, Kaliumbrausetabletten 3 × 1, Ramipril 2,5 mg 2 × 1, Ibuprofen 600 mg 3 × 1. Im Einkanal-EKG, das Sie in Ihrer Notfalltasche mitbringen, sehen Sie einen bradykarden Sinusrhythmus mit AV-Block Grad 1 und auffällig spitzen T-Wellen.

An welche Ursache der Symptome und Befunde müssen Sie denken?

Zunächst denkt man bei einer Bradykardie an eine Medikamentennebenwirkung. Im genannten Fall sind solche EKG-Veränderungen nicht erstaunlich, eine Hyperkaliämie zu erwarten. So wird auf der einen Seite Kalium zugeführt, auf der anderen Seite hemmt das Spironolacton die Kaliumausscheidung. Dies wird umso bedeutender, nachdem das Schleifendiuretikum reduziert wurde. Zusätzlich erhöhen Ibuprofen und Ramipril den Kaliumspiegel im Serum.

Welche Maßnahmen ergreifen Sie?

Die Patientin sollte in eine internistische Abteilung eingewiesen werden. Dort kann das Kalium mittels Insulin-Glukose-Infusionen und ggf. zusätzlicher Gabe eines Ionenaustauscherharzes (z. B. Resonium®) vorsichtig in den Normalbereich überführt werden.

27.10.4 Vergiftungen im Kindesalter

Nennen Sie einige Stoffe aus dem Haushalt, die Kinder gefährden können.

- Geschirrspülmittel
- Knopfbatterien
- Essigessenz, Eisessig
- Rohrreiniger, Abflussreiniger, Toilettenreiniger
- Insektizide/Herbizide.

FALLBERICHT

Als Arzt im Notdienst erreicht Sie der aufgeregte Anruf einer jungen Mutter: „Ich war gerade beim Wickeln meines 6 Monate alten Säuglings, als das Telefon klingelte. Als ich zurückkam, nuckelte er an der Flasche mit dem Baby-Öl und die war schon halb leer. Er sieht ganz normal aus, aber ich weiß nicht, wie viel er davon getrunken hat!"
Die Mutter wird nach Marke und Hersteller gefragt, der telefonisch folgende Auskunft gibt: Es handelt sich um lebensmitteltaugliches Soja-Öl, versetzt mit einigen duftenden und ungiftigen Kräuteröl-Auszügen. Sie können die Mutter beruhigen.

Welches Pflegeprodukt wäre gefährlicher für den Säugling?

Gefährlicher wäre es, wenn Babypuder statt auf den Po ins Gesicht und die Atemwege gelangt wäre: Nach einem symptomfreien Intervall kommt es zu starker Atemnot unter dem Bild einer Bronchopneumonie und als Spätfolge ist eine Talkum-Silikose zu befürchten – eine rasche Bronchiallavage wäre angezeigt.

FALLBERICHT

Erneut ein Anruf einer jungen Mutter: Ihr 4-jähriger Sohn hat sich Zigarettenstummel aus dem Aschenbecher auf dem Wohnzimmertisch in den Mund gesteckt.

Auf welche Symptome müssen Sie achten? Was tun Sie?

Nikotin verursacht folgende Vergiftungssymptome: Tachykardie, Übelkeit, Erbrechen, Durchfall, Schwitzen, Kopfschmerzen.

Ca. 1 mg Nikotin/kg KG ist die tödliche Dosis, 12 mg hat jede Zigarette (bei oraler Aufnahme), also wird es schon ab einer Zigarette für den Kleinen gefährlich.

Da die Mutter nicht hinreichend genau weiß, wie viele Zigaretten der Kleine geschluckt hat, sollte er zur Überwachung ins Krankenhaus gebracht werden.

Wichtig ist es, bei der Beratung junger Eltern darüber zu sprechen, dass Aschenbecher und Zigarettenschachteln am besten nicht in die Wohnung und schon gar nicht in die Reichweite von Kleinkindern gehören.

27.10.5 Vergiftungen durch Pilze und durch Absinth

FALLBERICHT

Hausbesuch im Notdienst am späten Sonntagabend: Ein 48-jähriger Mann berichtet, er fühle sich so komisch, schwindelig, die Augen würden bei hellem Licht schmerzen.

Sie erheben folgende Befunde: RR 110/70 mmHg, Puls 52/min., regelmäßig, keine Übelkeit, aber trockener Mund. Haut warm und trocken.

Er sei im Wald gewesen und habe Pilze gesammelt. So braune, sie hätten gut ausgesehen, aber er kenne die Namen nicht. Er habe früher schon Pilze gesammelt und gegessen, das sei ihm immer gut bekommen. Seine Frau sei zu ängstlich gewesen. Er habe sich gegen 20:00 Uhr sehr unwohl gefühlt, jetzt sei es schon wieder etwas besser.

Welche Pilze führen häufig zu Vergiftungen?

- Fliegenpilz
- Knollenblätterpilz
- Pantherpilz
- Nadelholzhäubling.

Sie bringen in Erfahrung, ob die Pilze an der Unterseite des Pilzhutes Lamellen- oder Schwammstruktur aufwiesen. Warum? Was noch?

- Bei Schwammpilzen i. d. R. unkomplizierter Verlauf, meist nur symptomatische Behandlung erforderlich
- Bei Lamellenpilzen ist immer Vorsicht geboten, weiteres diagnostisches Vorgehen ist dringend erforderlich!
- Asservieren Sie Pilzreste (auch Erbrochenes) zur späteren Analyse.

Wie führen Sie den Liguin-Schnelltest durch? Welches Gift wird dadurch nachgewiesen?

Pilzreste auf unbedrucktes Zeitungspapier drücken, Markierung mit Stift, trocknen lassen, einige Tropfen HCL 20 % (konzentrierte Salzsäure) auftropfen. Amatoxin z. B. aus dem Knollenblätterpilz führt innerhalb von 5–10 min zur Blauviolettfärbung. Amatoxin wird innerhalb 2–3 Stunden aufgenommen, hemmt die leberständige RNA-Polymerase und unterliegt dem enterohepatischen Kreislauf. Sieben Milligramm Amatoxin sind für Erwachsene tödlich.

In welchen Phasen verläuft eine Intoxikation mit Amatoxin?

- Ende der symptomarmen Frühphase nach 4–48 h mit Übelkeit, massivem Erbrechen, Koliken, Diarrhö, möglicherweise Volumenmangelschock durch Exsikkose
- Ende der 2. Phase nach freiem Intervall von 12–24 h mit beginnendem Leberzerfall. Prognostisch günstig ist ein erhaltener Quick-Wert von > 40 %, Letalität bei Erwachsenen 8–22 %.

Nennen Sie die Behandlungsprinzipien!

- Giftelimination durch frühe Magenspülung, Einsatz von Carbo medicinalis und forciertes Abführen. Infusion von Silibinin (Legalon®) 20 mg/kg KG/d in der Frühphase. Intensivmedizinisch Hämoperfusion/-dialyse, Darmsterilisation durch Neomycin, FFP und AT-III-Substitution (Niederberger 2011).

Was erwarten Sie bei einer Absinth-Intoxikation?

Absinth war in Deutschland jahrzehntelang verboten und ist durch die europäische Rechtsangleichung jetzt wieder frei zugänglich. Neben dem reichlichen Alkoholanteil von 25–50 Vol.% bewirken die Wermut-Inhaltsstoffe Thujon und Absinthin oft Halluzinationen, psychotisches Erleben, Aggressionen und Tics.

27.11 Anaphylaktischer Schock
M. Hermann

FALLBERICHT
Ein bisher gesunder 21-jähriger Student klagt nach einem Insektenstich über zunehmendes Hautjucken, zunächst an den Armen, später am ganzen Körper. Bei der körperlichen Untersuchung finden Sie eine generalisierte Urtikaria, gerötete Konjunktiven, einen unauffälligen Lungenbefund sowie eine leichte Tachykardie (102/min.) bei Normotonie (120/80 mmHg).

Schätzen Sie den Schweregrad der allergischen (anaphylaktischen) Reaktion.
Es handelt sich um eine anaphylaktische Reaktion Grad I.

Welche Schweregrade kennen Sie und wodurch sind sie gekennzeichnet?
Anaphylaktische Reaktionen werden in vier Schweregrade unterteilt:
- Grad I:
  - Hautreaktionen: Flush, Urtikaria, Ödem
  - Allgemeinreaktionen: Pruritus, Unruhe, Kopfschmerzen, Juckreiz, Tremor, Konjunktivitis
- Grad II:
  - kardiorespiratorische Reaktionen: Tachykardie, Blutdruckabfall, beginnende Bronchospastik
  - gastrointestinale Reaktionen: Übelkeit, Erbrechen, Leibschmerzen, Durchfall
- Grad III: Schocksymptome: Dyspnoe, Vigilanzminderung, Kreislaufinsuffizienz
- Grad IV: Kreislauf- und Atemstillstand (Arbeitsgemeinschaft Norddeutscher Notärzte, 2001).

Zur Therapie ➤ Kapitel 24.

27.12 Bewusstseinsstörung, Koma

FALLBERICHT
Ein Mann ruft in der Sprechstunde an und berichtet, seine Frau, Ihre 85-jährige Patientin, läge im Bett, „höre" aber nicht. Sie sei nicht dazu zu bewegen, aufzustehen. Die Atmung sei tief und regelmäßig. Außer einer behandelten Hypertonie sind Ihnen keine weiteren Erkrankungen bekannt.

Worauf weist die Angabe auf eine tiefe und regelmäßige Atmung möglicherweise hin?
Auf eine Kußmaul-Atmung (großes tiefes Atemzugvolumen bei Azidose, z. B. bei Coma diabeticum) oder eine Cheyne-Stokes-Atmung (periodisches zu- und abnehmendes Atemzugvolumen als Ausdruck einer zentralen Störung z. B. beim Apoplex).

Da es sich offensichtlich um eine bewusstlose Patientin handelt und sie nur zwei Häuser entfernt von Ihrer Praxis wohnt, lassen Sie einen Rettungswagen alarmieren und begeben sich mit ihrem Notfallkoffer und einer Arzthelferin zur Patientin.

Beschreiben Sie ihr Vorgehen bei der bewusstlosen Patientin.
- Sicherung der Atmung nach Beurteilung der Oxygenierung (Zyanose, Durchblutung von Haut und Schleimhäuten):
  - bei suffizientem Atemantrieb und suffizienter Atemfrequenz: Legen eines Guedel-Tubus, stabile Seitenlage
  - bei insuffizienter Atmung Absaugen der Mundhöhle
  - Guedel-Tubus oder Intubation, falls Umstände und Fähigkeit dies zulassen, Beatmung (mit Beutel), Sauerstoffgabe

- Sicherung der Kreislauffunktion (Blutdruck, Puls): Ausgleich des Volumenmangels, bei stark erhöhtem Blutdruck sachte Blutdrucksenkung bis ca. 180/100 mmHg
- Blutzuckermessung
- weitere Diagnostik erfolgt durch Notarzt bzw. Intensivmedizin.

FALLBERICHT

Sie werden zu einem „zuckenden" 45-jährigen Beamten gerufen. Beim Eintreffen finden Sie einen stuporösen Patienten vor. Die Befragung von Augenzeugen interpretieren Sie so: Der Patient stürzte plötzlich zu Boden, es folgten tonische Krämpfe der gesamten Muskulatur mit Streckung der Extremitäten und Überstrecken des Kopfs nach hinten. Im weiteren Verlauf folgten Apnoe-Phasen mit Zyanose sowie Verdrehen der Bulbi. Nach 10–30 Sekunden folgten klonische Zuckungen, vorwiegend der Extremitäten; dabei kam es zu einem Zungenbiss sowie zum Einnässen. Einige Minuten später wirkte der Patient bewusstseinsgetrübt.

Welche Verdachtsdiagnose stellen Sie? Nennen Sie mögliche Ursachen.

Grand-Mal-Anfall. Ursachen sind z. B. primäre Epilepsie, Hypoglykämie, Alkoholentzugskrampf, Intoxikation, Apoplexie, Hirntumor oder Meningitis.

Welche vordringliche Maßnahme wäre durchzuführen, wenn der Patient länger als 5 Minuten, z. B. bei Ihrem Eintreffen noch gekrampft hätte?

- Schutz vor krampfbedingten Verletzungen
- Unterbrechung eines tonisch-klonischen Krampfereignisses > 5 min Dauer (Status epilepticus): bevorzugt Lorazepam (Tavor®) 2–10 mg oder Diazepam (Valium®) 10–20 mg i. v. (Hinweis: Benzodiazepine schnell i. v. können einen Atemstillstand auslösen! Die Gabe muss fraktioniert und langsam erfolgen). In zweiter Linie kommen beim Status epilepticus Phenytoin oder Valproat i. v. infrage.
- Legen eines i. v. Zugangs so schnell wie möglich
- Blutzuckermessung
- körperliche Untersuchung mit Ausschluss von:
  - Nackensteifigkeit
  - Fieber
  - Verletzungen
  - Pupillendifferenz.

Welche Maßnahmen leiten Sie bei dem stuporösen Patienten ein, wenn der Zustand anhält?

- Atemfunktion sichern
- Patient unter Beobachtung lassen
- Einweisung in eine neurologische oder internistische Klinik, falls erstmaliger Krampfanfall, sonst Medikationserhöhung und Anpassung der Medikation beim behandelnden Neurologen.

FALLBERICHT

Ein 74-jähriger Rentner wird von seiner Nachbarin in die Praxis gebracht. Er sei gestolpert und mit dem Kopf auf eine Treppenstufe geschlagen. Er klagt über Kopfschmerzen und Übelkeit. Er selbst kann sich nicht an den Unfall erinnern. Sie finden eine Prellmarke am Hinterkopf.

Welche Symptome fordern Sie zur Diagnose einer Commotio cerebri (Schädel-Hirn-Trauma Grad I [SHT I°]) in Abgrenzung zu einer Schädelprellung?

Neben Kopfschmerzen finden sich bei der Commotio cerebri Übelkeit und Erbrechen und oft postakzidentelle kurze Bewusstseinsstörungen. Retrograde Amnesien sind häufig.

Nennen Sie Symptome einer Contusio cerebri (SHT II°).

Hinweise auf eine Contusio cerebri sind neurologische Herdsymptome, ein organisches Psychosyndrom, länger dauernde primäre oder sekundäre Bewusstlosigkeit, per definitionem finden sich z. B. im CT morphologische Veränderungen (Hirnödem, Einblutungen).

Wie ist bei dem älteren Herrn zu verfahren?

Wenn Untersuchung und Anamnese Hinweise auf eine Commotio cerebri ergeben und eine Betreuung des Patienten möglich ist, reicht eine symptomatische Behandlung mit häuslicher Überwachung für 24–48 Stunden aus. Als mögliche Folge eines SHT 1.° sollte ein mögliches subdurales Hämatom angesprochen werden.

Wie äußert sich ein chronisches subdurales Hämatom?

Wiederauftreten von Kopfschmerzen nach tage- oder wochenlangem freien Intervall – auch an anderer(n) Lokaliation(en). Müdigkeit, Somnolenz, Halbsseitensymptomatik.

Welches sind nichttraumatische Ursachen für Bewusstseinsstörungen, mit denen ein Hausarzt konfrontiert wird?

- zerebraler Insult (80 % Ischämie, 17 % Blutung, 2 % Metastasen)
- Intoxikationen (z. B. Alkohol, Hypnotika, illegale Drogen)
- metabolische Entgleisungen (z. B. Hypoglykämie, Hyperglykämie, Hypokaliämie, Urämie, Coma hepaticum)
- Krampfanfälle (z. B. genuin, Intoxikation, symptomatisch)
- ZNS-Entzündungen (z. B. Meningitis/Enzephalitis).

27.13 Notfälle bei Kindern

(s. a. ➤ Kap. 20).

27.13.1 Adynamie, Polydipsie und Polyurie

FALLBERICHT

Die Mutter eines 5-jährigen Kindes beklagt rezidivierende Infekte sowie zunehmende allgemeine Adynamie und Müdigkeit ihres Kindes. Zudem würde es „ständig auf die Toilette rennen und Unmengen Mineralwasser (3–4 Flaschen pro Tag) trinken". Bei der körperlichen Untersuchung finden sich keine Auffälligkeiten. Bis zu der heutigen Vorstellung gab es in der Anamnese keine bedeutsamen Erkrankungen.

Welche Erkrankungen müssen ausgeschlossen werden?

Erstmanifestation eines Diabetes mellitus, hypothalamische Störung.

Wie gehen Sie weiter vor?

Folgende Laboruntersuchungen werden durchgeführt:

- Urinuntersuchung: Urinteststreifen auf Zucker und Ketonkörper
- Blutuntersuchung: Blutbild, Blutzucker, Kreatinin, Blutsenkung, Natrium, Kalium, γ-GT, TSH, LDH.

27

Welche Therapie erfolgt nach Diagnosestellung eines Diabetes mellitus?

Sofortige Zuweisung in eine kinderdiabetologische Abteilung oder Schwerpunktpraxis. Bei Exsikkose und Somnolenz wegen Hyperglykämie Anlegen einer NaCl-Lösung mit 10–20 ml/kg KG über 1–2 Stunden. Dann folgt die Normalisierung der Blutglukose unter Ausgleich des entstehenden Kaliumdefizits und der metabolischen Azidose.

Welche Symptome finden sich oft bei der Erstmanifestation eines Diabetes mellitus im Kindesalter? Wie sollte die Diagnose bestätigt werden?

Ein Diabetes mellitus Typ I im Kindesalter (Häufigkeitsgipfel 3–6 und 9–13 Jahre, Inzidenz: 20,9/100.000 Kinder zwischen 0 und 14 Jahren pro Jahr; deutliche Steigerungstendenz) kündigt sich durch folgende Symptome an:

- Durst, häufige Harnentleerungen (oft mit Nykturie oder sekundärer Enuresis)
- Gewichtsverlust (trotz guten Appetits)
- Zeichen einer Exsikkose
- allgemeine Schwäche
- rezidivierende Infekte
- Symptome der Ketoazidose.

Die Diagnose erfolgt über die Blutzuckerbestimmung (postprandial/Gelegenheitsmessung: kapillär > 200 mg/dl).

27.13.2 Hämatomneigung

FALLBERICHT

Im Wochenend-Notdienst wird Ihnen ein 5-jähriges Kind wegen einer Schnittwunde am rechten Fuß vorgestellt. Bei der Wundversorgung fallen Ihnen bei dem blassen Kind multiple Hämatome an Armen und Beinen auf. Auf weiteres Nachfragen berichtet die Mutter, dass auch ihr die vielen Hämatome aufgefallen seinen, sie sich diese jedoch durch das viele „Toben" des Kindes erklärt hätte. Sie vereinbaren mit der Mutter eine Blutbild- und Wundkontrolle am nächsten Morgen.

Welche Symptome lassen Sie an eine Leukämie bei Kindern denken?

Die Kinder zeigen folgende (häufig retrospektiv gesehen) unspezifische Symptome:

- zunächst Blässe, allgemeine Schwäche, Gewichtsabnahme und Inappetenz
- später rezidivierende Infekte und Fieber
- zuletzt multiple Hämatome, Haut- und Schleimhautblutungen.

Nennen Sie zu erwartende Befunde der körperlichen Untersuchung und der Laboruntersuchungen.

Klinisch mögliche Befunde sind:

- Hämatome
- Epistaxis
- Anämie
- generalisierte Lymphknotenschwellungen
- Hepato- und/oder Splenomegalie.

Mögliche pathologische Laborbefunde: Im Blutbild findet sich eine starke Erhöhung der Leukozytenzahl bei ca. 50 % der Patienten (je nach Stadium der Erkrankung). Häufig findet sich eine Anämie, manchmal eine Thrombopenie (Blutungsneigung erst bei Thrombozytopenie < 10.000–30.000/µl). Blutsenkung und LDH sind dann obligat erhöht.

Wie häufig sind akute Leukämien im Kindesalter?

Akute Leukämien stellen die größte Gruppe kindlicher maligner Erkrankungen (5/100.000 Kinder pro Jahr oder ca. 500–600 Neuerkrankungen pro Jahr). Die häufigste Form ist die akute lymphoblastische Leukämie.

Was sollten Sie bei Verdacht auf Leukämie veranlassen?

Differenzialblutbild, Blutausstrich, Knochenmarksbiopsie.

Was können Sie zur Prognose sagen?

Insgesamt gesehen hat sich die Prognose der Leukämien in den letzten Jahren immer weiter verbessert (bis zu 90 % kurative Heilung).

Memo: Bei multiplen Hämatomen auch an Misshandlung denken!

27.13.3 Pseudokrupp

FALLBERICHT

Nächtlicher Anruf aufgeregter Eltern: Ihre 3-jährige Tochter sei nach einem leichten Infekt am Abend eingeschlafen und soeben mit starker Luftnot aufgewacht, sie sei aufgeregt, weine und bekomme nur ganz schwer Luft.

Nennen Sie Symptome und Befunde des Pseudokrupps.

Typische Befunde beim Pseudokrupp sind Heiserkeit, bellender Husten, deutlicher inspiratorischer Stridor, Atemnot, eventuell Einziehungen.

Nennen Sie Differenzialdiagnosen des Pseudokrupps.

- akute Epiglottitis
- Asthma bronchiale
- Asphyxie durch Verschlucken von Fremdkörpern (Erdnüsse, kleine Spielzeugteile, Teddy-Augen etc.).

In erster Linie ist der Pseudokrupp differenzialdiagnostisch abzugrenzen von der selteneren (aber gefährlicheren) akuten Epiglottitis. Diese kommt nach Einführung der Hämophilus-Impfung immer seltener vor.

Nennen Sie die differenzialdiagnostischen Unterschiede zwischen Pseudokrupp und Epiglottitis.

➤ Tabelle 27.3 gibt die Unterschiede wieder.

Tab. 27.3 Differenzialdiagnose Pseudokrupp – Epiglottitis.

Symptome/Risikofaktoren	Pseudokrupp	Epiglottitis
Stimme	heiser	kloßig
Husten	bellend	meist keiner
Fieber	leicht	> 39–40 °C
Speichelfluss	kaum, keine Schluckstörung	sehr stark
Beginn	eher langsam	plötzlich
Jahreszeit	besonders im Herbst	ganzes Jahr
Tageszeit	besonders abends und nachts	ganztags
Rezidive	häufig	selten

Welche Therapiemaßnahmen stehen dem Allgemeinarzt bei einem Pseudokruppanfall zur Verfügung?
- Kind und Eltern beruhigen (körperlichen Kontakt zu einer Bezugsperson belassen!)
- frische, kühle, angefeuchtete Luft (z. B. im Badezimmer die Dusche laufen lassen)
- 1–4 Milligramm Dexamethason p. o. oder i. v. oder i. m., als zweite Wahl Kortison-Zäpfen (z. B. Recto-delt® 100 mg)
- Epinephrin-Inhalation über Pariboy® oder Infectokrupp®, falls Equipment und Erfahrung vorhanden
- Monitoring über Pulsoxymetrie, falls vorhanden.

27.13.4 Bauchschmerzen

FALLBERICHT
In der Nachmittagssprechstunde wird Ihnen ein 7-jähriges Mädchen mit Bauchschmerzen seit den frühen Morgenstunden vorgestellt, die Mutter berichtet zudem, dass ihre Tochter einmal erbrochen habe.

Welche Leitsymptome sind bei kindlichen Bauchschmerzen zu erfragen bzw. zu erheben?
Stuhlverhalten, Schmerzcharakter, Fieber, Miktion.

Welche diagnostischen Hinweise bei akutem Bauch ergeben sich durch das Stuhlverhalten der Kinder?
- wässriger Durchfall: Gastroenteritis
- blutiger Durchfall: Gastroenteritis, chronisch-entzündliche Darmerkrankung
- schleimig-blutiger Stuhl: intestinale Invagination
- Obstipation: Meckel-Divertikel
- unauffälliger Stuhl: Hodentorsion, inguinale Hernie.

Welche Hinweise erhalten Sie durch den Schmerzcharakter?
- Dauerschmerzen: Appendizitis, inguinale Hernie, Hodentorsion, Bauchtrauma
- kolikartige Schmerzen: intestinale Invagination, Gastroenteritis.

Bei der körperlichen Untersuchung (Zunge feucht, Bauch weich, lebhafte Darmgeräusche, Temperatur 37,3 °C) findet sich bei tiefer Palpation ein Druckschmerz im rechten Unterbauch. Der Urinteststreifen ist unauffällig; die Leukozyten im Blut sind mit 13.000/ml etwas erhöht. Sie vermuten eine Appendizitis.

Welche weiteren Ursachen kindlicher Bauchschmerzen sind häufig, welche seltener, aber zu erwägen?
- häufig: Gastroenteritis, psychosomatische Störungen, Obstipation, Appendizitis
- seltener: intestinale Invagination, Meckel-Divertikel, inguinale Hernie, Hodentorsion, Volvulus, Bauchtrauma.

Welche kindlichen Bauchschmerzen erfordern eine umgehende stationäre Einweisung?
- Appendizitis
- intestinale Invagination
- Volvulus
- Hodentorsion
- Bauchtrauma (wenn gravierend).

Wie beraten Sie die Mutter?

Die Mutter wird über das Krankheitsbild aufgeklärt und ihr zur stationären Überwachung der Tochter geraten. Zunächst sollte das Mädchen nüchtern bleiben.

Kann sich die Mutter nicht zu einer stationären Überwachung entschließen, werden ihr die absoluten Gründe für eine stationäre Behandlung nahegebracht (Zunahme der Schmerzen, Verschlechterung des Allgemeinzustands, Kreislaufstörungen). Bei Persistenz der Beschwerden am nächsten Tag wird die erneute Konsultation dringend angeraten.

FALLBERICHT

In der Morgensprechstunde wird Ihnen ein 9 Monate alter Junge mit seit der Nacht bestehenden kolikartigen Bauchschmerzen vorgestellt. Während der Anamnese und der Untersuchung ist er offensichtlich beschwerdefrei. Die von Ihnen veranlassten Laboruntersuchungen (Urin und Leukozyten) sind unauffällig. Sonografisch erheben Sie folgenden Befund (➤ Abb. 27.3).

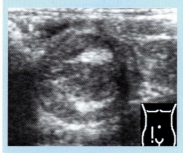

Abb. 27.3 Target Sign im Sono

Beschreiben Sie den Befund.

Das Bild zeigt den typischen Befund einer „Zielscheibe" (target).

Welche Erkrankung erwägen Sie daher in diesem Fall?

Darminvagination.

Beschreiben Sie die typische Symptomatik bei einer Darminvagination.

Typischerweise treten bei den betroffenen Kleinkindern ohne Prodromi kolikartige Bauchschmerzen (5–10 Minuten) mit Erbrechen auf. Im Intervall kann häufig eine Darmwalze im rechten Mittel-/Unterbauch getastet werden. Fieber oder laborchemische Entzündungszeichen finden sich zunächst nicht. Rektal findet sich meistens blutiger Schleim.

Wie häufig ist eine Darminvagination und welches ist das organische Korrelat?

Eine Darminvagination ist ein seltener Notfall, sie findet sich am häufigsten bei Kindern zwischen 6 und 36 Monaten. Jungen sind häufiger betroffen. Dabei kommt es zu einem „Einstülpen" eines Teils des Darms in einen anderen Darmabschnitt, am häufigsten ist der Ileozökal-Bereich betroffen.

Welche weitere Diagnostik, welche Therapie erfolgt in der Regel? Wie ist die Prognose?

Im weiteren Verlauf nach stationärer Einweisung wird im Krankenhaus zur Diagnostik ein Einlauf mit Kontrastmittel durchgeführt. Ein hoher Einlauf, auch ein Kolon-Kontrast-Einlauf, kann meist die Ursache und damit die Beschwerden beheben. Die Prognose der Erkrankung ist daher sehr gut, selten ist eine operative Intervention notwendig.

Kindliche Bauchschmerzen sind ein sehr häufiges Symptom in der Allgemeinarztpraxis (➤ Kap. 14). Nennen Sie typische Symptome einer Nabelkolik (funktionelle kindliche Bauchbeschwerden).

Rezidivierende kolikartige Schmerzen periumbilikal bzw. im Kolonbereich, oft durch psychische Faktoren ausgelöst, Blässe, Schweißausbruch, Erbrechen. Der klinische Befund ist, abgesehen von abdominellen Druckschmerzen, unauffällig.

Wie gehen Sie bei der Untersuchung vor?

Hilfreich ist es, wenn man den kleinen Patienten und seine Familie kennt. Bei den Untersuchungen sollte man versuchen, das Kind abzulenken. Je nabelferner und präziser die Schmerzlokalisation angegeben wird, desto wahrscheinlicher ist eine organische Ursache. Bei rezidivierenden Bauchschmerzen mit Fieber ist immer an chronisch-entzündliche Darmerkrankungen zu denken.

Manchmal wird eine erweiterte Diagnostik notwendig, wobei man immer kinderärztliche Spezialisten beteiligen sollte.

Was ist bei Nabelkoliken nach Ausschluss eines abwendbar gefährlichen Verlaufs zu tun?

Die Eltern sollten bezüglich der möglichen psychosomatischen Zusammenhänge bzw. Ursachen beraten werden.

Was erleichtert den Kindern die Bauchschmerzen?

Wärmeapplikation, behutsames Massieren der Bauchdecke, pflanzliche Carminativa (z. B. Carminativum Hetterich®) können bei dieser Indikation eingesetzt werden.

27.13.5 Erbrechen

FALLBERICHT

Die Mutter eines 18 Monate alten Kleinkindes berichtet, ihr Kind habe seit 24 Stunden wiederholt erbrochen. Zudem habe sie heute eine Temperatur von 38,8 °C rektal gemessen. Bis vorgestern sei das Kind gesund gewesen, nun sei es unruhig und quengelig und habe Durchfall.

An welche Erkrankungen denken Sie? Welchen abwendbar gefährlichen Verlauf gilt es zu beachten?

Zunächst ist eine akute Gastroenteritis zu vermuten, hierbei ist eine Exsikkose auszuschließen.

Nennen Sie Zeichen einer leichten, mittelschweren und schweren Exsikkose.

➤ Tabelle 27.4 gibt eine Übersicht der Exsikkosezeichen in Abhängigkeit vom Schweregrad.

Tab. 27.4 Übersicht der Exsikkosezeichen

klinischer Befund	leichte Exsikkose	mittelschwere Exsikkose	schwere Exsikkose
allgemein	unruhig, durstig	apathisch	somnolent
Hautturgor	unauffällig	vermindert	stehende Hautfalten
Hautfarbe	blass	grau-blass	zyanotisch
Augen	normal	eingesunken	eingesunken
Fontanellen	normal	leicht eingesunken	stark eingesunken
Puls/Blutdruck	normal	schnell/erniedrigt	schnell und schwach
Zunge	trocken	spröde	spröde
Atmung	normal	vertieft	vertieft beschleunigt
Gewichtsverlust	5 %	5–10 %	> 10 %

Welche Therapieempfehlungen würden Sie bei der Verdachtsdiagnose einer Exsikkose im Rahmen einer Gastroenteritis geben?

- bei mittelschweren und schweren Exsikkosen sofortige Krankenhauseinweisung
- je nach Situation (z. B. Möglichkeit eines venösen Zugangs) und Dauer des Krankentransports evtl. Infusion einer Halbelektrolytlösung
- bei leichter Exsikkose Versuch einer oralen Rehydratation mit einer hypoosmolaren Glukose-Elektrolyt-Lösung (Fertiglösungen z. B. Humana Elektrolyt®)
- Die Eltern sind über mögliche Komplikationen (Verschlimmerung der Exsikkose) und den zu erwarteten Heilungsverlauf (Gewichtszunahme, Verbesserung des Allgemeinzustands, Entfieberung) aufzuklären. Kontrollintervalle sind zu vereinbaren.

27.13.6 Stromunfall

FALLBERICHT

Als diensthabender Arzt des KV-Notdienstes werden Sie zu einem 8-jährigen Kind gerufen, das beim Spielen auf einer Baustelle in einen Stromkasten gegriffen und dabei einen Stromschlag erlitten hat. Bei Ihrem Eintreffen liegt der Junge ansprechbar vor einen Bauwagen. Atmung und Kreislauf sind unauffällig.

Auf welche Veränderungen müssen Sie nach einem Stromunfall besonders achten?

Bei Stromunfällen kommt es häufig zu Verbrennungen, ferner je nach Stromstärke, Spannung und Einwirkungsdauer zu Muskelschäden und Herzrhythmusstörungen. Verbrennungen sind entsprechend der allgemeinen Empfehlungen zu versorgen, bedeutsame Muskelschäden sind nur bei stärkerer und länger andauernder Einwirkung zu erwarten.

In welchen Situationen ist ein stationäres Monitoring nach einem Stromunfall empfehlenswert?

Generell gilt, dass nach jedem Stromunfall ein EKG abgeleitet werden muss, um etwa Herzrhythmusstörungen zu detektieren:

- bei Unfällen mit Hochspannung
- bei Stromfluss quer durch den Thorax
- bei Verbrennungen
- bei Unfällen mit Bewusstseinsstörungen.

LITERATUR

Abholz et al. DEGAM-Leitlinie Schwindel, Omicron, Düsseldorf, 2013 (www.degam.de)

Althaus D: Das „Nürnberger Bündnis gegen Depression". Zwischenauswertung eines depressions- und suizidpräventiven Programms nach 12 Monaten Laufzeit. Dissertation. Ludwig-Maximilians-Universität München, 2004

Arbeitsgemeinschaft Pädiatrischer Diabetologen: Diagnostik, Therapie, Verlaufskontrolle des Diabetes mellitus im Kindes- und Jugendalter. 2009: http://www.deutsche-diabetes-gesellschaft.de/fileadmin/Redakteur/Leitlinien/Evidenzbasierte_Leitlinien/EBL_Kindesalter_2010.pdf

Arbeitsgemeinschaft Norddeutscher Notärzte: www.anr.de

AWMF-Leitlinie „Akutbehandlung alkoholbezogener Störungen". Sucht 2003; 49 (3): 147–167

Becker A, Niebling W, Chenot JF, Kochen MM: DEGAM-Leitlinie Nr. 3: Kreuzschmerzen. DEGAM und omicron publishing, Düsseldorf 2003: www.degam.de/leitlinien/LL_Kreuz_Internet.pdf

Buckley NA, Eddleston M: The revised Position Papers on gastric Decontamination. Clinical Toxicology 2005; 43 (2): 129–130

Bundesarbeitsgemeinschaft Hospiz: www.hospiz.net

Gesundheitsberichterstattung des Bundes 1998, 2006, 2013: www.gbe-bund.de

Giftinformationszentrale Nürnberg: www.giftinformation.de

Giftinformationszentrum-Nord (GIZ-Nord): www.giz-nord.de

Giftnotruf Berlin: Berliner Betrieb für Zentrale Gesundheitliche Aufgaben (BBGes), Institut für Toxikologie: www.giftnotruf.de

Giftnotruf München: www.toxinfo.org

http://www.bfarm.de/DE/Pharmakovigilanz/stufenplanverf/functions/stufenplanverf-node.html

Manoguerra AS, Cobaugh DJ (Members of the Guidelines for the Management of Poisonings Consensus Panel): Guideline on the Use of Ipecac Syrup in the Out-of-Hospital Management of Ingested Poisons. Clinical Toxicology 2005 (1): 1–10

Niederberger C: Therapie- und Verfahrensempfehlungen Notfallmedizin DRK-Rettungsdienst Reutlingen, http://www.drk-reutlingen.de/rd/akn/pdf/AKN-Therapieempfehlungen-2011_12.pdf

Scottish Intercollegiate Guidelines Network: The management of harmful drinking and alcohol dependence in primary care. Guideline No. 74: www.sign.ac.uk (2003)

World directory of poisons centres: www.who.int/ipcs/poisons/centre/directory/en/

Register